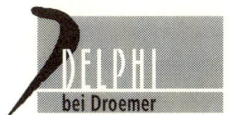

Philip M. Bailey

Psychologische Homöopathie

Persönlichkeitsprofile von großen
homöopathischen Mitteln

Aus dem Amerikanischen von Gisela Kretzschmar

Delphi bei Droemer

Die Deutsche Bibliothek – CIP-Einheitsaufnahme

Bailey, Philip M.:
Psychologische Homöopathie : Persönlichkeitsprofile von großen
homöopathischen Mitteln / Philip M. Bailey. Aus dem Amerikan.
von Gisela Kretzschmar. - München : Delphi bei Droemer, 1998
Einheitssacht.: Homeopathic psychology <dt.>
ISBN 3-426-29029-4

Die Folie des Schutzumschlags sowie die Einschweißfolie
sind PE-Folien und biologisch abbaubar.
Dieses Buch wurde auf chlor- und säurefreiem Papier gedruckt.

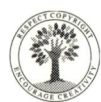

Umschlaggestaltung: Vision Creativ, München
DTP-Satz und Herstellung: Barbara Rabus
Druck und Bindearbeiten: Ebner Ulm
Printed in Germany
ISBN 3-426-29029-4

5 4 3 2 1

Für Sharon Leanne Bailey

Danksagung

Dank schulde ich L. D. für die Großzügigkeit, mit der er dieses Projekt so zuversichtlich unterstützt hat; meiner Frau Sharon für endlose Stunden der Hilfe bei der Arbeit am Manuskript und Professor Bob White, der so bereitwillig und gründlich alles gegengelesen hat.

Inhaltsverzeichnis

Einführung

Ich hoffe, daß dieses Buch dazu beitragen wird, ein Bedürfnis zu befriedigen, das bisher nur sehr unzureichend erfüllt worden ist: das Bedürfnis der Homöopathen nach einer genauen und wirklichkeitsnahen Persönlichkeitsbeschreibung der homöopathischen Konstitutionstypen. Die alten Arzneimittellehren, auf die wir uns so sehr verlassen, beschreiben nur die gröbsten und extremsten Charakteristika der »Geistessymptome« eines jeden Mittels und lassen die subtilen Aspekte aus, die wir tatsächlich in der Psyche unserer Patienten finden. Ich hoffe, daß dieses Buch helfen wird, die Lücke zu füllen, und damit sowohl den Studenten als auch den praktizierenden Homöopathen einen besseren Zugang zu den realen Persönlichkeitsbildern eröffnet, statt bloße Karikaturen darzustellen.

Nach meiner Erfahrung verstehen wir die Geistessymptome immer noch am wenigsten, und sie sind bei der homöopathischen Verordnung der am geringsten entwickelte Aspekt. Aber wenn es darum geht, einen Fall zu individualisieren und das Simillimum zu finden, sind die Persönlichkeitsmerkmale des Patienten mindestens ebenso wichtig wie die körperlichen Charakteristika. Allzuoft verschreibt man ein Mittel auf der Basis einiger weniger körperlicher Symptome und einer groben Vereinfachung der Persönlichkeit des Patienten, um dann festzustellen, daß das Mittel nicht wirkt. Das erweckt leider den Eindruck, daß die Homöopathie eine ungenaue und unzuverlässige Therapieform ist. Es fördert außerdem die unter Homöopathen relativ verbreitete Vorstellung, daß der Patient gleichzeitig zu verschiedenen Konstitutionstypen gehören kann und daß die entsprechenden Mittel ihm zu jedem beliebigen Zeitpunkt helfen werden. Das ist jedoch nur eine fadenscheinige Entschuldigung für Ungenauigkeit und führt dazu, daß der Homöopath bei der Fallaufnahme seine Analyse nicht bis zu dem Punkt führt, an dem er die Geistessymptome völlig verstanden hat.

Zwar haben manche Patienten mehr als eine pathologische Schicht, und jede davon korrespondiert mit einem anderen Mittel, aber wenn man mit der Behandlung Erfolg haben will, müssen die Schichten in der richtigen Reihenfolge abgetragen werden, und zu jedem Zeitpunkt wird die Persönlichkeit des Patienten primär der äußersten Schicht entsprechen, die die gegenwärtige Frequenz der Lebensenergie des Patienten repräsentiert.

Indem man sich gründlich mit den Persönlichkeitsprofilen der wichtigsten Konstitutionsmittel vertraut macht, kann man sich als Homöopath/in endlose Stunden der Verwirrung und Unsicherheit bei der Fallaufnahme ersparen und sehr schnell zum richtigen Mittel finden.

Die Charakterstudien in diesem Buch sind ausschließlich das Ergebnis meiner eigenen klinischen Erfahrung. Sie sind nicht aus irgendwelchen existierenden Arzneimittellehren abgeleitet, und sie unterscheiden sich manchmal beträchtlich von den klassischen Persönlichkeitsprofilen, die im Laufe der Jahre weitergegeben worden sind. Das hängt meines Erachtens damit zusammen, daß die ursprünglichen Mittelbilder immer wieder kopiert und von einem Lehrer zum anderen, von einer Arzneimittellehre zur anderen weitergereicht wurden, wobei die offensichtlichsten Charakteristika erhalten blieben und immer stärker hervorgehoben wurden, während die subtileren Aspekte verlorengingen, weil man sie nicht für so zuverlässig hielt. Außerdem ist das subtile Verständnis der Persönlichkeitszüge ein relativ modernes Phänomen, hervorgegangen aus Freuds Erkenntnissen über das Unbewußte und der anschließenden Entwicklung der Tiefenpsychologie. Das ist ein weiterer Grund dafür, daß in den alten Arzneimittellehren die Charaktereigenschaften nur in groben Zügen beschrieben sind. So wird Natrium muriaticum im allgemeinen als introvertiert dargestellt, aber mir sind viele stark extrovertierte Fälle dieses Konstitutionstyps begegnet. Ganz ähnlich wird Thuja meist als unangenehmer Charakter beschrieben, hart an der Grenze zur Psychose, während er in Wahrheit weitaus normaler und differenzierter ist. (Mir ist übrigens noch nie ein Thuja-Patient begegnet, der das Gefühl hatte, seine Beine seien aus Glas!)

Bei der Beschreibung der Persönlichkeitsprofile habe ich versucht, die »Essenz« des jeweiligen Typus herauszuarbeiten. Man erkennt sie häufig auch dann, wenn keine besonderen lokalen Symptome vorliegen, und tatsächlich kann sie sogar zu den Lokalsymptomen in Widerspruch stehen. So ist die Essenz von Lycopodium beispielsweise ein Mangel an Selbstvertrauen, und das muß der Homöopath erkennen, obwohl viele Lycopodium-Patienten sich nach außen sehr selbstsicher geben. Die Essenz der Geistessymptome zu verstehen, ist genauso wichtig wie das Verständnis der spezifischen Symptome eines Mittels. Manchmal ist das eine offensichtlicher, manchmal das andere.

Wo immer möglich habe ich bei jedem Konstitutionstyp den ungefähren Anteil von Männern und Frauen angegeben, weil es in vielen Fällen ein klares Übergewicht des einen oder anderen Geschlechtes gibt, manchmal fast bis zu 100 Prozent. Der Homöopath sollte beispielsweise sehr vorsichtig sein, wenn er annimmt, er hätte einen Sepia-Mann oder eine Sulfur-Frau gefunden. Es gibt sie zwar, aber man muß sich bewußt sein, wie selten sie sind. Außerdem habe ich versucht darzustellen, auf welch unterschiedliche Weise sich ein bestimmter Konstitutionstyp bei Männern und Frauen zeigen kann. So verbergen Lycopodium-Männer ihren Mangel an Selbstvertrauen beispielsweise gerne hinter einer Maske von trotziger Prahlerei, während Lycopodium-Frauen ihre Ängste und Beklemmungen meist offen zugeben.

Vielen Lesern wird auffallen, daß ich die negativen Charakteristika in meiner Beschreibung der Konstitutionstypen hervorgehoben habe. Ich habe mich zwar bemüht, auch die positiven Züge jedes Mittels darzustellen, aber in den meisten Fällen ist es erheblich einfacher, einen Konstitutionstyp an seinen Schwächen und überzogenen Verhaltensweisen zu erkennen. In dem Maße, wie Menschen ihr Bewußtsein entwickeln und ihre persönlichen Schwächen überwinden, entwickeln sie tendenziell alle dieselben positiven Charaktermerkmale (wie beispielsweise Offenheit, Flexibilität und Selbstvertrauen), unabhängig von ihrem Konstitutionstyp. Die negativen Charaktereigenschaften, die dann noch übrigbleiben, sind meist der beste Führer zum richtigen Mittel (zusammen mit den Allgemeinsymptomen und den körperlichen Symptomen). Was jene Porträts im Buch betrifft, die im Vergleich zum Rest relativ positiv wirken, so kann ich nur beschreiben, was ich gesehen habe, und bei manchen Typen habe ich in der Tat mehr positive Züge als bei anderen gesehen. Es mag sein, daß die weniger entwickelten Angehörigen dieses Typs sich nicht so häufig in homöopathische Behandlung begeben!

Am Ende jedes Profils gebe ich eine kurze Beschreibung der charakteristischen äußeren Erscheinung des jeweiligen Typus, weil das körperliche Erscheinungsbild so eng mit der Persönlichkeit verbunden ist und weil ich auch hier das Gefühl habe, daß dieser Aspekt in der Vergangenheit oft zu kurz gekommen ist. Diese Beschreibungen sind nur als Hinweis zu verstehen. Sie sind nicht erschöpfend, und es gibt viele Patienten, die nicht die für ihr Konstitutionsmittel typische äußere Erscheinung haben.

Ich erhebe nicht den Anspruch, mit diesem Buch die Gesamtheit aller Konstitutionsmittel abzudecken, aber es enthält diejenigen, die man am häufigsten sieht, und es wird bei den meisten Patienten, die Hilfe für chronische Beschwerden suchen, zu einem besseren Verständnis der Geistessymptome beitragen. (Ich habe die Psorinum-Konstitution zwar gesehen, aber die Geistessymptome waren für mich so undeutlich, daß sie mit dem Persönlichkeitsprofil der darunterliegenden Schicht verschmolzen, deshalb ist das Mittel hier nicht aufgenommen.)

Konstitution, Schichten und akute Geistessymptome

Der Begriff »konstitutionell« wird von Homöopathen auf verschiedene Weise verwendet. Die drei hauptsächlichen Bedeutungen sind:

1. Die »konstitutionelle Verordnung« bezieht sich darauf, daß man ein Mittel auswählt, das zu einer bestimmten Zeit die Totalität aller Symptome des Patienten abdeckt (sowohl geistig als auch körperlich). Im Gegensatz dazu steht die »lokale Verordnung«, die nur auf wenigen lokalen Symptomen basiert und andere nicht damit zusammenhängende Aspekte des Falles ignoriert. Insofern kann ein akutes Mittel für einen akuten Fall konstitutionell verschrieben werden, während man ein Polychrest unkonstitutionell gegen lokale Symptome bei einer akuten oder chronischen Krankheit verordnen kann.

2. Ein »konstitutionelles Mittel« deckt die Totalität aller geistigen und körperlichen Charakteristika über einen längeren Zeitraum ab. Ausgenommen davon sind vorübergehende Veränderungen während akuter Erkrankungen. In diesem Sinne benutze ich den Ausdruck »konstitutionell« in diesem Buch.

3. Einige Homöopathen benutzen den Ausdruck »konstitutionelles Mittel«, um sich auf die tiefste Schicht der Konstitution eines Menschen zu beziehen, die zum Teil durch darüberliegende Schichten verdeckt sein kann. Dies ist eine unglückliche und irreführende Wortwahl, weil man nicht mit Sicherheit wissen kann, welche Mittel – wenn überhaupt – unter der Oberfläche liegen, solange man diese Oberfläche nicht angemessen behandelt hat. Außerdem ist die oberflächlichste Schicht immer die offensichtlichste.

Schichten

Der menschliche Organismus kann sich anscheinend an alle früheren chronischen Zustände des Körpers und des Geistes erinnern. Dieses Gedächtnis umfaßt auch bestimmte erbliche Faktoren. Jeder stabile Zustand des Körpers und des Geistes kann als eine Schicht der individuellen Konstitution betrachtet werden. Wenn sie von einem anderen stabilen Zustand überlagert wird, bleibt sie doch im Gedächtnis der Zellen gespeichert und kann in Zukunft reaktiviert werden, wenn die darüberliegenden Schichten durch eine korrekte homöopathische Verordnung »abgetragen« werden.

Nach meiner Erfahrung bleiben die meisten Menschen während ihres ganzen Lebens in ein und demselben konstitutionellen Zustand. Anders gesagt, ihre Lebenskraft wird von der Geburt bis zum Tod mit demselben Mittel in Resonanz treten. Ausgenommen davon sind nur die Phasen akuter Erkrankung. Traumatische Erfahrungen, sowohl körperlich als auch seelisch, können die Frequenz der Lebensenergie eines Menschen ändern und dadurch eine neue Schicht bilden, aber häufiger verursachen sie eine Funktionsstörung innerhalb der vorhandenen Schicht. So wird eine relativ gesunde, symptomfreie Natrium-muriaticum-Person nach einem langwierigen Scheidungsverfahren vielleicht eine chronische Nasennebenhöhlenentzündung und Angst vor geschlossenen Räumen entwickeln, und beides wird so lange bestehenbleiben, bis eine homöopathische Behandlung oder ein anderes tiefgreifendes Heilverfahren Abhilfe schafft. Diese neuen Symptome sind immer noch Bestandteil des Arzneimittelbildes von Natrium muriaticum, und das Mittel wird die Lebenskraft des Patienten einfach auf eine gesündere Oktave innerhalb der Wellenlänge von Natrium muriaticum transformieren. Ohne eine solche Behandlung können die neuen Symptome bestehenbleiben, bis ein weiteres Trauma zu einer anderen Verschlechterung des Gesundheitszustandes führt, dieses Mal vielleicht zu einer chronischen Bronchitis und wiederholt auftretenden Depressionen, was immer noch innerhalb der Natrium-muriaticum-Schicht liegen würde.

Ausgehend von der Stabilität der chronischen Schichten kann man in der medizinischen und psychologischen Biographie eines Patienten nützliche Informationen finden, die das gewählte Konstitutionsmittel bestätigen.

Einige Menschen werden mit verschiedenen pathologischen Schichten geboren, die sie von ihren Eltern geerbt haben. Sie werden gewöhnlich die oberste dieser Schichten ausdrücken, bis das richtige homöopathische Mittel sie auflöst und dadurch die darunterliegende Schicht in Erscheinung tritt. Einige Charakteristika der tieferen Schichten können jedoch von Zeit zu Zeit durchscheinen, sowohl körperlich als auch psychologisch. So kann eine Natrium-muriaticum-Person mit einer darunterliegenden Phosphorschicht etwas von der Spontaneität, Naivität und Offenheit von Phosphor zeigen, aber die dominanten Charakterzüge werden in das Bild von Natrium muriaticum passen, besonders diejenigen, die ein Problem für den Patienten darstellen.

Nach meiner Erfahrung korrespondieren die ererbten pathologischen Schichten häufig mit den miasmatischen Mitteln – Psorinum, Syphilinum, Medorrhinum und Tuberculinum. Wenn diese Schichten aufgelöst worden sind, findet man darunter häufig nichtmiasmatische Mittel. Es passiert jedoch oft, daß jemand mit nur einer konstitutionellen Schicht geboren wird, sei sie nun miasmatisch oder nicht, und die Behandlung wird einfach die Lebenskraft innerhalb derselben Schicht wieder ins Gleichgewicht bringen. So kann ein Mensch im Laufe seines Lebens von gelegentlichen Dosen seines Konstitutionsmittels profitieren.

Weitere pathologische Schichten können nach der Geburt durch traumatische Einflüsse entstehen. Dabei kann es sich um psychologische Traumata, um Verletzungen durch Unfälle oder um Infektionskrankheiten handeln. Jemand kann beispielsweise einen Medorrhinum-Zustand entwickeln, nachdem er sich mit Gonorrhoe infiziert hat, oder einen Natrium-sulfuricum-Zustand nach einer Kopfverletzung. Relativ häufig kommt es auch vor, daß jemand nach einem Schock in einen Natrium-muriaticum-Zustand gerät. Man muß dabei jedoch berücksichtigen, daß die meisten Patienten, die nach einem schmerzlichen Verlust oder einem Schock in einen Natrium-muriaticum-Zustand kommen, schon vor diesem Ereignis eine Natrium-Konstitution hatten. Ganz ähnlich ist es bei vielen Patienten, die nach einer Geschlechtskrankheit in einen Thuja-Zustand geraten; viele von ihnen hatten auch vor der Krankheit schon eine Thuja-Konstitution.

Abgesehen von akuten Erkrankungen, die zu einer vorübergehenden Veränderung der Frequenz führen, ist ein Wechsel der konstitutionellen Schicht außerhalb von homöopathischen Behandlungen ungewöhnlich. Es kommt allerdings gelegentlich vor, daß ein Mensch spontan aus einem Konstitutionstyp »herauswächst« und in einen anderen wechselt. Das passiert vor allem während der Kindheit, wenn einige Calcium- und Pulsatilla-Kinder sich in andere Typen verändern. Calcium carbonicum ist bei Kindern ein besonders häufiger Konstitutionstyp, und das heißt, daß viele Calcium-Kinder sich konstitutionell verändern, wenn sie älter werden. Dies ist keine pathologische Veränderung, und sie kann auch durch eine homöopathische Verordnung nicht rückgängig gemacht werden, es sein denn, das vorherige Stadium beinhaltete eine Pathologie, die nicht geheilt, sondern unterdrückt wurde. Viele Kleinkinder durchleben ein Pulsatilla-Stadium, wenn sie zwischen ein bis zwei und vier Jahren alt sind. Auch hier wächst die Mehrheit dieser Pulsatilla-Kinder im Alter von etwa fünf Jahren in andere Konstitutionstypen hinein. Nur sehr wenige bleiben im späteren Alter konstitutionell Pulsatilla.

Potenzen und Verschlimmerungen

Nach meiner Erfahrung ist die 10M-Potenz die effektivste, wenn es darum geht, dauerhafte psychische Verbesserungen zu erzielen, und ich gebe sie in den meisten Fällen, in denen eine psychologische Pathologie vorliegt, es sei denn, die Patienten sind körperlich zu schwach, oder es besteht die Gefahr einer ernsthaften Verschlimmerung der körperlichen Symptome. In solchen Fällen kann eine niedrigere Potenz schrittweise über einen Zeitraum von mehreren Monaten erhöht werden, um den Körper so weit zu stärken, bis er schließlich die höheren Potenzen ohne Risiko verkraftet. Ich habe die Erfahrung gemacht, daß die LM-Potenzen den Patienten psychisch besser helfen als tiefe bis mittlere C-Potenzen. Wenn eine psychische Störung vorliegt und der Patient körperlich zu schwach für die 1M- oder 10M-Potenz ist, verordne ich deshalb meist eine LM-Potenz zur täglichen Einnahme. Dabei muß man nicht mit der LM1 beginnen, die oft zu schwach ist, um eine deutliche Veränderung zu bewirken. Als grobe Richtlinie kann man mit der LM3 beginnen, wenn eine C30 kein Risiko darstellen würde. Wäre die C200 unbedenklich, dann kann man mit der LM6 beginnen. Sobald der körperliche Zustand sich so weit stabilisiert hat, daß man eine 1M oder 10M geben kann, werden diese Potenzen die psychischen Symptome weiter bessern.

Ich habe es nicht erlebt, daß die 10M psychische Erstverschlimmerungen ausgelöst hätte, die gefährlich gewesen wären oder länger als vier Wochen gedauert hätten. Erhebliche Erstverschlimmerungen können jedoch vorkommen, wenn man die Potenz nicht schrittweise erhöht hat. Darauf sollte man den Patienten hinweisen, ihm aber auch versichern, daß dies ein Teil des Heilungsprozesses ist und daß es anschließend zu einer deutlichen Verbesserung der psychischen Symptome kommt.

Hinweise zur Fallaufnahme und Analyse der Geistessymptome

Alle Homöopathen haben ihren eigenen Stil bei der Fallaufnahme, und kein Stil ist an und für sich richtig oder falsch. Die folgenden Hinweise können dem Studenten der Homöopathie jedoch helfen, Fehler zu vermeiden, die häufig bei der Fallaufnahme und Analyse der Geistessymptome gemacht werden und oft dazu führen, daß man das falsche Mittel verschreibt. Ich werde auch einige Techniken darstellen, die ich für nützlich halte, wenn es darum geht, dem Patienten Informationen zu entlocken, die nicht gleich offensichtlich sind oder freiwillig berichtet werden; solche Informationen sind manchmal von entscheidender Bedeutung, um das Simillimum herauszufinden.

Beginnen wir mit der Frage, welche Informationen wir aus dem ersten Eindruck gewinnen können, wenn wir beobachten, wie der Patient geht und sich hinsetzt. Wie immer kann der erste Eindruck irreführend sein, aber mit wachsender Erfahrung wird der Homöopath aus seinen Beobachtungen vom ersten Augenblick des Gesprächs an viele nützliche Hinweise ableiten können, die sich im Gesamtzusammenhang der nachfolgenden Fallgeschichte analysieren lassen. Ganz offensichtlich kann die äußere Erscheinung des Patienten sehr viel ausdrücken. Eine dünne, zierliche Frau mit schwarzem Haar wird kaum Calcium carbonicum brauchen (obwohl der Homöopath flexibel genug sein muß zu erkennen, daß es von jeder Regel Ausnahmen gibt). Das Maß an Zurückhaltung oder Begeisterung des Patienten bei der Begrüßung sollte registriert werden. Die folgenden Arzneimitteltypen tendieren dazu, den Homöopathen mit besonderer Vorsicht, Furcht oder Zurückhaltung zu begrüßen: Arsenicum, Aurum, Barium, China, Kalium, Natrium, Nux, Silicea und Thuja. Nux verhält sich normalerweise nicht reserviert, ist aber oft argwöhnisch gegenüber unorthodoxen Praktiken wie beispielsweise der Homöopathie.

Die Typen, die den Homöopathen schon bei der ersten Konsultation mit Begeisterung begrüßen, sind: Argentum, Causticum, Ignatia, Lachesis, Medorrhinum, Mercurius, Phosphor, Sulfur, (Natrium muriaticum). Die mehr extrovertierten Natrium-Patienten können den Homöopathen auf eine falsche Spur bringen, denn hinter ihrem enthusiastischen Auftreten können sich Befürchtungen verbergen, daß sie sich in eine verletzliche Position bringen.

Patienten, die deutlich irritiert sind, weil sie zehn Minuten warten mußten, sind wahrscheinlich Arsenicum, Natrium muriaticum, Mercurius oder Nux.

Beobachten Sie auch, wie der Patient sich hinsetzt: Ein Patient, der sich so weit wie möglich zurücksetzt oder sich einen Stuhl aussucht, der weiter entfernt ist als der eigentlich für ihn vorgesehene, wird wahrscheinlich zu den oben erwähnten vorsichtigen Typen gehören. Andererseits wird jemand, der sich auf seinem Stuhl nach vorne beugt oder sogar mit dem Stuhl nach vorne rückt, zu den enthusiastischeren Typen gehören, wie insbesondere Phosphor.

Auch aus der Kleidung des Patienten lassen sich viele wichtige Informationen ableiten. Ein extravagant gekleideter Patient braucht wahrscheinlich Argentum, Medorrhinum, Phosphor oder Sulfur. Bestimmte Typen tragen vorzugsweise Schwarz, vor allem Ignatia, Natrium muriaticum und Sepia. Die emotionalen Typen Phosphor, Pulsatilla und Graphites tragen oft Pink (zumindest die Frauen!). Schlampige, schmutzige oder unordentliche Kleidung findet man vorzugsweise bei Barium, Mercurius und Sulfur. Die Frau, die sich betont männlich kleidet, ist wahrscheinlich Ignatia, Natrium muriaticum oder Nux.

Achten Sie auch auf die förmliche, steif-aufrechte Haltung von Aurum, Kalium und manchen Natrium-Patienten. Wahrscheinlich fühlen Sie sich in deren Anwesenheit selbst ein bißchen angespannt.

Während Sie bei der Fallaufnahme mit dem Patienten über die körperlichen Symptome sprechen, achten Sie auf die Art der Beschreibung; die folgenden Typen sind meist sehr objektiv und präzise in ihren Beschreibungen: Arsenicum, Aurum, Causticum, Kalium, Lachesis, Lycopodium, Medorrhinum, Mercurius, Natrium, Nux, Silicea, Sulfur und Tuberculinum.

Beobachten Sie auch, ob es Tendenzen zur Hypochondrie gibt, die in einigen Fällen erkennbar werden, wenn die folgenden Typen ihre Symptome beschreiben: Arsenicum, Calcium, Kalium, Phosphor und Natrium muriaticum. Ignatia tendiert dazu, alles, was sie sagt, zu dramatisieren, deshalb wird sie wahrscheinlich übertreiben, ähnlich wie Sulfur und Phosphor. Wenn Sie mit der Fallaufnahme beim Thema Sexualität angelangt sind, sollten Sie daran denken, daß Thuja und einige Natrium-Patienten über dieses Thema nur sehr ungern reden, und wenn Sie ein entsprechendes Zögern bemerken, sollten Sie darauf bei der Besprechung der Geistessymptome noch einmal zurückkommen.

Wenn man in der Fallaufnahme zu den Geistessymptomen kommt, sollte man schon ein Gefühl für die Persönlichkeit des Patienten entwickelt haben, selbst wenn es nur eine unbestimmte Empfindung ist, die man nicht klar identifizieren kann. Oft spürt man, ob man den Patienten mag oder nicht mag, und das kann durchaus nützlich sein, weil jeder Homöopath mit der Zeit lernt, welche Typen er anziehend oder abstoßend findet.

Wenn Sie mit der Fallaufnahme der Geistessymptome beginnen, empfehle ich Ihnen, den Patienten zunächst zu einem freien Bericht aufzufordern, bevor Sie gezielte Fragen stellen. Schon die ersten Worte treffen meist ins Schwarze und reduzieren die Möglichkeiten auf einige wenige Mittel. Der Patient kann beispielsweise zu Beginn sagen: »Ich bin eigentlich ein ziemlich zurückhaltender Mensch« oder »Ich bin ein sehr nervöser Mensch«. Negative Charakterzüge sind in diesem Zusammenhang meist zuverlässiger als positive. Die üblichen positiven Bemerkungen wie »Ich mag Menschen« oder »Ich bin gesellig« sind im Prinzip wertlos, weil sie auf so viele Typen passen, sogar auf die eher zurückhaltenden, die hier oft gelernt haben zu kompensieren. Patienten, die zu Beginn sagen: »Ich bin kreativ«, haben in der Regel eine Natrium-muriaticum-, Sulfur- oder Nux-Konstitution.

Wenn der Patient mit seiner ersten Bemerkung einen negativen Charakterzug leugnet (den der Homöopath nicht erwähnt hatte), sollte man Verdacht schöpfen, daß genau das Gegenteil zutrifft. Als ich einen ziemlich stolzen Lachesis-Mann ganz allgemein nach Beziehungen fragte, sagte er: »Ich bin kein eifersüchtiger Typ«, und zeigte mir damit gleich, daß Eifersucht ein Thema für ihn war. (Das wurde durch weitere Fragen bestätigt.) Wenn Sie den Verdacht haben, daß der Patient nicht ganz ehrlich ist, hilft eine eingehende weitere Befragung oft, diesen Verdacht zu bestätigen oder zu widerlegen. Nehmen Sie die Worte des Patienten nie für bare Münze. Das wäre der sicherste Weg zur falschen Verordnung.

Wenn der Patient seine Selbstbeschreibung beendet hat, ist es Zeit für eine genauere Befragung. Diese sollte fortgesetzt werden, bis das Simillimum klar ist. Danach führen weitere Fragen meist nur in die Irre (zumindest für mich), weil man dann oft den Wald vor lauter Bäumen nicht mehr sieht.

Eine nützliche Eingangsfrage ist: »In welcher Beziehung würden Sie Ihre Persönlichkeit gerne ändern?« Damit trifft man oft den Kern von Schwächen, die zur Identifizierung des Konstitutionsmittels so wichtig sind. Wenn dem Patienten nicht das geringste einfällt, was er gerne ändern würde, dann ist er entweder perfekt oder gehört zu den stolzen Typen wie Arsenicum, Lachesis, Lycopodium, Nux, Platina, Sulfur und manchmal Natrium und Tuberculinum.

Wenn das Hauptproblem des Patienten mangelndes Selbstvertrauen ist, dann sollten Sie an Alumina, Argentum, Barium, China, Graphites, Lycopodium, Pulsatilla, Sepia, Silicea und Natrium denken. Fragen Sie den Patienten, in welchen Situationen er diesen Mangel an Selbstvertrauen empfindet. Wenn er antwortet: »In Menschengruppen«, dann ist Natrium besonders wahrscheinlich. Wenn die Antwort »immer« lautet, denken Sie an Barium, Lycopodium, Argentum und Alumina. Schüchternheit beim ersten Treffen mit Menschen, die aber bald verschwindet, ist typisch für Pulsatilla und Silicea, wogegen Schüchternheit, die bestehenbleibt, charakteristischer für Barium und China ist. Erwartungsangst vor einem wichtigen Ereignis, die Furcht, den Anforderungen nicht zu genügen, finden wir am häufigsten bei Argentum, Lycopodium und Silicea. (Dies sind drei sehr verschiedene Charaktere, und es sollte relativ einfach sein, sie zu unterscheiden.)

Wenn der Patient vor allem darüber klagt, daß er sich Sorgen macht, dann fragen Sie ihn, worüber er sich sorgt. Wenn die Antwort »über alles« lautet, denn denken Sie an Alumina, Calcium, Lycopodium, Kalium, Natrium carbonicum, Phospor und Sepia. Der Patient, dessen Sorgen sich vor allem um seine Arbeit drehen, ist wahrscheinlich Lycopodium. Unbegründete Sorgen um die Gesundheit machen sich die hypochondrischen Typen, die ich weiter oben aufgelistet habe, seltener auch Lachesis, Lycopodium und Natrium. Der Patient, der sich extrem um Gesundheit und Wohlergehen von Angehörigen sorgt, ist oft Calcium, Natrium oder Phosphor. Finanzielle Sorgen sind weit verbreitet, aber wenn sie völlig unbegründet sind, sollten Sie an Arsenicum denken.

Ich frage immer nach den Ängsten und Phobien der Patienten. Viele Lycopodium-Patienten berichten über die Furcht, ihr Leben zu vergeuden. Natrium muriaticum fürchtet Situationen, über die man selbst keine Kontrolle hat, wie beispielsweise fliegen oder Verabredungen mit Unbekannten. Klaustrophobie findet man besonders häufig bei Natrium, aber auch bei Argentum und Stramonium. Lachesis hat eine Art von Klaustrophobie, die bei schlechter Luft auftritt oder wenn Mund und Nase teilweise versperrt sind, wie etwa im Operationssaal, wenn man eine Maske über das Gesicht bekommt. Medorrhinum fürchtet oft, geisteskrank zu werden, ebenso Stramonium. Paranoide Ängste können sehr subtil sein, sind jedoch ausgesprochen nützlich, wenn man sie entdeckt. Das gilt beispielsweise, wenn ein Patient oft das Gefühl hat, daß die Leute hinter seinem Rücken über ihn reden oder lachen. Ein anderes verbreitetes Symptom der Paranoia besteht darin, daß man beim Anblick eines Polizisten fürchtet, verhaftet zu werden. Paranoide Ängste findet man am häufigsten bei Anacardium, Argentum, Arsenicum, China, Hyoscyamus, Lachesis, Mercurius, Natrium, Stramonium, Veratrum und Thuja. Die meisten Leute haben Angst vor Schlangen, aber wenn der Anblick einer Schlange im Fernsehen Herzklopfen verursacht, dann wird der Patient wahrscheinlich Lachesis oder Natrium muriaticum sein. Furcht vor der Dunkelheit ist verbreitet bei Barium, Graphites, Medorrhinum, Phosphor, Pulsatilla, Stramonium und manchmal bei Natrium muriaticum und Arsenicum. Furcht vor dem Tod findet man am häufigsten bei Arsenicum, wo sie sich als Widerwille, auch nur über das Thema nachzudenken, manifestiert oder als beängstigender Gedanke, der sich immer wieder aufdrängt. Todesfurcht ist auch bei Natrium verbreitet. Eine extreme Angst vor Infektionskrankheiten findet man bei Arsenicum, Calcium und Syphilinum. Angst, daß ein geliebter Angehöriger sterben könnte, ist vor allem bei Ignatia und Natrium muriaticum verbreitet, und diese Menschen haben auch eine starke Angst davor, verlassen zu werden.

Einige Patienten behaupten, daß sie nur selten oder nie Furcht empfinden. Sie gehören entweder zu den feurigen Typen (Causticum, Lachesis, Nux und Sulfur) oder zu den beiden mehr intellektuellen Typen, Medorrhinum und Tuberculinum. Lycopodium mag zwar behaupten, er sei frei von Furcht, aber in diesem Fall steckt meist Aufschneiderei und Wunschdenken dahinter.

Patienten berichten häufig über Schwierigkeiten im Umgang mit anderen Menschen, wobei es sich nicht nur um Schüchternheit oder Mangel an Selbstvertrauen handelt. Sie bauen vielmehr automatisch eine Selbstschutzbarriere auf, die jede Intimität mit anderen Menschen verhindert. Dieses Verhalten ist typisch für Natrium, aber man findet es auch bei Alumina, Arsenicum, Aurum, Ignatia, Kalium, Lycopodium, Mercurius, Sepia, Staphisagria und Thuja.

Schuldgefühle sind weit verbreitet, werden aber besonders hartnäckig und destruktiv bei Natrium muriaticum, Lachesis und Thuja. Der Patient, der sich für alles und jeden verantwortlich fühlt, ist häufiger Natrium muriaticum als irgend etwas anderes. Es ist so weit verbreitet, daß ich routinemäßig bestimmte Fragen stelle, um Natrium muriaticum zu identifizieren, wenn ich Schwierigkeiten habe, das richtige Mittel zu finden. Dazu gehört:

»Gab es in Ihrem Leben schmerzliche Verluste?«, und wenn die Antwort ja lautet, frage ich weiter: »Und wie haben Sie darauf reagiert?«

»Finden Sie es leichter, zu geben oder zu empfangen?« (Natrium antwortet meist begeistert: »zu geben«. Andere, die dieselbe Antwort geben, aber mit weniger Begeisterung, sind Lycopodium, Sepia und Staphisagria.)

»Leiden Sie unter Depressionen, und wenn ja, sind Sie dann lieber allein, oder brauchen Sie Gesellschaft?«

»Sind Sie perfektionistisch, und wenn ja, in welcher Hinsicht?« (Andere perfektionistische Typen sind zum Beispiel Arsenicum, Silicea und Nux.)

»Können Sie weinen, wenn Sie traurig sind?«

Ärger ist ein wichtiger Aspekt im Leben, und ich frage normalerweise danach, wenn der Patient nicht von sich aus darüber spricht. Viele Patienten sind anfällig für Gefühle von Ärger und Reizbarkeit, bestreiten das aber, weil sie solche Gefühle nicht ausdrücken. Wenn ein Patient sagt: »Ich werde nicht sehr oft ärgerlich«, dann lohnt es sich nachzufragen: »Aber fühlen Sie sich innerlich verärgert?« Darauf bekommt man sehr viel häufiger eine zustimmende Antwort. Weil es im allgemeinen als gesellschaftlich nicht akzeptabel gilt, seinen Ärger auszudrücken, behalten sogar die eher cholerischen Typen wie Nux und Sepia viel davon für sich. Deshalb finde ich, daß das Ausmaß des Ärgers, den man selbst fühlt, sich besser als Hinweis auf das Konstitutionsmittel eignet. Zu den Typen, die sich leicht gereizt und verärgert fühlen, gehören Alumina, Arsenicum, Ignatia, Lachesis, Mercurius, Natrium muriaticum, Nux, Sepia, Sulfur, Syphilinum, Stramonium, Thuja, Tuberculinum und Veratrum. Die Frage, in welchen Situationen man verärgert reagiert, hilft bei der weiteren Unterscheidung. So fühlt sich Arsenicum durch Unordnung irritiert, aber auch durch Menschen, die unzuverlässig sind, während Ignatia besonders empfindlich auf jede Art von Zurückweisung oder Kritik reagiert und sich durch Ärger oder Wut dagegen zu schützen versucht. Nux und Sulfur, die natürlichen Anführer, werden ärgerlich oder wütend, wenn jemand ihre Pläne durchkreuzt, und Sepia reagiert gereizt auf Männer, die versuchen, ihr Anweisungen zu geben, oder die sie vernachlässigen. Tuberculinum und Lachesis sind beide sehr freiheitsliebend und werden unfreundlich, wenn man sie in irgendeiner Weise einschränkt.

Patienten, die ziemlich regelmäßig an die Decke gehen, gehören wahrscheinlich zu den folgenden cholerischen Typen: Alumina, Anacardium, Ignatia, Lachesis, Nux, Mercurius, Sepia, Sulfur, Stramonium und Veratrum. Auch manche Staphisagria-Typen werden leicht wütend, obwohl nur die »wilde« Art (vgl. Kapitel Staphisagria) dazu neigt, diese Wut auch auszudrücken.

Je kultivierter und intellektueller ein Patient ist, desto weniger wird er im allgemeinen geneigt sein, diese Schwäche zuzugeben. Patienten, die sich bewußt durch eigene Anstrengungen oder mit der Hilfe eines Therapeuten weiterentwickelt haben, leugnen häufig ihre ehemaligen negativen Charakterzüge. Wenn Sie vermuten, daß jemand zu einem bestimmten Konstitutionstyp gehört, der Betreffende die kennzeichnenden Schwächen dieses Typs jedoch leugnet, dann fragen Sie, ob er diese Schwächen früher hatte. Sehr oft wird der Patient das bereitwillig zugeben. Persönliches Wachstum verändert nicht den Konstitutionstyp, deshalb kann der Homöopath frühere Charakterzüge bei seiner Einschätzung berücksichtigen. In dieser Beziehung finde ich es auch nützlich, den Patienten zu fragen, welche besonderen Persönlichkeitsmerkmale er als Kind hatte. Wenn Menschen älter werden, lernen sie, ihre Schwächen zu kompensieren, ihre Exzesse zu kontrollieren und Charakterzüge, die gesellschaftlich nicht akzeptabel sind, zu verbergen. Der Charakter eines Kindes ist noch nicht so stark durch solche Anpassungen verändert und zeigt deshalb den Konstitutionstyp oft sehr klar. Nur Pulsatilla- und Calcium-Kinder neigen dazu, den Konstitutionstyp zu wechseln, wenn sie älter werden.

Ebenso wie Patienten oft genau die Charakterzüge aufweisen, die sie über lange Zeit leugnen, gehören Patienten, die entschlossen sind, nicht so zu werden wie ihr Vater oder ihre Mutter, oft zum selben Konstitutionstyp wie dieser Elternteil. Deshalb frage ich manchmal nach der Persönlichkeit dieser Eltern. Die Frau, die ihr Kind mit Liebe und Aufmerksamkeit überschüttet, weil sie auf keinen Fall wie ihre gefühlskalte Mutter sein will, ist höchstwahrscheinlich Natrium muriaticum. Der Mann dagegen, der aus der Gesellschaft aussteigt und angibt, es sei ihm gleichgültig, was andere von ihm denken, gehört wahrscheinlich zum selben Typ wie sein Lycopodium-Vater, der stets bemüht war, es in der Welt zu etwas zu bringen, und der immer beliebt sein wollte.

Der Beruf eines Patienten kann viele nützliche Informationen vermitteln und sollte deshalb nicht unberücksichtigt bleiben. Arsenicum und Natrium muriaticum haben gute organisatorische Fähigkeiten, und man findet sie oft in der Verwaltung. Berater und Therapeuten sind häufig Natrium; sie können gut zuhören, sprechen aber nicht so gerne über sich selbst. Calcium findet man oft in Berufen, die entweder praktisch orientiert sind, wie beispielsweise Mechaniker, oder aber in der Rolle von Büroangestellten und Sekretärinnen. Calcium scheut zu viel Verantwortung und akzeptiert oft Positionen, die weit unter seinen intellektuellen Fähigkeiten liegen. Lycopodium arbeitet häufig als Wissenschaftler oder Computerspezialist, als Handelsvertreter oder als selbständiger Unternehmer. Oft findet man diesen Konstitutionstyp auch unter Lehrern.

Künstlerische Fähigkeiten sind besonders verbreitet bei Lachesis, Natrium muriaticum, Phosphorus, Sepia, Ignatia, Silicea und Medorrhinum.

Sulfur und Nux vomica sind die natürlichen Anführer, und es ist deshalb unwahrscheinlich, daß sie lange in einer untergeordneten Position bleiben. Wenn sie nicht an der Spitze einer Institution stehen, sind sie wahrscheinlich selbständig.

Sepia fühlt sich besonders von den Heilberufen angezogen, speziell von der Krankenpflege, Physiotherapie und anderen manuellen Therapien.

Pulsatilla, wenn sie überhaupt außerhalb des Hauses arbeitet, wählt oft Berufe im Bereich der sozialen Fürsorge, während Tuberculinum von seiner Arbeit entweder intellektuelle Anregung oder Abenteuer erwartet.

Unter Homöopathen heißt es oft, daß man nie glauben sollte, was der Patient einem sagt. Das ist zwar reichlich provokativ und zugespitzt, aber es steckt doch ein wahrer Kern darin. Nicht nur, daß viele Patienten versuchen, ihre Schwächen vor dem Homöopathen zu verbergen, eine noch größere Zahl verbirgt sie erfolgreich vor sich selbst. Deshalb sollte man nicht erwarten, daß der Patient sich selbst zutreffend beschreibt. Die Art, wie der Patient etwas sagt, ist manchmal wichtiger als das, was er sagt. Ich erinnere mich an ein Gespräch mit einem jungen Studentenpfarrer, der wegen seines schlechten Gesundheitszustandes nach einer Virusinfektion gekommen war. Er wirkte offen und freundlich und beschrieb sich als relativ liberal und fortschrittlich. Es gab nur wenige hilfreiche Geistessymptome, und auch die körperlichen Beschwerden waren eher unspezifisch. Allmählich wurde klar, daß der bemerkenswerteste Aspekt seiner Persönlichkeit eine bestimmte Förmlichkeit war, eine Art von Höflichkeit, die in der Generation seiner Großeltern üblicher war als in seiner eigenen. Dazu kam seine Stellung als Pfarrer auf einem Universitätscampus, umgeben von überwiegend ausgelassenen, hedonistischen Studenten (die im selben Alter waren wie er oder nur unwesentlich jünger), was seine Förmlichkeit und Strenge noch stärker hervorhob. Es waren weniger die Worte, mit denen er sich selbst beschrieb, als vielmehr diese Steifheit des Charakters, die mich bewog, ihm Kalium carbonicum zu verordnen. Sehr oft ist der Eindruck, den der Patient uns vermittelt, nützlicher als das, was er uns sagt. So mag der sehr sachliche Patient, der ungeduldig reagiert, wenn er über seine Gefühle reden soll, obwohl er doch nichts weiter will als ein Mittel gegen seine Rückenschmerzen, durchaus Nux vomica sein. Ganz ähnlich der Patient, der abstreitet, besonders anspruchsvoll oder anfällig für Ängste zu sein, den Homöopathen aber während des Gesprächs mit einem Anflug von Mißtrauen oder Argwohn beobachtet und genau wissen will, mit welchen Nebenwirkungen er zu rechnen hat; er wird wahrscheinlich Arsenicum sein. Mit zunehmender Erfahrung lernt der Homöopath, den nichtverbalen Hinweisen genauso viel Bedeutung beizumessen wie dem gesprochenen Wort.

Sex ist ein Thema, das viele Patienten und Homöopathen vermeiden, aber es kann eine Menge hilfreicher Informationen enthüllen, und es lohnt sich, genauer nachzufragen, wenn das Mittel nicht klar ist. Auch hier ist die Art und Weise, wie der Patient antwortet, ebenso wichtig wie das, was er sagt, vielleicht sogar noch wichtiger. Eine deutliche Zurückhaltung beim Thema Sex ist typisch für Natrium muriaticum und Thuja, die beide zu Schuldgefühlen neigen. Andererseits haben Causticum, einige Ignatias, Lachesis, Medorrhinum, Mercurius, Phosphor, Sulfur und Argentum einen leichten Zugang zu dieser Thematik und lassen sich manchmal sogar begeistert darauf ein. Der Rest liegt irgendwo dazwischen.

Lycopodium-Männer haben oft bestimmte Vorstellungen von Männlichkeit, die zu unterschiedlichen Reaktionen führen können, wenn man mit ihnen über Sexualität spricht. Wenn ihnen bewußt ist, daß sie Zweifel an ihrer Männlichkeit haben, wehren sie das Thema manchmal ab, indem sie sagen: »Da gibt es keine Probleme.« Auf der anderen Seite können sie sich auch mit ihrer sexuellen Potenz brüsten, entweder direkt oder mit einer gewissen Betonung in der Stimme, wie es in den Umkleideräumen von Männern üblich ist: »Ha, in dieser Beziehung gibt es ganz sicher keine Probleme.« Eine ehrliche und direkte Antwort erhält man aber auch recht häufig.

Einige Typen sind ziemlich schüchtern, aber immer noch relativ direkt, wenn über Sex gesprochen wird. Dazu gehören Alumina, Barium, Calcium, China, Kalium, Phosphor, Silicea und Staphisagria. Sie werden wahrscheinlich etwas peinlich berührt sein, wenn sie nach ihrem Sexualleben gefragt werden, aber das hindert sie gewöhnlich nicht, darüber zu sprechen.

Ich habe gerne eine Vorstellung davon, wie stark die Libido eines Patienten ist. Eine Möglichkeit, das herauszufinden, ist die Frage: »Würden Sie Ihren Sexualtrieb als hoch, niedrig oder durchschnittlich bezeichnen?« Die meisten Leute antworten mit »durchschnittlich«, aber diejenigen mit einer besonders starken Libido sagen das gewöhnlich auch, besonders Argentum, Hyoscyamus, Lachesis, Lycopodium, Medorrhinum, Nux, Platina und Sulfur. Über eine geringe Libido berichten erschöpfte Sepias, aber auch China und Natrium, sofern er/sie Schwierigkeiten hat, sich emotional auf den Partner einzulassen. Wenn ich aus irgendeinem Grund Zweifel habe, ob die Angaben des Patienten stimmen, frage ich noch weiter nach: »Wie oft würden Sie in einer guten Partnerschaft idealerweise gerne Geschlechtsverkehr haben?«

Bei einem schwierigen Fall finde ich es oft hilfreich, die Persönlichkeit des Patienten auf einen Typus zu reduzieren, der primär intellektuell, emotional, intuitiv oder praktisch veranlagt ist. Wenn man den Fall bis auf wenige Mittel zugespitzt hat, kann man zusätzliche Fragen stellen, die alle Mittel bis auf eins ausschließen. Wenn ich beispielsweise Causticum, Medorrhinum, Lachesis und Phosphor in der engeren Auswahl habe, kann die Frage nach dem sozialen Gerechtigkeitsgefühl des Patienten helfen, Causticum entweder zu bestätigen oder auszuschließen, während eine spezifische Frage nach »Abgehobenheit« helfen kann, Medorrhinum zu identifizieren.

Manchmal kommt es auch vor, daß die körperlichen Symptome für ein Mittel sprechen und die geistigen für ein anderes. Bei chronischen Krankheiten sind die Geistessymptome nach meiner Erfahrung der zuverlässigere Wegweiser zum richtigen Mittel. Das liegt vor allem daran, daß die körperlichen Charakteristika sich bei vielen Mitteln stark überschneiden. Außerdem ist die Liste der möglichen körperlichen Symptome bei jedem Polychrest so groß, daß man sie nicht vollständig lernen oder auch nur im Repertorium vollständig aufführen kann. Bei jedem Mittel wird es körperliche Symptome geben, die dem Homöopathen nicht vertraut sind. Sollte es sich bei den körperlichen Beschwerden jedoch um Schlüsselsymptome eines bestimmten Mittels handeln, während die Geistessymptome nur ungefähr zu einem anderen Mittel passen, dann müssen die körperlichen Symptome stärker gewichtet werden.

Im Hinblick auf die Geistessymptome gibt es bei jedem Konstitutionstyp auch atypische Fälle, die den Homöopathen in die Irre führen können. In dieser Situation sollte man mehr auf die Essenz der Persönlichkeit achten, wenn man sie herauskristallisieren kann, als auf die Einzelsymptome. Die Essenz ist ein Thema, das bei jedem Aspekt der Persönlichkeit anklingt, wie beispielsweise die körperliche Unsicherheit von Arsenicum. In anderen Fällen führt ein einzelnes sonderliches, ungewöhnliches oder charakteristisches Geistessymptom auf die Spur zum richtigen Mittel. Der Zwang zum Händewaschen bei Syphilinum ist ein gutes Beispiel dafür.

Jeder Homöopath muß sich darüber klar sein, daß die Informationen, die der Patient von sich aus gibt, weitaus zuverlässiger sind als die Antworten auf spezifische Fragen, besonders wenn es sich um Entscheidungsfragen handelt, die nur mit »ja« oder »nein« beantwortet werden können. Ich habe beispielsweise die Erfahrung gemacht, daß Patienten, die von sich aus über das Gefühl berichten, daß jemand hinter ihnen ist, wenn sie nachts über die Straße gehen, fast immer Medorrhinum sind, während diejenigen, die eine entsprechende Frage mit »ja« beantworten, zu jedem beliebigen Konstitutionstyp gehören können. Wenn der Patient nicht von sich aus ein bestimmtes Schlüsselsymptom nennt, kann man – gewissermaßen als Kompromiß – eine offene Frage stellen, um ihn aus der Reserve zu locken. Man könnte die Patientin beispielsweise fragen, ob sie häufig eine Art sechsten Sinn spürt, wenn sie nachts alleine draußen ist, oder ob sie eine sehr lebhafte Einbildungskraft hat, wenn sie nachts alleine ist. Bejaht sie das, so kann man sie bitten, nähere Einzelheiten zu schildern, die dann gewöhnlich das charakteristische Medorrhinum-Symptom aufdecken werden, sofern es vorhanden ist.

Es ist außerordentlich wichtig, die Fallaufnahme so offen wie möglich zu beginnen. Obwohl der Homöopath meist schon in der Anfangsphase des Gesprächs an ein oder zwei passende Mittel denken wird, muß er flexibel genug sein, seine Vermutung sofort fallenzulassen, wenn neue Informationen das Bild verändern.

Es gibt die Redensart, daß der Patient bei einer guten homöopathischen

Fallaufnahme mindestens einmal lacht und einmal weint. Obwohl man das nicht wörtlich nehmen sollte, macht es einen wichtigen Punkt deutlich: Das Gespräch sollte so breit angelegt sein und gleichzeitig so stark in die Tiefe gehen, daß es das Herz des Patienten erreicht. Allzuoft bekommen Homöopathen nur einen oberflächlichen und irreführenden Eindruck von der Persönlichkeit des Patienten, weil sie die spontanen Antworten nicht intensiv genug hinterfragen. Das mag zum Teil daran liegen, daß der Homöopath zu träge ist, hängt aber oft auch damit zusammen, daß er Angst hat, nicht den Patienten, sondern sich selbst in Verlegenheit zu bringen und sich unwohl zu fühlen, wenn der Patient schmerzliche Gefühle ausdrückt. Je mehr der Homöopath mit seinem eigenen Selbst in Kontakt ist und sich in seiner eigenen Haut wohl fühlt, desto leichter wird er das Vertrauen seiner Patienten gewinnen und den wirklichen Menschen hinter der vordergründigen Erscheinung entdecken.

Alumina

Alumina ist kein Konstitutionsmittel, dem man häufig begegnet. Es gehört zu jener Gruppe von Mitteln, an die der Homöopath denkt, wenn er einen Patienten hat, dessen Stimmungen stark wechseln und der zur Hysterie neigt. In der Lebensgeschichte solcher Patienten findet man oft instabile Bedingungen während der Kindheit einschließlich einer Familiengeschichte von Geisteskrankheiten und Alkoholismus, die das syphilitische Miasma in der Familie widerspiegelt. Die wenigen Alumina-Patienten, die ich gesehen habe, waren alle Frauen.

Verwirrtheit

Der erste Eindruck, den eine Alumina-Patientin oft vermittelt, ist gewöhnlich der von Verwirrung. Sie klagt darüber, daß sie nicht folgerichtig denken kann, und sie bestätigt dies, indem sie beim Sprechen zögert und darum kämpft, die richtigen Worte zu finden (Kent:»Unfähigkeit, dem Fluß der Gedanken zu folgen«,»macht Fehler beim Schreiben und Sprechen«). Eine Alumina-Patientin sagte mir, ihr Gehirn würde ständig alles »zerhacken«, und deshalb sei es unmöglich für sie, klar zu denken. Sie mußte sich dauernd Listen machen, um sich daran zu erinnern, was sie als nächstes zu tun hatte, weil sie manchmal»geistesabwesend« war, so daß sie völlig die Orientierung verloren hatte, wenn sie wieder»da« war. (Es mag hilfreich sein, sich das Alumina-Gehirn als einen kaputten Computer vorzustellen, der oft kurzfristig abstürzt. Wenn er dann wieder gestartet wird, ist das Programm verlorengegangen, und man muß danach suchen. Dieser Computer neigt auch zum»Zerhacken«, wobei er die Informationen durcheinanderwirbelt und als völligen Unsinn auf dem Bildschirm auftauchen läßt.)

In vielen Fällen besteht die geistige Verwirrung von Alumina seit der Kindheit. Das Alumina-Kind hat Schwierigkeiten beim Lernen, besonders wenn es um Sprechen und Schreiben geht, und Alumina-Patientinnen berichten oft, andere hätten sie als sehr unklar und verträumt wirkendes Kind geschildert. Diese scheinbare Verträumtheit ist in Wirklichkeit jedoch Verwirrung. Das wird offensichtlicher, wenn Alumina als junges Mädchen ihr Elternhaus verläßt und versucht, sich in der Welt der Erwachsenen zurechtzufinden. Dann beginnt sie, sich überfordert zu fühlen, kann keine Entscheidungen treffen und nicht für sich selbst sorgen. Daraus entstehen Ängste, die ihr Selbstvertrauen schwächen und dazu führen, daß sie noch weniger in der Lage ist, klar zu denken.

Ein charakteristisches Ergebnis der Verwirrung von Alumina ist ihre Unentschlossenheit. Die meisten Alumina-Patientinnen klagen darüber, und für viele ist es ein größeres Problem. Eine Patientin, eine junge Frau in den Zwanzigern, die mich wegen ihrer Ängstlichkeit und Verwirrung aufsuchte, sagte, sie liege nachts stundenlang wach, um zwischen zwei Möglichkeiten zu entscheiden, und sie habe dabei entsetzliche Angst, die falsche Entscheidung zu treffen. Dabei waren die Entscheidungen nicht unbedingt von großer Tragweite. Oft ging es um Kleinigkeiten, bei denen jede der anstehenden Alternativen in Ordnung gewesen wäre, beispielsweise bei der Frage, was sie am nächsten Tag zum Abendessen kochen sollte. Nach einer Dosis Alumina 10M war sie sichtbar besser »beisammen«, und sie lächelte dankbar, als sie berichtete, daß sie nachts nicht mehr wach lag, um sich den Kopf über belanglose Entscheidungen zu zerbrechen.

Die Furcht, eine falsche Entscheidung zu treffen, ist die natürliche Konsequenz der Verwirrung, die Alumina empfindet. Sie hat wirklich Angst, daß ihr Leben im Chaos versinkt, wenn sie nicht klar denken kann, eine Sorge, die keineswegs unbegründet ist. Sehr oft wird sich Alumina stark auf einen Elternteil oder einen Partner verlassen, der für sie die Entscheidungen trifft. Dabei wird ihr bewußt sein, daß dies ein ungesunder Zustand ist, aber sie wird aus eigener Kraft nichts daran ändern können.

Verlust des Selbst

Ein anderer sehr charakteristischer Zug der geistigen Labilität von Alumina ist ein Gefühl von Unwirklichkeit. Das kann auf unterschiedliche Weise beschrieben werden. Einige Patientinnen sagen: »Es ist so, als ob ich nicht hier wäre.« Damit meinen sie nicht, daß sie ihren Verstand verloren hätten, sondern eher, daß sie sich selbst nicht mehr spüren. Es ist ein schwer vorstellbarer Zustand, in dem man zwar die äußere Welt weiter wahrnimmt, aber kein Gefühl mehr für die eigene Person hat. Andere sagen: »Es ist so, als ob nicht ich, sondern jemand anders diese Dinge beobachten würde.« Hahnemann verwendet in seinen *Chronischen Krankheiten* dieselbe Beschreibung: »Wenn der Patient etwas sagt, ist es ihm, als ob ein anderer dies gesagt hätte.«

In diesem Zustand ist der Verstand entrückt und wird aus der Ferne Zeuge von Ereignissen (einschließlich der eigenen Gedanken und Handlungen des Subjekts). Eine meiner Patientinnen, die anschließend gut auf das Mittel reagiert hat, sagte:»Es ist so, als ob ich die Welt aus einem Glashaus betrachten würde.« (Nachdem sie das Mittel genommen hatte, verschwand diese Empfindung allmählich.) Natürlich kann das Gefühl der Entrücktheit die Alumina-Patientin stark verstören, denn es bestätigt ihr, daß irgend etwas mit ihrem Verstand nicht in Ordnung ist.

Alumina kann manchmal so verwirrt sein wie Medorrhinum oder sogar Cannabis indica, die beide ein Gefühl von Unwirklichkeit oder Gespaltensein erleben. Medorrhinum berichtet oft über Phasen, in denen er das Gefühl hat, »abgelöst« oder weit außerhalb dieser Welt zu sein, aber hier handelt es sich um vorübergehende Episoden, während der Egoverlust bei Alumina dauerhaft ist. Ich habe nie gehört, daß Medorrhinum-Patienten sagen, sie hätten das Gefühl, nicht zu existieren oder daß jemand anders zu sprechen scheint, wenn sie sprechen. Alumina- und Medorrhinum-Zustände gleichen sich zwar oberflächlich, sind in Wirklichkeit aber sehr verschieden. Das Gefühl der Entrücktheit bei Medorrhinum gleicht dem Gefühl, das jeder haben kann, der viel meditiert. Das Selbst wird dann als still und ausgedehnt empfunden, getrennt vom denkenden Verstand. Im Gegensatz dazu erlebt Alumina einen vollständigen Verlust des Selbst, der eindeutig pathologisch ist. (Weitere Unterschiede in den Geistessymptomen sind in der Regel deutlich genug, um dem verantwortungsvollen Homöopathen die Entscheidung zwischen Alumina, Medorrhinum und Cannabis indica zu ermöglichen.)

Einige Alumina-Patientinnen beschreiben eine leichtere Form der Verwirrung über die eigene Identität. Wenn man sie bei der Fallaufnahme nach ihrer Persönlichkeit fragt, sagen sie:»Ich habe keine«, und das soll kein Scherz sein. Wenn man sie fragt, was sie damit meinen, sagen sie, daß sie sich nicht als Persönlichkeit empfinden, weil sie vollauf damit beschäftigt sind, sich in ihrer Verwirrung zurechtzufinden und mit ihren Ängsten fertig zu werden.

Eine Alumina-Patientin, eine extrem dünne, nervöse Frau, hatte Partnerschaftsprobleme, die sie auch recht gut analysieren konnte. Sie sagte, sie habe keine Persönlichkeit, weil ihr als Kind die Rollenvorbilder gefehlt hätten, da ihr Vater selten zu Hause und die Mutter sehr reserviert war. Solche Bedingungen fördern zwar bei Kindern nicht gerade das Identitätsgefühl, aber sie bringen bei anderen Konstitutionstypen auch nicht solch einen tiefen Mangel an Selbstgefühl hervor, wie man ihn bei Alumina beobachten kann.

Depression und selbstzerstörerische Impulse

Die Verwirrung und der Mangel an Identitätsgefühl erinnern auch an ein anderes Mittel – Acidum phosphoricum. Im Gegensatz dazu ist Alumina jedoch anfällig für heftige Emotionen, insbesondere Verzweiflung, Ärger und Furcht. Die Stimmung schwankt oft mehrmals am Tag zwischen Verzweiflung und einem Zustand relativer Zufriedenheit (Kent:»wechselnde Stimmung«). Während der depressiven Phasen wird sich Alumina hoffnungslos fühlen und oft über Selbstmord nachdenken. Manche Patientinnen weinen viel, andere gar nicht, sondern ziehen sich nur schweigend zurück wie Natrium und Aurum. Eine meiner Alumina-Patientinnen brach jedesmal in Tränen aus, kaum daß sie im Sprechzimmer saß (Kent:»weinen, unfreiwillig«), und weinte während der gesamten Konsultation, bis ich, nach einem nur wenig erfolgreichen Versuch mit Sepia, ihr Alumina 10M gab. Danach weinte sie überhaupt nicht mehr während der Konsultation und sagte, ihre Stimmungslage sei sehr viel stabiler geworden.

Alumina ist vorzugsweise ein Mittel für Frauen, besonders für solche, bei denen sich die Stimmungsschwankungen vor der Menstruation verstärken. Sowohl die Verzweiflung als auch die Aggression kann während dieser Zeit stärker werden, und damit geht die Furcht der Patientin einher, sich selbst zu verletzen. Alumina hat einen sehr charakteristischen Impuls, sich beim Anblick eines Messers oder eines anderen scharfen Gegenstandes selbst zu töten. Eine Patientin mußte ständig dem Impuls widerstehen, sich selbst mit einer Rasierklinge zu töten (Kent:»Wenn sie scharfe Instrumente oder Blut sieht, schaudert sie davor. Ein Werkzeug, das zum Morden oder Töten gebraucht werden könnte, weckt in ihr entsprechende Impulse; sie hat den Wunsch, sich das Leben zu nehmen«). Wie Kent feststellt, ist Alumina auch dann für solche Impulse anfällig, wenn sie keine Depressionen hat.

Dieselben Stimmungen, die vor der Menstruation von der Alumina-Patientin Besitz ergreifen, können in Form einer Wochenbettdepression nach der Geburt eines Kindes auch länger dauern. In dieser Phase kann der Impuls, das Kind zu töten, stärker sein als die Tendenz zum Selbstmord, und das wird bei der armen Alumina-Mutter sowohl Entsetzen als auch massive Schuldgefühle hervorrufen.

Alumina wird in Kents Repertorium weder unter der Rubrik »Bedürfnis nach Gesellschaft« noch unter der Rubrik »Abneigung gegen Gesellschaft« erwähnt, und ich habe bei meinen Patientinnen weder das eine noch das andere als beständiges Merkmal gefunden. Während der depressiven Phasen wünschen einige Patientinnen Gesellschaft, während andere sie meiden. Eine depressive Alumina-Frau berichtete über ein heftiges Gefühl von starkem Abscheu gegenüber sich selbst und ein Gefühl, daß sie niemanden sehen und mit niemandem sprechen wollte. Dieses Gefühl besserte sich nach der Mittelgabe.

Gewalt

An Alumina sollte der Homöopath immer denken, wenn er über einen Fall stolpert, in dem sich geistige Verwirrung mit gewalttätigen Gedanken und Impulsen paart. Alumina spürt manchmal das Bedürfnis, sich selbst Gewalt anzutun, manchmal anderen. Sie bekommt gelegentlich heftige Wutanfälle, obwohl sie meist ihre Wut nicht gegen andere Personen richtet, sondern eher die Türen zuschlägt, mit irgendwelchen Gegenständen um sich wirft oder laut flucht. Dabei ist Alumina gewöhnlich eine ruhige, freundliche Person, die ihre eigene gewalttätige Seite haßt (Kent: »stilles, ruhiges Wesen«). Häufig muß der Homöopath erst ihr Vertrauen gewinnen, ehe sie zugibt, daß sie solche gewalttätigen Impulse fühlt. Sie wird oft über Gefühle von Ärger und Wut klagen, aber nicht die mörderischen Impulse offenbaren, bevor man sie nicht ausdrücklich danach fragt. (Dasselbe gilt für die sexuellen und gewalttätigen Impulse von Hyoscyamus und Platina.) Wenn ihr klar wird, daß der Homöopath über solche Dinge nicht schockiert ist, wird sie gewöhnlich erleichtert sein, daß sie nun über ihre merkwürdigen Einfälle sprechen kann. Eine Alumina-Patientin sagte, wenn sie ärgerlich oder wütend sei, habe sie das Gefühl, es komme Gift aus ihr heraus. Eine andere spürte zeitweise, daß sie fähig war zu töten, und stellte sich vor, wie sie ihrem Kind oder ihrem Mann den Kopf abschlug. Diese gewalttätigen Gedanken von Alumina, seien sie nun gegen sie oder andere gerichtet, haben fast immer etwas mit Schneiden zu tun. Die Patientinnen sind in der Regel empfindsam und haben genügend Selbstkontrolle, um ihren Impulsen zu widerstehen. Gleichwohl verursachen diese plötzlichen Eingebungen erheblichen Streß, und es gibt wahrscheinlich ein Gewaltpotential, das auch aktiviert werden könnte.

Man kann Alumina leicht mit Sepia verwechseln, die auch anfällig ist für gewalttätige Gedanken gegenüber geliebten Angehörigen und das Gefühl haben kann, daß sie den Verstand verliert. Die geistige und emotionale Pathologie von Alumina ist jedoch ernster als bei Sepia. Sepia steht selten am Rande des Wahnsinns, ist nicht annähernd so selbstmordgefährdet und hat keine Zwangsvorstellungen über Schneiden und Stechen. Außerdem hat Sepia nicht das Gefühl der Unwirklichkeit wie Alumina, und die ausgeglichene Sepia-Persönlichkeit ist im allgemeinen weit besser integriert und gesünder als Alumina.

Ängstlichkeit

Bei der geistigen und emotionalen Labilität von Alumina ist es nicht überraschend, daß sie konstitutionell sehr leicht ängstlich reagiert. Alumina ist ein außergewöhnlich furchtsamer Typ und sehr anfällig für Panikattacken und Phobien. Gewöhnlich fürchtet sie, wahnsinnig zu werden, und im Zusammenhang damit hat sie Angst, ihren selbstmörderischen oder mörderischen Impulsen nachzugeben. Aber auch jede andere Art von Furcht kann auftreten. Dazu gehört im allgemeinen die Furcht vor Menschen, besonders vor Gruppen von Menschen, wie sie bei vielen Leuten auftritt, die sehr ängstlich sind. Bei Alumina führt die Furcht oft zu Schlaflosigkeit. Sie liegt nachts wach und macht sich zwanghaft Sorgen darüber, wie sie den nächsten Tag bewältigen soll, oder sie sorgt sich über irgendeine Qual, die sie in naher Zukunft erwartet. Bei den zerstreuten Gedankengängen von Alumina können selbst kleine Aufgaben wie das Schreiben eines Dankes Ängste auslösen, und jede Veränderung ihrer Umgebung oder ihrer alltäglichen Routine kann Alumina in Panik versetzen. So ist es beispielsweise unwahrscheinlich, daß sie sich auf das Abenteuer eines Urlaubs einläßt, sofern sie nicht einen starken und zuverlässigen Partner hat, und selbst dann sind Urlaubsreisen für sie wahrscheinlich kaum zu bewältigen, weil sie mit zuviel Streß verbunden sind.

Eine meiner Alumina-Patientinnen hatte eine ungeheure Furcht, Fehler zu machen, und wurde deshalb zur Perfektionistin. Nur selten versuchte sie, irgend etwas zu tun, das über ihre notwendigen täglichen Aufgaben hinausging.

Wie andere Typen, die für geistige Störungen anfällig sind (Argentum nitricum, Mercurius, Acidum phosphoricum), neigt Alumina dazu, eine große Eile zu entwickeln, wenn sie ängstlich ist (Kent: »auffallende Hast«). Gewöhnlich handelt es sich dabei um eine ziellose Hetze, in der man nur sehr wenig zustande bringt, weil der Geist so zerstreut ist. Je mehr Alumina in Eile ist, desto weniger kann sie bewältigen, und so beginnt ein Teufelskreis. Er kann darin gipfeln, daß die Patientin mit einem Nervenzusammenbruch in die Psychiatrie eingewiesen wird. Aluminas Eile wird oft begleitet von dem Gefühl, wegzuwollen, entkommen zu wollen, obwohl die Patientin nicht die geringste Idee hat, wo sie hinwill.

Körperliche Erscheinung

Ich habe nur wenige Alumina-Patientinnen gesehen, deshalb gebe ich die Beschreibung ihrer körperlichen Erscheinung nur unter Vorbehalt. Die meisten waren sehr dünn, mit knochigen Gesichtszügen und gerunzelten Augenbrauen. Ihr Haar war manchmal hell und manchmal dunkel, aber sie trugen es fast immer sehr lang. (Insofern erinnert das äußere Bild oft an Sepia, wodurch die Möglichkeit einer Verwechslung der beiden Typen noch größer wird. Anders als bei Sepia ist die Haut jedoch gewöhnlich blaß.)

Anacardium

Dies ist ein seltener Konstitutionstyp, und meine Beobachtungen müssen unter Vorbehalt betrachtet werden, weil sie sich nur auf wenige Patienten gründen. Die wesentlichen Charakterzüge der Anacardium-Persönlichkeit sind jedoch ziemlich dramatisch und schwer zu verfehlen, vorausgesetzt der Patient fühlt sich seinem Homöopathen gegenüber unbefangen genug, um offen darüber zu sprechen. Die alten Arzneimittellehren betonen die gespaltene Natur der Willenskraft von Anacardium (Kent: »steht in beständigem Widerspruch mit sich selbst«, »scheint zwischen einem guten und einem bösen Willen hin und her geworfen zu werden«). Nach meiner Erfahrung besteht diese Spaltung zwischen einer normalen, empfindsamen Persönlichkeit und einer in scharfem Gegensatz dazu stehenden perversen oder »dämonischen« Unterpersönlichkeit, die versucht, von dem betreffenden Individuum Besitz zu ergreifen und es zu obszönen Handlungen zu zwingen (Kent: »Sein böser Wille verleitet ihn zu Gewalttätigkeiten und Ungerechtigkeiten, aber sein guter Wille hält ihn zurück und hemmt ihn«). Das Repertorium führt viele Charakteristika der »bösen« Seite von Anacardium auf (Arglist, Paranoia, Grausamkeit, Neigung zum Fluchen, Gefühllosigkeit, Raserei). Die Anacardium-Patienten, die ich gesehen habe, hatten jedoch genügend Selbstkontrolle, den Versuchungen ihrer dämonischen Seite zu widerstehen, obwohl sie zeitweilig in heftige Kämpfe ihrer beiden Willenskräfte verstrickt waren (was auf verblüffende Weise an klassische Beschreibungen von Besessenheit erinnert).

Der beständigste Zwang, den ich bei Anacardium-Patienten erlebt habe, ist ein Impuls, über andere mit sexuellen Gewaltausdrücken zu fluchen. Einer dieser Patienten war ein hochgebildeter junger Mann, dessen hauptsächliche Interessen im Leben spiritueller Art waren. Er übte regelmäßig Meditation und verstand sehr viel von mystischer Philosophie. Seine spirituelle Seite stand in starkem Gegensatz zu der anderen Seite, die er von Geburt an hatte. Selbst als er noch ein kleines Kind war, wußte seine Familie genau, daß etwas mit ihm nicht stimmte, weil er bis zum Alter von zehn Jahren ein Töpfchen zum Wasserlassen benutzte und sich, als er älter wurde, immer noch zu diesem Zweck auf die Toilette setzte. Außerdem fand er es sexuell besonders erregend, Frauen beim Wasserlassen zu beobachten, und diesem Trieb hat er wahrscheinlich auch öfter nachgegeben. (Darüber wollte er aber nicht sprechen.) Seine Hauptbeschwerde bestand jedoch darin, daß er von dem ständigen Zwang gequält wurde, die Menschen in seiner Umgebung mit sexuell obszönen und gewalttätigen Bemerkungen zu schockieren. Seine Bemühungen, dieser dämonischen Seite zu widerstehen, zeigten sich in einer besonderen Steifheit beim Sprechen, wobei er die Lippen angespannt schürzte, während die Augenbrauen meist zusammengezogen waren.

Dieser Mann war intellektuell gebildet genug, um seine Symptome zu rationalisieren, und er drückte keine Schuldgefühle darüber aus. Ein anderer Anacardium-Patient empfand jedoch tiefe Scham über sein Alter ego. Er war weit weniger intellektuell als der erste und hatte es nicht geschafft, seine zwanghaften Gedanken und Impulse auf dieselbe klinische Weise zu rationalisieren. Als ich ihn zum ersten Mal sah, war er akut von seinen inneren Kämpfen gestreßt und fürchtete, wahnsinnig zu werden. Er berichtete ebenfalls, er habe diesen Zwang zum Obszönen, solange er sich erinnern könne; nach den Aufregungen der Scheidung von seiner Frau sei das Gefühl jedoch noch intensiver geworden. Im Laufe der Behandlung wurde seine perverse Unterpersönlichkeit allmählich schwächer und weniger hartnäckig, aber sie war nicht vollständig verschwunden, als er mich zum letzten Mal aufsuchte.

Göttliche Inspiration

Die geistige Spaltung bei Anacardium wird noch stärker, wenn der Gegensatz nicht nur zwischen einer dämonischen und einer normalen Seite besteht, sondern zwischen einer dämonischen und einer göttlichen Seite. Ein Patient, der erst kürzlich zu mir kam, war ein Beispiel für diese mehr klassische Spaltung zwischen Gut und Böse. Er war ein angenehmer, ziemlich nervöser junger Mann, der mir von einem Berater mit der Bemerkung »emotionale Probleme« überwiesen worden war. Zunächst erzählte er mir, er sei oft deprimiert und denke häufig an Selbstmord. Dann sagte er weiter, er habe Angst vor Frauen, weil sie immer versuchten, ihn zu manipulieren, und deshalb meide er sie. Er sagte, er habe Angst vor Sex, weil er denke, Sex sei etwas Unreines. In diesem Stadium hätte er ungefähr jeder Konstitutionstyp sein können, besonders wenn seine Symptome die Folge von sexuellem Mißbrauch in der Kindheit gewesen wären, der oft zu Depressionen mit Selbstmordneigung, Angst vor dem Geschlecht des Mißbrauchers und einer generellen Abneigung gegen Sex führt. Dann begann mein Patient jedoch, in mehr religiösen Begriffen zu sprechen. Er sagte, er fühle sich »von Gott berufen«, anderen das Licht zu bringen, und er fühle sich Gott sehr nahe. Dieser Widerspruch zwischen der suizidalen Depression und der göttlichen Inspiration ließ mich an einen Konstitutionstyp auf der Grenze zur Geisteskrankheit denken. Mein Patient sagte dann, vor ein paar Jahren habe er einen Nervenzusammenbruch gehabt, bei dem er sich von »Geistern umgeben« gefühlt habe (Kent: »Wahnideen – sieht tote Personen«, »Wahnideen – sieht Teufel«). Nach dieser Erfahrung hatte er das Gefühl, er sei halb göttlich und halb dämonisch (Kent: »Wahnideen, bei denen er sich als doppelt empfindet«). Er fühlte sich von einem der Geister geleitet und geschützt, während die anderen ihn drängten, obszöne Dinge zu tun. Ich überredete ihn behutsam, mehr zu erzählen, und machte ihm deutlich, daß ich verstand, was er sagte, und weder überrascht noch beunruhigt war. Er berichtete, wenn er die Straße entlanggehe, fühle er sich gedrängt, die Passanten wüst zu beschimpfen. Außerdem habe er Phantasien, in denen er auf einer belebten Straße alle Leute mit Benzin übergieße und dann anzünde. Der Gegensatz zwischen dem Göttlichen und dem Dämonischen war für ihn sehr belastend. Er fühlte sich dadurch von ewiger Verdammnis bedroht, und selbst die geringste moralische Entscheidung wurde zu einer Art Kampf auf Leben und Tod, bei dem es darum ging, welche Seite seines Willens die Oberhand gewinnen würde. Er arbeitete beispielsweise als Taxifahrer, und wenn er einem Fahrgast begegnete, der auf ein anderes Taxi wartete, das sich verspätet hatte, dann zerbrach er sich verzweifelt den Kopf darüber, ob er seinem Kollegen den Fahrgast »stehlen« sollte oder nicht. Er hatte das Gefühl, daß jede seiner Handlungen bedeutsam war, daß er dadurch entweder zum Gerechten oder zum Verdammten wurde und daß alles, was in seinem Leben geschah, vom kleinsten bis zum größten Ereignis, entweder ein Geschenk des Himmels oder eine Strafe der Hölle war.

Ich gab diesem Mann Anacardium 10M, und ein paar Wochen später berichtete er, die obszönen Impulse seien zu flüchtigen Gedanken verblaßt, die er leicht aus seinem Bewußtsein vertreiben könne, und seine Depression habe sich gebessert. Er war immer noch ziemlich besessen von Gut und Böse, wirkte aber deutlich weniger belastet und stärker auf die Realität bezogen. Solche Fälle werden vielleicht niemals vollständig geheilt, aber mit Hilfe des Simillimum können sie in einem relativ gesunden Zustand bleiben und die Exzesse vermeiden, für die sie konstitutionell anfällig sind.

Gewalt

Mir ist noch kein Anacardium-Patient begegnet, der zugegeben hätte, daß er seine gewalttätigen Impulse auslebt, aber das Potential ist eindeutig vorhanden. Kent führt Anacardium in verschiedenen Gewaltrubriken auf, was darauf hinweist, daß der Anacardium-Patient nicht immer seinen gewalttätigen Impulsen widersteht. Mein ehemaliger Taxifahrer sagte, er habe das Bedürfnis, Frauen anzuschreien, und ergänzte, Frauen würden einen Mann respektieren, der sie anbrülle. Diese Feststellung läßt mich annehmen, daß solch ein Mann leicht zu großen Grausamkeiten fähig sein könnte, wenn sein Realitätsverlust nur ein bißchen weiter fortschreitet.

Paranoia

Kent führt Anacardium in verschiedenen paranoiden Rubriken auf ein-schließlich »Verfolgungswahn«. Der einzige klare Hinweis, den ich darauf gefunden habe, ist die Angst vor Frauen in dem oben erwähnten Fall. Die meisten Konstitutionstypen an der Grenze zur Geisteskrankheit sind anfällig für Paranoia, und Anacardium ist dabei anscheinend keine Ausnahme. Eine leichtere Form von Angst findet man bei Anacardium-Patienten oft in Gestalt von mangelndem Selbstvertrauen (Kent: »Mangel an Selbstvertrauen«). Ein Patient, der auf das Mittel ansprach, sagte anfangs, er sei gewöhnlich zu ängstlich, um in einer Gruppe zu reden, es sei denn, er fühle sich göttlich inspiriert und empfinde dadurch größtes Selbstvertrauen (Kent: »Manie«).

Geistige Verwirrung

Die meisten Anacardium-Patienten klagen über ein gewisses Maß an geistiger Verwirrung. Einige sagen, ihr Gedächtnis sei sehr schlecht (Kent: »Vergeßlichkeit«), während andere berichten, es falle ihnen schwer, sich auf Lesen oder sogar Fernsehen zu konzentrieren. Das ist kaum überraschend, wenn man an den Konflikt denkt, der sich in der Psyche von Anacardium abspielt. Es ist eher eine Art Kommunikationsfehler, der in einem Land unter Bürgerkriegsbedingungen vorkommen kann. Einige meiner Anacardium-Patienten waren geistig recht gesund und hatten keine psychotischen Züge. In diesen Fällen war das führende Geistessymptom ein innerer Kampf mit der eigenen Entscheidungsunfähigkeit oder mit schwierigen Entscheidungen im Leben.

Ein Mann suchte mich vor allem deshalb auf, weil er es so belastend fand, über eine bestimmte Richtungsänderung in seinem Leben entscheiden zu müssen. Er hatte zuvor als Handelsvertreter gearbeitet, war damit jedoch nicht zufrieden gewesen. Als es nun darum ging, über mögliche Alternativen nachzudenken, geriet er in eine merkwürdige, sehr intensive Agonie aus Ängsten und Entscheidungsunfähigkeit. Er bot das Bild eines äußerst belasteten Menschen und sprach über seine Entscheidungsschwierigkeiten, als ob er davon regelrecht gemartert würde. Dieses extreme Leid beim Sprechen über eigene Probleme findet man bei Aurum, aber Aurum hat nicht dasselbe Ausmaß an Entscheidungsunfähigkeit, und mein Patient war an sich nicht depressiv. Er sagte, es sei ihm immer schwergefallen, Entscheidungen zu treffen, und obwohl er verlobt war, quälte ihn der Gedanke, es könne »irgendeine andere dort draußen« geben, die seine wirkliche Seelengefährtin sei. Er war ein angestrengt wirkender Mann mit sehr ernsthaften Interessen, und ich gab ihm anfänglich Natrium muriaticum, was aber nicht wirkte. Dann erzählte er mir, er habe als Kind nachts wach gelegen und darum gebetet, Gott möge ihn vor Besessenheit bewahren. Dadurch wurde mir klar, daß er ein psychotisches Mittel brauchte, und im Hinblick auf seine Entscheidungsunfähigkeit gab ich ihm Anacardium 10M, was seine Sorgen erheblich verringerte und ihn befähigte, einige rationale Entscheidungen für seine Zukunft zu treffen.

Ich hatte noch einen anderen Fall, bei dem die einzige Indikation für Anacardium, außer einigen schwachen körperlichen Symptomen, in dieser extremen Entscheidungsunfähigkeit bestand. Es sieht so aus, als hätten auch die besser integrierten Anacardium-Typen immer noch zwei Seelen in der Brust, was in diesen Fällen jedoch in Gestalt einer schweren Entscheidungsunfähigkeit zutage tritt und weniger als Kampf zwischen Gut und Böse.

Körperliche Erscheinung

Ich habe zu wenige Anacardium-Patienten gesehen, um viel über ihr Aussehen sagen zu können, aber ein gemeinsamer Zug war ein ziemlich angespanntes Gesicht als Spiegel der intensiven Kämpfe, die die Essenz dieses Typs bilden. Die allgemeine Erscheinung drückt gewöhnlich Anstrengung aus, die sich besonders in den Augen zeigt.

Argentum nitricum

Argentum ist eines jener Mittel, die der angehende Homöopath relativ früh während seiner Ausbildung studiert: eine Arznei für phobische Zustände und Prüfungsängste. Konsequenterweise wird es unter entsprechenden Bedingungen großzügig angewendet, zeigt jedoch in vielen Fällen keine Wirkung. Nur wenn das Mittel zur Konstitution des Patienten paßt, wird es in Fällen von Agoraphobie oder bei extremen Ängsten helfen, und da dieser Konstitutionstyp relativ ungewöhnlich ist, wird die Mehrzahl solcher Fälle eher auf Mittel ansprechen, die weiter verbreitet sind, wie beispielsweise Sepia und Arsenicum.

Der Exzentriker

Um Argentum zu identifizieren, muß man lernen, die Merkwürdigkeit dieses Typs zu erkennen. Diese Merkwürdigkeit oder Exzentrizität des Argentum-Menschen fällt gewöhnlich sofort ins Auge, besonders bei den Argentum-Männern. Argentum ist in den meisten Fällen sehr offen und entgegenkommend (ähnlich wie Phosphor) und versucht während der Fallaufnahme nicht, seine Exzentrizität zu verbergen. Wie bei allen wahren Exzentrikern sind es die geistigen oder intellektuellen Aspekte der Persönlichkeit, die sich außerhalb des Zentrums befinden, und weniger die Emotionen. Ein gesunder Argentum-Verstand ist außerordentlich scharf und eher ein Querdenker als jemand, der den üblichen, geradlinigen, logischen Wegen folgt. Er findet leicht das Verbindende zwischen verschiedenen Vorstellungen, die der Durchschnittsverstand nicht zueinander in Beziehung setzen könnte, wie beispielsweise zwischen dem Kaffeepreis und dem Zustand der Umwelt. Je gesünder Argentum-Menschen psychologisch sind, desto wahrscheinlicher ist es, daß diese Verknüpfungen eine gewisse Gültigkeit haben. Wenn der Verstand von Argentum schwächer wird, werden auch die Verknüpfungen unzuverlässiger, und die Brillanz verkommt zunächst zu Exzentrizität und später zu reinen Wahnvorstellungen. (Eine ähnliche Entwicklung sieht man manchmal auch bei Sulfur.)

Der durchschnittliche Argentum-Mensch ist eher ein intellektueller als ein emotionaler Typ. Mit anderen Worten, er lebt mehr in seinem Kopf als in seinen Gefühlen. Dabei kann dieser Kopf ein seltsamer und wunderbarer Platz zum Leben sein, ähnlich wie Alices Wunderland oder Los Angeles. Die meisten Argentum-Typen genießen es, ihren Intellekt zu erforschen. Sie neigen dazu, sich für das Unkonventionelle zu interessieren und für Themen, die die Schnittstelle intellektueller Entdeckungen bilden und deren Akzeptanz und Anwendung noch Zukunftsmusik sind: Themen wie die Kolonisierung des Weltraums, Biorhythmen und Unterwassergeburt. Argentum ist von solchen Dingen fasziniert und teilt seine Meinungen und Entdeckungen begeistert mit anderen. Sein kindlicher Enthusiasmus ist ansteckend und kann die Stimmung des Homöopathen auf die gleiche Weise verbessern wie das Strahlen eines zufriedenen Phosphor-Patienten. Die Exzentrizität von Argentum ist besonders stark bei den Männern dieses Konstitutionstyps ausgeprägt. Die Mehrzahl der Argentum-Frauen, die ich behandelt habe, waren eher intellektuell als emotional, aber sie waren nicht so exzentrisch wie die Männer. Deshalb kann es schwieriger sein, Argentum-Frauen zu identifizieren. Sie haben zwar immer noch die typischen Ängste und die Impulsivität von Argentum, aber auf der anderen Seite wirken sie wesentlich »normaler« als die Männer.

Der Verstand von Argentum ist in jeder Beziehung merkurisch. Von schneller Auffassungsgabe, aber mit wenig Ausdauer neigt er dazu, von einem Thema zum anderen zu springen. Daraus entsteht im günstigsten Fall ein Wissen von enormer Breite, das zuverlässig und tiefgründig ist, im ungünstigsten Fall aber ein oberflächlicher, zerstreuter Geist, auf den man sich nicht verlassen kann (Kent: »unfähig, sich zu konzentrieren«). Unberechenbarkeit ist ein Schlüsselsymptom von Argentum. Nach Kent ist Argentum »unlogisch, unvernünftig, verhält sich sonderbar, kommt zu wunderlichen Schlüssen und handelt närrisch«. Beim gesunden Menschen macht sich diese Unvernunft in Form von impulsivem Handeln bemerkbar, er tut oder sagt das, wozu er Lust hat, und nimmt normalerweise keine Rücksicht darauf, was andere Leute denken. Argentum ist oft ein geistreicher Mensch und kann plötzlich im Gespräch Ausdrücke aufgreifen und daraus ein Wortspiel machen. Er ist ähnlich verspielt wie Phosphor, aber intellektueller. Sogar bei der Bekleidung ist sein Geschmack eher unkonventionell. Mehrere meiner Argentum-Patienten trugen helle, harlekinartige Farben, die, gemessen am vorherrschend konservativen Stil der Briten, ziemlich unpassend waren. (Die Farben paßten in der Regel gut zueinander, was durchaus einen Sinn für Stil und Ästhetik beweist – Wahnsinn mit Methode.) Ein Argentum-Patient arbeitete als Clown und machte Straßenmusik in der City. Er trug bei der Arbeit einen Harlekinanzug, der mich in auffälliger Weise an die Farben erinnerte, die einige meiner anderen Argentum-Patienten trugen.

Der labile Geist

Wie auch bei anderen vorwiegend intellektuellen Typen macht sich die Argentum-Pathologie zunächst eher auf der geistigen als auf der emotionalen Ebene bemerkbar (Kent:»Überwiegen der geistigen Symptome, während die Affekte nur in geringem Grade betroffen sind«). Das erste Anzeichen, daß Argentum geistig nachläßt, zeigt sich oft darin, daß die plötzlichen Einfälle immer häufiger auftreten und immer merkwürdiger werden. Sogar relativ stabile Argentum-Menschen haben manchmal seltsame mentale Impulse, von denen sie wissen, daß sie irrational sind. So kann ein Argentum-Lehrer beispielsweise plötzlich auf die Idee kommen, einen Fluch an die Tafel zu schreiben oder ein Tintenfaß über dem Kopf eines Schülers auszuschütten. In der überwiegenden Mehrzahl der Fälle widersteht der Betreffende solchen Impulsen, aber sie können sehr mächtig sein, und man braucht dann eine Menge Kraft, um sich dagegen zu wehren.

Ein mentaler Impuls von Argentum ist außerordentlich weit verbreitet und charakteristisch für diesen Typ, und zwar der Wunsch zu springen, wenn er aus großer Höhe nach unten sieht, sei es nun aus einem Fenster im obersten Stockwerk oder vom Geländer einer Brücke. Der Impuls kann so stark sein, daß diese Menschen solche Situationen meiden, weil sie Angst haben, sie könnten wirklich springen (Kent:»Impuls zu springen«). Das Bedürfnis zu springen hat nichts mit irgendwelchen Selbstmordabsichten zu tun, sondern ist sowohl für den Patienten als auch für den Homöopathen vollkommen unerklärlich. Es ist einfach nur einer dieser merkwürdigen Einfälle von Argentum.

Es ist nicht überraschend, daß jemand, der so seltsame Ideen hat, manchmal denkt, er würde seinen Verstand verlieren. In vielen Fällen kommen die Einfälle jedoch nur gelegentlich und sind leicht zu kontrollieren. Dann kann der Homöopath lediglich den Eindruck eines allgemein impulsiven Charakters gewinnen, weil die ungewöhnlicheren Einfälle entweder fehlen oder nicht erwähnt werden. (In diesen Fällen lohnt es sich, den Patienten ausdrücklich zu fragen, ob er gelegentlich seltsame Gedanken oder Ideen hat.) Wenn die Pathologie tiefer geht, können die charakteristischen Impulse jedoch sehr stark werden, ebenso wie die Furcht vor einem intellektuellen Zusammenbruch (Kent:»Furcht vor Geisteskrankheit«).

Wenn die Pathologie tiefer geht, wird der Verstand von Argentum immer unzuverlässiger. Konzentrationsschwierigkeiten treten auf, man wählt die falschen Worte, und die Erinnerung wird bruchstückhaft und ungenau. Der Mensch erkennt seinen geistigen Verfall und ist gewöhnlich beunruhigt. Das wiederum führt dazu, daß sich die Gedanken geradezu überschlagen, und daraus entsteht ein Gefühl von Eile (Kent: »hastig beim Gehen«). Wann immer Argentum sich nervös fühlt, gerät er in Eile, ähnlich wie Lachesis und Medorrhinum.

Wenn der Verstand von Argentum immer unberechenbarer wird, entwickelt sich die Furcht zu einem größeren Problem. Argentum-Menschen können unter allen möglichen Ängsten leiden. Besonders charakteristisch ist die Furcht, wenn sie an einem hohen Gebäude hinaufsehen. Viele Argentum-Typen haben dieses Gefühl bis zu einem gewissen Grad, auch wenn sie geistig relativ stabil sind, und dieses Symptom ist eine zuverlässige Bestätigung für das Mittel. Einige Patienten wissen nicht, wovor sie sich fürchten, aber viele sagen, sie haben Angst, daß hohe Gebäude auf sie herabfallen werden. Das spiegelt die schwankenden Fundamente des eigenen Verstandes wider (genauso wie Thujas Träume vom Fallen seinen Schuldgefühlen und der Angst vor Strafe entsprechen).

Eine andere verbreitete Furcht ist die Klaustrophobie (obwohl für diese Art von Phobie Natrium muriaticum weit häufiger benötigt wird als Argentum). Auch hier hat der Patient wieder das Gefühl, die Mauern würden auf ihn herabstürzen, und so gibt es eine enge Verbindung zur Furcht vor hohen Gebäuden.

In einem solchen Zustand von Furcht hat der Patient natürlich den Eindruck, die Welt sei kein sicherer Platz, und daraus können Gefühle von Paranoia entstehen (Kent: »Furcht – vor Menschen«). Ich erinnere mich an einen klassischen Argentum-Fall, ein junger Mann, der so nervös war, als er mich aufsuchte, daß er alle paar Sekunden mitten im Satz aufhörte zu sprechen, weil er sich erst wieder sammeln mußte, um weiterreden zu können. Wenn irgend jemand an der Tür vorüberging, dachte er, der Betreffende würde uns belauschen, und er wollte die Konsultation plötzlich beenden und sehr aufgeregt hinausgehen. Nachdem er Argentum nitricum 10M bekommen hatte, wurde er innerhalb weniger Tage sehr viel ruhiger und konnte ohne Furcht vor neugierigen Lauschern über sich sprechen. Seine Paranoia war in gewisser Weise das realistische Gefühl, daß die Leute das Chaos in seinem Gehirn bemerkten und daß sie ihn für verrückt hielten und ablehnten. Dieser spezielle Patient zeigte auch einen Zug, den ich nur einige Male bei Argentum gesehen habe und für den Argentum kursiv in Kents Repertorium aufgeführt wird: extreme Gewissensbisse (Kent:»Angst – mit Schuldgefühlen«). Er entschuldigte sich häufig dafür, daß er soviel von meiner Zeit in Anspruch nahm, und er bezeichnete sich oft als schlechten Menschen. (Das bezog sich teilweise auf seine frühere sexuelle Promiskuität.)

Agoraphobie ist eine andere charakteristische Furcht von Argentum. Sie kann mild sein und den Patienten nur auf weiten, offenen Plätzen belasten, aber die schwere Form kann ihn auch daran hindern, überhaupt das Haus zu verlassen. (Agoraphobie kann bei jedem Menschen auftreten, der das Gefühl hat, daß er geistig zusammenbricht, denn weite, offene Plätze rufen den Eindruck hervor, daß man ausgeliefert und verwundbar ist.) Angst vor dem drohenden Tod tritt manchmal ebenso auf wie Furcht vor Krankheiten (wie bei Arsenicum).

Argentum ist eins der wichtigsten Mittel gegen Erwartungsangst. (Kent: »Wenn er etwas vorhat oder etwas zu tun versprochen hat oder etwas Bestimmtes erwartet, so hat er Angst.«) Es ist, als ob der schon zerrüttete Verstand nicht mit der Ungewißheit fertig wird, nicht zu wissen, was bei der zukünftigen Aufgabe oder dem zukünftigen Ereignis herauskommen wird. Das Ereignis mag so unbedeutend sein wie das Treffen mit einem alten Freund oder der Arztbesuch wegen einer geringfügigen Beschwerde. Doch die Phantasie kann mit Argentum durchgehen, und er stellt sich dann gewöhnlich die schlimmsten Dinge vor. Wie Lycopodium kann Argentum ängstlich werden, wenn er meint, daß irgend etwas von ihm erwartet wird, oder wenn er etwas auf eine bestimmte Weise durchführen soll. In solchen Zeiten können die Ängste extrem werden und von Herzklopfen und Durchfällen begleitet sein. Das hat mit einer charakteristischen Sorge zu tun, daß man Fehler machen könnte, was oft ganz unrealistisch ist, zumindest bei den gesünderen Argentum-Menschen. In solchen Phasen kann die Ermutigung durch einen Freund sehr erleichternd wirken. Das zeigt exemplarisch, wie leicht Argentum infolge seiner geistigen Labilität zu beeindrucken ist.

Wenn die Furcht sich zur Panik entwickelt hat, brauchen Argentum-Menschen oft sehr viel Unterstützung von außen und bitten diejenigen, denen sie vertrauen, um Hilfe. Sprunghaft und unberechenbar, wie Argentum ist, kann er in solchen Situationen völlig unrealistische Erwartungen an andere haben und denken, sie könnten ihn vor sich selbst schützen. Die offene, verzweifelte und flehende Art erinnert dann an verängstigte Phosphor-Menschen. Tatsächlich gibt es beträchtliche Ähnlichkeiten zwischen diesen beiden Typen. Beide sind leicht zu beeindrucken, obwohl man dieses Charakteristikum bei

Argentum vor allem sieht, wenn er sich im Zustand der Furcht befindet, wogegen es für Phosphor allgemein üblich ist. Außerdem können beide Typen ihre geistige Klarheit unter Streß verlieren und das Gefühl haben, ihr Verstand würde sie im Stich lassen, was Panik auslöst.

Phosphor hat im allgemeinen einen weniger scharfen Verstand, ist weniger analytisch als Argentum und reagiert empfindlicher auf äußere Einflüsse. Argentum neigt mehr als Phosphor dazu, unter Streß spezifische Phobien zu entwickeln, und ist eindeutig impulsiver und anfälliger für exzentrische Ideen. (Kent: »Sonderbare Vorstellungen, Ideen und Befürchtungen kommen ihm in den Sinn. Sonderbarerweise meint er, wenn er irgendwo um eine Straßenecke biege, werde er Aufsehen erregen, hinfallen oder einen Anfall bekommen; um das zu vermeiden, macht er einen großen Umweg.«) Die hauptsächliche Schwäche von Phosphor besteht darin, daß er seine Persönlichkeit nicht genügend abgrenzen kann, während das Problem bei Argentum vor allem in seinen sprunghaften Gedankengängen liegt.

Das soziale Wesen

Einige Argentum-Menschen sind gesellig, während andere eher Einzelgänger sind. Die meisten sind relativ offen, häufig so sehr, daß sie unschuldig wirken und darin schon wieder Phosphor gleichen. Argentum hat eine strahlende, kindliche Neugier und neigt zu einem Mangel an sozialen Hemmungen. Er beginnt beispielsweise gerne eine Unterhaltung mit Fremden und nutzt Warteschlangen in seiner Nähe, um Themen anzuschneiden, die ihn interessieren. Wenn es etwa zu regnen beginnt, während er an der Bushaltestelle steht, kann er zu seinem Nachbarn sagen: »Ich wußte, daß es regnen würde. Ich habe festgestellt, daß die Vögel in meinem Garten morgens nicht singen, wenn es regnen wird. Können Sie sich vorstellen, woher sie das wissen?« Weil er so exzentrisch ist, kann es Argentum schwerfallen, Freundschaft zu schließen. Er ist zwar nicht besonders schüchtern, sofern er nicht generell ängstlich ist, aber er kann Schwierigkeiten haben, Freunde zu finden, die sich angesichts seiner merkwürdigen Ideen und seiner direkten Art nicht entsetzt abwenden (Kent: »indiskret«). Andererseits kann es auch sein, daß seine Freunde und Partner ihn gerade deshalb schätzen.

Anders als Phosphor ist Argentum eher ein unabhängiger Geist. Die Argentum-Ehefrau wird gerne ihren eigenen Interessen nachgehen, und es wird ihr nichts ausmachen, wenn ihr Mann diese nicht teilt. Sie ist eigenständig, hat eigene Meinungen, Vorlieben und Abneigungen, und sie wird sich in ihrem

Identitätsgefühl nicht übermäßig von anderen abhängig machen. Die relativ gesunde Argentum-Frau weiß, was sie denkt, und sie wird verbissen daran festhalten (Kent:»hartnäckig«), ähnlich wie Sulfur. Wie Sulfur genießen es die meisten Argentum-Typen auch, ihre Ideen auszudrücken, aber sie sind selten so redselig wie Sulfur in voller Fahrt. Wenn Argentum jedoch furchtsam wird, kann ihr Denken von fixen Ideen beherrscht werden, und das wird auch in ihrem Sprechen deutlich (Kent:»redet nur über ein Thema«). In ihrer Angst hat sie auch das Gefühl, Gesellschaft zu brauchen, und sie hat das Bedürfnis zu sprechen (Kent:»Bedürfnis nach Gesellschaft« und»Bedürfnis, mit jemandem zu reden«). Wenn Argentum zum Einzelgänger wird, dann entspricht das gewöhnlich nicht einer eigenen Neigung, sondern liegt eher daran, daß er oder sie keine bequeme Nische in der Gesellschaft findet, wo er oder sie sich akzeptiert fühlt.

Nach meinen Erfahrungen ist Argentum zwischen beiden Geschlechtern ungefähr gleich verteilt. In der Partnerschaft neigt Argentum zur Romantik, und die Libido ist gewöhnlich hoch. Argentum ist ein faszinierender Konstitutionstyp. Man kann ihn leicht verfehlen, wenn die Pathologie überwiegend auf der körperlichen Ebene liegt, weil die ungewöhnlicheren geistigen Züge, die für ihn typisch sind, dann fehlen können. Der geistig gesunde Argentum-Mensch ist intelligent, geistreich und etwas exzentrisch; er ist mehr intellektuell orientiert als der durchschnittliche Phosphor-Typ und weniger egoistisch als der durchschnittliche Sulfur-Typ.

Körperliche Erscheinung

Körperlich ist Argentum im allgemeinen schlank und drahtig; die Hautfarbe kann hell oder dunkel sein. Entsprechend seinem intellektuellen Wesen sind die Gesichtszüge eher eckig als rund, und die Augen wirken oft scharf und elektrisierend. Im Gesicht wirkt Argentum jünger als er/sie ist, und in den Augenwinkeln findet man oft feine»Lachfältchen«. Das Gesicht ist im allgemeinen breit und spiegelt die Offenheit der Persönlichkeit. Im Hinblick auf die Kleidung hat Argentum vielfach einen ziemlich unkonventionellen Geschmack.

Arsenicum album

Um den Arsenicum-Menschen zu verstehen, muß man den »analen Typ« der Freudschen Terminologie verstehen. (Es ist schon ein bemerkenswerter Zufall, daß das saubere Arsen ein so mächtiges Abführmittel ist.) Nach Freud ist der anale Typ gefühlsmäßig in einem Stadium der frühen Kindheit steckengeblieben (allgemein als »Trotzalter« bekannt), wenn das Kind lernt, nein zu sagen, und seine Eltern durch Verweigerung straft, vor allem dadurch, daß es seinen Stuhl trotzig zurückhält. Der erwachsene anale Typ sagt immer nein, er leistet Widerstand und hält seinen Ärger zurück. Der anale Typ wird, um Freud zu zitieren, »ordentlich, geizig und halsstarrig. Geiz kann in der übertriebenen Form von Habgier erscheinen, und Halsstarrigkeit kann in Trotz übergehen, in dem sich Wut und Rachsucht leicht verbinden.« Mit diesen wenigen Worten hat Freud die meisten negativen Charakterzüge von Arsenicum zusammengefaßt. Wenn wir in Kents Repertorium nachsehen, finden wir Arsenicum unter den folgenden Rubriken: hartnäckig, pedantisch, Habgier und Wut. (Bezeichnenderweise war Freud selbst höchstwahrscheinlich konstitutionell ein Arsenicum-Typ, sowohl in seiner äußeren Erscheinung als auch im Charakter.)

Der Pedant

Als ich ein Kind war, pflegte meine Tante bei jeder Begegnung erst zu kontrollieren, ob meine Fingernägel sauber waren, bevor sie mich nach meinem Befinden fragte. Wenn meine Nägel zu lang waren, hatte sie ihre Schere bereit und schnitt sie mit der Autorität und dem Eifer eines Priesters, der einen heiligen Ritus vollzieht. In der Tat rangierte Sauberkeit für meine Tante gleich hinter Frömmigkeit. Meine Mutter tolerierte die ungebetene Nagelpflege; was sie jedoch verdrießlich stimmte, war Tantchens Angewohnheit, gleich wenn sie hereinkam, zum Kaminsims zu gehen und mit dem Finger darauf entlangzufahren, um zu sehen, ob es dort staubig war.

Arsenicum-Menschen versuchen in ihrer Umgebung Ordnung zu schaffen, in der Hoffnung, daß sich ihre Ängste dadurch beschwichtigen lassen. Sie sind die pedantischsten unter allen Konstitutionstypen (abgesehen von der mehr pathologisch-zwanghaften Pedanterie einiger Syphilinum- und Veratrum-Typen). Nux ist das einzige andere Mittel, das im Repertorium unter der Rubrik »pedantisch« aufgeführt wird, aber Nux geht es eigentlich mehr um Effizienz als um Ordnung, deshalb ist er am Arbeitsplatz oft sehr reinlich, aber nicht zu Hause. (Natrium und Causticum sollten unter der Rubrik »pedantisch« ergänzt werden.)

Arsenicum-Menschen haben einen unübertroffenen Blick fürs Detail. Oft wählen sie Berufe, in denen es auf peinliche Genauigkeit ankommt wie etwa Buchhaltung, Maniküre oder Feinmechanik. Arsenicum ist bei der Arbeit ein Perfektionist, besonders im Hinblick auf das endgültige Aussehen des Produktes, sei es nun ein Buchregal, eine Abrechnung oder ein Gemälde. Jedes i hat seinen Punkt, jedes t hat seinen Strich. Auch Natrium ist häufig sehr perfektionistisch bei der Arbeit, was dazu führt, daß einige Homöopathen die beiden Typen verwechseln. Es gibt in dieser Beziehung jedoch subtile Unterschiede. Natrium ist sehr selbstkritisch und fühlt sich schuldig oder als Versager, wenn seine Arbeit nicht perfekt ist. Dabei handelt es sich eigentlich um einen Kompensationsmechanismus für das Gefühl, wertlos zu sein. Arsenicum wird dagegen mehr durch seine Angst vor dem Chaos und durch seine mangelhafte körperliche Integration motiviert. Er macht sich Sorgen, hat aber keine Schuldgefühle, wenn seine Arbeit nicht perfekt ist. Außerdem zwingt er seine akribischen Standards auch den Menschen in seiner Umgebung auf, während Natrium sie im allgemeinen nur auf sich selbst anwendet (und manchmal auf seine Familie).

Erwartungsgemäß zeigt sich der Blick fürs Detail bei Arsenicum auch in der Kleidung. Hier lassen sich zwei Typen unterscheiden: Der eine ist pragmatisch, aber ohne Chic. Seine Kleidung ist peinlich sauber und korrekt (selbst seine Freizeitkleidung sieht frisch gebügelt aus), aber ziemlich hausbacken. Der andere Typ ist genauso reinlich, aber gleichzeitig immer modisch gekleidet. Hering nennt diesen Typ den »Mann mit dem goldenen Spazierstock«. Die Einteilung von Arsenicum in diese zwei Untertypen taucht relativ früh in der Geschichte der Homöopathie auf, wobei man den ersten Typ (etwas unfreundlich) als »Ackergaul« und den zweiten als »Vollblut« bezeichnete.

Arsenicum ist zu Hause genauso pedantisch wie bei der Arbeit. Ich habe einmal mit einem Arsenicum-Mann die Wohnung geteilt, der immer mit Adleraugen durch die Küche ging, um zu sehen, ob ich vielleicht vergessen hätte, einen Teller wegzuräumen. Insbesondere hatte er die Angewohnheit, mich jeden Tag daran zu erinnern, daß ich das Spültuch zum Trocknen aufhängen sollte, nachdem ich es benutzt hatte, und er wurde ausgesprochen ärgerlich, wenn ich das vergaß. Nachdem er mich einige Monate lang freundlich auf jede meiner kleineren Verfehlungen aufmerksam gemacht hatte, explodierte er schließlich eines Tages vor Wut, weil ich keine Zeit gehabt hatte, das Geschirr zu spülen, bevor ich das Haus verließ. Zu meiner großen Überraschung brach hier plötzlich ein seit Monaten schwelender Ärger aus ihm heraus.

Dieser Vorfall illustriert beispielhaft die Tendenz von Arsenicum, sich darüber zu ärgern, wenn seine eigenen hohen Standards (hoch im materiellen Sinn) von anderen nicht übernommen werden. Da die meisten Leute nicht so pedantisch sind wie Arsenicum, können jeden Tag Umstände eintreten, die Ärger hervorrufen, was in vielen Fällen dazu führt, daß Arsenicum sauer reagiert, wenn der angesammelte Ärger überläuft.

Die Pedanterie oder Detailbesessenheit, die für Arsenicum so charakteristisch ist, erstreckt sich manchmal nicht nur auf den körperlichen Bereich, sondern auch auf die Sprache. Meine Arsenicum-Tante beispielsweise pflegte eine schlampige Grammatik oder Aussprache mit demselben Eifer zu korrigieren, mit dem sie schmutzige Fingernägel säuberte. Ihr eigener Satzbau und ihre Aussprache waren makellos – Arsenicum neigt dazu, selbst das zu tun, was sie anderen predigt.

Die besser integrierten Arsenicum-Typen lernen, mit ihren Standards etwas entspannter umzugehen, und sie sind weniger anfällig für Ärger, aber der Weg dahin ist schwer, und der aufmerksame Homöopath wird subtile Mechanismen erkennen, mit denen sogar der gelassenere Arsenicum-Patient versucht, seiner Umgebung Ordnung aufzuzwingen.

Körperliche Unsicherheit

Die Unsicherheit von Arsenicum (die ihn dazu treibt, seine Umgebung zu kontrollieren) liegt auf einer mehr körperlichen Ebene als bei Natrium muriaticum oder Pulsatilla, die nach emotionaler Sicherheit suchen. Abgesehen von seiner Pedanterie manifestiert sie sich in einer unrealistischen Furcht vor Armut und Mittellosigkeit, die zu der charakteristischen Sparsamkeit oder sogar zu absolutem Geiz führt, wenn es darum geht, Geld auszugeben, besonders für andere. Arsenicum-Leute halten ihren Geldbeutel fest geschlossen, weil sie fürchten, sie hätten sonst in Zukunft nicht genug zum Leben. Aus dieser Furcht heraus neigt Arsenicum auch dazu, fast alles, was eines Tages nützlich sein könnte, zu sammeln und zu horten. Bindfadenstücke, Büroklammern, Papierfetzen und leere Gläser werden sorgfältig aufgehoben und zur späteren Verwendung säuberlich weggestellt. »Spare in der Zeit, so hast du in der Not« und »Wer den Pfennig nicht ehrt, ist des Talers nicht wert« sind Sprichworte, die mit großer Wahrscheinlichkeit von Arsenicum geprägt wurden. Dickens' Figur des Ebenezer Scrooge ist ein getreues Abbild der extremeren Form des Arsenicum-Geizhalses. Für Scrooge steht finanzielle Korrektheit über allem und stellt alle Erwägungen des Herzens in den Schatten. Im echten Arsenicum-Stil versuchte Scrooge seinen Geiz moralisch zu rechtfertigen, indem er die Verantwortungslosigkeit verdammte, die andere Leute in Schulden treibt. Er ist nicht nur geizig, sondern auch zwanghaft pünktlich und drängt anderen seine eigenen Standards unnachgiebig auf. Aber selbst Scrooge hat ein Herz, und wie er lernen viele Arsenicum-Typen, ihre strengen finanziellen Maßstäbe zugunsten von humaneren Überlegungen zu lockern.

Hypochondrie ist ein anderer Ausdruck der körperlichen Unsicherheit von Arsenicum (Kent: »Krankheitswahn«). Die Furcht vor Krankheit kann zu einer Art Sauberkeitszwang führen (wenn auch nicht im gleichen Ausmaß wie bei dem nahe verwandten Syphilinum), außerdem zu einer zwanghaften Beschäftigung mit Ernährungsfragen. Der Arsenicum-Hypochonder kann jeden Tag pfundweise Nahrungsergänzungsmittel in sich hineinstopfen, um Krankheiten vorzubeugen, und er wird wahrscheinlich jedes verfügbare Gesundheitsmagazin abonnieren. Weit verbreitet sind auch zwanghafte Stuhlgewohnheiten. Die Arsenicum-Frau kann sich – um uns an Freuds Beschreibung des analen Typs zu halten – übermäßige Sorgen über ihre eigenen Stuhlgewohnheiten (und die ihrer Kinder) machen, selbst wenn keine Verstopfung vorliegt. (Diese Art von Besessenheit tritt bei Frauen öfter auf als bei Männern.) Alte Damen, die von Abführmitteln abhängig geworden sind und schließlich wegen Kaliummangel im Krankenhaus enden, sind oft Arsenicum-Typen.

Krankheit nimmt der Arsenicum-Patient meist sehr ernst. Wenn er kleinere Beschwerden wie Erkältungen hingebungsvoll mit Vitamin C, Inhalationen oder sogar Bettruhe behandelt, dann mag das sehr vernünftig wirken, aber hinter diesem vorsichtigen und gründlichen Vorgehen steckt die Furcht, ernsthaft krank zu werden und möglicherweise zu sterben. Die ängstlicheren Mitglieder der Arsenicum-Familie empfinden eine reale Furcht davor, sich zu erkälten oder einen Husten zu bekommen; das hängt mit der grundlegenden Arsenicum-Furcht vor körperlicher Auslöschung zusammen.

Einige Arsenicum-Typen sind so hypochondrisch, daß sie schließlich Heerscharen von Ärzten und Therapeuten verbrauchen, die einer nach dem anderen für unfähig befunden werden, weil sie die tödliche Krankheit nicht erkennen, unter der der Patient mit Sicherheit zu leiden glaubt. Krebsangst ist bei Arsenicum besonders verbreitet. Die leichtesten Symptome können einen furchtsamen Arsenicum-Typ überzeugen, daß er Krebs hat, und ihn veranlassen, zum Arzt zu gehen, bevor es zu spät ist. Bezeichnenderweise ist Arsenicum tatsächlich konstitutionell anfälliger für Krebs als die meisten anderen Typen. Man könnte argumentieren, daß die permanente Furcht vor einer tödlichen Krankheit dazu führt, daß sich diese allmählich im Körper manifestiert, aber auch andersherum, daß Arsenicum zumindest unterbewußt wahrnimmt, daß er für Krebs anfälliger ist als die meisten anderen Menschen.

Selbst relativ ausgeglichene Arsenicum-Typen ergreift von Zeit zu Zeit eine Angst vor dem Tod. Sie fühlen sich ebenso unwohl auf Beerdigungen wie bei der Nachricht vom Tod eines entfernteren Bekannten oder wenn es in einer Unterhaltung um den Tod geht. Der Tod ist das letzte, unkontrollierbare Unbekannte, und der bloße Gedanke daran läßt in einem sicherheitsbewußten Arsenicum-Gehirn Ängste entstehen. Auf ähnliche Weise fürchtet sich Arsenicum davor, in der Dunkelheit allein zu sein, und seine Beschwerden und Ängste tendieren dazu, bei Nacht stärker zu werden, besonders in der Zeit nach Mitternacht, wenn das Unbewußte leichter zugänglich ist und das Chaos an die Tür klopft. (Es ist auffallend, daß Syphilinum, ein Arsenicum nahe verwandtes Mittel, ganz im Gegenteil dazu eine Art Liebesbeziehung zu allem pflegt, was mit dem Tod zu tun hat.)

Ängstlichkeit

Arsenicum ist eins der wichtigsten »Angstmittel«. Bei einem relativ ausgeglichenen Menschen ist Angst vielleicht kein großes Problem. Sie mag gelegentlich aufflackern als eine irrationale Furcht davor, daß das Geld nicht ausreicht, daß der Fleck auf dem Arm bösartig ist oder daß die Kinder ernsthaft krank sein könnten. Die meisten Arsenicum-Menschen haben ihr Leben gut unter Kontrolle und können eine Menge Streß aushalten, bevor ihre Verteidigungsmechanismen zusammenbrechen. Folglich wirken viele Arsenicum-Patienten auch im Sprechzimmer nicht besonders ängstlich. Vor allem die jüngeren wirken meist zuversichtlich und furchtlos. Erst wenn das Leben Arsenicum ein paar heftige Stöße versetzt hat, beginnt er in größerem Ausmaß ein Opfer seiner Angst zu werden. Bis dahin erweckt er in der Öffentlichkeit den Eindruck eines Menschen, der viel Selbstvertrauen hat, und dieser Eindruck täuscht auch nicht (wie so oft bei Lycopodium und Natrium muriaticum). Arsenicum ist eng verwandt mit Nux vomica und Sulfur und hat bis zu einem gewissen Ausmaß auch deren Selbstvertrauen. Unter fortgesetztem Streß wird Arsenicum jedoch weit stärkere Ängste entwickeln als die beiden anderen Typen.

Da Arsenicum-Menschen dazu neigen, sehr diszipliniert zu sein und ihr Leben unter Kontrolle zu halten (ähnlich wie Kalium und Natrium), brechen sie meist sehr plötzlich zusammen, wenn sie den Streß nicht länger bewältigen können. Wenn das geschieht, spricht man häufig von einem »Nervenzusammenbruch«. Die Angst wird plötzlich überwältigend, und der Mensch kann nicht mehr rational denken. Bei Arsenicum wird sich diese Angst im allgemeinen auf die charakteristische Furcht vor Krankheit, Tod und Armut konzentrieren, aber auch als ziellose Furcht auftreten, vor allem wenn der Betreffende alleine ist oder bei Nacht. Der wirklich ängstliche Arsenicum-Patient kann sich jedoch vor beinahe allem fürchten. (In Kents Repertorium gibt es 14 Rubriken, in denen Arsenicum fett oder kursiv gedruckt unter der Überschrift »Angst« aufgeführt wird.)

Was bei einem sehr ängstlichen Arsenicum-Menschen am stärksten auffällt, ist seine Rastlosigkeit. (Kent: »Er ist fortwährend in Bewegung.«) Er wird extrem aufgeregt und kann keinen Augenblick still stehen. Der Arzt findet einen Patienten vor, der auf und ab läuft, die Hände ringt und daran zweifelt, daß ihm jemand helfen kann. Anders als der aufgeregte Phosphor-Patient ist Arsenicum in diesem Zustand sehr schwer zu beruhigen. Wenn man ihm sagt, daß alles wieder gut wird, bleibt er vielleicht einen Moment stehen und sagt: »Oh, Doktor, glauben Sie das wirklich?«, um dann zu seiner Aufregung und Verzweiflung zurückzukehren, als habe der Arzt nichts gesagt. Wie Aconitum kann er denken, daß er gleich sterben wird, und nichts wird ihn vom Gegenteil überzeugen (außer einer Hochpotenz Arsenicum). Manchmal gibt es eine solche Phase von Angst und Aufregung auch bei Menschen, die tatsächlich im Sterben liegen. In diesen Fällen kann eine Gabe Arsenicum den Patienten ein friedliches Ende bescheren.

Einige ängstliche Arsenicum-Typen entwickeln eine Angst davor, vergiftet zu werden. Diese Art von Paranoia kommt häufig bei senilen Patienten vor, die höchstwahrscheinlich schon während ihres ganzen Lebens in Resonanz mit der Energie von Arsenicum standen, dessen Charakteristika jedoch nicht zeigten, bis ihr Geisteszustand sich in Richtung auf die Demenz veränderte. Viele hochgiftige Mittel haben die Angst vor Vergiftung in ihrem Arzneibild; deshalb ist es nicht überraschend, sie auch bei Arsenicum zu finden, das jahrhundertelang das beliebteste Gift in Europa war.

Argwohn

Die Paranoia eines aufgeregten Arsenicum-Typs ist eine Übertreibung des Argwohns, den man sogar bei relativ gesunden Menschen findet. Charakteristischerweise wird die Arsenicum-Patientin die Qualifikation und Kompetenz ihres Therapeuten sehr genau unter die Lupe nehmen, bevor sie einer Behandlung zustimmt. Nachdem sie sich vergewissert hat, daß ihr Therapeut sowohl Mediziner als auch Homöopath ist, wird sie vielleicht noch genauer nachfragen: »Wie lange praktizieren Sie denn schon?« und »Haben Ihre Behandlungen je einem Patienten geschadet?« Wenn der Arzt ihr dann sagt, daß er ihr Arsenicum geben will, wird er es schwer haben, ihr Vertrauen zurückzugewinnen.

Der Argwohn von Arsenicum ist einfach ein anderer Ausdruck für die körperliche Unsicherheit dieses Typs. Arsenicum-Menschen sind von Natur aus vorsichtig. Sie werden einen geschäftlichen Vorschlag mit ihrem scharfen Verstand sehr sorgfältig prüfen und nach verborgenen Gefahren suchen. Wenn sie zwischen praktischer Sicherheit und emotionaler Befriedigung zu wählen haben, werden sie sich im allgemeinen für die Sicherheit entscheiden. Der Arsenicum-Vater neigt beispielsweise dazu, dem Freund seiner Tochter gegenüber noch argwöhnischer zu sein als sonst, vor allem, wenn es sich um eine »ernsthafte« Beziehung handelt. Dabei sorgt er sich in dem meisten Fällen mehr um die finanziellen Aussichten seines zukünftigen Schwiegersohnes als darum, ob seine Tochter mit diesem Mann auch glücklich sein wird. Der Argwohn von Arsenicum entspricht im wesentlichen dem Bedürfnis nach Gewißheit, daß nichts seine körperliche Sicherheit oder die seiner geliebten Angehörigen gefährden wird. Natrium sorgt sich im Gegensatz dazu mehr um den Schutz der emotionalen Sicherheit.

Bodenständigkeit

Arsenicum gehört zu jenen Typen, die einen scharfen Verstand mit einem guten Sinn für das Praktische verbinden. Wie für Nux sind auch für Arsenicum die praktischen Realitäten wichtig. Er mag eine abstrakte intellektuelle Diskussion genießen, aber erst nachdem er den tropfenden Wasserhahn repariert und die Miete bezahlt hat. Der Arsenicum-Chef wird seine Untergebenen im Hinblick auf praktische Details kontrollieren und dabei jede Verschwendung und jeden Mangel an Effizienz genau registrieren. Auf ähnliche Weise wird der Arsenicum-Angestellte akribisch und gewissenhaft sein und außerdem überdurchschnittliche Fähigkeiten haben, wenn es um praktische Verbesserungen und Änderungen geht. (Sulfur ist ein Mann der großen Ideen, aber Nux und Arsenicum machen die Arbeit.)

Viele Arsenicum-Menschen nutzen ihre praktischen Fertigkeiten, um Handwerker/innen zu werden. Mechaniker, Tischler, Gärtner und Künstler sind einige der praktischen Berufe, in denen man Arsenicum häufig findet. Das Bild des sorgfältigen Handwerkers, der gewissenhaft seine Qualitätsprodukte herstellt, gehört zu den positiveren Erscheinungsformen von Arsenicum. Natrium muriaticum, Silicea und Kalium sind tendenziell alle sehr sorgfältig bei der Arbeit, aber Arsenicum kombiniert diese Sorgfalt besser als alle anderen Typen mit praktischen Fertigkeiten.

Wie andere bodenständige Charaktere sind Arsenicum-Menschen meist sinnlichen Genüssen sehr zugetan. Das erinnert besonders an Silicea, deren sinnliches Vergnügen mit scharfem Verstand gepaart ist. Deshalb schätzt Arsenicum meist eine feine Küche, gute Musik und die schönen Künste. Arsenicum mag gewissenhaft bei der Arbeit sein, aber es ist ihm genauso wichtig, Zeit für die angenehmen Seiten des Lebens zu haben, und er gönnt sich durchaus ein gewisses Maß an Luxus.

Der Aristokrat

Die traditionelle Trennung von Arsenicum in zwei Untertypen ist nach meiner Erfahrung gerechtfertigt. Es gibt die mehr bodenständigen und praktischen, es gibt aber auch die mehr kultivierten und intellektuellen. Letztere werden traditionell »Vollblut« genannt, weil sie meist hochgewachsene, elegante Körperformen und feine Gesichtszüge haben. Unabhängig von seinem tatsächlichen gesellschaftlichen Status wirkt dieser Typ aristokratisch. Bei Arsenicum handelt es sich immer um stolze Menschen, aber der aristokratische Typus geht darin so weit, daß er seine Mitmenschen verachtet (Kent: »verächtlich, kritisch, streng«). Nur diejenigen, die er für genauso kultiviert hält wie sich selbst, nimmt er zur Kenntnis. Ein spöttisches Grinsen des Mißfallens ist die beliebteste Waffe des Vollbluts, wenn er etwas sieht oder hört, was seiner nicht würdig ist. Ich habe festgestellt, daß viele der strengeren Arsenicum-Typen, die ich kennengelernt habe, eine anatomisch nach oben weisende Nase haben (besonders die Frauen), als ob Jahrhunderte von Geringschätzigkeit sich in ihre Züge eingeprägt hätten.

Der aristokratische Arsenicum-Typ ist noch stärker auf sein Äußeres bedacht als sein mehr bodenständiger Bruder. Er wird sich die feinsten Kleidungsstücke aussuchen, sein Haar wird makellos gepflegt und sein Heim mit auserlesenen Kunstgegenständen gefüllt sein. Urteilsfähigkeit ist ein Grundzug für das Vollblut, und zwar im positiven wie im negativen Sinne des Wortes. Alles, was grob ist, wird abgelehnt, sei es nun ein Mensch oder eine Krawatte. Natürlich wird es den meisten Menschen schwerfallen, eine solche Person in ihrer Nähe zu ertragen. Typen wie Sulfur oder Nux vomica, die viel Selbstvertrauen haben, werden noch am ehesten fähig sein, die Kritik hinzunehmen, die ein scharfsinniger Arsenicum-Typ von Zeit zu Zeit austeilt. Silicea und Ignatia werden auf der anderen Seite mit Arsenicum die Vorliebe fürs Kultivierte teilen, während Natrium muriaticum selbst zum Perfektionismus neigt und deshalb möglicherweise den hohen Erwartungen des kultivierten Arsenicum genügt.

Auch die weniger kultivierten Arsenicum-Typen legen großen Wert auf ihr Äußeres. Ich habe festgestellt, daß Arsenicum, wenn er materiell relativ arm ist, dazu tendiert, im Hinblick auf seinen Besitz zu übertreiben, um auf diese Weise dem Stigma zu entgehen, das er selbst mit Armut verbindet. Ein solcher Patient, der eine Zeitlang zu mir kam, hatte nie für seinen Lebensunterhalt gearbeitet. Er hatte eine relativ leichte körperliche Behinderung und bezog deshalb eine Rente, die ihm einen bescheidenen Lebensunterhalt gewährte. Während der Konsultation betonte er jedoch häufig, wie hoch – gemessen an seinem Einkommen – sein Lebensstandard sei. Es ging ihm ganz deutlich darum, den Mangel an Prestige zu kompensieren, den er aufgrund seines geringen sozialen Status zu haben glaubte. Eine andere Arsenicum-Patientin war früher reich gewesen, hatte dann aber schwere Zeiten erlebt. Wenn sie mich aufsuchte, trug sie immer ihre besten Kleider und sprach lieber über ihr früheres Leben voller Reichtum und mit dem entsprechenden Status, statt sich mit der Realität ihrer gegenwärtigen Situation auseinanderzusetzen. Die meisten Arsenicum-Menschen streben nach Reichtum und Prestige, entweder durch eigene Anstrengung oder durch Heirat, und viele von ihnen erreichen ihr Ziel.

Weil der kultivierte Arsenicum-Typ so unterscheidungsfähig ist, kann er ziemlich wählerisch werden und so überkultiviert sein, daß er die normalen, alltäglichen Lebensbedingungen nicht mehr erträgt. Das gilt besonders für die Arsenicum-Typen, die sowohl kultiviert als auch hypochondrisch sind. Um sich selbst zu schützen, schließen sie alle »groben« Einflüsse aus ihrem Leben aus und damit auch die meisten Menschen. Ich erinnere mich an einen solchen Mann, der von Beruf Innenarchitekt war. Er war groß und schlank und kleidete sich immer ausgesprochen würdevoll, wobei er vorzugsweise

Anzüge mit Westen und Halstücher trug. Er war in den Fünfzigern und hatte nie eine Frau gefunden, die seinen hohen Standards genügte. Er führte ein einsames Leben und suchte nach der Gesellschaft, die er früher gemieden hatte. Fast hätte er sie in Gestalt meiner Arsenicum-Tante gefunden, doch leider war er selbst für sie zu feinsinnig.

Diese Überheblichkeit, die wir bei einigen Arsenicum-Typen finden, ist das Ergebnis ihrer extremen Kultiviertheit. Wie bei einem Vollblutpferd oder einem Windhund sind Körper und Geist so fein aufeinander abgestimmt, daß sie übererregbar sind und leicht gereizt reagieren. Wenn sie nicht die genau richtigen Lebensbedingungen vorfinden, werden sie krank, entweder körperlich oder emotional. Die wahrscheinlichste emotionale Störung wäre in diesem Fall Angst.

Ein feinsinniger Arsenicum-Mann wirkt leicht verweiblicht, weil er alles andere als robust ist. Seine hauptsächlichen Interessen beziehen sich wahrscheinlich auf die Künste sowie auf Gesundheit und Ernährung, und von diesen Themen kann er ziemlich besessen sein (Kent: »Stimmung – affektiert«). Silicea, Ignatia und China können auch so kultiviert sein, daß sie überempfindsam werden. Gleichwohl hat keiner dieser drei Typen dieselbe »feinsinnige« Qualität, die wir bei Arsenicum finden und die an ein verwöhntes, überbehütetes Kind erinnert. Der Grund dafür liegt darin, daß zusätzlich zur Kultiviertheit und Hypochondrie Selbstsucht und Selbstbesessenheit zu den herausragenden Zügen von Arsenicum gehören.

Entschiedenheit, Ärger und Selbstsucht

Wie schon gesagt, ist Arsenicum nahe verwandt mit Nux und verhält sich auch ähnlich entschieden. Arsenicum pflegt in seinen Aktivitäten eindeutig zu sein. Was ihm lieb und teuer ist, daran hält er fest, und er kann sehr ärgerlich werden, wenn jemand versucht, ihn daran zu hindern (Kent: »hartnäckig«). Abgesehen von den extrem ängstlichen sind alle Arsenicum-Menschen von Natur aus unabhängig. Sie treffen ihre eigenen Entscheidungen und bleiben dabei. Silicea ist ähnlich, aber Arsenicum hat mehr Willenskraft und Selbstvertrauen als Silicea, wenn es darum geht, den eigenen Standpunkt zu vertreten und die eigenen Wünsche durchzusetzen.

Zur Eindeutigkeit von Arsenicum gehört in den meisten Fällen ein gewisser Mangel an Flexibilität. Das mag das Ergebnis fehlender Offenheit gegenüber den Meinungen anderer sein oder die Folge von Intoleranz gegenüber unterschiedlichen Standpunkten und Lebensstilen. Ich habe das einmal bei einer

Frau erlebt, die ich eben erst kennengelernt hatte und die nicht akzeptieren konnte, daß ich damals Vegetarier war. Sie hielt mir einen Vortrag darüber, wie selbstsüchtig ich sei, wenn ich erwartete, daß andere auf meine Abneigungen Rücksicht nähmen, und sie war völlig empört darüber, daß ich ihr Fleisch nicht essen wollte, obwohl sie vorher gewußt hatte, daß ich Vegetarier war. Im Gespräch mit ihrem Ehemann entdeckte ich bald, daß sie einen Sauberkeitszwang hatte und sich auf irrationale Weise vor dem Tod fürchtete. Das bestätigte meine Vermutung, daß sie konstitutionell Arsenicum war.

Selbstsucht ist ein Charakterzug, den man bei jedem Konstitutionstyp finden kann, sogar bei dem engelhaften Phosphor. Je nach Konstitution gibt es jedoch unterschiedliche Arten, wie sich diese Selbstsucht äußert. Sulfur neigt zur Faulheit und wird die Familie vernachlässigen, um seiner Lieblingsbeschäftigung zu frönen, Ignatia ist oft verwöhnt und reagiert kindisch, wenn sie sich vernachlässigt fühlt. Die Selbstsucht von Arsenicum ist umfassender in dem Sinne, daß er generell dazu neigt, sich selbst wichtiger als andere zu nehmen. Das gilt besonders für Arsenicum-Männer. Die Frauen sind tendenziell weniger selbstsüchtig, neigen aber auch mehr als andere Konstitutionstypen dazu, sich und ihre Familie für wichtiger als den Rest der Welt zu halten. Dieser Mangel an Großzügigkeit hat mit der körperlichen Unsicherheit von Arsenicum zu tun. Es ist so, als habe Arsenicum das Gefühl, er könne es sich nicht leisten, großzügig zu sein, sei es nun materiell oder emotional; immerhin könnte der Tag kommen, an dem er alles braucht, was er besitzt.

Am äußersten Ende des Arsenicum-Spektrums findet man Menschen, die kalt und grausam sind, die scheinbar überhaupt keine Gefühle für andere haben und ständig sauer und verärgert sind. Der Polizist Javert in Victor Hugos *Les Misérables* ist ein hervorragendes Beispiel für diesen Typ. Sein Leben wird zu einer zwanghaften Vendetta, und er weiht es der Verfolgung eines Kriminellen, der seine Bewährung zur Flucht benutzt hat. In typischer Arsenicum-Manier rechtfertigt Javert seine Bosheit mit einem Anschein von moralischer Überlegenheit. Er ist ebenso fromm wie grausam, obwohl seine Frömmigkeit eigentlich mehr Ordnungsliebe ist als Liebe zu Gott. Angesichts der immer offensichtlicher werdenden natürlichen Großmut seines Opfers begeht er schließlich lieber Selbstmord, als sich mit der Tatsache auseinanderzusetzen, daß seine rigide, buchstabengetreue Moral nichts weiter ist als ein Instrument oder Gefäß für seinen Haß.

So wie jeder Konstitutionstyp selbstsüchtig sein kann, kann genausogut auch jeder Typ selbstlos sein. Nicht alle Arsenicum-Menschen sind besonders selbstbezogen. Einige sind großzügig und menschenfreundlich und genießen es, anderen zu helfen. Diesen großzügigeren Arsenicum-Typ findet man oft in der Rolle einer gütigen Autoritätsfigur. Die Führer von Pfadfindergruppen und Lehrer sind Rollenbilder, die es Arsenicum erlauben, anderen zu helfen und dabei gleichzeitig die Disziplin und Ordnung zu vermitteln, die ihnen so lieb und teuer ist.

Reizbarkeit ist ein anderer Charakterzug, den man bei jedem Konstitutionstyp finden kann, aber er kommt bei manchen Menschen sicher häufiger vor als bei anderen, und Arsenicum gehört zu den leichter reizbaren Typen. (In Kents Repertorium wird Arsenicum unter fünf verschiedenen Reizbarkeitsrubriken in Fett- oder Kursivdruck aufgeführt.) Arsenicum reagiert vor allem auf Unsauberkeit, Ineffizienz und Verschwendung sehr leicht gereizt. All dies gehört zur materiellen Ebene der Existenz, die für Arsenicum gewöhnlich im Mittelpunkt steht. Der kultiviertere Arsenicum-Typ lernt, seine Gereiztheit und seinen Ärger meist zu verbergen, aber das hat natürlich seinen Preis. Vor allem viele Arsenicum-Männer tragen einen Vulkan von schwelendem Ärger in sich, der jederzeit ausbrechen kann, wenn sie zu sehr gereizt werden, um sich noch zu beherrschen. Dann ergießt sich möglicherweise ein Strom von Bitterkeit, die sich über Jahre angesammelt hat, entweder in physischer oder in verbaler Aggression (Kent: »Böswilligkeit«, »plötzlicher Impuls zu töten«). In der Zwischenzeit führt das Bemühen, Ärger und Gereiztheit zu unterdrücken, zu erheblicher Anspannung, ein Problem, das viele Arsenicum-Menschen haben.

Beziehungen

Arsenicum ist normalerweise ein loyaler und verläßlicher Partner. Diese Menschen können durchaus herzlich sein, wenn auch nicht übermäßig. Da sie zur Einsamkeit neigen, ist der Partner/die Partnerin oft die einzige Quelle für Intimität, und das Familienleben wird zum hochgeschätzten Mittelpunkt der gesamten Existenz, der sichere, tröstliche Hafen in einer Welt, die zumindest teilweise als feindlich erlebt wird. Die Beziehung mag zeitweilig durch die Anspruchshaltung und Kritiksucht von Arsenicum belastet sein, aber Arsenicum kann weniger praktisch begabte Partner durch seinen guten Bezug zur materiellen Wirklichkeit unterstützen. Gewöhnlich ist es der Arsenicum-Partner, der die Finanzen kontrolliert und den spontaneren Sulfur- oder Phosphor-Partner davor bewahrt, unverantwortliche Risiken einzugehen. Was Arsenicum freilich in jeder Beziehung fordert, ist Respekt. Er oder sie wird in der Beziehung so lange zu geben bereit sein, wie das Geben auf

Gegenseitigkeit beruht. Arsenicum hat zuviel Selbstrespekt, um sich von einem Partner oder einer Partnerin dominieren oder übervorteilen zu lassen.

Arsenicum-Menschen sind gewöhnlich hingebungsvolle Eltern, die ihre Pflichten sehr ernst nehmen und aufrichtig um das Wohl ihrer Kinder besorgt sind. Sie sind nicht besonders nachsichtig und legen manchmal zu großen Wert auf Disziplin. In solchen Familien ist der andere Elternteil meist weicher und nachsichtiger, um einen Ausgleich zu schaffen. Einige Arsenicum-Eltern neigen dazu, die materielle Zukunft ihrer Kinder für wichtiger zu halten als die emotionale Erfüllung. Mit anderen Worten, sie versuchen vielleicht, wie viele Eltern, den Kindern ihr eigenes Wertesystem aufzuzwingen. Das führt bei den Kindern natürlich zur Rebellion und kann damit enden, daß die weniger flexiblen Arsenicum-Eltern sich ungerecht beurteilt fühlen und sich fragen, was sie falsch gemacht haben.

Positiv ist andererseits, daß Kinder, die einen Arsenicum-Elternteil haben, sich gewöhnlich darauf verlassen können, daß der Vater oder die Mutter ehrlich und zuverlässig ist, und wenn solch ein Kind heranwächst, wird es wissen, was Integrität ist, und es wird bestimmte Werte schätzen, die dem Leben Stabilität und Sinn verleihen. Oft wird der Arsenicum-Elternteil demonstrieren, was Nachbarschaftshilfe heißt, indem er den Nachbarn bei praktischen Dingen wie dem Recycling von Abfall hilft oder ein System entwickelt, wie die Nachbarn ihre Häuser gegenseitig vor Einbrechern schützen können. Arsenicum leistet gerne einen praktischen Beitrag zum Gemeinschaftsleben und engagiert sich oft beim Widerstand gegen Entwicklungen, die die Harmonie und Unversehrtheit der Umwelt in der Nachbarschaft stören könnten. Auf diese Weise ist seine angeborene Konservativität ein Aktivposten für die Gemeinschaft.

Arsenicum-Menschen schätzen die erweiterte Familie oft als Quelle der Unterstützung und der Gesellschaft. In diesem vertrauten Kreis können sie sich am besten entspannen und benehmen sich oft jovial und relativ warmherzig. Obwohl Arsenicum nicht dazu neigt, zarte Gefühle auszudrücken, wird er/sie für die Familie in Zeiten der Belastung immer »dasein« und als ausgezeichneter Ratgeber fungieren, wenn die Familie oder Freunde in Schwierigkeiten stecken, denn Arsenicum ist sensibel, intelligent und hat ein starkes Empfinden für Werte sowie das Bedürfnis, Nahestehenden zu helfen.

Im Umgang mit Menschen, die nicht zur Familie gehören, ist Arsenicum meist freundlich, aber etwas reserviert. Er mag offen sein in dem Sinne, daß er bereit ist, über sich selbst zu sprechen oder sogar seine Gefühle mit anderen zu teilen, aber in den meisten Fällen bleibt trotzdem eine Barriere bestehen. Es ist dieselbe Art von Distanz, zu der auch Kalium neigt. Sie ergibt sich meist unbewußt und ungewollt, und Arsenicum mag sich sogar fragen, warum er oder sie kein engeres Verhältnis zu anderen Menschen hat. Diese emotionale Distanz ist bei Arsenicum-Männern meist stärker ausgeprägt als bei den Frauen, und sie kommt dadurch zustande, daß diese Menschen mehr in ihrem rationalen, stark unterscheidenden Intellekt leben als in ihrem Herzen und daß sie ständig über andere urteilen.

Arsenicum-Frauen sind oft ziemlich gefühlvoll und auch empfindsam gegenüber den Gefühlen anderer, besonders gegenüber deren Leiden. Sie reagieren häufig mit Ärger, aber auch mit Mitleid, wenn sie sehen, daß jemand mißbraucht wird, und bei solchen Gelegenheiten bieten sie oft schnell praktische Hilfe an. Die Arsenicum-Frau verhält sich ihrer Familie gegenüber sehr beschützend und findet leicht Kontakt zu anderen, die ihre eigene emotionale Sicherheit gegen Einmischung von außen zu schützen versuchen. Beispielsweise wird eine Arsenicum-Frau ihre Freundin, deren Ehemann gerade eine Affäre hat, wahrscheinlich stark unterstützen, nicht nur, weil sie hohe moralische Standards hat und ihre Freundin liebt, sondern auch, weil sie weiß, wie verzweifelt sie sich selbst in derselben Situation fühlen würde. Sie wird sich wahrscheinlich über den Ehemann der Freundin ärgern oder ihm gegenüber sogar Bitterkeit empfinden, weil er etwas so Heiliges (und Sicherheit gewährendes) wie die Ehe bedroht.

Arsenicum-Frauen sind ebenso entschieden wie ihre männlichen Gegenstücke, aber sie erreichen ihre Ziele gewöhnlich eher mit List und Tücke. Solche Frauen sind oft geschickt darin zu bekommen, was sie wollen, ohne daß es so aussieht, als würden sie sich zu viel anmaßen. Arsenicum-Typen beiderlei Geschlechts können intrigieren, aber die Frauen tun es taktvoller. Auf ganz ähnliche Weise kann eine Arsenicum-Frau Freunden und Bekannten ihren Willen aufzwingen, indem sie wohlüberlegt verschleierte Drohungen benutzt. Wenn das Gespräch eine Richtung nimmt, die ihr nicht gefällt (beispielsweise, daß ihr Ehemann gerne einen Drink vor dem Abendessen nimmt), kann sie dem Sprecher für einen kurzen Moment einen Blick zuwerfen, der so durchdringend kalt ist, daß er rasch das Thema wechselt. Der Angriff kann so schnell und messerscharf sein, daß der Betreffende nicht einmal gemerkt hat, was passiert ist.

Das Sicherheitsbewußtsein der Arsenicum-Frauen läßt sie oft zögern, allzuweit vom Elternhaus wegzuziehen. Wie Natrium-Frauen empfinden sie die Nähe zu ihren Eltern als beruhigend, aber sie neigen auch zu Schuldgefühlen, wenn sie ihren Eltern in Zeiten der Not nicht zur Seite stehen können. Auch Arsenicum-Männer umsorgen ihre alt gewordenen Eltern meist sehr gewissenhaft, und von ihrem eigenen Nachwuchs erwarten sie häufig dasselbe.

Körperliche Erscheinung

Auch körperlich kann man bei den Arsenicum-Typen zwischen Vollblut und Ackergaul unterscheiden, wobei die Grenzen fließend sind. Beide Typen haben einen festen, sehnigen Körper und knochige Gesichtszüge. Der kultivierte Typ hat einen schlanken Körper und lange, knochige Finger. Die Frauen sind eher »petite«, mit kleinen zarten Gesichtszügen, und die Männer haben oft schmale Adlernasen, die ihrem Gesicht einen römischen oder falkenartigen Ausdruck verleihen (Kent: »Nasenbetont«). Der kultivierte Typ hat feine Haare, die gewöhnlich glatt sind.

Der mehr bodenständige Typ hat einen kurzen, muskulösen oder stämmigen Körper mit kurzen, kräftigen Gliedmaßen und ein weniger feines Gesicht, das aber immer noch knochig aussieht. Die Augen wirken oft hohl, weil sie etwas tief in den Augenhöhlen liegen. Das Haar ist eher schwarz als bei dem kultivierten Typen (bei dem es oft braun ist), und es ist dicker und grober.

Aurum metallicum

Es macht keinen besonderen Spaß, ein Aurum-Mensch zu sein. Zu den schönsten Erfahrungen bei der Behandlung von Aurum-Fällen gehört es, wenn man sieht, daß etwas Leichtigkeit in ihr Leben kommt, nachdem sie das Mittel genommen haben. Wie das Gold, aus dem die Arznei hergestellt wird, ist auch Aurum von einer großen Schwere umgeben, einer Schwere, die in den meisten Fällen seit der frühen Kindheit besteht. Wenn der Patient berichtet, daß er sein Leben lang deprimiert war, denken Sie an Aurum. Für einen Aurum-Menschen gehört ein gewisses Maß an Depression zum Alltag. Hin und wieder verfällt er in tiefe, scheinbar hoffnungslose Depressionen, aber auch zwischen diesen Episoden hat er das Gefühl, als hänge ständig eine dunkle Wolke über ihm.

Das empfindsame Herz

Das Aurum-Kind wächst mit dem Gefühl auf, daß es von seinen Eltern nur geliebt wird, wenn es alles daransetzt, ihnen zu gefallen. Oft waren die Eltern sehr streng, erwarteten von ihrem Kind herausragende Leistungen in der Schule oder in anderen Bereichen, in denen es gut war oder gerne gut gewesen wäre. Solche Eltern belohnen ihre Kinder, wenn sie erfolgreich sind, und strafen sie jedesmal, wenn sie den Erwartungen nicht entsprechen. Das Aurum-Kind reagiert extrem empfindlich auf Kritik (Kent: »überempfindlich«, »Beschwerden durch Verachtung«), denn Kritik von seiten der Eltern bedeutet, daß es seinen Eltern nicht gefallen hat und daß sie es deshalb nicht lieben. Um dem Schmerz der Zurückweisung zu entgehen, lernt das Kind, stets sein Bestes zu geben. Das führt zu übergroßer Ernsthaftigkeit und Mangel an Spontaneität beim Aurum-Kind, woraus sich häufig Gefühle von Depression und Verzweiflung entwickeln, bevor das Kind überhaupt erwachsen ist. (Genau dieselbe Konstellation findet man in der Kindheit vieler Natrium-muriaticum-Menschen, und die Ergebnisse sind ähnlich, aber weniger schwerwiegend.)

Isolation und Beziehungen

Der emotionale Schmerz, den das Aurum-Kind empfindet, ist das Ergebnis einer stark an Bedingungen geknüpften Elternliebe (manchmal auch gar keiner Liebe). Dieser schwere Schmerz führt dazu, daß das Kind einen Schutzwall um sein Herz errichtet. Nur indem er seine Emotionen verschließt, kann Aurum dem ständigen Schmerz in seinem Inneren entgehen. Früh lernt er, unabhängig zu sein, sich nur auf sich selbst zu verlassen und keine Anzeichen von Schwäche zu zeigen. In Beziehungen ist er unzugänglich und gibt sich selbst niemals ganz, denn das würde die alten, nie verheilten Wunden wieder aufbrechen lassen. Aurum ist einer der einsamsten Konstitutionstypen, bei dem sich große Empfindsamkeit mit Angst vor Zurückweisung verbindet. In Kents Repertorium steht Aurum fettgedruckt unter der Rubrik »Gefühl von Verlassenheit«. Alle Aurum-Kinder wurden von ihren Eltern mehr oder weniger im Stich gelassen, und das Gefühl, völlig allein in der Welt zu sein, können sie während ihres ganzen Lebens nicht wirklich überwinden.

Wenn Aurum eine romantische Beziehung eingeht, wird er das Gefühl haben, daß es vielleicht doch eine Chance für ihn gibt, geliebt zu werden und dadurch seine inneren Wunden zu heilen. Das wird einen inneren Kampf auslösen zwischen dem Bedürfnis, sich selbst zu schützen, und dem Verlangen nach Liebe. Vielleicht öffnet er sich allmählich seiner Partnerin gegenüber (Aurum-Typen sind in der überwiegenden Mehrheit Männer), und wenn die Beziehung weiterhin gut verläuft, können die alten Mauern der freiwilligen Isolation allmählich zusammenbrechen, und es kann zu einer Art Heilung kommen. In solchen Fällen wird Aurum ein hingebungsvoller Partner, und die Beziehung wird das Wichtigste in seinem Leben sein. Er ist häufig auch ein engagierter Vater und wird sich bemühen, die Fehler zu vermeiden, die seine Eltern gemacht haben. Aber nicht alle Aurum-Beziehungen laufen so gut. Manchmal findet Aurum zwar zu einer befriedigenden Partnerschaft, läßt aber seinen Ärger an den Kindern aus. Er trägt in seinem Inneren gewöhnlich eine Menge Ärger als Ergebnis der »Vernachlässigung«, die er als Kind erlebt hat. Dieser Ärger kann trotz einer liebevollen Beziehung bestehenbleiben und in gelegentlichen Wutanfällen explodieren. (In Kents Repertorium wird Aurum in Fett- oder Kursivdruck unter acht verschiedenen Ärgerrubriken aufgelistet.) Da er ein empfindsamer Mensch ist und sehr viel emotionalen Schmerz ertragen mußte, wird er sich nach solchen Ausbrüchen meist schuldig fühlen (Kent: »Reue«).

Eine andere Gefahr besteht für den verheirateten Aurum-Menschen darin, daß er sich genauso verhält, wie seine Eltern es getan haben. (Sein Vater mag sehr wohl ebenfalls Aurum gewesen sein.) Aurum wächst gewöhnlich mit einer Neigung zur Strebsamkeit und mit dem Bedürfnis auf, sich selbst zu beweisen, und vielleicht kann er es nicht lassen, seine Kinder auf die gleiche Weise anzutreiben, wie er sich selbst antreibt. Für alle Menschen gilt, daß die Sünden der Väter meist auf die Söhne zurückfallen.

Wie Ignatia und Natrium muriaticum steht auch Aurum in Kents Repertorium in Fettdruck unter den Rubriken »Trauer« und »Beschwerden durch Liebeskummer«. Der Grund ist leicht einzusehen. Wenn es Aurum schließlich gelingt, sein Herz zu öffnen und die so heiß ersehnte Liebe mit einem anderen Menschen zu teilen, macht er sich sehr verwundbar. Wenn er seine Partnerin dann verliert, entweder durch eine Scheidung oder durch den Tod, wird sein Schmerz unermeßlich sein. In solchen Zeiten besteht die Gefahr, daß Aurum in einer schweren Depression versinkt. (Das gilt für jeden Verlust eines geliebten Menschen, nicht nur der Partnerin.)

Der Getriebene

Wie schon gesagt, lernt das Aurum-Kind, sein Bestes zu geben, um die Eltern zufriedenzustellen. Daraus entwickelt sich oft ein lebenslanger Kampf um gesellschaftliche Anerkennung. Für viele Aurum-Typen ist berufliches und soziales Prestige sehr wichtig, und deshalb werden sie oft Workaholics. Der typische Aurum-Mann nimmt ein paar Urlaubstage und wird die Hälfte dieser Zeit wahrscheinlich arbeiten. Aurum steht vermutlich an zweiter Stelle unter den ehrgeizigen Konstitutionstypen. Nur Nux vomica hat einen noch universelleren Ehrgeiz, aber es gibt zwischen beiden Typen erhebliche Unterschiede. Anders als Aurum ist Nux im allgemeinen offen, gesellig und optimistisch: Man könnte sagen, daß Nux ein natürlicher Anführer ist, ein geborener Erfolgsmensch voller Selbstvertrauen und ohne jeden Selbstzweifel. Aurum dagegen wird ehrgeizig als Reaktion auf den Druck der Eltern und um den Mangel an Selbstwertgefühl zu kompensieren, den er tief in seinem Herzen spürt. (Natrium muriaticum kann aus denselben Gründen wie Aurum zum Workaholic und Perfektionisten werden, ist aber im allgemeinen nicht so ehrgeizig. Es gibt in der Tat so viele Ähnlichkeiten zwischen Natrium und Aurum, daß man sie gar nicht alle aufzählen kann. Grundsätzlich könnte man sagen, daß Aurum wie Natrium muriaticum ist, nur stärker. Die meisten der Natrium-Charakteristika findet man bei Aurum in einer extremeren Form. So ist beispielsweise der Mangel an Selbstwertgefühl größer, die Tendenz zur Isolation stärker und die Depression tiefer.)

Bei ihrem Kampf um Anerkennung lassen sich viele Aurum-Menschen vom materiellen Reichtum verführen und von dem Einfluß und Respekt, der damit zusammenhängt. Einigen von ihnen genügt es, bloß reich zu sein. Sie werden nicht zu Workaholics, weil ihr Reichtum ihnen das Gefühl von Selbstwert gibt, das sie brauchen. Wenn solch ein Mensch seinen Reichtum verliert, verliert er alle Selbstachtung, und das ist für Aurum ein weiterer wichtiger Auslöser einer Depression. Viele Börsenmakler, die sich während des Wall-Street-Zusammenbruchs in den dreißiger Jahren aus dem Fenster ihrer Wolkenkratzer-Imperien stürzten, müssen Aurum gewesen sein. Es ist interessant, daß potenziertes Gold die Leiden derjenigen lindern kann, die ihre Zuflucht in großem Reichtum suchen. Manch ein vereinsamter Millionär täte gut daran, ein wenig von seinem harten Gold gegen das homöopathische Äquivalent einzutauschen.

Aurum-Menschen haben gewöhnlich einen stark analytischen Verstand und wirken kalt und distanziert, besonders bei der Arbeit. Sie neigen dazu, mit ihren Angestellten sehr streng zu sein; sie erwarten von ihnen die gleichen hohen Standards, die sie auch von sich selbst erwarten, und gönnen ihnen nur ein Minimum an Freizeit. Bei der Arbeit ist Aurum vollkommen konzentriert und läßt sich in keiner Weise von seinen Zielen ablenken. Infolgedessen erreicht er oft sehr schnell eine Führungsposition. Für Kalium carbonicum, Arsenicum und Nux steht die Arbeit ebenfalls sehr stark im Mittelpunkt, und oft sind sie auch streng mit ihren Angestellten, aber alle diese Typen sind bei der Arbeit entspannter und menschlicher als Aurum, der im Vergleich dazu an einen Roboter erinnert, und zwar nicht an den trockenen Automaten, dem Kalium manchmal gleicht, sondern an die unaufhaltsam laufende Maschine, die in Filmen wie *Robocop* gezeigt wird.

Wut

Aurum ist ein Mensch, der sich stark unter Kontrolle hat. Er gehört unter den Konstitutionstypen zu den am wenigsten spontanen. Das kann man schon an seinem Körper erkennen, der angespannt und hart wie Stahl wirkt, während seine Bewegungen präzise und abgehackt sind wie bei einem Roboter. Aurum sitzt meist stocksteif und aufrecht auf seinem Stuhl. Diese Starre hängt vor allem damit zusammen, daß er ein enormes Ausmaß an Ärger und Wut unter Kontrolle halten muß. Aurum verliert selten die Beherrschung, aber wenn das doch geschieht, ist der Ausbruch gewaltig (Kent: »gewalttätig – heftig«). Häufiger jedoch verschließt er den Ärger in seinem Inneren und erhöht damit die schon vorhandene Spannung. Wie Natrium muriaticum kann Aurum Haß und Wut gegenüber denen empfinden, die ihn gekränkt haben. Auf Kritik reagiert er meist überempfindlich, weil sie ihn an die Demütigungen seiner Kindheit erinnert, als er von seinen Eltern zurückgewiesen wurde. Aus diesem Grund steht Aurum im Repertorium wahrscheinlich unter der Rubrik »duldet keinen Widerspruch«, denn das ist auch eine Form von Kritik oder Zurückweisung.

Einigen wenigen Aurum-Menschen gelingt es, durch Selbstbeobachtung die Familienkonstellation ihrer Kindheit zu erkennen, auf deren Grundlage sich ihr Mangel an Selbstwertgefühl entwickelt hat. In solchen Fällen gibt es zwei Möglichkeiten: Entweder weisen sie das Wertsystem ihrer Eltern und oft auch das der etablierten Gesellschaft als Ganzes zurück. Dann bleibt gewöhnlich eine tiefe Bitterkeit übrig, und der betreffende Mensch kommt zu dem Schluß, daß die Welt ein Dschungel ist, der mit Gewalt erobert oder mit List und Tücke manipuliert werden muß. Ich erinnere mich an einen solchen Fall, einen jungen Mann, der durch einen Bankrott in eine tiefe Depression geraten war. Früher war er einmal Millionär gewesen. Zu seinem Reichtum war er durch Bankbetrug gekommen, und er erzählte mir, er habe damals keine Gewissensbisse gehabt, weil das System gänzlich korrupt sei und folglich nichts gegen seine kriminelle Ausbeutung spreche. Obwohl ihm klar war, daß dies eine ungesunde Art war, seinen Lebensunterhalt zu bestreiten, quälte ihn doch die Versuchung, zum Verbrechen zurückzukehren, weil er keinen anderen Weg kannte, auf dem er solche enormen Summen von Geld hätte verdienen können, wie er sie brauchte, um sich gut und wertvoll zu fühlen. Als er über die Macht und die Anerkennung sprach, die er als reicher Mann empfunden hatte, leuchteten seine Augen und wurden das einzige Mal während des Gesprächs lebendig. Den Rest der Zeit saß er starr und bewegungslos, das Gesicht wie eine Maske, mit Ausnahme jener kurzen Momente, in denen er zusammenbrach und weinte.

Die zweite Möglichkeit besteht darin, daß Aurum eine grundlegende Heilung durch Psychotherapie sucht. Dabei sind Therapieformen, die es dem Klienten erlauben, seine tief unterdrückten Gefühle von Wut und Trauer, die aus der Kindheit stammen, zu spüren und auszudrücken, besonders hilfreich, denn sie ermöglichen ihm, aus seinem Gefängnis der Isolation und Freudlosigkeit auszubrechen und zu echter Selbstliebe zu finden. Ich hatte das Glück, die Therapie eines Aurum-Patienten miterleben zu dürfen. Der Mann war

Mitte Dreißig und kämpfte darum, das Gefühl der Verbundenheit mit anderen Menschen wiederzuerlangen, das er hinter einer Maske von kühler Distanz verborgen hatte. Sein Vater war ein reicher Geschäftsmann, der daran verzweifelte, daß sein Sohn materiell nicht weiterkam. Während der Therapie spürte der Mann einen enormen Ärger auf seinen Vater, von dem er sich ohne Schaden in einer sicheren Umgebung befreien konnte. Danach stellte er fest, daß die Barriere, die er zwischen sich selbst und anderen errichtet hatte, durchlässiger geworden war und einen intimeren Kontakt zuließ. (Das bestätigt in einem gewissen Ausmaß die psychoanalytische Sicht, daß Depressionen eine Folge der Unterdrückung von Wut sind.) Aber auch ohne Psychotherapie kann eine Hochpotenz des Arzneimittels die Last von Aurum wesentlich erleichtern und die Häufigkeit und Stärke der depressiven Phasen erheblich verringern. Eine Kombination aus Homöopathie und tiefgehender Psychotherapie kann die Ursache des Leidens von Aurum beseitigen.

Die Schwärze

Die Depression von Aurum wird von Psychiatern gewöhnlich als »endogen« oder »organisch« diagnostiziert, was bedeutet, daß der Betreffende konstitutionell für schwere Depressionen anfällig ist. Wenn er depressiv ist, fällt Aurum in ein Loch aus Verzweiflung, Abscheu vor sich selbst (Kent: »Selbstvorwürfe«), Selbstanklagen, Isolation und wachsender geistiger Lähmung. Nichts ist schwärzer als die Verzweiflung von Aurum. Sie ist stumm, meist ohne Tränen, und der Patient wird bis zum letzten Moment in der Welt draußen effizient funktionieren, bis er schließlich in hysterische Weinkrämpfe ausbricht und unfähig ist, seine Gedanken zusammenzuhalten, oder Selbstmord begeht. Bei Aurum ist es viel wahrscheinlicher, daß er sich bei einem Selbstmordversuch tatsächlich umbringt, als bei anderen depressiven Typen wie Natrium muriaticum und Ignatia, bei denen es oft ein Hilferuf ist, wenn sie eine Überdosis Tabletten nehmen. Aurum tendiert mehr zu den gewaltsamen Methoden, indem er beispielsweise von einer Brücke springt oder mit dem Auto gegen eine Mauer fährt (Kent: »springt aus dem Fenster«). Es mag sein, daß diese mehr gewaltsamen Methoden etwas mit der Wut zu tun haben, die unter der Depression von Aurum verborgen liegt.

Aurum betrachtet Selbstmord oft als eine verlockende Möglichkeit. Wie der gequälten Hauptfigur in Hermann Hesses *Steppenwolf* mag Aurum der Tod als tröstlicher Gedanke erscheinen, ein Fluchtweg, den man einschlagen kann, wenn das Leben zu schmerzhaft wird. Selbst wenn keine schwerwiegende Depression vorliegt, kann es sein, daß Aurum gerne an den Tod denkt. Ein Aurum-Patient erzählte mir, daß die Schatten des Todes ihn sein Leben lang begleitet hätten, als eine Art vertrauter Freund, ein permanenter Hintergrund für alle seine Erfahrungen.

Einige Aurum-Menschen huldigen dem Tod, indem sie gefährliche Sportarten wie Bergsteigen oder Autorennen betreiben. Bei einer Gratwanderung zwischen Leben und Tod fühlt sich Aurum oft besonders lebendig und sorgenfrei (genau wie der wilde Staphisagria-Typ). Wenn er in die Tiefen der Depression hinabsteigt, tauchen die Gedanken an Selbstmord auf. In diesen Zeiten kann es erleichternd wirken, mit seinem Leben zu spielen, und der depressive Aurum wird oft mit einer schnellen Autofahrt versuchen, vor sich selbst zu fliehen.

Während einer depressiven Krise kann es sein, daß Aurum sich zur Arbeit antreibt und sich auch körperlich fordert, um sich dadurch selbst zu stabilisieren. Einer meiner depressiven Aurum-Patienten pflegte morgens in eiskaltem Wasser zu schwimmen, als versuche er, sich durch einen Schock selbst aus der Depression zu befreien. Anschließend folgte ein aufreibendes Fitneßtraining, und da er nur sehr wenig Appetit hatte, wirkte er extrem ausgezehrt und grau. Glücklicherweise befreiten ihn einige Dosen Aurum 10M von seiner Depression, und er beendete seine Askese.

Obwohl Aurum ein Konstitutionsmittel ist, geraten auch andere depressive Patienten, die sonst nicht in Resonanz mit der Wellenlänge von Aurum stehen, in einen entsprechenden Zustand. Viele Patienten, die mit schweren Depressionen in psychiatrischen Anstalten leben, würden von diesem Mittel erheblich profitieren, auch die weiblichen. Im Arzneimittelbild findet man alle typischen Symptome einer endogenen Depression. Dazu gehören der flache emotionale Ausdruck, Zweifel an der Genesung, das Gefühl, ein elendes Geschöpf zu sein (und deshalb Strafe zu verdienen), und eine Verlangsamung des Denkens. Es ist schwierig, die Patienten in diesem Zustand überhaupt anzusprechen. Sie sind völlig in ihre quälenden Gedanken versunken. Wenn man sie etwas fragt, werden sie einige Momente ausdruckslos vor sich hinstarren, bevor sie antworten, und es kann sein, daß sie ihre Gedanken nicht genügend ordnen können, um ihre Gefühle zu beschreiben. Möglicherweise brechen sie auch zusammen und weinen unkontrolliert (Kent: »weinen, unfreiwillig«).

Die Depression von Aurum ist von großer Intensität (Kent: »Qual«), eine Tortur, die zu immer drängenderen Selbstmordgedanken führt. Ein älterer Mann, der viele Jahre depressiv gewesen war, saß in meinem Sprechzimmer und redete über nichts anderes als Selbstmord, machte sich Vorwürfe, weil die bisherigen Versuche nicht geglückt waren, und nannte sich einen Feigling. Seine innere Spannung war ungeheuer, und tatsächlich sagte er mir: »Ich bin nicht deprimiert, sondern es ist diese schreckliche innere Spannung, als ob mein Kopf explodieren würde. Ich denke, Selbstmord ist die einzige Möglichkeit.« Dann schlug er mit der Faust auf den Tisch und rief mit gequälter Stimme: »Verdammt, so kann es nicht weitergehen. Ich muß damit Schluß machen.« Ich habe nie eine Natrium-Depression von solcher Intensität gesehen. Nach einigen Dosen Aurum metallicum 10M war er ein anderer Mensch. Er fühlte sich zwar immer noch etwas deprimiert, aber er litt nicht mehr so intensiv und hatte auch keine Selbstmordgedanken mehr.

Die Nacht ist für Aurum die schlimmste Zeit. Bei Nacht und auch im Winter spiegelt sich die Dunkelheit, die über allem liegt, intensiv in der Psyche von Aurum. Die Arznei würde wahrscheinlich eine Wohltat für viele Menschen sein, die unter jahreszeitlich bedingten Depressionen leiden.

Da er ein ausgeprägt syphilitischer Typ ist, neigt Aurum stark zu geistiger Besessenheit. Vor allem denkt er immer wieder über frühere Verletzungen nach, besonders über solche, an denen er sich selbst irgendwie die Schuld zuschreibt. Aurum wird sich häufig selbst die Schuld geben, wenn irgend etwas schiefgeht, und deshalb quält er sich immer wieder mit Gedanken des Bedauerns und Gefühlen der Reue. Natrium muriaticum und Causticum tun das auch, aber nicht annähernd in demselben Maß wie Aurum. Niemand ist so besessen von der Vergangenheit wie Aurum.

Aurums Reue zeigt sich manchmal in Form von religiöser Verzweiflung. Manche Aurum-Typen nehmen schon in jungen Jahren Zuflucht zum Gebet, um ihrem eigenen geistigen Gefängnis zu entkommen, und sie können davon ziemlich besessen sein und jeden Tag stundenlang alleine in ihrem Zimmer beten. (Ein anderer Typ, der auch so reagiert, ist Veratrum.) Wenn diese religiösen Aurum-Menschen in eine tiefe Depression fallen, besteht das hauptsächliche Symptom in dem Gefühl, verdammt zu sein. (Kent: »Er glaubt, er tauge zu nichts, er sei ganz schlecht, habe den Tag der Gnade verscherzt und würde der ewigen Seligkeit nicht würdig befunden.«)

Ein anderer Aspekt bei der Aurum-Depression besteht darin, daß der Betroffene von Sorgen besessen ist. Vor allem in den Anfangsstadien der Depression übertreibt er in seiner Vorstellung alle Probleme, die er vielleicht haben mag, wobei ihm die Summe seiner relativ geringfügigen Schwierigkeiten wie ein unüberwindlicher Berg von unvermeidlichen Problemen vorkommt, und er muß sich ständig darüber Sorgen machen. Dies ist einfach eine

Übertreibung des üblichen Aurum-Pessimismus, der nur sehr ungerne etwas Positives zur Kenntnis nimmt, wenn es nicht solide und verläßlich ist (wie Gold).

Aurum ist ein ungewöhnlicher Konstitutionstyp, und das Mittel sollte nicht routinemäßig bei schweren Depressionen gegeben werden, deren Behandlung weit häufiger Natrium muriaticum verlangt. In meiner Praxis habe ich auf jeden Aurum-Fall mindestens 200 Natrium-Fälle gesehen. Wenn der Patient vor der Erkrankung konstitutionell Natrium war, sollte dieses Mittel auch bei schweren Depressionen verordnet werden, es sei denn, spezifische Merkmale des Falls, einschließlich der allgemeinen und körperlichen Symptome, weisen auf Aurum hin.

Körperliche Erscheinung

Aurum-Menschen haben meist einen kompakten, muskulösen Körper. Sie wirken ziemlich steif und starr infolge der muskulären Anspannung, die das Ergebnis ihrer krampfhaften Unterdrückung der mächtigen unbewußten Emotionen ist. Ihre Gesichter sind gewöhnlich meist hager und knochig, und der Ausdruck ist im allgemeinen steif, wiederum als Folge der muskulären Anspannung. Die meisten Aurum-Typen, die ich gesehen habe, hatten sehr dunkles oder schwarzes Haar.

Barium carbonicum

Barium carbonicum ist ein Mittel, das man am besten versteht, wenn man seine Essenz begreift, die sich durch das gesamte Arzneimittelbild hindurchzieht. Alle Barium-Typen haben in ihrer Persönlichkeit einen Anteil, der nicht völlig ausgereift ist. Manchmal handelt es sich dabei nur um einen einzelnen Aspekt wie beispielsweise das Sozialverhalten, manchmal sind aber auch mehrere Bereiche betroffen. Einige Barium-Menschen haben eine generell unterentwickelte Persönlichkeit, die sich auf allen Ebenen auswirkt und einen eindeutig unreifen Charakter hervorbringt.

Ursprünge

Das Barium-Kind entwickelt sich langsam, und in seiner Geschichte findet man oft ein Geburtstrauma, vor allem einen Sauerstoffmangel, der entstehen kann, wenn sich die Nabelschnur um den Hals des Babys wickelt und die Sauerstoffzufuhr zum Gehirn unterbindet. In einigen Fällen wurde der Kopf während der Geburt (oder danach) verletzt, was zu einer Gehirnblutung geführt hat. Manchmal gibt es auch gar keine körperlichen Probleme, sondern die Lebensbedingungen in der Kindheit waren einfach durch einen Mangel an Anregungen oder durch Vernachlässigung gekennzeichnet. Dadurch kam es zu einer verzögerten körperlichen und geistig-emotionalen Entwicklung. Eine vierte Möglichkeit besteht darin, daß beide Eltern Barium waren und ihre charakteristischen Züge an das Kind vererbt haben, sowohl genetisch als auch durch soziale Konditionierung.

Geistige Behinderung

Viele Menschen mit schweren geistigen Behinderungen gehören zum Barium-Typ. Das Barium-Baby wirkt dumpf und reagiert nur schlecht auf irgendwelche Anregungen. Meilensteine der Entwicklung wie das erste Lächeln, Stehen- und Laufenlernen sind verzögert, ebenso die nachfolgenden komplexen Fähigkeiten wie Sprechen, Schreiben und die soziale Entwicklung. Diese Schwierigkeiten bleiben mehr oder weniger bestehen, wenn das Kind älter wird, und manifestieren sich auf vielfältige Weise, zum Beispiel durch Konzentrationsstörungen in der Schule (Kent:»Konzentration fällt schwer«), Lernbehinderungen, Legasthenie und Verhaltensstörungen. Letztere sind gewöhnlich passiver Natur und zeigen sich in Form von Dumpfheit (mangelnde Reaktionen), extremer Schüchternheit und Überempfindlichkeit. Sturheit ist ebenfalls ein Zug, den man bei Barium häufig findet. Wie sein enger Verwandter Calcium neigt Barium dazu, sich auf die Hinterfüße zu stellen und nein zu sagen, wenn er etwas tun soll. Das ist zum Teil auf Unsicherheit zurückzuführen. Barium spürt instinktiv, daß er nicht angemessen»ausgestattet« ist, um mit der komplexen Welt zurechtzukommen, und eine seiner Strategien besteht darin, sich gegen jede Art von Veränderung zu wehren.

Einige Barium-Kinder sind zwar von normaler Intelligenz, haben aber Schwierigkeiten beim Sprechen, Schreiben oder im Bereich des Sozialverhaltens. Dank ihrer Intelligenz können sie ihre Situation besser einschätzen und leiden meist stärker darunter als die Kinder mit einer geringeren Intelligenz. Ein solches Kind wurde im Alter von 14 Jahren zu mir gebracht, weil es an einer schweren Akne litt. Der Junge sprach zäh und zögernd und vermittelte dadurch den Eindruck von Dummheit (Kent:»Sprache langsam«), aber er war ein intelligenter Gesprächspartner, und seine Schulleistungen waren überdurchschnittlich. Er klagte darüber, daß er in der Schule lächerlich gemacht und verhöhnt wurde und seine Klassenkameraden ihn»Hirni« nannten, wobei ihm die grausame Ironie dieses Ausdrucks voll bewußt war. Da seine Akne sehr schwer war, hielt ich es für sinnvoll, mit relativ niedrigen Potenzen zu beginnen, die sein Hautleiden auch sehr effektiv besserten. Leider kam er nicht lange genug zur Behandlung, um auch die hohen Potenzen zu erhalten, die wahrscheinlich seine Sprachstörung gebessert hätten.

Es ist bemerkenswert, daß sich die Hirnfunktionen bei Menschen mit lange bestehenden Schädigungen des Gehirns nach der Einnahme des Arzneimittels deutlich verbessern. Ich wurde einmal von einem Mann konsultiert, der sich von einer Virusinfektion nicht richtig erholt hatte. Er berichtete, daß ein großer Teil der Belastungen in seinem Leben mit seinem kleinen Sohn zu tun hätten, dessen Entwicklung stark verzögert war und der ständige Aufmerksamkeit brauchte. Ich schlug ihm vor, seinen Sohn zur Behandlung zu bringen, was er auch tat. Der Junge paßte klar ins Barium-Bild und bekam drei Dosen der 10M-Potenz. Als ein Experiment (und ohne daß ich davon wußte) hatte der Vater direkt vor Beginn der Behandlung einen Bericht der Schule über seinen Sohn angefordert und einen zweiten etwa drei Monate später. Die Unterschiede in den beiden Berichten waren auffallend (wobei man in der

Schule nicht wußte, daß das Kind homöopathisch behandelt wurde). Der zweite Bericht beschrieb eine bemerkenswerte Verbesserung im Zustand des Kindes. Der Junge konnte nicht nur dem Unterricht weit besser und aufmerksamer folgen, sondern er war auch zum ersten Mal zuverlässig genug, um kleine Aufgaben zu übernehmen, wie beispielsweise die Milch zu holen. Barium ist anscheinend fähig, die blockierte Entwicklung auf allen Ebenen der körperlichen und geistigen Funktionen zu reaktivieren.

Das »dumme« Kind

»Dummheit« oder Mangel an Interesse, Reaktionsfähigkeit und Begeisterung ist ein grundsätzlicher Charakterzug vieler Barium-Kinder, speziell bei heranwachsenden Jungen (Kent: »Stumpfsinn bei Kindern«). Diese Kinder haben oft keine organischen Hirnschäden und auch keine Intelligenzstörungen. Sie sind einfach träge, apathisch, mundfaul und störrisch (Kent: »Abneigung gegen Gesellschaft«, »gleichgültig«, »Stimmung – träge«, »Kinder – wollen nicht spielen«, »wollen nicht sprechen«). Den Eltern fällt es sehr schwer, mit solchen Kindern umzugehen, weil sie nicht kooperativ sind und kein Interesse daran haben, irgend etwas zu tun. Im Sprechzimmer beantworten sie Fragen sehr einsilbig und wirken dumpf und schwer wie jemand, der eine Grippe hat und deprimiert ist. Ich habe einen solchen Jungen einmal behandelt, wiederum wegen einer schweren Akne, und während seine Haut mit einer Erstverschlimmerung reagierte, wirkte die Arznei nach Aussagen der Eltern wahre Wunder im Hinblick auf sein Temperament. Zum ersten Mal seit Jahren war er lebhaft, freundlich und kooperativ und interessierte sich wieder für seine Hobbys. Diese Veränderung zeigte sich auch im Sprechzimmer, wo er bald einen fröhlichen Eindruck machte und auch bereitwilliger redete.

Man muß diese »dummen« Barium-Kinder von Calcium und Sulfur unterscheiden, die sehr ähnlich aussehen können, sowohl körperlich als auch in ihrem Temperament. Die »Dummheit« von Barium ist im allgemeinen anhaltender und undurchdringlicher. Das dumpfe, faule Sulfur-Kind wird lebhaft, wenn es seiner Lieblingstätigkeit nachgeht, wie beispielsweise einem besonderen Spiel, oder wenn es eine Idee verfolgt, und es fällt danach wieder in seine Trägheit zurück. Außerdem hat Sulfur mehr Selbstvertrauen als Barium. Das Barium-Kind ist nicht nur träge, sondern auch schüchtern (Kent: »Furchtsamkeit«). Im Sprechzimmer weicht es dem Blick des Homöopathen aus und sieht gewöhnlich auf den Boden. Das dumpfe Sulfur-Kind hat keine Angst, sondern ist einfach gelangweilt und trotzig. Es wird den Arzt ohne

Furcht ansehen, wenn er eine Frage stellt, aber seine Antwort wird kurz und oft ausweichend sein, weil es nicht daran interessiert ist, mit ihm zusammenzuarbeiten.

Calcium-Kinder werden manchmal apathisch und unkooperativ, aber selten in einem solchen Ausmaß wie Barium. Das dumpfe Calcium-Kind ist gewöhnlich immer noch ein relativ soziales Wesen, genießt die Gesellschaft von Freunden, ist aber zu Hause mürrisch, meist aus Trotz gegenüber seinen Eltern. Es gibt zwar auch eine gewisse Schüchternheit, aber längst nicht so stark wie bei Barium, der einem Fremden gegenüber noch argwöhnisch bleibt, wenn Calcium ihn schon längst akzeptiert hat.

Ein anderes Kind, das man mit dem »dummen« Barium verwechseln kann, ist das dumpfe Natrium-muriaticum-Kind. Es wirkt mürrisch und antwortet auch einsilbig. Wenn man es jedoch aus der Reserve locken kann, ist es weitaus gesprächiger als Barium.

Mangel an Kultiviertheit

Wenn man erwachsen wird, entwickelt man sich weiter, sowohl intellektuell als auch sozial. Diese Art kultureller Entwicklung fehlt Barium oft, und so mag eine relative Grobheit der Erscheinung und der Manieren oft das erste sein, was einem bei der Begegnung mit Barium, vor allem dem erwachsenen Barium, auffällt. Während Calcium im allgemeinen bodenständig und unkompliziert ist, kann Barium grob sein und jeden gesellschaftlichen Anstand vermissen lassen. Eine junge Barium-Frau, die ich kannte, hatte ständig Flecken vom Essen auf ihren Kleidern. Sie war nicht dumm, aber sie kleckerte immer, wenn sie aß, und sie schien nicht zu merken, daß sie ihre Kleidung beschmutzte. Nach einer Dosis Barium 10M hörte sie nicht nur auf, sich zu bekleckern, sondern begann auch, schicke Sachen zu tragen statt der formlosen Säcke, die sie bisher in Wohltätigkeitsläden billig erstanden hatte. Die Macht der Arznei ist so stark, daß sie die Entwicklung auf allen Ebenen vorantreibt.

Soziale Fertigkeiten sind für Barium oft am schwierigsten zu meistern, denn es bleibt immer ein gewisses Maß an Schüchternheit (Kent: »Abneigung gegen die Gesellschaft Fremder«). Ich erinnere mich an einen jungen Mann, den ich sofort als Barium-Typ erkannte, noch bevor ich seinen Fall aufgenommen hatte. Zunächst hatte er die wuchtigen Gesichtszüge, die für Barium so typisch sind, mit Wülsten über den Augenbrauen, die ihn fast wie einen Affen aussehen ließen. Er war sehr vertrauensvoll, aber irgend etwas in seiner Art sagte mir, daß er sich in Gesellschaft nicht wohl fühlte. Er sprach ungewöhnlich laut und unterbrach sich immer wieder durch brüllendes Gelächter, was oft ganz unpassend war. Auf ähnliche Weise beantwortete er das, was andere sagten, mit großer Übertreibung. Wenn ich sagte, ich sei müde, bedauerte er mich, als läge ich im Sterben, während ein Hauch von Ironie in meiner Stimme mit immer neuen Lachsalven begrüßt wurde. Er mußte offenbar noch lernen, sein recht grobes Sozialverhalten zu verfeinern. Einige Barium-Erwachsene schaffen es, ihre sozialen Fertigkeiten relativ gut zu entwickeln, aber sie behalten in Gesellschaft immer eine gewisse Nervosität, die sich in hysterischem Gelächter äußern kann oder darin, daß sie allzu eifrig versuchen zu gefallen.

Emotionale Unreife

Viele Barium-Menschen haben sich intellektuell und sozial gut entwickelt, sind emotional jedoch unreif geblieben. Schüchternheit ist ein Aspekt dieser emotionalen Unreife. Das Barium-Kind ist so schüchtern, daß es sich während der gesamten Fallaufnahme hinter seiner Mutter versteckt. Der Barium-Erwachsene geht zwar nicht ganz so weit, verspürt jedoch gewöhnlich das Bedürfnis, sich in ungewohnten Situationen zu verstecken, vor allem in Gegenwart Fremder. Diese Schüchternheit kann zu einer sozialen Verkrüppelung führen und Barium daran hindern, ein normales Leben zu führen, vor allem, wenn es um Kontakte zum anderen Geschlecht geht. Die meisten Barium-Menschen werden in ihrer Kindheit übermäßig gehänselt und lächerlich gemacht, und diese Erfahrung hinterläßt die ständige Furcht, man könnte ausgelacht werden (Kent: »bildet sich ein, er werde schlecht behandelt«). Alle jungen Leute haben Angst davor, sich zum Narren zu machen, wenn sie Kontakt zu Menschen des anderen Geschlechts aufnehmen, die sie nicht kennen, aber Bariums paranoide Furcht davor, ausgelacht zu werden, kann solche Annäherungsversuche völlig unmöglich machen.

Barium hat seine erste romantische Beziehung meist später als andere, teilweise aus Schüchternheit und Angst vor Zurückweisung, teilweise aber auch, weil das Interesse am anderen Geschlecht sich erst spät entwickelt. Das ist ein weiteres Beispiel für die verzögerte Entwicklung, die die Essenz dieses Typs ausmacht.

Wenn Barium jemanden findet, in dessen Gegenwart er sich wohl fühlt, kann er vertrauensvoll und offen wie ein Kind sein, das all seine Ängste und Träume mit anderen teilt. Er wird dann sehr an dieser Vertrauensperson hängen und ihr eine Zuneigung entgegenbringen, die an Hingabe grenzt. Verletzlich wie er ist, reagiert Barium sehr empfindlich auf jede Art von Tadel und kann eine harmlose Bemerkung leicht als Zurückweisung empfinden.

Als Erwachsener kämpft Barium darum, das Seine in einer unbarmherzigen und verwirrenden Welt zu bewahren. Oft findet er Zuflucht in einer schützenden Nische wie beispielsweise einem sicheren Arbeitsplatz oder einem Zimmer bei Verwandten. Wenn er etwas mehr Selbstvertrauen hat, kann er auch einen liebevollen Partner finden, der ihm das Gefühl von Sicherheit und Bestätigung gibt, das er braucht.

Barium gehört zu den furchtsameren Konstitutionstypen. Abgesehen von seiner Schüchternheit und der Angst, sich lächerlich zu machen, hat er häufig kindliche Ängste wie etwa die Angst vor Gespenstern (bei Erwachsenen), vor weiten Reisen oder vor Lärm. Neue Herausforderungen wie etwa ein Wohnungswechsel oder ein Vorstellungsgespräch versetzen ihn in Sorge, obwohl er das nicht übermäßig zeigt. Viele Barium-Menschen entwickeln im Laufe der Zeit ein gewisses Maß an emotionaler Reife und schließen zu ihren Altersgenossen auf, wenn sie dreißig oder vierzig sind. In diesen Fällen kann eine Frage danach, in welchem Zeitrahmen sich die Persönlichkeitsentwicklung vollzogen hat, den Homöopathen zum richtigen Mittel führen, selbst wenn der Patient inzwischen relativ reif wirkt. (Mit ziemlicher Sicherheit werden einige Spuren von Unreife bleiben, die sich jedoch bei der Fallaufnahme nicht unbedingt bemerkbar machen.)

Bodenständigkeit

Wie Calcium ist Barium ein sehr bodenständiger Typ. Das drückt sich unter anderem darin aus, daß er gerne ißt und bisweilen sogar regelrecht gefräßig sein kann. Ein Teenager-Barium-Mädchen, das ich behandelt habe, gab zu, im College stehle sie regelmäßig Essen aus dem Kühlschrank. Als ich sie nach dem Grund fragte, antwortete sie unschuldig: »Weil ich es haben wollte.« Dabei hatte sie selbst genug zu essen, und es waren immer Leckereien wie Eiscreme und Kekse, die sie stahl. Das zeigt einen anderen Aspekt der Unreife von Barium: die Unfähigkeit, Verantwortung für das eigene Handeln zu übernehmen.

Die Bodenständigkeit von Barium erkennt man aber in vielen Fällen auch an den konkreten praktischen Fertigkeiten. Barium-Menschen bewähren sich oft hervorragend in praktischen Berufen, beispielsweise als Schreiner oder Gärtner. Ich erinnere mich in diesem Zusammenhang an Peter Sellers' vergnügliches Porträt von Chance, dem Gärtner, in dem Film *Willkommen, Mr. Chance.* Chance wird von reichen, kultivierten Leuten aufgenommen, die ihn bei einem Unfall auf der Straße angefahren haben. Weil sie seinen Namen als »Chauncey Gardiner« mißverstehen, interpretieren sie seine ständigen Hinweise auf die Gartenpflege (das einzige, womit er vertraut ist) als profunde philosophische Metaphern. Weil er auf bezaubernde Weise immer wieder einfache Wahrheiten formuliert, wird er schließlich Berater des Präsidenten der Vereinigten Staaten, ohne auch nur die geringste Ahnung zu haben, wie es dazu kommen konnte. Der erfundene Charakter von Chance, dem Gärtner, ist ein hervorragendes Porträt des Barium-Typs, dessen schlichte Naivität ihm die Bewunderung seiner komplizierteren Landsleute einträgt.

Obwohl die meisten Barium-Menschen ein eher schlichtes Gemüt haben, können einige von ihnen genügend Selbstvertrauen und Kultiviertheit entwickeln, um eine verantwortliche gesellschaftliche Position zu erlangen. Diese höherentwickelten Barium-Typen sind für den Homöopathen besonders schwer zu erkennen, weil sie eher wie Calcium oder Sulfur wirken. Gewöhnlich haben sie aber einige Züge, die auf einzelne Bereiche einer blockierten Entwicklung hinweisen, beispielsweise Sprachfehler, Probleme beim Kopfrechnen oder ein bestimmtes kindliches Verhaltensmuster, indem sie etwa das Essen auf ihrem Teller zusammenmischen und zu einem Einheitsbrei verrühren. Wenn der Homöopath durch gewisse körperliche Symptome oder durch ein einzelnes Charaktermerkmal einen Hinweis auf Barium bekommt, dann wird die Geschichte der Kindheit und Jugend des Patienten meist weitere Barium-Züge enthüllen, wie etwa eine verzögerte Entwicklung, die Notwendigkeit spezieller Fördermaßnahmen in einzelnen Schulfächern oder extreme Schüchternheit.

Senilität

Das Alter wird manchmal als zweite Kindheit bezeichnet. Ältere Menschen, die senil werden, neigen zu kindischem Denken und Verhalten, und in diesen Fällen kann Barium carbonicum die Entwicklung aufhalten oder sogar umkehren. Alle typischen Züge des jüngeren Barium können sich auch erstmalig im Laufe einer senilen Demenz entwickeln, einschließlich der Dumpfheit, der geistigen Behinderung, der Verwirrung und kindischer emotionaler Reaktionen (Kent: »senile Demenz«, »Geistesabwesenheit«, »Dumpfheit – alte Leute«). In jedem Alter, aber besonders beim senilen Barium, besteht ein spezieller Charakterzug darin, daß er sich über belanglose Dinge Sorgen macht. Weil er die komplizierte Welt nicht versteht, konzentriert er sich auf Kleinigkeiten wie beispielsweise auf die Frage, welche Sorte Tomatensauce man kaufen sollte, und er macht sich vielleicht Sorgen darüber, daß er die falsche Sorte gekauft haben könnte (Kent: »unentschieden bei Lappalien«). Der demente Barium wird wahrscheinlich anderen Menschen gegenüber argwöhnisch sein oder Angst davor haben, daß man ihn beobachtet, und er kann dadurch in eine Isolation geraten. Er gerät außerdem leicht in eine kindische Abhängigkeit von anderen, nicht nur im Hinblick auf praktische Hilfeleistung, sondern auch in bezug auf emotionale Bestätigung. Der senile Barium-Typ wirkt vor allem kindisch.

Bei senilen Patienten kann es schwierig sein, Barium von Sulfur und Lycopodium zu unterscheiden, die beide im Alter ebenfalls kindisch werden können. Der senile Sulfur-Typ neigt zu einer Überheblichkeit, die zu seinen (meist imaginären oder stark übertriebenen) Leistungen in keinem Verhältnis steht. Außerdem behält er oft ein geradezu besessenes intellektuelles Interesse an bestimmten Themen, über die er sich endlos auslassen kann, wie man es bei Barium nie erleben würde. Lycopodium wird vergeßlich und verwirrt, wenn er senil wird, aber das gilt auch für die beiden anderen Konstitutionstypen. Lycopodium bleibt wahrscheinlich trotz seiner Senilität intellektuell auf einem höheren Niveau als Barium, und wie Sulfur kann er herrisch oder sogar tyrannisch werden. Barium ist im Vergleich dazu passiver, kann aber auch sehr störrisch sein.

Körperliche Erscheinung

Barium ist als Konstitutionstyp nicht weit verbreitet. Außerhalb von Altersheimen oder Heimen für behinderte Kinder wird der Homöopath ihm nicht oft begegnen. Die körperlichen Charakteristika können ihm jedoch helfen, auf Barium aufmerksam zu werden. Körperlich kann man zwei verschiedene Typen unterscheiden. Der eine ist groß und stämmig, mit wuchtigen Gesichtszügen und kräftigen, gewellten Haaren. Bei Frauen dieses Typs ist Hirsutismus verbreitet. Sie neigen dazu, Gewicht anzusetzen, besonders am Gesäß und auf den Hüften. Manchmal sieht man Wülste über den Augenbrauen, und die Leute haben einen argwöhnischen Blick. Die Lippen sind im allgemeinen dick und spiegeln die sinnliche Natur des betreffenden Menschen; Finger und Zehen sind kurz und dick als Hinweis auf das meist körperbezogene, unkultivierte Wesen des Typs. Die andere, weniger verbreitete körperliche Erscheinung ist die des schwächlichen, unterentwickelten Barium. Diese Leute sind sehr klein und dünn, mit schmalen, meist runzeligen Gesichtern. Sie haben kleine Augen mit dicken Tränensäcken oder Falten darunter. Sie wirken wie unterernährte, verhutzelte Kobolde.

Barium muriaticum

Dieser Verwandte von Barium carbonicum ist ebenfalls nicht sehr verbreitet. Erwartungsgemäß verbindet er Aspekte von Barium carbonicum und Natrium muriaticum sowohl in den körperlichen als auch in den geistigen Symptomen. Aus physiologischer Sicht braucht der Patient oft eine Epilepsiebehandlung, denn Barium muriaticum leidet wesentlich häufiger unter epileptischen Anfällen als Barium carbonicum. Mental ist Barium muriaticum ähnlich langsam wie Barium carbonicum, auch er ist gewöhnlich schüchtern und sozial unreif, aber nicht in demselben Ausmaß wie Barium carbonicum. Emotional ist er meist empfindsamer, und zwar sowohl im positiven als auch im negativen Sinne. So ist er nicht nur leichter verletzt als Barium carbonicum, sondern er reagiert auch sensibler auf die Gefühle anderer, und wie Natrium muriaticum wird er sich gewöhnlich bemühen, die Gefühle anderer nicht zu verletzen. Er hat ein reicheres Innenleben als Barium carbonicum, und wie Natrium wird er seine Gefühle meist für sich behalten. Da er empfindsam ist und sein Verstand relativ langsam arbeitet, neigt er leichter zu Depressionen als Barium carbonicum. Ein Barium-muriaticum-Patient, dessen Petit-Mal-Anfälle gut auf das Mittel reagierten, war ein sanfter Mensch, der sich viele Gedanken machte, bevor er einen neuen Job annahm. Er wurde leicht depressiv, weil er wegen seiner Langsamkeit immer wieder den Arbeitsplatz verlor, und auch, weil er zu schüchtern war, sich mit Mädchen zu verabreden. Intellektuell war er durchaus in der Lage, komplizierte Zusammenhänge zu verstehen, aber er war langsam in der Ausführung und vergaß leicht, was er tun sollte. Nachdem er das Mittel genommen hatte, wuchs sein Selbstvertrauen, aber das änderte nichts daran, daß er ein schüchterner und ziemlich langsamer Barium-Typ blieb.

Belladonna

Belladonna ist ein seltener Konstitutionstyp, sogar noch seltener als verwandte Typen wie Stramonium und Veratrum album. Es ist grundsätzlich bekannt als Akutmittel zur Behandlung von Fieber und Entzündungen, besonders wenn das Fieber von Delirien begleitet wird. Dies gibt uns einige Hinweise auf das Wesen der Belladonna-Konstitution.

Metaphysische Interessen

Belladonna ist der einzige aus einer ganzen Gruppe von potentiell psychotischen Konstitutionstypen, der geistig ebensogut gesund wie krank sein kann, und anders als meine Stramonium- oder Veratrum-Patienten waren die meisten meiner Belladonna-Patienten geistig relativ gesund, hatten jedoch individuelle Züge, die ein psychotisches Potential erkennen ließen.

Ein typischer Belladonna-Zug, den sowohl geistig gesunde als auch kranke Menschen zeigen können, ist das Interesse an Metaphysik. Ich habe es bei jedem meiner Belladonna-Patienten gefunden. Die geistig gesunden wie auch die geisteskranken unter ihnen sind geradezu besessen von spirituellen und übersinnlichen Fragen. Alle meine Belladonna-Patienten haben über mediale Fähigkeiten berichtet, und alle waren besessen von dem Wunsch, die immateriellen Aspekte der Wirklichkeit zu verstehen. Während eines Belladonna-Fiebers ist der Patient im Delirium und hat Halluzinationen von Geistern, Engeln oder Dämonen (Kent: »sieht Geister und Gespenster«). Der Belladonna-Konstitutionstyp neigt ebenfalls zu Visionen, Halluzinationen und übersinnlichen Wahrnehmungen. Geistig gesunde Belladonna-Typen haben statt Visionen und Halluzinationen eher Fähigkeiten, die auch bei einer stabileren Konstitution vorkommen, und können bestimmte Ereignisse vorhersagen oder sich auf Astralreisen begeben. Im allgemeinen sind diese Leute meist von ihren Fähigkeiten und anderen übersinnlichen Dingen fasziniert. Für den Homöopathen ist es schwer zu beurteilen, ob es sich dabei um echte oder eingebildete Fähigkeiten handelt. Ein gesunder Belladonna-Patient hatte an einem Kurs teilgenommen, bei dem es darum ging, übersinnliche Fähigkeiten bei Studenten zu untersuchen, und hatte dabei festgestellt, daß seine eigenen übersinnlichen Fähigkeiten die aller anderen Kursteilnehmer übertrafen. Er sagte, er denke viel über metaphysische Fragen nach und gehe davon aus, daß der menschliche Geist zu fast allem fähig sei.

Belladonna-Menschen haben oft das Gefühl, sie hätten eine Art magischer oder übersinnlicher Kraft, selbst wenn es dafür keine direkten Anzeichen gibt. Zwei meiner Belladonna-Patienten sagten, daß sie glaubten, sie hätten die Kraft, andere zu heilen, hätten es aber bisher noch nicht versucht. Ein anderer gab an, er sei sicher, mit etwas Übung könne er lernen, Dinge allein durch seinen Willen zu bewegen (Kent: »Wahnidee – daß er ein Magier ist«). Er sagte, dieses Wissen mache ihm angst, fasziniere ihn aber auch. Das erinnert an die Faszination, die Mercurius bei Magie empfindet, und auch an den Größenwahn von Veratrum und Platina. Ich habe jedoch nie erlebt, daß ein Mercurius-Patient übersinnliche Fähigkeiten in größerem Umfang angegeben hätte, und das Gefühl der persönlichen Macht ist bei Belladonna weit eingeschränkter als bei Veratrum und Platina. Deshalb findet man es auch bei geistig gesunden oder relativ gesunden Menschen.

Gewalttätigkeit

Alle Belladonna-Patienten, die ich behandelt habe, waren Männer. Das wundert mich jedoch nicht, denn Belladonna ist genauso ein anmaßender, feuriger Typ wie Sulfur. (Kent: »Die Geistessymptome sind alle aktiv, niemals passiv.«) Wie bei allen feurigen Typen ist Gewalttätigkeit ein herausragender Zug bei den Geistessymptomen von Belladonna. Hier kommen wir zu einem auffälligen Widerspruch in der Belladonna-Psyche: Die meisten Belladonna-Menschen beschreiben sich selbst als offen und warmherzig. Ein schizophrener Belladonna-Patient charakterisierte sich als »eine Kuschel-knuddel-Liebesmaschine«. Das ist jedoch kaum überraschend, wenn man daran denkt, daß Feuer sowohl wärmend als auch zerstörerisch sein kann. Alle feurigen Typen haben leidenschaftliche und destruktive Elemente in ihrer Psyche, und diese beiden Elemente sind bei den labilen Typen wie Belladonna und Platina extremer ausgeprägt als bei den stabileren Feuertypen wie Sulfur.

Belladonna hat ein explosives Temperament. Das mag er lange unter Kontrolle halten, wenn er relativ gesund ist, aber von Zeit zu Zeit wird es explodieren und Schaden anrichten. Belladonna-Menschen schaffen es oft, bei einer überraschenden Auseinandersetzung das Beste für sich herauszuholen, und sie können Anstifter sein. Ein Belladonna-Mann sagte, er habe Angst, daß Räuber in sein Haus einbrechen könnten. Das ließ mich an Natrium muriaticum denken, aber dann erklärte er, er fürchte sich davor, daß er eventuelle Einbrecher umbringen werde. Ein anderer Belladonna-Mann sagte, als Kind habe er seine Schwester mit dem Kopf gegen die Wand geschlagen, und ihm sei nicht klar gewesen, daß er damit etwas Unrechtes tat, bis man ihm das mehrfach und sehr ernsthaft eingetrichtert habe. Es ist dieser unbarmherzige Aspekt der Gewalttätigkeit, der den Unterschied zwischen Belladonna und der Wut von stabileren Typen wie Nux und Natrium muriaticum ausmacht.

Geistig relativ gesunde Belladonna-Menschen haben lediglich eine gewisse Neigung zur Gewalttätigkeit. Wie alle feurigen Typen sind sie eher herrisch und dominierend, vor allem gegenüber Menschen, die ihnen nahestehen. Weil er so labil ist, fühlt sich Belladonna unter Fremden leicht unwohl, und er mag dann schüchtern oder zurückhaltend wirken. In Gesellschaft von Menschen, die er gut kennt, ist er jedoch meist eigensinnig und anmaßend.

Die geistig weniger gesunden Belladonna-Menschen neigen zu Wutanfällen. Sie geraten leicht in manische Zustände, die sich ebenso in blinder Wut äußern können wie auch in anderen Formen der Erregung, beispielsweise religiöser oder sexueller Art.

Manie

Das spezielle Profil der Geisteskrankheit bei Belladonna überschneidet sich mit den Profilen anderer psychotischer Typen wie Anacardium und Stramonium. Ein herausragender Aspekt bei Belladonna sind visuelle und akustische Halluzinationen (Kent: »Wahnideen – sieht Gespenster, Geister«, »Wahnideen – hört Stimmen«). Ein junger Mann kam in meine Sprechstunde, weil er wegen einer paranoiden Schizophrenie seit Jahren von starken Beruhigungsmitteln abhängig war, die er nicht mehr nehmen wollte. Er war ein angenehmer, extrovertierter Mann, der sich mit großer Leidenschaft seinen metaphysischen Interessen widmete und davon überzeugt war, er könne Menschen heilen. Er wollte ein Therapiezentrum aufbauen, aber er war ziemlich labil und zu regelmäßiger Arbeit nicht fähig. Während er sprach, war sein Blick von manischer Intensität, und er brach häufig in lautes Gelächter aus (Kent: »lautes ungestümes Gelächter«). Er wirkte jedoch niedergeschlagen, wenn er über die Nebenwirkungen seiner Medikamente sprach, die ihm jedes Gefühl von Inspiration raubten, und er weinte, als er mir erzählte, niemand liebe ihn und selbst seine Schwester verhalte sich ihm gegenüber argwöhnisch. Er hörte zahlreiche Stimmen in seinem Kopf und hatte für jede einen Namen. Wie viele psychotische Menschen war er im psychologischen Bereich sehr scharfsinnig, und das nutzte er, um die Stimmen auf eine Weise zu identifizieren, die sie normaler erscheinen ließ. So bezeichnete er eine Stimme als sein höheres Selbst, weil sie von seiner spirituellen Berufung zum Heiler sprach und ihn an seine spirituellen Ursprünge erinnerte, während er eine andere Stimme sein Alter ego nannte, weil sie böse war und ihn davon zu überzeugen versuchte, daß er wertlos und verdammt sei und sein Ringen um mehr Stabilität genausogut aufgeben könne. Wieder andere Stimmen nannte er sein Ego und seine Führer. Häufig hatte er sowohl schöne als auch schreckliche Visionen, die er als wahre Bilder des Himmels und der Hölle interpretierte, und er hatte das starke Bedürfnis, anderen etwas über diese Welten zu vermitteln.

Wie auch andere potentiell psychotische Typen neigt Belladonna zu Paranoia. Wenn mein junger schizophrener Patient in einer manischen Phase war, hatte er das Gefühl, es würde ein Komplott geschmiedet, um ihn zu töten, und auch, realistischer, man werde ihn wegbringen. Er schimpfte über die Grausamkeit und Gleichgültigkeit der Psychiatrie und sagte, sie hätte ihn behandelt wie ein Tier. Es waren seine Wärme und Offenheit sowie seine mehr metaphysischen als religiösen Interessen, die mich bewogen, ihm Belladonna zu verordnen. Nach einer normalen Dosis von Belladonna 10M konnte er seine Beruhigungsmittel absetzen, und er blieb dann mehrere Monate lang relativ stabil. Wenn er wieder manischer wurde, habe ich die Häufigkeit der Arzneimittelgabe von wöchentlich auf täglich oder sogar stündlich erhöht, und das beruhigte ihn wieder. Leider kam er nach mehreren Monaten der erfolgreichen Therapie zu der Überzeugung, er brauche keine Behandlung mehr. Er erlitt einen Rückfall und wurde ins Krankenhaus eingewiesen.

Zusammenfassung

Unter den potentiell psychotischen Typen hat Belladonna die besten Chancen, relativ stabil und geistig gesund zu bleiben. Er besitzt alle feurigen Qualitäten wie Inspiration, Enthusiasmus, Ärger und Überheblichkeit, die beim geisteskranken Belladonna-Typ im Extrem auftreten. Gewöhnlich gibt es eine zwanghafte Beschäftigung mit metaphysischen und übersinnlichen Themen sowie den Glauben, man sei im Besitz übersinnlicher Kräfte. Im Vergleich dazu haben andere psychotische Typen eher rein religiöse Halluzinationen und Überzeugungen, obwohl sich hier manches überschneiden kann.

Der gesunde Belladonna-Typ leidet unter sprunghaftem Denken und Konzentrationsstörungen, aber er ist auch ein Querdenker und kann deshalb gut Probleme lösen. (Das gilt genauso für Mercurius und Argentum nitricum sowie einige der geistig gesünderen Angehörigen anderer potentiell psychotischer Konstitutionstypen.) Belladonna neigt zu Tagträumerei, statt sich auf die anstehende Arbeit zu konzentrieren. Seine Phantasie tendiert zu unwirklichen Vorstellungen wie in der Science-fiction oder im *Herrn der Ringe* von J. R. Tolkien. Er ist ein ziemlich herrischer, anmaßender Typ, der nicht besonders zu Depressionen neigt und seine Ansichten meist kompromißlos vertritt.

Der geisteskranke Belladonna-Typ hat Halluzinationen ebenso wie Momente der Ekstase, der Wut, der sexuellen Erregung und der intellektuellen Inspiration. Außerdem kann er unter Verfolgungswahn leiden.

Symptome, die Belladonna bestätigen, sind unter anderem Hyperaktivität in der Kindheit, die Tendenz zu Entzündungen und starke Körperhitze.

Körperliche Erscheinung

Belladonna-Männer sind meist stämmig und muskulös (Kent: »kräftig, mit Blutüberfülle«). Das Gesicht ist oft breit, und die Lippen sind im allgemeinen ziemlich dick. Die Haare sind gewöhnlich dunkel und wellig.

Calcium carbonicum

Calcium carbonicum wird aus der Austernschale hergestellt, und seine Herkunft sagt uns viel über die Psychologie des Konstitutionstyps. Die Auster gehört zu den weniger dynamischen Geschöpfen des Meeres. Sie zieht es vor, in ihrer schützenden Schale zu bleiben und sich zur Sicherheit an einen Felsen zu klammern. Im Inneren der Schale ist sie weich und amorph, und ihre Aktivitäten beschränken sich darauf, Nahrung aufzunehmen und zu verdauen.

Der Calcium-Mensch ist langsam, solide, bodenständig und arbeitsam. Während die mehr feurigen Typen wie Lachesis und Sulfur Aufregung und Ruhm suchen, bleibt Calcium gerne zu Hause und liegt vor dem Fernseher, vorzugsweise mit einem Partner zum Kuscheln und einem guten Vorrat an kalorienreichen Knabbereien. Jeder Konstitutionstyp drückt seine Sicherheitsbedürfnisse auf unterschiedliche Art aus. Lycopodium sucht Sicherheit in der Bestätigung durch andere. Für Aurum geht es um Reichtum und Prestige, während Pulsatilla nur wissen muß, daß sie geliebt wird. Für die Calcium-Frau bedeutet Sicherheit das Vertraute. Veränderungen empfindet sie als bedrohlich (ungefähr drei Viertel aller Calcium-Typen, die ich gesehen habe, sind weiblich) und vermeidet sie, indem sie einfach bleibt, wo sie ist. Deshalb kann die Calcium-Frau 20 Jahre lang denselben Job behalten, obwohl sie durchaus fähig wäre, sich größeren Herausforderungen zu stellen. Sie bleibt vielleicht ihr Leben lang in der Stadt, in der sie geboren wurde, wagt sich nur im Urlaub weiter weg (meist auf ausgetretenen Pfaden in beliebte, gut mit Speisen und Getränken versorgte Urlaubsgebiete) und ist immer froh, wieder nach Hause zu kommen.

Diese konservative Tendenz kann man in vielen Lebensbereichen von Calcium sehen. Vor allem Calcium-Kinder haben Bedenken, sich auf neue Erfahrungen einzulassen. Sie zögern, bevor sie unbekannte Nahrungsmittel probieren, brauchen lange Zeit, um neue Freundschaften zu schließen (sind aber gesellig im Zusammensein mit alten Freunden), und wenn sie älter werden, sind sie auch zurückhaltend gegenüber anderen Lebensanschauungen und Standpunkten. Wie Arsenicum ist Calcium meist sehr besorgt um seine materielle Sicherheit. Infolgedessen haben beide Typen eine hypochondrische Tendenz und machen sich oft Sorgen um die Zukunft und darüber, wie es ihnen materiell ergehen mag (Kent: »Angst, daß etwas passieren könnte«). Es gibt in dieser Beziehung jedoch beträchtliche Unterschiede. Während Arsenicum versucht, seine Umgebung dadurch zu kontrollieren, daß er pedantisch genau und sparsam ist, vermeidet Calcium einfach jede Veränderung und ist innerhalb der Grenzen einer vertrauten Umgebung wesentlich besser in der Lage, sich zu entspannen und die Dinge nicht so eng zu sehen. Die Calcium-Frau sorgt sich vor allem um ihre Sicherheit, und wenn diese ausreichend gewährleistet ist, wird sie das Leben genießen, ohne das Bedürfnis nach besonderen Aufregungen, nach Reichtum oder Prestige zu haben.

Einfachheit

Calcium ist ein unkomplizierter Mensch. Da er sich vorwiegend an der materiellen Wirklichkeit orientiert und es ihm primär um die Befriedigung seiner sinnlichen Gelüste und die gleichermaßen natürliche Freude am Familienleben geht, vermeidet er die Seelensuche stärker introvertierter Typen wie Natrium muriaticum und die intellektuellen Höhenflüge von Sulfur, Lycopodium und einigen Natrium-Typen. Calcium ist einfach, häuslich, bodenständig und pragmatisch. Seine Schlichtheit ist erfrischend, weil sie natürlich ist wie die von Phosphor (obwohl stiller und weniger brillant). Selbst die intelligentesten Vertreter/innen von Calcium sind unprätentiös und genießen die einfachen Freuden des Lebens wie Essen, Trinken, Spazierengehen und die körperliche Liebe. Calcium ist meist zufrieden, solange er in Sicherheit lebt, seine Freunde hat und die Freiheit, gelegentlich ein bißchen Luxus zu genießen, nicht indem er viel Geld ausgibt, sondern eher, indem er sich den einfachen Luxus gönnt wie ein heißes Bad im Winter oder ein Schwatz am Kamin bei einer Tasse Tee und Plätzchen. Ich habe eine Calcium-Freundin, die es schafft, sich trotz ihres bescheidenen Einkommens extrem gut zu kleiden und gut zu essen. Essen und Kleidung sind ihre beiden wichtigsten Quellen der Freude, und dafür gibt sie auch den größten Teil ihres Geldes aus.

Es ist vor allem seine körperliche Sinnlichkeit und seine Erdverbundenheit, die es Calcium ermöglicht, so schlicht zu bleiben. Calcium gehört zu den sinnlicheren Typen, die auf dieser körperlichen Ebene großes Vergnügen empfinden können, ohne daß sie nach einer höheren Entwicklung verlangen, die kultiviertere Typen wie Silicea und Arsenicum genießen. Die Calcium-Frau schwelgt oft allzusehr im Essen, weil sie es so genießt, und da sie sich von Natur aus nicht gerne bewegt, wird sie gewöhnlich bald übergewichtig. An diesem Punkt unterscheidet sie sich von ihren übergewichtigen Natrium-

Schwestern (die man 20mal häufiger trifft als eine dicke Calcium-Frau), weil ihr die Gewichtsprobleme nicht viel ausmachen. Natrium hat die Tendenz, sich häßlich und nicht liebenswert zu fühlen, und diese Haltung wird durch Übergewicht nur gesteigert. Calcium fühlt sich dagegen mit ihren Speckrollen oft ganz wohl, weil sie sich ihrer Erscheinung meist nicht so bewußt ist, vor allem, wenn sie sich der Loyalität ihres Partners sicher sein kann.

Wie andere bodenständige, sinnlich orientierte Typen ist Calcium oft geschickt bei praktischen Tätigkeiten, und viele von ihnen sind auch künstlerisch begabt. Es ist jedoch unwahrscheinlich, daß sie es riskieren, ihren Lebensunterhalt von einem so unsicheren Geschäft wie der Kunst zu bestreiten; sie betreiben ihre künstlerischen Aktivitäten lieber als Hobby.

Die pragmatische, ernsthafte Lebenseinstellung von Calcium ist nützlich bei der Arbeit. Während der nahe verwandte Sulfur bei der Arbeit oft gelangweilt oder faul ist (wenn der Job nicht gerade zu seinen Leidenschaften gehört), arbeitet Calcium im allgemeinen stetig und zuverlässig. Er mag zwar nicht der schnellste sein, aber wie eine Schildkröte gelangt er schließlich ans Ziel, meist ohne auf dem Weg dahin irgendeinen Fehler zu machen. Außerdem ist er bei der Arbeit meist leutselig und zufrieden (und wird im allgemeinen einen relativ geringen Lohn akzeptieren, solange ihm die Arbeit gefällt). Die Calcium-Frau ist mit Sicherheit kein Workaholic, obwohl sie manchmal Überstunden macht, um ihrem Chef zu helfen oder eine Kollegin zu vertreten. Was sie selbst betrifft, so würde sie lieber weniger arbeiten und ihre Freizeit genießen. Obwohl sie vielleicht auf ihre Arbeit stolz sein mag, bildet die Familie meist den Mittelpunkt ihres Lebens (und das gilt genauso für Calcium-Männer). Ein Wochenende zu Hause mit der Familie ist für Calcium in der Regel attraktiver als für die meisten anderen Typen, und der Gedanke an den Montagmorgen löst gewöhnlich keine große Begeisterung aus.

Beschränktheit und Engstirnigkeit

Jede positive Qualität hat ihre Schattenseite. Sulfur ist voller Inspiration, nimmt aber die praktischen Realitäten nicht wahr, während Kalium logisch ist, aber zu wenig Vorstellungskraft hat. Bei Calcium wird die positive Eigenschaft der Schlichtheit in vielen Fällen von einem »kleinen Geist« begleitet.

Die Interessen von Calcium drehen sich gewöhnlich um die Befriedigung eigener oder familiärer Bedürfnisse und Wünsche. Dadurch kann eine Art Klan-Mentalität aufkommen, vereinfacht gesagt nach dem Muster: »Du bist in Ordnung, wenn du einer von uns bist.« Da für die Calcium-Frau die Familie im Mittelpunkt steht und ihr Denken sich um praktische Alltagssorgen dreht wie beispielsweise, was sie zum Mittagessen kochen soll, verfehlt sie leicht die größeren Zusammenhänge. Kent hat das in seinen Vorlesungen schonungslos charakterisiert: »Calcium führt zu kleinlichen Ideen, es zwingt den Verstand zur Kleinlichkeit, zu kleinlichen Vorstellungen oder dazu, bei Kleinigkeiten zu verweilen.« (Kent war vermutlich ein Sulfur-Typ und folglich das genaue Gegenteil von Calcium.) Das stimmt in vielen Fällen. Calcium interessiert sich mehr dafür, was es zum Abendessen gibt oder ob der örtliche Fußballverein gewinnt, als für die Sorgen der Allgemeinheit, wie beispielsweise internationale Politik oder mehr abstrakte Themen wie Philosophie und Ethik. Selbst die intelligenteren Calcium-Menschen neigen dazu, sich mehr für lokale als für nationale oder internationale Fragen zu interessieren und mehr für praktische Angelegenheiten als für abstrakte Theorien. Insofern wird Calcium, wenn er/sie umweltbewußt ist, auf der lokalen Ebene arbeiten und dabei helfen, Abfall wiederzuverwerten, sich aber wahrscheinlich kaum für globale ökologische Fragen wie den Schutz der Regenwälder am Amazonas interessieren.

Natürlich beschränken sich nicht alle Calcium-Menschen nur auf persönliche und häusliche Angelegenheiten. Einige haben ein großes Allgemeinwissen und interessieren sich für viele Dinge, vom Alltäglichen bis zur Philosophie. Calcium ist oft ein Sammler, und einige Calcium-Typen sammeln statt Antiquitäten und Spielzeugautos lieber Informationen. Die Art, wie sie das tun, ist bemerkenswert. Anders als Lycopodium und Sulfur, die ein Thema meist gierig und gründlich studieren, neigt Calcium dazu, Informationen »abzugrasen«. Im Laufe der Jahre kann er sich auf diese Weise durch viele Sachbücher arbeiten (die er wahrscheinlich im Wechsel mit Romanen liest) und dabei mühelos eine Menge Wissen aufnehmen. Und weil er sich für die kleinen Details des Lebens genauso interessiert wie für die »großen Zusammenhänge«, kann es sein, daß er über ein riesiges inneres Archiv mit unwichtigen kleinen Fakten verfügt wie beispielsweise dem Fettanteil in einem Kamelhöcker oder dem Namen des Astrologen von Präsident Reagan. Im Gespräch werden diese kleinen Juwelen dann bei passender Gelegenheit vorgezeigt, und seine Freunde werden staunen, über welch ein umfassendes Wissen dieser anscheinend ziemlich schlichte, unkomplizierte Mensch verfügt.

Kalium carbonicum neigt auch dazu, jede Menge Fakten zu sammeln und bei passender Gelegenheit ins Gespräch einzustreuen. Diese beiden Typen haben viele Gemeinsamkeiten, sowohl körperlich als auch geistig. Beide sind sehr bodenständige, praktische und ernsthafte Typen, und beide haben die

Tendenz, sich über Kleinigkeiten Sorgen zu machen. Calcium ist jedoch meist entspannter, weniger förmlich und weniger rigide als Kalium. Calcium geht außerdem nicht so pedantisch mit den erlernten Fakten um, wie Lycopodium und Kalium das manchmal tun.

Ich kannte einmal eine Calcium-Dame von ungefähr 40 Jahren. Sie hatte geheiratet und Kinder bekommen, hatte sich dann scheiden lassen und erlebte nun eine Art zweiter Jugend, in der sie alles nachholte, was sie durch ihre frühe Heirat versäumt hatte. Sie kleidete sich sehr modisch und jugendlich wie ein Teenager, und sie wirkte mehr wie 30 als wie 40. Ihr Gesicht war viereckig mit einem offenen Ausdruck, und sie hatte feine Fältchen um die Augen, die wie Lachfältchen aussahen. Körperlich war sie eher mollig, aber nicht fett, obwohl sie nicht regelmäßig Sport trieb. Aus meiner Sicht war der charakteristischste Persönlichkeitszug bei ihr, daß sie gerne redete. Sie konnte über alles und jeden schwatzen und schwatzen und schwatzen, bis sie Fransen am Mund hatte. Sie stellte meine Geduld oft auf die Probe, indem sie über gute Filme redete (gewöhnlich mit meiner Frau). Wann immer ein neues Thema angeschnitten wurde, hatte sie etwas dazu zu sagen. Ihre Kommentare waren meist ernsthaft und sachlich, aber nicht pedantisch. Besonders gut war sie über alles informiert, was sich in ihrer Region abspielte (politisch oder im Freizeitbereich), aber gewöhnlich konnte sie zu nahezu jedem Thema etwas sagen. Eines Tages suchte sie mich in völliger Panik auf. Ihr Exfreund ließ sie nicht in Ruhe, und sie regte sich darüber so auf, daß sie die ganze Zeit voller Angst und in Tränen aufgelöst war. Als sanfte und großzügige Seele hatte sie den unwillkommenen »Ex« anfangs nicht energisch genug in seine Grenzen gewiesen, aber allmählich sah sie sich gezwungen, ihm die Tür vor der Nase zuzuschlagen. Ich gab ihr Calcium 10M, und schon einen Tag nachdem sie die Arznei genommen hatte, war sie wieder ruhig und dachte nicht mehr zwanghaft darüber nach, wie sie mit der Situation umgehen sollte.

Meine Calcium-Freundin war sicher mehr »mental« (im Gegensatz zu emotional oder praktisch) orientiert als die meisten Calcium-Frauen, aber sie war nicht intellektuell in dem Sinne, daß sie die gesammelten Informationen in größerem Ausmaß analysiert hätte. Mir ist nie eine wirklich analytische Calcium-Frau begegnet, und das stimmt überein mit dem vorherrschenden Eindruck von Calcium als praktischem und bodenständigem Typ, auch dann, wenn die Intelligenz überdurchschnittlich ist. (Im Gegensatz dazu neigen Kalium carbonicum und Lycopodium dazu, Informationen stark zu analysieren, ebenso wie Sulfur, der auch ein großer Faktensammler ist.)

Calcium hat meist ein starkes Interesse an persönlichen Dingen. Auf der positiven Seite wird die Calcium-Frau damit zu einer aufmerksamen Zuhörerin und einer loyalen Freundin. Sie interessiert sich andererseits aber auch für Klatsch und solche Dinge wie die Farbe des Kleides, das die Königin trug, oder Fergies neueste Frisur. (Calcium ist oft fasziniert von Königshäusern, ebenso wie Natrium muriaticum.)

Calcium ist ein empfindsamer Typ (Kent: »überempfindlich«), und wenn seine Gefühle verletzt werden, kann er sehr kleinlich werden. Wenn er sich beleidigt oder zurückgewiesen fühlt, benimmt er sich oft kindisch und sinnt auf plumpe Rache. So kann eine Calcium-Frau beispielsweise ihrem Ehemann die Tür vor der Nase zuschlagen oder bei Bekannten peinliche Details über jemanden ausplaudern, über den sie sich geärgert hat. Dieses Verhalten findet man vor allem bei Calcium-Kindern und -Jugendlichen, besonders bei den Mädchen.

Gastfreundschaft und Gemütlichkeit

Calcium ist ein wichtiger Bestandteil des Knochenskeletts. Wie die Knochen des Skeletts, so spielt auch der Calcium-Typ eine stabilisierende oder sogar strukturierende Rolle im Körper der Gesellschaft. Calcium-Menschen sind wie das »Amen in der Kirche«, das Salz der Erde, solide, zuverlässig, mit einem gesunden Menschenverstand und einem großzügigen Herzen für jeden, den sie in den größeren Familienkreis aufgenommen haben. Der Fremde mag zwar zunächst etwas mißtrauisch beäugt werden, aber wenn er erst einmal seine guten Absichten bewiesen hat, gewährt man ihm Zutritt in die Austernschale, damit er dort die Gemütlichkeit und Bequemlichkeit genießen kann und auch die Perle der Liebe und Loyalität, die Calcium allen gewährt, denen er vertraut. In diesem Sinne erinnert Calcium an Natrium muriaticum, aber letzterer zögert länger und ist wachsamer, bevor er jemanden hereinläßt, ist anschließend aber auch gefühlsmäßig stärker an seine Vertrauten gebunden.

Wenn man über die alten Zeiten liest und über die Charaktere, die unsere Dörfer und Städte vor zwei- oder dreihundert Jahren bevölkerten, bekommt man den Eindruck, daß Calcium damals der am weitesten verbreitete Typ war, und das mag wohl wirklich so gewesen sein. Der Typ der matronenhaften Frau des Kneipenwirts, deren Gastfreundlichkeit alle und jeden einschließt, die gerne klatscht und nichts gegen einen derben Spaß hat, beinhaltet für mich viel von der Calcium-Essenz. Jeder weiß, daß Menschen, die in ländlichen Gebieten leben, obwohl sie sich Fremden gegenüber erst einmal argwöhnisch verhalten, äußerst gastfreundlich sind, wenn sie jemanden erst einmal in ihr Haus eingeladen haben. Ich vermute, daß Calcium auf dem Land, wo man noch schlichter leben kann, weiter verbreitet ist, ebenso in Ländern der dritten Welt. Wenn sich eine Gesellschaft stärker industrialisiert und kultivierter wird, breitet sich Natrium muriaticum immer stärker aus und löst Calcium als vorherrschenden Typ ab. (Wir werden darauf im Kapitel über Natrium noch weiter eingehen.)

Sowohl männliche als auch weibliche Calcium-Typen lieben ihr Zuhause und sind sehr fürsorglich, wodurch sich Gäste bald als Teil der Familie fühlen. Anders als Natrium wird Calcium bei Fremden nicht lange förmlich bleiben. Calcium wirkt sehr schlicht und einfach. Man weiß, woran man mit ihnen ist, und wenn sie einmal Vertrauen gefaßt haben, sind sie eher gesprächig und freundschaftlich als heftig und anmaßend. (Ein gutes Beispiel für eine entspannte und erfrischend direkte Calcium-Frau findet man in dem Film *L. A. Story* in Gestalt der englischen Journalistin, gespielt von Victoria Tennant, die sich in den verrückten Wetteransager verliebt, den Steve Martin spielt.) Calcium sorgt meist gut für andere, ohne sich dabei selbst zu vernachlässigen. Anders als der ebenfalls fürsorgliche Natrium-Typ fühlt sich Calcium liebenswert und glaubt, daß er ein Anrecht auf Glück hat, und er kann genauso leicht annehmen, wie er gibt. In einer Beziehung wird Calcium im allgemeinen den Partner verbal und praktisch stark unterstützen. Calcium kümmert sich auch um die Kleinigkeiten, mit denen man zeigt, daß man an den anderen denkt, wie beispielsweise Geburtstagsgeschenke, hin und wieder eine Tasse Tee oder einen Blumenstrauß. Calcium ist meist nachsichtig gegenüber denen, die er liebt. Ein Calcium-Partner ist im allgemeinen loyal, anhänglich und zuverlässig, ohne seine oder ihre eigene Identität zu verlieren. Hier unterscheidet sich Calcium von Pulsatilla und von einigen Natrium-, Phosphor- und Staphisagria-Partnern, die sich selbst völlig vergessen bei ihren Versuchen, es dem anderen recht zu machen.

Ein Calcium-Elternteil wird genauso unterstützend und nachsichtig sein wie ein Calcium-Partner, aber auf eine entspannte Weise. Das Familienleben ist für Calcium eine ganz natürliche Sache, und Kinder werden im allgemeinen umsorgt, ohne verwöhnt zu werden, und sie dürfen das Nest ohne großes Aufsehen verlassen. Die Calcium-Mutter wird sich wahrscheinlich um ihre Kinder sorgen, wenn sie das Haus verlassen haben, aber sie wird ihnen nicht im Weg stehen. Es ist so, als habe sie immer noch eine »natürliche Psyche«, die instinktiv weiß, was für ihre Familie am besten ist, ohne daß sie darüber nachdenken müßte. Genauso wie Vögel es akzeptieren, wenn ihre Jungen flügge werden, und sie dabei sogar ermutigen, erfüllen Calcium-Eltern ihre natürliche Aufgabe und machen dann den Weg frei, wenn ihre Kinder alt genug sind, um für sich selbst zu sorgen.

Haushalte, in denen einer oder beide Elternteile Calcium sind, strotzen meist vor Leben. Die Kinder haben oft viel Freiheit, und sowohl Eltern als auch Kinder mögen Haustiere. Viele Calcium-Haushalte sind regelrechte Tierheime und sind erfüllt vom pulsierenden Leben eines halben Dutzends von Haustieren und einer Brut ungebärdiger Kinder. In solch einem Chaos fühlt sich die Calcium-Mutter in ihrem Element, und der Calcium-Vater, obwohl er bisweilen Zuflucht bei seinen Kumpels in der Kneipe sucht, fühlt sich in solch einem warmen häuslichen Chaos viel wohler, als er sich in einer ruhigen, sauberen und kontrollierten Atmosphäre fühlen würde.

Die Familie ist für Calcium sehr wichtig. Große Familientreffen sind typisch, und wenn die alternde Mutter zu gebrechlich wird, um für sich selbst zu sorgen, wird Calcium sie wahrscheinlich zu sich nehmen. Wenn Calcium-Menschen nicht zu Hause sind, bekommen sie Heimweh (vor allem die Kinder). Calcium-Kinder werden es eher als die meisten anderen tolerieren oder sogar genießen, auch noch als fast Erwachsene mit der Familie in Urlaub zu fahren, während ihre Altersgenossen ungeduldig versuchen, von ihren Eltern wegzukommen. Sie werden auch eher noch bei den Eltern wohnen, wenn sie schon die Schule beendet haben und zur Arbeit gehen. Das hängt zum Teil damit zusammen, daß sie das Vertraute und die Bequemlichkeit zu schätzen wissen, hat aber auch damit zu tun, daß ein oder beide Elternteile wahrscheinlich ebenfalls Calcium und deshalb eine angenehme Gesellschaft sind. Wenn er nicht gerade unter Streß steht, ist Calcium im allgemeinen gelassen und stellt nicht allzu viele emotionale Anforderungen an seine Angehörigen. Sie können kommen und gehen, wie es ihnen gefällt, und da er nicht nur wenig fordert, sondern auch warmherzig und nachsichtig ist, werden sie seine Gesellschaft wahrscheinlich genießen. Calcium-Kinder bleiben oft zu Hause, bis sie mit einem Partner zusammenziehen oder heiraten (häufig einen Sandkastenfreund).

Sentimentalität und Empfindsamkeit

Wasser gilt als Symbol des Gefühls, und vor allem das Meer wird oft mit unserem Unterbewußtsein, das voller Emotionen aus der Vergangenheit ist, in Verbindung gebracht. So ist es durchaus passend, daß Mittel, die aus dem Meer stammen (Calcium, Natrium muriaticum und Sepia), mit emotionalen Persönlichkeiten korrespondieren. Calcium ist etwas weniger emotional als

Natrium und Sepia, weil er in seiner Sinnlichkeit wurzelt und so bodenständig und pragmatisch ist. Gleichwohl ist Calcium immer noch emotional im Sinne von weich, fürsorglich und sentimental (Kent: »Milde«). Man kann Calcium leicht mit Pulsatilla verwechseln, weil beide von Natur aus sanft und fürsorglich sind und sich auch äußerlich so ähnlich sehen (blond und fleischig). Der grundsätzliche Unterschied besteht in der Bodenständigkeit von Calcium, die das permanente Auf und Ab der Emotionen verhindert, denen Pulsatilla so ausgeliefert ist, und die Calcium stabiler und weniger abhängig von anderen sein läßt. (Graphites liegt irgendwo zwischen den beiden.)

Die meisten kleinen Kinder sind bis zu einem gewissen Grad sentimental, aber das Calcium-Kind legt diese Eigenschaft nur langsam ab, wenn überhaupt. So wird es wahrscheinlich seine Kuscheltiere länger als die meisten hätscheln (das heißt sein Leben lang). Die Calcium-Frau ist sentimental im Hinblick auf irgendwelche Jahrestage, und sie genießt es, Grußkarten mit intimen Botschaften zu verschicken und zu bekommen. Auch bewahrt sie gerne Dinge auf, die sie an gute alte Zeiten oder an abwesende Freunde erinnern. Die meisten Calcium-Frauen haben wohlgehütete Fotoalben. (Diese Art von Sentimentalität findet man auch bei Pulsatilla, Natrium muriaticum und manchmal bei Phosphor.)

Calcium hat ein weiches Herz und erträgt es nicht, von Grausamkeiten zu hören (Kent: »überempfindlich – wenn er von Grausamkeiten hört«), obwohl er nicht zu jener Art moralischer Mißbilligung neigt, die Causticum bei Ungerechtigkeiten empfindet, und auch nicht zu denen gehört, die bei Demonstrationen für soziale Rechte alles kurz und klein schlagen. Er zuckt einfach zusammen, wenn er daran denkt, daß eine andere Kreatur leidet, vor allem als Folge von Grausamkeit, denn er spürt bis zu einem gewissen Grad selbst den Schmerz auf dieselbe mitfühlende Art wie Phosphor. Ich denke, daß Calcium irgendwo in der Mitte zwischen Phosphor und Natrium liegt. Alle drei sind empfindsame, emotionale Typen. Phosphor ist extrem offen für die Gefühle anderer und geht genauso offen mit den eigenen Gefühlen um. Natrium verschließt sich, um sich selbst vor Verletzungen zu schützen und nicht allzuviel von den Schmerzen anderer zu spüren. Calcium mit seiner relativ gesunden Ausgeglichenheit liegt irgendwo zwischen Offenheit und Selbstschutz. Zufriedene Calcium-Menschen können manchmal mit Phosphor verwechselt werden, weil sie schlicht und natürlich sind und das Leben ohne allzuviel Selbstbeobachtung und ohne große Ansprüche genießen. Wenn sie jedoch verletzt werden, kann man sie mit Natrium verwechseln, weil sie sich dann in ihre Austernschale zurückziehen und mit der Person, die ihnen zu nahe getreten ist, nichts mehr zu tun haben wollen. In solchen Situationen können sie verärgert und sogar verbittert sein (Kent:»leicht beleidigt«). Wenn sie beleidigt werden, besteht der hauptsächliche Unterschied zwischen Calcium und Natrium darin, daß erstere sehr viel schneller darüber hinwegkommen als letztere. Das liegt teilweise daran, daß Natrium dazu neigt, Ärger und Frustration bis zur Unerträglichkeit aufzustauen, während Calcium sich früher wehrt und dadurch einen ernsthaften Mißbrauch vermeidet.

Wenn Calcium sich aufregt, reagiert er leicht irrational (Kent:»unfähig, nach Erregung scharf zu denken«). Auch das gilt wieder für die meisten emotionalen Typen, wobei Aurum am stärksten kontrolliert ist und Ignatia am wenigsten. Calcium liegt irgendwo dazwischen. Die Calcium-Frau kann in Tränen ausbrechen, wenn ihr Mann den Hochzeitstag vergessen hat, und in ihrer Traurigkeit läßt sie vielleicht aus Versehen das Essen anbrennen, oder sie geht in ihrem Ärger den ganzen Abend aus, ohne eine Nachricht zu hinterlassen, aber sie kommt in der Regel schnell wieder zur Vernunft. Sie ist zwar die meiste Zeit empfindlich, aber irrational reagiert sie nur, wenn sie aufgeregt ist.

Calcium steht in Kents Repertorium unter der Rubik »möchte magnetisiert werden«. Der Grund dafür ist die Passivität von Calcium, und wie viele der leicht emotionalen Typen lassen sich Calcium-Menschen gerne bezaubern, besonders von einem Vertreter des anderen Geschlechts. Calcium-Mädchen verlieben sich häufig und hängen dann ihrem Herzblatt an den Lippen. Ihre Empfänglichkeit für den Zauber anderer Menschen kann manchmal zu gebrochenen Herzen führen, aber auch dann sorgt die sinnliche Seite von Calcium dafür, daß sie den Kopf nicht allzu lange hängen lassen und wieder in den Alltag zurückfinden.

Die furchtsame Auster

Calcium vermeidet Ängste meist dadurch, daß er bei der Familie bleibt. Zu den charakteristischsten Folgen dieses Verhaltens gehört eine gewisse Unterforderung. Calcium fürchtet oft die Herausforderungen, die sich aus dem Erfolg ergeben, vor allem akademisch und beruflich (Kent:»auf dem Höhepunkt des Erfolgs gibt er sein Geschäft auf«). Es kommt oft vor, daß eine Calcium-Frau einen Kursus oder eine Ausbildung beginnt und dann kurz vor dem Ende aufgibt, obwohl sie durchaus in der Lage wäre, die Sache mit durchschnittlichem oder sogar überdurchschnittlichem Erfolg zu beenden. Sie wird meist nicht erklären können, warum sie aufgegeben hat, oder sie wird ihre Entscheidung rationalisieren. Dann sagt sie vielleicht, sie habe ihren Kunstkurs aufgegeben, weil man ihr einen guten Job angeboten habe, obwohl dieser Job sie eigentlich nicht weiterbringt und ihren Fähigkeiten nicht entspricht. Vielleicht gibt sie ihre Arbeit oder ihr Studium auch auf, wenn sie eine neue Beziehung beginnt, und rechtfertigt ihre Entscheidung, indem sie sagt, sie wolle jetzt mehr Zeit für ihren Partner haben. Tatsächlich hat sie jedoch Angst, daß sie den wachsenden Ansprüchen an ihre Zeit und ihre Fähigkeiten, die mit einer Karriere verbunden wären, nicht gerecht würde. Es fehlt ihr weder an Intelligenz noch an Fähigkeiten; sie hat nur Angst, sie zu nutzen.

Calcium gehört zu den Typen, die sich grundlos Sorgen um die Zukunft machen (Kent:»Angst, daß etwas Trauriges oder Schreckliches eintreten wird«). Das trifft wie üblich mehr auf Frauen zu, aber auch Calcium-Männer haben die Tendenz, das Schlimmste zu befürchten, besonders wenn sie etwas Neues beginnen. Auf ähnliche Weise machen sich Calcium-Eltern Sorgen, daß ihre Kinder einen Unfall haben könnten, und regen sich schon auf, wenn der Nachwuchs ein bißchen später nach Hause kommt. Im allgemeinen sorgt sich Calcium eher um Kleinigkeiten und zukünftige Katastrophen, die eher unwahrscheinlich sind.

Wenn Calcium eine neue Aufgabe übernimmt, kann die Angst, damit nicht fertig zu werden, allgemeine Befürchtungen und allerlei irrationale Ängste auslösen. (Kent führt Calcium unter 14 verschiedenen Angst-Rubriken und 16 Furcht-Rubriken in Fett- oder Kursivdruck auf.) Der ängstliche Calcium-Mensch weiß Ermutigung zu schätzen und wird dann meist nach kurzer Zeit wieder optimistischer in die Zukunft sehen. Calcium leidet gewöhnlich nicht unter Panikattacken oder länger dauernden Angstzuständen, die den nervöseren Typen wie Argentum und Lycopodium zu schaffen machen.

Stumpfsinn und Halsstarrigkeit

Wie Barium entwickelt sich auch das Calcium-Kind meist nur langsam, aber anders als Barium holt es gewöhnlich sehr schnell auf. Vielleicht bekommt das Calcium-Kind erst spät Zähne, oder es beginnt einige Monate später als das Durchschnittskind zu krabbeln und zu laufen. Beim Sprechen- und Lesenlernen mag es zunächst langsam sein, und diese ursprüngliche Langsamkeit kann spätere Ängste vor Überforderung auslösen. Doch die Ähnlichkeit mit Barium bezieht sich nicht nur auf die langsame Entwicklung. Wie Barium sind manche Calcium-Kinder stumpfsinnig, wenig unternehmungslustig und apathisch (Kent: »Dumpfheit – Schwerfälligkeit«). Sie können in einen Trott verfallen, in dem sie sich nur noch für das Fernsehen interessieren oder sich nur noch mit einem bestimmten Spielzeug beschäftigen, und sie werden allen Versuchen widerstehen, sie für ein Gespräch oder andere Aktivitäten zu gewinnen. Einige Calcium-Kinder sind immer so, während andere nur gelegentlich stumpfsinnige Phasen haben. Natürlich kann es sein, daß ein dumpfes Kind von den Eltern nicht genügend Anregungen bekommt oder daß es sich in sich selbst zurückzieht, um sich vor einer unglücklichen häuslichen Atmosphäre zu schützen. Das kann bei jedem beliebigen Konstitutionstyp vorkommen, aber Calcium verfällt schneller in Stumpfsinn und Apathie als die meisten anderen und reagiert so auf eine Vielzahl von negativen Einflüssen (ähnlich wie die Auster, die sich in ihrer Schale versteckt). Calcium wird nicht so leicht aggressiv wie Tuberculinum, aber reagiert ziemlich dumpf und halsstarrig wie Barium. Eine wichtiger Unterschied zwischen einem stumpfsinnigen Calcium-Kind und einem stumpfsinnigen Barium-Kind besteht darin, daß Barium-Kinder weit schüchterner sind als Calcium-Kinder.

Der Calcium-Erwachsene vermeidet im allgemeinen die Art von Stumpfsinn, in die das Kind manchmal verfällt, kann aber gleichwohl dumpf, phantasielos, träge und routinemäßig werden. Bei Calcium ist es oft mehr die körperliche Lethargie als die geistige Apathie, die das Leben einschränkt, aber das eine kann leicht zum anderen führen. Der Stumpfsinn erinnert an die apathische Sepia, ist aber selten so schwerwiegend und meist auch nicht von Verzweiflung begleitet. Calcium ist emotional relativ stabil, und es muß eine Menge Unglück zusammenkommen, bevor ihre Trübsal zur echten Depression wird. Wenn Calcium sich jämmerlich fühlt, wird er eher leise weinen als laut heulen, er wird sich eher selbst bemitleiden und sich Gutes tun als sich todunglücklich zu fühlen (Kent: »wimmernd, bedrückt und melancholisch«). Selten, wenn überhaupt, erlebt er den tiefen emotionalen Schmerz, unter dem mehr introvertierte Typen wie Aurum, Natrium und Ignatia leiden können.

Wie Silicea fehlt es Calcium an Festigkeit, sowohl körperlich als auch geistig. Selbst die intelligentesten Calcium-Menschen haben manchmal Schwierigkeiten, langwierige geistige Arbeiten zu Ende zu bringen, und ihre Aufmerksamkeit reicht vielleicht nicht, um sich längere Zeit auf etwas zu konzentrieren. Dabei werden sie nicht etwa leicht abgelenkt wie Phosphor, sondern ihr Geist wird einfach müde (Kent: »unfähig, längere Zeit zu arbeiten; geistig und körperlich schnell ermüdet«). Viele Calcium-Studenten werden von Kopfschmerzen geplagt, die das Ergebnis ihrer angestrengten Bemühungen um Konzentration sind. Um mit dieser Einschränkung zurechtzukommen, bestimmen sie oft beim Studium oder beim Schreiben ihr Tempo selbst, indem sie häufig ein bißchen arbeiten statt viel auf einmal (Silicea macht das genauso).

Wie Sulfur und Silicea kann auch Calcium sehr störrisch sein. Das ist nicht überraschend angesichts seiner Neigung, Veränderungen zu vermeiden. Weil das Vertraute Sicherheit vermittelt, hängt man daran. Das Calcium-Kind kann gewöhnlich sehr gut nein sagen und stemmt dabei die Hinterfüße in den Boden wie ein Esel, den man zu etwas zwingen will. Wenn man das Verhalten von Calcium ändern will, dann ist es erfolgversprechender, ihm das Gegenteil von dem zu sagen, was er tun soll. Versucht man beispielsweise, Calcium zur Eile anzutreiben, dann hat das wahrscheinlich den entgegengesetzten Effekt. Er ist von Natur aus langsam, und wird noch langsamer werden, wenn man ihn unter Druck setzt.

Die Sturheit von Calcium äußert sich manchmal als Vorurteil gegenüber bestimmten Menschen, ganzen Teilen der Gesellschaft oder ungewöhnlichen Vorstellungen. Je mehr Calcium Veränderungen fürchtet, desto wahrscheinlicher wird er sich von Menschen oder Ideen bedroht fühlen, die fremd wirken, und desto eher wird er sich in den sicheren Hafen seiner Vorurteile flüchten. Der bewußtere Calcium-Typ mag frei von Vorurteilen erscheinen, aber wenn man genauer hinsieht, findet man sie doch auf einer subtilen Ebene, beispielsweise als Mißtrauen gegenüber Menschen, die unter dem Sternzeichen der Zwillinge geboren sind, oder als Vermutung, daß sich arme Leute nicht waschen (Kent: »Abneigung gegen bestimmte Personen«).

Wie Pulsatilla zeigt sich auch Calcium häufig in der frühen Kindheit. Besonders Babys sind konstitutionell oft Calcium, bevor sie mit etwa 18 Monaten in ein Pulsatilla-Stadium kommen und dann mit etwa fünf Jahren den Konstitutionstyp ausprägen, zu dem sie auch als Erwachsene gehören. Die Kindheit ist natürlicherweise eine Zeit der Assimilation, wenn die hauptsächlichen Aktivitäten aus Essen und Schlafen bestehen, und deshalb gibt es eine entsprechende Resonanz mit der Wellenlänge des relativ passiven Calcium. Calcium-Babys sind gewöhnlich sehr friedlich und leicht zu versorgen, abgesehen davon, daß sie nachts oft aufwachen und schreien. Sie sind fügsame Babys, die gerne andere Leute um sich haben, aber auch still für sich alleine spielen können, solange die Mutter in der Nähe ist. Während des Tages schlafen sie oft viel, und ihre Tendenz, nachts aufzuwachen, hat möglicherweise damit zu tun, daß sie Angst vor der Dunkelheit und vor dem Alleinsein haben, beides Ängste, die sich später auch bei älteren Calcium-Kindern zeigen können.

Körperliche Erscheinung

Körperlich hat Calcium meistens ein ganz charakteristisches Aussehen: Der Körper ist fleischig mit einer Tendenz zum Fettansatz, wobei auch die nicht übergewichtigen Calcium-Typen eine leichte Fettschicht haben. Bei den Europäern ist das Haar gewöhnlich hellbraun oder blond, und die Haut ist blaß und wirkt »milchig«. Die Hautfarbe hat man auch als »kreidig« beschrieben, als ob eine dünne Schicht Kalk darüberläge. Das hat zum Teil damit zu tun, daß die Haut durch die darunterliegende Fettschicht leicht angeschwollen ist, hängt aber auch mit dem zarten Flaum zusammen, den man oft auf der Haut findet. Wie Pulsatilla hat Calcium häufig einen »Pfirsich-und-Sahne«-Teint, also blaß mit rosigen Wangen. (Im Gegensatz dazu sind Silicea, Syphilinum und Lachesis gewöhnlich blaß ohne die rosigen Wangen, also »Sahne ohne Pfirsich«.) Das Gesicht wirkt meist rundlich und weich, während die mehr kopforientierten Typen ein breites, eckiges Gesicht mit einem großen Mund haben. (Das fleischige Gesicht von Calcium spiegelt seine weiche, emotionale Seite, während die Eckigkeit Ausdruck seiner bodenständigen, pragmatischen Natur ist. Im Gegensatz dazu hat der bodenständige Kalium ein eckiges Gesicht, das überhaupt nicht fleischig ist, weil er in keiner Weise emotional ist.) Die Lippen sind im allgemeinen voll und spiegeln die sinnliche Natur. Wie bei Barium sind auch bei Calcium die Arme und Beine, Finger und Zehen etwas kürzer und dicker als durchschnittlich oder wirken eckig und kräftig.

Die Schauspielerin Victoria Tennant ist ein gutes Beispiel für Calcium, sowohl im Hinblick auf ihre äußere Erscheinung als auch bezüglich der Filmrollen, die sie gewöhnlich spielt.

Causticum

Causticum ist ein faszinierender Konstitutionstyp. Er kommt nicht häufig vor, und die Persönlichkeit von Causticum ist in den alten Arzneimittellehren nur bruchstückhaft beschrieben. Infolgedessen haben viele Homöopathen auch nur eine vage Vorstellung von der Mentalität des Typs.

Idealismus, Mitgefühl und Ungerechtigkeit

Einer der wichtigsten Aspekte der Persönlichkeit von Causticum, der in den alten Arzneimittellehren fast vollständig fehlt, ist der Idealismus. Es gibt mehrere idealistische Typen (Sulfur, Staphisagria, Phosphor, China), und jeder hat eine andere Art von Idealismus. So entwirft Sulfur beispielsweise großartige Pläne, um eine ideale Welt zu schaffen, tut aber nichts, um seine Ideen praktisch umzusetzen; Staphisagria interessiert sich oft vage für spirituelle Dinge und träumt theoretisch davon, als spiritueller Sucher nach Indien zu gehen; Phosphor läßt sich dagegen von den großen Visionen anderer Idealisten inspirieren, ist aber oft nicht besonders urteilsfähig. (China ist oft tatsächlich medial und spirituell veranlagt, hat aber Schwierigkeiten, sich an die Härten der materiellen Welt anzupassen.) Der Idealismus von Causticum basiert auf zwei Faktoren: erstens ein tiefes Mitgefühl mit allen leidenden Kreaturen (Kent: »mitfühlend«), und zweitens ein scharfer Sinn für Gerechtigkeit. Kein anderer Typ verbindet diese beiden Elemente in einem solchen Ausmaß. Ein drittes Element (das hilft, Causticum von Phosphor zu unterscheiden) ist der außerordentlich analytische Verstand. Diese drei Elemente verbinden sich oft zu einem praktischen Idealisten – jemand, der wirklich etwas Konkretes tut und versucht, seine Vision von einer gerechteren und besseren Gesellschaft umzusetzen. (Die Mehrheit der Causticum-Menschen ist männlich.)

Causticum interessiert sich oft für die übergreifenden sozialen Themen und gerät in Wut, wenn Politiker oder andere Autoritäten individuelle Freiheiten einschränken wollen. Wenn man vermutet, daß ein Patient konstitutionell Causticum sein könnte, ist es oft hilfreich, ihn zu fragen, ob er stark auf die Nachrichten im Fernsehen oder Radio reagiert. Viele Causticum-Menschen sagen, daß sie sich aufregen oder ärgern, wenn sie die Nachrichten hören, und es deshalb nicht allzuoft tun. Typischerweise wird der Causticum-Idealist oft Briefe an Zeitungen und Politiker schreiben und damit versuchen, soziale Ungerechtigkeiten zu korrigieren. Einige konzentrieren sich auf große Themen wie die Rassendiskriminierung und die von der Wirtschaftspolitik verursachte Spaltung der Gesellschaft, während sich andere auf lokaler Ebene für mehr individuelle Freiheit engagieren. Ein Patient suchte mich kürzlich wegen seines Muskelrheumatismus auf, dessen Schmerzen ihn bei jeder Erkältung oder Grippe oder nach kaltem Wind zum Krüppel machten. Er wirkte ziemlich ernst und zurückgezogen, so daß ich an Natrium muriaticum dachte, aber es paßte nicht zu seinen Symptomen. Dann erwähnte er, daß er mitten in einer Kampagne steckte, bei der es darum ging, die lokalen Gesetze abzuschaffen, die das Tragen von Fahrradhelmen vorschrieben. Auf weitere Fragen bestätigte er, daß er oft Briefe über Ansichten, die ihm wichtig waren, an die Herausgeber von Zeitungen schrieb und daß viele dieser Briefe auch veröffentlicht wurden. Er hatte sich auch für die Rechte der australischen Ureinwohner eingesetzt. Da war mir klar, daß er ein relativ introvertierter Causticum war, und ich gab ihm Causticum 1M, worauf sich alle seine Symptome einschließlich der Tendenz zu nervöser Spannung rasch besserten.

Es ist wichtig, zwischen dem Causticum-Kämpfer und dem Natrium-muriaticum-Kämpfer zu unterscheiden. Ersterer ist, was ich einen natürlichen Kämpfer nenne, weil es der Natur von Causticum entspricht, gegen Ungerechtigkeit und die Einschränkung persönlicher Freiheiten zu Felde zu ziehen. Bei Natrium geht es dagegen um mehr persönliche Gründe. Die Natrium-Typen, die selbst unter Ungerechtigkeiten, körperlichen Behinderungen oder Krankheiten gelitten haben oder leiden, tendieren dazu, für andere zu kämpfen, die ähnliche Probleme haben. Wenn das Kind eines Natrium-Vaters an Muskeldystrophie stirbt, entwickelt er sich zum Wohltäter und wird leidenschaftlich in seiner Unterstützung anderer. Eine Natrium-Frau, die Opfer sexueller Belästigung geworden ist, wird eine Kampagne gegen Männer starten, die Frauen sexuell belästigen. Im Gegensatz dazu fühlt sich Causticum auf eher unpersönliche und universelle Weise der Gerechtigkeit und der Freiheit verpflichtet. Er muß nicht selbst zum Opfer geworden sein, um zu kämpfen; es ist seine Natur. Die besten Enthüllungsjournalisten sind konstitutionell oft Causticum. Causticum ist in der Hauptsache ein intellektueller, analytischer Typ und hat die besten Voraussetzungen, um Ungerechtigkeit und Korruption in der Gesellschaft durch seine informativen Artikel aufzudecken. Der kritische australische Journalist John Pilger ist ein gutes Beispiel. Sein dokumentarischer Stil ist gründlich und kompromißlos, und zwar so sehr, daß er nur diejenigen anspricht, die sich ernsthaft für die politischen und sozialen Zustände interessieren. Sein hauptsächliches Ziel besteht darin, Korruption aufzudecken und die offizielle Geheimhaltung zu durchbrechen, im Interesse einer größeren individuellen Freiheit und einer besser informierten Gesellschaft, in der die Menschen sich mehr füreinander interessieren.

In vielen Fällen widmet sich Causticum der Wahrheit so hingebungsvoll, daß er andere damit schon langweilt. Er will über nichts anderes reden als über Politik und soziale Ungerechtigkeit oder über seine Ideen zur Veränderung der Gesellschaft. Folglich wird er leicht zum Einzelgänger, denn die meisten Menschen fühlen sich von ihm intellektuell und moralisch zu sehr bedrängt. (Seine moralischen Vorstellungen sind fast immer eher liberal als konservativ.) Auch Sulfur kann die Leute mit seinem leidenschaftlichen und endlosen Theoretisieren langweilen, ist aber im allgemeinen mehr in seine Ideen verliebt als in praktische und disziplinierte Versuche, Veränderungen durchzusetzen.

Natürlich kann man davon ausgehen, daß viele Revolutionäre konstitutionell Causticum waren oder sind. Ihre Leidenschaft und ihr wacher Intellekt ziehen andere, weniger brillante Idealisten in ihren Bann. Marx war vermutlich Sulfur, der intellektuelle Gigant hinter der Revolution, der in angenehmer Gesellschaft in London lebte. Im Gegensatz dazu gehörten zu den jungen Revolutionären an der Basis, die für ihre Ideale zu sterben bereit waren, zweifellos viele Causticum-Typen. Causticum kann in seinem Eifer etwas fanatisch werden, aber ohne den Causticum-Fanatismus würde es viele revolutionäre Veränderungen in der Gesellschaft nicht geben.

Nicht alle Causticum-Menschen sind politische Aktivisten. Selbst unter den Idealisten (einige Causticum-Typen sind keine Idealisten – siehe unten) ziehen einige einen mehr spirituellen Ansatz vor. Ich erinnere mich an einen älteren christlichen Prediger, der mich wegen seiner Stimmbandpolypen aufsuchte, die sein Predigen beeinträchtigten. Er war ein warmherziger und deutlich inspirierter Mann, der sowohl menschliche Großzügigkeit als auch »Vernunft« ausstrahlte. Wie viele Causticum-Typen war er ein extrovertierter Mensch, kontaktfreudig, und er hörte ebenso gerne zu, wie er selber sprach (anders als Sulfur). Ein wichtiger Teil seiner Arbeit bestand darin, ein Zentrum für Obdachlose zu betreiben, für die er sich mit großer Begeisterung und Leidenschaft einsetzte. Ähnliche Heime hatte er in den Vereinigten Staaten aufgebaut, bevor er nach England gezogen war. Dieser Mann hatte die Herzenswärme von Phosphor und den Intellekt von Sulfur, aber er hatte kein Sulfur-Ego. Ich gab ihm einige Dosen Causticum 1M, und zwei Wochen später kam er wieder, um mir und Gott zu danken, weil wir ihm seine Stimme zurückgegeben hatten. (Es ist bemerkenswert, wie schnell Polypen sich bei der richtigen Behandlung zurückbilden.)

Ernüchterung und Gram

Es ist nicht überraschend, daß ein Idealist wie Causticum sich leicht ernüchtert fühlt, wenn die Welt auf seine Visionen nicht reagiert. Der Sulfur-Idealist wird jeden Widerspruch vom Tisch fegen und jede Gleichgültigkeit ignorieren, und wenn ein Plan versagt, wird er eine Woche später den nächsten aus der Tasche ziehen. Causticum reagiert etwas empfindlicher. Wenn sein Kampf zu nichts führt, wird er sich zutiefst grämen, weil sein Mitgefühl mit den Unterdrückten so groß ist. Solche »erfolglosen« Causticum-Typen versinken allmählich in Verzweiflung und Bitterkeit.

Ich habe einmal einen korpulenten älteren Herrn behandelt, der das typische ausgezehrte, tief zerfurchte Gesicht eines Causticum-Menschen hatte, der zu viele Schlachten geschlagen und verloren hat. Seine hauptsächliche Beschwerde war Osteoarthritis, aber es wurde bald deutlich, daß er auch Depressionen hatte. Es kam heraus, daß er viele Jahre lang dafür gekämpft hatte, daß der Stadtrat den Bau eines Waisenhauses finanzierte, und sogar in eine andere Gegend gezogen war, in der Hoffnung, dort eine Bürgervertretung zu finden, die seinem Anliegen positiver gegenüberstünde. Doch er hatte keinen Erfolg gehabt, und die Tatsache, daß er seinen Traum nicht realisieren konnte, hatte ihm das Herz gebrochen. Währenddessen war auch noch seine Frau gestorben, aber er sagte, er habe es geschafft, auch ohne sie weiterzukämpfen, weil er eine Aufgabe zu erfüllen hatte. Nun war er dabei aufzugeben, und sein Leben hatte keinen Sinn mehr. Als er das sagte, weinte er offen und wie ein Kind in seiner Unschuld.

Glücklicherweise gaben ihm ein paar Dosen Causticum 10M (das man bei degenerativer, aber nicht bei entzündlicher Arthritis verordnen darf) seinen Lebensmut so weit zurück, daß er sich in der Lage fühlte weiterzukämpfen und wieder einen Sinn in seinem Leben sah. So stark ist die Kraft der Hochpotenzen. Vor der Behandlung war er nicht nur deprimiert und zurückgezogen (Kent: »geistige Erschöpfung, Hoffnungslosigkeit, Verzweiflung«), sondern auch verbittert über das, was ihm als Dummheit und Blindheit der von ihm angesprochenen Bürgervertretungen erschienen war (Kent: »Beschwerden nach langdauerndem Kummer und nach Sorgen«). Causticum sollte in Kents Repertorium fettgedruckt unter der Rubrik »Empörung« ergänzt werden.

Versagen bei der Realisierung seiner Träume ist nicht die einzige Belastung, die Causticum zur Verzweiflung bringt. Viele Causticum-Menschen pflegen neben ihrem sozialen Engagement auch ein reiches Privatleben, und der Verlust eines geliebten Menschen kann für sie verheerend sein. Causticum ist eins von nur fünf Arzneimitteln, die in Kents Repertorium fettgedruckt unter der Rubrik »Gram« stehen. Man darf dabei nicht vergessen, daß Causticum meist sehr warmherzig und romantisch ist und gewöhnlich mit leidenschaftlicher Liebe an seinen Angehörigen hängt. Deshalb ist sein Gram so tief, wenn er sie verliert. Dieser tiefe Gram ist auch ein Beleg dafür, daß der Causticum-Charakter tiefgründiger ist als Phosphor, der sich nach einem zunächst geradezu hysterischen Schmerz meist bald wieder erholt, und auch empfindsamer als Sulfur, der ebenfalls einen schmerzlichen Verlust rascher überwindet als Causticum. Causticum grämt sich bis zur Agonie, weil das Bild des Menschen, den er verloren hat, und die Erinnerung an ihn ihm nicht aus dem Sinn geht, und sein empfindsames Herz weint mit jeder Erinnerung von neuem. Diejenigen, die eine Aufgabe haben, in die sie sich vertiefen können, erholen sich schneller als die anderen, die sich oft noch jahrelang nach dem Verstorbenen sehnen.

Besessenheit, Introversion und Ängstlichkeit

Nicht alle Causticum-Typen sind extrovertiert und leidenschaftlich. Die meisten sind idealistisch, aber manche drücken ihren Idealismus auch eher still aus, indem sie schreiben. Sie sind dann ziemlich schüchtern und leben von der Gesellschaft zurückgezogen. Tatsächlich ist der introvertierte Causticum genauso verbreitet wie der extrovertierte, und wie bei Lachesis liegen manche auch dazwischen.

Der introvertierte Causticum ist für Ängste viel anfälliger als sein extrovertierter Vetter. Causticum-Frauen sind eher introvertiert und ängstlich (aber auch gut die Hälfte der Männer sind so). Es ist wichtig, sich daran zu erinnern, daß Causticum ein Kaliumsalz ist, und so ist es nicht überraschend, daß die meisten der introvertierten Causticum-Menschen manche Ähnlichkeiten mit den anderen Kalium-Typen haben. Zu diesen gemeinsamen Zügen gehört die Besessenheit. Je introvertierter Causticum ist, desto mehr neigt er zur Besessenheit. Sie kann sich wie bei Arsenicum und Natrium in einem besonders anspruchsvollen Wesen äußern. Einige Causticum-Typen sind extrem ordentlich und werden die Bilder im Haus eines Fremden gerade hängen. Andere sind perfektionistisch bei der Arbeit.

Die Kaliumsalze haben alle eine gewisse geistige Starrheit. Beim mehr extrovertierten Causticum kann sich das darin äußern, daß er mit großer Verbissenheit allerlei juristische Auseinandersetzungen verfolgt. Der mehr introvertierte Causticum kann dagegen Probleme mit immer wiederkehrenden negativen Gedanken haben. Genauso wie Lachesis ängstlich wird, wenn er kein Ventil für seine starke sexuelle Energie hat, so scheint Causticum ängstlich zu werden, wenn er kein äußeres Ziel für seine geistige Energie hat. Das drückt sich unter anderem in fixen Ideen und Zwangsvorstellungen aus. Nach anhaltendem Streß beginnt Causticum vielleicht, zwanghaft zu kontrollieren, ob die Türen abgeschlossen sind. Möglicherweise leidet er auch unter Sauberkeits- und Waschzwängen, ein Krankheitsbild, das man häufiger bei Syphilinum findet.

Ich habe einmal einen netten alten Mann behandelt (die pathologischen Geistessymptome von Causticum treten meist im höheren Lebensalter auf), der über einen Schreibkrampf klagte. Er berichtete mir, er habe früher einen Nervenzusammenbruch gehabt, was mich überraschte, weil er sowohl offen als auch emotional ziemlich gesund wirkte. Sein Nervenzusammenbruch hatte sich darin ausgedrückt, daß er sich zwanghaft immer wieder mit unangenehmen Ereignissen aus der Vergangenheit beschäftigen mußte. Selbst Jahre danach fiel es ihm immer noch schwer, bestimmte Erlebnisse loszulassen. Diese Angewohnheit, die man häufiger bei Natrium muriaticum findet, in Kombination mit einer relativ warmen und offenen Erscheinung führte mich zu Causticum, was nicht nur den Schreibkrampf heilte, sondern auch das ängstliche Wiederkäuen der Vergangenheit erheblich reduzierte. Dabei fällt ein Widerspruch bei den Geistessymptomen des introvertierten Causticum auf. Ein solcher Mensch mag offen wirken und jemand sein, zu dem man im Sprechzimmer leicht Zugang findet und der ohne Hemmungen oder Emotionen über sich selbst reden kann; dennoch beschreibt er sich selbst als introvertiert und still. Beide Eindrücke sind korrekt. Im Vergleich zu anderen Kalium-Typen behält selbst der introvertierte Causticum ein gewisses Maß an Offenheit und Idealismus. Wie sein mehr extrovertierter Vetter wird er bei Ungerechtigkeiten oft zornig und kann ein starkes Interesse an Politik entwickeln. Seine Ansichten sind im allgemein liberal, und er zeigt nicht die soziale »Steifheit«, die man gewöhnlich bei Kalium carbonicum oder Kalium bichromicum findet. Ebensowenig hat er die defensive Haltung eines introvertierten Natrium. Er wirkt ernsthaft, intelligent, objektiv und menschlich, und dieser Eindruck führt dazu, daß man annimmt, solch ein Mensch hätte wenig Probleme mit Ängsten. Und doch leidet Causticum darunter.

Eine besonders charakteristische Angst beim introvertierten Causticum ist das Gefühl, daß irgend etwas Schreckliches passieren wird (Kent:»ständige Furcht vor einem schrecklichen Ereignis«). Dieses Problem taucht meist nach jahrelangem Streß auf, besonders wenn Causticum alt wird. Im Alter werden viele Causticum-Typen ängstlicher und ziehen sich mehr zurück. Der jugendliche Idealismus schwindet und mit ihm auch das Selbstvertrauen und die geistige Klarheit (Kent:»alte, zusammengebrochene Konstitutionen«). Wenn die Ängstlichkeit zunimmt, entwickelt sie sich zu dem entsetzlichen Gefühl, daß etwas Schreckliches geschehen wird. Es ist so, als ob all die Jahre, in denen Causticum beobachtet hat, wie furchtbare Dinge in der Gesellschaft passieren, ohne daß er etwas daran hätte ändern können, nun dazu geführt hätten, daß er generell mit Katastrophen rechnet. Diese Angst mag sich speziell darin äußern, daß er fürchtet, ihm oder seiner Familie könnte etwas zustoßen, und das kann zu Argwohn oder einer leichten Paranoia führen. Ebenso kann es Angst vor dem Tod auslösen. Ältere Causticum-Menschen sind oft gebrechlich, furchtsam und neigen zu Verwirrung. Sie reagieren sehr empfindlich auf die geringsten negativen Einflüsse wie beispielsweise Lärm oder auf die geringsten schlechten Nachrichten, und manchmal reichen Kleinigkeiten, um sie zu entnerven, was sich in Zittern, Aufregung und einer leichten Form von Panik äußert.

Das Nervensystem von Causticum wird mit zunehmendem Alter angespannt und überempfindlich, besonders wenn er Belastungen im Privatleben ausgesetzt ist oder gesundheitliche Probleme hat, und die Verschlechterung seines Zustandes kann das Ergebnis einer Abwärtsspirale zunehmender Ängstlichkeit sein, die allmählich zur Verzweiflung führt. Sehr häufig wird der ältere Causticum ängstlicher, nachdem seine Partnerin gestorben ist. Sie hatte seinem Leben Beständigkeit gegeben, und nachdem er sie verloren hat, kann Causticum unsinnige Ängste entwickeln und immer verwirrter werden. Vielleicht fürchtet er sich, wenn er nachts alleine ist (Kent:»Ängstlichkeit vor dem Einschlafen«), vielleicht entwickelt er auch völlig unrealistische Ängste, beispielsweise, daß er abgeschoben werden soll oder daß er Krebs hat, obwohl das gar nicht stimmt. Diese Ängste sind nur ein Ausdruck des allmählichen Verfalls seiner Geisteskräfte nach Jahren der Anspannung.

Die Causticum-Frau

Etwa drei Viertel aller Causticum-Typen sind Männer. Die Causticum-Frau ist im allgemeinen introvertiert und dabei weniger idealistisch und weniger analytisch als der introvertierte Mann. Sie wirkt sensibel, unabhängig und ängstlich, ist leicht zu Tränen gerührt, aber nicht sehr emotional. Insofern hat sie eine gewisse Ähnlichkeit mit der Silicea-Frau, ist aber weniger zart und kultiviert. Gleichzeitig hat sie eine gewisse Ähnlichkeit mit Natrium carbonicum, ist aber mitfühlend und großzügiger. Man findet auch eine starke Ähnlichkeit mit der Kalium-carbonicum-Frau, aber die Causticum-Frau ist weniger starr und formal. Sehr oft sind die körperlichen Symptome besser geeignet als die geistigen, um die Causticum-Frau zu identifizieren, weil der typische Idealismus bei ihr nicht so deutlich erscheint.

Zusammenfassung

Causticum ist für den Homöopathen ein schwieriger Konstitutionstyp, weil er einerseits so selten vorkommt und andererseits so offensichtliche Widersprüche in sich birgt. Intellektueller Idealismus ist ein Schlüsselsymptom für den Causticum-Mann, zusammen mit einem Haß auf jede Ungerechtigkeit. Der extrovertierte Causticum ist so warmherzig und mitfühlend wie Phosphor, aber intellektueller und sozial engagierter. Er ist so leidenschaftlich und hat soviel Selbstvertrauen wie Sulfur, ist aber empfindsamer und weniger egoistisch. Der introvertierte Causticum ist idealistisch und analytisch und leidet unter Ängsten und Zwängen. Die Causticum-Frau ist im allgemeinen sensibel und ängstlich, neigt zu Zwängen und ist etwas introvertiert. Wenn sie nicht unter einer angstbedingten Verwirrung leidet, hat sie im allgemeinen einen scharfen Verstand.

Körperliche Erscheinung

Causticum ist körperlich meist schlank und drahtig. Das Gesicht ist eckig und wird mit zunehmendem Alter hohl und ausgezehrt mit tiefen Falten. (Der Rockmusiker Bob Dylan ist ein gutes Beispiel dafür. Seine Texte sind inhaltlich ebenfalls typisch für Causticum.) Das Gesicht hat oft einen gräulichen Farbton.

China

Von der Persönlichkeit her gehört China zu den Konstitutionstypen, die am schwersten zu fassen sind. Ein Grund dafür ist die Tatsache, daß der Typ so selten ist und von den meisten Homöopathen nur unzureichend verstanden wird. Sie sehen in China einfach nur ein Lokal- oder Akutmittel und realisieren nicht, daß es sich um einen vollständigen Konstitutionstyp mit einem eigenen, einzigartigen Persönlichkeitsprofil handelt. China erscheint aber auch deshalb so rätselhaft, weil der Konstitutionstyp widersprüchliche Elemente wie beispielsweise Furchtsamkeit und Kritiksucht aufweist. Der dritte Grund ist das ätherische Wesen vieler China-Typen, das weniger empfindsame Menschen nicht fassen können, weil es zu subtil ist.

Empfindsamkeit

China ist einer der empfindsamsten Konstitutionstypen (Kent: »extreme Empfindsamkeit«). Sie hat die emotionale und ästhetische Sensibilität von Ignatia, zusätzlich aber gewöhnlich auch eine psychische und oft eine extreme körperlich-sinnliche Empfindsamkeit. Der erste Eindruck von China ist oft der von großer Sensibilität. Sie verhält sich anfangs sehr zurückhaltend, und das mag auch so bleiben, bis sie jemanden gut kennt, und selbst dann wird sie ihre wirklichen Gefühle nur enthüllen, wenn sie überzeugt ist, daß der andere sie nicht nur versteht, sondern auch selbst sensibel ist (Kent: »Furchtsamkeit«). Natürlich sind China-Menschen, die ein Trauma erlitten haben, vor allem früh im Leben, noch wesentlich vorsichtiger. Ich erinnere mich an eine solche Patientin, eine Frau von ungefähr 25 Jahren, die besonders während unseres ersten Gesprächs sehr mißtrauisch war. Sie betrachtete mich argwöhnisch, als ob ich ihr etwas Böses antun könnte, und meine tiefergehenden Fragen waren ihr nicht geheuer. Deshalb fragte sie zurück, warum ich dieses oder jenes wissen wollte. Sie war eine hochintelligente Frau mit einem scharfen Verstand und Liebe zur Wahrheit und zur Philosophie, die ein sehr einsames Leben führte, weil sie nur wenigen Menschen vertraute und Angst davor hatte, daß man ihr Schaden zufügen könne (Kent: »Furcht vor Menschen«). Besonders vorsichtig war sie gegenüber Männern und Ärzten, weil sie mit deren mangelnder Sensibilität früher schlechte Erfahrungen gemacht hatte. Ich fand allmählich heraus, daß ihr aggressiver Vater sie in Angst und Schrecken versetzt hatte und dadurch ihr empfindliches Selbstvertrauen, mit dem ein China-Kind geboren wird, noch weiter geschwächt hatte. Ihre Hauptbeschwerde war ihre störungsanfällige Verdauung mit zahlreichen Nahrungsmittelunverträglichkeiten. Nach einer Behandlung mit China vertrug sie nicht nur eine wesentlich größere Anzahl von Nahrungsmitteln, sondern ihr Selbstvertrauen war auch beträchtlich gewachsen, und sie fühlte sich besser in der Lage, mit einer Welt fertig zu werden, die ihr nicht mehr so bedrohlich erschien wie früher.

Es gibt zwei Arten von China-Menschen: den weltlichen und den ätherischen. Beide sind sensibel, aber während der erste grundsätzlich auf jede Art von Aggression empfindlich reagiert, ist der zweite sensibel in einem medialen Sinn. Diese ätherischen Chinas sind von allen Konstitutionstypen die am stärksten übersinnlich begabten. Es sind im allgemeinen faszinierende Menschen, die sich grundsätzlich für spirituelle Dinge interessieren, und sie beeindrucken besonders deshalb, weil ihre spirituellen Interessen auf direkter Erfahrung gründen und nicht nur auf intellektueller Neigung. Es handelt sich meist um stille, bescheidene Menschen, die erhebliche Weisheit besitzen, aber ihre »Perlen nicht vor die Säue werfen«. Eine solche Patientin, eine junge Frau von 18 Jahren, hatte große, dunkle, spanische Augen und glattes schwarzes Haar bis zu den Hüften. Ein Hauch von Mysterium umwehte sie, und wenn ich sie zu genau nach ihren spirituellen Erfahrungen fragte, sprach sie meist in Rätseln. Allmählich lernte ich sie kennen und entdeckte, daß sie außergewöhnlich medial begabt war. Sie sagte, sie verbringe einen großen Teil ihrer Freizeit in einer anderen Welt, einer Astralwelt, die für sie genauso real war wie unsere materielle Welt. Sie konnte jederzeit dorthin gehen, und sie hatte in der anderen Welt auch einen Partner. Um mir zu beweisen, daß sie es ernst meinte, schrieb sie ein paar Zeilen in der Schrift jener Welt, die völlig anders war als jede Schrift, die ich bisher gesehen hatte, gleichwohl aber nicht nur schön aussah, sondern auch zusammenhängend wirkte. Diese Frau war weder geisteskrank noch hysterisch. Sie ging wirklich in jene andere Welt, in der sie sich weit mehr zu Hause fühlte als in unserer. Es fiel ihr schwer, mit der Ignoranz und Brutalität unserer Welt zurechtzukommen, und sie lebte ein beschütztes Leben in einem spirituellen Haushalt. Schließlich verließ sie diesen Haushalt und zog mit ihrem neuen irdischen Freund zusammen. Aber der Schock des Umzugs war zu stark für sie, und sie konsultierte mich in einem Zustand von Panik. Sie hatte eine Agoraphobie entwickelt mit einer ständigen ziellosen Angst und der Furcht, geisteskrank zu werden. Ich gab ihr China 10M, und innerhalb weniger Tage konnte sie mit ihrer Angst wesentlich besser umgehen.

Die medial veranlagte China wird leicht für hysterisch gehalten und falsch eingeschätzt, wenn der Homöopath sich nicht bewußt ist, daß es jenseits der grobstofflichen Welt noch andere Ebenen der Existenz gibt. Es gibt viele Hinweise darauf, daß andere Dimensionen existieren, und jene Homöopathen, die daran zweifeln, wären gut beraten, für solche Aspekte offen zu sein, denn nur so können sie ihren medial veranlagten Patienten helfen. Die mediale China ist eher eine stille, feine Person und keine nach Aufmerksamkeit heischende Hysterikerin. Menschen, die ihre medialen Erfahrungen gerne dramatisieren, haben höchstwahrscheinlich keine China-Konstitution. Sie sind eher Natrium muriaticum, Ignatia oder, wenn sie wirklich überspannt wirken, Hyoscyamus.

Die China-Frau (es handelt sich in der Mehrheit um Frauen) verwechselt man sehr leicht mit Ignatia oder Thuja. Die Unterschiede sind ziemlich subtil. Ignatia hat im allgemeinen ein stärkeres Ego als China und ist »robuster« in dem Sinne, daß sie besser an die gesellschaftlichen Erfordernisse angepaßt ist. Thuja ist genauso sensibel wie China und genauso introvertiert, tendenziell aber bodenständiger, körperlicher und praktischer veranlagt. China ist philosophischer als Thuja und weniger praktisch (Kent: »theoretisiert, baut Luftschlösser«). Mir ist bisher nur ein China-Mann begegnet, und er war Mercurius sehr ähnlich, flatterhaft, analytisch und schelmisch. Er war jedoch weniger bodenständig als Mercurius, sondern eher von ätherischer Schönheit, und er sprach leidenschaftlich gerne über spirituelle Dinge.

Widersprüchlichkeit und Reizbarkeit

Das Feuer, das die mehr spirituelle China zu meditativer Ekstase und philosophischer Leidenschaft inspiriert, zeigt sich bei eher weltlichen China-Typen als Reizbarkeit. Letztere sind immer noch sehr sensibel im Sinne von furchtsam und argwöhnisch und auch ästhetisch und körperlich empfindsam, aber sie sind doch von dieser Welt. Die weltliche China ist im allgemeinen ein analytischer Mensch mit einem scharfen Verstand, aber ihr fehlt das Selbstvertrauen, um ihn voll zu nutzen. Außerdem ist sie ein sehr willensstarker Mensch. Hier haben wir einen ähnlichen Widerspruch wie bei Silicea, einer furchtsamen Person mit Willensstärke. Die weltliche China ist reizbarer und intoleranter als Silicea. Obwohl sie vielleicht Fremden gegenüber mißtrauisch ist und in ihrer Gesellschaft im allgemeinen vorsichtig bleibt, kann sie der eigenen Familie das Leben mit ihren Launen und ihrer Kritiksucht zur Hölle machen. Eine solche Patientin, die auf die Arznei reagierte, eine kultivierte Frau von ungefähr 40 Jahren, beklagte sich bei mir immer bitter darüber, wie schlecht ihre Tochter sie behandele. Schließlich warf sie die Tochter aus dem Haus. Diese kam dann zu mir in die Klinik. Sie beklagte sich bitter über die Selbstsucht und Intoleranz ihrer Mutter. Wesentlich aussagefähiger war der Bericht ihrer Schwester. Diese kam mit der Mutter gut zurecht, räumte aber ein, es sei nicht leicht, mit der Mutter zu leben, weil sie so kritisch sei. Dieser kritische Aspekt von China hängt mit einem selbstsüchtigen, selbstbesessenen Zug zusammen: Sie verfolgt einen Familienangehörigen mit Wutausbrüchen, ist sich aber nicht darüber klar, was sie tut.

Dieses Verhalten ist mir bei einer jungen Frau von etwa 30 Jahren begegnet, die mich zur Behandlung ihrer Launenhaftigkeit aufsuchte. Besonders kurz vor Beginn der Menstruation pflegte sie über ihren Mann oder ihren Schwiegervater in Wut zu geraten, und zu solchen Zeiten war sie dann ziemlich außer sich, neigte zu maßlosen Übertreibungen und bildete sich alle möglichen Beleidigungen ein (Kent: »Wahnvorstellung, verfolgt zu werden«). Dieses Verhalten überraschte mich, weil sie die meiste Zeit freundlich, furchtsam und sensibel wirkte. Sie hatte ein attraktives, spitzbübisches Gesicht mit sehr großen, dunklen Augen (das introvertierte Gegenstück zu Phosphor), die vor Vergnügen strahlten, wenn sie glücklich war, aber genauso oft vor Angst starr waren. Ich kam nicht auf China als Arznei und half ihr mehr mit Psychotherapie als mit Homöopathie. Einige Jahre später war ich in einen anderen Teil des Landes gezogen, und sie rief mich an und klagte darüber, sie habe Blut und Schleim im Stuhl. Sie erzählte mir auch, sie habe schon seit Jahren immer ein wenig Blut im Stuhl, obwohl sie das nie vorher erwähnt hatte. Aus der Entfernung konnte ich sehen, was mir aus der Nähe entgangen war. Ich verordnete ihr China C200, und nach wenigen Tagen war das Problem vollständig beseitigt.

Es gibt im Grunde ein Kontinuum von der ätherischen zur weltlichen China, wobei einige China-Typen in der Mitte liegen. So sind manche von ihnen ziemlich intuitiv oder sogar medial begabt, verhalten sich aber auch in der materiellen Welt relativ geschickt. Sie sind zwar nie Materialisten in der Art wie Nux oder Lycopodium, weil sie dafür zu tiefgründig sind, aber sie finden durchaus Gefallen an schönen Dingen und wissen auch, wie sie sie bekommen. Ich habe einmal eine sehr ungewöhnliche Frau von etwa 40 Jahren wegen einer chronischen Hepatitis behandelt. Ihre Erscheinung war ziemlich

bemerkenswert, mit einem sehr blassen Gesicht und schwarzen Haaren, großen, dunklen Augen und hohen Wangenknochen. Ihre Augen wirkten etwas
orientalisch, ein Zug, der mir schon mehrmals bei westlichen China-Frauen
aufgefallen ist. Diese Dame hatte eine ziemlich dramatische Persönlichkeit
und neigte zu Pauschalurteilen, besonders der kritischen Art. Mit dieser Kritiksucht bedachte sie alles und jeden, der ihr mißfiel, einschließlich der Ärzte,
der Politiker, der Männer und ihres Partners (Kent: »verächtlich«). Sie war
sehr medial veranlagt, und nachdem ich ihr Vertrauen gewonnen hatte, erzählte sie mir mehr und mehr über ihre Visionen und prophetischen Träume.
Ihr spirituelles Leben beherrschte ihren Alltag, obwohl sie auch Kinder hatte.
Sie verbrachte viel Zeit im Gebet oder in der Meditation, dachte über ihre
Visionen nach, und ihre Arbeit als Künstlerin und Dichterin drehte sich um
ihre medialen und spirituellen Erlebnisse. Aufgewachsen in einer wohlhabenden, einflußreichen Familie, hatte sie offensichtlich sehr viel mehr Selbstvertrauen als andere China-Frauen, die ich kannte, aber es wurde bald deutlich, daß ihr gewagtes und ziemlich aggressives Äußeres nur ein Schutzwall
für das sehr verletzliche Innere war. Sie war kultiviert und hatte einen sehr
scharfen Verstand, und ich hätte sie beinahe für Ignatia gehalten, aber sie war
zu ätherisch und zu furchtsam. Sie war auch kritischer, als Ignatia es im
allgemeinen ist, und ihre körperlichen Symptome paßten ebenfalls nicht dazu. So gab ich ihr China C200, was zu einer kurzen Erstverschlimmerung
führte, der ein Zuwachs an Vitalität folgte. Diese Patientin ist das Beispiel
eines China-Menschen, der Züge von beiden Enden des Spektrums hat, sehr
medial und spirituell orientiert ist, aber ebenso kritisch und mit sozialen Fähigkeiten ausgestattet.

Legasthenie, Unentschlossenheit und mangelnde Bodenständigkeit

Es sieht so aus, als fordere die mediale Sensibilität von China ihren Preis,
wenn es um das rationale Denken geht, oder zumindest um dessen verbalen
Ausdruck. Zwei meiner China-Patientinnen hatten unter Legasthenie gelitten, und ein anderer Patient neigte dazu, beim Sprechen zu stottern. Er war
ein charismatischer junger Mann, der wie ein Gott aussah, aber er geriet beim
Sprechen immer durcheinander (Kent: »Fehler, verwechselt Worte«). Er begann einen Satz wie eine Hochgeschwindigkeitslokomotive und blieb dann
fast sofort hängen und stotterte. Das passierte ihm vor allem, wenn er über
seine Lieblingsthemen sprach – Spiritualität und Philosophie. Seine Begeisterung führte zusammen mit der Subtilität des Themas dazu, daß er bei dem

Versuch, so viel mit so wenig auszudrücken, über die Worte stolperte. Zusätzlich zu seiner sprunghaften Redeweise war er auch in seinem Verhalten etwas sprunghaft, ziemlich unzuverlässig und vergeßlich. Er war eine Art Schussel und ließ sich auch nicht gerne auf Verpflichtungen festlegen. Er verbrachte seine Zeit auf Partys, wenn er sich eigentlich auf sein Studium konzentrieren sollte, und büffelte dann die ganze Nacht vor dem Examen. Mit anderen Worten, er war undiszipliniert und unverantwortlich, und doch war er sehr beliebt, weil er so charmant und gutherzig war. Die obige Beschreibung paßt ziemlich gut auf Phosphor und Mercurius, die beide den Archetyp des verantwortungslosen, charismatischen »göttlichen Kindes« verkörpern können. Doch dieser Mann war zu analytisch, um Phosphor zu sein, und zu ätherisch, um Mercurius zu sein. Als er jung war, hatte er eine Reihe erschreckender Episoden von Bewußtseinserweiterung erlebt, bis zu dem Punkt, wo er sich nicht mehr als Individuum gefühlt hatte, und diese Erfahrungen gaben für mich den Ausschlag, ihm China und nicht Mercurius oder Phosphor zu verordnen. Ich gab ihm China 10M (was auch zu seiner Krankheitsgeschichte mit wiederholt auftretender Bronchitis und Nesselfieber paßte), und er berichtete später, daß er sich danach stärker geerdet fühlte und sich besser auf sein Studium konzentrieren konnte.

Es überrascht nicht, daß jemand, der so sensibel ist wie China, manchmal über Unentschlossenheit klagt. Eine junge Frau konsultierte mich aus genau diesem Grund. Sie war still, bescheiden und für ihr Alter sehr weise. Sie sagte, sie wisse nicht, ob ihre Wahrnehmungen und die Schlußfolgerungen, die sie daraus im Hinblick auf die Frage zog, wie sie ihr Leben gestalten sollte, aus ihrem Ego oder aus ihrer Intuition kämen, und deshalb wisse sie nicht, ob sie ihnen folgen solle. Das ist an und für sich schon eine ungewöhnliche Überlegung für eine Frau von 20 Jahren. Ich machte etwas Gestaltarbeit mit ihr, und danach war uns beiden klar, daß ihre Intuition sehr stark und zuverlässig war und lediglich Selbstzweifel sie verwirrten, weil sie zuviel auf andere Leute gehört hatte. Ich gab ihr eine Dosis China 10M, und einige Wochen später sagte sie mir, sie hätte keine Probleme mehr, sich zu entscheiden. Dies war eine der oben erwähnten China-Patientinnen, die unter Legasthenie gelitten hatten. Sie hatte sich mit Hilfe der Kinesiologie selbst davon geheilt.

China-Menschen haben gewöhnlich einen schlanken Körper mit langen zierlichen Fingern und langen Augenwimpern. Das Gesicht ist eckig, und die mehr ätherische China hat ein fast dreieckiges Gesicht, wobei das Kinn die Spitze des Dreiecks bildet, als Ausdruck der mehr spirituellen als materiellen Interessen. Bei beiden Typen ist das Gesicht breit und spiegelt so die großzügige Natur, und die Wangenknochen sind meist hoch und geben dem Gesicht einen eleganten und etwas orientalischen Ausdruck. Die Augen sind häufig groß und braun, das Haar ist im allgemeinen schwarz und glatt, kann manchmal aber auch blond sein. Die Lippen sind gewöhnlich recht voll, was der leidenschaftlichen Natur entspricht, und der Mund ist groß.

China hat häufig einen schelmischen Gesichtsausdruck, der durch die weit auseinanderstehenden Augen in Kombination mit dem eckigen Gesicht entsteht.

Graphites

An Graphites als Konstitutionsmittel denkt man nicht oft, aber es gibt Menschen, die zu dieser Arznei fast während ihres ganzen Lebens in Resonanz stehen, und das ist auch nicht überraschend, weil es sich um ein Mittel zur Therapie von chronischen Beschwerden handelt. (Kent: »Es wirkt so breit und tief wie Sulfur.«) Wenn eine Arznei das Simillimum für einen chronischen Zustand ist, dann deckt sie gewöhnlich die Gesamtheit der Symptome des Patienten ab, und das gilt für Graphites genauso wie für die bekannteren Konstitutionsmittel.

Ein Grund dafür, daß man Graphites als Konstitutionstyp oft nicht erkennt, besteht darin, daß Graphites-Typen, wenn überhaupt, nur sehr wenige auffallende Charakterzüge haben. Sie sind stille, bescheidene, freundliche und sachliche Menschen, die von den meisten Leuten, die sie kennen, als »normal« und »angenehm« beschrieben werden. Man erkennt sie auch deshalb oft nicht, weil sie sowohl geistig als auch körperlich Ähnlichkeit mit verschiedenen anderen Typen haben. Vielen Graphites-Fällen verordnet man Calcium, Pulsatilla und Natrium muriaticum (ohne große Wirkung), weil sie mit diesen Typen viele Gemeinsamkeiten haben.

Schlichtheit und Freundlichkeit

Graphites wird aus Kohlenstoff hergestellt, und so ist es nicht verwunderlich, daß man Ähnlichkeiten zwischen den geistigen und körperlichen Symptomen von Graphites und anderen Arzneimitteln findet, die Kohlenstoff enthalten, vor allem Calcium carbonicum und Natrium carbonicum. Das Kohlenstoffelement steht offenbar in Resonanz mit einer bodenständigen Art von Persönlichkeit, und so finden wir bei jedem der genannten Typen eine einfache und sachliche Lebenseinstellung, unberührt von den intellektuellen Ansprüchen der kultivierteren Typen, aber doch vernünftiger als die mehr emotionalen Typen wie Pulsatilla und Ignatia. Graphites-Menschen legen deshalb eine gewisse Naivität an den Tag. Sie sind unkompliziert, aber nicht dumm, ähnlich wie Calcium. Sie sagen meist, was sie denken, und sind aufrichtig und frei von Arglist, anders als Natrium muriaticum, Sepia und

Ignatia, die mit ihrem scharfen Verstand gerne andere für ihre eigenen Zwekke manipulieren.

Graphites unterscheidet sich von Calcium dadurch, daß sie emotionaler reagiert, mehr in sich hineinschaut und schüchterner ist. Ihre Schüchternheit (die meisten Graphites-Menschen sind weiblich) und ihre Sanftheit erinnern auf den ersten Blick an Pulsatilla, aber Graphites ist im allgemeinen tiefgründiger und subtiler. Wenn Pulsatilla jemanden einmal kennt, verhält sie sich meist extrovertiert und sehr verspielt. Graphites bleibt jedoch auch in vertrauter Gesellschaft eher still. Sie hat aber viel von der weichen, mütterlichen Art, die so typisch für die erwachsene Pulsatilla ist. Die meisten Graphites-Typen haben eine angenehme Sanftheit, die der Homöopath gleich erkennt, wenn er sie ein paarmal gesehen hat. Solche Menschen sind fürsorglich und mitfühlend, und sie empfinden es im allgemeinen als belastend, wenn sie andere leiden sehen.

Graphites ist freundlich und sensibel, aber stärker »geerdet« oder bodenständiger als China, Phosphor und Pulsatilla. Sie kommen leichter als diese mit der materiellen Welt zurecht, weil sie eine gute Portion gesunden Menschenverstand haben und häufig auch einen wachen Intellekt. Ihre Warmherzigkeit und Empfindsamkeit führt oft dazu, daß man Graphites-Frauen in helfenden Berufen findet. Ich kenne Mutter und Tochter, die beide konstitutionell Graphites sind. Die Mutter ist korpulent, fröhlich und sehr unkompliziert. Sie verbringt viel Zeit mit karitativer Arbeit und kümmert sich ehrenamtlich um alte und gebrechliche Menschen. Sie läßt sich zu Hause nicht von ihrer Arbeit beeinflussen, und die Familie steht für sie immer an erster Stelle, aber wenn sie arbeitet, ist sie hundertprozentig für ihre Patienten da. Dasselbe könnte man für einige Calcium-Helfer sagen, deren Fröhlichkeit gedämpfter ist, aber genauso echt. Ein dritter Typ, der oft korpulent und heiter ist und gerne karitative Aufgaben übernimmt, ist die Natrium-muriaticum-Frau. Sie unterscheidet sich von Graphites und Calcium dadurch, daß sie stärker emotional ist, dazu neigt, sich mit denen zu identifizieren, denen sie hilft, und nicht nein sagen kann. Außerdem ist die Heiterkeit von Natrium zum Teil oft eine Maske, hinter der sie ihre Traurigkeit verbirgt, während Calcium und Graphites meist so sind, wie sie wirken.

Die Tochter der Graphites-Helferin ist ebenfalls eine Helferin und bietet Massage und Beratung zu einem nominellen Honorar für Bedürftige an. Sie ist schlank, schüchterner als ihre Mutter und mehr in sich gekehrt. Ich habe sie wegen einer schweren Darmentzündung behandelt, die sich unter Graphites-LM- und C30-Potenzen allmählich besserte. Diese zwei Frauen sind gute

Beispiele für die beiden verbreiteten Graphites-Untertypen. Die ältere Graphites (vor 1950 geboren) ist meist korpulent, fröhlich und unkompliziert, während jüngere Graphites-Frauen mehr in sich gekehrt sind, weil sie stärker unter dem Einfluß der auf inneres Wachstum gerichteten Bewegung der letzten 20 Jahre stehen. (Ich habe festgestellt, daß diese Unterscheidung zwischen der jüngeren und der älteren Graphites-Frau ziemlich durchgängig ist.) Beide Typen haben oft künstlerisches Talent, aber wie Calcium werden sie selten ihre größte Liebe – das häusliche Leben – aufgeben, um die Kunst zum Beruf zu machen. Graphites ist ein sehr femininer Typ, die selten ihr Ego oder ihren Intellekt über ihr Herz stellt. Das Familienleben ist im allgemeinen ihre größte Liebe, der Grundstein ihres Lebens, und sie ist gewöhnlich eine natürliche und liebevolle Mutter. Graphites leidet am meisten, wenn sie Schwierigkeiten in ihren engen Beziehungen hat. Sie ist oft sehr abhängig von einigen wenigen eng vertrauten Menschen, und wenn diese nicht da sind oder das Verhältnis zu ihnen gestört ist, dann wird sie genau wie Pulsatilla erheblich darunter leiden. Sie ist in dieser Beziehung empfindlicher als Calcium (deshalb die Darmentzündung, ein Problem, das bei Calcium nicht vorkommt), und sie kann ihren Schmerz auch nicht unterdrücken und sich auf eine Karriere konzentrieren wie Natrium muriaticum.

Unentschlossenheit und Launenhaftigkeit

Graphites teilt nicht nur ihre positiven Eigenschaften mit Calcium, Natrium und Pulsatilla. Ihre negativen Züge findet man allesamt ebenfalls bei diesen anderen Konstitutionstypen. Wie Pulsatilla ist Graphites meist zufrieden, solange sie in ihrem persönlichen Leben Liebe und Sicherheit findet, aber sie reagiert überempfindlich, wenn ihre Beziehungen gestört sind, und sie kann sehr launisch werden, wenn ihre Eltern oder ihr Partner sich ihr gegenüber nicht liebevoll verhalten. Wenn Graphites gekränkt ist, zeigt sie das ganze Spektrum der negativen Emotionen, und wie Pulsatilla kann sie ihre Gefühle nicht verbergen, selbst wenn sie es wollte. Bei einer Auseinandersetzung mit einem nahestehenden Menschen zieht sie sich vielleicht zunächst zurück und brütet vor sich hin, mit einer Intensität, die wie eine dunkle, schwere Wolke über ihrer ganzen Umgebung hängt. Sie will nicht zugeben, daß sie verletzt ist, zeigt ihre Gefühle nicht und antwortet nur einsilbig, wenn man sie anspricht. Dann sucht sie sich entweder eine stille Ecke und weint, oder sie fängt an, alles mögliche im Haus zu zertrümmern, schlägt die Türen zu oder wirft mit Geschirr um sich, um ihren Ärger auszudrücken und ihn abzureagieren.

Diese Ausbrüche einer gekränkten Graphites sind ähnlich wie bei Sepia, Natrium und Ignatia, wenn sie in Zorn geraten.

Einer der Gründe, warum Graphites auf diese Weise reagiert, ohne mit dem Menschen, gewöhnlich einem Mann, der sie gekränkt hat, über ihre Gefühle zu sprechen, liegt in ihrer Angst vor einer Auseinandersetzung. Graphites ist freundlich und sensibel, aber sie kann so frustriert sein, daß sie ärgerlich wird (Kent: »extrem gereizt und ungeduldig«), und wenn das passiert, drückt sie ihren Ärger auf Umwegen aus und wagt nicht, direkt darüber zu sprechen. Wenn sie ihren Groll in Worte faßt, wird sie nicht laut, sondern bricht eher in Tränen aus, ganz ähnlich wie Pulsatilla und Calcium. Diese freundlichen Charaktere hassen jede Disharmonie und vergeben eine Kränkung im allgemeinen sehr schnell, vorausgesetzt, der andere kommt ihnen auf halbem Weg entgegen. Ignatia, Natrium muriaticum und Sepia sind dagegen eher auftrumpfend, wenn sie ihren Ärger ausdrücken. Sie sind durchaus in der Lage, verbal oder sogar tätlich zu explodieren, und fürchten sich nicht vor der Reaktion des anderen. Außerdem verzeihen sie nicht so schnell und können lange Zeit nachtragend sein.

Wie bei Pulsatilla liegen auch bei Graphites die Emotionen im allgemeinen dicht unter der Oberfläche. Sie sind stabiler als bei Pulsatilla, können aber leicht aus dem Gleichgewicht geraten, wenn Probleme auftauchen (Kent: »ihre Stimmungen wechseln ständig«). Sie kann verwirrt sein und über sich selbst verzweifeln, weil sie ständig schwankt zwischen himmelhoch jauchzend und zu Tode betrübt. In solchen Phasen kämpft Graphites vielleicht mit vielen Selbstzweifeln oder sogar Selbstanklagen. Eine junge Graphites-Frau, deren prämenstruelle Spannungen hervorragend auf das Mittel ansprachen, beschrieb sich als »sehr selbstsüchtig« während ihrer depressiven Phasen, obwohl sie wie ein sensibler und großzügiger Mensch wirkte und keine Anzeichen von Selbstsucht zeigte, wenn sie sich gut fühlte. Das geringe Selbstwertgefühl ist ähnlich wie bei Natrium-Frauen, wird aber von Graphites meist leichter überwunden, weil es nur vorübergehend auftritt. Wie Natrium muriaticum ist Graphites in der Öffentlichkeit oft sehr befangen und errötet leichter als jeder andere Typ, wenn sie in Verlegenheit gebracht wird.

Die emotionale Labilität von Graphites führt auch zur Unentschlossenheit (Kent: »Sie weiß nicht, was sie will«). Wenn sie übermäßig emotional wird, ist ihr ansonsten fähiger und sensibler Intellekt gelähmt, und sie ringt verzweifelt mit der kleinsten Entscheidung. In solchen Phasen verläßt sie sich sehr auf andere, die für sie die Entscheidungen treffen sollen. Aber auch wenn sie nicht besonders emotional ist, kann Graphites Schwierigkeiten haben, sich zwischen verschiedenen Möglichkeiten zu entscheiden. Das gilt besonders für wichtige Entscheidungen, beispielsweise, welches Fach sie studieren oder welchen Beruf sie ergreifen soll, weil sie nicht genügend Selbstvertrauen hat, um ein Risiko einzugehen. Alle freundlichen, sensiblen Konstitutionstypen leiden unter Unentschlossenheit, weil sie Angst haben, eine »falsche Entscheidung« zu treffen, und die negativen Folgen fürchten (Kent: »Furcht vor Unglück«).

Da wir gerade beim Thema Furcht sind, sollten wir auch einen Blick auf die allgemeine Furchtsamkeit von Graphites werfen. Wie die meisten empfindsamen Typen kann Graphites sehr ängstlich sein. Abhängig von ihrer Erziehung kann sie anderen Menschen gegenüber schüchtern sein, sich vor riskanten Sportarten wie Segeln oder Bergsteigen fürchten, nervös werden, wenn ihr Mann etwas zu schnell Auto fährt, oder bei Nacht überempfindlich auf das geringste Geräusch reagieren. Eine Graphites-Patientin gab zu, daß sie ihren Mann nachts immer beim geringsten Geräusch wecke, weil sie Angst vor Einbrechern habe. Diese Frau fürchtete sich auch, wenn sie nachts in einer einsamen Gegend war, nicht vor Angreifern, sondern vor Gespenstern. (Die Tatsache, daß Graphites in Kents Repertorium nicht unter der Rubrik »Furcht vor Gespenstern« steht, sollte den Homöopathen nicht irritieren. Kents Repertorium ist keineswegs »vollständig«.)

Die bei Graphites am weitesten verbreitete Furcht ist eine allgemeine Zukunftsangst. Es gibt eine Tendenz zum Pessimismus, oder besser, das Schlimmste von der Zukunft zu erwarten, und diese Furcht kann Graphites manchmal handlungsunfähig machen. Dieselben Ängste findet man auch bei Sepia, Calcium, Arsenicum und Phosphor. Bei Graphites sind sie in der Regel vorübergehend und dominieren nicht sehr lange. Wenn das Leben einigermaßen glatt läuft, ist Graphites im allgemeinen ziemlich sorglos wie Calcium und Phosphor und hält nicht wie Arsenicum ständig Ausschau nach Schwierigkeiten.

Recht verbreitet ist bei Graphites auch die Angst, einen nahestehenden Menschen zu verlieren. Graphites-Menschen hängen sehr an ihrer Familie und ihren Freunden und sind sich gewöhnlich auch ihrer eigenen Abhängigkeit von diesen sehr bewußt. Dadurch kann die nagende Angst entstehen: »Was würde ich tun, wenn Soundso stürbe. Wie würde ich damit fertig werden?« Graphites steht kursiv in Kents Repertorium unter Gram, ein Hinweis darauf, daß diese Menschen stark unter schmerzlichen Verlusten leiden.

Graphites-Männer haben in modernen Gesellschaften einen entscheidenden Nachteil. Sie sind schüchtern, und die Attribute der Männlichkeit, die von der Gesellschaft so besonders geschätzt werden, sind bei ihnen vergleichsweise schwach entwickelt. Graphites-Jungen sind im allgemeinen weich und sensibel und werden in der Schule als »Weichlinge« gehänselt. Meist kommen sie mit ihrer Mutter besser zurecht als mit ihrem Vater, und sie interessieren sich oft für eher weibliche Tätigkeiten wie Kochen und Gärtnern. Besonders benachteiligt ist der Graphites-Junge mit einem traditionellen Vater, der erwartet, daß der Junge sich männlich verhält, Fußball mag und nicht weint. Solch ein Junge wächst mit dem Gefühl auf, daß er in den Augen seines Vaters wie auch der Gesellschaft ein Versager ist, weil seine positiven (weiblichen) Züge nicht gefördert werden.

Graphites-Männer sind oft extrem schüchtern. Sie erleben insgesamt während der Kindheit eine wesentlich härtere Zeit als Graphites-Mädchen, wachsen deshalb oft sehr zurückgezogen auf und haben wenig Selbstvertrauen. Es ist nicht ungewöhnlich, daß ein Graphites-Junge von seiner besorgten Mutter mit Essen vollgestopft wird, weil sie ihn damit trösten will. Deshalb sind viele Graphites-Männer übergewichtig, und das verringert ihr Selbstwertgefühl noch mehr. Typischerweise ist der junge Graphites-Mann im Umgang mit dem anderen Geschlecht sehr nervös, und es kann für ihn ausgesprochen schwierig sein, seine Schüchternheit so weit zu überwinden, daß er eine romantische Beziehung eingeht. Als sehr emotionaler, sensibler Mensch ist der Graphites-Mann oft furchtbar einsam. Seine zurückgezogene Natur erlaubt es ihm nicht, die fehlende Partnerschaft ohne weiteres durch ein aktives soziales Leben zu kompensieren, wie es alleinstehende Natrium-Männer häufig mit Erfolg tun. Dadurch sind viele alleinstehende Graphites-Männer einsam und depressiv.

Diejenigen Graphites-Männer, die eine stabile Partnerschaft mit einer Frau eingehen, wollen gewöhnlich auch heiraten. Sie sind solide, verläßliche Partner, die sich ihren Frauen gegenüber meist liebevoll und sensibel verhalten. Sie sind auch fürsorgliche und anteilnehmende Väter, denen das Familienleben wichtiger ist als die Karriere oder gesellschaftliche Erwartungen.

Graphites ist ein bodenständiger Typ, und das zeigt sich bei vielen Graphites-Männern in soliden praktischen Fähigkeiten. Sie sind im allgemeinen handwerklich geschickt und arbeiten oft in praktischen und technischen Berufen. Sie sind nicht ehrgeizig und drängen sich nicht nach Verantwortung, aber sie verrichten ihre Arbeit jahrein, jahraus ehrlich und zuverlässig.

Körperliche Erscheinung

Graphites ist meist ziemlich rundlich und weich wie Pulsatilla, aber die Gesichtsform kann manchmal auch viereckig sein. Ältere Graphites-Frauen sind oft übergewichtig, obwohl ihre Gesichter nicht aufgeschwemmt wirken, sondern ziemlich rosig und klar (weil sie ihre Gefühle nicht unterdrücken). Jüngere Graphites-Frauen sind häufig schlanker, aber immer noch eher weich und rundlich als straff oder knochig. Ihre Lippen sind meist voll, was ihrer warmherzigen und sinnlichen Natur entspricht. Der Teint ist entweder sehr zart und weich oder von Ekzemen gezeichnet. Oberflächliche Tumoren wie Grützbeutel und Leberflecken sind verbreitet. Übergewichtige Graphites haben oft einen dunklen Teint und sind eher bodenständig, während die schlankere Graphites gewöhnlich blond ist und stärker emotional reagiert.

Hyoscyamus

Hyoscyamus ist ein seltener Konstitutionstyp, einer aus der Gruppe von Arzneimitteln, die mit manischen und schizophrenen Zuständen korrespondieren (dazu gehören auch Stramonium, Belladonna und Veratrum album). Da ich nur relativ wenige Hyoscyamus-Patienten gesehen habe, ist das Folgende nur ein kurzer Abriß der Hyoscyamus-Mentalität.

Der häufigste Eindruck, den der Homöopath von einer Hyoscyamus-Patientin bekommt, ist der, daß sie wie Lachesis ist, nur sonderbarer. Vier der charakteristischsten Züge von Lachesis findet man auch bei Hyoscyamus: Eile (und Geschwätzigkeit), Paranoia, Eifersucht und sexuelle Zwänge.

Geisteskrankheit

Der Hyoscyamus-Mensch ist entweder schizophren oder bewegt sich geistig zumindest auf dünnem Eis, so daß er jederzeit unter Streß geisteskrank werden kann. Oft wird der Homöopath sehr schnell bemerken, daß irgend etwas an der Mentalität des Patienten absonderlich ist. Vielleicht sind die Beschwerden etwas ungewöhnlich (die Patientin sagt beispielsweise, daß ihr Gehirn klickt) und weisen auf das Nervensystem hin. Eine Hyoscyamus-Patientin klagte über Schnüffelanfälle, die immer dann aufträten, wenn ihre Energien zu bestimmten Tageszeiten blockiert seien. Pflichtschuldigst erlitt sie dann einen solchen Anfall vor meinen Augen und bot eine dramatische Vorstellung, die klar hysterisch war (Kent: »Hysterie«).

Die meisten Patienten, die an der Schwelle zur Psychose stehen, wissen genau, daß etwas mit ihren Denkprozessen nicht stimmt. Die Hyoscyamus-Patienten, die ich gesehen habe, klagten grundsätzlich über Beschwerden des Nervensystems oder über geistige Symptome. Je gesünder sie geistig waren, desto größere Angst hatten sie, wahnsinnig zu werden.

Schamlosigkeit

Sexuelle Zwänge sind ein Schlüsselsymptom von Hyoscyamus, sowohl bei den psychotischen als auch bei den präpsychotischen Patienten. Die Patientin wird es genießen, ohne jede Hemmung über ihr Sexualleben zu sprechen (die

Mehrheit der Hyoscyamus-Patienten, die ich kennengelernt habe, waren Frauen). Oft brüsten sie sich damit, wieviel Freude sie an der Sexualität haben, und beschreiben genüßlich eine lange Liste sexueller Begegnungen, oder sie klagen darüber, daß ebendiese in ihrem Leben fehlen. Es stimuliert die Patientin, über Sex zu reden, und deshalb wird sie immer wieder auf das Thema zurückkommen, vor allem wenn sie merkt, daß ihr Therapeut darüber nicht schockiert ist. Hyoscyamus-Patienten haben sehr starke sexuelle Gefühle (Kent:»lasziv«,»Wahnsinn – erotischer«), gegen die sie ankämpfen, wenn sie geistig relativ gesund sind. Möglicherweise versuchen sie ihre sexuelle Spannung durch tägliche Masturbation abzubauen. Die Hyoscyamus-Frau empfindet sexuelle Frustration als quälend, aber solange sie verheiratet ist, wird sie ihrem Mann nicht untreu, weil sie Seitensprünge für falsch hält. Je näher sie dem Wahnsinn kommt, desto weniger wird sie ihrem sexuellen Verlangen widerstehen können.

Es gibt bei Hyoscyamus eine klare Tendenz, den Körper in sexueller Absicht zu entblößen (Kent:»nackt – möchte sich entblößen«). Mir sind zwar keine Patienten begegnet, die sich in der Öffentlichkeit exhibitionistisch verhalten hätten (abgesehen von Hyoscyamus-Kindern und einem dementen Patienten im Krankenhaus), aber die Hyoscyamus-Frauen, die ich behandelt habe, hatten eine Tendenz, ihre Geschlechtsorgane unter dem Vorwand zu entblößen, dort sei ein körperliches Symptom oder eine Hautveränderung, die ich untersuchen solle.

Paranoia

Hyoscyamus gehört zu den argwöhnischsten und am stärksten paranoiden Konstitutionstypen (Kent:»argwöhnisch«,»Angst, vergiftet zu werden«, »glaubt, er werde beschimpft«). Die meisten Hyoscyamus-Patienten, die einen Homöopathen konsultieren, sind nicht wirklich psychotisch, und viele von ihnen spielen ihre besonders ausgefallenen Gedankenmuster herunter, um nicht als geisteskrank zu gelten; deshalb zeigt sich ihre Paranoia eher auf subtile Weise. Wenn der Homöopath beispielsweise nicht ausgesprochen wohlwollend ist, hat die Patientin vielleicht das Gefühl, daß er etwas gegen sie hat, und sie wirft ihm das möglicherweise sogar vor. Vielleicht interpretiert sie auch die Endabrechnung der Elektrizitätsgesellschaft dahin gehend, daß man sie nun nicht mehr mit Strom versorgen will. Je stärker Hyoscyamus gestört ist, desto unrealistischer sind natürlich ihre paranoiden Ängste. In fortgeschrittenen Krankheitsstadien kann sie beispielsweise vermuten, daß

Giftgas in ihr Haus gepumpt wird oder daß die CIA sie beobachtet. Diese wirklich paranoiden Befürchtungen sind von großer Ängstlichkeit begleitet, die zeitweise in schiere Panik ausarten kann.

Geschwätzigkeit

Nicht alle Hyoscyamus-Patienten sprechen schnell und ohne Punkt und Komma, aber einige tun es, und zwar besonders diejenigen, die sich hart an der Grenze zum Wahnsinn befinden. Diesen Typ kann man leicht mit Lachesis verwechseln, aber was Lachesis sagt, ist inhaltlich nicht so grotesk wie bei Hyoscyamus. (Ein anderer Typ, der schnell, ohne Unterbrechung und ziemlich sonderbar daherredet, ist Cannabis indica.) Wie Lachesis spricht Hyoscyamus schnell und wechselt häufig das Thema, weil ihr Gehirn unter dem Sperrfeuer eines endlosen Gedankenstroms steht. Das schnelle Sprechen scheint den Druck in ihrem Kopf etwas zu verringern. Es ist schwierig, dafür zu sorgen, daß solche Patienten bei der Sache bleiben, und es ist nicht minder schwierig, die Konsultation zu beenden, weil die Patientin immer weiter schnattert und den Hinweis auf das Ende der Sprechstunde einfach nicht zur Kenntnis nimmt. Der Homöopath muß vielleicht erst selbst den Raum verlassen, damit seine geschwätzige Hyoscyamus-Patientin sich endlich erhebt, und während sie den Raum verläßt, wird sie wahrscheinlich immer noch mit unvermindertem Tempo weiterreden.

Krankhafte Eifersucht

Eifersucht ist eine Kombination aus Anhänglichkeit (oder Begehren) und Verlustängsten. Jeder Mensch kann unter Eifersucht leiden, aber Menschen, die sowohl ängstlich als auch sexbesessen sind, neigen in besonderem Maße zu schwerer oder pathologischer Eifersucht, und zu ihnen gehören Lachesis und ganz besonders Hyoscyamus. Eifersucht ist pathologisch, wenn sie grundlos auftritt und nicht die geringste Gefahr besteht, daß ein Nebenbuhler auftauchen oder man den Geliebten verlieren könnte.

Die Eifersucht, die Hyoscyamus empfindet, kann so gewaltig sein, daß sie das Leben der Patientin und ihres Partners vollkommen beherrscht. Charakteristisch für die krankhafte Eifersucht von Hyoscyamus ist, daß sie von Wutanfällen begleitet wird. Eine Hyoscyamus-Frau kann völlig normal wirken, bis sie eifersüchtig wird und sich in eine beißende, tretende, schreiende Wahnsinnige verwandelt (Kent: »Eifersucht«, »Verlangen zu schlagen«).

Manchmal gelingt es ihr auch, ihre Wut unter Kontrolle zu halten, aber man fühlt sie trotzdem ganz deutlich.

Die Eifersucht von Hyoscyamus beschränkt sich nicht auf Sexualpartner. Eine Hyoscyamus-Patientin erzählte mir, als Kind sei sie »von Eifersucht überwältigt« worden, als ein anderes Mädchen ihr eine ihrer Freundinnen ausgespannt habe, und diese Eifersucht habe wochenlang angehalten.

Religiosität

Einige Hyoscyamus-Menschen entwickeln eine stark religiöse Haltung (wie Veratrum und Anacardium), und ihr religiöser Glaube wird dann zum Vehikel für ihre Wahnvorstellungen und Halluzinationen. (Kent:»Frauen, die besonders fromm sind, haben religiöse Anwandlungen. Sie reden sich ein, daß sie infolge ihrer Sünden oder irgendwelcher schrecklichen Handlungen verdammt wären«.) Wie Kent hervorhebt, leiden diese religiösen Hyoscyamus-Menschen unter Schamgefühlen und der Furcht, verdammt zu sein. Das hat zum Teil mit ihren starken sexuellen Impulsen zu tun. Eine meiner Patientinnen, eine angenehme, aber sehr nervöse Frau von ungefähr 40 Jahren, hatte mich ursprünglich aufgesucht, weil sie oft Angst hatte, besonders wenn sie mit anderen Leuten reden mußte. Ich fand allmählich heraus, daß sie sehr religiös war und daß sie von sexuellen Gedanken gequält wurde, die sie für unrein hielt. Sie erzählte mir, wenn sie zur Kirche gehe, habe sie die Vision, daß Jesus am Kreuz masturbiere. Diese Vorstellung verstörte sie, erregte sie aber gleichzeitig auch sexuell. Nach einigen Dosen Hyoscyamus 10M hatten ihre Ängstlichkeit und Geschwätzigkeit deutlich nachgelassen, und ihre religiösen Visionen wurden angenehmer. Es ist in diesem Zusammenhang interessant, die religiöse Hyoscyamus mit der religiösen Platina zu vergleichen. Beide haben ein starkes sexuelles Verlangen, das mit religiösen Visionen verquickt sein kann. Nach meiner Erfahrung besteht der hauptsächliche Unterschied darin, daß die Visionen von Hyoscyamus ein Ausmaß an Obszönität enthalten, das bei Platina nicht üblich ist. Das entspricht der charakteristischen Obszönität, die sich bei Hyoscyamus durch das gesamte Arzneimittelbild zieht, einschließlich der Faszination, die Kinder und geisteskranke Hyoscyamus-Patienten in bezug auf ihren Kot und Urin empfinden (Kent: »Sprache veranschaulicht durch Urin, Kot und Kuhdung«), und der typischen Anziehungskraft, die sexuelle Schimpfworte für Hyoscyamus haben. Im Gegensatz dazu neigt Platina mehr zu ekstatischen Visionen, in denen sie die Braut Christi ist oder sexuelle Beziehungen zu einem Naturgeist hat.

Eine bei Hyoscyamus-Menschen sehr verbreitete Form der Religiosität ist die Beschäftigung mit New-Age-Themen wie Auralesen, Kristalle etc. Wie Natrium muriaticum findet Hyoscyamus die spirituelle Dimension der New-Age-Bewegung attraktiv, ist davon aber noch stärker besessen als Natrium.

Wut, Manie und Delirium

Wie Stramonium hat Hyoscyamus mächtige sexuelle und gewalttätige Triebe in seinem Unterbewußtsein, die in Phasen geistiger Störung dramatisch aufbrechen können. Dazwischen ist der starke Sexualtrieb meist offensichtlicher als die Neigung zur Gewalttätigkeit, was bei Stramonium genau entgegengesetzt ist. Hyoscyamus-Menschen neigen zu starken Gefühlen von Ärger, aber es gelingt ihnen meist, ihre Wut zu beherrschen, es sei denn, sie befinden sich in einer echten psychotischen Phase, oder sie sind vorübergehend blind vor Eifersucht.

Selbst während einer psychotischen Phase zeigt Hyoscyamus nach meinem Eindruck mehr sexuelle Interessen, vor allem exhibitionistische Neigungen, als Gewalttätigkeit. Ich war einmal Zeuge einer solchen Episode bei einer älteren Dame, die schon seit mehreren Jahren wegen einer Mischung aus Arthritis, Herzkrankheit und Demenz im Heim lebte. Als sie immer verwirrter wurde, begann sie auf der Station herumzuwandern (Kent: »springt aus dem Bett«), wobei sie ständig vor sich hin murmelte, lachte und ihre Kleider auszog. Nur wenn wir sie zu überreden versuchten, sie solle wieder ins Bett gehen, wurde sie gewalttätig, biß, kratzte und schrie in den höchsten Tönen. Schließlich gab man ihr Beruhigungsmittel, und sie schrie, man wolle sie mit einer Giftspritze umbringen. Diese Art von Delirium wird in den älteren Arzneimittellehren genau beschrieben. Charakteristisch ist dabei, daß die Patienten herumwandern, vor sich hin murmeln, lachen, singen (besonders obszöne Lieder) und sich sexuell entblößen. Außerdem werden sie gewalttätig, wenn sie auf Widerstand treffen. Dieses Verhalten findet man überwiegend bei älteren verwirrten Menschen, aber während schizophrener Phasen kann es auch bei jüngeren Hyoscyamus-Patienten auftreten.

Bei Kindern sind die charakteristischen Züge von Hyoscyamus noch nicht so stark durch soziale Anpassung verschleiert; deshalb findet man bei ihnen die sexuellen und aggressiven Tendenzen nicht nur im Delirium. Wie Stramonium-Kinder sind sie meist hyperaktiv und aggressiv und können auf Widerstand mit Gewalt reagieren, aber nicht so stark wie Stramonium. Das Hyoscyamus-Kind gebraucht gerne Schimpfwörter (Kent: »fluchen«) und ignoriert meist völlig, wenn es von Erwachsenen zur Ordnung gerufen wird. Trotzdem benehmen sich Hyoscyamus-Kinder im Sprechzimmer oft ganz anständig. Ein solches Kind, ein Junge von ungefähr zehn Jahren, war von der Schule suspendiert worden, weil er seine Klassenkameraden ständig ablenkte und sich auf der Toilette entblößt hatte. Er argumentierte wenig überzeugend, er habe vergessen, seine Hose wieder anzuziehen.

Ich habe kleine Kinder erlebt, die in einen Hyoscyamus-Zustand gerieten, nachdem sie sexuell mißbraucht worden waren. Mißbrauchte Kinder werden oft sexbesessen. Ein solcher Junge, der im Alter von nur drei Jahren von seinem Babysitter mißbraucht worden war, wurde völlig sexbesessen. Er entblößte sich im Sprechzimmer, sagte sexuelle Schimpfworte und versuchte, die Geschlechtsteile seiner Mutter zu berühren. Außerdem war er aggressiv und gehorchte überhaupt nicht. Zudem hatte er ein Zwangsverhalten entwickelt; sein Spielzeug durfte nur in einer bestimmten Reihenfolge weggeräumt werden, und er bekam einen Koller, wenn man seine Wünsche nicht erfüllte. All das stand in völligem Gegensatz zu seinem früheren normalen Charakter. Nach einigen Dosen Hyoscyamus wurde er allmählich wieder er selbst.

Einige wenige meiner Hyoscyamus-Patienten zeigten keine Anzeichen einer absonderlichen Mentalität. Sie zeigten hauptsächlich Züge einer intensiven Eifersucht, Wutgefühle und Panikattacken. Ihre Libido war sehr hoch, aber es gab keine Anzeichen von Exhibitionismus und auch nicht den Zwang, über Sex zu sprechen. Bei diesen besser integrierten Hyoscyamus-Menschen ist die Unterscheidung von Lachesis noch schwieriger. Im allgemeinen ist die Hyoscyamus-Frau weniger extrovertiert als die Lachesis-Frau (besonders wenn sie geistig relativ gesund ist), und sie neigt eher zu Wut und Panik. Natürlich helfen die körperlichen und Allgemeinsymptome, die beiden Mittel zu unterscheiden.

Körperliche Erscheinung

Beim Gesicht von Hyoscyamus-Frauen kann man zwei Gruppen unterscheiden: Die eine hat ein rundes, molliges Gesicht mit ziemlich dicken Lippen, die andere hat ein viereckiges Gesicht mit hellen, runden Augen, von deren Winkeln oft feine Fältchen ausgehen. Viele Hyoscyamus-Frauen sind übergewichtig.

Ignatia

Ignatia ist kein sehr verbreiteter Typ (Natrium kommt bei mir ungefähr 50mal häufiger vor als Ignatia), aber wenn der Homöopath erst einmal ein Gefühl für diesen Typ entwickelt hat, kann er ihn nicht mehr verfehlen.

Emotionale Intensität

Das offensichtlichste Charakteristikum bei Ignatia ist die emotionale Intensität. Ignatia empfindet alle Emotionen – Ärger, Trauer, Freude, Liebe, Angst, Lust – mit einer Intensität, die es bei keinem anderen Konstitutionstyp gibt. In den meisten Fällen drückt Ignatia ihre Gefühle auch aus (bei der überwiegenden Mehrheit handelt es sich um Frauen), und deshalb gilt sie bei ihren Freunden und in der Familie als sehr emotionaler Mensch. Es gibt jedoch eine gewisse Tendenz, unangenehme Gefühle zu unterdrücken, und diese Tendenz wächst in dem Maße, in dem Ignatia psychische Störungen entwickelt. Wie ihre stabilere Schwester Natrium muriaticum kann sie Trauer lange Zeit unterdrücken und der Welt ein tapferes Gesicht zeigen. Irgendwann brechen die unterdrückten Gefühle bei Ignatia jedoch auf und bringen eine emotionale Flut hervor, die weitaus dramatischer als bei Natrium ist (Kent: »Sie ist unfähig, ihre Gefühle oder ihre Erregung unter Kontrolle zu halten«).

Weil Emotionen, wie das lateinische Wort es ausdrückt, sich bewegen und vorübergehen, fühlt sich Ignatia oft sehr veränderlich und wirkt auch so (Kent: »Stimmung – wechselnd, veränderlich«). Bei den meisten Menschen filtert der Intellekt die Emotionen und schwächt sie so weit ab, bis sie die glatte, beständige Oberfläche des Selbstgefühls nicht länger bedrohen. Ignatia fühlt die Emotionen jedoch so intensiv, daß der Intellekt davon überwältigt wird und die Person am Ende nur noch aus ihren Gefühlen besteht. Die meisten Ignatia-Frauen sind sehr ausdrucksstark und lassen einen schnell wissen, ob sie wütend, ekstatisch, entsetzt oder tief deprimiert sind. (Diese emotionalen Extreme findet man bei Ignatia ebenso häufig wie die milderen Formen.)

Die gesunde Ignatia

In den persönlichkeitsbildenden Jahren reagieren Ignatia-Kinder sehr empfindsam auf ihre emotionale Umgebung. Einige wenige von ihnen haben das Glück, die Kindheit ohne ein wesentliches emotionales Trauma zu überstehen. Diese seltenen Fälle der emotional gesunden Ignatia zeigen alle positiven Charakteristika des Typs; sie sind frei von den Verzerrungen durch unterdrückten Schmerz und Ärger und von den Abwehrmechanismen, die man entwickelt, um weiteres Leid zu vermeiden.

Die ausgeglichene Ignatia ist sensibel, leidenschaftlich und kultiviert (Kent:»freundliche, empfindsame, zartbesaitete Frauen«). Intensiv empfindet sie die Schönheit der Erde, die Tiefe ihrer Liebe und das prickelnde Gefühl der Leistung. Ihr Verstand ist gewöhnlich scharf, aber sie nimmt sich selbst und ihre Umgebung nicht vorwiegend über den Intellekt wahr. Statt dessen ist sie mehr emotional, intuitiv und leidenschaftlich. Das gesunde Ignatia-Mädchen ist sehr offen für das Wunder des Lebens und scharfsinniger als die meisten anderen Kinder (Kent:»überempfindsam«). Sie ist ein tiefgründiger Mensch, der Schönheit zu schätzen weiß und gründlich nachdenkt. Meist ist sie ein wenig still oder sogar schüchtern, wenn sie jung ist (Kent: »ruhig«), weil sie alles Ordinäre ablehnt, und so schützt sie sich bis zu einem gewissen Grad vor der Welt. Wie Silicea und China wird sie begeistert auf diejenigen reagieren, die sensibel genug sind, sie zu verstehen, aber auch auf jene, die zwar weniger sensibel sind, jedoch ihren guten Willen bewiesen haben. Die gesunde Ignatia ist warmherzig und liebevoll gegenüber ihren Freunden und der Familie; sie geht mehr aus sich heraus und ist spontaner als die meisten anderen sensiblen, kultivierten Typen.

Die meisten gesunden Ignatias haben künstlerisches Talent und interessieren sich häufig sehr für Kunst, entweder als Künstler oder als Kunstliebhaber. Ignatia hat viel Stil und schafft es mühelos, chic auszusehen. Weniger gesunde Ignatias machen große Anstrengungen, um gut auszusehen und andere zu beeindrucken, aber für die gesunde Ignatia ist Stil und guter Geschmack ein natürlicher Teil ihrer inneren Kultiviertheit. Es ist kein Zufall, daß französische Frauen für ihren guten Stil bekannt sind. Viele von ihnen sind Ignatia, ebenso wie viele andere Frauen aus romanischen Ländern.

Ich erinnere mich an eine solche gesunde Ignatia, eine Musiklehrerin und Komponistin, die mich wegen ihrer Hypoglykämie konsultierte. Sie war extrem offen und dynamisch und strahlte vor übersprudelnder Energie, die mich belebte. Im Gespräch mit mir war sie begeistert und fröhlich, lachte immer wieder oder weinte auch gelegentlich, wenn sie von früheren traurigen Zeiten sprach. Ihr Charisma und ihre Offenheit erinnerten an Phosphor, aber sie hatte mehr Tiefe, und ihr Ego oder Identitätsgefühl war stärker. Ihre Hypoglykämie legte sich rasch nach einer Dosis Ignatia 1M, und bei der zweiten Konsultation wollte sie alles über Homöopathie wissen. Ignatias Mischung aus Sensibilität und Leidenschaft verleiht ihr eine Lebendigkeit, die man sonst am ehesten bei emotional gesunden Lachesis- und Medorrhinum-Frauen findet.

Freidenkerinnen und Feministinnen

Man kann Ignatia als den kraftvollsten aller femininen Typen bezeichnen. Gesunde Ignatias haben eine natürliche Autorität, die sich aus ihrem außergewöhnlichen Selbstbewußtsein in Verbindung mit ihrem scharfen Verstand ergibt. Sie sind gewöhnlich Freidenkerinnen, die von den tiefgründigsten und gleichzeitig fortschrittlichsten Ideen angezogen werden, und diese Ideen verfolgen sie oft wissenschaftlich oder beruflich. In meiner eigenen Praxis habe ich drei solche Ignatia-Frauen kennengelernt, die alle für den Rundfunk arbeiteten und alle Programme machten oder machen wollten, die das »Bewußtsein der Zuhörer wecken«. Eine dieser Frauen hatte Buddhismus an der Universität studiert und war auch Sanskrit-Studentin, und eine andere erforschte den kulturellen Einfluß der indischen Philosophie auf indische Frauen im 18. Jahrhundert. Wie viele Ignatia-Frauen fühlte sie sich herausgefordert, für die Rechte ihrer schwächeren Schwestern einzutreten, und war eine Art Feministin. Viele Ignatia-Frauen drücken feministische Ideen aus, denn sie sind mindestens so mutig und stark wie Männer, und sie geraten in Wut, wenn sie sehen, wie andere Frauen von Männern unterdrückt und beherrscht werden.

Unsicherheit und Launenhaftigkeit

Die meisten Ignatias erleben in der frühen Kindheit die eine oder andere Art von emotionalem Trauma. Ignatia ist so sensibel, daß sogar relativ »normale« Familienverhältnisse, die harmlos erscheinen, Unsicherheit hervorrufen können. So kann es beispielsweise vorkommen, daß die Eltern des Kindes sich zwar lieben, ihre Gefühle füreinander im Laufe der Jahre aber für selbstverständlich halten und ihre Zuneigung zueinander weniger zeigen. Das passiert bei den meisten Paaren, aber das sensible Ignatia-Kind empfindet so etwas vielleicht als Bedrohung (wenn auch nur unterbewußt), weil dem uneingeschränkten Strom der Liebe, den es braucht, irgend etwas fehlt. Ignatia-Kinder sind besonders anfällig für Verlassenheitsgefühle. Dabei ist es ein merkwürdiges Phänomen, daß Menschen, die mit einer Ignatia-Konstitution geboren werden, in ihrem Leben anscheinend Umstände anziehen, die zu einem dauerhaften Gefühl der Verlassenheit führen. Sie können zum Beispiel Waisenkinder sein und bei Pflegeeltern aufwachsen, die es zwar gut meinen, aber das Kind trotzdem nicht verstehen, oder ein Elternteil ist vielleicht kalt und unnahbar. Andere Kinder wachsen unter ähnlichen Umständen mit einer Natrium-Konstitution heran. Es scheint so, als seien die Konstitutionstypen schon vor der Geburt festgelegt und als würden die nachfolgenden Lebensbedingungen nur dazu dienen, mehr oder weniger gesunde Varianten des jeweiligen Typs hervorzubringen.

Ein Ignatia-Kind, das einmal tief verletzt wurde, wird nie wieder jemandem voll vertrauen. Um das verletzte Herz bildet sich eine Mauer oder eine Art Hornhaut, die mit jeder weiteren Verletzung, die das Leben bringt, immer dicker und fester wird. Diese Mauer der Abwehr drückt sich zunächst in Form von Ärger und Empörung aus, die jedesmal aufkommen, wenn Ignatia das Gefühl hat, daß sie zurückgewiesen, fallengelassen oder vernachlässigt wird (Kent:»Ärger – ausgelöst durch Widerspruch«). Die normalerweise liebevolle Ignatia kann dann zur Eiskönigin werden, und ihre zusammengepreßten Lippen und ihr eisernes Schweigen sagen in solchen Situationen genauso viel aus wie sonst bittere Beschimpfungen. Shakespeare hatte wahrscheinlich Ignatia im Sinn, als er den Satz prägte:»Keine Höllengewalt ist schlimmer als eine gekränkte Frau.« Wie Sepia, Nux und Lachesis kann sich die wütende Ignatia dann rächen (Kent:»Wut führt zu Gewalttätigkeit«), aber häufiger streicht sie den Menschen, der sie verletzt hat, aus ihrem Herzen und spricht nie wieder mit ihm. Ignatia neigt sehr zur Schwarzweißmalerei (und sie trägt diese Farben in der Tat häufiger als jede andere Frau). Entweder sie liebt, oder sie haßt, und wenn sie haßt, zieht sie es meist vor, sich emotional völlig vom anderen zu lösen, weil ihr Haß auf eine tiefempfundene Verletzung zurückgeht, die sie lieber vergessen möchte.

Das Ignatia-Kind drückt seine Unsicherheit in Form von Launen aus. Das kleine Mädchen ist vielleicht meist fröhlich, aber irgendeine Kleinigkeit, die ein weniger empfindsames Herz gar nicht bemerken würde, läßt das Gefühl des Ungeliebtseins aufkommen, das die Wurzel der Labilität von Ignatia ist. Vielleicht machen die Eltern viel Wirbel um den Geburtstag der Schwester, oder das Kind wird für eine besondere Schulleistung nicht ausreichend gelobt. Bei solchen Gelegenheiten schmollt Ignatia gerne und zieht sich auf eine ziemlich dramatische Weise zurück, womit sie die anderen gleichzeitig strafen und Aufmerksamkeit erregen will (Kent:»verdrossen«,»kindisches Verhalten«,»Wann immer man ihre Pläne durchkreuzt oder ihr widerspricht, will sie alleine sein und brütet über die Widrigkeiten des Lebens«). Wenn Natrium-Kinder sich verletzt fühlen, ziehen sie sich still in sich selbst zurück, tun aber nach außen so, als sei alles in Ordnung. Ignatia wendet sich dagegen von ihren Eltern ab, stürmt in ihr Zimmer und schreit vielleicht:»Geht weg! Ihr liebt mich nicht!« Die Eltern sind entsetzt, weil sie gar nicht wissen, worüber sich das Kind so aufregt.

Liebeskummer

Während der Pubertät neigt der Ignatia-Teenager mehr als seine Altersgenossen zu intensiven und wechselnden Launen. Das Mädchen verliebt sich vielleicht in verschiedene Jungen, und schließlich ist sie in einen von ihnen völlig vernarrt. Die meisten Ignatia- Teenager wissen, daß sie leicht verletzlich sind, und gehen keine Beziehungen ein, bevor sie nicht sicher sind, daß ihre Gefühle erwidert werden. Wenn sie dann doch von ihrem Partner zurückgewiesen werden, grämen sie sich über alle Maßen (Kent:»Beschwerden durch enttäuschte Liebe«). Nun ist natürlich folgendes passiert: Die Verteidigungswälle, die ihr Herz fast während des ganzen Lebens geschützt haben, sind gefallen, und in diesem verletzlichen Zustand bringt das Gefühl, verlassen worden zu sein, alle unterdrückten Schmerzen der Kindheit wieder zum Vorschein. Sie fühlt sich wieder genauso wie das Kind, das glaubte, nicht geliebt zu werden.

Während einer solchen Krise bricht Ignatia zusammen und schluchzt unkontrolliert. Sie verliert jeden Appetit, ißt wochenlang so gut wie nichts (und erbricht, wenn sie etwas gegessen hat), während sie über ihrem Schmerz brütet und sich nach der Liebe sehnt, die sie verloren hat. (Kent:»Trotz aller Bemühungen hat der Schmerz sie einfach in Stücke gerissen.«) Jeder Versuch, über ihre Gefühle zu sprechen, endet in einer Flut von Tränen, und in ihrer Verzweiflung sagt sie, daß sie sterben will. Einige Ignatias nehmen dann eine Überdosis Beruhigungsmittel oder andere Tabletten und bringen sich damit vielleicht sogar um, weil sich der Schmerz in ihrem Herzen so unerträglich anfühlt.

Ignatia-Frauen haben oft die Angewohnheit, sich in Männer zu verlieben, die ihre Liebe nicht erwidern können. Möglicherweise ist der betreffende

Mann schon verheiratet, oder er ist einfach nicht fähig, frei zu lieben. Kent schreibt darüber in seinen Vorlesungen zur homöopathischen Arzneimittellehre, daß Ignatia sich entweder in einen verheirateten Mann verliebt oder in jemanden, »den sie sonst verachten würde«. Wir alle neigen dazu, in unserem Leben immer wieder in Situationen zu geraten, in denen wir die Konstellation der Eltern-Kind-Beziehung wiederholen. Es scheint so, als wolle die Psyche auf diesem Weg alte Wunden heilen, indem sie »das Drehbuch neu schreibt«. Ignatias Angewohnheit, sich in Männer zu verlieben, die sie nicht haben kann, läßt sich so als Spiegel der Kindheit verstehen, in der ihre Liebe zu ihren Eltern scheinbar nicht erwidert wurde.

Panik

Während emotionaler Krisen gerät Ignatia oft in Panik. Sie fühlt sich verwundbar und verliert die Kontrolle über sich, was Angst vor Geisteskrankheit auslösen kann. Es ist wunderbar zu beobachten, wie schnell die Arznei in solchen Fällen die Stabilität und Ruhe wiederherstellt. Ein einziger Tropfen im Sprechzimmer auf die Zunge gegeben, und der Gesichtsausdruck der Patientin wechselt von Angst zu Erleichterung und Erstaunen.

Wenn Ignatia unter Streß steht, kann sie auch Phobien entwickeln. Möglicherweise stehen sie in direktem Bezug zu bestimmten Erinnerungen an die schmerzhaften Erfahrungen, die die Krise heraufbeschworen haben. Beispielsweise hat sie vielleicht während einer Busfahrt realisiert, daß ihre Beziehung beendet war, und danach hatte sie bei jeder Busfahrt Angst. Der Ursprung ihrer Phobie muß ihr gar nicht bewußt sein, vor allem wenn sie erst Wochen oder sogar Jahre nach dem auslösenden Ereignis aufgetreten ist, nachdem eine andere Belastung die alten, unterbewußten Erinnerungen wieder geweckt hatte. Diese Phobien können allmählich vergehen, wenn Ignatia wieder stabiler wird, aber manchmal bleiben sie auch als Zeichen, daß der zugrundeliegende Schmerz nicht geheilt wurde.

Gram

Ignatia und Natrium muriaticum sind die beiden Arzneimittel, an die alle Homöopathen zuerst denken, wenn es darum geht, einen tiefen oder langanhaltenden Gram zu behandeln. Die Psychodynamik dieser beiden Mittel ist insofern sehr ähnlich, als beide Typen sich als Kinder ungeliebt fühlten (wenn auch vielleicht nur unbewußt) und ihr Gram mit dem alten Trauma eines

Liebesverlustes zu tun hat, sei es nun durch den Tod eines geliebten Menschen oder durch Zurückweisung. Natrium ist kontrollierter und trauert oft schweigend, während Ignatia bei einem schmerzlichen Verlust meist jede Kontrolle verliert, zumindest am Anfang. Als eine Art aktiver Reaktion auf den Schock schluchzt sie zunächst hysterisch, gefolgt von Wochen emotionaler Reizbarkeit, in denen Ausbrüche von Wut und Tränen mit Perioden wechseln, in denen sie still (aber sehr schmerzlich) trauert. Wie Natrium neigt Ignatia dazu, sich zu isolieren, wenn sie verletzt ist (Kent: »Trost verschlechtert«, »Abneigung gegen Gesellschaft«). Sie ist einmal verlassen worden, und sie will das nicht ein zweites Mal riskieren, indem sie bei einem anderen Menschen Trost sucht. Zeitweise fühlt sie sich jedoch erheblich schlechter, wenn sie alleine ist, besonders in akuten Phasen des Grams.

Jeder Konstitutionstyp kann nach einem schmerzlichen Verlust oder nach der Trennung von einem geliebten Menschen in einen Ignatia-Zustand geraten. Die prinzipiellen Symptome sind unkontrolliertes Weinen, schnell wechselnde Gefühle, Übelkeit, Erbrechen und Appetitlosigkeit mit einem Gefühl der Leere im Magen, die durch nichts zu füllen ist, und einem Kloßgefühl im Hals. Wenn der Gram chronisch geworden ist und sich in eine Art Hintergrundtrauer verwandelt hat, die nur noch aufflackert, wenn der Patient an den Verlust erinnert wird, hilft wahrscheinlich eher Natrium muriaticum. Mit anderen Worten: Ignatia ist nützlich im akuten Stadium des Grams, Natrium für die chronischen Auswirkungen.

Eine der charakteristischen, aber ziemlich unüblichen Manifestationen des Ignatia-Grams ist Hysterie. »Hysterie« im medizinischen Sinne bedeutet, daß körperliche Symptome als Reaktion auf einen emotionalen Schock auftreten, und in diesem Sinne ist Ignatia wahrscheinlich das beste Arzneimittel zur Behandlung von Hysterie. (Kent weist in seinen Vorlesungen darauf hin, daß hysterische Persönlichkeiten, die sich bewußt unmöglich aufführen, um Aufmerksamkeit zu erregen, durch Ignatia nicht beeinflußt werden. Sie brauchen Mittel, die einen stärkeren Bezug zu geistig unausgeglichenen Typen haben, wie Moschus oder Lilium tigrinum.)

Zu den hysterischen Reaktionen von Ignatia gehören üblicherweise Symptome, die mit dem Nervensystem zusammenhängen, wie Epilepsie, Muskelkrämpfe, Taubheit und so weiter. Einen solchen Fall habe ich kürzlich erlebt, ein junges Mädchen, das plötzlich eine fluktuierende Blindheit entwickelte, verbunden mit schnellen, unfreiwilligen Augenbewegungen. Sie wurde von Augenspezialisten untersucht, die zu der Überzeugung kamen, daß die Symptome hysterisch waren, also ohne organische Ursache und lediglich durch

Streß ausgelöst. Im Verlauf der Konsultation wirkte das Mädchen sehr sensibel. Sie war reif für ihr Alter (zwölf Jahre), aber sie hatte keine Erklärung dafür, warum eine so dramatische Reaktion aufgetreten war. Ihre Eltern waren fürsorglich, und es hatte in letzter Zeit kein erkennbares emotionales Trauma gegeben, das ihre offensichtlich hysterische Blindheit gerechtfertigt hätte. Gleichwohl gab sie zu, daß sie sich in den letzten Monaten sehr angespannt gefühlt hatte, und sie bestätigte, daß ihre Blindheit proportional zum Grad der Anspannung zugenommen hatte. Beim Gespräch mit ihren Eltern wurde klar, daß ihr Vater von seiner Arbeit besessen war und nur sehr wenig Zeit zu Hause verbrachte. Und selbst wenn er zu Hause war, war er gedanklich immer noch bei seinen Geschäften, und das Mädchen hatte kaum wirklichen Kontakt mit ihm. Weiterhin litt die Mutter an einer chronischen Krankheit, die sie daran hinderte, ganz sie selbst zu sein. Und schließlich hatte sich die Patientin in ihrer Schule niemals wohl gefühlt, denn während sie sensibel und kultiviert war, hatten die anderen Kinder einen einfacheren Hintergrund, bezeichneten sie als »Snob« und schlossen keine Freundschaft mit ihr. Mit anderen Worten, obwohl es kein herausragendes traumatisches Ereignis gab, das ihre Symptome hätte erklären können, hungerte sie permanent nach jener spontanen Liebe, die nur relativ entspannte und zufriedene Eltern geben können, und diese subtile, unbeabsichtigte Zurückweisung wurde durch die weniger subtile Behandlung verstärkt, deren Opfer sie in der Schule war. Eine oder zwei Dosen Ignatia 10M besserten rasch die Augenprobleme, und der Streß wurde dadurch reduziert, daß sie in eine vornehmere Schule wechselte und der Vater sich mehr Zeit für die Familie nahm.

Bitterkeit und Vermännlichung

Wenn Ignatia von einem geliebten Menschen zurückgewiesen wird (oder auch nur das Gefühl hat, sie werde zurückgewiesen), dann wird sie gewöhnlich bitter oder sogar rachsüchtig (Kent: »Kränkung«, »streitsüchtig«, »Ärger – mit stillem Kummer«). Zu solchen Zeiten kann sie eine Salve von Beschuldigungen loslassen, wie unfair man sie behandelt hat, wie grausam der andere ist, wie selbstsüchtig und lieblos, wobei ihre Entrüstung vor allem verschleiern soll, daß sie sich tief in ihrem Inneren für nicht liebenswert hält. Einmal mehr bestätigen die äußeren Umstände sie in dieser Überzeugung. Eine unsichere Ignatia reagiert überempfindlich auf jede Art von Zurückweisung, sei sie auch noch so unbedeutend. Wenn eine Verabredung, auf die sie sich gefreut hat, kurzfristig abgesagt wird, nimmt sie das übel und drückt ihre Verstimmung auch deutlich aus. Die Zuneigung einer beleidigten Ignatia kann man zwar zurückgewinnen, aber dazu muß man sich erstens entschuldigen und ihr zweitens selber Zuneigung und Respekt entgegenbringen, die beiden Dinge, die sie am meisten braucht.

Ignatia-Frauen, die ein besonders schweres Leben haben, neigen dazu, hart und bitter zu werden. Je härter sie werden, desto männlicher erscheinen sie. Während die harte Ignatia-Frau immer noch das Verlangen nach irgendeiner Art von Bestätigung hat, aber nicht mehr wagt, emotional verletzbar zu sein, versucht sie Eindruck zu machen, indem sie andere dominiert. Sie ist herrschsüchtig, extrem reizbar und hat ein Temperament, das starke Männer vor Angst zittern läßt. Um sich wichtig zu fühlen, wird die harte Ignatia ehrgeizig und setzt auf soziale Anerkennung. Sie wird zur engagierten Karrierefrau und versucht, die Männer in ihrer eigenen Welt des Wettbewerbs und des Intellekts zu schlagen.

Je maskuliner Ignatia wird, desto stärker verläßt sie sich auf ihren Intellekt. Hier versucht sie andere zu beeindrucken, indem sie hochgradig intellektuell wird. Ignatia-Akademikerinnen sind oft sehr stolz auf ihre Zeugnisse und legen größten Wert auf die Titel vor dem Namen. Dadurch fühlen sie sich wichtig, und das ist fast genauso gut wie das Gefühl, geliebt zu werden. In unserer männlich dominierten Gesellschaft ist es im allgemeinen leichter, Anerkennung über den Intellekt zu erreichen als durch künstlerische oder praktische Tätigkeiten. Außerdem kann Ignatia, wenn sie sich in ihren Intellekt versenkt, die schmerzhafte Welt der Gefühle vermeiden, und für viele Ignatias ist es leicht, intellektuell zu glänzen, weil sie einen scharfen Verstand haben.

Die maskulinere Ignatia-Frau kann man leicht mit Nux vomica verwechseln, das man, obwohl es einem vorwiegend männlichen Typ entspricht, gelegentlich auch bei Frauen findet. Beide sind entschlossen, effizient und aggressiv, und viele Nux-vomica-Frauen sind ebenfalls intellektuell orientiert. Beide tragen gerne männliche Kleidung wie Hosenanzüge, haben recht »strenge« Frisuren und eine angespannte, aufrechte Haltung. Der Homöopath muß genau hinsehen, um die beiden zu unterscheiden. Ignatias Stärke ist brüchiger, weil sie lediglich ein Abwehrschild ist, um das empfindsame Herz zu schützen. So ist Ignatia defensiver als Nux und neigt mehr dazu, beim geringsten Anzeichen von Widerspruch oder Mißfallen aus der Haut zu fahren. Nux hat viel Vertrauen in sich selbst und ihre Fähigkeiten, und deshalb kann sie andere Meinungen eher ignorieren. Die harte Ignatia-Frau wird in vielen Fällen immer noch nach Liebe suchen und immer noch zusammenbrechen, wenn sie ihr Herz öffnet und sich dann zurückgewiesen fühlt. (Äußerlich sehen die beiden Typen ziemlich unterschiedlich aus, was eine zusätzliche Hilfe bei der Identifizierung ist.)

Der andere Typ, der mit der harten Ignatia-Frau verwechselt werden kann, ist die harte Natrium-Frau. Hier sind die Ähnlichkeiten stärker, weil die Psychologie vergleichbar ist. Der hauptsächliche Unterschied besteht darin, daß Ignatia schneller explodiert. Sie bricht rasch entweder in Ärger oder in Tränen aus, wogegen Natrium ihre Gefühle verbirgt und kontrolliert. Beide Typen suchen nach Selbstbestätigung durch ihre Karriere, aber Ignatia wird im allgemeinen eher durch das Prestige mächtiger Spitzenpositionen angezogen, während Natrium, gleichgültig wo sie arbeitet, zufrieden ist, wenn man sie für effizient und unentbehrlich hält.

Prestige

Oft ist die emotional unsichere Ignatia-Frau fast die ganze Zeit damit beschäftigt, ihr schwaches Selbstwertgefühl zu stärken. Sie wird ihren Freunden helfen, solange sie eine Gegenleistung erwarten kann, sowohl in Form verbaler Anerkennung als auch in dem Sinne, daß sie sich Unterstützung für eine ungewisse Zukunft sichert. Da sie das Gefühl hat, sie sei in der Vergangenheit (emotional) mißbraucht worden, paßt sie sehr auf, daß sie nicht übervorteilt wird, und sie wird gewöhnlich darauf achten, daß man sich an ihre Hilfe erinnert. Namen fallenzulassen gehört zu den bevorzugten Wegen, auf denen Ignatia nach Prestige sucht. Ignatia hat einen natürlichen Charme, und sie sieht oft bezaubernd aus. Ihr Äußeres, ihre Kultiviertheit und ihre Gabe, sich selbst ins rechte Licht zu setzen, bringen sie oft in Kontakt mit gesellschaftlichen Berühmtheiten, und sollte sie tatsächlich nicht als vollwertiges Mitglied in die gesellschaftliche Elite aufgenommen werden, wird sie zumindest das Beste aus ihren guten Kontakten machen. Ich habe mehrere Ignatia-Frauen kennengelernt, die regelmäßig ihre Bekanntschaft mit der einen oder anderen Berühmtheit im Gespräch erwähnten, und eine von ihnen sammelte sogar Zeitungsausschnitte, auf denen sie mit berühmten Klienten zu sehen war.

Ignatia ist im allgemeinen ein sehr geselliger Mensch. Die gesunde Ignatia genießt es, ihre Begeisterung mit anderen zu teilen, und hat eine herzliche Art. Die mehr verletzliche Ignatia nutzt gesellschaftliche Kontakte oft als Mittel, um sich Anerkennung und Unterstützung zu sichern. Oft füllt sie ihren Kalender mit Verabredungen, Partys und Soireen und hält Kontakt zu möglichst vielen Leuten. Bei solchen Gelegenheiten ist sie äußerst charmant und genießt die Bewunderung, die ihr zuteil wird, vor allem wenn sie vom anderen Geschlecht kommt. Ignatia ist sehr abhängig von der Wertschätzung anderer, und sie wird oft nach Komplimenten angeln, wenn sie nicht von alleine kommen. (Die Rollen, die die Schauspielerin Diane Keaton oft spielt, sind typisch für Ignatia und demonstrieren diese Eigenart sehr schön.)

Dramatik

Ignatia gehört zu den dramatischsten Typen. Viele Ignatia-Frauen nutzen diesen guten Effekt als Schauspielerinnen. Die Schauspielerei paßt in vieler Hinsicht ideal zu Ignatia, denn damit erntet sie Anerkennung für ihre naturgegebene emotionale Dramatik und Eitelkeit. Um dramatisch zu sein, braucht man Zuschauer, und Ignatia lernt von früher Kindheit an, ihre Zuschauer zu benutzen, um Liebe und Anerkennung zu bekommen oder sie für ihr Unglück zu geißeln. Selbst wenn sie glücklich ist, dramatisiert die unsichere Ignatia ihre Gefühle in dem Versuch, von ihrem jeweiligen Gegenüber eine positive Antwort zu bekommen in der Art wie: »Ja, du bist wundervoll, und ich liebe dich.« Die unsichere Ignatia brüstet sich damit, wie glücklich sie ist, und übertreibt alles, um als etwas Besonderes und dadurch liebenswert zu erscheinen. (Natrium muriaticum und Phosphor-Frauen tun das auch.) Wenn sie gelobt wird oder auch nur Zustimmung findet, ist sie hingerissen und kichert vor Vergnügen. (Kichern ist sehr charakteristisch für Ignatia.) Andererseits wird die Andeutung einer negativen Antwort (oder auch gar keine Reaktion) Bestürzung auslösen, und Ignatia ist dann entweder deprimiert oder verärgert. Ignatia sehnt sich danach, für irgend jemanden ein ganz besonderer Mensch zu sein, und sie verbringt den größten Teil ihrer Zeit damit, nach Anerkennung zu streben.

Kultiviertheit

Gesunde Ignatias sind meist sehr kultiviert, und zwar sowohl intellektuell als auch ästhetisch/künstlerisch. Ignatia ist zu einer subtilen akademischen Analyse ebenso fähig wie zu zarten, intuitiven Einsichten. Darin gleicht sie Silicea und auch einigen Sepias. Da sie so emotional ist, interessiert sich die gesunde Ignatia meist mehr für die Lebensbedingungen der Menschen (wie auch der Tiere und Pflanzen) als für die theoretischen Wissenschaften, die wenig mit ihren eigenen Lebenserfahrungen zu tun haben. Literatur, Metaphysik und Anthropologie sind Gebiete, für die sie sich oft interessiert, ebenso wie Ernährung, Gesundheit und Esoterik. Die »nüchternen Wissenschaften« wie Mathematik, Physik, Ingenieur- und Wirtschaftswissenschaften überläßt sie den mehr rationalen Typen und auch den stärker maskulinen Ignatias. Sie ist zwar durchaus fähig, diese Fächer zu verstehen, aber sie erschließen sich ihr nicht intuitiv und natürlich.

Die gesunde Ignatia ist auch gesellschaftlich kultiviert. Sie wird sich in den meisten Fällen freundlich und höflich ausdrücken und nichts Vulgäres an sich haben. Weil ihre Gefühle so tief sind, ist ihr Wertesystem klar und fordert gegenseitigen Respekt und Verständnis. Wie Silicea verbindet Ignatia zarte Empfindsamkeit mit einem starken Identitätsgefühl und rückt nicht von ihren ethisch hohen persönlichen Ansprüchen ab. (Das Gefühl für die eigene Identität ist bei Ignatia insgesamt noch stärker als bei Silicea, weil sie nicht besonders unter Furchtsamkeit und Unentschiedenheit leidet.) Ignatia ist gewöhnlich bei all ihrer Zartheit doch recht zielstrebig, und sie wird leicht verwirrt und ärgert sich über sich selbst, wenn sie ihren eigenen Prinzipien untreu wird. Nur wenn sie schon unempfindlicher geworden ist, wird sie auch opportunistischer und senkt ihren ethischen Standard. Aber selbst dann hält Ignatia gewöhnlich ihr Wort und erwartet das auch von anderen, weil sie es nicht erträgt, enttäuscht oder ausgenutzt zu werden. Ignatias Integritätsgefühl ist in manchen Fällen so stark, daß sie krank wird, wenn sie sich nicht an ihre eigenen Maßstäbe hält. Ich habe einmal eine junge Frau wegen schwerer Panikanfälle behandelt, die mit Fieberanfällen verbunden waren. Ihre Symptome begannen plötzlich, während sie in einem tropischen Land unterwegs war, und die Mischung aus psychischen und körperlichen Symptomen machte die Diagnose schwierig.

Sie erzählte mir etwas verlegen, sie habe kurz vor Beginn der Krankheit eine Urlaubsromanze mit einem Mann gehabt, den sie auf der Reise kennengelernt hatte. Sie hatte ihn nicht für besonders großartig gehalten, und es hatte ihr auch nichts ausgemacht, ihn zu verlassen, aber sie wurde krank. Sie fühlte sich sehr verstört, versicherte aber, sie habe zu Hause eine feste Beziehung, die sie, wie ihr inzwischen klargeworden war, nicht gefährden wollte. Dabei wurde deutlich, daß ihr Seitensprung ihr Integritätsgefühl so stark aus den Fugen gebracht hatte, daß sie krank wurde. Ihre Krankheit wurde schließlich als Virushepatitis diagnostiziert, aber ich bin sicher, daß der Zeitpunkt der Erkrankung kein Zufall war, und die Patientin verstand das auch intuitiv. Ihre Panikanfälle und das Fieber verschwanden rasch nach einigen Dosen Ignatia 10M, und als sie entlassen wurde, fühlte sie sich nur noch müde, was sich durch die Einnahme von China besserte.

Körperliche Erscheinung

Körperlich läßt sich Ignatia in zwei Typen unterteilen, zwischen denen es aber keine scharfe Trennungslinie gibt. Die kultiviertere Ignatia ist sehr schlank mit langen, zarten Knochen. Der maskulinere Typ ist schwerer und nimmt leicht an Gewicht zu. In dem Maße wie Ignatia männlicher wird, entwickelt sie eine stärkere Behaarung am Körper und im Gesicht. Beide Typen haben einen sehr dunklen Teint, obwohl einige von ihnen rote oder sogar blonde Haare haben. Das Gesicht ist eher eckig als rund mit meist hohen Wangenknochen, weshalb Ignatias oft gesuchte Models sind. Die Wimpern sind lang und empfindlich, und die Nase ist im allgemeinen gerade oder gebogen und spiegelt einen starken und subtilen Intellekt. Zu den bemerkenswertesten Zügen von Ignatia gehören ihre Lippen, die sehr voll, aber in einem zarten Bogen geformt sind und sowohl emotionale Intensität als auch Kultiviertheit widerspiegeln. Anders als Sepia hat Ignatia meist dickes, lockiges Haar, weil sie leidenschaftlicher ist. (Die englische Komikerin Eleanor Bron ist in ihrer körperlichen Erscheinung und auch als Persönlichkeit ein gutes Beispiel für eine Ignatia-Frau, ebenso die Filmschauspielerin Barbra Streisand.)

Kalium carbonicum

Grundzug: Starre und Strenge

Kalium carbonicum ist unter den Kalium-Arzneien das am weitesten verbreitete Konstitutionsmittel. Ansonsten findet man nur noch Kalium bichromicum relativ häufig. Beide haben ähnliche Persönlichkeitszüge und sind eher an anderen als an den geistigen Symptomen zu unterscheiden.

Kent stellt in seinen Vorlesungen fest:»Das Wesen des Kalium-carbonicum-Patienten ist, wie das des Mittels selbst, schwer zu durchschauen. Das Mittel wird nicht so oft angewendet, wie es an sich möglich und angebracht wäre …« Kalium ist ein verschlossener Typ, und deshalb ist es für den Homöopathen schwer, so viel Information über seinen Charakter zu bekommen, daß er zu fassen wäre. Die alten Arzneimittellehren vermitteln nur ein bruchstückhaftes Bild der Kalium-Persönlichkeit, und als Folge davon verfehlt der Homöopath das Mittel öfter, als er es trifft.

Die meisten geistigen Charakteristika kann man als Manifestationen der »Essenz« des Typs verstehen, die Starrheit ist. Der erste Eindruck, den man von Kalium carbonicum bekommt, ist eine gewisse Förmlichkeit, eine Steifheit, die sich als mangelnde Entspannung von Körper und Geist äußert. Kalium-Menschen fällt es schwer, ihr Haar wirklich offen zu tragen. Das kann man am deutlichsten auf Partys und in Diskotheken beobachten, wo Kalium sich angesichts der spontanen Ausgelassenheit anderer Leute noch stärker als üblich gehemmt fühlt. Selbst der Gang von Kalium ist meist recht steif (und diese Steifheit fällt besonders auf, wenn er es wagt, den Tanzboden zu betreten).

Konventionalität

Kalium-Menschen wirken verantwortlich, seriös und konventionell. Ein Kalium-Freund erzählte mir, es sei ihm zeit seines Lebens schwergefallen, sich zu amüsieren, weil er sich immer so sehr darum bemüht habe, das Richtige zu tun. Kalium ist von allen Konstitutionstypen der konventionellste. Seine Angst vor Veränderungen sorgt dafür, daß er alles ablehnt, was nicht bewiesen und nicht vertraut ist. Der charakteristischste Weg, das zu tun, besteht darin, sich stur »buchstabengetreu« zu verhalten. Ein Kalium-carbonicum-Angestellter wird sich genau an die Einzelheiten seiner Arbeitsplatzbeschreibung halten, seine

Pflichten pünktlich wie ein Uhrwerk erfüllen und sich niemals vordrängen, um etwas Ungewöhnliches oder Gefährliches zu tun. Am deutlichsten sieht man das bei Mitarbeitern im öffentlichen Dienst, bei kleinen Beamten und anderen Menschen in untergeordneten Positionen wie beispielsweise Verkehrspolizisten. Der Kalium-Beamte wird niemals die Regeln verletzen. Das ist ihm sein Job nicht wert. (Auf der anderen Seite achtet Kalium sehr auf die öffentliche Meinung und auf jede Bedrohung der eigenen Position, und deshalb könnte er dazu gezwungen sein, die Regeln heimlich zu verletzen. Kalium-Politiker beispielsweise müssen sich genau wie andere Politiker auf heimliche Abmachungen einlassen, um an der Macht zu bleiben.)

Kaliums geistige Starre führt dazu, daß er unfähig oder unwillig ist, allgemeine Regeln an besondere Umstände anzupassen. So kann ein Kalium-Polizist beispielsweise ein Protokoll wegen Haltens im Halteverbot schreiben, obwohl der Autofahrer nur wegen einer Motorpanne angehalten hat. Das geschieht nicht aus Böswilligkeit, sondern weil Gesetz nun mal Gesetz ist, das der Polizist nicht flexibel zu interpretieren wagt, weil er Angst hat, dadurch in Schwierigkeiten zu kommen. Kalium versucht, Schwierigkeiten zu vermeiden, indem er sich an bewährte Regeln hält, seien es nun die Gesetzestexte eines Landes, ein religiöser Verhaltenskodex, eine Berufsordnung oder Werte, die von den Vorfahren übermittelt wurden. Ein typisches Beispiel dafür ist der kommunistische Gewerkschaftssekretär, der eine sehr förmliche, politisierende Sprache pflegt und seine Aussagen dadurch zu rechtfertigen versucht, daß er die Terminologie von Marx und Lenin benutzt, um seiner Position mehr Gewicht zu verleihen. In einem größeren Rahmen sind das indische Kastensystem und die inhumane bürokratische Monstrosität des alten Sowjetsystems Beispiele des rigiden Konservatismus, der für Kalium typisch ist.

Ich habe einmal mit einer homöopathischen Ärztin zusammengearbeitet, die perfekt die Buchstabentreue von Kalium demonstrierte. Sie hatte große Angst davor, das Mißfallen ihrer nichthomöopathischen Kollegen zu erregen, und eine Folge davon war ihre Angst, Erstverschlimmerungen bei den Patienten auszulösen. Um das zu vermeiden, verordnete sie nur die C30-Potenzen, wenn sie konstitutionell behandelte. Sie legte großen Wert darauf, daß ihre Patienten alle orthodoxen Medikamente weiternahmen, die schulmedizinisch für ihren Zustand indiziert waren, und zusätzlich die homöopathischen Arzneien. Auch das geschah, um ihre Position als Ärztin nicht zu gefährden. Ihre Angst vor Schwierigkeiten war so groß, daß sie die konservativste Homöopathie praktizierte, die mir je begegnet ist.

Kalium hängt auf ähnliche Weise an klar definierten Regeln wie Arsenicum, aber es gibt subtile Unterschiede. Arsenicum hat im allgemeinen ein stärkeres Ego als Kalium und verfolgt seine Prinzipien von Gewissenhaftigkeit und Anstand mit Eifer. Kalium hat dagegen gewöhnlich weniger Selbstvertrauen und klebt mehr aus Selbstschutz denn aus Überzeugung an den Regeln. Arsenicum ist meist leidenschaftlich überzeugt von seiner Ordnungsliebe, wogegen Kalium seine Prinzipien vernünftig, logisch und still verfolgt. Beide Typen wünschen sich soziale Anerkennung, aber Arsenicum hat dabei mehr Stil, während Kalium grau und anonym wirkt, mehr darum besorgt, ob sein Handeln akzeptabel ist, und nicht so sehr darauf aus, andere zu beeindrucken.

Die »Biederkeit« von Kalium ist eine Eigenschaft, die sich schwer definieren läßt. Sie verbindet mehrere Charakteristika, vor allem Konservatismus, Inflexibilität und übermäßige Ernsthaftigkeit. Auch Arsenicum ist oft ziemlich konservativ, aber er wirkt nicht annähernd so »bieder« wie Kalium, weil er leidenschaftlicher und weniger starr ist. Arsenicum kleidet sich beispielsweise oft mit einem gewissen Chic, während die Kleidung von Kalium nicht nur altmodisch ist, sondern häufig auch stillos. (Kalium setzt auf Sicherheit, indem er undefinierbare Kleidungsstücke in Grau und Braun trägt.)

Ich saß einmal mit einem prominenten Homöopathen in Kalifornien zusammen, und wir sprachen über den Fall eines jungen Mannes, der nach einer Virusinfektion unter starker Müdigkeit litt. Er arbeitete als christlicher Prediger auf dem Universitätsgelände und war mit einem stillen, vernünftigen Mädchen verheiratet, das mit ihm zusammenarbeitete. Er selbst wirkte nüchtern und verantwortlich. Bei der Fallaufnahme gab es keine klaren Hinweise auf ein bestimmtes Mittel, abgesehen von der charakteristischen Kalium-Angst, die er im Bauch fühlte. Der junge Mann hielt sich selbst für relativ offen und fortschrittlich, und das mag er im Vergleich zu anderen Predigern seiner Kirche auch gewesen sein, aber er war eindeutig weniger spontan und entspannt als die meisten anderen jungen Männer seines Alters. Das Bild dieses gewissenhaften, ziemlich altmodischen jungen Predigers, umgeben von einer Schar ausgelassener, radikaler Studenten, die nur wenige Jahre jünger waren als er, ließ mich an Kalium carbonicum denken. Manchmal kommt einem bei solchen Fällen auch Natrium in den Sinn, aber Natrium ist nicht so steif. Die Ernsthaftigkeit vieler Natrium-Typen ist eine Folge der Traurigkeit, die sie in ihrem Inneren verbergen. Ihr Blick ist ausweichend und etwas wäßrig und spiegelt die Gefühle, die sie versuchen, in Schach zu halten. Die Ernsthaftigkeit von Kalium ist anders. Kalium hat im allgemeinen so wenig Zugang zu seinen Gefühlen, daß er trocken, mechanisch und grau wirkt. Es gibt keinen Kampf mit irgendwelchen Gefühlen (außer gelegentlicher Angst), und keine Depression lauert im Inneren. Statt dessen findet man eher eine eingeschränkte Lebenskraft, weil das emotionale Leben fast völlig fehlt. Wie der Erste Offizier Spock vom *Raumschiff Enterprise* ist Kalium effizient, logisch und emotionslos. Aber selbst Spock hatte einige Gefühle, und das gilt in den meisten Fällen auch für Kalium.

Mir sind viele Kalium-Typen begegnet, die ein lebhaftes Interesse an alternativen Therapieformen und an Philosophie hatten. Doch wenn der Homöopath sich nur nach den Interessen der Patienten richtet, wird er die Essenz der Persönlichkeit nicht erkennen. Es kommt nicht so sehr darauf an, was der Patient für wichtig hält, sondern wie er seine Interessen verfolgt. Ganz gleich wie unkonventionell sein Interesse sein mag, Kalium wird es vernünftig, methodisch, mit intellektueller Gründlichkeit, aber wenig Leidenschaft verfolgen.

In der Anfangszeit meiner homöopathischen Praxis arbeitete ich mit einem Homöopathen zusammen, der viele Charakterzüge von Kalium hatte. Er war freundlich, verantwortlich und sehr vernünftig. Bei der Fallaufnahme prüfte er jedes kleine Detail in der Geschichte des Patienten und machte ausführliche Notizen, in denen er Hunderte von Einzelinformationen aufzeichnete. Angesichts dieser Fülle von Details fiel es ihm oft schwer, den roten Faden zu finden und alles zu einem sinnvollen Ganzen zusammenzufügen. In typischer Kalium-Manier war er sehr gründlich, hatte jedoch Schwierigkeiten, die Essenz des Falles zu erkennen, weil das nicht lineare Logik, sondern mehr Intuition erfordert. (Im Gegensatz dazu würde der Phosphor-Homöopath dazu tendieren, ein umfassendes »Gefühl« für den Fall zu entwickeln, und dabei viele Details übersehen. Diese beiden Typen sind aus psychologischer Sicht völlig entgegengesetzt, obwohl sie viele körperliche Züge gemeinsam haben.)

Ein anderer Kalium-Homöopath, den ich kannte, neigte dazu, die Persönlichkeit seiner Patienten kaum zu berücksichtigen (weil er mit Emotionen schlecht umgehen konnte), und zog es vor, seine Verordnung auf ein elektronisches Meßverfahren (den Vegatest) zu stützen, das ihm sagte, welche Arznei der Patient brauchte. Kalium verläßt sich oft lieber auf Maschinen als auf chaotische, unvorhersagbare Dinge wie Gefühle.

Der größte Rationalist

Die Kalium-Persönlichkeit hat etwas Zweidimensionales; wie einer Kreidezeichnung fehlt ihr die Tiefe. Es ist kein Zufall, daß die Kalium-Salze wichtige Knochenarzneien sind. Starrheit und Struktur sind die eigentliche Essenz des Mittels. Wenn man sich Fleisch und Blut wegdenkt, bleibt von uns nur das Skelett. Der Kalium-Geist ist ähnlich wie ein Skelett: starr, trocken und strukturiert, ohne das Fleisch und Blut der Gefühle und der Phantasie. (Glücklicherweise ist auch im Skelett noch Leben, und selbst der trockenste Kalium-Typ hat Zugang zu einigen Gefühlen. Aber im Vergleich zu den Gefühlen der meisten anderen Leute sind sie nur ein leises Flüstern.)

Weil er so emotionslos und phantasielos ist, lebt Kalium in seinem Intellekt und durch ihn. Er ist der rationalste unter allen Konstitutionstypen. Wie ein Computer errechnet Kalium, wie er sein Leben logisch führen und seinen Tag logisch planen kann, ja sogar die logische Antwort auf die Klage seiner Frau, daß er so gefühllos ist. Empirische Forscher mit ihren sorgfältigen Versuchsanordnungen sind oft Kalium-Typen, ebenso Bankkaufleute. Wo immer kalte Logik und Aufmerksamkeit fürs Detail gefordert wird, ist Kalium am richtigen Platz.

Kalium ist gewöhnlich zu sehr damit beschäftigt, Pläne zu verfolgen, als daß er viel Spaß am Leben haben könnte. (Spaß ist dem Wesen des durchschnittlichen Kalium-Typs völlig fremd.) Ich habe einmal im Haus eines Kalium-Freundes und seiner Familie gewohnt. Eines Abends saßen wir alle um den Tisch und spielten ein Gesellschaftsspiel, bei dem man durch gezieltes Raten herausfinden muß, wer der Mörder ist, mit welcher Waffe der Mord verübt wurde und wo das Verbrechen geschah. Ich war erstaunt und belustigt, als mein Freund einen komplizierten Plan zeichnete und sich ernsthaft daranmachte, jede winzige Information aufzuschreiben, die er aus der Taktik der Mitspieler entnehmen konnte. Er benutzte eine Art Flußdiagramm, um eine Möglichkeit nach der anderen auszuschließen, bis er das Spiel gewonnen hatte, nicht durch gezieltes Raten, sondern durch eine errechnete Gewißheit. Seine Frau und die Kinder waren gezwungen, diese Taktik zu übernehmen, weil sie sonst keine Chance gegen ihn hatten. Dabei war er weder ein gemeiner noch ein fanatischer Typ. Er wußte einfach nicht, wie er die Sache anders als mit seinem Intellekt hätte angehen können. Er war auch kein verschlossener Mensch in dem Sinne, wie Natrium verschlossen ist. Er bemerkte einmal, er spreche nicht über seine Gefühle, weil er wirklich keine habe.

Kalium hat im Gespräch eine sehr charakteristische Art. Er denkt über die Logik (oder Unlogik) dessen nach, was der andere gesagt hat, und analysiert es dann laut. Der sozial besser angepaßte Kalium-Typ tut das auf sanfte Weise und präsentiert das Ergebnis seiner Analyse mit Humor, aber die logische Analyse bleibt der Mittelpunkt jedes Gesprächs. Auch das illustriert Mr. Spock vom *Raumschiff Enterprise* perfekt. Wenn die sozialen Fähigkeiten von Kalium nicht so ausgeprägt sind, kann es qualvoll sein, ihm zuzuhören, weil seine logischen Überlegungen wie eine akademische Vorlesung klingen und mit einer monotonen Stimme vorgetragen werden, die die fehlende Leidenschaft deutlich widerspiegelt. Kalium kann den Besuch eines Rockkonzerts so beschreiben, als gehe es um eine Abhandlung über Anthropologie. Der entspanntere Kalium-Typ ist etwas weniger faktenbesessen, wirkt im Gespräch aber immer noch ernst, sogar bei engen Freunden.

Viele Kalium-Typen sind sehr stille Menschen, weil ihnen klar ist, daß sie im Gespräch nicht so spontan sein können wie andere in ihrer Umgebung. Deshalb verhalten sie sich ruhig, um keinen Narren aus sich zu machen oder die Gesellschaft, in der sie sich befinden, zu befremden.

Die Tendenz von Kalium, im Gespräch extrem rational zu sein, erinnert an die Art, die manche Lycopodium-Männer haben. In dieser Hinsicht kann man die beiden möglicherweise nicht unterscheiden, aber oft ist der ultrarationale Lycopodium zu eifrig, seine Ansicht zu vermitteln, er wirkt zu selbstsicher und neigt dazu, über Dinge zu reden, von denen er wenig versteht (um seine Zuhörer »einzuwickeln«), wogegen Kalium bei dem bleibt, was er weiß. Sulfur neigt auch dazu, intellektuell über seine Lieblingsthemen zu faseln und kann in seiner Analyse genauso detailliert sein wie Kalium, aber Sulfur ist in seiner Sprache und in seinen Interessen viel leidenschaftlicher.

Der Kontrast zwischen dem leidenschaftlichen Idealismus von Sulfur und dem Tatsachen-Pragmatismus von Kalium läßt sich gut durch den Unterschied zwischen zwei US-Präsidenten verdeutlichen: Ronald Reagan und George Bush. Bush hatte man ursprünglich bei der Präsidentenwahl keine großen Chancen eingeräumt, weil er im Vergleich zu dem extravaganten Reagan so grau und anonym wirkte. Als Bush an die Macht kam, räumte er ein, ihm fehle das, was er »die Vision« nannte, der leidenschaftliche Idealismus seines früheren Chefs. Einen ähnlichen und historisch gut vergleichbaren Machtwechsel gab es in Großbritannien von der zielstrebigen Entschlossenheit der Mrs. Thatcher (Nux vomica) zu dem vernünftigen, pragmatischen Ansatz von John Major, der in echter Kalium-Manier grau und ohne Charisma erschien, dem man aber zutraute, daß er gemäßigt, vernünftig und aufrichtig war. Kalium-Menschen vertraut man oft, weil sie so unpersönlich und verantwortlich wirken und nicht das starke Ego der feurigeren Typen haben. Wie Arsenicum ist Kalium meist sehr pragmatisch. Materielle Sicherheit ist sehr wichtig, und deshalb ist ihm der gesunde Menschenverstand auch lieber als hochfliegende Ideen. Kalium ist meist skeptisch und verwirft Theorien, die nicht wissenschaftlich belegt sind. Infolgedessen ist seine Welt sehr verläßlich, aber ziemlich langweilig.

Unsicherheit

Die Unsicherheit von Kalium ist der von Arsenicum sehr ähnlich. Sie bezieht sich vorwiegend auf die materielle Ebene und manifestiert sich als Angst vor Krankheit (und Tod), Armut und Verlust der sozialen Anerkennung. Wie Arsenicum geht auch Kalium gewöhnlich klug mit Geld um. Seinen Körper behandelt er meist vernünftig und ist nicht so fanatisch gesundheitsbewußt wie manche Arsenicum-Typen. Im Grunde führen viele Kalium-Menschen ein sehr gemütliches Leben, in dem Routine vorherrscht. Sie treiben weder Sport, noch ist ihre Ernährung besonders abwechslungsreich. Die britische Fernsehserie *Fall und Aufstieg des Reginald Perrin* ist eine wundervolle Parodie auf den Kalium-Angestellten, der völlig in seiner Routine gefangen ist, ein Opfer seiner Logik und der Angst, sich von der Konvention zu lösen und sich den Regeln zu widersetzen. Reginald tut am Ende das, wovon jeder Kalium-Typ heimlich träumt: Er rebelliert gegen seinen rigiden Verhaltenskodex, beleidigt Leute, macht Frauen an und läßt überhaupt sämtliche Hemmungen fallen. Manchmal gelingt es Kalium, allmählich etwas lockerer zu werden, statt von einem Extrem ins andere zu fallen. Nur sehr wenige brechen so radikal aus wie Reginald Perrin.

Kalium macht sich oft zu viele Sorgen, vor allem über materielle Dinge. Er macht sich aber auch Gedanken über seine Beziehung zu anderen Menschen, weil er weiß, daß sein Sozialverhalten Mängel hat, während er sich gleichzeitig einsam und unsicher fühlt, wenn er alleine ist. Wie viele andere extrem rationale Typen (Lycopodium, Natrium, Arsenicum) ist Kalium gewöhnlich sehr um sein öffentliches Ansehen besorgt. Jeder dieser Typen hat einen etwas anderen Grund für sein Bedürfnis nach sozialer Anerkennung. Natrium fühlt sich tief im Inneren wertlos und nicht liebenswert, deshalb muß er sich seinen Wert von anderen Menschen bestätigen lassen. Lycopodium fühlt sich minderwertig und als Versager, deshalb versucht er, anderen zu gefallen und sie zu beeindrucken, um sich wichtig zu fühlen. Arsenicum will nicht gefallen, sondern schätzt Prestige aus zwei Gründen: Erstens und vor allem ist es eine Art sozialer Versicherung, auf die man in Zeiten der Not zurückgreifen kann, und zweitens schmeichelt es dem Arsenicum-Ego. Einmal mehr erinnert Kalium besonders stark an Arsenicum. Kalium ist kein extrem egoistischer Typ, sondern meist ein sehr bescheidener Mensch, der nicht im Rampenlicht stehen will. Soziale Anerkennung sucht er vor allem als Rückversicherung gegen Einsamkeit, Armut und Krankheit. Sozial ausgestoßen zu sein konnte früher in primitiveren Gesellschaften geradezu lebensbedrohlich sein, und es beschwört heute noch ähnliche Ängste herauf, vor allem bei denen, die nicht so gut mit anderen Menschen auskommen.

Der Kalium-Unternehmer

Nicht alle Kalium-Menschen meiden das Rampenlicht. Ich habe mehrere erfolgreiche Kalium-Geschäftsleute kennengelernt, die ein »Erfolgsrezept« fanden, mit dem sie ein großes Vermögen verdienten und sehr bekannt wurden, was ihnen keineswegs unangenehm war. Einer von ihnen war Eigentümer eines rund um die Uhr geöffneten Therapiezentrums, ein anderer Gründer einer großen Kette von Elektrogeschäften. Diese Kalium-Geschäftsleute sind Workaholics, unfähig, sich zu entspannen und nichts zu tun. Sie sind getrieben von dem Bedürfnis, etwas zu tun, aber genauso von dem Verlangen nach Reichtum und sozialem Status. Ich habe die Frau eines dieser Männer behandelt, die mir sagte, ihr Mann könne sich nie entspannen und arbeite sieben Tage in der Woche. Einmal versuchte er, sich seiner Familie zuliebe ein Wochenende freizunehmen, aber er wurde dabei so verspannt, daß er zu seiner Arbeit zurückkehren mußte. Es mag seltsam erscheinen, daß ein so übervorsichtiger Typ wie Kalium Leiter eines Wirtschaftsimperiums wird, aber es ist gerade die Vorsicht des Kalium-Geschäftsmannes, die ihn in Verbindung mit seiner Logik und Disziplin befähigt, in eine solche Position aufzusteigen. Er wird zunächst eine kleine Firma aufbauen. Wenn die gut läuft, wird er allmählich expandieren und sein Geschäft immer wieder erweitern, bis schließlich ein großes Imperium entstanden ist. Weil er detailbesessen ist und langweilige Arbeit ihm offensichtlich nichts ausmacht, kann er dafür sorgen, daß jedes Rädchen in seinem Betrieb optimal läuft, bevor er sich zur Expansion entschließt.

Der Kalium-Unternehmer ist ein völlig anderer Mensch als der Nux-Unternehmer. Letzterer strahlt Selbstbewußtsein aus und hat gewöhnlich soziales Taktgefühl, wogegen ersterer sich im Gespräch mit den meisten Leuten deutlich unwohl fühlt und durch Freundlichkeit ausgleicht, was ihm an sozialem Selbstbewußtsein fehlt. Seit ich in Australien lebe, amüsiert und überrascht mich die Art, wie bestimmte Kalium-Unternehmer persönlich in den Medien für ihre Waren und Dienstleistungen werben. Diese Männer haben wenig Ahnung von Öffentlichkeitsarbeit und wirken in ihren Werbespots angespannt und unnatürlich. Trotzdem trifft man in allen Programmen auf ihre Gesichter und ihre Stimmen. Ich kann daraus nur den Schluß ziehen, daß Kalium auf diese Weise durch Ruhm ausgleichen will, was ihm an persönlichem Selbstvertrauen fehlt.

Die meisten Kalium-carbonicum-Typen sind ein wenig furchtsam, aber ich habe beobachtet, wie ein Kalium-Unternehmer sich ziemlich rücksichtslos verhielt, als er das Gefühl hatte, einer seiner Angestellten könne für ihn zur Bedrohung werden. Er feuerte den Betreffenden von einem Tag auf den anderen und fast ohne ein Wort der Erklärung. Wie andere Unternehmer auch ist der Kalium-Geschäftsmann besessen von seiner Firma, und da er relativ gefühllos ist, macht es ihm nicht viel aus, bei Bedarf auch rücksichtslos zu handeln.

Angst

Wie verschiedene andere rationale Typen gibt auch Kalium seine Schwächen im allgemeinen nur ungerne zu. Oft leugnet er während der Konsultation alle Ängste und Sorgen oder spielt sie so weit wie möglich herunter. Ich erinnere mich an eine sehr förmliche, aufrechte Universitätsdozentin, die mich wegen ihrer Arthritis aufgesucht hatte. Sie bestritt, ein ängstlicher Mensch zu sein, gab aber zu, daß sie schlecht schlief, weil sie in den ersten Stunden nach Mitternacht aufwachte und zur Toilette mußte und anschließend nicht wieder einschlafen konnte. Als ich sie fragte, wie sich sich dann fühle, räumte sie ein, sie sei ängstlich, aber ohne erkennbaren Grund (Kent: »Angst beim Aufwachen«). Einige Dosen Kalium carbonicum 1M besserten nicht nur deutlich ihre Arthritis, sondern sorgten auch dafür, daß sie nachts schnell wieder einschlief.

Die Angst von Kalium ist eigentlich nicht überraschend, wenn man an die geistige Starrheit denkt, mit der diese Menschen jeden Aspekt ihres Lebens kontrollieren. Diese Kontrolle ist eine Folge ihrer Unsicherheit und gleichzeitig eine Quelle weiterer Ängste. Denn je rigider ein Mensch wird, desto größer wird die Wahrscheinlichkeit, daß seine brüchigen Schutzwälle durch unvorhergesehene Ereignisse zusammenstürzen.

Kalium schafft es meist, den größten Teil seiner Ängste lange Zeit zu verbergen, manchmal ein ganzes Leben lang. Gelegentlich kommt es jedoch zum Zusammenbruch. Das geschieht besonders häufig nach dem Verlust eines bedeutsamen Sicherheitsfaktors, wie etwa des Arbeitsplatzes oder des Partners.

Wenn Kalium zusammenbricht, sind die Geistessymptome ähnlich wie bei einem aufgeregten Arsenicum. Er hat intensive Angst, besonders wenn er alleine ist (Kent:»Angst, allein zu sein«), und vorzugsweise in den ersten Stunden nach Mitternacht. Der Patient ist ruhelos, reizbar und reagiert überempfindlich auf Lärm, körperliche Unannehmlichkeiten und Berührungen. Selbst bei großer Angst wirkt Kalium jedoch meist kontrolliert und kann weiterhin seine Arbeit normal verrichten.

Beziehungen zum anderen Geschlecht lösen bei Kalium häufig Ängste aus. Das hängt teilweise damit zusammen, daß er verlegen ist und sich gehemmt fühlt. Die während der Pubertät übliche Verlegenheit beim Umgang mit dem anderen Geschlecht kann auch beim Erwachsenen bestehenbleiben und verschwindet vielleicht nie. Wenn Kalium eine Beziehung eingeht, ist er meist pflichtbewußt, aber distanziert. Das Familienleben heitert ihn jedoch ein wenig auf, und häufig gewinnt er dann an Selbstvertrauen und wird entspannter.

Kalium ist genauso vorsichtig wie Arsenicum. Er braucht lange, bevor er sich auf neue Ideen oder neue Bekanntschaften einläßt. Diese mißtrauische Art habe ich auch bei einem Patienten beobachtet, der mich wegen seines Heuschnupfens aufsuchte. Als Psychologe konnte er sich selbst recht gut analysieren, und er war offen genug, ohne Umschweife über seine Ängste zu sprechen. Seine körperlichen Symptome waren klar Kalium carbonicum, und die Geistessymptome paßten gut zu Kalium, obwohl auch Arsenicum nicht völlig ausgeschlossen schien. Einige Dosen Kalium carbonicum C200 brachten Erleichterung für den Heuschnupfen, doch die Besserung war nicht von Dauer. Ich erklärte dem Patienten dann, eine Dosis 10M werde wahrscheinlich im Hinblick auf den Heuschnupfen zu einem dauerhaften Erfolg führen und gleichzeitig auch seine Angst mildern. An diesem Punkt bat er mich, ihm aus meiner Arzneimittellehre den Abschnitt über die Geistessymptome von Kalium carbonicum vorzulesen, damit er sich überzeugen könne, daß es zu seinem Fall paßte. Nachdem ich das getan hatte, fragte er, welche anderen Mittel möglicherweise noch in Frage kommen könnten, und ich mußte ihm dann die Persönlichkeitszüge dieser Mittel beschreiben. Dann telefonierte er mit einem anderen Homöopathen, mit dem er befreundet war. Dieser riet ihm von Kalium carbonicum ab (weil er dafür zu »aufgeschlossen« sei). Schließlich nahm er die Dosis und wurde ungefähr eine Woche lang melancholisch, war aber nicht bereit, diese Reaktion auf das Arzneimittel zurückzuführen (Kent:»halsstarrig«). Danach war er deutlich weniger intellektuell und hatte einen besseren Zugang zu seinen Gefühlen.

Der Fall dieses Patienten zeigt einen Aspekt der Kalium-Mentalität, der hauptsächlich in den Angstphasen auftritt: die Tendenz zu immer wiederkehrenden fixen Ideen, die den Patienten unkontrollierbar überkommen. Der Gedanke mag tiefgründig oder banal sein, bedeutsam oder unsinnig, jedenfalls wird man ihn nicht mehr los (Causticum, ein anderes Kalium-Salz, hat dieses Symptom ebenfalls, genauso Mercurius). Während man einen Brief schreibt oder Musik hört, kommt einem der Gedanke »Alle Menschen müssen sterben« in den Sinn und kann nicht mehr ausgelöscht werden. Es ist nicht der fast unwiderstehliche Impuls zu handeln, wie bei Arsenicum, sondern einfach ein belangloser Gedanke, den man nicht mehr los wird. Es ist so, als sei Kalium ein bißchen verrückt geworden oder als könne man einen bestimmten Stromkreis nicht mehr abschalten.

Die anderen Kaliumsalze

Ich habe festgestellt, daß es sich bei Kalium bichromicum öfter um Frauen handelt, während bei Kalium carbonicum die Männer überwiegen. Die Persönlichkeiten sind im Prinzip kaum zu unterscheiden, aber die unterschiedliche Verteilung der Geschlechter könnte eine Erklärung dafür sein, warum ich den Eindruck habe, daß Kalium bichromicum etwas weicher und weniger starr ist als Kalium carbonicum. Tatsächlich erinnert die Kalium-bichromicum-Frau manchmal an Calcium carbonicum, sowohl geistig als auch körperlich, obwohl sie gewöhnlich etwas formaler ist als Calcium.

Die anderen Kalium-Typen, Kalium arsenicosum, phosphoricum und sulfuricum sind alle als Konstitutionstypen sehr selten, wenn es sie überhaupt gibt. Ich habe noch keinen diagnostiziert, aber wenn sie existieren, werden sie wahrscheinlich typische Kalium-Charakteristika mit den Charakteristika des anderen Elements verbinden, wie beispielsweise der Sensibilität von Phosphor.

Kalium bromatum

Diese seltene Typ unterscheidet sich ziemlich stark von den anderen Kalium-Typen. Ich habe nur einen Fall gesehen, aber ihre Geistessymptome waren so klar, und sie hat so dramatisch auf das Mittel reagiert, daß es gerechtfertigt ist, ihren Fall hier aufzunehmen. Sie war eine junge Frau von etwa 25 Jahren und konsultierte mich wegen ihrer Epilepsie und Schizophrenie. Sie wirkte geistig relativ gesund, aber schüchtern und nervös. Sie erlebte etwa zweimal pro Woche Grand-mal-Anfälle. Auf meine Frage nach ihrer Schizophrenie sagte sie, sie habe im Alter von etwa 15 Jahren Hockey gespielt und dabei plötzlich das Gefühl gehabt, ein anderes Mädchen aus ihrem Team sei gegen sie und wolle sie töten. Also habe sie aus Notwehr dieses Mädchen mit ihrem Hockeyschläger auf den Kopf geschlagen und ihr dabei den Schädel zertrümmert. Sie wurde mit paranoider Schizophrenie ins Krankenhaus eingewiesen und anschließend jahrelang medikamentös behandelt. Inzwischen nahm sie keine Medikamente mehr, hatte aber weiterhin paranoide Gedanken, die von starken Wutgefühlen begleitet waren. Außerdem litt sie an extremer Hypochondrie und hielt jedes geringste Symptom für ein Zeichen von Krebs. Obwohl ich mit Kalium bromatum nicht vertraut war, war es eine einfache Sache, die Rubriken für Epilepsie, Hypochondrie und Paranoia zu kombinieren und so die Arznei zu ermitteln. Nach einigen Dosen 10M hörten ihre epileptischen Anfälle vollständig auf, und noch glücklicher war sie darüber, daß sie nicht mehr auf »alberne Gedanken« kam. Schließlich hatte sie sogar so viel Selbstvertrauen, daß sie sich zum ersten Mal nach vielen Jahren auf Arbeitssuche machte.

Körperliche Erscheinung

Körperlich erinnert Kalium bichromicum an Calcium, denn sie ist ebenfalls ein fleischiger Typ, obwohl das Haar dunkel sein kann. Kalium carbonicum ist gewöhnlich dünn und drahtig mit dunklem oder mittelbraunem Haar. Viele Kalium-Typen haben ein mageres, knochiges Gesicht mit einem überwiegend steifen Gesichtsausdruck. Die Lippen sind gewöhnlich dünn, besonders die Oberlippe, was den Mangel an Gefühlen spiegelt. Kalium carbonicum hat oft Tränensäcke unter den Augen, aber das Gesicht ist eckig und nicht wie das meist volle, rundliche Gesicht von Natrium. Meine Kalium-bromatum-Patientin war dunkel und zierlich mit großen angstvollen Augen, ähnlich wie China.

Lachesis

| Grundzug: sexuelle Spannung |

Die zusammengerollte Schlange ist eine Vorstellung, die sehr gut zum Lachesis-Menschen paßt, dessen Arznei aus dem Gift der Buschmeisterschlan-
ge hergestellt wird. In esoterischen Traditionen repräsentiert die zusammengerollte Schlange die Kundalini-Kraft, die am Grund der Wirbelsäule ruht.
Diese Kraft ist angeblich bei den meisten Menschen von sexueller Natur, aber
sie kann sich auch in der Wirbelsäule nach oben bewegen und auf diesem
Weg in kreatives Potential und am Ende in spirituelle Erfahrung umgewan-
delt werden.

Der Lachesis-Mensch ist wie ein stark gespannter Bogen, voller sexueller
Energie, die ein Ventil braucht, wenn sie sich nicht gegen den betreffenden
Menschen selbst richten soll.

Für viele Lachesis-Typen ist Sex selbst das Ventil. Sie sind hochgradig
sexorientiert (Kent: »lasziv«) und in der körperlichen Liebe sehr leidenschaftlich. Sex ist für Lachesis nicht nur ein großer Genuß, er baut auch
Spannungen ab. Andere sublimieren ihre sexuelle Energie in eine intensive
Beschäftigung mit Kunst, Karriere oder Spiritualität. Die Lachesis-Frau ist
ein sehr leidenschaftlicher Typ (Kent: »lebhaft«), und wann immer sie ihrer
Leidenschaft nachgibt und sie ausdrückt, ist das Ergebnis ein doppeltes: Ekstase und Entspannung.

Von der Pubertät an sprüht die Lachesis-Frau vor sexueller Energie. Sie
gibt ihr einen leidenschaftlichen Lebenshunger, ein starkes Bedürfnis nach
Anregung und Stimulation. Solange diese Bedürfnisse befriedigt werden, ist
Lachesis psychisch recht gesund. Wird die sexuelle Energie jedoch unterdrückt und findet kein Ventil, leidet Lachesis unter körperlicher und seeli-
scher Spannung. Vielleicht hat der Partner kein Interesse an Sex, oder sie hat
längere Zeit ohne Partner gelebt, oder sie ist mit der moralischen Vorstellung
aufgewachsen, daß Sex vor der Ehe verboten ist, und blieb deshalb Jungfrau.
In solchen Fällen ist alles in Ordnung, solange irgendeine andere Aktivität es
ermöglicht, die leidenschaftliche Energie zu kanalisieren und die damit verbundene Spannung abzubauen. Geschieht das jedoch nicht, so werden sich
Symptome von Angst, Rastlosigkeit und Reizbarkeit entwickeln.

Der mächtige Sexualtrieb von Lachesis wird durch eine kultivierte, empfindsame Natur gezähmt. Weniger sensible Typen wie Nux und Sulfur befriedigen ihren sexuellen Appetit auf eine recht grobe, gefühllose Weise, aber für viele Lachesis-Menschen (besonders Frauen) gehört Sex gewöhnlich zu einer Liebesbeziehung und ist dann als Ausdruck der Liebe um so leidenschaftlicher. Wenn eine Lachesis-Frau verliebt ist, steigt ihr sexuelles Bedürfnis, und sie wird sehr emotional erregt, wenn sie mit ihrem Partner nicht häufig Geschlechtsverkehr haben kann. Wenn seine Libido geringer ist als ihre, hat sie leicht das Gefühl, daß er sie nicht liebt, und ihre Frustration und ihr Schmerz können zu Tränen und Ärger führen. Eine sexuell frustrierte Lachesis-Frau reagiert ähnlich wie eine vernachlässigte Ignatia: empfindlich und sehr emotional. Nach der körperlichen Liebe ist sie dann wieder ruhig.

Das Motiv der Spannung, die ein Ventil braucht, ist in allen Zügen von Lachesis erkennbar, sowohl körperlich als auch geistig. Auf der körperlichen Ebene lindert die Spannungsabfuhr die Symptome, vor allem die sexuelle Spannungsabfuhr und der Blutfluß der Menstruation. Auch lebhafte körperliche Übungen können Lachesis helfen, Spannung abzubauen. Auf der psychischen Ebene dient Reden zur Verringerung der Spannung, daher die berühmte Geschwätzigkeit von Lachesis. Je stärker Lachesis ihre Sexualität unterdrückt, desto geschwätziger wird sie.

Geschwätzigkeit und Eile

Geschwätzigkeit bedeutet, daß jemand viel redet. Das kann bei fast jedem Konstitutionstyp vorkommen. Charakteristisch für Lachesis ist dagegen die Art, wie sie redet. Die unterdrückte oder angespannte Lachesis erkennt man oft leicht daran, daß sie extrem schnell spricht. (Aus irgendwelchen Gründen tendierten die Lachesis-Männer, die ich kennengelernt habe, weit weniger zu Spannungen als die Frauen, und deshalb sprachen sie auch nicht so schnell. Ich vermute, daß Lachesis-Männer nicht so anfällig dafür sind, sexuelle Spannungen aufzubauen, weil sie eher durch Masturbation Erleichterung finden und auch eher flüchtige sexuelle Beziehungen eingehen, wenn sie keine feste Partnerin haben.) Wenn die sexuelle Spannung wächst, gerät Lachesis immer stärker in Eile, beim Denken, beim Sprechen und Handeln. Anfangs kann sie die Geschwindigkeit noch steigern, ohne die Kontrolle zu verlieren. In diesem Stadium erinnert sie sehr stark an einen Patienten mit Schilddrüsenüberfunktion (der gewöhnlich ein Natrium-muriaticum-Typ ist), dessen immer schneller werdender Rede zuzuhören recht erschöpfend sein kann, obwohl er zusammenhängend spricht. Solche Patienten stellen dem Homöopathen im Sprechzimmer eine Frage, und sobald sie beantwortet ist, folgt ein Redeschwall, der oft wiederum mit einer Frage endet. Bei solchen Konsultationen spricht der Homöopath nur sehr wenig. Er kommt selten zu Wort, weil die Patienten im Fluß ihrer Worte und ihrer Gedanken kaum je eine Pause machen.

Wenn die Spannung noch weiter wächst, wird es für Lachesis unmöglich, ihre Gedanken noch zu ordnen. Das Denken wird so beschleunigt, daß es durcheinandergerät, und das zeigt sich auch durch immer mehr Fehler beim Sprechen. Je schneller der Redefluß, desto größer ist die Tendenz, von einem Thema zum nächsten zu springen (Kent: »geschwätzig – schneller Themenwechsel«). Zunächst gibt es noch bestimmte Verbindungen zwischen einem Thema und dem nächsten, aber wenn der Redefluß schneller wird, lösen sich diese Verbindungen allmählich auf, bis die Patientin in eine Art von Manie gerät, in der sie ohne jeden Zusammenhang zwischen den Themen hin und her springt.

Ein typisches Charakteristikum der Geschwätzigkeit angespannter Lachesis-Menschen ist die Art, wie der Redefluß in Fahrt kommt. Wie eine Hochgeschwindigkeitslokomotive bei ihrer Fahrt bergab beginnt Lachesis relativ langsam zu sprechen und wird dann schneller und schneller, bis man in einigen Fällen nichts mehr verstehen kann. Es ist so, als habe die aufgestaute psychische Energie durch das Reden ein kleines Ventil gefunden, und allmählich fließt sie immer stärker und erweitert dabei die Öffnung.

Lachesis ist im allgemeinen ein schneller Mensch. Selbst die entspannte Lachesis hat einen raschen Verstand, der eine Vorstellung oder eine Situation auf der Stelle erfassen kann. Wie eine ruhende Kobra kann Lachesis plötzlich, sozusagen aus dem Stand, in eine dynamische Aktivität hineinspringen, wenn es die Situation erfordert (Kent: »handelt schnell«). Die gesündere Lachesis hat eine Art »ruhender Wachsamkeit«, als sei das Nervensystem jederzeit in Alarm und startbereit. (Dieses Charakteristikum der plötzlichen und schnellen Veränderung findet man im gesamten Arzneimittelbild. Auf der körperlichen Ebene entwickeln sich die Symptome so rasch, als kämen sie aus dem Nichts, und die Geschwindigkeit nimmt dann immer mehr zu. Absonderungen beispielsweise beginnen langsam und werden dann schnell immer heftiger.)

Die stärker angespannte Lachesis ist die meiste Zeit in Eile. Die aufgestaute psychische Spannung findet ihr Ventil in schneller Aktivität, aber Eile wird bei den meisten Menschen begleitet von Reizbarkeit, Ungeduld und Angst, und dabei bildet Lachesis keine Ausnahme. Erwartungsgemäß ist die stärker anmaßende und selbstgefällige Lachesis eher ärgerlich und reizbar, wenn sie »aufdreht«, während der weniger selbstgefällige Typus eher zu Ängsten neigt.

Wie andere leidenschaftliche Typen hungert auch Lachesis meist nach Erfahrungen. Für einige wird dieses Bedürfnis durch äußere Anregungen befriedigt. Vor allem Lachesis-Jugendliche können Aufwiegler sein, die sich gegen die elterliche Autorität auflehnen und sich voller Leidenschaft Musik, Tanz, Alkohol und Sex hingeben. Lachesis-Menschen haben eine dionysische Seite in ihrem Charakter. Ebenso wie Phosphor, Medorrhinum und Ignatia können sie leicht in Ekstase geraten, und zwar sowohl durch sinnliche Genüsse als auch durch meditative Erlebnisse (Kent: »Ekstase«). Es ist interessant zu sehen, wie viele Aspekte der Lachesis-Konstitution traditionell durch die Schlange symbolisiert werden. Seit Tausenden von Jahren repräsentiert die Schlange die »finsteren« Kräfte der Lust, der Arglist und der sinnlichen Versuchung, aber auch das »höhere« Prinzip der Weisheit. Jeder Lachesis-Mensch muß sich entscheiden, ob er seinen sexuellen und sinnlichen Bedürfnissen uneingeschränkt nachgibt oder ob er sie auf eine höhere und mehr spirituelle Ebene sublimiert.

Die sinnliche Seite von Lachesis führt oft dazu, daß er oder sie dem Alkohol und anderen Stimulanzien verfällt (Kent: »Trunksucht«). Der entspannte Lachesis-Typ gerät mit Hilfe von Drogen leicht in einen euphorischen Zustand, während der angespannte Lachesis-Typ vielleicht von Drogen abhängig wird, um seine Spannung abzubauen. In dieser Beziehung erinnert Lachesis an Nux, und die stärker extrovertierten und selbstgefälligen Lachesis-Typen kann man leicht mit Nux verwechseln. Beide sind schnell, genießerisch, entschlossen und haben eine Tendenz zu Spannungen und Launen. Außerdem können beide Typen stolz, berechnend und rachsüchtig sein. Kent war in seinen Vorlesungen bemerkenswert schonungslos hinsichtlich der mehr negativen Seiten von Lachesis, aber seine Kommentare über die Arroganz, über Neid, Haß, Rachsucht und Grausamkeit von Lachesis könnten genausogut für Nux gelten. Manchmal lassen sich diese beiden Mittel nicht allein anhand der Geistessymptome unterscheiden, sondern man muß auch die körperlichen und Allgemeinsymptome berücksichtigen.

Insgesamt unterscheidet sich der Lachesis-Typ von Nux dadurch, daß er sensibler und stärker künstlerisch und mystisch veranlagt ist, während bei Nux der Pragmatismus überwiegt. Viele sehr originelle Künstler sind Lachesis-Typen, und dazu gehören darstellende Künstler ebenso wie Sänger und Musiker. Ich nahm einmal die Fallgeschichte eines solchen Künstlers auf. Er war ein prominenter Produzent und Komponist von elektronischer New-Age-

Musik. Seine Musik war so verträumt und lyrisch, daß man nie auf die Idee gekommen wäre, Nux vomica könne sein Mittel sein. Außerdem war sein Haus voll mit exquisiten Kunstgegenständen aus der östlichen mystischen Tradition, und die Luft war schwer von Räucherwerk. Sein Interesse für die mystischen Traditionen und seine erstaunliche Kreativität ließen mich an Lachesis denken, was auch durch zahllose andere Aspekte des Falls bestätigt wurde. Zum Beispiel haßte er es zu fliegen, weil die Klimaanlage des Flugzeugs ihn nie ausreichend mit Luft versorgte.

Lachesis erinnert besonders stark an Ignatia und Medorrhinum, weil er ein »tiefgründiger« Typ mit tiefen und zarten Gefühlen ist, der auch sehr leidenschaftlich sein kann (Kent: »lebhaft«). Phosphor ist im Gegensatz dazu oberflächlicher, sorgloser und weniger leidenschaftlich, während Nux nicht annähernd so »tiefgründig« ist.

Weil er in hohem Maße intuitiv ist, wird Lachesis oft von philosophischen Ideen angezogen (Kent: »religiöse Affektionen«). Lachesis hat gewöhnlich einen scharfen Intellekt, mit dessen Hilfe er seine intuitiven und imaginativen Einsichten sinnvoll einordnen kann. Wegen seiner hochentwickelten intuitiven Fähigkeiten findet man bei Lachesis selten eine atheistische Einstellung. (Atheisten gehören meist eher zu den rein rationalen Typen wie Lycopodium und Kalium carbonicum.)

Man muß sich klarmachen, daß nur der sehr angespannte Lachesis-Mensch zu besonderer Geschwätzigkeit neigt. Ein entspannter Lachesis kann von Natur aus entweder introvertiert oder extrovertiert sein, aber er wird dem Homöopathen in keinem Fall besonders gesprächig vorkommen. Der extrovertierte Lachesis ist im allgemeinen genießerischer und sinnlicher, aber auch selbstgefälliger als der introvertierte. Letzterer ist statt dessen eher philosophisch, mystisch und künstlerisch.

Der introvertierte Lachesis gleicht dem sensiblen China-Menschen. Er ist ein Visionär, der nach einem stillen Platz sucht, um über die Schönheit der Natur und den Sinn des Lebens zu meditieren. Dabei ist aber auch er leidenschaftlich, besonders in einer Liebesbeziehung, und er drückt seine Leidenschaft gerne durch Musik, Gedichte oder phantasievolle Prosa aus. Der introvertierte Lachesis kann in Gesellschaft entweder furchtsam oder zurückhaltend wirken, und oft hat er tatsächlich etwas von beidem. Viele Lachesis-Menschen sind Fremden gegenüber schüchtern und sprechen wenig, bis sie etwas vertrauter mit dem anderen geworden sind. Das spiegelt teilweise die vorsichtige Art des Typs, die sich gelegentlich bis zur pathologischen Paranoia steigern kann. Teilweise ist es aber auch eine Strategie, mit deren Hilfe tiefgründig denkende Menschen erst einmal herauszufinden versuchen, ob ihr Gegenüber es wert ist, sich mit ihm auf ein ernsthaftes Gespräch einzulassen. Der scharfe Lachesis-Verstand lernt rasch, seine »Perlen nicht vor die Säue zu werfen«.

Weisheit ist eine Eigenschaft, die sich sehr schwer definieren läßt. Nur wer selbst weise ist, kann Weisheit erkennen. Die anderen verwechseln Wissen mit Weisheit, besonders die eher rational orientierten Menschen. Kein Konstitutionstyp hat ein Monopol auf Weisheit, aber es gibt tiefgründigere Typen, die insgesamt intuitiver veranlagt sind und von denen man eher erwarten kann, daß sie Weisheit besitzen. Ihre Weisheit ist ein intuitives Verständnis für die inneren Lebenszusammenhänge, für die verborgenen Prozesse und Muster, die den äußeren Erscheinungen zugrunde liegen. Der mehr introvertierte Lachesis-Mensch hat oft ein erhebliches Maß an Weisheit, aber er geht damit nicht hausieren. Im Grunde tun weise Menschen das nie. Sie drücken ihre Weisheit jedoch im Gespräch und durch ihre kreativen Arbeiten gegenüber jenen aus, von denen sie annehmen, daß sie das nötige Verständnis dafür haben. Die Schlange ist nicht nur ein Symbol der Weisheit, sondern auch der Heilung (man denke an den schlangenumwundenen Stab des Äskulap, das alte Symbol des Heilers). Echte Heilung, sei es nun die eigene oder die eines anderen, erfordert Weisheit, und ich habe mehrere Lachesis-Menschen kennengelernt, die ihre intuitiven Fähigkeiten genutzt haben, um andere Menschen durch Körpertherapie zu heilen. Wie andere visionäre Typen (Phosphor, Medorrhinum, China) kann Lachesis oft subtile Energieströme im Körper fühlen, die von Homöopathen als Lebenskraft und von den Chinesen als Chi oder Qi bezeichnet werden. Durch die Kanalisierung dieser Energieströme können Heiler die Gesundheit (oder Vitalität) ihrer Patienten beeinflussen.

Eifersucht, Angst und Ichbezogenheit

Lachesis und Hyoscyamus sind unter allen Konstitutionstypen am stärksten anfällig für Gefühle von Eifersucht. Je intensiver das Verlangen eines Menschen, desto mehr neigt der Betreffende dazu, auf andere neidisch oder eifersüchtig zu sein, die das haben, was er begehrt. So kann man die Eifersucht von Lachesis als natürliche Folge seines starken Verlangens begreifen.

Sexuelle Eifersucht ist bei Lachesis-Menschen am weitesten verbreitet, weil Sexualität ihr stärkstes Verlangen ist. In einigen Fällen kann diese Eifersucht völlig unrealistisch sein und die Beziehung so stark belasten, daß sie schließlich sogar existenzbedrohend wird. Ich erinnere mich an eine solche

Patientin, eine Dame in mittleren Jahren, die mich ausdrücklich wegen ihrer intensiven Eifersucht konsultierte, die eine echte Bedrohung für ihre Ehe darstellte. Nicht nur, daß ihr Mann mit keinem anderen weiblichen Wesen sprechen konnte, ohne eine Szene heraufzubeschwören, er konnte nicht einmal in der Gegenwart seiner Frau fernsehen, denn wenn eine hübsche Frau auf dem Bildschirm erschien, spürte sie jedesmal eine überwältigende Eifersucht. Interessant war dabei, daß sie sich immer stark sexuell erregt fühlte, wenn sie eifersüchtig war. Einige Dosen Lachesis 10M verringerten ihre krankhafte Eifersucht beträchtlich und retteten möglicherweise ihre Ehe.

Es überrascht nicht, daß heftige Eifersucht zu heftiger Wut führen kann, die bei Lachesis-Menschen beiderlei Geschlechts weit verbreitet ist. Die Wut überkommt Lachesis meist plötzlich und intensiv als kurzer, aber heftiger Ausbruch. Als Auslöser für die Wut spielt Eifersucht ein wichtige Rolle, aber das ist nicht der einzige Anlaß. Der stärker angespannte Lachesis-Mensch kann allgemein reizbar und fordernd werden, und wenn man ihm in die Quere kommt, kann er wütend und gewalttätig reagieren (Kent: »boshaft, heimtückisch«). Da die Anspannung von Lachesis jedoch gewöhnlich eine Folge von sexueller Verdrängung ist, stellt die Wut letzten Endes ein Ventil für die sexuelle Spannung dar.

Die Verbindung zwischen Sexualität und Wut sieht man deutlicher bei Lachesis-Frauen, und zwar aus zwei Gründen. Erstens neigen sie stärker zu sexueller Verdrängung, und zweitens schwanken die sexuellen Gefühle einer Frau meist mit dem Hormonspiegel, was für Lachesis-Frauen ganz besonders gilt. Viele Lachesis-Frauen berichten, ihre Libido sei entweder zum Zeitpunkt des Eisprungs oder kurz vor der Menstruation besonders stark. Zu diesen Zeiten sind sie auch leichter reizbar und verlieren schnell die Beherrschung. Lachesis-Frauen neigen zu prämenstrueller Spannung, die sich in Form von Wut, Überempfindlichkeit gegen Zurückweisung und Weinerlichkeit äußert. Die prämenstruelle Spannung wird gewöhnlich durch den Geschlechtsverkehr deutlich verringert, was darauf hinweist, daß sie teilweise (oder sogar vollständig) durch sexuelle Spannung ausgelöst wird. Plötzliche Stimmungswechsel findet man auch bei Lachesis-Frauen während der Menopause und nach der Geburt eines Kindes (Kent: »Geisteskrankheit – während der Menopause«, »Hysterie durch Unterdrückung von Absonderungen«). Ärger tritt während dieser Phasen deutlicher in Erscheinung als Depression, genau wie bei Sepia-Frauen.

Eine Minderheit von Lachesis-Menschen ist ausgesprochen ichbezogen (Kent: »hochnäsig«, »Selbstgefälligkeit«). Es sind gewöhnlich die mehr extrovertierten Typen, und zwar überwiegend Männer. Ich habe einmal mit einem solchen Mann bei einer Dinnerparty zusammengesessen. Er war ein erfolgreicher Künstler mit den für Lachesis typischen scharfen und kantigen Gesichtszügen und einer rötlichen, sommersprossigen Haut. Während des gesamten Abends sprach er über seine Leistungen und seine Zukunftspläne und zeigte wenig Interesse am Leben seiner Tischnachbarn. Später suchte er mich als Patient auf, und als ich ihn nach seiner Persönlichkeit fragte, beschrieb er mir, wie ausgeglichen, großzügig, sensibel, kreativ und mutig er war. Als ich ihn fragte, ob er irgend etwas an sich gerne ändern würde, fiel ihm nichts ein. Er hatte viele Lachesis-Schlüsselsymptome in seiner Fallgeschichte, und so gab ich ihm Lachesis 10M. Als ich ihn einige Wochen später wiedersah, berichtete er von einer deutlichen Besserung seiner körperlichen Beschwerden. Ich stellte fest, daß er wesentlich ruhiger war als vorher, in einem gedämpften Zustand, der oft eintritt, nachdem sehr stolze Menschen ihr Simillimum in einer Hochpotenz eingenommen haben.

Stolz geht gewöhnlich einher mit der Tendenz, auf Kritik ärgerlich zu reagieren, und Lachesis bildet darin keine Ausnahme. Der stolze, extrovertierte Lachesis-Mensch ist so lange angenehm, wie er im Mittelpunkt der Aufmerksamkeit steht, aber er langweilt sich, wenn er eine passive Rolle übernehmen soll, und wird ärgerlich, wenn er seine eigene hohe Selbsteinschätzung bedroht sieht. Obwohl er das nicht ausstehen kann, wird er aber erst explodieren, wenn er zusätzlich schon seit einiger Zeit sexuell frustriert ist oder wenn er von der Eifersucht gepackt wird. Je größer die sexuelle Spannung, desto geringer der Anlaß, der zur Entladung führt, und desto heftiger der Wutausbruch. Der äußere Anlaß muß in keinem Zusammenhang zu der zugrundeliegenden Spannung stehen. Vor allem bei Männern hängt Stolz sehr eng mit Sexualität zusammen, und dasselbe gilt für Aggressionen. Das wird in einem gewissen Ausmaß durch die Tatsache bestätigt, daß die stolzeren Konstitutionstypen meist auch den stärksten Sexualtrieb haben. Platina ist ein extremes Beispiel, denn er ist nicht nur am stärksten sexbesessen, sondern auch der stolzeste aller Konstitutionstypen.

Ein anderes Motiv, das sich durch das Arzneimittelbild von Lachesis zieht, ist die Unerträglichkeit von Einschränkungen. Auf der körperlichen Ebene verträgt der Patient keine enge Kleidung, vor allem nicht um den Hals herum. Viele Schmerzen von Lachesis werden als einengend oder zerquetschend empfunden (als befinde man sich in der Gewalt einer Anakonda), das Spiegelbild der unterdrückten inneren Anspannung. Auf der psychischen Ebene sind Einschränkungen für Lachesis genauso unerträglich. Er kann sich zwar auf eine vertrauensvolle intime Beziehung einlassen (anders als viele Lycopodium- oder Tuberculinum-Typen, deren Bindungsangst dauerhafte Beziehungen möglicherweise ausschließt), aber nur unter der Voraussetzung, daß er bei Bedarf reichlich Spielraum hat und seine Partnerin ihm keine Vorschriften macht. Viele Lachesis-Menschen bleiben trotzdem allein, entweder aus Angst oder Schüchternheit oder weil sie sich in ihrer Freiheit nicht einschränken lassen wollen. (Kent: »Der Gedanke an Heirat ist unerträglich.«) Lachesis wird gereizt, wenn man ihn herumkommandiert, und wird bald seinem Ärger über die Beschränkungen Luft machen. Ganz ähnlich fällt es vielen Lachesis-Menschen auch schwer, sich an die Einschränkungen eines Büroalltags zu gewöhnen. Sie brauchen nicht nur jede Menge frischer Luft, sondern auch die Anregung einer kreativen Arbeit, und sie werden wahrscheinlich zu Hause besser arbeiten können als unter den Zwängen einer stark strukturierten Umgebung.

Ich habe einmal einen Künstler wegen einer Sehnenscheidenentzündung behandelt. Er war Bildhauer, und sein Zustand behinderte ihn bei der Arbeit. Obwohl schon 54 Jahre alt, war er eine jugendliche Erscheinung mit dem für Lachesis typischen roten Haar, Sommersprossen und einem schlanken, hungrigen Aussehen. Er sagte mir, er arbeite oft rund um die Uhr an einer Skulptur, und als ich ihn nach dem Grund fragte, meinte er, das sei einfach seine Leidenschaft und die größte Freude seines Lebens. Er hatte gerade seine Frau und seine Familie verlassen, weil er »für seine Kunst frei sein wollte«. Offensichtlich empfand er keine Reue und keine Gewissensbisse darüber, daß er seine Familie verlassen hatte. Tatsächlich konnte er seine Begeisterung nicht zurückhalten, als er über seine Pläne sprach, mit einer Schubkarre durch Europa zu wandern (zusammen mit seiner neuen jungen Freundin) und seine Fähigkeiten als Bildhauer anzubieten, um sich in den Städten und Dörfern Unterkunft und Verpflegung zu verdienen. Er wollte unbedingt homöopathisch behandelt werden und führte während des Gesprächs zahlreiche Seitenhiebe auf die Torheit der allopathischen Medizin. Zwischendurch philosophierte er und hielt große Reden über die tödlichen Auswirkungen der konventionellen kapitalistischen Wirtschaft und der nuklearen Bedrohung. Am Ende des Gesprächs hatte ich keinen Zweifel, daß er konstitutionell Lachesis war, aber als er hörte, er müsse auf Kaffee und Haschisch verzichten, sagte er, er werde wiederkommen, wenn er dazu bereit sei. Wie viele Tuberculinum-Menschen hängen auch manche Lachesis-Typen so sehr an ihren Stimulanzien und an ihrer »Freiheit«, daß sie eher sterben würden, als sich einschränken zu lassen.

Diese Unfähigkeit, Einschränkungen zu ertragen, könnte auch die für Lachesis charakteristische Aversion gegen Berührungen erklären. Sie tritt oft bei körperlichen Beschwerden auf, wo die Schmerzen durch die leichteste Berührung erheblich verschlimmert werden, kann aber auch auf der mentalen Ebene in Erscheinung treten. Wenn Lachesis sich angespannt fühlt, besonders wenn er sich psychisch eingeschränkt fühlt, versucht er, Berührungen aus dem Weg zu gehen, und seine Reizbarkeit wird zunehmen, wenn andere Menschen ihn anfassen (Kent:»Abneigung gegen Berührung«).

Paranoia

Es scheint irgendwie passend, daß eine Arznei, die aus Schlangengift gemacht wird, Paranoia als einen herausragenden Zug der Geistessymptome hat. Ebenso wie die Eifersucht und die Geschwätzigkeit kann dieses Symptom beim gesünderen Lachesis fehlen oder nur sehr schwach ausgeprägt sein, aber bei zunehmender Pathologie immer deutlicher werden. Das erste Anzeichen einer herannahenden Paranoia mag ein gewisser Argwohn sein (Kent:»argwöhnisch«). Ein angespannter Lachesis-Typ beginnt vielleicht, die Motive anderer mehr und mehr zu hinterfragen, und hegt möglicherweise den Verdacht, daß sie gegen ihn sind. Die Charaktere, die der Filmschauspieler und Regisseur Woody Allen in seinen Komödien oft spielt, illustrieren diese Tendenz sehr schön. Sie haben oft das Gefühl, diskriminiert zu werden, und halten die Welt im allgemeinen für einen gefährlichen Lebensraum. (Beispielsweise liest ein solcher Charakter vielleicht einen Artikel über »Killer-Asteroide« auf Kollisionskurs mit der Erde und lebt dann wochenlang in Angst und Schrecken. Möglicherweise kauft er ein Teleskop in der Hoffnung, dadurch frühzeitig vor der Katastrophe gewarnt zu werden, und überlegt sogar, einen unterirdischen Bunker zu bauen.) Wenn Lachesis erst einmal anfängt, sich unsicher zu fühlen, wird seine Phantasie ihm zum schlimmsten Feind. Ein sehr intelligenter, redegewandter junger Lachesis-Mann erzählte mir, er habe in Gesellschaft von anderen Menschen immer Angst, weil er sich vorstelle, die anderen Leute würden scheußliche Dinge über ihn denken. Diese Paranoia stand in deutlichem Kontrast zu der selbstbewußten, entschlossenen und unabhängigen Art, in der er offenbar sein Leben führte. Außer mir kannte nur noch seine Frau das Ausmaß seiner Ängste, die so stark waren, daß sie ihn in Gegenwart Fremder in innere Panik versetzten.

Die meisten Lachesis-Menschen schaffen es, ihre unbegründeten Ängste ziemlich gut für sich zu behalten. In einigen Fällen wird die Paranoia jedoch überwältigend, und der Patient verliert jeden Blick für die Realität (Kent: »Wahnvorstellungen, daß er verfolgt wird«,»Angst, vergiftet zu werden«). Überall sieht er Angreifer und Verschwörer, lebt die meiste Zeit in Angst und Schrecken und vermeidet den Kontakt mit anderen, um sich selbst zu schützen. Diese extreme Form der Paranoia findet man auch bei Rhus toxicodendron, Arsenicum und Hyoscyamus. Besonders letzterer ist manchmal schwer von Lachesis zu unterscheiden, weil er ebenfalls die Geschwätzigkeit, die Eifersucht und die gesteigerte Sexualität hat. In solchen Fällen ist die prämorbide Persönlichkeit bei Lachesis gewöhnlich »normaler« als bei Hyoscyamus, und während der paranoiden Phase neigt Hyoscyamus häufiger als Lachesis dazu, extrem absonderliche Gedanken auszudrücken und sich als sexueller Exhibitionist zu gebärden.

Abgesehen von allgemeinen paranoiden Tendenzen hat Lachesis drei sehr charakteristische Ängste. Die erste bezieht sich passenderweise auf Schlangen. Auch bei Natrium muriaticum ist die Furcht vor Schlangen verbreitet, aber die Angst von Lachesis ist gewöhnlich extremer und so stark, daß sogar der Anblick einer Schlange im Fernsehen ausreicht, um Herzklopfen und Abscheu hervorzurufen. Ausgehend von der Neigung zu Herzklopfen hat Lachesis oft Angst, daß sein Herz stehenbleibt. Das spiegelt die Fähigkeit des unpotenzierten Schlangengiftes, bei dem Opfer einen Herzstillstand auszulösen. Die dritte Furcht hat ebenfalls mit Schlangen zu tun – es ist die Angst zu ersticken. Verschiedene große Schlangenarten können ihr Opfer erwürgen, indem sie sich um dessen Hals wickeln. Wie bereits erwähnt, ertragen es die meisten Lachesis-Menschen nicht, etwas Beengendes um ihren Hals zu tragen, und sie können auch in Panik geraten, wenn Mund und Nase teilweise verschlossen sind, indem ihnen beispielsweise eine Maske über das Gesicht gestülpt wird. (Auch dieses Symptom wird der Homöopath wiederum am häufigsten bei Natrium muriaticum finden, weil es Teil der Klaustrophobie von Natrium ist.)

Körperliche Erscheinung

Körperlich ist Lachesis schlank und zierlich wie Phosphor und Sepia. Dabei gibt es zwei hauptsächliche Varianten des Lachesis-Körperbaus: den großen und den kleinen Typ. Beide sind gewöhnlich schlank oder sogar mager, und die Frauen haben oft einen großen Brustkorb. Die Finger sind wie bei vielen sensiblen, kultivierten Menschen meist lang und dünn. Die Gesichtszüge sind im allgemeinen eher scharf als rundlich, manchmal sogar falkenähnlich (wie

Arsenicum). Die Lippen sind bei einem relativ großen Mund meist dünn, jedoch nicht zusammengepreßt oder schmal wie bei einem emotional verschlossenen Menschen, sondern sie wirken ziemlich kultiviert wie ein langer gestreckter Bogen, aber immer noch klassisch in der Form. Das Haar ist gewöhnlich rot oder braun mit einem roten Schimmer, aber manchmal auch schwarz. Die Haut ist blaß und meist sommersprossig. Bemerkenswert ist, daß die oberen Augenlider manchmal leicht herabhängen, was dem Gesicht seinen charakteristischen schlangenähnlichen Ausdruck gibt. Die Schauspielerinnen Maggie Smith und Vanessa Redgrave haben typische Lachesis-Züge.

Lycopodium

Lycopodium ist ein »großes« Arzneimittel. Gemessen an der Häufigkeit, mit der es in der Bevölkerung der zivilisierten Nationen vorkommt, rangiert es an zweiter Stelle hinter Natrium muriaticum. Lycopodium ist prinzipiell ein männliches Konstitutionsmittel, und ungefähr ein Fünftel aller Männer in den Industrienationen gehört diesem Typ an.

Weil Lycopodium so häufig vorkommt, gibt es innerhalb dieses Typs ein weites Spektrum unterschiedlicher Persönlichkeiten. Der Homöopath muß lernen, sie alle zu erkennen, wenn er nicht die Mehrheit der Lycopodium-Typen verfehlen will. Einmal assistierte eine frisch ausgebildete Homöopathin in meiner Praxis. Nachdem sie den Fall eines neuen Patienten analysiert hatte, den wir gerade zusammen aufgenommen hatten, meinte sie, der Patient könne nicht Lycopodium sein, weil er sportlich und nicht sehr intellektuell war. Er paßte nicht in das Standardbild von Lycopodium mit seinem »wachen Intellekt, aber schwachen Muskeln«. Gleichwohl war der Patient ein ziemlich typischer Lycopodium-Mann, und er reagierte auch auf das Mittel.

»Unfähigkeit« ist ein sehr umfassender Begriff. Die große Mehrheit der Lycopodium-Menschen hat eine Art von innerer Unfähigkeit, obwohl sie so wirken, als hätten sie ein relativ starkes Selbstvertrauen oder sogar große innere Kräfte. Doch sie haben kein Vertrauen in ihre eigenen Fähigkeiten, und dieser Mangel an Selbstvertrauen kann gewöhnlich bis in die Kindheit zurückverfolgt werden.

Es gibt zwei weitverbreitete Szenarios für die häuslichen Verhältnisse eines Lycopodium-Kindes. Erstens gibt es die Situation, in der ein Elternteil, gewöhnlich der Vater, das Selbstvertrauen des Kindes untergräbt. Vielleicht erwartet er, daß das Kind sehr sportlich ist, und kritisiert mehr, als er lobt. Diese Art von Vater kommentiert gerne: »Als ich in deinem Alter war …«, und dann folgt wieder eine Beschreibung seiner großartigen Leistungen als Kind bei allem und jedem, von sportlichen Erfolgen bis zu Erfolgen bei Mädchen. Bei einer solchen Behandlung entwickelt das Kind natürlich sehr bald Versagensängste und fürchtet sich vor jeder Aufgabe, bei der erwartet wird, daß es sie gut bewältigt. Diese Angst schwächt seine Leistungsfähigkeit nur noch mehr, und dadurch wächst wiederum seine Versagensangst weiter. Später im Leben kämpft das Kind ständig darum zu beweisen, daß es gut genug ist. Eine sehr ähnliche Konstellation findet man bei vielen Natrium-Kindern. Letztere werden jedoch Perfektionisten, weil sie dauernd versuchen, ihre perfektionistischen Eltern zufriedenzustellen. Anders als das Lycopodium-Kind glauben solche Natrium-Kinder an ihre Fähigkeiten, weil sie im Fall des Erfolgs von ihren Natrium-Eltern meist eine positive Bestätigung bekommen. Das Natrium-Kind hat jedoch trotz seiner hervorragenden Leistungen das Gefühl, nicht gut genug zu sein, weil die Liebe seiner Eltern an Bedingungen geknüpft ist. Das Lycopodium-Kind fühlt sich dagegen als Versager, weil seine Leistungen nicht gut genug sind.

Das andere verbreitete Szenario besteht darin, daß der Elternteil, der dasselbe Geschlecht wie das Kind hat, ebenfalls Lycopodium ist und unter mangelndem Selbstvertrauen leidet, so daß das Kind diesen Mangel durch sein Beispiel ebenfalls entwickelt. Das Kind mag zwar bessere Chancen haben als seine Eltern, es wird vielleicht auch stärker ermutigt, und deshalb erreicht es im Leben auch mehr als seine Eltern. Trotzdem wird es die nagende Angst vor dem Versagen behalten, weil der kleine Junge während der persönlichkeitsbildenden Jahre die Angst seines Vaters sozusagen durch psychische Osmose absorbiert hat.

Ganz gleich wie die Situation in der Kindheit war, wird der Lycopodium-Mensch, dem es bei seiner Arbeit und in seiner Partnerschaft gutgeht, im Hintergrund meist die permanente Sorge haben, daß er geschäftlich Bankrott erleiden oder daß seine Ehe zerbrechen könnte. Auch hier gibt es wieder Ähnlichkeiten mit Natrium, der gerade dann, wenn alles im Leben glatt läuft, mit dem Schlimmsten rechnet. Der Unterschied zwischen beiden ist subtil, aber wichtig. Lycopodium erwartet insgeheim, daß er versagt, während Natrium erwartet, daß er unglücklich sein wird. Lycopodium ist glücklich (und erleichtert), solange er alles gut bewältigt, während Natrium trotz seiner offensichtlichen Erfolge im Inneren oft unglücklich ist, weil er sich als Kind trotz seiner guten Leistungen ungeliebt fühlte.

Wegen seiner Angst zu versagen leidet Lycopodium unter Erwartungsängsten. Vor einem wichtigen Gespräch wird er in großer Sorge sein, er könnte einen Fauxpas begehen (Kent: »Er hat Angst, daß er Fehler machen könnte«), und er wird seine Angst als Übelkeit und Unwohlsein im Magen spüren. Lycopodium bewältigt die Dinge gewöhnlich besser, als er selbst erwartet, denn sein Gefühl der Unzulänglichkeit hat nichts mit einem Mangel an Fähigkeiten oder Vorbereitung zu tun, sondern mit einer »Verlierer«-Situation in der Kindheit. Mit der Zeit lernt er vielleicht, seine Erwartungsängste zu ignorieren, und stellt sich mehr und mehr auch den Herausforderungen öffentlicher Auftritte, etwas, was er ursprünglich am meisten gefürchtet hat.

Der Gefällige

Nichts stärkt das Selbstvertrauen mehr als Popularität. Das Lycopodium-Kind lernt von früh auf, sich einzuschmeicheln, um bei seinen Altersgenossen beliebt zu sein. Er wird die Phrasen und das Verhalten imitieren, um den anderen zu gefallen; er wird alle möglichen Forderungen erfüllen, sowohl bei den brutalen Typen als auch bei den anderen, die gerade lernen, wie man am besten seinen Willen durchsetzt; und er wird im allgemeinen versuchen, nett zu sein. Natrium-Kinder sind entsetzt, wenn ihre Freunde sie zurückweisen. Lycopodium ist entsetzt, wenn irgend jemand ihn nicht mag, selbst wenn es ein völlig Fremder ist. Er entwickelt eine gewisse Toleranz (Kent: »Milde«), weil er Angst vor Konfrontationen hat, und er gibt um des lieben Friedens willen eher nach. In extremen Fällen kann daraus ein kriecherischer Speichellecker werden, dessen verzweifelte Versuche, es den anderen recht zu machen, in einem direkten Verhältnis zu seiner Angst vor Strafe stehen. Und die Strafe, die er am meisten fürchtet, ist oft die soziale Zurückweisung.

In seinem Bemühen, beliebt zu bleiben, wird der Lycopodium-Mann sich selbst untreu, um seinen Freunden zu gefallen. Gewöhnlich hat er eher eine größere Zahl guter Bekannter als einige wenige enge Freunde wie Natrium. Es ist sehr charakteristisch für Lycopodium, daß ihm seine Freunde wichtiger sind als seine Familie. Obwohl es sich nicht um enge Freundschaften handelt, wird er alles tun, um in ihrer Gunst zu bleiben. Dabei vernachlässigt er oft seine Familie, weil er sich auf deren Loyalität ja schon verlassen kann. Ich kannte einmal einen Tennistrainer, der wie die meisten Lycopodium-Menschen sehr leutselig war. Er war mit einer seit langem leidenden Natrium-Frau verheiratet, die ihn nur selten zu sehen bekam. Auf seinen Wunsch hin hatten sie sich von der Stadt, in der die Familie lebte, in eine kleine Kreisstadt zurückgezogen. Eines Tages sprachen wir darüber, welche Vorzüge das Stadt- bzw. Landleben hat, und seine Frau machte deutlich, daß sie sich so weit weg von der Familie unglücklich fühlte und nur auf sein Drängen fortgezogen war. Mein Lycopodium-Trainer antwortete, er könne überall glücklich sein, denn er sei gerne mit jedermann Freund und lasse sich mit niemandem zu nahe ein. Wann immer ihn jemand abends zu einer Runde Tennis einlud, nutzte er die Chance, mit anderen zusammenzusein (und zu tun, was er gut konnte – Tennis spielen), und ließ seine Frau als eine Art Tenniswitwe zurück. Schließlich konsultierte er mich wegen chronischer Verdauungsstörungen, die nach einigen Dosen Lycopodium 10M vollständig verschwanden.

Weil er gefallen möchte, ist Lycopodium im allgemeinen auch ein diplomatischer Mensch. Selbst wenn er den anderen nicht respektiert, verhält er sich gewöhnlich beschwichtigend und freundlich. Das ist ein Grund, warum Lycopodium so ein guter Verkäufer ist. Vor allem Autoverkäufer sind sehr oft Lycopodium. Dafür gibt es viele Gründe. Erstens sorgt die vermittelnde persönliche Art von Lycopodium dafür, daß sich die Leute wohl fühlen, und deshalb werden sie eher geneigt sein, viel Geld auszugeben. In den meisten Fällen ist Lycopodium auch gerne mit Menschen zusammen und genießt das Gespräch mit völlig Fremden. Selbst wenn er jemanden nicht mag, kann er das gut mit einer Mischung aus Nonchalance und Schmeichelei verbergen. Weiterhin ist Lycopodium ein großer Opportunist. Er neigt viel mehr als Natrium dazu, persönlichen Gewinn über die Moral zu stellen, und deshalb ist er nicht nur geeignet, Neuwagen mit drei Jahren Garantie zu verkaufen, sondern er ist auch der richtige Mann beim zwielichtigen Geschäft mit Gebrauchtwagen. Und schließlich machen die meisten Lycopodium-Typen gerne Eindruck, und das Auto ist ein wichtiges Symbol für Macht und Prestige. Selbst wenn es nicht sein eigenes ist, wird es den durchschnittlichen Lycopodium-Verkäufer mit einigem Stolz erfüllen, die Vorzüge eines schnittigen, PS-starken neuen Wagens aufzuzählen, und er wird sich in seiner Männlichkeit angegriffen fühlen, wenn der zukünftige Eigentümer entscheidet, daß ihm die Maschine doch nicht stark genug ist.

Gastgeber von Fernsehshows müssen ähnliche Eigenschaften wie Autoverkäufer haben, und so sind auch sie gewöhnlich Lycopodium. Im Unterschied zu der subtilen Freundlichkeit des Lycopodium-Diplomaten im Dienste seines Vaterlandes muß der Gastgeber bei einer Fernsehshow den Teilnehmern gegenüber oft so nett sein, daß einem schon vom Zusehen übel wird. Er betont seine Beliebtheit beim Publikum, indem er sich kumpelhaft freundlich gibt, ohne einem anderen wirklich nahezukommen. Diese lockere Kumpelhaftigkeit repräsentieren auf typische Weise einige der bekannten und beliebten Showmaster.

Obwohl Lycopodium anderen gefallen muß, um sich sicher zu fühlen, findet er oft anspruchsvollere Erklärungen für seine Freundlichkeit. Ich habe einmal an einer »Encounter-Gruppe« teilgenommen, wo man lernt, die verborgenen Motive hinter den Handlungen eines Menschen zu erforschen, um sich selbst und andere besser zu verstehen. In diesem Kurs war ein Mann von ungefähr 50 Jahren, der trotz seines Alters jungenhaft gut aussah, mit langen Haaren und Blue Jeans. Er hatte gerade an einem anderen, mehr »spirituellen« Kurs teilgenommen, wo er gelernt hatte, daß man jeden Menschen lieben muß. Während unserer Veranstaltung hatte dieser Mann große Schwierigkeiten, die Aggressionen zu akzeptieren, die bei einigen Teilnehmern auftraten und auch ausgedrückt wurden. Wann immer es jemandem gelang, in Kontakt mit alten unterdrückten Gefühlen der Wut zu kommen und diese auszudrücken, versuchte unser Lycopodium-Friedensstifter mit ihnen auf einer rationalen Ebene zu diskutieren, indem er hervorhob, daß jeder, der sie verärgert hatte, doch nur nach Liebe gesucht habe. Verständlicherweise half dieses Verhalten den Teilnehmern nicht im geringsten, Zugang zu ihrer Wut zu bekommen, und unser Lycopodium-Freund wurde bald sehr unbeliebt. Doch er blieb unerschrocken bei dem, was er gelernt hatte, und verkündete der Gruppe:»Ich finde, wir sollten alle einander lieben.« An diesem Punkt wurde er jedoch von dem kollektiven Ruf »Blödsinn!« mundtot gemacht. Er lernte in diesem Kurs auf die harte Tour, daß seine Freundlichkeit nichts mit bedingungsloser Liebe zu tun hatte, sondern eher eine Bitte um Akzeptanz war.

Eine andere Gruppe von Leuten, die ihre Freundlichkeit und ihre Fähigkeiten, beredsam zu argumentieren, auf eine scheinbar lobenswerte Weise nutzen, sind die amerikanischen Fernsehprediger. Ich bin sicher, daß viele von ihnen Lycopodium sind, besonders diejenigen, die mehr Druck machen und ihren Schäfchen mit demselben Eifer Zuwendungen entlocken, mit dem ein Verkäufer seine Autos anpreist. Diese angeblich spirituellen Männer benutzen zynische emotionale Manipulationen, um Menschen mit Schuldgefühlen das Geld aus der Nase zu ziehen, das sie dann für Frauen und schnelle Autos ausgeben. Glücklicherweise haben die meisten Lycopodium-Charmeure mehr Moral und weniger Macht als diese Fernsehevangelisten. (Einige wenige Fernsehprediger sind wahrscheinlich Natrium oder Sulfur.)

Prahlerei

Prahlerei findet man bei Lycopodium öfter als bei irgendeinem anderen Typ. Es ist der Versuch, die Angst zu verbergen, indem man so handelt, als sei man voller Selbstvertrauen. Obwohl die grundlegende Essenz von Lycopodium Unfähigkeit ist, stellt die Aufgeblasenheit ein starkes sekundäres Element dar. Auf der körperlichen Ebene wird das sichtbar an dem von Gasen aufgetriebenen Bauch, aber auch an erweiterten Venen und Hämorrhoiden. Dies sind Beispiele der körperlichen Aufblähung, die als Folge von Schwäche (der Verdauung oder der Gefäßwände) auftritt. Auf der psychischen Ebene gilt für die Prahlerei ähnliches: Sie ist ein Fall von Aufgeblasenheit ohne jede Substanz, die als Folge eines Gefühls der Schwäche erscheint.

Nicht alle Lycopodium-Typen erliegen der Versuchung zu prahlen. Der Einfachheit halber können wir Lycopodium in drei Untertypen aufteilen, die wir als den »Schwächling«, den »Prahlhans« oder Angeber und den durchschnittlichen Lycopodium-Typ bezeichnen. Letzterer macht nach meiner Erfahrung etwa die Hälfte aus, die beiden ersten jeweils ein Viertel. Der »Schwächling« (wie ich ihn etwas unfreundlich der Deutlichkeit halber nenne) flüchtet sich nicht in Prahlerei. Seine Nervosität tritt offen zutage und kann bisweilen recht lähmend sein. Er ist der 50-Kilo-Angsthase, dem man Sand ins Gesicht wirft, der Feigling, der beim ersten Schuß vom Schlachtfeld rennt, der Tölpel, der beim Vorstellungsgespräch so nervös ist, daß er seinen Kaffee voll über den Tisch seines zukünftigen Chefs schüttet. Er hat nicht gelernt, seine Angst hinter den subtilen Abwehrmechanismen des durchschnittlichen Lycopodium zu verbergen oder die gröberen Methoden des »Prahlhans« anzuwenden. Diese »Schwächlinge« zeigen all die offensichtlicheren Anzeichen der Nervosität, die in den älteren Arzneimittellehren beschrieben werden (Kent: »fürchtet sich vor neuen Bekanntschaften«, »fürchtet sich, irgend etwas zu unternehmen«, »fürchtet sich vor Lappalien«). Sie haben oft Schwierigkeiten, sich auszudrücken, verwechseln Worte oder stottern. Sie sind diejenigen, die am stärksten versuchen, anderen zu gefallen, und sie reagieren auf Widerspruch eher mit Furcht als mit Ärger. Die tragikomischen Charaktere, die Jerry Lewis und Norman Wisdom gespielt haben, sind gute Karikaturen dieses Typs.

Im direkten Gegensatz zum »Schwächling« kompensiert der »Prahlhans« sein Gefühl der Unfähigkeit, indem er seine männliche Kraft übertrieben betont. Das kann auf verschiedene Art geschehen. Die einen blasen sich körperlich auf, indem sie Bodybuilding und Kampfsportarten betreiben, so daß sie den Schwächlingen Sand ins Gesicht werfen können (oder zumindest so aussehen, als würden sie es können). Viele begeisterte Anhänger von körperlichem Fitneßtraining sind Lycopodium, aber diejenigen, die es übertreiben, sind oft die Angeber, die Wert darauf legen, daß andere sehen, wie stark sie sind. Der körperliche Prahlhans ist meist auch sehr stolz auf seine sexuellen Leistungen, zumindest nach außen. Er wird mit seinen Kumpels in dieser Beziehung konkurrieren wollen, sich bei einem Bier mit seinen sexuellen Eroberungen brüsten und hübschen Frauen anzügliche Blicke zuwerfen. Da er das Männliche überbewertet, unterbewertet er das Weibliche, und deshalb ist der Prahlhans ein sehr chauvinistischer Mann. Er denkt gerne, daß Frauen nur da sind, um ihn zu versorgen oder mit ihm zu schlafen, und daß er der Boß ist. Überflüssig zu sagen, daß Frauen, die mit einem solchen Angeber verheiratet sind, insbesondere mit einem körperlichen Prahlhans, ein hartes Leben haben.

Der Prahlhans dominiert gern über andere (Kent: »diktatorisch«). Körperliche Angeber tun das durch körperliche Bedrohung. Wenn er heimkommt und das Essen ist noch nicht auf dem Tisch, schreit er seine Frau wahrscheinlich an oder tut noch Schlimmeres. Weil sie Feiglinge sind, neigen die körperlichen Angeber dazu, Frauen zu schikanieren und Männer zu fürchten, und sie versuchen, die stärkeren zu beeindrucken. Sie tragen Kleidung, die ihre ausgeprägten Muskeln betont, fahren PS-starke Autos und geben eine Menge Geld für Alkohol aus. Wenn sie auf einen selbstbewußten Intellektuellen treffen, werden sie am stärksten in die Defensive gedrängt, weil sie damit nicht konkurrieren können. Folglich neigt der körperliche Prahlhans dazu, selbst den schwächlichsten Akademiker mit Respekt zu behandeln.

Brutale Männer sind konstitutionell meist entweder Natrium muriaticum oder Lycopodium, weil der Brutalo innerlich ein tiefes Gefühl von Unzulänglichkeit hat. Wie der Natrium-Brutalo legt auch der brutale Lycopodium großen Wert darauf, daß man ihn mag, und er wird sich selbst verleugnen, um nett zu denen zu sein, die zu ihm stehen.

Intellektuelle Prahlerei (auch als »Aufschneiderei« bezeichnet) ist der prinzipielle Abwehrmechanismus des intellektuellen Angebers. Letzterer ist nicht zwangsläufig besonders intelligent oder intellektuell, hält sich aber dafür und vermag auch einige Leute zu beeindrucken, die weniger intellektuell sind als er. Ein gutes Beispiel für diesen Typus ist Colonel Manwaring in der britischen Fernsehkomödie *Dad's Army*. Der Colonel macht das Beste aus seiner unbedeutenden Stellung und benutzt sie als Plattform, um das große Wort zu schwingen und dabei diejenigen herunterzumachen, deren Unwissenheit er bloßstellen kann. Wie alle intellektuellen Angeber bedient er sich einer pompösen, blumigen Sprache, die extrem umständlich ist. Viele lange Worte sind ihm lieber als wenige kurze, obwohl letztere wesentlich besser geeignet wären, seine Botschaft rüberzubringen. Das Resultat besteht darin, daß die meisten intellektuellen Angeber furchtbar langweilig sind. Sie präsentieren ihre Perlen der Weisheit (dafür halten sie sie jedenfalls) entweder mit der Intensität eines Predigers, die ihren Worten große Bedeutung verleihen soll, oder auf eine blumige Art, als ob sie sagen wollten: »Ha! Seht nur, wie schlau ich bin!« (Diese letzte Art erinnert mich an Yul Brunners Filmversion des Königs von Siam in *Der König und ich.*)

Der intellektuelle Prahlhans ist im allgemeinen überzeugt, daß er fast immer recht hat, und duldet keinen Widerspruch (Kent: »erträgt keinen Widerspruch«). Er lernt ein wenig von allem und hält sich dann für einen Experten in jedem Bereich. Folglich erlebt man oft, daß er sich in Gespräche einschaltet, um Aussagen zu korrigieren, die er für falsch hält. Manchmal tut er das sogar bei völlig Fremden (Kent: »neigt zum Widerspruch«). Diese Tendenz, sein Wissen zur Schau zu stellen, erinnert an Sulfur, der seine Zuhörer auch bis zum Gähnen langweilen kann und immer glaubt, daß er recht hat. Grundsätzlich könnte man sagen, daß Sulfur vor allem sein eigenes Wissen schätzt, während es ihm nur sekundär darauf ankommt, sein Wissen mit anderen zu teilen. Deshalb ist Sulfur gewöhnlich gut über seine Lieblingsthemen informiert und läßt sich seltener dazu herab, seine Kenntnisse mitzuteilen, als der intellektuelle Lycopodium-Angeber, dessen Hauptinteresse nicht dem Inhalt seiner Aussagen gilt, sondern der Bewunderung, die er damit ernten kann.

Dem intellektuellen Prahlhans geht es zum Teil auch darum, mit großem Aufwand sein Versagen zu rechtfertigen oder die Aufmerksamkeit davon abzulenken. So habe ich beispielsweise einen jungen Mann kennengelernt, der viele Jahre nicht gearbeitet hatte und seine Rechnungen von Vater Staat bezahlen ließ. Er sagte, er habe ein Attest von einem befreundeten Arzt (der intellektuelle Prahlhans ist immer mit seinem Arzt persönlich befreundet), daß er aufgrund von »nervöser Spannung« nicht arbeiten könne. Nun war er zwar tatsächlich ein wenig nervös, aber er schien durchaus fähig zu arbeiten und gab das auch zu. Er rechtfertigte seine Arbeitsscheu jedoch mit dem Hinweis, die therapeutische Tätigkeit, mit der er beschäftigt sei, erfordere seine ganze Zeit. Er hatte an vielen Kursen über alternative Medizin teilgenommen, und seine Wände waren mit den entsprechenden Zertifikaten gespickt. Sie lauteten auf den Namen »Jonathan Erdgeist«, den er angenommen und eintragen lassen hatte. In seiner Wohnung veranstaltete er örtliche Meditationstreffen. An einer solchen Veranstaltung habe ich teilgenommen. Wir waren nur eine Gruppe von vier Leuten, doch unbeeindruckt davon erklärte er in einer Pseudotrance, er sei berufen, ein Zentrum der Heilung für seine Gemeinde zu bilden. Später suchte er mich auf, um seine nervösen Verdauungsstörungen behandeln zu lassen. Ich gab ihm Lycopodium 10M, und er verfiel danach in eine kurze, aber tiefe Depression. Anschließend beendete er seine Meditationstreffen, nahm seinen richtigen Namen wieder an und fand einen richtigen Job. Das Simillimum ist (zumindest manchmal) so mächtig, daß es das Falsche einfach ausradiert.

Ich kann der Versuchung nicht widerstehen, noch an einem weiteren Beispiel zu zeigen, wie die Arznei falschen Stolz ausmerzen kann. Der vorher schon erwähnte Lycopodium-Mann mittleren Alters, der gelernt hatte, daß man jeden Menschen lieben müsse, war sehr stolz auf seine jugendliche Erscheinung. Wenn man mit ihm sprach, lächelte er sofort gewinnend mit strahlend weißen Zähnen. Er war ein Schürzenjäger und ehemaliger Handelsreisender und hatte seinen jungenhaften Charme auf beiden Gebieten gewinnbringend eingesetzt. Auch er hatte jedoch jahrelang nicht gearbeitet und sich darauf verlassen, daß die bei ihm diagnostizierte Epilepsie ihm eine Rente sicherte. (Obwohl er nicht mehr als einen Anfall pro Jahr hatte.) Ich behandelte ihn schließlich wegen dieser Epilepsie mit Lycopodium 10M. Einen Tag nachdem er die Arznei eingenommen hatte, war sein falscher Schneidezahn ausgefallen und hatte eine unansehnliche Lücke hinterlassen, die er verzweifelt zu füllen versuchte, indem er den Zahn mit einem Superkleber wieder einklebte. Es scheint so, als habe die Arznei seinen Körper veranlaßt, nicht nur die psychische, sondern auch die physische Künstlichkeit abzustoßen. Nachdem er die Arznei eingenommen und seine Medikamente gegen Epilepsie abgesetzt hatte, bekam er noch einen Grand-mal-Anfall, dem zunächst eine Phase der Depression und dann eine grundlegende Neubewertung seines Lebens folgte. Wie Jonathan Erdgeist entschloß er sich ebenfalls, wieder zu arbeiten, und schrieb sich mit seinen über 50 Jahren für ein Studienprogramm ein. Einige Monate nach der Behandlung hatte er keinen Anfall mehr gehabt und alle Medikamente abgesetzt.

Der durchschnittliche Lycopodium-Typ

Die meisten Lycopodium-Typen sind weder Schwächlinge noch Angeber. Sie haben ein bißchen von beidem an sich, aber auch ein gewisses Maß an ursprünglichem Selbstvertrauen und der Fähigkeit, zumindest gelegentlich ohne jede Abwehrhaltung auf andere einzugehen. Die meisten Lycopodium-Typen geben beim Homöopathen auch zu, daß sie sich oft Sorgen machen, besonders über ihre Arbeit und auch darüber, ob sie bei anderen beliebt sind. Sie neigen auch dazu, ihre Schwächen herunterzuspielen oder zu leugnen. Insofern halten sie sich manchmal für stärker, als sie sind. Oft hat nur die Ehefrau von Lycopodium eine Ahnung, welche Sorgen ihrem Mann im Kopf herumgehen. Er mag ein prominenter Geschäftsmann sein oder ein anerkannter Dozent, der gewöhnlich ruhig und selbstsicher wirkt, aber innerlich macht er sich Sorgen darüber, daß etwas falsch laufen könnte. Da er etwas von der Art des Angebers in sich hat, brüstet er sich gerne gelegentlich auf subtile Weise. Beispielsweise kauft er vielleicht ein protziges neues Auto und erwähnt das eine Zeitlang im Gespräch. Oder er benutzt für seine private Korrespondenz Briefköpfe, die seine beruflichen Qualifikationen nennen. (Er redet sich selbst ein, daß er Geld spart, wenn er sein geschäftliches Briefpapier auch zu Hause benutzt, aber anders als der Prahlhans weiß er, daß mehr dahintersteckt, und gönnt sich trotzdem diesen kleinen Luxus.)

Der durchschnittliche Lycopodium ist sehr unbeschwert. Er ist ein sehr »vernünftiger« Mensch, der nicht zu besonderen Stimmungsschwankungen neigt, weder himmelhoch jauchzend noch zu Tode betrübt. Wie der intellektuelle Prahlhans neigt er zu Rationalisierungen, die aber nicht so defensiv sind. Lycopodium ist ein mentaler Typ in dem Sinne, daß er mehr in seinem Kopf als in seinen Gefühlen lebt. Er verläßt sich gewöhnlich auf seinen rationalen Verstand, um seine Welt sinnvoll zu interpretieren, und er respektiert diejenigen, die sich logisch ausdrücken. Er kann ein bißchen chauvinistisch sein und seine Freundinnen wegen ihrer unlogischen Emotionalität mit freundlicher Herablassung behandeln. Auf der anderen Seite mag der durchschnittliche Lycopodium-Mann im allgemeinen Frauen und kommt gut mit ihnen aus. Lycopodium ist oft eine Art Charmeur und hat eine Schwäche für hübsche Frauen. Er läßt sich gerne bemuttern, und Frauen, denen das liegt, scharen sich um ihn und flirten mit ihm, ganz gleich ob es sich um seine Schwiegermutter oder seine Tochter handelt. Weil er sanft und jungenhaft ist, wirkt er harmlos, und das macht ihn beliebt bei Frauen, die niemals mit tiefgründigeren oder stärkeren Typen flirten würden.

Distanziertheit

Emotional wird der durchschnittliche Lycopodium-Mann nie richtig erwachsen. In seinen Beziehungen ist er entweder angenehm, aber reserviert oder abhängig. In einer engen Beziehung ist er meist auf der Suche nach einer Mutterfigur, denn er will bedingungslos geliebt werden, ohne dabei selbst allzuviel zurückgeben zu müssen. Die meisten Lycopodium-Männer hatten als Kinder eine sehr enge Beziehung zu ihrer Mutter, und das mag sie daran hindern, sich später eng an andere Frauen zu binden. Sie haben ihre Mütter geliebt, deren Liebe aber auch für selbstverständlich gehalten, und ihre Liebe war eher freundlich als leidenschaftlich. Dieses Muster wiederholen sie oft als Erwachsene in ihren Beziehungen zu Frauen, die sie mehr als Mütter denn als Geliebte behandeln.

Manche Lycopodium-Männer würden lieber mit den Jungen (oder Mädchen) spielen, statt mit ihrer Partnerin intim (im Gegensatz zu sexuell) zu sein, weil sie sich bei wirklicher Intimität unwohl fühlen. Wirkliche Intimität erfordert ein gewisses Maß an Verantwortlichkeit, und Lycopodium drängt sich nicht nach Verantwortlichkeit, jedenfalls nicht, wenn sie mit emotionalen Verpflichtungen verbunden ist. In den älteren Arzneimittellehren erscheint das als Tendenz, Frau und Kinder plötzlich und ohne Gewissensbisse zu verlassen. Während viele Lycopodium-Männer hingebungsvolle Ehemänner und Väter sind, gibt es auch viele andere, die die Verbindlichkeit einer Ehe scheuen, außereheliche Affären suchen oder ihre Familie verlassen, wenn eine hübsche junge Frau in ihrem Leben auftaucht. Lycopodium ist kein tiefgründiger emotionaler Typ, sondern eher ein emotionales »Leichtgewicht«, der die Nähe zu einer Partnerin ohne große Leidenschaft oder Intimität sucht. In der Ehe ist Lycopodium gerne ein guter Freund seiner Frau, mit der er gemeinsame Interessen teilt und der er bei der Hausarbeit und den Kindern hilft, aber im Grunde bleiben die Partner getrennt. Diese Art von Distanz versetzt viele Frauen in Wut, wirkt auf andere jedoch beruhigend.

Die obige Beschreibung mag den Eindruck erwecken, als sei Lycopodium ein kalter Typ, aber das ist gewöhnlich nicht der Fall. Der durchschnittliche Lycopodium ist wärmer als der durchschnittliche Natrium-Mann (das heißt, er zeigt seine Zuneigung mehr), und er genießt es durchaus, zu kuscheln und zu küssen. Er hat keine Schwierigkeiten »Ich liebe dich« zu sagen, und er meint, was er sagt. Es ist nur so, daß seine Liebe mehr freundliche Zuneigung als Leidenschaft ist. Er ist ein sanfter, unbeschwerter Mensch, der gerne hilft, wenn er darum gebeten wird, aber nicht scharf darauf ist, sich selbst zu binden, und der nur selten sehr tiefe Gefühle hat. Solche Männer können bei ihren Partnerinnen heftige emotionale Ausbrüche hervorrufen, und die Frauen würden alles tun, damit der Mann mehr Gefühle zeigt, weil sie das mit Liebe gleichsetzen.

Eine andere traditionelle Rubrik, unter der Lycopodium im Repertorium steht, ist seine Vorliebe für die Leute im Nebenzimmer. Das trifft oft buchstäblich zu. Wenn Lycopodium allein zu Hause ist, fühlt er sich einsam, gerät aber andererseits auch unter Druck, wenn er sein Leben zu intim mit jemandem teilen soll. Die »Vorliebe für die Leute im Nebenzimmer« ist eine gute Metapher für sein gesamtes emotionales Leben. Er braucht die Unterstützung anderer Menschen, aber er braucht auch seinen Freiraum. Das mag eine Folge davon sein, daß er eine überfürsorgliche Mutter hatte, wodurch er sich weiterhin abhängig fühlt, aber gleichzeitig auch oft unterdrückt.

Während die distanzierte Haltung von Lycopodium in engen Beziehungen zu Schwierigkeiten führen kann, ist sie bei der Arbeit von Vorteil. Die meisten Jobs verlangen einen logischen, distanzierten Verstand, und das gilt ganz besonders für wissenschaftliche Aufgaben. Wie Kalium können auch Lycopodium-Typen sehr gute Wissenschaftler sein. Beide lieben die Logik und können Regeln und Vorschriften folgen. Der Besuch der Fakultäten für Natur- oder Ingenieurwissenschaften an einer beliebigen Universität wird zeigen, daß die Studenten mehrheitlich Lycopodium sind (weil dieser Typ viel verbreiteter ist als andere hochrationale Typen wie Kalium oder Sulfur). Diese Studenten haben viele gemeinsame Charakteristika. So paßt auf die meisten beispielsweise die traditionelle Lycopodium-Beschreibung »intellektuell wach, aber von schwacher Muskelkraft« mit einem ziemlich mageren, knochigen Körper und einer Tendenz, die Augenbrauen zu runzeln, entweder aus Sorge oder als Ausdruck intellektueller Konzentration. Ihre Hobbys sind oft praktische Tätigkeiten, die wenig körperliche Anstrengung verlangen, wie beispielsweise Modellbau oder der Nachbau von Motoren. Im Sozialverhalten neigen sie eher zu Konformismus als zu Individualismus, was damit zu tun hat, daß sie gerne dazugehören und beliebt sein möchten. Das spiegelt sich oft auch in der Kleidung von Lycopodium, die zugleich modisch und konventionell ist. Ingenieurstudenten sind besonders bekannt dafür, daß sie gemeinsam große Mengen Alkohol trinken, und meine bescheidenen Erfahrungen mit ihnen bestätigen das. Diese Gruppenkameraderie ist sehr charakteristisch für Lycopodium, und sie wird erleichtert durch Alkohol, der Charaktere auflockert, die sonst durch ihre rationale Natur gehemmt sein würden.

Der durchschnittliche Lycopodium-Mann ist sowohl vorsichtig als auch ehrgeizig, wenn es um materielle Vorteile geht. Als Folge davon arbeitet er sich beruflich oft von unten hoch. Weil er angepaßt und gefällig ist, paßt er in große Konzerne, wo er ständig auf der Karriereleiter weiter nach oben steigt, bis er die Position erreicht hat, die seinen Vorstellungen entspricht. Obwohl er kein natürlicher Anführer wie Nux oder Sulfur ist, kann Lycopodium oft allmählich die Fähigkeiten und das Selbstvertrauen erwerben, das man braucht, um Autorität über eine große Zahl von Menschen auszuüben. Indem er sich ständiger Förderung versichert, kann er seine Position innerhalb des Konzerns allmählich ausbauen, ohne daß seine Versagensängste übermäßig aktiviert werden. Der durchschnittliche Lycopodium ist ein angenehmer Chef, der vernünftig und verständnisvoll ist und bis zu einem gewissen Grad ein freundschaftliches Verhältnis zu seinen Mitarbeitern genießt. Natrium-Chefs sind oft ganz ähnlich. Es ist die eigene Verletzlichkeit, die diese beiden am weitesten verbreiteten Konstitutionstypen menschlich und ansprechbar macht, wenn sie eine Position mit Autorität innehaben. (Nux und Arsenicum sind härter, während Sulfur nicht aus Verletzlichkeit, sondern wegen seiner Geistesgröße großzügig ist.)

Die Distanziertheit von Lycopodium ist zum Teil das Ergebnis seiner rationalen, nichtemotionalen Natur, zum Teil ist sie aber auch aufgesetzt, um seine Unsicherheit zu verbergen. Einige Lycopodium-Männer sind sehr geradeaus, nur wenig eitel und ohne das Bedürfnis zu beeindrucken. Andere legen sich ein »cooles« Image zu, das der kühlen Maske gleicht, die so viele Natrium-Männer aufsetzen, die unter allen Umständen den Eindruck von Ruhe und Gelassenheit vermitteln wollen. Diese kühlen Lycopodium-Typen erinnern im Sprechzimmer an Natrium oder sogar an Nux, aber in persönlichen Beziehungen wird ihre Sanftheit und Verletzlichkeit oft deutlicher. Selbst der kühlste Lycopodium-Typ läßt sich von seiner Partnerin meist gerne bemuttern und spricht mit ihr offener über seine Sorgen als ein durchschnittlicher Natrium-Mann. Der kühle Lycopodium läßt sich vielfach leichter identifizieren, wenn man mit seiner Partnerin spricht, es sei denn, er ist ein »Prahlhans«. In diesem Fall sind seine Versuche, nonchalant zu wirken, so offensichtlich, daß sie überall den Lycopodium-Stempel tragen.

Der Opportunist

Als Opportunist muß man sowohl emotional distanziert als auch flexibel sein. So stellen die stärker emotionalen Typen wie Natrium und Sepia emotionale Loyalitäten über den eigenen Vorteil, und die distanzierten, aber rigiden Typen wie Kalium und Arsenicum neigen dazu, ihre Sicherheit und ihre Prinzipien höher zu bewerten als Opportunismus. Zu den distanzierten, flexiblen Typen gehören Phosphor, Lycopodium, Argentum, Medorrhinum, Nux, Staphisagria und Tuberculinum, die alle zu Opportunismus neigen. Nach meiner Erfahrung sind Lycopodium und Tuberculinum die opportunistischsten von allen.

Tuberculinum ist opportunistisch, weil sein Freiheitsbedürfnis so groß ist und weil er jede Gelegenheit ergreift, um diese Freiheit zu erlangen. Lycopodium ist auch freiheitsliebend, aber nicht so mutig oder so rücksichtslos wie Tuberculinum. Sein Opportunismus hängt teilweise mit seiner Freiheitsliebe zusammen, teilweise aber auch mit seiner Neigung, den Weg des geringsten Widerstands zu gehen und ohne viel Arbeit und Mühe Vorteile zu erlangen.

Vielleicht fühlt er sich immer noch in der Mutter-Kind-Beziehung, nur daß jetzt die ganze Welt seine Mutter ist, die ihn mit allem versorgt, ohne eine Gegenleistung zu erwarten. (Deshalb ist die Zahl der Lycopodium-Männer, die nicht arbeiten, überproportional groß.) Wie Phosphor erwartet Lycopodium, daß er mit seinen Spielchen davonkommt, weil er einerseits eine schnelle Auffassungsgabe hat und andererseits so charmant ist.

Lycopodium zeigt seinen Opportunismus oft als Schürzenjäger. Romeo-Typen, die eine Frau nach der anderen vernaschen und sich immer abseilen, wenn Probleme auftauchen, sind sehr oft Lycopodium. Viele Lycopodium-Männer sind die reinsten Gigolos und verlassen sich darauf, daß sie Frauen um den kleinen Finger wickeln können, statt emotionale und berufliche Verpflichtungen einzugehen. Es ist nicht unüblich für einen Lycopodium-Mann, sich auf finanzielle Zuwendungen seiner Partnerin zu verlassen, wozu auch gehört, daß sie für seine Schulden aufkommt und ihn aus anderen selbstverschuldeten Miseren befreit. Im Gegenzug bietet er ihr sexuelles Vergnügen und eine angenehme Gesellschaft und geht davon aus, daß dies für die Frau ein annehmbares Geschäft ist.

Der Gauner ist eine andere Variante des Lycopodium-Opportunisten, und viele Lycopodium-Gauner sind auch Schürzenjäger. Zu den Lycopodium-Gaunern gehören beispielsweise der zwielichtige Gebrauchtwagenhändler, der Schwarzhändler, der alles verkauft, was »vom Lastwagen heruntergefallen« ist, und andere Lebenskünstler jeder Art. Was sie abgesehen von ihrem Mangel an moralischem Bewußtsein gemeinsam haben, ist ein rascher, raffinierter Verstand, mit dem sie jede Gelegenheit ergreifen, eine schnelle Mark zu machen. Vor allem die kleinen Gauner sind höchstwahrscheinlich Lycopodium. Um ein großer Gauner zu sein, braucht man gute Nerven und einen rücksichtslosen Charakter, was nicht zu den typischen Lycopodium-Eigenschaften gehört. Der Lycopodium-Gauner mag gegenüber den Konsequenzen seiner Gaunereien auf einem Auge blind sein (alle Lycopodium-Typen werden gerne auf einem Auge blind, wenn es ihnen in den Kram paßt), aber er ist nicht kaltblütig genug, um einen Mord zu begehen, es sei denn, er wäre einer der körperlichen Prahlhanse, der eine Menge Wut im Inneren aufgestaut hat. Kleine Gauner gehen nach Möglichkeit den Weg des geringsten Widerstands, und das ist ein weiterer typischer Zug bei Lycopodium.

Ein wunderbar humorvolles und exaktes Porträt des kleinen Lycopodium-Gauners findet man in der Gestalt des Gastwirts Thénardier im Musical *Les Misérables* nach dem Roman von Victor Hugo (die deutschen Liedtexte stammen von Herbert Kretzmer):

Immer herein! Ich krieg Sie satt!
Ich bin der beste Wirt in der Stadt.
Die Konkurrenz panscht und betrügt,
rechnet euch schwindlig, knausert und lügt.
Selten finden Sie soviel Sympathie,
ein Ehrenmann bin ich, drum beehr'n Sie mich!
Ich bin Herr im Haus, schleimig und charmant.
Halte *meine* auf und küsse *Ihre* Hand.
Ich bring euch in Schwung, manchmal auch in Wut,
meine Gäste lieben mich als Tunichtgut.
Alles gäb ich her für Freunde, aber wie ein jeder weiß:
Gehört dir nichts, dann biste gar nichts,
jedes Ding hat seinen Preis.
Ich bin Herr im Haus, ich bin hier Dompteur.
Nehm euch einen Sou ab oder auch mal mehr.
Wasser in den Wein! Wenn ihr nicht mehr steht,
krall ich euren Klunker, weil ihr doppelt seht!
Waren Sie mit mir zufrieden? Hat's euch wieder Spaß gemacht?
Für euch tu ich doch alles, aber wartet, wer als letzter lacht!

Ich bin Herr im Haus, wer's auch immer sei,
keiner kommt an diesem Schwadroneur vorbei.
Bei den Armen groß, bei den Reichen klein,
jedem Kunden will ich Freund fürs Leben sein.
Jeder möchte mit mir trinken, jeder mag mein Fuchsgesicht –
Aufschlag für die Laus, Extra für die Maus,
zwei Prozent sind Stufengeld fürs Treppenhaus.
Zeiten sind brutal, Schulden sind horrend,
bei geschloss'nem Fenster schlafen: drei Prozent!
Gott diktiert mir nicht die Preise – da gibt's eine Menge Tricks!
Wie das immer mehr wird, wie die Börse leer wird,
nein, nicht nur die Kosten sind hier fix!

(Madame Thénardier, die Frau des Gastwirts:)
Ich träumte oft, ein Prinz wollt mich entführ'n …
warum im Himmel mußt mir son Kerl passiern?!
Der und Herr im Haus? Selten so gelacht!
Stammtischphilosoph, der nichts als Bockmist macht!
Taschendiebgehirn, glaubt, er hätt' Esprit.
Glaubt, er wäre gut im Bett, bloß ICH merk's nie!
Welcher böse Dreh des Schicksals gab mir statt 'nem Pelz 'ne Laus?
Was hab ich erduldet neben diesem Bastard hier im Haus!

Nicht alle Lycopodium-Typen sind skrupellos, aber die meisten sind bis zu einem gewissen Grad opportunistisch. Wie Sulfur schmieden einige ständig große Pläne, um schnell reich zu werden, die ausnahmslos zunichte gemacht werden. Andererseits haben viele Lycopodium-Typen genug »Köpfchen«, um ein profitables eigenes Geschäft aufzubauen, indem sie Marktlücken nutzen und Werbung und Geschäftsverbindungen geschickt ausnutzen. Der durchschnittliche Lycopodium hat wie der durchschnittliche Natrium etwas von einem Kämpfer. Am liebsten hätte er einfach ein leichtes Leben, aber er weiß, daß er dafür kämpfen muß. Zwar genießt er diesen Kampf nicht wie Nux, und er nimmt auch nicht wie Sulfur an, daß er immer erfolgreich sein wird. Aber er ist vernünftig genug zu wissen, daß es der Mühe wert ist, und er hat genug Verstand und Geschick im Umgang mit Leuten, um schließlich sein Ziel zu erreichen.

Da wir gerade bei Lycopodium-Geschäftsleuten sind, möchte ich einen Fehler erwähnen, den einige unerfahrene Homöopathen machen. Viele Lycopodium-Geschäftsleute sind von ihrer Arbeit ziemlich besessen und wirken im Sprechzimmer wie echte Draufgänger, die vor Selbstvertrauen strotzen. Dadurch kann sich der Homöopath in ihnen täuschen und Nux vomica verschreiben, das jedoch nicht wirkt. Die Unterscheidung kann subtil und schwierig sein, besonders wenn die körperlichen Symptome bei beiden Mitteln vorkommen, was oft der Fall ist (etwa Verdauungsstörungen bei Streß). Ich finde es gewöhnlich hilfreich, dann zu fragen, welchen Charakter der Patient als Kind hatte. Sehr oft wird der selbstbewußte Lycopodium dann zugeben, daß er Prüfungsängste hatte oder daß er seine Fähigkeiten als Kind unterschätzt hat, auch wenn er für die Gegenwart keine Schwächen einräumt. Auch wenn man fragt: »Wovor haben Sie im Leben die größte Angst?«, wird man überrascht sein, wie viele selbstbewußte, erfolgreiche Lycopodium-Typen antworten: »Daß ich mein Leben vergeude« oder »Daß ich keinen geschäftlichen Erfolg habe«. Solche Gedanken würden Nux vomica nie in den Sinn kommen.

Der durchschnittliche Lycopodium ist kein ausgemachter Romeo, aber er wird oft etwas von einem sexuellen Opportunisten haben. Dabei geht es vielleicht nur darum, mit Mädchen zu flirten oder sie in den Hintern zu kneifen. Auf der anderen Seite wird der verheiratete Lycopodium-Mann eher als andere den Versuchungen einer Affäre erliegen, wenn er seine Frau erst einmal als selbstverständlich betrachtet. Es ist nicht so, daß er sie nicht lieben würde. Auf die ihm eigene, freundliche und distanzierte Weise tut er das immer noch, aber der Nervenkitzel einer neuen Affäre erweist sich vielleicht als unwiderstehlich.

Beim Stichwort Romeo paßt es ganz gut, kurz auf die Sexualität von Lycopodium einzugehen. Lycopodium ist bei diesem Thema besonders empfindlich, weil es viel mit dem allgemeinen Problem der Unfähigkeit zu tun hat. Die meisten Lycopodium-Männer sind nicht impotent, aber viele haben Angst davor, was nur ein weiterer Aspekt der allgemeinen Versagensangst ist. Der durchschnittliche Lycopodium hat eine ziemlich starke Libido und schwelgt gerne in sexuellen Phantasien, wenn er gerade keine Partnerin hat (und auch wenn er eine hat). Die mehr körperlich orientierten Typen wie der körperliche Prahlhans und auch einige der Romeos genießen Sex am liebsten jede Nacht und können ihre Partnerin verlassen, wenn sie unbefriedigt sind. Die intellektueller orientierten Lycopodium-Typen haben eine eher durchschnittliche Libido, die aber immer noch recht stark ist. Wie auch andere Konstitutionstypen können Lycopodium-Männer während des Geschlechtsverkehrs Schwierigkeiten mit der emotionalen Intimität haben. Das ist nur eine weitere Version der »Vorliebe für die Leute im Nebenzimmer« – nah, aber nicht zu nah.

Die meisten Lycopodium-Männer überbewerten ihre sexuelle Kraft etwas, oder sie sind übermäßig besorgt darum. Vielleicht war ihre Libido in früheren Jahren sehr stark, und wenn sie dann etwas gemäßigter wird, interpretieren sie das als Zeichen nachlassender Manneskraft und machen sich Sorgen, wohin diese Entwicklung noch führen wird. Wenn sie tatsächlich Schwierigkeiten haben, eine Erektion zu halten, oder wenn es zur vorzeitigen Ejakulation kommt, was den meisten Männern irgendwann im Leben passiert, besonders wenn sie unter Streß stehen oder eine neue Partnerin haben, dann neigen Lycopodium-Männer zu Überreaktionen, und das kann zu einer quälenden Angst vor sexuellem Versagen führen, die langfristig die gefürchtete Situation herbeiführt (Kent: »sexuelle Leidenschaft verringert«). Als Folge davon beginnen solche Männer, in einem verzweifelten Versuch, ein weiteres Nachlassen der Sexualfunktionen zu verhindern, Aphrodisiaka zu benutzen, und vielleicht fragen sie den Homöopathen zögernd, ob das Mittel auch in dieser Hinsicht helfen wird.

Ich erinnere mich an einen alten Herrn von etwa 70 Jahren, der mich wegen einer homöopathischen Behandlung aufsuchte. Er war Witwer, traf sich aber gelegentlich mit einer befreundeten Dame. Seine einzige Beschwerde bestand darin, daß er bei der mehrfach täglich praktizierten Masturbation nicht mehr zum Höhepunkt kam. Über seine Qualitäten als Liebhaber machte er sich weniger Sorgen, obwohl er auch hier keinen Höhepunkt mehr erlebte. Es war interessant zu sehen, wie unbefangen er über dieses Thema sprach. Er beschrieb seine Beschwerden im Detail ohne Anzeichen von Verlegenheit und ohne sich bewußt zu sein, daß dies für einen Mann in seinem Alter eine ungewöhnliche Sorge war. Seine äußere Erscheinung und der Rest des Falls paßten zu Lycopodium, und nach einer Dosis 1M kam er wieder, um mir zu sagen, daß eine erhebliche Besserung eingetreten sei.

Ein anderer, wesentlich jüngerer Mann suchte mich wegen desselben Problems auf. Er war sehr schlank und hielt sich selbst für einen Experten in bezug auf Yoga und östliche Mystik. Mit großem Stolz erzählte er mir, er habe früher den Liebesakt über sechs oder acht Stunden ohne Unterbrechung ausgeübt, aber jetzt hatte er eine neue Partnerin und Schwierigkeiten, die Erektion zu halten. Ich war nicht überrascht, als er mir sagte, er habe untersuchen lassen, ob ein Durchblutungsproblem die Ursache seiner Impotenz sein könne. (Ein Durchblutungsproblem klingt irgendwie weniger nach persönlichem Versagen als andere Ursachen, die stärker mit persönlicher Verantwortung zusammenhängen könnten.) Sein Stolz, sowohl auf seine früheren sexuellen Kräfte als auch auf seine Yoga-Kenntnisse, war so offensichtlich und so übertrieben, daß mir die Mittelwahl keine Schwierigkeiten machte. Nach einer Dosis Lycopodium 10M war er deutlich weniger von sich überzeugt und machte sich auch deutlich weniger Sorgen über sein Problem, das sich mit dem Ende seiner Beziehung gewissermaßen von selbst erledigt hatte.

Der Intellektuelle

Trotz der Gefahr, die Leser/innen mit einer allzu gründlichen Unterteilung in Subtypen zu verwirren, muß ich nun doch genauer definieren, wie ich den pseudointellektuellen Lycopodium vom echten Lycopodium-Intellektuellen unterscheide. Der pseudointellektuelle Typ liegt irgendwo zwischen dem intellektuellen Prahlhans und dem echten Intellektuellen. Man kann ihn sich als eine Art intellektuellen Angeber vorstellen, der nicht genügend Selbstvertrauen hat, um seine Ideen mit besonderem Nachdruck anzupreisen, dessen Ideen aber – um ihm Gerechtigkeit widerfahren zu lassen – meist etwas subtiler sind als die des intellektuellen Angebers. Der Pseudointellektuelle hat nicht die geistige Tiefe und den Scharfsinn des wahren Intellektuellen, aber sein analytischer Verstand ist die meiste Zeit damit beschäftigt, einen Gedanken nach dem anderen zu verschlingen, so wie ein Kind, das sich von jedem Dessert auf dem Büfett etwas nimmt. Mit dieser Art von intellektuellem Dilettantismus versuchen einige Lycopodium-Typen, das Gefühl ihrer eigenen

Wichtigkeit zu stärken. Sie empfinden (in den meisten Fällen unterbewußt), daß sie um so bedeutender sind, je mehr sie wissen. Gewöhnlich sind sie zurückhaltender als der intellektuelle Angeber und sprechen über ihre Kenntnisse nur mit Freunden, von denen sie keine Zurückweisung befürchten müssen und die sie nicht auslachen.

Der Pseudointellektuelle besetzt oft ein Thema, wie sich die Biene auf eine Blume setzt, und grast es mehrere Wochen oder Monate ab, bevor er sich einem anderen Thema zuwendet. Während dieser Zeit widmet er der betreffenden Sache viel Aufmerksamkeit und liest ein Buch nach dem anderen darüber, um eine Art Experte zu werden. Ich habe einmal einen solchen Mann behandelt, dessen hauptsächliche Beschwerde ein empfindlicher Magen war. Er sagte mir, er sei gerade dabei, die Chaostheorie zu studieren. Er sagte das auf eine sehr gewichtige Art, als wolle er die Bedeutung seiner Studien betonen, und erklärte, er wolle ein Buch über das Thema schreiben. Als ich jedoch mehr von ihm über die Chaostheorie wissen wollte, wurden seine Auskünfte immer verschwommener, und er erklärte etwas zögernd, er interessiere sich dafür, wie »Ordnung aus dem Chaos entsteht, besonders im menschlichen Organismus«. Beruflich arbeitete er am Computer und abgesehen von dem Buch, das er gerade las, hatte er sich noch nie mit der Chaostheorie beschäftigt. Mir war bald klar, daß er sich für das Thema nur deshalb begeisterte, weil es eindrucksvoll klang und er dadurch hoffte, interessanter zu wirken. Er war ein einsamer Mann ohne enge Freunde, und er hatte Schwierigkeiten, Frauen kennenzulernen, weil er sich vor Zurückweisung fürchtete. Sehr zögernd und erst nachdem ich ihm viele Fragen gestellt hatte, gab er diese Probleme zu. Wie bei anderen pseudointellektuellen Lycopodium-Typen bestand sein hauptsächliches Lebensziel darin, interessant genug zu wirken, um Freunde und eine Partnerin zu finden und Respekt von anderen Menschen zu erlangen, und nur zu diesem Zweck sammelte er Fakten und versuchte, andere Menschen dafür zu interessieren.

Ich gab ihm Lycopodium 10M, und als ich ihn das nächste Mal sah, war ich sehr beeindruckt von den Wirkungen des Mittels. Zunächst hatte er sich ein oder zwei Tage lang ruhig und gedämpft gefühlt. Danach war ihm aufgefallen, daß seine Verdauungsstörungen verschwunden waren und seine Füße nicht mehr taub wurden, wenn er sich mit überkreuzten Beinen zur Meditation hinsetzte. Er schien mir entspannter zu sein und versuchte nicht mehr, mit seinen Studien Eindruck zu machen. Als ich ihn fragte, wie er mit seiner Untersuchung über die Chaostheorie weiterkomme, sagte er, er habe in letzter Zeit nicht viel darüber nachgedacht.

Der echte Lycopodium-Intellektuelle ist nicht so verbreitet wie der Pseu-dointellektuelle. Er ist wirklich fasziniert von den Themen, die er studiert, und will nicht primär andere Menschen beeindrucken. Er ist im allgemeinen ein Experte in einem bestimmten Bereich, ganz gleich ob das nun Quanten-physik, Linguistik oder Philosophie ist. Für den Lycopodium-Intellektuellen ist seine wissenschaftliche Arbeit häufig der Lebensmittelpunkt. Sie nimmt ihn während der meisten Zeit des Tages vollständig in Anspruch und gibt ihm ein Gefühl der Befriedigung und einen Lebenszweck. Er ist wahrscheinlich der trockenste Lycopodium, weil er sich so ausschließlich auf intellektuelle Fragen konzentriert. Da er sich die meiste Zeit seines Lebens in Büchern ver-graben hat, ist er wahrscheinlich schüchtern, und obwohl er als Dozent kom-petent sein mag, hat er nicht die Ausstrahlung eines Sulfur-Intellektuellen und auch nicht die Überzeugungskraft und Ausdrucksstärke eines Nux-Intel-lektuellen. Seinen Zuhörern gegenüber ist er jedoch geduldig und gewissen-haft, und er setzt sich mit seinem Thema gründlich auseinander. Der Lycopo-dium-Intellektuelle ist der Experte im weißen Kittel mit der hohen Stirn, der sein Leben im Labor verbringt, wo er eine hochspezifische wissenschaftliche Frage untersucht, die er immer wieder zerlegt und analysiert. Er ist weniger inspiriert als das Sulfur-Genie, aber er arbeitet voller Hingabe und empfindet dabei echte Befriedigung. Er ist eher ein Theoretiker als ein praktischer Wis-senschaftler, seine Vorstellungen hat er wahrscheinlich im Rahmen einer üb-lichen Ausbildung entwickelt, anders als Sulfur-Intellektuelle, die ausgespro-chen originell sind und mit Theorien aufwarten können, die sie aufgrund von scheinbar völlig unzusammenhängenden Beobachtungen entwickelt haben und mit Informationen aus einer Vielzahl von Disziplinen untermauern.

Wissenschaftliche Lehrer und Professoren sind sehr oft Lycopodium-Intel-lektuelle. Ich erinnere mich an meinen eigenen Physiklehrer, und wenn ich an seinen Unterricht zurückdenke, bin ich sicher, daß er Lycopodium war. Er war gründlich, aber entspannt (anders als Kalium oder Arsenicum, die höchstwahrscheinlich gründlich und bevormundend sein würden), und er war ein sehr bescheidener Mensch, der nie versuchte, Macht über seine Schüler auszuüben. Er war ein stiller Mann, der sein Wissen gerne mitteilte und manchmal vor Begeisterung strahlte, wenn er vom Lehrplan abschweifte und uns aufregende Dinge über schwarze Löcher und Relativität erzählte, aber meist war er sehr ruhig. Er war ein bißchen schüchtern und jedesmal sichtlich verlegen, wenn wir ihn freundlich auf den Arm nahmen.

Der Hippie

In den sechziger Jahren schlossen sich viele junge Leute bis zu einem gewissen Grad der Hippiebewegung an. Darunter waren zweifellos ganz verschiedene Konstitutionstypen. Ich habe jedoch festgestellt, daß die Mehrheit der Menschen, die immer noch an diesem Lebensstil festhalten, entweder eine Lycopodium- oder eine Natrium-Konstitution haben. Zum Hippielebensstil gehört, daß man aus den geltenden gesellschaftlichen Normen aussteigt, und während es zunächst so aussieht, als widerspreche das dem Konformitätsstreben von Lycopodium, entspricht es doch sehr stark seiner Tendenz, sich vor Verantwortung zu drücken. Die meisten Hippies der Gegenwart gehen keiner regelmäßigen Arbeit nach, und viele leben von der Sozialhilfe. Sie rechtfertigen das gewöhnlich, indem sie sagen, das System sei korrupt und dürfe deshalb auch mißbraucht werden, oder indem sie ihren Lebensstil als positives Beispiel für die Gesellschaft bezeichnen. Beide Rechtfertigungen machen deutlich, wie Lycopodium rationalisieren kann. Zum Hippielebensstil gehört auch die »freie Liebe«, was gewöhnlich Sex ohne emotionale Bindung bedeutet, und das ist für viele Lycopodium-Typen ebenfalls sehr attraktiv. Außerdem ist die Hippiegesellschaft für diejenigen, die dazugehören, ein Hort bedingungsloser Liebe und Bestätigung, was der durchschnittliche Lycopodium ebenfalls sehr zu schätzen weiß. Ich habe einmal ungefähr zehn Mitglieder einer Gemeinschaft behandelt, die Jünger des verstorbenen indischen Gurus Bhagwan Shree Rajneesh waren. Rajneesh hatte einen sehr liberalen Ansatz und ermutigte seine Anhänger vor allem, das Leben zu genießen. Das führte innerhalb der Gemeinschaft zu einem sehr lockeren Sexualverhalten. Jeder dieser Patienten klagte über Verdauungsstörungen, und jeder von ihnen war konstitutionell Lycopodium. Es war irgendwie witzig – ich hielt das Lycopodium bereit und wartete auf den nächsten »Sannyasin« (Anhänger von Rajneesh). Ich tat mein Bestes, jeden neuen Fall unvoreingenommen zu prüfen, aber sie reagierten alle auf die Arznei.

Die Hippiegemeinschaft von heute ist stark von Marihuana abhängig, um das Leben angenehm zu machen, und das ist vielleicht ein Beispiel für die Fluchttendenzen von Lycopodium. Um Sorgen, Arbeit und das Gefühl von Unzulänglichkeit angesichts eines Konfliktes zu vermeiden, entwickeln viele Lycopodium-Typen eine spezifische Blindheit gegenüber Problemen. Diese beeinträchtigte Wahrnehmung wird durch den Gebrauch von Alkohol und Marihuana erleichtert, und das ermöglicht es vielen Lycopodium-Typen, einschließlich der meisten Hippies, in einer Art Narrenparadies zu leben. Ein eher konventionelles Beispiel finden wir in der Cartoon-Gestalt des Andy Capp. Wann immer seine seit langem leidende Ehefrau ihm Vorwürfe macht, weil er sein Geld verspielt, statt die Rechnungen zu bezahlen, lautet seine Antwort: »Mach dir nichts draus, Liebling, komm und trink was.«

Innerhalb einer Gemeinschaft, wie sie die Hippies bilden, fühlt sich Lycopodium akzeptiert und dazugehörig, und deshalb macht es nichts aus, wenn er im Hinblick auf den Rest der Gesellschaft gegen den Strom schwimmt, denn er verhält sich immer noch konform zu einer akzeptablen Norm. (Denken Sie an die außergewöhnliche Konformität der Hippiekultur mit ihren Blumenhemden, den langen Haaren, dem selbstgemachten Schmuck und dem Ethos von Frieden und Liebe.) Der relativ sichere Lycopodium kann mehr Individualität entwickeln, und dieser Prozeß wird oft durch eine Dosis Lycopodium 10M ausgelöst.

Sentimentalität und ein weiches Herz

Lycopodium hat meist ein weiches Herz. Selbst der körperliche Angeber wird seiner Mutter zum Muttertag wahrscheinlich Blumen schicken. Die meisten Lycopodium-Typen empfinden echte Menschenliebe, wenn sie auch eher freundlich-zurückhaltend und ziemlich unpersönlich sind. Sie haben ein weiches Herz und lassen sich gewöhnlich durch Berichte über Kummer und Elend bewegen. Lycopodium hat selbst so oft unter dem Gefühl der Unzulänglichkeit gelitten, daß seine Sympathien in der Regel dem Verlierer gehören, in den er sich bis zu einem gewissen Maß einfühlen kann. (Aber er bewundert auch den Erfolg in jeder Form und versucht, dem Gewinner nachzueifern.) Der durchschnittliche Lycopodium-Mann ist ein recht guter und aufmerksamer Partner und ein nachsichtiger Vater. Das gilt besonders gegenüber seinen Töchtern, während er mit seinen Söhnen etwas härter umgeht, weil er durch sie einen Teil seiner unerfüllten Träume ausleben will. Der Lycopodium-Familienvater setzt seine unbeschwerte Freundlichkeit und seinen Charme zu Hause mit gutem Erfolg ein, und weil er immer noch etwas von einem Kind hat, spielt er wahrscheinlich gerne mit seinen Kindern und wirkt oft mehr wie ein Kumpel als wie ein Vater. Er ist wahrscheinlich sehr stolz auf seine Kinder und genießt es, mit den Jungen viele »Männer-Sachen« zu unternehmen wie Angeln und Fußballspielen. Simpson-Anhänger werden hier Homer Simpson erkennen. Der Vater der weltberühmten Cartoon-Figur Bart Simpson ist eine wundervolle Karikatur des durchschnittlichen Lycopodium-Familienvaters. Er ist ein Feigling, der von Größe träumt, er ignoriert seine Familie die halbe Zeit, weil er zu sehr damit beschäftigt ist, mit seinen Kumpels zu spielen, und die andere Hälfte der Zeit verwöhnt er seine Familie mit großer Sentimentalität. Obwohl Frau und Kinder sich oft über ihn beklagen, zweifeln sie doch nicht ernsthaft an seiner Liebe, und sie wissen, daß sie sich auf ihn verlassen können, wenn es darauf ankommt. Den Rest der Zeit improvisieren sie.

Weil Lycopodium nach Anerkennung sucht (und deshalb unterbewußt das Gefühl hat, nicht anerkannt zu sein), kann er eine charakteristische Art von Sentimentalität zur Schau tragen – die Tendenz zu weinen, wenn man ihm herzlich dankt (Kent:»weint, wenn man ihm dankt«). Wie der verlorene Sohn, der aus der Fremde zurückkehrt, wird er oft von Gefühlen überwältigt, wenn man ihm Liebe entgegenbringt, die er nicht verdient zu haben glaubt. Lycopodium-Männer weinen im allgemeinen viel leichter als Natrium-Männer, und sie weinen auch eher in der Öffentlichkeit. Obwohl einige ihre Partnerinnen und Söhne beschimpfen, wissen die meisten Lycopodium-Männer sehr wohl, wie stark ihr Glück von der Familie abhängt, und sie können beim Abschied oder Wiedersehen ziemlich emotional werden, ebenso bei Gelegenheiten wie Hochzeitstagen oder wenn sie eine Rede halten sollen, und sie weinen dann wirklich aus Dankbarkeit für die Liebe ihrer Frau und ihrer Kinder.

Depression und Verzweiflung

Normalerweise denkt man bei einem depressiven Typ nicht an Lycopodium, und die Mehrheit der depressiven Patienten braucht andere Mittel. Aber jeder Konstitutionstyp kann unter widrigen Umständen depressiv werden, und Lycopodium bildet dabei keine Ausnahme.

Ich habe nicht viele depressive Lycopodium-Typen gesehen, und deshalb sind meine Anmerkungen hierzu nur kurz. Die depressiven Lycopodium-Menschen, die ich kennengelernt habe, hatten ein schwieriges Leben und hatten als Kinder wenig Bestätigung oder Liebe von ihren Eltern bekommen. Ihre depressiven Phasen waren ähnlich wie bei Natrium muriaticum, mit einigen zusätzlichen typischen Lycopodium-Zügen. So neigten sie dazu, sich bei Depressionen von anderen Menschen zurückzuziehen, fanden es jedoch angenehm, wenn jemand im Nebenzimmer war. Meist saßen sie da und brüteten über ihren Sorgen und über der Vergangenheit, und sie hatten sehr wenig Selbstrespekt. In diesem Stadium der Depression sind sie schwer von Sepia oder Natrium zu unterscheiden, und deshalb sollte man die Persönlichkeit vor der Erkrankung mit berücksichtigen. Gewöhnlich hat auch der depressive Lycopodium-Patient einige typische Lycopodium-Züge wie beispielsweise Erwartungsängste oder eine unrealistische Furcht zu versagen. Solche Ängste treten während einer depressiven Phase meist sogar verstärkt in Erscheinung. Meine depressiven Lycopodium-Patienten zeigten ein hohes Maß an Verzweiflung, als wären sie kurz davor, das Leben aufzugeben. Einige hatten Selbstmordgedanken, die sich im Zuge der Erstverschlimmerung nach der Arznei noch verstärkten (obwohl ich keinen Fall kenne, in dem sich ein depressiver Patient während der homöopathischen Erstverschlimmerung das Leben genommen hätte). Kent sagt über den depressiven Lycopodium-Patienten:»Möchte nicht angesprochen oder zum Denken angeregt werden und vermeidet jede Anstrengung; aber wenn er zu einer Tätigkeit gezwungen wird, findet er manchmal dadurch Erleichterung.« Unglücklicherweise passen solche Bemerkungen auf die meisten depressiven Patienten. Wenn man Lycopodium bei einem Fall von Depression in Erwägung zieht, muß man die gesamte Geschichte des Patienten mit berücksichtigen. Ein wichtiger Hinweis auf Lycopodium besteht darin, daß die Depression beim Erwachen meist am schlimmsten ist und sich im Laufe des Tages tendenziell bessert (Kent: »Selbstmordgedanken beim Erwachen«). Dem depressiven Natrium geht es auch besonders schlecht, wenn er aufwacht, aber sein Zustand bessert sich im Laufe des Tages nicht so sehr.

Senilität und Demenz

Lycopodium hat etwas Ähnlichkeit mit Barium in dem Sinne, daß der Typ durch eine gewisse Unreife gekennzeichnet ist, die sich in Fällen von Senilität verschärft. (Dasselbe kann man von Sulfur sagen.) Die wesentlichen Züge des dementen oder senilen Lycopodium sind eine Übertreibung der Charakteristika, die man beim jüngeren Lycopodium findet.

Vergeßlichkeit ist bei allen Fällen von Senilität verbreitet, aber es gibt eine für Lycopodium charakteristische Form von Vergeßlichkeit, die auch bei nichtsenilen Menschen auftritt, im Laufe der Jahre und bei nachlassenden Geisteskräften jedoch immer offensichtlicher wird. Es handelt sich um die Neigung von Lycopodium, Namen zu vergessen. Wenn er einen Bekannten trifft, kann Lycopodium in Angst und Verlegenheit geraten, weil ihm der Name nicht einfällt, obwohl sich die beiden vorher schon oft gesehen haben (Kent: »schlechtes Gedächtnis – Namen«). Der senile Lycopodium hat die Angewohnheit, bei nahezu jedem, auch bei Familienmitgliedern, den Namen durch »Wie heißt der doch gleich« zu ersetzen.

Mit zunehmendem Alter tendiert Lycopodium dazu, weniger nachgiebig und mehr streitsüchtig zu werden. (Kent:»wortkarg«,»streitsüchtig«,»Grobheit«.) Der ältere Lycopodium-Mann hat manchmal etwas von einem kleinen Tyrannen, wenn er die Leute herumscheucht, als seien sie Dienstboten (Kent:»überheblich«). Es ist so, als sei er am Ende mutig genug, die Schlachten zu schlagen, die er immer vermieden hat. Da er sich nun jedoch außerhalb des Schlachtfelds befindet, richtet er sein Feuer statt dessen auf seine Begleiter. Demente Lycopodium-Männer in Pflegeheimen haben die Angewohnheit, ihre Pflegerinnen anzugreifen, wenn sie ausgezogen oder gebadet werden sollen. Dann stoßen sie obszöne Verwünschungen aus und treten und beißen. Sie flirten auch ganz offen mit ihren Pflegerinnen oder machen sexuelle Annäherungsversuche und wirken dann wie eine komische Imitation des jüngeren Lycopodium-Romeo.

Die chronische Furchtsamkeit vieler Lycopodium-Typen kann sich im Alter in Argwohn verwandeln (Kent:»mißtrauisch, argwöhnisch und ständig auf der Suche nach Fehlern«). In echter Lycopodium-Manier wird der demente Lycopodium einen Satz auseinandernehmen, nach Anzeichen von Aggression darin suchen, um dann Einwendungen gegen einen Punkt nach dem anderen zu erheben und dabei zu predigen, als sei er die letzte Autorität für die Wahrheit. Diese Wortgefechte sind eine Übertreibung der Neigung des intellektuellen Angebers, zu predigen und zu widersprechen. (Die Demenz von Sulfur hat viele Ähnlichkeiten. Der hauptsächliche Unterschied besteht darin, daß Sulfur sich selbst für noch wichtiger hält als der demente Lycopodium – ein Beispiel für den klassischen Größenwahn von Sulfur. Sulfur kann auch endlos über irgendwelche sachlich korrekten Informationen faseln, die er im Laufe seines Lebens gesammelt hat, weil sie ihn faszinierten.)

Die Lycopodium-Frau

Ich habe das Thema der Lycopodium-Frau nicht aus Chauvinismus bis zuletzt aufgespart, sondern eher, weil viel von dem, was ich schon geschrieben habe, für beide Geschlechter gilt. Nach meiner Erfahrung ist nur etwa ein Zehntel aller Lycopodium-Typen weiblich. Im Hinblick auf den hohen Anteil der Bevölkerung, der mit dieser Arznei in Resonanz steht, bedeutet das, daß es trotzdem ziemlich viele Lycopodium-Frauen gibt. Unter meinen Patientinnen sind sie ungefähr so häufig wie Sepia-Frauen und häufiger als Pulsatilla oder Silicea.

Lycopodium-Frauen sind im allgemeinen aufrichtiger als die Männer, weil sie nicht versuchen, ihre Unsicherheit hinter einer Maske von Prahlerei und intellektuellem Rationalisieren zu verbergen. Alle Lycopodium-Frauen, die ich behandelt habe, konnten sehr offen über ihre Ängste sprechen, die in den meisten Fällen beträchtlich waren und manchmal sogar lähmend wirkten. Es sind dieselben Versagensängste, die wir auch bei den Lycopodium-Männern finden. Bei Frauen entwickelt sich daraus oft die Furcht, als Frau und Mutter unzulänglich zu sein. Die erwerbstätigen Frauen machen sich oft große Sorgen über ihre Leistungen bei der Arbeit, besonders wenn sie vor größeren Gruppen von Menschen sprechen müssen. Eine Lycopodium-Frau suchte mich auf, um ihre nervösen Durchfälle behandeln zu lassen. Sie war leitende Angestellte und mußte von Zeit zu Zeit Vorträge halten. Ihre Erwartungsangst hatte sich allmählich so weit gesteigert, daß sie vor Beginn jeder Sitzung zur Toilette rennen mußte und dann noch einmal während der Sitzung, bevor sie selbst das Wort ergreifen sollte. Diese Art von Angst findet man in einem solchen Ausmaß bei Lycopodium-Männern nicht so häufig, weil sie über effektivere Mechanismen zur Angstvermeidung verfügen, indem sie ihr Ego entsprechend aufblähen. Die nervösen Durchfälle der Dame traten nach einigen Dosen Lycopodium 10M zusammen mit ihrer Erwartungsangst in den Hintergrund.

Die einzige Art von Ego-Inflation, zu der Lycopodium-Frauen nach meiner Erfahrung neigen, ist körperliche Fitneß, vor allem durch Gymnastik und Bodybuilding. Viele Gymnastiklehrerinnen, die ich kennengelernt habe, waren Lycopodium. (Allerdings sind auch viele weibliche Fitneßenthusiasten Natrium oder Tuberculinum.)

So wie sie offensichtlich nervöser sind als Männer, versuchen Lycopodium-Frauen insgesamt noch stärker, sich beliebt zu machen. Sie sind im allgemeinen ziemlich nachgiebig und furchtsam und bieten anderen rasch Lob und Unterstützung an. Ich erinnere mich an eine Lycopodium-Frau von etwa 20 Jahren, die aufgrund ihrer Furchtsamkeit viel jünger wirkte. Sie berichtete mir, sie sei als Mädchen in der High-School aufgefordert worden, mit einigen dreisteren Jungen »hinter den Schuppen« zu gehen. Schon monatelang hatte sie mit einer Mischung aus Horror und Faszination den Erzählungen der frühreifen Mädchen gelauscht, die regelmäßig mit den Jungen hinter den Schuppen gingen, und schließlich hatte sie gedacht, irgend etwas könne mit ihr nicht stimmen, weil sie noch nicht dazu aufgefordert worden war. Als es schließlich soweit war, fühlte sie sich in ihrer Entscheidungsfähigkeit gelähmt, hin und her gerissen zwischen ihrem Bedürfnis nach Beliebtheit und ihrer Angst vor den Jungen. Sie hatte diese Erfahrung nie ganz verkraftet und spielte sie in verschiedenen Verkleidungen immer wieder durch. Dieses charakteristische Bemühen um Beliebtheit findet man genauso häufig bei Natrium-, Pulsatilla- und Staphisagria-Frauen, und der Homöopath ist gut beraten, wenn er sich im Falle einer nachgiebigen Frau an diese vier erinnert.

Auf alle Lycopodium-Frauen, die ich kennengelernt habe, paßt der Ausdruck »Mädchen« besser als Frau. Das kann nicht nur mit ihrer Angst zusammenhängen oder mit ihrem Wunsch zu gefallen, denn ich habe Natrium-Frauen behandelt, die ähnlich furchtsam waren und auf ähnliche Weise zu gefallen versuchten, die aber mehr wie Frauen als wie Mädchen wirkten. Auf ähnliche Weise wirken viele Lycopodium-Männer irgendwie jungenhaft im Vergleich zu ihren Natrium-Altersgenossen. Ich vermute, daß dieser jugendliche Eindruck bei Lycopodium etwas mit dem Mangel an emotionaler Tiefe zu tun hat und mit der Tendenz, sich vor Verantwortung zu drücken, obwohl auch der charakteristische Mangel an Selbstvertrauen seinen Teil zu dieser Wirkung beiträgt.

Der mädchenhafte Eindruck bei den Lycopodium-Frauen ist nicht nur objektiv, sondern auch subjektiv. Ich habe gehört, wie Lycopodium-Frauen sagten, sie seien sich ihrer »Fraulichkeit« nicht ganz sicher, genauso wie viele Männer an ihrer Männlichkeit zweifeln. Ich glaube, das ist in beiden Fällen das Ergebnis eines inneren Gefühls von Unfähigkeit. Was eine Frau als Fraulichkeit empfindet, hat ebensoviel mit persönlicher Kraft zu tun wie das Männlichkeitsgefühl eines Mannes, und genau daran fehlt es Lycopodium. Bei Frauen wird das oft durch ihre körperliche Erscheinung unterstrichen, die häufig knochig, flachbrüstig und deshalb ziemlich androgyn wirkt.

Wie der Lycopodium-Mann hat auch die Frau gewöhnlich gute analytische Fähigkeiten (wenn sie nicht gerade von Angst besessen ist). Sie hat auch eine Art abgeklärter Distanz zum Männlichen und wirkt dadurch weniger emotional als die durchschnittliche Natrium-Frau. Wenn sie nicht besorgt ist, wirkt sie locker und oft verspielt, fast wie Phosphor, wenn auch etwas weniger strahlend. Obwohl es ihr nicht an erotischem Charme fehlt, hat die Lycopodium-Frau mehr schwesterliche Eigenschaften, eine lockere und freundschaftliche Art. Sie ist ein »feiner Kerl«, der gerne spielt und auch gerne plaudert, wenn die anfängliche Schüchternheit erst einmal überwunden ist.

Als Mutter und Ehefrau hat Lycopodium viele Ähnlichkeiten mit Sepia. Beide haben eine gewisse Distanziertheit gegenüber ihren Angehörigen, obwohl sie gleichzeitig übermäßig um sie besorgt sind. Das ist in der Regel eine gesunde Haltung, denn sie kombiniert Liebe mit einem relativen Mangel an

Anhänglichkeit und erlaubt es den Frauen, ein Gefühl von Unabhängigkeit und eigener Identität zu bewahren (etwas, das Natrium, Staphisagria und Pulsatilla oft fehlt). Diese Distanziertheit ist gewöhnlich geringer als bei Lycopodium-Männern, aber gelegentlich kann sie stark genug sein, um Probleme zu verursachen, wenn die Lycopodium-Frau ähnlich wie ihre Sepia-Schwester sich nicht genügend an ihre Familie gebunden fühlt (Kent: »indifferent gegenüber ihren Kindern«). In ihrer Mehrheit haben die Lycopodium-Frauen jedoch ein noch weicheres Herz als ihre männlichen Gegenstücke, und ihre Liebe gleicht einer stillen, aber stetigen Flamme.

Körperliche Erscheinung

Die klassische Lycopodium-Erscheinung ist mittelgroß und sehr dünn. Der »Schwächling« hat einen schlechtentwickelten Körperbau und meist gebeugte Schultern. Seine Brust ist oft bis zu einem gewissen Grad eingesunken. Aber auch viele weniger schwächliche Lycopodium-Typen sind schmal gebaut.

Das Gesicht von Lycopodium ist tendenziell knochig, was der klaren Rationalität des Typs entspricht. Die Augenbrauen sind aufgrund der ständigen Ängstlichkeit oft gerunzelt, die Haare sind gewöhnlich dunkel, glatt und dünn. Viele Lycopodium-Männer bekommen schon früh eine Glatze und machen sich darüber häufig Sorgen, weil sie damit einen Verlust an Männlichkeit verbinden. Sogar Lycopodium-Frauen haben oft nur spärliche Haare, die beim Bürsten leicht ausfallen.

Viele Lycopodium-Männer tragen charakteristischerweise einen Bart. Besonders typisch ist der Spitzbart, den man fast als spezifisch für Lycopodium bezeichnen kann. Auch Schnurrbärte tragen Lycopodium-Männer häufiger als jeder andere Typ, und ich vermute, daß sie dadurch männlicher wirken wollen. (So wie Schnurrbärte auch bei den Polizeikräften vieler Länder besonders verbreitet sind.)

Um beim Thema Männlichkeit, oder dem Mangel daran, zu bleiben, sei noch angemerkt, daß viele Lycopodium-Männer nur eine spärliche Körperbehaarung haben und der Bartwuchs bei ihnen paradoxerweise besonders lange braucht.

Die schwächlicher aussehenden Lycopodium-Männer (die gewöhnlich auch psychische Schwächlinge sind) wirken im Gesicht oft verhutzelt wie getrocknete Pflaumen. Schon als Babys sehen sie gewöhnlich wie alte Männer aus, und wenn sie älter werden, können ihre schmalen Gesichter mit den engstehenden Augen manchmal wie eine Wurzelknolle wirken.

Es gibt eine Variante von Lycopodium, die ein breites, quadratisches Gesicht hat und oft auch einen breiten, muskulösen Körper. Dieser Typ ist im allgemeinen besonders eingebildet und häufig ein Schürzenjäger. Entweder hat er ungewöhnlich viel echtes Selbstvertrauen, oder er ist ein Angeber, der so tut als ob.

Viele Lycopodium-Männer bewahren sich auch in fortgeschrittenem Alter ein jugendliches Aussehen und wirken jungenhaft, was eine Folge ihrer emotionalen Distanziertheit ist.

Lycopodium-Frauen sind ähnlich dünn wie die Männer und haben ebenfalls meist knochige Gesichtszüge und gerunzelte Augenbrauen. Der Brustkorb ist gewöhnlich schmal, und die Frauen wirken im allgemeinen mädchenhaft.

Obwohl Lycopodium konstitutionell dünn ist, gibt es doch eine ganze Reihe übergewichtiger Vertreter dieses Typs, die entweder zuviel Alkohol trinken oder zuviel Süßigkeiten essen. In diesen Fällen sind die Hüften und Beine charakteristischerweise dünn im Vergleich zu dem vergrößerten Bauch.

M e d o r r h i n u m

Medorrhinum ist ein faszinierender Konstitutionstyp, der oft nicht erkannt wird. Die Geistessymptome sind in den alten Arzneimittellehren nur sehr unvollständig aufgeführt. Außerdem kann der breitangelegte Charakter von Medorrhinum dazu führen, daß der Homöopath es mit vielen anderen Mitteln verwechselt. Medorrhinum deckt viele Extreme ab, von introvertiert bis extrovertiert, von freundlich bis grausam, von intellektuell und distanziert bis hochemotional und intuitiv.

Um für diese Vielfalt von Ausdrucksformen der Medorrhinum-Psyche etwas Verständnis zu entwickeln, sollte man sich daran erinnern, daß der Medorrhinum-Mensch einen enormen Lebenshunger hat, der ihn danach drängt, Erfahrungen aller Art zu machen. Dadurch gerät er in die Versuchung, alles mögliche auszuprobieren, sei es nun sozial akzeptiert oder nicht, nur um zu erleben, wie es ist. Der Ursprung der Arznei selbst ist eine Erinnerungshilfe: Die Gonorrhoe-Infektion wird gewöhnlich erworben, indem man sich seiner Lust auf erregende sinnliche Erfahrungen hingibt. (Während die Infektion mit Gonorrhoe einen Medorrhinum-Zustand auf eine andere Konstitution aufpfropfen kann, hat die Mehrzahl der Medorrhinum-Menschen ihre Konstitution geerbt, wahrscheinlich als Folge einer Gonorrhoe-Infektion der Vorfahren.)

Medorrhinum-Typen sind Abenteurer. Einige erforschen die materielle Welt und trinken als Globetrotter furchtlos den Nektar neuer Erfahrungen. Andere erforschen die Welt der Gefühle, indem sie eine intensive Beziehung nach der anderen eingehen, oft mit sehr unterschiedlichen Persönlichkeiten. Wieder andere erforschen das weite Feld der geistigen Vorstellungen und verschlingen Philosophien mit demselben Eifer wie wissenschaftliche Theorien und Entwicklungen. Und manche schließlich unternehmen berauschende Ausflüge in die Reiche der Phantasie und der mystischen Einsichten. Die meisten Medorrhinum-Typen sind begeisterte Abenteurer im Hinblick auf alle Aspekte des Lebens, bereit, vom Unbekannten zu lernen, und zuversichtlich, daß sie alle Gefahren bestehen werden.

Auf meiner Reise durch Kalifornien sind mir weit mehr Medorrhinum-Typen begegnet als während der Zeit, in der ich in England praktiziert habe. Die frühen nordamerikanischen Siedler haben sich von Osten nach Westen über den Kontinent ausgebreitet und Gemeinschaften gebildet, die sich nach ihrer Abenteuerlust unterscheiden lassen, wie etwa Elektrophorese-Streifen, die Proteine entsprechend ihrem Molekulargewicht anordnen, wobei das leichteste sich am weitesten bewegt. Die Pioniere, die es bis zur Westküste schafften, waren Abenteurer und Opportunisten, deren Lebenshunger sich auf emotionale und materielle Erfahrungen bezog. Viele von ihnen müssen Medorrhinum-Typen gewesen sein, die zusammen mit dem idealistischen Sulfur und dem entschlossenen Nux vomica ein neues Leben voller Freiheit und Großzügigkeit suchten, ohne die Einschränkungen der Vergangenheit.

Das Medorrhinum-Kind

Alle Kinder sind Abenteurer, die ihren Horizont mit jeder neuen Erfahrung erweitern. Aber das Medorrhinum-Kind ist ganz besonders scharf auf Abenteuer und ständig auf der Suche nach mehr Informationen über die Welt, die es umgibt. Es erreicht die Meilensteine seiner Entwicklung meist recht früh, denn es hat es eilig damit, seine Umgebung mehr und mehr zu erforschen. Fast jedes Medorrhinum-Kind, das ich gesehen habe, war auf gewisse Weise frühreif. Bei den meisten sind die verbalen Fähigkeiten besonders gut entwickelt, und das gilt nicht nur für den Wortschatz und die Aussprache. (Ich fuhr einmal auf dem Rad durch die nepalesische Hauptstadt und hatte dabei ein entzückendes dreijähriges Medorrhinum-Mädchen auf meinem Rücken. Sie war Dänin und schien nichts von dem, was ich sagte, zu verstehen. Ich schwatzte trotzdem mit ihr, um freundlich zu sein und damit sie sich wohl fühlte. Als ich am Ende eines Satzes eine Pause machte, versetzte sie mich in Erstaunen, indem sie ein perfekt ausgesprochenes »Kathmandu« vor sich hin brabbelte.) Frühreif ist oft auch das Sozialverhalten. Als ich gegenüber einem fünf Jahre alten Medorrhinum-Jungen erwähnte, ich sei müde, weil ich schlecht geschlafen hätte, antwortete er beiläufig: »Ja, das kommt manchmal vor.«

Medorrhinum-Kinder gehören zu den furchtlosesten. Sie sind nicht schüchtern und reden meist gerne mit völlig fremden Menschen, sofern sie nett wirken. Überflüssig zu sagen, daß diese Furchtlosigkeit den Eltern einige Kopfschmerzen macht. Das Medorrhinum-Kind fragt einem mit seinem unaufhörlichen Strom von »Warums« Löcher in den Bauch und untersucht seine direkte Umgebung mit unermüdlichem Eifer. Es mag keine Einschränkungen und wird elterliche Verbote notfalls ignorieren. Wird es dabei erwischt, hat es meist eine passende Rechtfertigung für seinen Ungehorsam parat oder erschmeichelt sich die Gunst der Erwachsenen von neuem, indem es aufgeregt über seine jüngsten Entdeckungen berichtet. Solche Kinder sind meist eine reine Freude, aber ihre grenzenlose Energie in Verbindung mit ihrer Hartnäckigkeit beim Fragen und Erforschen kann manchmal auch recht anstrengend sein. Ein solcher Dreijähriger schrie ständig vor Entzücken, während er um ein Gemüsebeet herumlief, das ich gerade umgrub. Er redete intelligent, aber sehr laut und zeigte sich dabei sowohl begeistert als auch entschlossen, sich Gehör zu verschaffen. Er war der Sohn eines meiner Freunde, und ich hatte schon länger vermutet, daß er Medorrhinum sein könnte. Nachdem mir einige Tage lang unter dem Angriff seiner Stimmbänder fast die Ohren abgefallen waren, erbot ich mich, ihn homöopathisch zu behandeln, und seine Eltern bestätigten bald meine Vermutung. Wenige Tage nachdem er Medorrhinum 10M genommen hatte, tauchte er wieder in dem Gemüsebeet auf, aber seine Stimme war nicht mehr so durchdringend, und obwohl er immer noch wild und ausgelassen war, kriegte er keinen Koller mehr, wenn er seinen Willen nicht bekam. (Solche wundersamen Veränderungen im Charakter eines Kindes sind im Rahmen einer homöopathischen Behandlung keineswegs selten, aber sie sind oft nur vorübergehend, und man muß die Hochpotenzen von Zeit zu Zeit wiederholen, damit die Veränderung Bestand hat.)

Medorrhinum hat in gewisser Weise den Ruf, grausam zu sein, aber nach meiner Erfahrung gilt das nur für die kleineren Medorrhinum-Kinder. Sehr oft bestätigen Medorrhinum-Patienten, daß sie als Kinder gerne Insekten gequält haben oder sie unter einer Lupe von den Sonnenstrahlen haben braten lassen. Einige quälen auch Hunde oder Katzen, indem sie sie in die Badewanne werfen oder am Schwanz herumwirbeln. Im allgemeinen erstreckt sich diese Grausamkeit nicht auf Menschen, ausgenommen vielleicht, wenn das Medorrhinum-Kleinkind seinen Spielgefährten boxt, um ihm ein Spielzeug wegzunehmen. Solche Züge von Grausamkeit verlieren sich jedoch meist, bevor das Kind in die Pubertät kommt. Warum diese Kinder so mit Tieren umgehen, ist nicht klar, vor allem, wenn man die Sensibilität des älteren Medorrhinum berücksichtigt. Wahrscheinlich ist es für den jungen Medorrhinum eine Möglichkeit, seine Muskeln spielen zu lassen, um ein Gefühl der Macht zu erlangen. Wenn er die Pubertät erreicht, hat er meist genügend Selbstvertrauen, um auf solche Methoden verzichten zu können.

Sexualität ist ein Bereich, in dem die meisten Medorrhinum-Kinder besonders frühreif sind. Die Arznei wird aus einem Bakterium hergestellt, das sexuell übertragen wird, und das spiegelt sich im Leben der meisten Medorrhinum-Menschen dadurch wider, daß die Sexualität eine vorherrschende Rolle spielt. Freud entdeckte, daß Kinder gewöhnlich ein starkes sexuelles Interesse haben, besonders im Alter zwischen drei und fünf Jahren. Es tritt während der »latenten Periode« (im Alter von sechs bis zehn Jahren) in den Hintergrund und kommt mit der Pubertät wieder an die Oberfläche. Diese »prälatente« Libido ist bei Medorrhinum-Kindern besonders stark. Es ist nicht ungewöhnlich, daß Medorrhinum-Babys heftig masturbieren, und Medorrhinum-Kleinkinder sind im allgemeinen von ihren eigenen Geschlechtsteilen und denen anderer Kinder fasziniert. Sie neigen mehr als andere Kinder zu »Doktorspielen«, die jedoch harmlos sind, solange die Eltern sie dulden und keine Schuldgefühle bei den Kindern erzeugen.

Kleine Medorrhinum-Mädchen sind auf eine Weise frühreif, die ich für absolut typspezifisch halte. Nach meiner Erfahrung haben viele Medorrhinum-Mädchen sogar im Alter von drei oder vier Jahren einen außerordentlich lebhaften und sinnlichen Charme. Diese sehr jungen Mädchen flirten mit Männern, die sie mögen, auf eine Weise, die weder schüchtern und verschämt ist wie bei Pulsatilla noch aufdringlich wie bei Platina, sondern eher von natürlichem Selbstvertrauen zeugt, ähnlich wie bei einer reifen Frau, die den Austausch genießt, ohne den anderen zu bedrängen oder unaufrichtig zu sein. Die meisten Medorrhinum-Menschen haben das Glück, sich ihr natürliches, kindliches Vergnügen an der eigenen Sinnlichkeit zu bewahren, lange nachdem die meisten anderen Typen ihre Spontaneität schon verloren haben. Dieses natürliche Vergnügen daran, einfach man selbst zu sein, erinnert an Phosphor, aber während letzterer oft seine Identität in einer Welle von Emotionen oder Ekstasen verliert, ist Medorrhinum stärker im Körper verankert und bleibt auch mitten im Genuß »präsent«. In diesem Sinne wirkt Medorrhinum reifer als Phosphor.

In der Pubertät entwickelt der Medorrhinum-Jugendliche einen sehr starken Sexualtrieb, der gewöhnlich schon in jungen Jahren zu romantischen, sexuellen Erfahrungen führt. Der Medorrhinum-Teenager erlebt Liebe und Lust mit gleicher Leidenschaft und meist auch zur gleichen Zeit. Einige finden schon früh die richtigen Partner, mit denen sie zusammenbleiben, aber viele Medorrhinum-Jugendliche haben eine große Zahl von Sexualpartnern, bevor sie sich endgültig binden.

Mit der zunehmenden Libido entwickelt sich auch die Eitelkeit, die beim Medorrhinum-Teenager so stark sein kann, daß er jede Gelegenheit nutzt, in den Spiegel zu sehen oder sein Spiegelbild im Schaufenster zu begutachten.

Diese Eitelkeit kann so extrem sein, daß sie die Eltern zur Verzweiflung treibt, vor allem den Vater, der es für unmännlich hält, wenn sich der Sohn ständig die Haare kämmt. Medorrhinum ist ein sehr sexueller Typ, der in der Regel sowohl vom anderen Geschlecht angezogen wird als auch selbst anziehend für das andere Geschlecht ist. Medorrhinum-Typen beiderlei Geschlechts wirken temperamentvoll und leidenschaftlich und haben keine Probleme, Partner zu finden.

Der Mann/die Frau von Welt

Der durchschnittliche Medorrhinum-Typ ist ebenso bodenständig und objektiv wie leidenschaftlich und abenteuerlustig. Es gibt einen distanzierten, intellektuellen Aspekt des Medorrhinum-Charakters, der ihn befähigt, viel aus seinen verschiedenen Erfahrungen zu lernen. Der frühe amerikanische Pionier mußte sich sehr schnell eine Menge praktisches Wissen aneignen, als er sich seinen Weg über den Kontinent bahnte. Wäre er lediglich ein Träumer gewesen, hätte er schnell in einem Fluß ertrinken oder irgendwo verdursten können. Ich habe festgestellt, daß Medorrhinum-Menschen eher als jeder andere Typ Allroundtalente sind. Nux mag bei allem, was er tut, hervorragend sein, aber er hat nicht die emotionale Empfindsamkeit von Medorrhinum und auch nicht dessen intuitive oder mystische Einsicht. Sulfur ist ebenfalls weniger sensibel und gleichzeitig zwanghafter als Medorrhinum. Die emotional gesünderen Vertreter von Lachesis und Ignatia sind gewöhnlich gute Allroundtalente, und man kann sie anfangs nur schwer von Medorrhinum unterscheiden. Der hauptsächliche Unterschied besteht darin, daß Medorrhinum objektiv und leidenschaftlich zugleich ist, während die beiden anderen Typen mehr leidenschaftlich als objektiv sind. Medorrhinum will alles im Leben erfahren und verstehen und ist zu diesem Zweck sehr gut ausgestattet, intellektuell, emotional und physisch.

Erwartungsgemäß neigt der Medorrhinum-Jugendliche zu Rücksichtslosigkeit, wird dann aber überraschend schnell reif. Wie andere selbstsichere Typen kann er in jungen Jahren ein Draufgänger sein, der sich anscheinend blind in sinnliche Vergnügen in Gestalt von Alkohol, Sex und anderen Stimulanzien stürzt. Aber selbst hierbei hat er sich mehr unter Kontrolle, als es aussieht. Sein kühler Verstand ist wachsam und beobachtet distanziert die leidenschaftlichen Aktivitäten. Ein Medorrhinum-Mann bemerkte mir gegenüber, er habe sich als Jungendlicher, wenn er betrunken war, immer über seinen klaren Verstand gewundert. Sein Verstand beobachtete, wie er herumtorkelte, geistig vollkommen klar und leicht amüsiert über seinen unkoordinierten Körper.

Diese Tendenz von Medorrhinum, trotz seiner sinnlichen Ausschweifungen den Durchblick zu behalten, wird in der Gestalt von Prinz Hal in Shakespeares *Heinrich IV., Teil 1,* wunderbar dargestellt. Hal ist ein lasterhafter Prinz, der seinen Vater, den König, beschämt, weil er seine Zeit damit vergeudet, im Wirtshaus ausgelassen mit Dieben und Huren zu feiern. Und doch dreht er sich inmitten dieser Ausschweifung zum Publikum und präsentiert einen nüchternen Monolog, der mit den Worten beginnt: »Ich kenne euch alle und will noch eine Weile diesen zügellosen Humor eurer müßigen Liederlichkeit in der Höhe halten ...« und endet: »... Und gleich einem glänzenden Edelstein auf einem dunkeln Grund wird meine Verbesserung, meine Fehler überschimmernd, schöner scheinen und mehr Augen auf sich ziehen, als ein Leben, das keine Folie hat, wodurch es erhoben wird.« Als sein Land ihn ruft, wird Hal plötzlich zum tapferen und scharfsinnigen Anführer einer Streitmacht (in Teil 2) und schließlich zu einem nüchternen, respektierten König (in *Heinrich V.).* Trotz seiner jahrelangen Ausschweifungen hat er nie sein Selbstbild verloren. Er frönte seiner Lust an Spaß und Abenteuer, ohne seine Selbstachtung oder seinen scharfen Verstand zu verlieren, und gab das Spiel schnell auf, als die Zeit für ernsthaftere Aktivitäten gekommen war.

Im Sprechzimmer kann es für den Homöopathen schwierig sein, Medorrhinum aufgrund seiner Geistessymptome zu identifizieren, einfach weil er ein solches Allroundtalent ist. Wir verlassen uns gewöhnlich auf die relativen Exzesse und Mängel eines Charakters, um den Konstitutionstyp herauszufinden, und die sind bei Medorrhinum möglicherweise nicht sehr ausgeprägt. Es stimmt zwar, daß Medorrhinum manchmal zu Exzessen neigt, besonders auf sexuellem Gebiet, aber diese hedonistische Tendenz wird in der Regel durch den gesunden Menschenverstand des erwachsenen Medorrhinum gemildert und zeigt sich vielleicht nur darin, daß er gutes Essen, gute Musik und guten Sex zu schätzen weiß.

Der Medorrhinum-Patient ist bei der Konsultation im allgemeinen offen und freundlich. In der persönlichen Begegnung ist er meist enthusiastisch, behält aber eine gewisse Selbstbeherrschung und Objektivität – ein Mann von Welt, der viele Erfahrungen gemacht hat, der die Welt und das Leben liebt, aber durchaus fähig ist, seine Erfahrungen zu verkraften. Er hat nicht den ungebrochenen Idealismus und das Geltungsbedürfnis von Sulfur, und es fehlen ihm auch nicht – wie Phosphor – die persönlichen Grenzen. Andererseits ist er in seiner Beziehung zu anderen auch nicht so zurückhaltend wie

Natrium. In diesem Sinne erinnert er an den selbstsicheren Lycopodium, der zugleich objektiv und freundlich ist. Medorrhinum hat jedoch eindeutig mehr Zugang zu seinen Gefühlen und ist intuitiver als Lycopodium.

Weil seine psychologische Entwicklung so breit gefächert ist, hat Medorrhinum eine gewisse androgyne Ausstrahlung. Die Frauen sind im allgemeinen selbstsicher und intellektuell objektiv, ohne dabei etwas von ihrer Weiblichkeit zu verlieren (wie manche Natrium- und Ignatia-Frauen). Die Männer sind leidenschaftlich und emotional sensibel, ohne dabei weich oder verweiblicht zu wirken. Es ist diese Vielseitigkeit, zusammen mit dem starken Sexualtrieb von Medorrhinum und dem Hunger nach unterschiedlichsten Erfahrungen, die einige von ihnen veranlaßt, mit Homosexualität oder häufiger noch mit Bisexualität zu experimentieren. Viele Medorrhinum-Menschen hatten in ihrer Jugend homosexuelle Beziehungen, aber die Mehrheit lebt später heterosexuell und verliert die Lust auf »andere« Erfahrungen.

Unabhängigkeit, Geselligkeit und Flexibilität

Medorrhinum gehört zu den mehr individualistischen Typen wie Argentum, Mercurius, Nux, Silicea, Sulfur und Tuberculinum. Jeder von ihnen hat meist einen scharfen Verstand, der die Tendenz zur Unabhängigkeit begünstigt und der Abhängigkeit von irgendwelchen »Ismen« widersteht. Anders als die oben erwähnten Typen ist Medorrhinum aber eigentlich kein Dickkopf. Er lebt gerne nach seiner Fasson, ist dabei aber nicht eigensinnig. Das hat wahrscheinlich damit zu tun, daß er weniger an seinen Wünschen hängt als die anderen oben Genannten, mit Ausnahme von Argentum. Medorrhinum, Mercurius und Argentum haben eine wirklich distanzierte Art, die sie nicht nur unabhängig, sondern auch flexibel macht. Lycopodium ist auch distanziert, aber nicht so unabhängig oder idealistisch, weil er anderen gefallen will. Phosphor ist flexibel und manchmal auch distanziert, aber in der Regel nicht sehr unabhängig, weil er wie Lycopodium andere Menschen braucht. Nur Medorrhinum, Mercurius und Argentum kombinieren diese vier Eigenschaften von Unabhängigkeit, Individualismus, Flexibilität und Distanziertheit, wobei Medorrhinum gewöhnlich vielseitiger ist als Argentum, weil dieser durch seine Angst eingeschränkt wird.

Obwohl die meisten Medorrhinum-Typen Freidenker sind, bleiben sie selten Einzelgänger. Dafür genießen sie eine anregende Gesellschaft viel zu sehr. Als Allroundtalente kommen sie meist mit den verschiedensten Menschen gut aus (wie Prinz Hal, der im Palast genauso zu Hause war wie im

Wirtshaus). Eine Medorrhinum-Freundin von mir nutzt diese Fähigkeit bei ihrer Arbeit, zu der es auch gehört, daß sie zwischen Kollegen vermittelt, wenn in einem großen Betrieb Auseinandersetzungen und persönliche Reibereien auftreten. Wie sie selbst ist auch ihre Medorrhinum-Mutter Psychologin und wendet ihre sozialen Fähigkeiten als Erziehungsberaterin an. Medorrhinum ist die ideale Vermittlerin, weil sie alle Seiten des Problems sieht und emotional sensibel genug ist, um taktvoll mit ihren Erkenntnissen umzugehen.

In Beziehungen ist Medorrhinum warmherzig, aber nicht besitzergreifend. Sie hält gerne Kontakt zu vielen unterschiedlichen Menschen und hat deshalb meist Verständnis dafür, wenn ihr Partner dasselbe tut. Trotz ihrer vielen positiven Eigenschaften sind Medorrhinum-Typen nicht sehr stolz und haben wenig Sinn für Menschen, die es sind. Weniger selbstsichere Bekannte fühlen sich in ihrer Gesellschaft selten unwohl. Erwartungsgemäß ist der Medorrhinum-Mann etwas selbstzufriedener als die Frau, aber das ist in der Regel subtil und äußert sich eher als scherzhaftes Selbstlob und weniger als echte Prahlerei.

Hellsichtigkeit, Angst und »Abgehobenheit«

Bisher erinnert unsere Analyse der Medorrhinum-Psyche kaum an die kurzen Skizzen in den klassischen Arzneimittellehren. Diese konzentrieren sich nämlich fast ausnahmslos auf die extrem negativen Charakteristika und vermitteln deshalb nur eine sehr unzureichende Vorstellung der Gesamtpersönlichkeit. Wenn wir nun jedoch die hellseherischen Fähigkeiten von Medorrhinum und die damit verbundenen Ängste berücksichtigen, wird sich der Student der klassischen Homöopathie auf vertrauterem Boden fühlen.

Wie Phosphor, Lachesis, Ignatia und China verfügt Medorrhinum über viel Intuition und Phantasie und neigt zu echter Hellsichtigkeit (Zukunftsvorhersagen, Telepathie, präkognitive Träume). Jede grundlegende Untersuchung der menschlichen Psyche zeigt, daß es solche Fähigkeiten gibt, und für diejenigen, die daran zweifeln, kann ich nur den Meister der Menschenkenntnis, William Shakespeare, zitieren: »Es gibt mehr Ding im Himmel und auf Erden, als eure Schulweisheit sich träumt.«

Die mehr prosaische Form der Vorstellungskraft von Medorrhinum ist Tagträumerei. Einige der trägeren Medorrhinum-Patienten, die ich behandelt habe, und auch einige der unglücklicheren hatten eine starke Tendenz zu Tagträumen. Ein junger Mann, den ich wegen eines schweren Ekzems behandelt habe, war unglücklich, weil er einen sehr strengen Vater hatte, der sich ständig mit der Mutter stritt. Der etwa siebzehnjährige Patient erzählte mir, er verbringe viel Zeit mit Tagträumen über phantastische Schlachten zwischen Zauberern, Drachen und Kriegern, die mit magischen Waffen ausgerüstet seien. Er hatte diese Phantasiebilder völlig unter Kontrolle, anders als Stramonium mit seinen beängstigenden Visionen. Andere geraten in eine Art losgelösten Zustand, in dem sie sich weit entfernt von allem fühlen (Kent: »alles scheint unwirklich«). Darüber berichten Medorrhinum-Patienten häufig, und es kann sogar ihre Hauptbeschwerde sein. Die Empfindung wird auf unterschiedliche Weise beschrieben. Einige sagen, sie hätten ein benommenes Gefühl im Kopf, während andere es als ein Gefühl beschreiben, als seien sie weit weg von allem und würden aus einer anderen Dimension Zeuge ganz normaler Ereignisse. Wieder andere sagen, sie fühlen sich »abgehoben« oder »entrückt«, und wollen damit ausdrücken, daß sich ihr Bewußtsein erweitert. Dieses Gefühl, weit weg zu sein und sich auszudehnen, ist sehr charakteristisch für Medorrhinum, vor allem in Streßzeiten. Ähnliche Zustände werden von Alumina beschrieben, aber diese sind im allgemeinen ernster und dauern länger. Der Alumina-Patient erlebt die Welt nicht aus einer gewissen Entfernung, sondern hat eher das Gefühl, nicht wirklich dazusein. Cannabis-indica-Fälle können schwerer von Medorrhinum zu unterscheiden sein, weil sie einen ähnlichen Zustand von Abgehobenheit und Ausdehnung beschreiben. Ein Mensch, der Cannabis indica braucht, hat in der Regel jedoch grundsätzlichere geistige Störungen, die an einen Zustand chronischer Vergiftung mit starker Erregung erinnern, mit Halluzinationen und Wahnideen, wie sie auch bei einer tatsächlichen Cannabis-Vergiftung vorkommen.

Die Tendenz zum »Abheben« führt bei Medorrhinum zu einer sehr charakteristischen Furcht davor, wahnsinnig zu werden. Mir ist zwar noch nie ein Medorrhinum-Mensch begegnet, der tatsächlich geisteskrank geworden wäre, aber viele haben Angst davor. Eine Medorrhinum-Freundin sagte mir, wenn sie die Milchflaschen vor der Tür aufheben würde und sie dann losließe und zusähe, wie die Milch und das Glas hinfallen, wüßte sie, daß sie verrückt geworden sei. Sie war geistig vollkommen gesund und zeigte keine äußeren Zeichen von psychischer Labilität. Oft erlebte sie eine ziemlich verbreitete Form der Intuition, indem sie kurz vor dem Telefonklingeln wußte, daß ein guter Freund sie anrufen würde.

Mit dieser Angst, verrückt zu werden (Kent: »fürchtet, den Verstand zu verlieren«), ist ein Gefühl der »Wildnis« im Kopf verbunden. Genauso beschreibt Medorrhinum es gewöhnlich. Besonders häufig tritt es in Streßphasen auf, kann aber auch zu jeder anderen Zeit vorkommen. Dieses Gefühl der Wildnis hat anscheinend etwas mit der Abenteurernatur des Typs und auch mit dem Ursprung der Arznei zu tun. Es ist so, als werde das Bewußtsein mit verschiedenen Erfahrungen überlastet und flüchte sich dann in ein anderes, erweitertes, aber chaotisches Reich. Solche Erfahrungen kann jeder Konstitutionstyp machen, wenn er Drogen nimmt, die Halluzinationen auslösen, aber Medorrhinum braucht dafür keine Drogen. Es überrascht nicht, daß Medorrhinum sehr empfindlich auf Drogen reagiert und sehr schnell »high« wird, sowohl von Alkohol als auch von anderen enthemmenden Substanzen.

Ein Charakteristikum von Medorrhinum, das diagnostisch Gold wert ist, wenn der Patient es von sich aus erwähnt, aber nahezu wertlos, wenn es aufgrund einer gezielten Nachfrage angegeben wird, ist das Gefühl, daß in der Dunkelheit jemand hinter einem steht oder geht. Dieses Gefühl ist bei Medorrhinum sehr verbreitet und kann manchmal so stark sein, daß der Betreffende nachts nicht alleine aus dem Haus geht. Ein anderes verwandtes Gefühl ist die Tendenz, im Dunkeln Gesichter zu sehen, die gar nicht da sind. Dabei handelt es sich selten um lebhafte Halluzinationen, wie Stramonium oder Hyoscyamus sie haben, sondern eher um das Ergebnis einer lebhaften Phantasie, die Schatten falsch interpretiert, ganz ähnlich, wie es auch bei Phosphor passieren kann. Genau diese Erfahrungen sind es, die Medorrhinum in seiner Angst vor dem Wahnsinn bestätigen und deshalb das Gefühl der Wildnis im Inneren erhöhen. Diese ungewöhnlichen Wahrnehmungen kommen bei Medorrhinum-Frauen häufiger vor als bei den Männern. Sie sind Ausdruck eines ständig vorhandenen allgemeinen Angstpegels. Die meisten Medorrhinum-Männer sind mehr oder weniger furchtlos, wie Sulfur und Nux. Viele der Frauen leiden jedoch unter einem gewissen Maß an Ängsten, die gewöhnlich irrationaler Art sind und sich nicht auf irgendwelche konkreten Gefahren beziehen. In diesem Sinne leidet Medorrhinum auch unter Erwartungsangst. Während Lycopodium, Argentum und Silicea sich Sorgen machen, wenn sie irgendeine Leistung erbringen sollen, hat Medorrhinum Angst vor größeren Ereignissen im Leben wie beispielsweise einer Heirat oder einem Umzug. Es ist nicht die Angst zu versagen, sondern eher das Gefühl, die Kontrolle zu verlieren, das zu der irrationalen Furcht führt, irgend etwas Schreckliches könnte passieren (Kent: »Gefühl der Angst beim Erwachen, als ob etwas Furchtbares passiert wäre«). Diese Angst, die Kontrolle zu verlieren, findet man auch bei Phosphor, und sie hat in beiden Fällen denselben Ursprung, ein überempfindliches Bewußtsein, das stärker als bei den meisten Menschen offen ist für das, was C. G. Jung das »kollektive Unbewußte« genannt hat. Das Symbol dafür ist das Meer, und ich habe mehrere Medorrhinum-Frauen erlebt, die Angst vor tiefem Wasser hatten, obwohl sie schwimmen konnten.

Es ist gut bekannt, daß Medorrhinum sich nach Sonnenuntergang besser fühlt. Das gilt nicht nur körperlich, sondern auch emotional. Genauer gesagt schaltet Medorrhinum bei Sonnenuntergang vom rationalen, objektiven Modus auf einen mehr spontanen, lyrischen und romantischen Modus um. In solch einem Zustand sieht er die Welt stärker aus der Perspektive eines Dichters oder Künstlers und ist nicht mehr geneigt, logischen Gedankengängen zu folgen (Kent: »Abneigung gegen geistige Arbeit«, »Heiterkeit am Abend«). Er ist vielleicht mit einer Büroarbeit von neun bis fünf recht glücklich, solange er abends abschalten und die Schönheit des Lebens genießen kann.

Dieser erweiterte, nichtrationale Teil der Erfahrungen von Medorrhinum ist meist sehr angenehm (wenn er keine Ängste auslöst) und führt dazu, daß Medorrhinum in den Regel optimistisch ist. Dieser Optimismus ist im allgemeinen wohlbegründet, denn mit seiner Vielseitigkeit und einem guten Schuß gesunden Menschenverstandes führt Medorrhinum meist ein angenehmes Leben und vermeidet die Fallstricke, in denen sich der stärker beeinflußbare Phosphor immer wieder verfängt.

Eine Schwäche von Medorrhinum hängt mit der Tendenz zu geistiger Abgehobenheit zusammen. Sie führt dazu, daß Medorrhinum häufig Worte, vor allem Substantive, vergißt (Kent: »vergißt seinen eigenen Namen«). Wie Phosphor lebt Medorrhinum entweder in der Gegenwart oder in der Zukunft, und daraus entsteht eine sehr merkwürdige Vergeßlichkeit: die Unfähigkeit, sich daran zu erinnern, was er gerade gesagt hat, was er sagen wollte, was er gerade getan hat oder was er gestern getan hat. Er kann alles behalten, was er für eine wichtige Prüfung wissen muß, aber er weiß nicht mehr, was er zum Frühstück gegessen hat. Oder er läuft die Treppe hinauf und weiß dann nicht mehr, was er oben wollte. In diesem Sinne ist Medorrhinum manchmal zerstreut und unkonzentriert. Dieser Mangel an Konzentration ist meist gering, aber er kann durch Streß oder durch Drogenmißbrauch extrem werden und dazu führen, daß der Patient die Hilfe eines Homöopathen sucht. Wann immer ein Patient unbestimmt oder zerstreut wirkt, sollte man an Medorrhinum denken, ebenso wie an Alumina, Argentum und Cannabis indica.

Noch ein anderes Medorrhinum-Charakteristikum hat mit der Tendenz zur Abgehobenheit und dem Gefühl der Wildnis im Kopf zu tun: die Eile (Kent: »Hang zur Eile«). Das Gefühl, sich geistig nicht mehr unter Kontrolle zu haben, führt zu einer Art Panik, die hin und wieder Eile auslösen kann, sowohl gedanklich als auch im Handeln. Genau dasselbe passiert in einigen Fällen bei Lachesis und Alumina. Der durchschnittliche Medorrhinum-Mensch mag es manchmal eilig haben, seine stärksten Bedürfnisse zu befriedigen, aber im allgemeinen ist es der ängstliche Medorrhinum mit seiner Furcht vor Geisteskrankheit, der es extrem eilig hat.

Körperliche Erscheinung

Die abgerundete Persönlichkeit von Medorrhinum drückt sich in den Gesichtszügen aus (die nicht rund, sondern eckig sind). Das breite Gesicht spiegelt ein offenes Temperament. Es hat eine birnenförmige, knochige Kontur mit einer geraden Nase, die auf den scharfen Intellekt hinweist. Die Lippen sind voll und sinnlich, und beide Geschlechter haben lange Augenwimpern, die Sinnlichkeit und Sensibilität widerspiegeln. Der Teint ist gewöhnlich dunkel, kann aber auch rötlich oder hell sein. Der Körper ist meist gut proportioniert und bei Männern und Frauen relativ stark behaart. Das Kopfhaar ist meist sehr dick und füllig mit sanften Wellen.

Einige Medorrhinum-Typen haben einen verträumten Ausdruck in ihren Augen als äußerliches Zeichen ihrer Neigung zur Tagträumerei und ihrer Fähigkeit zur Ekstase.

Zu den berühmten Männern, die dem Medorrhinum-Typ entsprechen, gehören Freddie Mercury, der sinnliche Leadsänger der Rockgruppe Queen, Tim Curry, der den gleichermaßen sinnlichen Frank N. Furter in dem Kultfilm *The Rocky Horror Picture Show* gespielt hat, und Mick Jagger von den *Rolling Stones*. Die Filmschauspielerin Helen Bonham Carter ist ein gutes Beispiel für eine Medorrhinum-Frau.

Nach meiner Erfahrung ist Medorrhinum unter Männern und Frauen etwa gleich verteilt.

Mercurius

Mercurius ist ein faszinierender Typ. Die Persönlichkeit von Mercurius in den Griff zu bekommen ist wahrscheinlich schwieriger als bei allen anderen Konstitutionstypen. Wie kann man etwas begreifen, das so viele Facetten hat, so veränderlich und so widersprüchlich ist? Ich schlage vor, wir beginnen mit dem Verhältnis zwischen der Mercurius-Persönlichkeit und dem Bild des römischen Gottes Merkur und vor allem seines griechischen Vorläufers Hermes.

Merkur ist der Bote der Götter; er ist schnellfüßig, denn er trägt geflügelte Sandalen, und auch sein Geist arbeitet schnell, wie man an den Flügeln auf seinem Helm sehen kann. Sein Vater ist Zeus selbst, der Herr des Götterhimmels, und seine Mutter ist eine niedere Erdnymphe, die sich Zeus hingab. So ist Merkur halb göttlich und halb irdisch und deshalb perfekt geeignet, Botschaften zwischen den Göttern des Olymp und den Sterblichen hier auf der Erde zu überbringen. Mercurius-Menschen haben im allgemeinen einen Fuß in der Welt der Träume und den anderen in der »wirklichen« Welt. Sie wechseln ständig zwischen kalter Logik und überraschend scharfsinniger Intuition, zwischen Pragmatismus und Mystik, zwischen strenger Enthaltsamkeit und reinem Hedonismus. Diese Tendenz von Mercurius, ständig zwischen zwei Extremen zu schwanken, ist äußerst charakteristisch für diesen Typ und einzigartig für Mercurius. Anacardium schwankt ständig zwischen einer normalen (oder großzügigen) und einer dämonischen Persönlichkeit, die beide stabil und komplex sind. Mercurius dagegen schwankt zwischen den Extremen unendlich vieler verschiedener Eigenschaften, einschließlich introvertiert/extrovertiert, optimistisch/pessimistisch, pragmatisch/idealistisch, moralistisch/opportunistisch und so weiter.

Der Grund, warum Mercurius so flexibel sein kann, hat mit der ihm eigenen Neutralität zu tun. Er ist der Bote, das Medium. Er hat keine feste eigene Persönlichkeit. Er übermittelt nur, was ihm aufgetragen wird. Diese Neutralität kann für Mercurius selbst sehr verwirrend sein. Manchmal weiß er nicht, wer er ist oder was er denkt. Einen Tag ist er ein Moralist, weil er durch die Reinheit dessen inspiriert wurde, was eine religiöse Leitfigur gesagt hat, am nächsten Tag ist er ein Sensualist und idealisiert den Weg des Hedonismus, nachdem er einen Film wie *Emanuelle* gesehen hat. Die Neutralität von Mercurius kann sich wie Leere anfühlen. Manchmal fließt rein gar nichts durch dieses in höchstem Maße empfängliche Gehirn, und Mercurius fühlt sich nur leer. In solchen Phasen kann er sehr einsam sein, so als säße er in einer riesigen Einöde, oder er fühlt sich gelangweilt oder wird auf andere Weise durch seine eigene Nichtigkeit in Schrecken versetzt.

Die Mercurius innewohnende Neutralität bedeutet, daß er sehr beeinflußbar ist. Er nimmt Einflüsse aus der Umgebung auf und wird für eine Weile zu dem, was er aufgenommen hat. Ich habe einmal eine junge Frau behandelt, die sagte, sie habe eine »mediale Persönlichkeit«. Ich wußte nicht, was das war, und so erklärte sie mir, eine mediale Persönlichkeit werde so von ihrer Umgebung beeinflußt, daß sie ihre eigene Identität nicht bewahren könne. Sie klagte über Stimmungsschwankungen, bei denen sich Depression, Verzweiflung, Angst und Rastlosigkeit abwechselten. Bemerkenswert daran war der rasche Wechsel. Sie verfiel beispielsweise in eine tiefe Depression, die aber nur einen Tag dauerte und dann einer anderen Stimmung Platz machte. Die Dame wirkte ziemlich androgyn wie ein Jugendlicher, der Junge oder Mädchen hätte sein können. Viele Mercurius-Menschen wirken so, weil sie so neutral sind.

Sie sprach zögernd, weil es ihr sehr schwerfiel, ihren eigenen so komplexen Geisteszustand zu beschreiben. Es war ihr sehr wichtig, daß ich sie verstand, und sie war offensichtlich äußerst sprachgewandt und intelligent. So erforschte sie sehr langsam und bedächtig die Landschaft ihres eigenen Geistes mit ihren Worten und zeichnete allmählich ein merkwürdiges Bild mentaler Zersplitterung an der Grenze zur Auflösung und beschrieb, wie sie darum kämpfte, die Einzelteile ihres Verstandes zusammenzuhalten. Es kann faszinierend sein, einen so flexiblen Geist zu haben, aber Mercurius zahlt dafür den Preis der Labilität oder sogar des geistigen Zerfalls. Das Bild intellektueller Schärfe und Tiefe, kombiniert mit androgynen Eigenschaften und geistiger Zerstreutheit, veranlaßte mich, ihr Mercurius 10M zu verordnen. Das führte zu einer raschen Integration ihrer Erfahrungen, so daß sie sagte, ein paar Tage, nachdem sie die Arznei genommen habe, sei sie voller Ekstase gewesen, weil sie auf ein solches Ausmaß an geistiger Integration gar nicht zu hoffen gewagt habe. Obwohl diese dramatische Verbesserung nur vorübergehend war, wuchs anschließend ihr Gefühl der »Zentriertheit« stetig bei einer regelmäßigen täglichen Dosis Mercurius vivus LM6.

Die Mercurius-Persönlichkeit ist sehr weit gefächert. Einerseits gibt es die unreifen Mercurius-Jugendlichen, die sehr leicht zu beeinflussen, flatterhaft und unzuverlässig sind, und auf der anderen Seite gibt es sehr reife Menschen, die über viel Weisheit und persönliche Kraft verfügen. Erstere gleichen jungen Fohlen, deren Energie stark, aber ungezähmt ist. Ich erinnere mich an einen solchen Fall, einen Jugendlichen von etwa 18 Jahren, der sich wegen seiner Aufmerksamkeitsstörungen behandeln lassen wollte. Er war intelligent, sehr gespannt und sehr erwartungsvoll. Er war aufgeregt, weil er gerade seine eigene Diagnose gestellt hatte, nachdem er ein Buch über Aufmerksamkeitsstörungen gelesen hatte, und hoffte nun ungeduldig auf Hilfe. Er hatte die typischen Symptome, war geistig zerstreut, konnte sich schlecht konzentrieren und ließ sich leicht ablenken. Außerdem war er sehr impulsiv und hatte wenig Selbstwertgefühl. Das reichte eigentlich schon aus, um auf Mercurius zu tippen, aber es gab noch mehr charakteristische Züge, die dieses Mittel bestätigten. Eine so intelligente und eifrige Offenheit läßt an Phosphor, Mercurius und Argentum nitricum denken. Obwohl er etwas unzusammenhängend sprach, weil er mit seinem impulsiven Enthusiasmus über die eigenen Worte stolperte, bezeichnete er Kommunikation als seine Stärke. Er berichtete, er gebe sein Wissen gerne an andere weiter und könne das auch gut. Ich glaubte ihm, obwohl er so holprig sprach, weil ich schon die Intelligenz und Neugier erkannt hatte, die für Mercurius oft so charakteristisch ist. Obwohl offen und leicht zu beeinflussen wie Phosphor, ist Mercurius wesentlich stärker mental orientiert als der emotionale Phosphor. Nur Argentum, der ebenfalls sprunghaft ist, aber einen scharfen Verstand hat, kommt ihm nahe. Seltsamerweise wirkt Mercurius trotz seiner Impulsivität und Widersprüchlichkeit nicht exzentrisch wie Argentum. Er ist flatterhaft und unberechenbar, aber sein Intellekt arbeitet so zielgerichtet, daß er nicht exzentrisch, sondern sehr direkt wirkt, was aber mit einer etwas verzerrten Wahrnehmung einhergeht.

Mein junger Patient sagte, er habe nur wenige Freunde, weil die Leute ihn für eigensinnig hielten. Es stimmt, daß Mercurius meist sagt, was er denkt, und vor allem der junge Mercurius wirkt oft übertrieben selbstsicher, weil er die Feinheiten des sozialen Umgangs noch nicht gelernt hat, aber auch, weil seine ursprüngliche, direkte Wahrnehmung ihm ein Gefühl der Überlegenheit vermittelt. Ich gab ihm Mercurius vivus 10M gefolgt von LM6, und er berichtete bald darauf, seine Konzentrationsfähigkeit habe sich verbessert. Er hatte sich einen Job als Staubsaugervertreter besorgt und erklärte mir stolz die besonderen Qualitäten seines Produkts. Er wirkte auch sehr selbstbewußt, als er mir erzählte, er habe einen Preis gewonnen, weil er die Teile eines neuen Staubsaugers in Rekordzeit zusammensetzen konnte. Mercurius ist schnell und anpassungsfähig; sein Verstand erfaßt mühelos jede Erfahrung und jede Idee, weil er keinen starren Bezugspunkt hat. Das gibt ihm eine große Breite und Flexibilität, aber auch eine große Instabilität. Nur der reifere Mercurius schafft es, sich selbst genügend zu disziplinieren, um seine Talente voll zu nutzen, indem er Ablenkungen ignoriert und Prioritäten setzt.

Mercurius ist meist sehr intuitiv. Er lebt auf der Grenze zwischen rationalem Intellekt und intuitiver Einsicht und schwankt oft zwischen beidem hin und her. Das ist an und für sich ein gewisser Widerspruch. Einerseits unterscheidet, klassifiziert und zerteilt Mercurius die Welt mehr als die meisten anderen Typen. So beurteilt er beispielsweise sofort den Charakter eines anderen Menschen, um sich dann mit dem Betreffenden anzufreunden oder ihn zu meiden. Er ist überraschend eindeutig in seinen Meinungen und Präferenzen und verfügt dabei oft über ein großes Maß an objektivem Wissen. Bei Dingen, über die er bisher nie besonders nachgedacht hat, kann er eigensinnig und didaktisch wirken. Der Mercurius-Verstand macht Schnappschüsse von der Welt vor seinen Augen, klassifiziert dann sofort die Bestandteile des Bildes und legt es beiseite. Das kann zu übereilten Entscheidungen oder Vorurteilen führen, aber auf der anderen Seite hat Mercurius oft eine so rasche Wahrnehmung, daß er in unglaublich kurzen Zeit-Bits die richtigen Schlußfolgerungen ziehen kann. (Der Ausdruck »Bit« scheint hier passend, wenn man von der Affinität ausgeht, die Mercurius zu Computern hat. Der Verstand von Mercurius arbeitet schnell wie ein Computer, und er ist oft ebenso distanziert.)

Andererseits sind viele Mercurius-Menschen fähig, ihr logisches Denken aufzugeben und sich den unterbewußten und »überbewußten« Informationsquellen zu öffnen. Oft geschieht das unfreiwillig, wenn intuitive Einsichten plötzlich gewissermaßen aus dem Blauen heraus auftauchen. Viele Mercurius-Menschen werden sich dieser intuitiven Begabung bewußt. Manchmal suchen sie auch gezielt diese Verbindung zu den tieferen Ebenen des Geistes. Nach meiner Erfahrung hat Mercurius oft einen guten Zugang zur Meditation, was überraschend erscheinen mag angesichts der zerstreuten und unaufhörlich geschäftigen Wesensart des Typs. Es stimmt zwar, daß Mercurius durch exzessives Denken zum Wahnsinn getrieben werden kann, aber es stimmt genauso, daß er die Wahl hat, und wenn er seine Aufmerksamkeit vom rationalen Intellekt weg nach innen richtet, findet er es überraschend einfach, das Geplapper der alltäglichen Gedanken abzustellen und sich für Einsichten aus der nichtrationalen Welt zu öffnen. Hier sehen wir, warum Mercurius so eng mit Hermes verwandt ist. Dieser mag zwar ein mutwilliger Herumtreiber sein, der nicht stillhalten kann, aber er ist der auserwählte Vermittler zwischen der Welt der Götter und der Welt der Menschen. Er ist ein Amphibium, gleichermaßen zu Hause in den Wassern der Unterwelt wie auf dem trockenen (rationalen) Land. Anders als China, die völlig in ihre inneren Welten abtauchen kann und dabei den Kontakt mit dieser Welt verliert, ist Mercurius im allgemeinen die meiste Zeit hier. Aber er ist durchaus fähig, in die Tiefe hinabzugleiten (oder sich in die Höhe zu schwingen) für einen schnellen Trip ins Niemandsland, ins Land der Träume oder in tiefere, mehr transzendente Bereiche. Das ist es, was dem merkurischen Dichter seine Tiefe gibt. Es kann auch eine Art von Besessenheit sein, indem irrationale oder symbolische Inhalte ungerufen in den Geist von Mercurius eindringen, obwohl er das lieber vermeiden würde. Das folgende Gedicht eines jungen Mercurius-Poeten illustriert das:

> erstaunlich wie viele unbewußte symbole man in der
> küche findet
> alle lebendig und wohlauf
> aber seltsam unwirklich
> ich gestehe
> ich habe mich abgewandt als ich die zeichen sah
> mich wirklich gewehrt gegen ihr eindringen
> Jungs kobolde
> Fausts dämonen
> theaterspielende urgewalten aus den tiefsten tiefen
> der gehirne von gott weiß wem
> ich schere mich nicht drum
> solange sie mich anderes tun lassen
> als diese monster zu füttern
> ich denke ich schrubbe diesen topf noch einmal

Dieser Dichter zieht es vor, ohne Interpunktion zu schreiben, die den freien Fluß des Bewußtseins von Mercurius wahrscheinlich behindert. Außerdem ordnet er seine Worte gerne in Mustern an, die ins Auge fallen. Diese Kombination von verbaler und visueller Kreativität ist bei Mercurius-Künstlern ziemlich verbreitet.

Der Dichter, der die obigen Zeilen schrieb, ist sehr jung und sieht noch jünger aus. Er ist eine typische Mercurius-Erscheinung mit langen, schlaksigen Gliedmaßen und gnomenhaften Gesichtszügen. Im Gespräch ist er schrullig und sprunghaft, in der einen Minute ernsthaft, in der nächsten kindisch albern. Er erzählte mir eine Geschichte, die auf frappierende Weise beides erhellt, sowohl die mediale Offenheit von Mercurius als auch die ihm innewohnende Neutralität, sein Potential, für Gott oder den Teufel offen zu sein. (Ich wollte gerade schreiben »Gut und Böse«, aber irgendein Kobold in der Maschine schrieb »Gott und das Böse«, und daraus wurde dann »Gott und der Teufel«. So wirkt Merkur, indem er unserem Verstand mit bedeutungsvollen Wortspielen ein Bein stellt.) Er erzählte mir, daß er einmal während seiner Meditation spürte, wie eine andere Wesenheit von ihm Besitz ergriff. Es war eine sehr seltsame Erfahrung, weil er nicht daran gewöhnt war, besessen zu sein. Er empfand diese Wesenheit als mächtig und böse. Sie übernahm die Kontrolle über seine Gedanken und seinen Körper und ließ ihn als hilflosen Zeugen zurück. Er erlebte, wie diese Wesenheit unsere Welt fasziniert betrachtete und voller Schadenfreude daran dachte, wie er sie benutzen und unterwerfen würde. Sein Körper ging aus dem Haus und sah die Straße draußen. Er konnte fühlen, wie die fremde Wesenheit den Gedanken genoß, diese neue Welt vor ihren Augen zu manipulieren. Dann ging er/gingen sie zurück ins Haus und sagten zur Freundin des Dichters: »Er kommt nicht zurück.« Sie war erschrocken, weil sie den bösen Blick in den Augen ihres Partners gesehen hatte, war jedoch geistesgegenwärtig genug zu fordern: »Ich will ihn aber zurückhaben!« Überraschenderweise sagte der Geist: »O. k.«, ging zurück ins Schlafzimmer, setzte sich hin und verschwand. Zurück blieb der Dichter, der seinen Körper und Geist wieder unter Kontrolle hatte und wie zuvor mit untergeschlagenen Beinen auf dem Bett saß. Nun wäre das allein schon außergewöhnlich genug gewesen, aber was jetzt folgt, vervollständigt das Bild einer merkurischen Besessenheit perfekter, als wenn ich es mir selber ausgedacht hätte. Kaum fühlte unser junger Dichter sich von der bösen Macht befreit, ergriff ein anderer Geist Besitz von ihm. Dieser war völlig verschieden von dem ersten. Er fühlte sich rundum gut und weise an. Er blieb ein paar Minuten, und während dieser Zeit lehrte er den Dichter viele Dinge. Letzterer stellte fest, daß er mit dem Neuankömmling ungehindert sprechen konnte und daß der Geist jede Frage sofort beantwortete. Interessant war dabei die Form der Antworten. Er sah sie auf einen geistigen Bildschirm geschrieben, ähnlich wie bei einem Fernsehgerät oder einem Computer. Er fragte, was geschehen würde, wenn er etwas Bestimmtes täte, und sofort erschienen die Konsequenzen, sowohl die kurzfristigen als auch die langfristigen. Dann fragte er, was geschähe, wenn er seine Pläne geringfügig ändern würde, und es erschien eine neue Folge von Konsequenzen. Tiefe philosophische Fragen über den Sinn des Lebens wurden sofort beantwortet. Es gab nichts, was dieses Wesen nicht zu wissen schien. Es verschwand so plötzlich, wie es gekommen war, und ließ den Dichter voller Staunen über die Ereignisse zurück. Ich bin sicher, daß er mir die Wahrheit erzählt hat, denn erstens kenne ich den Mann gut, und zweitens war seine Freundin dabei, die bei dem Gedanken an diese Ereignisse immer noch schauderte.

Die zwiespältige Natur der medialen Empfänglichkeit von Mercurius kann gar nicht klarer verdeutlicht werden. Wenn sich das Ego von Mercurius aufbläht, kann es die gewonnenen Einsichten mißbrauchen und nach persönlicher Macht streben. Das ist die Schattenseite von Mercurius, der Magier. Bühnenhypnotiseure, die ihr Publikum veranlassen, sich lächerlich zu benehmen, gehören meist zu dieser Sorte von Mercurius-Menschen. Dasselbe gilt für Leute, die bewußt mit Magie spielen (mit wirklicher Magie, nicht mit Zaubertricks), um Macht über andere zu erlangen. Diese Art von Charakter wird wunderbar klar in dem Film *Warlock – Satans Sohn* porträtiert. Es geht dabei um einen mittelalterlichen Hexenmeister, der sich selbst ins 20. Jahrhundert versetzt, um Schriftrollen auszugraben, die ihm zu enormer Macht verhelfen. Der Hexer ist sehr gerissen, außerordentlich charmant und vollkommen rücksichtslos. Die fremdartige Welt 500 Jahre nach seiner eigenen Zeit bringt ihn nicht aus der Fassung. Er weiß genau, wie er die Menschen des 20. Jahrhunderts für seine eigenen Zwecke ausnutzen kann, und hinterläßt dabei eine Spur der Zerstörung. Ich finde es faszinierend, wie treffsicher die Filmregisseure in Hollywood bei der Rollenbesetzung sind. Heutzutage spielen die Filmschauspieler fast immer ihren eigenen Konstitutionstyp; deshalb sind sie auch so überzeugend. Jack Nicholson als im Luxus schwelgender Magier in dem Film *Die Hexen von Eastwick* trifft den Nagel auf den Kopf. Nicholson wirkt immer böse und ist dabei gewöhnlich schelmisch und mutwillig zugleich. Im Grunde ist es nur ein kleiner Schritt von schelmisch zu mutwillig und von da aus zum Bösen. Mercurius verkörpert im allgemeinen mindestens zwei dieser drei Aspekte. Die Rollen, die Nicholson spielt, haben die Kraft von Nux vomica, aber ihre Kraft ist auch noch von anderer Art. Sie ist meistenteils charmant, hypnotisierend und vollkommen egoistisch. Nux vomica ist einfacher in seinem ernsthaften, unverhohlenen Einsatz von (vorwiegend körperlicher) Kraft. Der merkurische Nicholson ist auf eine tiefgründigere Weise kraftvoll, die schlüpfriger ist und deshalb furchterregender. Nux ist beängstigend, weil er skrupellos ist, Mercurius kann furchterregend sein, weil er bösartig ist (Kent: »tiefe Bosheit des Willens«). Weil er so relativ leicht Zugang zu überpersönlichen Kräften und Informationen findet, muß Mercurius sich entscheiden, ob er Engel oder Teufel sein will. Doch viele

Betroffene befinden sich noch in einer Übergangsphase und drücken beide Eigenschaften abwechselnd aus. Natürlich sind die meisten Leute mal gut und mal böse, aber die Polarität kommt bei Mercurius stärker zum Ausdruck (genauso wie jede andere Polarität), weil er einen direkteren Zugang zur überpersönlichen Inspiration hat.

Das fleischgewordene Wort

In der griechischen Mythologie ging Hermes als Kind bei den Musen in die Schule, jenen mysteriösen Geistern, die Dichter und Schriftsteller mit originellen Einfällen versorgen. Unter dem Diktat der Musen schreibt der Dichter seine besten Werke mühelos, weil er nur ein Gefäß ist, durch das der Fluß der Kreativität strömt. Mercurius verkörpert alle Charakteristika, die Hermes als dem Boten der Götter zugeschrieben werden, weil er durchlässig genug ist, um den jenseitigen Mächten als Stimme zu dienen. Viele Mercurius-Menschen sind begabte Schriftsteller oder Redner. Einige können nur schöpferisch tätig sein, wenn sie unter dem Einfluß der Muse stehen, den Rest der Zeit sind sie unproduktiv. Andere können nach Belieben in den Fluß der Kreativität eintauchen (wie Paul McCartney, der merkurische Ex-Beatle). Ich erinnere mich an das Buch *Kleinzeit* des begabten Schriftstellers Russell Hoban. Darin verliert der Held Kleinzeit seinen Job als Werbetexter, weil er einen unsinnigen Werbespruch geschrieben hat, der irgendwie in sein Gehirn gelangt und als Inspiration maskiert worden war. Er erlebt dann eine schreckliche Zeit im Krankenhaus, wo sich ein Organ nach dem anderen entscheidet aufzugeben. Hoban gelingt es jedoch, daraus eine brillante Komödie zu machen. Statt medizinischer benutzt er musikalische und geometrische Begriffe. So wird sein Diapason gespreizt, seine Schmerzen schießen von A nach B und seine Asymptoten sind verzerrt. (Das ist ein gutes Beispiel für die verbale Geschicklichkeit von Mercurius, der es liebt, mit Worten zu spielen, mit denen er sowohl ehrfürchtig als auch neckisch umgeht.) Während er im Krankenhaus liegt, spricht Kleinzeit mit dem Krankenhaus, dem Tod und sogar mit Gott, aber keiner von ihnen klingt sehr beruhigend (ein Beispiel dafür, daß die Götter eher zu ihrem Boten als durch ihn sprechen?). Schließlich gelingt es ihm durch die Liebe einer Pflegerin, aus dem Krankenhaus zu entkommen (was bisher noch niemand geschafft hat), und er richtet sich in einem leeren Raum ein, wo er nur eine Schreibmaschine und ein paar Blätter Papier hat. Er wartet, und dann ganz plötzlich wird er vom *Wort* überwältigt, das seinen Samen in Kleinzeit pflanzt. Von nun an kämpft Kleinzeit mit dem

Papier, verführt es mit kleinen Zeilen und verwüstet es dann mit langen Strophen. Am Ende des Buches schließt er Freundschaft mit dem Tod in Gestalt eines riesigen behaarten Schimpansen, und von Stund an führt er ein glückliches Leben. Diese verrückte, aber brillante kleine Geschichte ist voll von Mercurius-Bildern, und ich bin sicher, daß Hoban selbst Mercurius ist. Da ist zunächst die Werbeagentur. Niemand ist ein besserer Werbetexter als Mercurius. Er kann mit Worten zaubern und manipuliert sie in jeder Form und zu jedem Zweck. Mercurius hat im allgemeinen keine Moral, und das ist in der Welt der Werbung nützlich. Er läuft zu Höchstform auf, wenn es um schnelle, griffige und pfiffige Sprüche geht, und ist der schnellste und erfindungsreichste Wortschöpfer. Dann ist da die merkwürdige Besessenheit im Zusammenhang mit diesen paar unsinnigen Reimen, die ihn nicht nur seinen Job kosten, sondern ihn später auch zu größerer Kreativität führen. Mercurius ist geistig offen und durchlässig genug, um für solche plötzlichen Inspirationen anfällig zu sein und sich von trivialen Gedanken bis zur Verrücktheit ablenken zu lassen, ja mehr noch, sich auch von unsinnigen Gedanken bezwingen zu lassen, die er nicht mehr los wird.

Kleinzeits Gespräche mit höheren Wesenheiten wie Himmel, Krankenhaus und Gott sind wie ein Schwatz mit seinesgleichen, keine kriecherische Demütigung gegenüber einem Gott. Das erinnert an Hermes, der selbst zur Hälfte göttlich ist und den Göttern nicht nur dient, sondern auch auf du und du mit ihnen steht. Schließlich ist Zeus selbst sein Vater. Der Mercurius-Mensch zeigt sich anderen Leuten gegenüber oft merkwürdig distanziert und erweckt den Eindruck, er stehe über dieser Welt. Diese Distanziertheit kann ausgesprochen arrogant wirken, aber beim besser integrierten, reifen Mercurius ist es keine Arroganz, sondern ein Gespür für die eigene Tiefe und Stille, das ihn abseits stehen läßt. Der gesunde Mercurius ist nicht mehr von sich selbst fasziniert, sondern begegnet der Welt eher hilfsbereit, aber still und distanziert, wie ein weiser Beobachter. Diese tiefere Seite von Mercurius wird aus verschiedenen Gründen oft übersehen. Erstens neigt der weisere Mercurius zum Schweigen, bis der richtige Moment gekommen ist, seine Weisheit auszusprechen. Zweitens sind seine unreifen Mercurius-Brüder viel auffälliger und verschaffen dem Typ seinen schlechten Ruf, und drittens muß der Homöopath selbst weise sein, wenn er die Weisheit seiner Patienten erkennen will.

Selbst der reife Mercurius hat meist nur eine schwache Verbindung zu seinem Körper und zur Erde. Mercurius ist nicht sehr geerdet; er lebt überwiegend in seinem Kopf. Das ist auch ein Grund, warum er so distanziert ist und warum sein Geist von Impulsen aus dem Jenseits überwältigt werden kann, ganz gleich ob sie nun göttlich oder dämonisch sind (Kent: »impulsiver Wahnsinn«). Kleinzeit stellt fest, daß alle seine Organe eins nach dem anderen ausfallen. Er kann sich nicht mehr auf sie verlassen. Das erinnert an die schlechte Beziehung, die Mercurius zu seinem Körper hat. Sehr oft ignoriert er die Bedürfnisse seines Körpers und tut statt dessen, wozu er gerade Lust hat. Vielleicht ernährt er sich schlecht, bleibt abends lange auf, um Videos anzusehen, und treibt keinen Sport. Es ist anstrengend für ihn, sich mit seinem Körper zu verbinden, wenn es nicht gerade um bestimmte Spiele geht, die ihm genügend Spaß machen. Weil er auf seinen Körper so wenig Rücksicht nimmt, zahlt er dafür am Ende oft den Preis in Form von Erschöpfung, immer wieder auftretenden oder chronischen Infektionen oder ernsteren Krankheiten wie beispielsweise Herzbeschwerden.

Die Cleverneß von Mercurius kann sehr banal sein. Sein Geist scheint ständig in Bewegung und stellt Verbindungen zwischen Dingen her, die offensichtlich nichts miteinander zu tun haben. Diese Art zu denken wird in Tom Stoppards Schauspiel *Rosenkranz und Güldenstern* glänzend porträtiert. Die beiden Hauptdarsteller sind weise Idioten, ähnlich wie der Narr, der bei Shakespeare so oft auftritt, um zu amüsieren und zu informieren. Sie necken sich gegenseitig mit ständigen Wortspielen, die ebenso klug wie anstrengend sind, weil selten einer die Oberhand gewinnt. Rosenkranz und Güldenstern sind eigentlich Charaktere aus Shakespeares Hamlet. Es ist passend, daß aus einem seiner Schauspiele eine solch merkurische Kost gemacht wird, denn seine eigenen Stücke sind ebenfalls voll von merkurischem Geist. Obwohl der Text aufgeschrieben ist, klingen Shakespeares Wortgefechte in ihrem Ablauf ebenso spontan wie brillant. Hier ist ein kurzes Beispiel aus *Ende gut, alles gut:*

HELENA: Monsieur Parolles, Ihr seid unter einem liebreichen Stern geboren.
PAROLLES: Unterm Mars!
HELENA: Das hab ich immer gedacht: *unterm Mars.*
PAROLLES: Warum *unterm Mars?*
HELENA: Der Krieg hat Euch immer so heruntergebracht, daß Ihr notwendig unterm Mars müßt geboren sein.
PAROLLES: Als er am Himmel dominierte.
HELENA: Sagt lieber, als er am Himmel retrogradierte.
PAROLLES: Warum glaubt Ihr das?
HELENA: Ihr geht immer sehr rückwärts, wenn Ihr fechtet!

Und so weiter. Dies ist das Beispiel eines geistreichen Mercurius-Tricksters. Menschen, die so etwas ohne Manuskript vortragen können, sind konstitutionell oft Mercurius. Dazu muß man geistig sehr schnell und beweglich sein, denn die Erwiderung muß gleichzeitig auf zwei verschiedene logische Gedankengänge passen. Diese Art von Neckerei klingt verrückt, aber wie bei Hamlet selbst hat der Wahnsinn auch bei Mercurius Methode. Im Grunde ist er sogar schnell genug, um sich selbst auf den Arm zu nehmen. Hamlet: »… mein Oheim-Vater und meine Tante-Mutter haben sich betrogen … Ich bin nur toll bei Nord oder Nord-West; wenn der Wind von Süden bläst, kann ich einen Falken sehr wohl von einer Hand-Säge unterscheiden.« Es ist sehr wahrscheinlich, daß der große Barde selbst Mercurius war. Jahrelang habe ich mich gefragt, welcher Konstitutionstyp Shakespeare wohl gewesen sein könnte. Dann entdeckte ich Mercurius, und alles paßte zusammen. Shakespeare war ein großartiger »Worteschmied«, nicht nur im Hinblick auf die Anschaulichkeit seiner Charaktere, sondern auch gemessen an seinen lebhaften Wortspielen und an der Tiefe seiner Erkenntnisse. Er kannte sich in der düsteren Würde des Palastes genauso aus wie im obszönen Humor der Wirtshäuser. Seine besondere Vorliebe galt dem Paradox und seiner Schwester, der Illusion. So steckte er Könige in die Kleider von Bettlern, vertauschte Zwillinge bei der Geburt (Zwillinge faszinieren die Doppelnatur des Mercurius), entlarvte die Frömmsten als Gauner, während die Geringsten sich als Engel herausstellten. Seine Kenntnis des menschlichen Wesens war beängstigend, und doch bewahrte er sich dabei ein leichtes Herz und blieb distanziert (»die ganze Welt ist Bühne, und alle Fraun und Männer bloße Spieler«). Seine Liebe zur Symbolik und zu esoterischen Bezügen läßt einen Mann erkennen, der sowohl in der rationalen Logik als auch in der irrationalen Weisheit zu Hause war, und seine Liebe zum Narren erinnert an Mercurius, der selbst ein Paradox ist, denn sein Geist ist so leer, daß er Weisheiten aussprechen kann.

Wie Shakespeare empfinden viele Mercurius-Menschen die Faszination der Esoterik und vor allem der Weissagung. Mehrere meiner Mercurius-Patienten befragten ständig Wahrsager, oder sie benutzten selbst Tarotkarten oder das *I Ging*, wenn sie vor wichtigen Entscheidungen standen. Das überrascht kaum, wenn man daran denkt, wie verwirrend das Leben für den armen Mercurius sein kann, dem im allgemeinen tausend verschiedene Möglichkeiten offenstehen. Pamela Tyler hat ein brillantes Buch über die astrologischen Charakteristika des Planeten Merkur geschrieben (unter dem schlichten Titel *Merkur*), das die unheimlichen Parallelen zwischen der Astrologie des Merkur und der konstitutionellen Mercurius-Persönlichkeit enthüllt. Ich war betroffen von folgendem Satz in ihrem Buch:»Merkur ist *der* Konsument im okkulten Supermarkt.« Mercurius liebt die Stimulation und deshalb alles Außergewöhnliche, und er fühlt sich instinktiv allem Medialen und Okkulten verbunden, selbst wenn er keine direkten Erfahrungen damit hat.

Der Puer aeternus

Bis jetzt haben wir uns damit beschäftigt, wie leicht Mercurius zu beeindrucken, wie flexibel und wie wortgewandt er ist. Nun müssen wir uns mit seinen weniger sympathischen Eigenschaften auseinandersetzen: seiner kindischen Verliebtheit in sich selbst, die man unter dem Begriff »Narzißmus« zusammenfassen kann. Der große Psychologe C. G. Jung prägte den Begriff Puer aeternus oder »ewiges Kind«, um eine bestimmte Art von Person zu beschreiben, die niemals wirklich erwachsen wird und doch im allgemeinen charmant, selbstbesessen und oft manipulativ ist. Seine Beschreibung ist eine sehr genaue Charakterisierung der unreiferen Mercurius-Person, und selbst die reiferen Mitglieder der Mercurius-Familie behalten gewisse Charakteristika des Puer (oder der Puella, wenn sie weiblich sind).

Der Puer fühlt sich als etwas Besonderes, im allgemeinen weil seine Mutter ihn hinreißend findet und verwöhnt und so dazu beiträgt, daß er emotional infantil und von ihr abhängig bleibt. Viele Mercurius-Menschen sind als Kinder so intelligent und geistig agil, daß ihre Eltern sie für etwas Besonderes halten. Außerdem hat Mercurius die angeborene Fähigkeit, Menschen zu manipulieren, um seinen Willen durchzusetzen, sowohl durch Charme als auch durch weniger attraktive Methoden wie etwa Beschimpfungen. So wird das Mercurius-Kind oft verwöhnt, und je mehr es verwöhnt wird, desto mehr erinnert es an den Puer. Ein gutes Beispiel dafür ist der verstorbene Peter Sellers. Ich wurde auf eine Biographie von Sellers durch eine Buchbesprechung in der Zeitung aufmerksam. Dort hieß es:»Sellers konnte jede Persönlichkeit darstellen, weil er keine eigene Persönlichkeit hatte.« Das machte mich neugierig, weil es so merkurisch klang, und so las ich das Buch (*The Life and Death of Peter Sellers* von Roger Lewis) und stellte fest, daß Sellers eins der besten Beispiele für den Mercurius-Puer war. Lewis begann als großer Fan von Sellers, doch je weiter er die Persönlichkeit seines Helden analysierte, desto dunkler wurde sie. Sellers' eigener Onkel bemerkte über den jungen Sellers:»Er war gräßlich, ein Monster von einem Kind. Ich hätte ihm mit Vergnügen die Gurgel durchgeschnitten.« Er wurde von seiner theatralischen Mutter hemmungslos verwöhnt und durfte tun, was er wollte. Einmal stieß er eine Besucherin ins Feuer, so daß sie sich übel verbrannte. Er spuckte den Leuten in die Hüte, machte sein Spielzeug kaputt und drückte die Katze unter dem Sofakissen platt. Wenn seine Mutter das Zimmer verließ, schrie er, bis sie zurückkam. Dieses manipulative Verhalten behielt Sellers während seines ganzen Lebens. Er bekam immer, was er wollte, ganz gleich welchen Preis andere dafür bezahlten.

Sellers hatte eine unheimliche Fähigkeit, die Stimme und das Verhalten eines anderen Menschen zu imitieren, wenn er den Betreffenden nur kurz gesehen hatte. Seine Tochter sagte, er habe die mediale Fähigkeit besessen, andere Menschen zu verstehen, und das habe er bei seiner Charakterdarstellung benutzt. Bekannte sagten, er habe ständig irgendeine Rolle gespielt und sei niemals er selbst gewesen. Sellers selbst sagte einmal: »Ich habe es schon vor Jahren aufgegeben, nach meiner Persönlichkeit zu suchen.« Wirklich glücklich war er nur auf der Bühne, wenn er das tat, was er am besten konnte: die Maske eines anderen aufsetzen. (Eine von Sellers' früheren Biographien hatte den Titel *Die Maske hinter der Maske*.) Er sagte, sein Leben sei nur lebenswert, wenn er filmte; den Rest der Zeit habe sein Leben keine Bedeutung. Sellers war ein außerordentlich begabter merkurischer »Papagei«, aber es ist ihm nie gelungen, eine reife Beziehung zu einem anderen Menschen zu entwickeln. Lewis schrieb über Sellers: »Er war unfähig, eine stabile Freundschaft einzugehen, zu der Geben und Nehmen gehörte.« Statt dessen benutzte er die Leute. Seine Familie beispielsweise beachtete er wochenlang überhaupt nicht und zog sie dann nach der Show auf die Bühne, damit er als Familienvater fotografiert werden konnte. Der Puer weiß genau, wie er bekommt, was er will. Als Sellers wieder einmal der BBC Kopfschmerzen verursachte, weil er sich weigerte, sich an das Manuskript zu halten (das seine Spontaneität einschränkte), und sein Agent Briefe von der Fernsehanstalt bekam, in denen von Vertragsbruch die Rede war, beantwortete Sellers diese Briefe selbst folgendermaßen: Er begann zunächst vernünftig und freundlich, ohne jedoch Reue zu zeigen, und dann beklagte er sich seinerseits darüber, wie er behandelt wurde, flocht ein paar Unwahrheiten ein, um seinen Argumenten mehr Gewicht zu verleihen, bis er am Ende richtig in Fahrt kam und dem Sender gegenüber ausfallend wurde. Dabei war er so geschickt, und seine Talente waren so gefragt, daß er ausnahmslos von den Leuten, die er gerade mißbrauchte, einen Brief der Entschuldigung bekam. Das ist der Stoff, aus dem Diktatoren gemacht sind, und der Mercurius-Puer kann leicht zum Diktator werden, wenn er genügend Macht erlangt.

Der Mercurius-Puer erträgt keine Unannehmlichkeiten. Ich habe einmal ein junges Mädchen im Teenager-Alter wegen Aufmerksamkeitsstörungen behandelt. Sie war intelligent und schnell in ihrer Auffassung, und ihre distanzierte Cleverneß wirkte fast aufreizend. Sie war ein Computerfan und hatte keine Schwierigkeiten, sich am Computer zu konzentrieren, aber in der Schule war sie rastlos und launisch. (Das läßt oft an Mercurius denken, der sich für technische Spielereien begeistern kann, während Menschen ihn langweilen.) Der Vater des Mädchens erzählte mir, sie habe einen sehr starken Willen und breche in wüste Beschimpfungen aus, wenn sie ihren Kopf nicht durchsetzen könne. Er sagte auch, sie habe einen ausgeprägten sechsten Sinn. Er beschrieb, wie sie bei Würfelspielen bestimmte Zahlen erzwingen konnte, und sie bestätigte das. Ihr scharfer, unpersönlicher Intellekt, ihre Ablenkbarkeit, ihre Begeisterung für Computer und ihre medialen Fähigkeiten lenkten meine Aufmerksamkeit auf Mercurius. Wenn sie eine Spritze bekommen mußte, machte sie vorher und nachher Theater wie eine Dreijährige. Wenn sie einen Kratzer hatte, war das der Weltuntergang. Diese extreme Sensibilität gegenüber jeder Unannehmlichkeit bestätigte Mercurius, und das Mittel hatte eine stabilisierende Wirkung auf ihr Verhalten.

Homöopathen wissen, daß Mercurius weder Hitze noch Kälte verträgt. Er wird in der Arzneimittellehre als »menschliches Barometer« beschrieben. Natürlich reagiert auch das Metall Quecksilber selbst extrem stark auf kleine Temperaturveränderungen und wird deshalb im Thermometer benutzt. Ich habe einen Mercurius-Freund, der jedesmal niest, wenn es nur geringfügig kälter wird. Im Auto fummelt er ständig an der Lüftung, der Heizung oder der Klimaanlage herum, um die Temperatur so einzustellen, wie sein Körper es verlangt. Wenn der Wagen sich aus der Sonne in den Schatten bewegt, reguliert er die Luftzufuhr gleich nach, um die Temperatur zu erhöhen, und wenn es sein muß, paßt er sie jede halbe Minute an. Beim Essen ist dieser Mann extrem wählerisch. Im Restaurant nörgelt er am Menü herum und äußert alle möglichen Sonderwünsche, nicht weil er irgendwelche Nahrungsmittel nicht vertragen würde, sondern weil er alles genau nach seinen Vorstellungen haben will. Wenn das Essen etwas zu kalt ist (wobei es für jeden anderen eine normale Temperatur hätte), läßt er es sofort zurückgehen. Er sagt, sein Magen sei sehr empfindlich, und zwar nicht im Hinblick auf spezielle Nahrungsmittel, sondern bezüglich der Ausgewogenheit einer Mahlzeit. Wenn er etwas Bitteres gegessen hat, braucht er deshalb anschließend etwas Süßes als Ausgleich. Wenn das Essen zu schwach gewürzt ist, streut er Salz darauf, und dann ist es zu salzig, deshalb muß er etwas trinken und so weiter. (Das erinnert mich an eine vergnügliche Restaurantszene in Steve Martins Film *L.A. Story,* wo eine Gruppe von schick aufgemachten Leuten Kaffee bestellt. Die Bestellung fängt recht konventionell an mit Cappuccino, Espresso und Milchkaffee und wird dann immer affektierter mit Bestellungen wie halb entkoffeiniert, koffeinfrei mit Magermilch, halb entkoffeiniert mit Magermilch und Sahne und endet schließlich bei koffeinfrei mit Magermilch, Sahne und einer Scheibe Zitrone.)

Für einige Mercurius-Menschen ist Ausgewogenheit kaum zu erreichen. Sie reagieren so sensibel wie ein Tropfen Quecksilber, und ihre Stabilität ist ähnlich schwer zu fassen. Das gilt für ihre Stimmungen, ihren Körper und sogar ihre Ansichten. Mercurius fällt immer von einem Extrem ins andere. Oft ist eine strenge Disziplin entweder gar nicht möglich, oder Mercurius nimmt dabei wirklich Schaden. Sellers hielt strenge Diät, um schlank und attraktiv zu sein, als er mit Sophia Loren als Hauptdarstellerin spielen sollte. Er verlor eine Menge Gewicht, aber der Schock brachte ihn beinahe um. Am Ende seiner Diät hatte er die erste von zahlreichen Herzattacken. Einer meiner Mercurius-Patienten erzählte mir eine ähnliche Geschichte. Er hatte immer zuviel gegessen, so daß sein Körper weich und schwabbelig geworden war. Eines Tages entschloß er sich zu einer Diät und trieb jeden zweiten Tag Sport. Obwohl er keine anstrengenden Übungen machte, gelang es ihm, seine Fettreserven in feste Muskeln zu verwandeln, aber er hatte sein Ziel kaum erreicht, da erkrankte er an einem mysteriösen Leiden, das ihn vollkommen schwächte. Danach aß er wieder zuviel und trieb keinen Sport mehr. Es sieht so aus, als könne es für manche Mercurius-Menschen in einer Katastrophe enden, wenn sie versuchen, ihrem chaotischen Lebensstil feste Strukturen aufzuzwingen.

Das deutlichste populäre Beispiel eines Mercurius-Puer, das mir einfällt, ist das übergroße Kind Arthur in dem gleichnamigen Film, gespielt von Dudley Moore, der höchstwahrscheinlich selbst Mercurius ist. Arthur ist vollkommen abhängig von Dienern, die sich um ihn kümmern, und obwohl er einen liebenswerten Charme hat, ist er selbstsüchtig und unfähig, Verantwortung für sich zu übernehmen, von anderen ganz zu schweigen. Es ist für Arthur ein harter Kampf, seine narzißtische Bedürftigkeit zu überwinden, und diesen Kampf müssen auch viele Mercurius-Menschen austragen. Wenn sie beispielsweise einer hübschen Frau widerstehen sollten, weil sie verheiratet ist, dann haben sie nicht die geringste Willenskraft und versuchen es nicht einmal. Dasselbe gilt für Essen, aufregende Erlebnisse oder wonach ihnen sonst der Sinn steht (Clarke: »Verlust der Willenskraft«). Sellers war hinter Sophia

Loren her, obwohl sie verheiratet war, und dann hinter etlichen anderen, von denen er einige heiratete. Mercurius ist in seinen Launen völlig impulsiv wie ein kleines Kind. Genauso impulsiv ist er in seiner Inspiration, und wie Sulfur wird er toleriert und geliebt, weil er so charmant und brillant ist. (Ein gutes Beispiel für die Brillanz von Mercurius ist Dudley Moores Improvisation auf dem Klavier. Zunächst spielt er kunstfertig ein Stück schwerer klassischer Musik, um dann ganz allmählich die Melodie zu verändern, bis etwas so Banales wie »Happy birthday to you« dabei herauskommt.) Frauen lieben Mercurius auch wegen seiner jungenhaften Verwundbarkeit. Er kann mit anderen, und besonders mit jemandem vom anderen Geschlecht, völlig offen über sich selbst sein, und das kann für sich genommen schon sehr attraktiv wirken; es kann aber auch überwältigend sein. Er verliebt sich leicht auf den ersten Blick, macht einen Heiratsantrag, und nach der Hochzeit ist es mit der Liebe vorbei. Das ist Sellers mehrmals passiert, deshalb seine zahlreichen Ehen. Dennoch muß er von Anfang an eine gewisse Selbsterkenntnis gehabt haben. In Lewis' Biographie über Sellers heißt es, er habe seiner ersten Frau folgenden Heiratsantrag gemacht: »Anne, willst du meine erste Frau werden?« Trotzdem hat die arme Frau ja gesagt.

Der Mercurius-Puer ist auf verschiedene Arten jungenhaft (oder mädchenhaft). Er ist meist frech, respektlos, verantwortungslos und vergnügungssüchtig. Ich habe diese Tendenz zur Sucht bei verschiedenen Mercurius-Patienten erlebt. Ein junger Mann (der noch jünger aussah) suchte mich auf, weil er von seiner Drogensucht loskommen wollte. Er war ein ausgezeichneter Friseur und liebte seine Arbeit, aber er arbeitete mit typischer Mercurius-Geschwindigkeit, und an den Wochenenden wollte er abschalten und sich amüsieren. Also nahm er Drogen, viele Drogen. Mercurius neigt zu Extremen, und der Drogenkonsum dieses Mannes war enorm. Trotzdem war er stolz darauf, nicht süchtig zu sein. Er redete sich ein, wenn diese Gewohnheit sich nicht nachteilig auf seine Arbeit auswirke, dann sei er nicht abhängig; und sie wirkte sich nicht nachteilig auf seine Arbeit aus. Doch sie forderte körperlich und im Hinblick auf seine Beziehungen ihren Preis, und deshalb hatte er mich aufgesucht, um mit meiner Hilfe seine Wochenendgewohnheit aufzugeben. Über einige Worte, mit denen er sich selbst beschrieb, mußte ich lächeln, denn sie waren absolut rein in ihrer merkurischen Essenz. Er sagte, wenn er Drogen nehme, liege er nicht einfach herum wie ein Zombie. Er hatte viel Spaß mit einer ganzen Gruppe von anderen, die sich darauf verließen, daß er »Leben in die Bude« brachte. Mercurius ist immer in Bewegung, deshalb hatte mein Patient wenig mit passiver »Bewußtseinserweiterung« im Sinn. Er sagte, er spiele den »Rattenfänger« für seine Freunde, und sie würden ihm bereitwillig folgen.

Der Rattenfänger ist eine vollkommen merkurische Gestalt, ein junger Mann, der leichtfüßig durch die Stadt tanzt und dabei zuerst Ratten und später Kinder mit seiner Flöte verzaubert. Als Rattenfänger betätigt er sich gegen Bezahlung (der Puer ist auch in seiner Verspieltheit noch eigennützig), und wenn er sein Geld nicht bekommt, lockt er alle Kinder unbemerkt aus der Stadt heraus. Das ist die Schattenseite des verspielten Puer. Wenn man ihm in die Quere kommt, wird er zum herzlosen Dämon. Selbst seine Kleidung ist als Mischung von Gegensätzlichem merkurisch. Mein Friseurpatient veranstaltete internationale Seminare in seiner Kunst, was angesichts seiner Jugend recht beeindruckend war. Er sagte, als Kind habe er sich im Garten auf eine Seifenkiste gestellt und freie Reden an ein imaginäres Publikum gehalten. In diesen Reden habe er dargestellt, wie großartig und erfolgreich er war. Hier sehen wir die Wortgewandtheit von Mercurius in Verbindung mit dem Narzißmus des Puer. Ich gab ihm Mercurius vivus 10M, und drei Wochen später sagte er, er sei wesentlich ruhiger geworden und habe keine Schwierigkeiten, auf Drogen zu verzichten. Er war eine neue Beziehung eingegangen und entschlossen, sie nicht durch seinen früheren extremen Lebensstil zu gefährden. Nach einer einzigen Dosis des Simillimum beginnt der Puer, erwachsen zu werden.

Die Gestalt des Puer ist eine seltsame Mischung aus Verletzlichkeit und arroganter Empfindungslosigkeit. Er hält sich für den Besten, aber er braucht Bestätigung. Er nimmt den Mund voll, ohne an die Konsequenzen zu denken, aber er ist zutiefst verletzt, wenn jemand Kritik äußert, die zutreffend klingt. Er hängt sich gerne an eine neue Liebe und baut seine Welt um sie herum, bis er sich an sie gewöhnt hat, und dann hält er sie für vollkommen selbstverständlich. Der Puer ist eigentlich sehr unsicher, denn sein Gefühl der Sicherheit und Unverwundbarkeit gründet er auf die unerschütterliche Zuneigung seiner Mutter. Wenn ihm diese entzogen wird, erwartet er, daß die ganze Welt in ihn vernarrt ist, wie seine Mutter es war, und wenn sich diese Vorstellung als unzutreffend erweist, bekommt der Puer einen bösen Schock. Der junge Staubsaugervertreter mit seiner Aufmerksamkeitsstörung sah traurig und verletzlich aus, als er sagte, es sei schwer für ihn, Freunde zu finden, und zugab, daß andere Leute ihn für eigensinnig hielten. Dann bestätigte er, daß er sich immer noch im Puer-Stadium befand, indem er seine Haltung rechtfertigte und sagte, er sei nicht wirklich eigensinnig, sondern die anderen könnten nur nicht ertragen, wenn er ihnen die Wahrheit sagte. Der Puer denkt ständig über sich selbst nach, aber alles, was er sieht, ist seine oberflächliche Brillanz. Es ist für ihn sehr schwer zu erkennen, daß er selbstsüchtig und nicht zu intimen Beziehungen fähig ist. (Wie kann man mit anderen intim sein, wenn man in sich selbst verliebt ist?) Der Mercurius-Puer kann das Gefühl haben, er sei völlig mit einer anderen Person verschmolzen, und das kann ekstatisch für ihn sein, aber in Wirklichkeit hat er dabei sich selbst an den anderen verloren. Zur wahren Intimität gehört es, daß man sein Selbst behält und damit dem anderen begegnet.

Ein hervorragendes Beispiel für den verwundbaren, brillanten Mercurius-Puer ist der Sänger Michael Jackson. Er ist einer der widersprüchlichsten und flatterhaftesten Charaktere auf der öffentlichen Bühne. Er ist ein Peter Pan, der nie erwachsen geworden ist. Er lebt auf seiner Ranch *Never Never Land* mitsamt eigenem Vergnügungspark, Kino und Zoo. Seine Erscheinung ist außerordentlich merkurisch. Er ist nicht nur schön, zierlich und sehr jugendlich, sondern er verändert sich auch von Woche zu Woche. Er ist von seinem Äußeren so besessen, daß er sein Gesicht zum Spiegelbild des Gesichts seiner Schwester umgestaltet hat. Außerdem wirkt er im echten Mercurius-Stil halb weiß und halb schwarz, halb männlich und halb weiblich, halb wie ein Mensch und halb wie ein Kobold. Auf der Bühne wirkt er wie elektrisiert in seiner Beweglichkeit. Er hypnotisiert das Publikum mit seinem Moonwalk, der so aussieht, als gehe er gleichzeitig vorwärts und rückwärts. Mit Hilfe von besonderen Computereffekten vervollständigt er die Illusion, indem er sich vor unseren Augen in einen Panther verwandelt. Als Jackson 1994 im Fernsehen auftrat, um auf die Kritik der Presse zu antworten, die ihn als Monster dargestellt hatte, tat er wenig, um diesen Eindruck zu korrigieren. Er erschien als zarte, geisterhafte Gestalt mit einer weichen Mädchenstimme, fühlte sich mißverstanden, wollte nur lieben und von allen geliebt werden. Er sei immer geschminkt, so ließ er wissen, weil sein Gesicht weiße Flecken habe. Tatsächlich haben einige Mercurius-Menschen körperliche Zeichen ihrer dualen oder multiplen Natur. So hat beispielsweise einer meiner Mercurius-Patienten Pupillen, die ganz unterschiedlich groß sind. Bei all seiner Fremdartigkeit und seiner zurückhaltenden Isolation ist Jackson ein brillanter, kreativer Musiker. Vielleicht hatte er recht, als er so unschuldig und ernsthaft sagte, Gott habe ihm seine Gaben verliehen, damit er der Menschheit Freude bringen könne.

Während ich dieses Kapitel schreibe, staune ich darüber, wie Mercurius nicht nur eine, sondern drei oder noch mehr archetypische Gestalten aus dem Tarot verkörpert. Er ist der Narr, der ein Aspekt des Puer ist, aber er ist auch der Magier, der Hohepriester und der Kaiser. Das hat zweifellos etwas mit Alchimie zu tun, wo Mercurius der Geist im Kessel ist, der sich von einer Stufe der Vervollkommnung zur nächsthöheren transformiert, genauso wie es vom Magier heißt, er sei die »höhere Oktave« des Narren. Weil Merkur auch der Bote der Götter ist, das Bindeglied zwischen dem Unbewußten und dem rationalen Verstand und von den Musen die Weissagung lernte, scheint es passend, daß er in den Tarotkarten so herausragend vertreten ist, denn sie repräsentieren schließlich symbolhaft die verschiedenen Entwicklungsstadien der Psyche auf ihrer Suche nach Weisheit.

Der Narr ist ein faszinierender Archetyp, denn er vereint die widersprüchlichen Aspekte von Torheit, Weisheit, Unschuld und dem Trickster. Insofern ist er eine sehr merkurische Gestalt. Im Tarot wird der Narr als junger Mann dargestellt, der sorglos mit einem Sack auf dem Rücken herumwandert und gerade dabei ist, fröhlich über einen Abgrund zu steigen, mit einem bellenden Hund auf den Fersen. Das entspricht der sanguinischen, gedankenlosen Unschuld des Mercurius-Puer. Ein klassisches Beispiel ist der Narr, der in so vielen Shakespeare-Stücken auftaucht. In *Zwei Herren aus Verona* wird er »Speed« genannt, ein höchst passender Name für eine merkurische Gestalt. Shakespeare sagt über einen seiner Narren: »Dieser Geselle ist weise genug, den Narren zu spielen, und das erfordert eine besondere Art von Witz. Er muß die Stimmungen derjenigen beobachten, mit denen er seine Späße treibt, die Eigenschaften der Personen und die Zeit. Das erfordert soviel Mühe wie die Kunst eines weisen Mannes.« Shakespeares Narren werden von den anderen Schauspielern als Idioten behandelt, und gewöhnlich spielen sie die meiste Zeit den Narren, aber hinter ihrer vermeintlichen Dummheit verbirgt sich eine Weisheit, die sich aus ihrem distanzierten, nicht dazugehörenden Status ergibt. Es ist der Narr, der dem König die Wahrheit sagt, wenn kein anderer sie sieht, und ihm den Spiegel vorhält, wenn kein anderer es wagt. Der Narr sieht alles, aber sagt nichts, bis er gefragt wird. Erst dann zeigt er seine bemerkenswerte Beobachtungsgabe ohne Anzeichen von Stolz oder Ernst, sondern mit der Leichtigkeit eines Kobolds oder eines unpersönlichen Fremden. Es ist die Unpersönlichkeit von Mercurius, die ihn närrisch wirken läßt. Er hat in der Konversation oft nichts zu sagen, weil das Gespräch sich um persönliche Meinungen, Vorlieben und Abneigungen dreht, für die er sich nicht interessiert.

Einer meiner Mercurius-Patienten, ein Teenager, der unter Schnupfen litt, sagte, er sei in der Schule die meiste Zeit schweigsam, denn er wisse nichts über die modische Musik, von der seine Altersgenossen schwärmten, und er habe nichts für die emotionale und kindische Art übrig, mit der sie bestimmte Dinge verspotteten und andere bewunderten. Er hatte keine persönliche Meinung über Mandys Flirt mit Steven, und er kannte auch nicht die neuesten Klassenwitze über die Lehrer. In gewissem Sinne wirkte er wie ein Narr, weil er so distanziert war, aber es war keine freiwillige Distanziertheit. Er bemühte sich verzweifelt darum, Freundschaften zu schließen, und wollte sogar versuchen, die Sprache der anderen zu lernen, aber es gelang ihm nicht, bei Dingen, die er für trivial hielt, Interesse zu heucheln. Für sein Alter wußte er sehr viel über Wissenschaft, Politik und Geschichte, aber er war ein sozialer Außenseiter. Wie der Mercurius-Narr hätte er mit jedem gesprochen, aber sie fanden es seltsam, mit ihm zu reden, weil er nicht wie einer von ihnen wirkte. Er war gescheiter als sie, aber im Hinblick auf die Dinge, die sie wichtig fanden, war er völlig unwissend.

Der Mercurius-Narr ist nicht stolz. Er würde mit jedem sprechen; die Frage ist nur, wer ihm zuhört. Im allgemeinen sind das nur solche Leute, die ehrlich mit sich selbst sind und gleichzeitig die Fähigkeit haben, über den Tellerrand ihrer persönlichen Präferenzen hinauszusehen. Der Narr im Tarot ist die erste Karte der großen Arkana. Gleichwohl ist er nicht repräsentativ für die ersten Stadien der menschlichen Evolution, sondern eher für das erste Stadium der bewußten individuellen Entwicklung jenseits des »Massenbewußtseins« und namentlich für die Einsicht in unser eigenes Unwissen. Er repräsentiert die Bereitschaft, den Schritt ins Unbekannte zu tun, unvorbereitet und auf das Schicksal vertrauend, und dieses unschuldige, abenteuerliche Vertrauen findet man oft bei Mercurius.

Der Mercurius-Narr ist ein verspieltes Kind. Manchmal handelt es sich um narzißtische Puer-Typen, die mürrisch, reizbar und anspruchsvoll werden, wenn sie arbeiten müssen. Andere sind selbstloser, und sie kommen Shakespeares Narren am nächsten. Sie sind schelmisch und scharfzüngig, aber nicht bösartig. Der junge Mercurius-Dichter, den ich behandelt habe, war solch ein »Narr«. Er spielte den Narren mit Vergnügen, scherzte wie ein Kind und warf mit cleveren Wortspielen um sich. Wie viele Mercurius-Menschen stellte er gleichzeitig zwei gegensätzliche Charaktere dar. Er wirkte sehr jung, offen, etwas »grün« und unbeholfen. Oft stolperte er über seine eigenen Worte wie ein Narr, und doch enthielten ebendiese Worte (besonders seine Gedichte) auch tiefgründige Weisheit. Häufig spielte er auf der sozialen Ebene den Narren, weil er dafür mehr Beifall bekam als für seine tiefgründigen Wahrheiten, und er fühlte sich dann weniger verwundbar.

Nachdem ich Mercurius als Konstitutionstyp »entdeckt« hatte, dämmerte mir allmählich, daß der größte Teil unserer Stegreifkomödianten und Kabarettisten zu diesem Typ gehört. Sie müssen geistig sehr schnell reagieren, vor allem wenn sie mehrere unterschiedliche Charaktere imitieren. Diejenigen, die ihre eigenen Texte schreiben, müssen außerdem scharfe Beobachter der menschlichen Natur sein. Der beste Humor hängt oft davon ab, ob es gelingt, Verhaltensweisen zu demaskieren, die wir alle schon millionenfach gesehen haben, ohne darüber nachzudenken. Der Komiker muß diese automatischen Verhaltensweisen isolieren können, um sie zu entlarven. An dieser Stelle kommt das alles durchdringende Auge von Mercurius ins Spiel. Darsteller wie Ben Elton, Robin Williams und Jim Carrey sind hochgradig merkurisch. Sie sind »Revolverschnauzen« , die außergewöhnlich schnell mit einer Vielzahl von Akzenten sprechen können. Im allgemeinen demaskieren sie unbewußte Verhaltensweisen ziemlich rücksichtslos, aber sie wirken dabei nicht böse oder gehässig. Wie ein guter Richter stellen sie eine unbewußte Geste gnadenlos, aber auch ohne Boshaftigkeit an den Pranger. Mercurius ist gut darin, tiefgründige, aber auch unangenehme Wahrheiten ohne emotionale Betroffenheit auszusprechen. Das ist in einer Komödie und im Gerichtssaal wirkungsvoll, aber auf der sozialen Ebene kann Mercurius seine Freunde schnell verlieren, wenn er nicht lernt, die Schärfe seiner Beobachtungen zu mäßigen. Wie der junge Staubsaugervertreter kann er andere mit seinen kompromißlosen Bemerkungen beleidigen, und anschließend wundert er sich, warum er einsam ist. Auch Nux vomica spricht sehr offen, aber es gibt da einen Unterschied. Nux läßt bereitwillig die Luftballons der Leute platzen und genießt beinahe ihr Unbehagen. Mercurius ist im allgemeinen weniger aggressiv. Er sagt, was er sieht, ohne darüber nachzudenken, ob er den anderen damit verletzt, oder er redet sich sogar ein, daß er dem anderen damit etwas Gutes tut, aber er spricht in den meisten Fällen nicht aus einer Verärgerung heraus. Mercurius ist wesentlich neutraler und distanzierter als Nux, obwohl seine scharfe, zielstrebige Art den Homöopathen an letzteren erinnern kann.

Der Puer hat Eigenschaften des Narren, weil er nicht nachdenkt, bevor er spricht oder handelt. Er ist so spontan, daß er jede Gelegenheit nutzen kann, die das Schicksal ihm bietet. Und weil er so formbar ist, kann er sich dem Fluß der Ereignisse anpassen, was den Eindruck erweckt, als habe er sehr viel

Glück. Auf der anderen Seite kann er sich auch in alle möglichen unangenehmen Situationen manövrieren, weil er nicht hinsieht, bevor er springt. Ein gutes Beispiel ist die Tendenz des Mercurius-Puer, impulsiv in Beziehungen hineinzuspringen. Verschiedene meiner Mercurius-Patienten haben darüber berichtet. Die prickelnde Erregung einer neuen Beziehung reizt sie so sehr, daß sie nicht darüber nachdenken, wohin das Ganze führen könnte. Manchmal klappt es, manchmal wird es eine Katastrophe.

Der Mercurius-Narr ist oft sehr geistesabwesend. Das hat zum Teil damit zu tun, daß er vollkommen in der Gegenwart lebt und deshalb nichts aus den Fehlern der Vergangenheit lernt. Genausowenig macht er irgendwelche Pläne. Die Frau eines meiner Mercurius-Patienten erzählte mir, sie müsse immer die Route für die Wochenendausflüge planen, weil ihr Mann den Weg sonst jedesmal nur rate und sich dabei oft genug hoffnungslos verfahre. Er ist immer sehr selbstsicher und macht dann oft eine Bauchlandung. Genauso neigt der Mercurius-Narr dazu, ohne Schlüssel aus dem Haus zu gehen. Er denkt einfach nicht daran. Er mag zwar durchaus fähig sein, abstruse wissenschaftliche oder esoterische Informationen miteinander zu verknüpfen, aber er denkt nicht daran, seine Schlüssel mitzunehmen. Das ist ein Beispiel für die schwierige, unzuverlässige Art des Narren. Wenn er durch Nachlässigkeit eine ihm anvertraute Aufgabe nicht erledigt hat, fällt ihm bestimmt eine passende Ausrede ein; oder aber sein Kopf ist einfach leer, und er entschuldigt sich überhaupt nicht. Mercurius hat oft eine gewisse Zeit diese Leere im Kopf (wie immer bei Mercurius geht es dabei um alles oder nichts). Es ist andererseits gerade diese Leere, die es ihm ermöglicht, so objektiv zu sein und sich der inneren Weisheit zu öffnen. Doch sie kann ihn auch völlig dumpf machen, so daß er nichts mehr zu sagen hat. Der Direktor von Peter Sellers' Schule sagte über seinen früheren Schüler:»Sellers hinterließ nicht den geringsten Eindruck. Er verschmolz gewissermaßen mit dem Mobiliar. Er hatte wenig mit uns gemein.« Derselbe Sellers machte als Schauspieler einen enormen Eindruck, weil er das, was er war, nicht zu spielen brauchte. Mercurius kann närrisch wirken, weil er so hastig mit Worten umgeht (Kent:»Ein ausgesprochener Zug von Merkur ist Hastigkeit«), oder auch, weil er überhaupt nichts sagt. Peter Sellers spielte einen solchen ausdruckslosen Narren in dem Film *Willkommen, Mr. Chance*.

In den letzten Jahren sind eine ganze Reihe von Filmen über Narren gedreht worden, und in allen sind die Hauptrollen mit Schauspielern besetzt, die konstitutionell wahrscheinlich Mercurius sind. Außer den bereits genannten denke ich an *The Jerk* mit Steve Martin, *National Lampoon's Vacation* mit

Chevy Chase, *Rainman* mit Dustin Hoffman, *Forrest Gump* mit Tom Hanks, *Hudsucker – Der große Sprung* mit Tim Robbins und *Dumm und dümmer* mit Jim Carrey; außerdem Bull Murray in verschiedenen Filmen. Alle diese Schauspieler haben bestimmte merkurische Züge. Sie wirken jugendlich, unschuldig, distanziert, »hell und strahlend«. Ihre Gesichtszüge und ihre körperliche Erscheinung stimmen ebenfalls sehr stark mit Mercurius überein. Diese Mercurius-Schauspieler wurden für die Rolle des humorvollen Idioten ausgewählt, weil sie von Natur aus fähig sind, die seltsame Kombination von geistiger Ausdruckslosigkeit und intelligenter Spontaneität darzustellen, die man so oft bei Mercurius findet.

Der Trickster

C. G. Jung benutzte den Ausdruck »Trickster« (Schelm, Gauner, listiger Narr), um den Aspekt des Unbewußten zu beschreiben, der uns ein Bein stellt. Er läßt uns über unsere eigenen Worte stolpern, Freudsche Fehlleistungen erbringen oder sogar lügen, wenn wir eigentlich die Wahrheit sagen wollen. Der Trickster sucht und findet uns. Er verführt uns dazu, den falschen Weg zu wählen, etwas Falsches zu sagen oder uns das unpassendste Kleidungsstück zu kaufen. Er ist der Dämon, der Kobold, der kleine Wicht, der uns ständig seine Streiche spielt. Einige Mercurius-Menschen personifizieren den Trickster, der schließlich nur ein weiteres Alter ego von Merkur ist. In der griechischen Mythologie hat Hermes von Geburt an seine Streiche gespielt. Er wollte das Vieh seines Bruders Apollo stehlen, und so band er große Sandalen rückwärts an die Hufe der Tiere, damit, wenn er sie wegführte, ihre Spuren scheinbar in die andere Richtung wiesen. Als Apollo entdeckte, was geschehen war, geriet er in Wut und zerrte seinen Halbbruder vor ihren gemeinsamen Vater Zeus. Zeus ermahnte Hermes, aber er amüsierte sich so über den Einfallsreichtum seines Sohnes, daß er ihn gnädig davonkommen ließ. Der Mercurius-Trickster hat eine solche »Chuzpe«, daß er meist mit seinen Streichen davonkommt. Diese Streiche sind vielleicht nicht mehr als verspielte praktische Scherze, wie Peter Sellers sie so sehr liebte. So verschwand er beispielsweise mitten in einem Bühnenakt nach hinten, zog eine Feuerwehruniform an, kam wieder hervor und rief: »Feuer! Feuer!« Daraufhin war der Zuschauerraum anschließend fast leer. Bei einer anderen Gelegenheit bestand er darauf, daß ein kurzes Fernsehinterview immer wieder neu aufgenommen wurde, so daß man am Ende drei Stunden brauchte, um ein Fünf-Minuten-Interview zu filmen. Zufällig war das am 1. April.

Der Mercurius-Trickster kann auf selbstsüchtige, hinterlistige Weise gerissen sein. Er kann andere beeinflussen und manipulieren, um genau das zu bekommen, was er will. In seiner Anfangszeit gab Sellers bei jedem Reichen mit dem Nachnamen Sellers vor, er sei ein entfernter Verwandter. Er schrieb an die betreffenden Leute sogar Briefe, in denen er behauptete, ein seit langem vermißter Cousin zu sein, der nun um Unterstützung zum Aufbau seiner Karriere bat. Damit hatte er allerdings keinen Erfolg. Lewis schrieb über Sellers: »Er hatte keinen Sinn für Moral, keine Urteilsfähigkeit, und er wußte nie, wie er sich benehmen sollte, oder er probierte aus, was man ihm durchgehen ließ.« Diese Beschreibung ist der Schlüssel für die Interpretation des hinterlistigen Verhaltens von Mercurius. Er weiß nicht, wie er sich benehmen soll, einerseits weil er sich so von den anderen Menschen isoliert, andererseits, weil er sich schnell entscheiden muß, wie er am besten seine Spuren verwischt. Die vollkommen selbstsüchtige Art, mit der Mercurius seinen Willen durchsetzt, ist im allgemeinen eher aalglatt als aggressiv. Er schlängelt sich ständig durch und weicht aus, damit man ihn nicht zu fassen bekommt. Der Mercurius-Trickster hat meist große Angst davor, daß man ihn in die Pflicht nimmt. Sellers sagte einmal: »Ich habe keine Freunde, ich bin argwöhnisch gegen jedermann.« Einen großen Teil seiner späteren Jahre verbrachte er im Dorchester-Hotel in London, nachdem er sich von seiner seit langem leidenden Familie getrennt hatte. Im Hotel brauchte er sich wenigstens nicht ordentlich zu benehmen; dort war er niemandem verpflichtet.

Nicht alle Mercurius-Typen sind so selbstsüchtig, wie Sellers es anscheinend war. Aber auch der eher »durchschnittliche« Mercurius kann bei Bedarf aalglatt sein. Er erfindet lieber Notlügen, ehe er zuläßt, daß ihm jemand auf die Schliche kommt, und er kann so geschickt mit Worten umgehen, daß er fast sogar selbst seine Lügen für die Wahrheit hält. Pamela Tyler sagt in ihrem Buch *Merkur:* »Der Lufttyp ist der subtilste von allen; Heuchelei verbirgt hier die Unaufrichtigkeit. Eine andere Taktik ist die seelische Einschüchterung, wobei die Schwierigkeit darin besteht, daß sie mit großer Finesse praktiziert wird. Diese Art, jemanden hinters Licht zu führen, ist die raffinierteste und gehässigste. Überzeugend jemandem das Wort im Mund zu verdrehen und pedantische Scheinbeweise zu führen, das sind die Grundlagen der intellektuellen Kniffe. Doppelzüngigkeit, zu welchem Zweck auch immer, ist das Werkzeug des Luftigen.« Sie bezieht sich hier auf den astrologischen Merkur und die Lufttypen im allgemeinen. Ihre Bemerkungen könnten sich jedoch genausogut auf die Mercurius-Konstitution beziehen. Als hochgradig mentaler Typ ist er tatsächlich einer der hauptsächlichen »Lufttypen« (vgl. Anhang). Mercurius kann sich so selbstsicher oder so nonchalant ausdrücken, daß eine Lüge wie die Wahrheit klingt. Genausogut kann er sich schweigend entziehen. Mit meinem Mercurius-Freund war ich mehrmals zum Mittagessen in einem Restaurant verabredet, und lange nachdem wir bestellt hatten, bemerkte er beiläufig, er habe kein Geld bei sich. Ich kannte ihn gut genug, um zu wissen, daß er mir nicht zurückzahlen würde, was ich für ihn auslegte.

Eins der besten populären Beispiele für den Mercurius-Trickster ist Jack Nicholson. Man muß nur in diese teuflischen Augen sehen, um zu wissen, daß er nichts Gutes im Sinn hat. Nicholson wirkt manchmal sympathisch, sowohl im wirklichen Leben als auch auf der Leinwand, aber die meiste Zeit ist er der subtile, selbstsüchtige Trickster, den wir so gerne lieben und hassen. Als kraftvoller, rätselhafter Mercurius hypnotisiert er sein Publikum und erfreut die Leute so mit seiner selbstsicheren Gerissenheit und seiner schamlosen Selbstliebe, daß sie ihm Erfolg wünschen. Er ist der charmanteste aller Übeltäter, und oft ist er halb gut und halb böse. (Wer könnte den Joker im dritten Batman-Film besser spielen als dieser Erztrickster?) Jack Palance ist ein anderes gutes Beispiel für diesen Typ. Sein starrer Blick ist zugleich finster und hypnotisierend, obwohl er sich in den letzten Jahren auch stärker selbst zum besten hält. Es gibt auch extremere Varianten des Mercurius-Tricksters, die fast ausschließlich Übeltäter sind. Ein gutes Beispiel unter den Schauspielern (dort findet man zahllose Beispiele für Mercurius, weil er hervorragend seine eigene brillante Flexibilität auf der Leinwand darstellen kann) ist Dennis Hopper. Hopper spielt die merkurischen Verrückten, die finster sind, weil sie scharfsinnig, böse und völlig unberechenbar sind. Sie sind distanziert wie Psychopathen. Ein anderes, gleichermaßen merkurisches Beispiel ist John Malkovitch. Er spielt vorzugsweise sehr clevere, intrigante Schurken, die ebenso zwielichtig wie herzlos sind. Die Augen von Malkovitch wirken genauso unheimlich distanziert, wie man es oft bei Mercurius sieht.

Der Charaker des Tricksters verschmilzt auf der einen Seite mit dem des Narren (der unschuldigen Seite) und auf der anderen Seite mit dem des Magiers. Letzterer verfügt über eine subtile und gründliche Kenntnis davon, wie das Unbewußte arbeitet, und er kann es beliebig manipulieren. Das ist ein seltener Mercurius-Typ, der sich esoterischen Praktiken verschrieben hat und im allgemeinen sehr machtbesessen ist. Ich vermute, daß der große Magier Aleister Crowley konstitutionell Mercurius war. Seine Liebe zum Ritual, sein tiefes und subtiles Verständnis esoterischer Zusammenhänge und seine amoralische Haltung passen insgesamt zu Mercurius.

Der Trickster kann sich in Mercurius auch noch anders verkörpern, und zwar in Gestalt von sprunghaften Gedanken und fixen Ideen. Der eher nervöse Mercurius neigt zu fixen Ideen, die negativ oder einfach nur unsinnig sein können. Das ist die dunkle Seite der mentalen Ausrichtung von Mercurius. Aus genau diesem Grund suchte mich einmal ein Mann von etwa 30 Jahren auf. Er war ein starker Mann, der sehr philosophisch dachte und sich zu esoterischem Gedankengut hingezogen fühlte. Seine Augen waren dunkel und glänzend und huschten nervös im Zimmer umher. Er sagte, er sei immer ein nervöser Typ gewesen, und wenn er gedanklich angespannt sei, wiederhole er ständig irgendwelche Zahlenreihen. Er war etwas medial veranlagt und konnte manchmal Auren um die Köpfe der Leute herum sehen. Er war groß, aber seine Haltung wirkte sehr zusammengesunken, so daß er seinen Hals strecken mußte, um aufrecht auszusehen. Sein scharfer Verstand, der ihm Streiche spielte, ließ mich an Mercurius denken, das ich ihm in einer 10M-Potenz gab. Nach wenigen Tagen hatten die sich ständig wiederholenden Gedanken fast aufgehört, und er blieb anschließend mehr oder weniger ruhig.

Ein anderer Mercurius-Patient sagte, sein Geist komme nie zur Ruhe, und wenn er müde sei, neige er zu negativem Denken. Er hatte festgestellt, daß er dagegen durch positives Denken angehen konnte, indem er bestimmte Aphorismen ständig wiederholte. Ich habe mehrere Mercurius-Patienten erlebt, die auf ähnliche Weise positives Denken einsetzten, um ihre fixen Ideen unter Kontrolle zu halten. Natrium muriaticum setzt positives Denken ein, um nicht traurig zu werden, während Mercurius es benutzt, um negative Gedanken oder fixe Ideen zu zerstreuen. Es überrascht nicht, daß Mercurius Aphorismen benutzt, um negative Gedanken zu bekämpfen. Es paßt zu einer Konstitution, die mit dem Medium des Wortes so vertraut ist und magisches Denken so genießt (siehe unten), daß sie in Gedanken auf Worte und Sätze zurückgreift, um die Kobolde der fixen Ideen zu bannen.

Distanziertheit und Entfremdung

Mercurius ist eins der reinsten Beispiele für den Lufttyp, der in erster Linie über den Verstand und weniger über seine Sinne und Emotionen lebt. Nur Lycopodium ist so »verkopft« wie Mercurius, aber er ist ein ganz anderer Typ. Anders als Lycopodium hat Mercurius einen ungeheuer formbaren und flexiblen Geist. Gleichwohl ist es das Luftelement, das beiden Typen ihre Distanziertheit verleiht. Mercurius ist sogar noch distanzierter als Lycopodium, denn er braucht keine Mühe auf den höchst persönlichen Kampf um Selbstvertrauen und Selbstrespekt zu verwenden, mit dem die meisten Lycopodium-Männer beschäftigt sind.

Die Distanziertheit von Mercurius hat etwas sehr Attraktives. Sie befähigt ihn, alle Seiten einer Sache zu sehen, und zwar ruhig und unberührt von persönlichen Emotionen, die normalerweise die Wahrnehmung und das Handeln beeinträchtigen. Das Ganze wird dadurch noch attraktiver, daß es von Momenten der Erregung und Inspiration oder von plötzlichem Gelächter unterbrochen wird. Mercurius ist ein solches Rätsel, hochgradig distanziert und gleichzeitig höchst spontan. Das ist schwer vorstellbar, und so können einige weitere merkurische Beispiele hilfreich sein. Der Komiker Steve Martin gehört hierher. Obwohl es so scheint, als könne er jedes Gefühl sofort ausdrücken, hat er eine unpersönliche, distanzierte Art. Ein anderes gutes Beispiel ist der undurchsichtige Schauspieler Kyle McLochlan, der im Fernsehen in der Kultserie *Twin Peaks* den philosophischen Detektiv spielt. Seine Rollen sind immer extrem kühl und kontrolliert, aber doch nicht kalt im Sinne von gefühllos. Das gilt für die meisten Mercurius-Menschen. Mercurius hat einen kühlen, distanzierten Ruhezustand ohne Gedanken und Gefühle, in den er sich gewöhnlich sehr leicht versetzen kann. Aus seinem neutralen Ruhezustand reagiert er spontan auf seine Umgebung, und zwar sowohl gefühlsmäßig als auch intellektuell beurteilend. Seine Emotionen sind in der Regel nur kurzlebig, aber sie können sehr intensiv sein. Das Mercurius-Pendel kann heftig in jede Richtung ausschlagen, aber es kehrt in den meisten Fällen auch schnell wieder in seine Ruheposition zurück. Es gibt jedoch auch Mercurius-Menschen, denen es sehr schwerfällt, dieses Gleichgewicht zu finden, und die ständig zwischen irgendwelchen Extremen hin und her pendeln. Im allgemeinen sind aber sogar sie intellektuell bewußter als die meisten anderen labilen Typen wie Ignatia und Phosphor, die mehr von Emotionen als von Gedanken beherrscht werden. Der labile Mercurius erlebt zwar einiges an Emotionen, aber er wird auch unablässig von Gedanken gequält, die er nicht abstellen kann.

Für viele Leute ist die Distanziertheit von Mercurius beunruhigend. Stellen Sie sich vor, in die Augen von Jack Nicholson zu sehen, und Sie werden wissen, was ich meine. Man hat den Eindruck, als würde man von einem gefühllosen, alles durchdringenden Verstand genau geprüft, und das ist oft auch der Fall. Ich habe gehört, wie jemand von »außerirdischen Augen« gesprochen hat, um den Blick meines Mercurius-Freundes zu beschreiben. Als ich ihn fragte, was er denn fühle, wenn er so leidenschaftslos in die Augen eines anderen sehe, sagte er: »Nichts. Ich fühle mich einfach innerlich sehr still.«

Die Distanziertheit von Mercurius drückt sich in seiner Liebe zu Computern und anderen intelligenten elektronischen Maschinen aus. Er scheint in diesen schnellen, unpersönlichen Geräten ein Spiegelbild seiner selbst zu finden, vor allem wenn sie Worte oder Bilder produzieren können oder sich schnell bewegen wie ferngesteuerte Flugzeuge. Ein gutes Beispiel für eine mercuriusartige Maschine ist Max Headroom, der halb computerhafte, halb menschliche Kommentator der Fernsehsendung *The Max Headroom Show*. Dies ist kein trockenes mechanisches Computergehirn wie Kalium carbonicum, sondern ein ziemlich schrulliger, schlauer und sehr respektloser Halbmensch, dessen manische, abgehackte Sprache an verschiedene Mercurius-Komiker erinnert, besonders an Robin Williams. Man mag ihn gerne, weil er die menschlichen Absurditäten so scharf beobachtet und weil sein Humor so clever ist. Sogar sein Name ist ein Wortspiel. Er ist faszinierend wegen seiner unheimlichen, computerartigen Unpersönlichkeit.

Das Medium des Films ist der große Favorit von Mercurius. Es erlaubt ihm, sich zurückzulehnen und den sich ständig verändernden Augenschmaus zu genießen, der durch seine Bedeutung noch interessanter wird. Mercurius hat einen rastlosen Geist, der ständig nach Anregungen verlangt, und oft ist er zu unruhig, um mit Genuß zu lesen. Science-fiction-Filme sieht er besonders gerne. Auch hier scheint er in der distanzierten Vision unbeschränkter Möglichkeiten, die in solchen Filmen dargestellt werden, das Spiegelbild seiner selbst zu erkennen. Ich habe festgestellt, daß Mercurius besonders von Außerirdischen fasziniert ist. Das hat wahrscheinlich etwas damit zu tun, daß er sich selbst fremdartig fühlt. Wir neigen zu der Vorstellung, daß Außerirdische mental sehr weit entwickelt und emotional distanziert sind, und genauso fühlt sich Mercurius. Mercurius' Affinität zum weiten Raum (innerlich und äußerlich) spiegelt sich in den Rollen, die Mercurius-Schauspieler in Science-fiction-Filmen spielen. Christopher Walken ist eine sehr unheimliche merkurische Gestalt. Er war der Hauptdarsteller in der Verfilmung des Buchs *Communion,* das von den wiederholten Heimsuchungen des Autors durch Außerirdische handelt. Walken selbst hat etwas von einem Außerirdischen. Er hat eine unheimliche und intensive Präsenz, die so wirkt, als komme er von einem anderen Planeten. Ein anderes Beispiel ist der Kapitän der *Enterprise* in der neuen Folge der Raumschiffserie. Kapitän Jean-Luc Picard hat denselben kalten, stählernen, starren Blick wie Walken. Er ist als Kommandeur der Enterprise sehr kühl und kontrolliert und spricht nur selten über persönliche Gefühle, doch er hat weder die emotionale Schwere von Natrium muriaticum noch das Ego eines Nux-Kommandeurs. Obwohl er eine starke Führernatur ist, reagiert er flexibel und hört seiner Crew aufmerksam und freundlich zu.

Mercurius ist so distanziert, weil ihm das Erdelement fehlt. Er ist wie ein Geist, der keine Verbindung zur Erde oder zu seinem Körper hat. Das kann dazu führen, daß er seinen Körper ignoriert und mißbraucht und ist in vielen Fällen auch verantwortlich für seine geistige Labilität. Es ist das Erdelement, das uns bodenständig macht; wenn es fehlt, neigen wir zur Labilität. Ich habe Mercurius-Menschen gesehen, die nicht still stehen konnten, nicht etwa weil sie rastlos waren oder ein neurologischer Schaden vorlag, sondern weil ihre Muskeln nicht daran gewöhnt waren, erdhaft zu reagieren. Die Anstrengung, still zu stehen, war zu viel für sie. Die Erdferne von Mercurius führt in vielen Fällen auch dazu, daß er keine Lust hat, auf dem Land zu leben. Viele Mercurius-Menschen langweilen sich auf dem Land, oder sie haben dort Angst. Sie sind in der künstlichen, anregenden Atmosphäre der Stadt zu Hause und können sich in einer ländlichen Umgebung nicht entspannen. Im Zusammenhang damit hat Mercurius oft das Bedürfnis nach stark verarbeiteten oder verfälschten Nahrungsmitteln und fühlt sich nach einer einfachen, aber vollwertigen Mahlzeit unbefriedigt. Man kann sich eine ganze Rasse von »Merkurianern« vorstellen, die in Raumschiffen durch das Universum flitzen, synthetische Nahrung zu sich nehmen und mit fortgeschrittener Computertechnologie virtuelle Welten in ihr Raumschiff projizieren. Sie haben keine Kernfamilien, sondern paaren sich beliebig, und ihre Nachkommen werden auf dem Heimatplaneten, der an sich ziemlich öde ist, in anregenden virtuellen Parks erzogen.

Für Mercurius kann das Leben einsam sein. Nur wenige Leute sind fähig, eine Beziehung mit einem Mercurius-Menschen einzugehen, und auch er findet seinerseits nur zu wenigen Leuten Kontakt. Deshalb ist er oft ein Einzelgänger. Das gefällt ihm jedoch nicht, denn die Leere, die er innerlich oft empfindet, kann sich desolat anfühlen, und er sehnt sich deshalb vielleicht nach Gefährten. Ein Mercurius-Patient sagte, er habe den immer wiederkehrenden Alptraum, der letzte lebende Mensch in einer Landschaft zu sein, die von außerirdischen Raumschiffen zerstört worden sei. Von Zeit zu Zeit neigte er zu Gefühlen von Paranoia, die nicht psychotisch waren (wie bei Veratrum, Stramonium, Belladonna, Hyoscyamus), sondern eher eine Überreaktion auf Widersprüche, die er im sozialen oder beruflichen Bereich erlebte. Je mehr sich Mercurius als fremdartig empfindet, desto mehr neigt er dazu, sich in dieser Welt unsicher zu fühlen. Es ist die Angst des Fremden, der weiß, daß er anders ist. Vielleicht habe ich deshalb den Eindruck, daß die Mercurius-Konstitution stärker unter Juden verbreitet ist, die auf der ganzen Welt immer Minderheiten waren. Die Juden sind bekannt für ihren scharfen Verstand, ihre Anpassungsfähigkeit und ihre Zurückhaltung, die manchmal an Arroganz grenzen kann. All diese Züge sind charakteristisch für Mercurius.

Manchmal löst das Gefühl der Fremdartigkeit bei Mercurius Verzweiflung und Todessehnsüchte aus. Diese Tendenz findet man bei allen syphilitischen Typen, einschließlich Aurum und Syphilinum. Die junge Frau, deren Identität so brüchig war, daß sie leicht in Hunderte von Ichfragmenten zersplittern konnte, fühlte oft diese Art von Verzweiflung. Sie fügte die einzelnen Fragmente allmählich wieder zusammen, indem sie zwei sehr merkurische Techniken benutzte. Die eine war Schreiben. Indem sie Tagebuch führte, konnte sie durch Analysieren und Beschreiben ihre eigene Psyche als sinnvoll empfinden. Die andere Technik war das Ritual (siehe unten).

Der obige Fall machte mich mit einem faszinierenden Phänomen bekannt, das ich für ein besonderes Mercurius-Charakteristikum halte, das Phänomen der »Zwillingshaftigkeit«. Es gibt eine merkwürdige Beziehung zwischen dem Mercurius-Menschen und den Eigenschaften von Merkur und seinem astrologischen Zeichen, den Zwillingen. Es wird als Zwillingspaar dargestellt und soll eine »gespaltene Persönlichkeit« haben. Der Mercurius-Mensch hat häufig das Gefühl, daß ihm eine Hälfte fehlt. Dieses Gefühl wird oft von der Sehnsucht nach einem Zwillingsbruder oder einer Zwillingsschwester und einer Faszination für Zwillinge begleitet. Die Mercurius-Frau, die darum kämpfte, die Bruchstücke ihrer selbst wieder zusammenzusetzen, sprach häufig von ihrer Tendenz, andere Menschen als ihren Zwilling zu behandeln. Sie beschrieb sogar, wie sie sich von dem anderen in einem solchen Ausmaß vereinnahmt fühlte, daß sie nicht mehr wußte, wo sie aufhörte und der andere begann. Der »Zwilling« war einerseits eine Quelle des Trostes, weil er ein Gefühl der Ganzheit vermittelte und die fehlenden Teile ergänzte, aber er löste andererseits auch ein Gefühl von Angst und Machtlosigkeit aus, denn meine Patientin fühlte sich vollkommen abhängig, wenn sie ihrer Neigung nachgab, den Zwilling auf jemand anders zu projizieren. Diese junge Mercurius-Frau war tatsächlich überzeugt, daß sie in der Embryonalzeit einen Zwilling hatte, der vor der Geburt gestorben war, obwohl ihr das nie jemand erzählt hatte. Wenn sie sich erlaubte, darüber nachzudenken, empfand sie jedesmal starken Kummer. (Es ist eine Tatsache, daß in den meisten Fällen, in denen Zwillinge empfangen wurden, nur ein Kind geboren wird. Der andere Zwilling verschwindet irgendwie, meist in der ersten Zeit der Schwangerschaft. Insofern ist die Intuition meiner Patientin gar nicht so weit hergeholt.)

Verschiedene andere Mercurius-Menschen haben mir erzählt, daß sie das Verlangen haben, mit jemand anders, der ihnen so ähnlich ist, daß eine tiefe Einheit entstehen kann, vollkommen zu verschmelzen. In einigen Fällen hatten sie Beziehungen, denen auf einer gewissen Ebene die Erfüllung fehlte, auch wenn es sonst »gute« Beziehungen gewesen waren, weil der Partner nicht ähnlich genug war, um das Bedürfnis nach einem Zwilling zu erfüllen. In gewisser Weise kann man dieses Bedürfnis nach einem Zwilling als Ausdruck von Narzißmus ansehen. Dabei ist Mercurius nicht unbedingt in sich selbst verliebt. Das mag der Fall sein oder auch nicht, aber er braucht anscheinend eine Art Spiegelung seiner selbst, ganz gleich ob es sich dabei um einen anderen Menschen handelt, der ihm ähnlich ist, oder um einen wirklichen Spiegel. Verschiedene Mercurius-Patienten haben mir erzählt, daß sie es tröstlich finden, in den Spiegel zu sehen, oder das sogar für ihre psychologische Stabilität brauchen. Es ist so, als brauche Mercurius eine Art objektiver Bestätigung für seine Existenz. Das entspricht dem Grundthema des »Mediums«, des Boten der Götter, der keine feste eigene Identität hat.

In seiner Distanziertheit neigt Mercurius dazu, alles zu analysieren. Ständig steckt er Dinge, Ereignisse und Menschen in bestimmte Schubladen. Durch diesen Prozeß wird er zwar weise, aber er bleibt von anderen abgeschnitten. Selbst auf einer alltäglichen Ebene ist der Scharfsinn von Mercurius geeignet, ihn von anderen Menschen zu trennen. Meist empfindet er sich selbst als entweder über oder unter anderen Leuten stehend, und entsprechend verhält er sich. Infolgedessen kann er niemanden auf seiner eigenen Ebene treffen. Es ist eine Ironie des Schicksals, daß ein Mensch, der flexibel genug ist, so viele unterschiedliche Seinszustände zu erleben, daß er sie bei anderen Menschen sofort erkennt, unfähig ist, mit diesen Menschen in Kontakt zu kommen. Statt dessen wirkt er als Spiegel. Wie Shakespeares Narr spiegelt er andere Menschen wider, aber er kann keine Beziehung zu ihnen entwickeln. Nur wenn seine Liebe wächst, kann Mercurius wieder Anschluß an die Menschheit finden, und einige bemühen sich erfolgreich darum.

Ritual und magisches Denken

Die Liebe zum Ritual ist ein höchst ungewöhnlicher Aspekt des Mercurius-Geistes. Ich habe sie verschiedentlich erlebt und als sehr charakteristisch empfunden. Das Ritual kann für Mercurius viele Formen annehmen. Es kann eine rituelle Zwangshandlung sein, wie man sie häufig in der Kindheit erlebt. Peter Sellers zum Beispiel mußte als Kind alles fünfmal tun. Er klopfte fünfmal an die Tür, rührte fünfmal im Tee und so weiter. Zahlen spielen bei den Ritualen von Mercurius oft eine Rolle (und ebenso bei seinen fixen Ideen). Auf einer bewußteren Ebene kann Mercurius versuchen, an Ritualen teilzunehmen. Der Mercurius-Dichter, der einmal vorübergehend von zwei fremden Wesenheiten besessen war, hat mir erzählt, er habe als Kind die fixe Idee gehabt, er nehme als Meßdiener am Ritual der Messe teil. Er fiel während des Rituals in einen tranceähnlichen Zustand, der nach Aussagen seiner Freundin mehr dämonisch als spirituell war. Sie kannte ihn von Kindheit an und war in dieselbe Kirche gegangen. Sie sagte mir, es sei etwas »Krankhaftes« daran gewesen, wie er während der Messe aussah. Sie habe das Gefühl gehabt, er sauge Energie aus dem Ritual, um sich selbst mit mehr Macht auszustatten. Ein anderer Mercurius-Patient sagte, er sei immer von Ritualen fasziniert gewesen, und als er die Chance bekam, nahm er an einem zeremoniellen magischen Wochenende teil. Er sagte, er habe sich bei den verschiedenen Ritualen an diesem Wochenende sehr heimisch gefühlt und auf seltsame Weise einen Machtzuwachs empfunden. Er setzte diese Aktivitäten später nicht fort, aber er hatte das Gefühl, sie seien für sein seelisches Wachstum wichtig gewesen.

Auch die junge Frau, die so gut auf Mercurius reagierte und darum kämpfte, wieder zu einem soliden Selbstgefühl zu finden, verließ sich stark auf das Ritual, um ihre zerstreuten Einzelteile wieder zusammenzufügen. Sie war sehr vertraut mit Symbolik und Mythologie, und sie benutzte dieses Wissen, um ihre Rituale zu strukturieren. Ein einfaches Ritual bestand für sie beispielsweise darin, Skulpturen aus Muscheln herzustellen, wenn sie sich in ihrem Leben einer neuen Situation gegenübersah. Die Skulptur repräsentierte die Bedeutung oder Essenz der Situation für sie. Sie sagte, es helfe ihr, »die Energie der Situation zusammenzuhalten«, und dann fühle sie sich weniger davon bedroht. Wenn sich ihre eigene Einstellung zur Situation veränderte, stellte sie die Skulptur an einen anderen Platz in ihrem Zimmer oder nahm sonst eine Veränderung daran vor. Diese Art von Ritual klingt für viele Leute verrückt, aber es hatte für die junge Frau eine lebenswichtige Funktion. Ihr eigenes Selbstgefühl hing stark von der Umgebung ab, was dazu führte, daß sie entweder Angst hatte oder sich verwirrt fühlte oder beides. Sie benutzte das rituelle Objekt als eine Art geistiges Gerüst, um sich über die Bedeutung der Situation klar zu werden (als ob sie sich mit einem möglichen Partner beraten würde), und auf diese Weise konnte sie verhindern, daß sie selbst völlig in der jeweiligen Situation aufging. Mercurius hat ein Bewußtsein, das sehr stark zerfließt. Wahrscheinlich stellen sowohl bewußte als auch automatische Rituale eine Möglichkeit dar, wie sich Mercurius eine Art psychischer Struktur bewahren kann.

In engem Zusammenhang mit der Vorliebe für Rituale steht Mercurius' Neigung zum magischen Denken. Naturvölker und Kinder haben eine Tendenz zum magischen Denken, wobei normalen oder zufälligen Ereignissen eine spezielle Bedeutung zugeschrieben wird. Die Astrologie ist eine Art von magischem Denken, die bei Mercurius-Menschen besonders beliebt ist. Mercurius kann die symbolische Bedeutung erkennen, die ein Vogel im Baum seines Gartens hat (und die im allgemeinen ihn selbst betrifft), oder die Bedeutung des Autokennzeichens seines neuen Freundes. Er neigt dazu, seine Träume symbolisch zu interpretieren oder bestimmten Farben und Namen eine spezifische Bedeutung zu geben. In diesem magischen Denken liegt oft ein großes Maß an Scharfsinn und Weisheit. Es handelt sich dabei nicht nur um eine psychotische Wahnidee, wie mehr pragmatische Geister vielleicht meinen. Dahinter steht vielmehr die Fähigkeit, die Verbindung zwischen inneren und äußeren Ereignissen zu erkennen.

Es ist interessant, daß Hermes der Vermittler zwischen der inneren Welt (dem Himmel oder dem Unbewußten) und der äußeren Welt war. Bezeichnend ist auch, daß Zeus ihn befähigte, Träume zu interpretieren. Das magische Denken von Mercurius drückt offenbar eine wirkliche Fähigkeit aus, die innere Bedeutung äußerer Ereignisse zu erkennen. Man kann die Sache aber auch zu weit treiben. Einige Mercurius-Menschen sind so besessen von den symbolischen Verknüpfungen zwischen Dingen und Ereignissen, daß es ihnen schwerfällt, vernünftig zu denken. Vielleicht ordnen sie ihren gesunden Menschenverstand ihrem Sinn für Symbolik unter, und das ist nicht immer sinnvoll. Einer meiner Mercurius-Patienten wollte beispielsweise keine Entscheidung treffen, ohne vorher das *I Ging,* das alte chinesische Buch der Weissagungen, befragt zu haben. Er war so darauf fixiert, die Zeichen zu deuten, daß er im Alltag nicht vernünftig handeln konnte. Im allgemeinen jedoch ist das magische Denken eine Bereicherung für Mercurius und bringt ihm mehr Weisheit als Wahn. Viele Mercurius-Menschen sind tatsächlich mit einem Leben gesegnet, das für sie persönlich sehr bedeutungsvoll ist, und sie haben ein starkes Gefühl für die Magie des Lebens selbst.

Größenwahn und Grausamkeit

Es ist nicht schwer, sich vorzustellen, warum Mercurius zu Größenwahn neigen kann. Zunächst ist da die Tendenz des Puer, stets seinen Kopf durchsetzen zu wollen. Wenn der Puer nicht bekommt, was er will, sorgt er für Chaos. Wenn der Diktator nicht bekommt, was er will, tötet er. Der Unterschied ist nur ein gradueller. Zweitens hat Mercurius diese merkwürdige Distanziertheit. Einige Mercurius-Menschen sind so distanziert, daß sie sich über die Gefühle der anderen keine Gedanken machen. Drittens spielt die Vorstellung, etwas ganz Besonderes zu sein, eine Rolle, ein aufgeblähtes Ego, das von echter geistiger Beweglichkeit und Scharfsinn begleitet wird. Dieses aufgeblähte Ego kann bei Mercurius von seinen intuitiven medialen Empfindungen gespeist werden. Das alles zusammengenommen ergibt eine Person, die sich für unbesiegbar hält. Magier, die durch das Ritual Macht erlangen wollen, können zu diesem Mercurius-Typ gehören, ebenso Diktatoren. Es ist interessant, daß verschiedene meiner Mercurius-Patienten von Diktatoren fasziniert waren. Der nervöse Mann, der mich wegen seiner zwanghaften »Zahlen im Gehirn« aufsuchte, hatte Deutsch gelernt. Er war fasziniert von den Nazis und sagte, er fühle sich medial von ihnen angezogen, obwohl er ein spirituell orientierter Mann war, der das Böse in ihnen durchaus erkannte. Aber irgend etwas bei ihren üblen Taten zog ihn an. Peter Sellers kleidete sich gerne in eine SS-Uniform und marschierte vor der Öffentlichkeit, um die Leute zum Lachen zu bringen (oder um ein Gefühl der persönlichen Macht zu erlangen?). Er hätte gerne die Rolle von Adolf Hitler gespielt, und er genoß es, in einem seiner Filme Napoleon darzustellen. Tatsächlich benahm sich Sellers während seines ganzen Lebens wie ein kleiner Diktator (Lewis: »Er war maßlos und launisch, wie es traditionell ein König ist«). Der von sich selbst überzeugtere Mercurius kann sehr gut Befehle erteilen. Der Idiot, den Steve Martin in dem Film *The Jerk* spielt, wird sehr reich und läßt das seine Begleiter spüren, ganz ähnlich wie Sellers es tat. Andere Mercurius-Menschen ertappen sich selbst bei diesem Verhalten und ändern sich, bevor es zu spät ist. Ich habe jedoch bei einigen meiner Mercurius-Patienten, die nicht wie unangenehme Charaktere wirkten, erlebt, daß sie von Macht und Grausamkeit gleichermaßen fasziniert waren. Es heißt, Napoleon sei konstitutionell Mercurius gewesen. Er war bekannt dafür, daß er die Angewohnheit hatte, seine Soldaten in die Nase zu kneifen, eine Geste, die irgendwie ihren Weg in die Arzneimittellehre von Mercurius fand. Aus den Beschreibungen derjenigen, die ihn kannten, wurde ein psychisches und physisches Profil des großen Generals zusammengestellt und repertorisiert. Daraus ergab sich Mercurius als führendes Arzneimittel.

Ein gutes zeitgenössisches Beispiel für einen Mercurius-Möchtegerndiktator ist Wladimir Schirinowsky, der russische Ultranationalist, der bei der ersten demokratischen Wahl in Rußland mit dem besten Wahlergebnis ins Parlament kam. Schirinowsky ist ebenso charmant und clever wie unberechenbar und gefährlich. Er verspricht alles und spielt mit den Schwächen der Menschen und ihrer Sehnsucht nach Ruhm und Selbstachtung. Er ist geistig recht gesund, aber trotzdem stößt er gelegentlich absurde Drohungen und Versprechen aus, wie beispielsweise, daß die russische Armee auf die Krim marschieren und das frühere russische Reichsgebiet zurückverlangen werde. Seine Vision eines russischen Staates vom Mittelmeer (!) bis zum Indischen Ozean erinnert an den Machttrieb, den Napoleon hatte. Obwohl er noch nicht einmal das Oberhaupt des russischen Staates ist, träumt er schon von einem sehr viel größeren Herrschaftsgebiet. Schirinowskys gelegentliche Drohungen, Japan »nuklear« anzugreifen, und seine unberechenbaren Auftritte in der Welt scheinen seiner Beliebtheit zu Hause keinen Abbruch zu tun. Mercurius kann theatralisch sein, und das ist sicher eine der größten Stärken, die Schirinowsky als Politiker hat.

Man kann sich die Frage stellen, warum Schirinowsky und Napoleon nicht zu einem anderen diktatorischen Typ wie Nux vomica, Veratrum oder Stramonium gehören. Der Grund ist, daß keiner von ihnen so vernünftig und geistig gesund ist wie Nux vomica, aber auch nicht verrückt genug, um Veratrum oder Stramonium zu sein. Ein anderer Diktator, der konstitutionell Mercurius sein könnte, ist Saddam Hussein. Er hat bei all seiner Brutalität etwas Jungenhaftes und Charmantes, und er ist wahrscheinlich nicht wahnsinnig genug, um einer der wirklich psychotischen Typen zu sein. Seine Angewohnheit, sich mit Leuten zu umgeben, die ihm ähnlich sind, ist bemerkenswert und erinnert an die Eitelkeit von Mercurius, aber auch an dessen Liebe zur Nachahmung und zur Einbildung. Weiterhin war sein Überfall auf Kuwait ziemlich dumm und impulsiv, fast so, als sei er ein ungehöriges Kind und nicht ein vernünftiger, praktisch denkender General. Saddams offenkundige Gleichgültigkeit gegenüber dem Leid, das er verursacht, entspricht ziemlich genau Mercurius, der jede seiner Handlungen geschickt zu rechtfertigen weiß und schnell vergißt, woran er sich lieber nicht erinnern möchte. (Lewis über Sellers: »Indem er sein Bewußtsein regelmäßig ausleerte, konnte Sellers solche menschlichen Schwächen wie Schuldgefühle loswerden.«)

Mein Mercurius-Freund (der eindeutig auf die Arznei reagierte) sagte einmal, er wäre gerne Präsident der Vereinigten Staaten, aber nur, wenn er dann wirklich die Macht hätte, Dinge zu verändern. Mercurius kann das langwierige Hin und Her demokratischer Institutionen nicht ertragen; es dauert ihm zu lange, bis dabei Veränderungen erreicht werden. Er ist mehr ein Freund von »Schnellschüssen«, bevorzugt die plötzliche dramatische Veränderung, die permanente Innovation. Mercurius wäre ein entsetzlicher Beamter. Seine Neigung zu Grausamkeiten hat damit zu tun, daß er menschliche Gefühle wie Liebe und Reue bewußt ausschalten kann. Mercurius kann seine Gefühle so geschickt auswählen, daß er fähig ist, beispielsweise Liebe, aber keine Reue zu empfinden. Er kann alles nach Gutdünken zulassen oder ausblenden. Es ist diese außerordentliche geistige und emotionale Plastizität, die Roger Lewis über Peter Sellers schreiben ließ: »Herzlos und sentimental, großzügig und knickrig, gewalttätig und leicht zu Tränen gerührt ... Sellers hätte die Psychiater reihenweise verschlissen.« Sellers konnte alles sein, was er wollte, und das machte ihn zu einem Monster. Die Maskengestalt, die Jim Carrey spielt, ist auf unheimliche Weise halb menschlich und halb dämonisch. Ähnlich faszinierend ist die roboterhafte Fernsehpersönlichkeit Max Headroom, denn er präsentiert Scherze und vor allem subtile Wortspiele und schlaue Satire schneller und unterhaltsamer, als irgendein Mensch es könnte. Er sieht alles, einschließlich der Absurdität und der Heuchelei der Menschen, aber er fühlt nichts. Mercurius blickt aus seiner Luftblase in eine fremde Welt, eine Welt, von der er sich getrennt fühlt und die er zu manipulieren versucht, oft sehr erfolgreich. Ein zweijähriges Kind lernt, seine materielle Umwelt zu manipulieren, und entwickelt sich dann weiter, indem es auf menschliche Weise lernt, mit anderen zu teilen, sie zu verstehen und zu lieben. Einige Mercurius-Menschen meistern dieses fortgeschrittene Stadium der sozialen Entwicklung nie, sondern versuchen statt dessen weiterhin, andere Menschen zu manipulieren, als seien sie leblose Objekte.

Körperliche Erscheinung

Mercurius-Menschen sind in ihrer Mehrzahl Männer, aber beide Geschlechter wirken relativ androgyn. Da sie stark intellektuelle Typen sind, ist ihr Gesicht eckig und wirkt in der Regel jugendlich. Die Augen blicken oft durchdringend, und die Augenbrauen sind meist kräftig und gerade. Ihr Haar ist gewöhnlich dunkel und glatt, kann aber jede beliebige Farbe haben. Häufig sind die Haare entweder dünn oder widerspenstig. Die meisten Mercurius-Menschen haben einen leichten Körperbau, aber einige werden fett, weil sie genußsüchtig sind.

Zusammenfassung

Es ist nicht leicht, die unterschiedlichen Mercurius-Typen auf einen Nenner zu bringen. Die einen sind leicht wie Phosphor, aber weit stärker distanziert, und sie haben einen schärferen Intellekt. Andere können so eindringlich sein wie Nux, haben aber nicht dessen Entschlossenheit. Wieder andere haben die Inspiration von Sulfur und sind genauso selbstsüchtig, aber weitaus flexibler, und manche können so rastlos sein wie Tuberculinum, aber noch anpassungsfähiger. Einige Mercurius-Menschen wirken kindlich und unschuldig wie Michael Jackson und Dudley Moore. Andere wirken oft distanziert und entrückt, ja sogar paranoid wie Peter Sellers. Einige wenige Mercurius-Menschen sind grausam und despotisch und können von Gewalt fasziniert sein. Meist ist Mercurius von sich selbst fasziniert und deshalb selbstsüchtig, obwohl er durchaus auch liebevoll und freundlich sein kann. Er ist ein labiler Charakter, dessen Stimmungen so schnell wechseln, wie er seine Meinung ändert, ein Mensch, der Veränderung braucht und Vorhersagbarkeit und Routine nicht erträgt. Die Fähigkeit von Mercurius, seine Umgebung widerzuspiegeln und sich ihr anzupassen (wie ein Chamäleon), ist einzigartig und beruht darauf, daß ihm die persönliche Identität weitgehend fehlt. Seine schnelle Wandlungsfähigkeit wird ergänzt durch seine Liebe zu Illusionen, zur Magie und zum Übernatürlichen. Mercurius kann so unpersönlich sein, daß er sich sehr einsam fühlt, und seine Unpersönlichkeit führt dazu, daß er das Stadtleben, die Anonymität und halbintelligente Maschinen liebt. Einige Mercurius-Menschen entwickeln genügend Reife, um relativ stabil zu sein, und bei ihnen ist die Wahrscheinlichkeit am größten, daß der Homöopath sie mit anderen Typen verwechselt. Eine Analyse ihrer Gewohnheiten, ihrer Begabungen und ihrer früheren Charakteristika sowie eine genauere Untersuchung ihrer Psyche wird zeigen, wie breitgefächert, fließend und innerlich »neutral« ihre Persönlichkeit ist.

Natrium carbonicum

Nach Natrium muriaticum ist Natrium carbonicum die am weitesten verbreitete Natrium-Konstitution. Sie kommt im wesentlichen bei Frauen vor, und zwar ungefähr so häufig wie Sepia und häufiger als die erwachsene Pulsatilla. Die Unterscheidung zwischen Natrium muriaticum und Natrium carbonicum ist für den Homöopathen oft schwierig, weil es sowohl bei den körperlichen als auch bei den geistigen Symptomen so viele Gemeinsamkeiten gibt.

Der hauptsächliche Eindruck, den die Persönlichkeit von Natrium carbonicum vermittelt, ist der, daß sie Natrium muriaticum gleicht, aber weniger ausgeprägt ist. Mit anderen Worten, Natrium carbonicum hat dieselben Züge wie Natrium muriaticum, aber in leichterer Form. So ist sie im allgemeinen gewissenhaft, neigt aber nicht so stark zum Perfektionismus. Sie ist ziemlich verschlossen, kann aber gegenüber Menschen, die sie liebt, durchaus offen sein und ihnen ihre Zuneigung ausdrücken. Sie gibt gerne, aber sie hat keine Schwierigkeiten, etwas anzunehmen. Das würde bedeuten, daß Natrium carbonicum emotional gesünder ist als Natrium muriaticum, und im allgemeinen halte ich das für zutreffend, weil die emotionale Verdrängung nicht so ausgeprägt ist und deshalb die Vermeidungsmechanismen nicht so stark sein müssen. Es gibt jedoch einen pathologischen Zug, der bei Natrium carbonicum im allgemeinen stärker ausgeprägt ist als bei Natrium muriaticum, und das ist die Ängstlichkeit. Während Natrium muriaticum eher depressiv als ängstlich ist, gilt für Natrium carbonicum das Gegenteil. Es handelt sich meist um nervöse Menschen, die nicht genügend Selbstvertrauen haben (Kent: »Furchtsamkeit«) und die man oft mit Lycopodium verwechselt, vor allem weil Natrium carbonicum unter ähnlichen Verdauungssymptomen leidet und einen ähnlichen Körperbau hat. Die Tendenz, negative Gefühle zu verbergen, ziemlich selbstkritisch zu sein und großen Wert auf die Meinung anderer zu legen, identifiziert den Patienten jedoch als eine der Natrium-Arten.

Die Ängstlichkeit von Natrium carbonicum bezieht sich besonders auf den Umgang mit anderen Menschen (Kent: »fürchtet Menschen«). Wie auch einige Vertreter von Natrium muriaticum fühlt sich die Natrium-carbonicum-Frau unter fremden Menschen unwohl, manchmal bis hin zur Panik. Sie neigt auch dazu, sich über alles und jedes Sorgen zu machen, wiederum wie Lycopodium (Kent: »Stimmung – ängstlich«). Erwartungsängste können vorkommen, aber sie eignen sich nicht zur Unterscheidung. Besonders charakteristisch für Natrium carbonicum ist die Angst vor einem Gewitter, oder besser, die Ängstlichkeit während eines Gewitters. Das kommt zwar gelegentlich auch bei Natrium muriaticum vor, aber nicht so häufig und nicht in demselben Ausmaß. Die meisten Carbonicum-Typen fühlen sich während eines Gewitters sehr unwohl. Natrium muriaticum mag sich vor Blitz und Donner fürchten, aber die Ängstlichkeit von Carbonicum entsteht dadurch, daß »etwas in der Luft liegt«, und sie wird schon empfunden, bevor der erste Donnerschlag zu hören ist. Auch die körperlichen Symptome von Carbonicum verschlimmern sich meist während eines Sturms oder kurz davor, was bei Muriaticum nicht üblich ist. (Natrium muriaticum wird merkwürdigerweise an windigen Tagen oft wütend.)

Ein anderes bei Natrium carbonicum sehr verbreitetes Geistessymptom ist Reizbarkeit. Ein Natrium-Mensch, der sehr ängstlich und reizbar ist, aber nicht besonders zu Depressionen neigt, ist wahrscheinlich eher ein Carbonicum. Es ist ziemlich überraschend festzustellen, daß so eine furchtsame Person gleichzeitig sehr reizbar ist. Meist hat die Familie darunter zu leiden, weil sie sich hier am sichersten fühlt (Kent: »streitsüchtig«). Besonders reizbar reagiert die Carbonicum-Frau auf Lärm (Kent: »empfindlich gegen Lärm«), und sie erschrickt im allgemeinen leicht bei einem plötzlichen lauten Geräusch (Kent: »erschrickt bei Kleinigkeiten«).

Da Carbonicum offener ist als Muriaticum und auch nicht so stark zu Depressionen neigt, hat sie meist eine leichtere, natürlichere Ausstrahlung, die der stillen Natürlichkeit von Calcium carbonicum recht nahekommt (und auch Sepia, was eng mit Natrium carbonicum verwandt ist). Wie Calcium ist Carbonicum eher bodenständig als phantasievoll oder dramatisch. Ihre Persönlichkeit ist wie eine Mischung aus Calcium, Natrium und Lycopodium. Sie ist vernünftig, ruhig, und anders als einige Muriaticum-Typen würde sie nie das Rampenlicht suchen. Aber genausowenig würde sie ihr Licht unter den Scheffel stellen, wie Muriaticum das manchmal tut. Meist ist sie ein liebevoller Mensch, der gerne gibt, aber sie kann eher auch sich selbst etwas Gutes tun als ihre stärker gehemmte Schwester. Gleichwohl werden ziemlich viele Natrium-carbonicum-Frauen bis zu einem gewissen Grad Märtyrerinnen, weil sie es schwierig finden, sich gegen stärkere Persönlichkeiten zu behaupten. Dabei haben sie zwar weniger Schuldgefühle als Natrium muriaticum, aber Angst ist für sie ein größeres Problem. »Milde« ist ein Ausdruck, der auf viele Natrium-carbonicum-Frauen sehr gut paßt, trotz ihrer Tendenz zur Reizbarkeit. »Vernünftig« ist ein anderes passendes Wort. Natrium carbonicum ist im allgemeinen angespannter als Calcium und weniger analytisch als Lycopodium. Ihre Persönlichkeit hat etwas »Trockenes«, wie man es ähnlich auch bei Kalium findet, ein Spiegelbild ihres bodenständigen, phantasielosen Geistes.

Die allgemeinen und körperlichen Symptome können eine große Hilfe sein, wenn man zwischen Carbonicum und Muriaticum unterscheiden muß. Carbonicum reagiert meist empfindlicher auf Hitze, Kälte und Trockenheit. In der Regel hat sie eine deutliche Aversion gegen Milch, die ihre Symptome auch verschlimmert, was bei Muriaticum selten vorkommt. (Viele Muriaticum-Typen meiden Milch, weil sie dadurch stärker verschleimen, aber das ist nicht dasselbe.) Eine Verschlimmerung lösen oft auch Säuren wie Essig und Zitrusfrüchte aus. Abgesehen von häufigen Klagen über Absonderungen im Nasenrachenraum konzentriert sich die Pathologie von Carbonicum auf die Därme und die Gelenke, was sie von Muriaticum unterscheidet. Natrium carbonicum neigt zu Blähungen und unspezifischen Bauchschmerzen wie auch Muriaticum, aber letztere kann ebenso unter schwerwiegenderen entzündlichen Erkrankungen wie Morbus Crohn und Colitis ulcerosa leiden, was ich bei Carbonicum nicht erlebt habe. Ein sehr charakteristisches Symptom von Carbonicum ist das Gefühl des Brennens, vor allem unter den Fußsohlen, aber auch in den Gelenken.

Die körperliche Erscheinung von Carbonicum läßt sich leichter vorhersagen als die von Muriaticum. Meist sind sie dünn und knochig, was für das Gesicht ebenso gilt wie für den Körper. Das Gesicht ist meist von zahlreichen Fältchen gezeichnet, die die Ängstlichkeit widerspiegeln, und der Teint ist fast immer sommersprossig, obwohl das Haar im allgemeinen nicht rot oder blond, sondern eher mittelbraun und meist glatt ist.

Natrium muriaticum

Natrium muriaticum ist – zumindest in den modernen Industriegesellschaften – der am weitesten verbreitete Konstitutionstyp. Nach meiner Erfahrung als Homöopath in England, Nordamerika und Australien würde ich schätzen, daß ungefähr ein Drittel aller Menschen in diesen Ländern Natrium sind. Dazu kommen etwa 20 Prozent Lycopodium und weniger als je 2 Prozent für die meisten der anderen Konstitutionstypen. Natrium muriaticum ist der vorherrschende Typ der modernen Zeit, ein Spiegelbild der Unterdrückung emotionaler Schmerzen, die mit der durchschnittlichen Erziehung in der heutigen Gesellschaft verbunden sind. Der Typ ist so verbreitet, daß viele Homöopathen die Hälfte seiner geistigen Charakteristika für »normal« halten und deshalb nicht erkennen, welches Mittel ihre Patienten brauchen. Außerdem weiß Natrium den inneren Schmerz und die Verwundbarkeit meist so gut zu verbergen, daß mancher Homöopath einen Patienten für offen und ausgeglichen hält, wenn dieser nur seinen emotionalen Schmerz nicht zeigt. Das Problem verschärft sich noch dadurch, daß viele Homöopathen selbst Natrium muriaticum sind, oft ohne es zu wissen, und deshalb das Mittel nicht erkennen können, weil es ihnen zu nahe ist. Kein Konstitutionstyp wird so oft und so leicht verfehlt wie Natrium muriaticum, obwohl das Arzneimittelbild zu den ersten gehört, die man lernt, und man allgemein davon ausgeht, es sei leicht zu erkennen.

Traditionell heißt es, Natrium-Typen seien introvertierte Menschen, die ihre Gefühle verbergen, Gesellschaft meiden und Sympathie hassen, die nicht weinen können und nicht fähig sind, ihre Zuneigung zu zeigen. Das mag soweit richtig sein, aber es ist eine grobe Vereinfachung, und die Homöopathen, die nur diesen »Archetyp« von Natrium erkennen, werden die Mehrheit ihrer Natrium-Patienten nicht einzuordnen wissen.

Ursprünge

Im Garten Eden war Natrium unbekannt, bis Adam und Eva den Zorn des Schöpfers erregten. Von diesem Moment an schämten sie sich und führten ein hartes Leben fern vom Paradies. Sie hielten sich für Sünder und sehnten sich zurück nach Hause. Diese kleine Allegorie eignet sich gut, um die Ursprünge der Natrium-Psyche zu beschreiben, der inzwischen die Mehrheit der Menschen entspricht.

Der emotionale Schmerz, der im Zentrum der Natrium-Pathologie steht, hat seine Wurzeln in der frühen Kindheit, als die bedingungslose Liebe, die ein Kind braucht, nicht ausreichend gewährt wurde. Die Eltern meinen es gewöhnlich gut und lieben das Kind auf ihre Weise, aber ihre Liebe wird nicht bedingungslos und frei gewährt, weil die Erwachsenen ihren eigenen emotionalen Schmerz unterdrücken. Manchmal sind die Eltern auch ganz offen kalt und feindselig, und die Kinder solcher Menschen werden dann zu extrem verschlossenen und unglücklichen Natrium-Typen, wie sie im Lehrbuch stehen. Weit häufiger sind die Eltern jedoch einfach durchschnittliche Natriums, die sich nicht nur davor fürchten, ihre Gefühle zu zeigen, sondern sogar Angst haben, sie überhaupt zu fühlen. Die emotionale Unterdrückung von Natrium reicht weit tiefer als nur bis zur Unfähigkeit, Gefühle auszudrücken. Die betreffenden Menschen sind entschlossen, ihre seelischen Schmerzen zu vergessen, und oft sind sie dem durchschnittlichen Natrium auch nicht mehr bewußt. Eine tiefgreifende Psychotherapie kann diese Emotionen wieder an die Oberfläche bringen, zum Erstaunen des Patienten, der dachte, er habe eine glückliche Kindheit gehabt. Nur wenn einem diese verdrängten Gefühle wieder bewußt werden, kann man über den Schmerz der Vergangenheit weinen und ihn dadurch überwinden. Bis dahin sitzt der Natrium-Mensch stets auf einer Zeitbombe von Trauer, Wut und Angst, die früher oder später explodieren wird, was dann entweder einen »Zusammenbruch« auslöst oder sich in Form häufiger oder ständiger Launen äußert.

Selbst wenn man mit dem Kind kuschelt und es liebevoll behandelt, kann es deutlich unterscheiden, ob seine Eltern Liebe, Angst oder Wut empfinden. Babys reagieren unglaublich sensibel auf die emotionale Atmosphäre zu Hause, und man kann sie nicht täuschen. So spürt das durchschnittliche Natrium-Kind, daß es nicht den freien Fluß bedingungsloser, reiner Liebe empfängt (weil die Mutter ihr Herz teilweise verschlossen hat, um es zu schützen, oder weil sie die Liebe des Kindes genauso braucht wie umgekehrt das Kind ihre Liebe). Das Kind spürt den Mangel an Liebe genau, und diese Erfahrung ist so schmerzlich, daß es bald lernt, sein Herz bis zu einem gewissen Grad zu verschließen, um es weniger empfindlich zu machen. Je mehr das Kind emotional verhungert, desto dichter wird der Schutzwall um das Herz, und desto weniger fühlt das heranwachsende Kind emotional. Natrium-Kinder wehren sich oft gegen Umarmungen und Küsse, zum Teil, weil sie die Gefühle, die damit ausgedrückt werden sollen, nicht empfinden, und zum Teil, weil sie Angst haben, ihr fest verschlossenes Herz zu öffnen, das nicht ganz so weh tut, solange es verschlossen bleibt.

Es gibt zwei verbreitete Formen der Interaktion zwischen Natrium-Eltern und ihren Kindern. Die eine Form läßt sich aufgrund des traditionellen Natrium-Bildes vorhersagen: Die Eltern zeigen relativ wenig Gefühle, und die Kinder schützen sich selbst, indem sie emotional nur gering oder kalt reagieren. Aus solchen Kindern werden verschlossene Natrium-Erwachsene, die die meisten ihrer Gefühle nicht bewußt wahrnehmen. Die andere Form der Interaktion scheint das genaue Gegenteil zu sein: Die Eltern zeigen viel Liebe und Zuneigung, wirken vielleicht sogar überfürsorglich und erdrückend, und das Kind wird anhänglich und sehr abhängig von den Eltern. Wir wollen nun diese beiden Szenarios nacheinander analysieren.

Verschlossene Eltern, verschlossenes Kind

Verschlossene Natrium-Eltern sind oft sehr gewissenhaft, wenn es um die materielle Versorgung und Ausbildung ihrer Kinder geht, aber sie können dem Kind nicht das geben, was es am meisten braucht, nämlich bedingungslose Liebe, die ohne jeden Hintergedanken verschenkt wird. Der emotionale Schmerz, den das Kind fühlt, kann nicht völlig erstickt werden, und das Ergebnis ist ein ernstes und launisches Kind. Es kann nicht sagen, was es fühlt, denn jeder Hinweis darauf, daß das Kind unglücklich sein könnte, löst bei den Eltern, die gewöhnlich davon ausgehen, daß alles in Ordnung ist, Entsetzen aus. Wenn das Kind sich beklagt, stößt es entweder auf Unverständnis oder Feindseligkeit, oder es heißt: »Sei nicht albern, es ist doch alles bestens.« So lernt das Kind bald, über seine Gefühle zu schweigen, und genau das ist es, was die Eltern unbewußt wollen. Es gibt aber noch einen anderen Grund, warum das Kind schweigt: Es fühlt sich nämlich schuldig. Viele Natrium-Kinder stecken von früh auf voller Schuldgefühle, aus denen sie nie herauswachsen. Den Ursprung der lebenslangen Schuldgefühle von Natrium kann man durch die folgende Überlegung verdeutlichen, die das Kind unbewußt (und oft auch bewußt) anstellt: »Ich werde nicht geliebt, deshalb stimmt etwas nicht mit mir. Ich muß schlecht sein. Es muß an mir liegen.« Eine tiefgreifende Psychotherapie enthüllt solche Schlußfolgerungen im Herzen vieler Menschen und der meisten Natrium-Typen. Es ist sehr traurig, die vielen verstörten Kinder im Sprechzimmer zu erleben, die ihren Eltern ständig erzählen, daß niemand sie liebt. Gewöhnlich stimmt das zwar nicht, aber der relative Mangel an Liebe, den Natrium-Kinder in den ersten Jahren erlebt haben, führt zu erheblicher Übertreibung. Wenn das Kind erst einmal seine Schlußfolgerung gezogen hat, wird es darin durch die leiseste Kritik bestärkt, und weil die Eltern ihr Kind nicht bedingungslos lieben, äußern sie oft eine ganze Menge Kritik. Das Natrium-Kind empfindet Kritik jedoch so, als steche jemand ein Messer in sein Herz (Kent: »überempfindlich«, »Beschwerden durch Verachtung«). In der Psychotherapie empfinden viele Natrium-Patienten tatsächlich einen Schmerz in der Brust, wenn sie bewußt mit ihrem frühen Kummer Kontakt aufnehmen, und dieser Schmerz ist oft stechend.

Kummer ist also das erste schmerzliche Gefühl des durchschnittlichen Natrium-Kindes, und er wird tief vergraben. Wenn der erwachsene Natrium in Zukunft etwas verliert, das ihm teuer ist, empfindet er das als unerträglich, denn es aktiviert den unerträglichsten aller Schmerzen: die Erinnerung an das Verlassenheitsgefühl der eigenen Kindheit.

Das verschlossene Natrium-Kind weiß gewöhnlich nicht, worin das Problem besteht, denn es hat den ursprünglichen Schmerz tief in seinem Inneren vergraben. Es weiß nur, daß es nicht vollkommen glücklich ist und daß es haßt, über seine Gefühle zu sprechen. Seine Eltern sehen ein normales Kind, manchmal etwas reserviert, aber nicht viel anders, als sie es erwartet haben. Das verschlossene Natrium-Kind empfindet bisweilen ein schreckliches Gefühl der Einsamkeit, aber es spricht nicht darüber. Später im Leben wird der Erwachsene immer noch so empfinden, sogar wenn er eine eigene Familie hat, und er wird sich fragen, woher das kommt.

Das verschlossene Natrium-Kind spricht nicht über seine Gefühle, weil es weiß, daß man es nicht verstehen wird – und genauso ist es auch. Das Kind hat noch nicht gelernt, seine Gefühle völlig abzuspalten, und so zieht es sich lieber auf sich selbst zurück, statt vorgeben zu müssen, es sei glücklich. Es gibt sich nach außen den Anschein von Stärke, weil es weder sich selbst noch anderen gegenüber seine inneren Schmerzen zugeben will. Denn der Schmerz wird nur noch schlimmer, wenn man ihn zugibt. Allmählich scheint das Kind gegen Kritik und Zurückweisung immun zu werden, kann nach außen hin sogar darüber lachen, aber im Inneren erwacht immer wieder der alte Schmerz.

Das älteste Kind ist oft ein verschlossener Natrium-Typ. Bei weiteren Kindern lernen die verschlossenen Natrium-Eltern meist offener und weicher zu sein, aber beim ersten Kind ist das noch anders. Außerdem sind die finanziellen Verhältnisse für junge Familien oft schwierig, und so kann es sein, daß das älteste Kind seinen hart arbeitenden Vater nur selten sieht und daß sogar die Mutter zu beschäftigt ist, um dem Kind ausreichend echte Zuwendung zu geben. Wenn die Familie weiter wächst, wachsen auch die Probleme, denn nun muß das älteste Kind schnell groß werden, damit es sich um seine jüngeren Geschwister kümmern kann, eine Aufgabe, bei der die erschöpften Eltern jede Entlastung brauchen können. Der durchschnittliche verschlossene Natrium ist nicht sehr gesellig und neigt eher zu ernsthaften Interessen wie Lesen oder Modellbau. Wenn er sich um seine Geschwister kümmern muß, bleibt ihm nicht einmal dafür die Zeit, und so lernt er, ein Leben im Dienst der anderen zu akzeptieren. Die einzige Belohnung dafür ist ein wenig Anerkennung von seinen Eltern und der Respekt und die Liebe der jüngeren Geschwister. Das werden allmählich die wichtigsten Dinge in seinem Leben, und wenn sie ihm genommen werden, fühlt er sich vollständig verloren und hoffnungslos.

Das älteste Natrium-Kind wird mit noch größerer Wahrscheinlichkeit verschlossen sein, wenn ein Elternteil fehlt. Der verbleibende Elternteil hat dann gewöhnlich genug damit zu tun, die Familie zu erhalten und emotional mit den Ereignissen fertig zu werden. Dabei verläßt er sich oft stark auf die Hilfe des ältesten Kindes, sowohl praktisch als auch emotional. Viel zu früh muß sich das Kind dann mit ernsten Angelegenheiten beschäftigen, die die Eltern normalerweise unter sich ausmachen, wie beispielsweise finanzielle Probleme oder auch die Tränen des verlassenen Elternteils. In dieser Situation hat das Kind das Gefühl, es müsse stark sein und dürfe sich nicht beklagen oder weinen. Denn Weinen öffnet nicht nur das Herz, in dessen Tiefe noch mehr Schmerzen verborgen sind, sondern es vergrößert auch die Probleme des Vaters oder der Mutter, die selbst oft zu verzweifelt sind, um ihr Kind zu trösten. Viele Kinder weinen nicht, weil sie wissen, daß Vater oder Mutter leiden, und sie sie nicht noch mehr belasten wollen. Das Kind lernt, Stärke mit Gefühllosigkeit gleichzusetzen, und im späteren Leben wird es seine Emotionen unterdrücken und deshalb unfähig zu einer engen Beziehung mit einem anderen Menschen sein.

Das rebellische Kind

Das verschlossene Natrium-Kind kann freundlich, mürrisch oder frech sein, abhängig von der Erziehung und dem Beispiel der Eltern. Viele Natrium-Kinder rebellieren gegen ihre Eltern, vor allem die verschlossenen. Die Rebellion kann sich auf gelegentliche kurze Momente beschränken, sie kann aber auch fast ununterbrochen bestehen, je nachdem wie sehr sich das Kind verletzt fühlt und wieviel Angst es davor hat, sich auszudrücken. Das Kind eines aggressiven oder furchterregenden Vaters wagt vielleicht nie zu rebellieren und wird zu einem Menschen, der sich alles gefallen läßt und nicht für sich selbst eintreten kann. Das kommt besonders häufig bei Natrium-Frauen vor, die das Gefühl haben, sie »dürften« nicht wütend werden.

Wenn das Natrium-Kind rebelliert, kann das ein großer Schock für die Eltern sein, sofern sie nicht selbst aggressive Menschen sind, die daran nichts Ungewöhnliches finden. Die durchschnittlichen Natrium-Eltern, die emotional verschlossen sind, sich aber um ihr Kind kümmern und nicht offen aggressiv sind, können nicht verstehen, was in das Kind gefahren ist (nach allem, was sie für es getan haben). Die Mittelklasse-Mutter, die materiell für alles gesorgt und ihrem Kind gründlich Moral beigebracht hat und die ihr eigenes Unglück und ihre Sorgen vor dem Kind verborgen hat, ist ratlos und entsetzt, wenn sie feststellt, daß ihr Kind wütend auf sie ist. Und wütend ist es, sehr, sehr wütend.

Das rebellische Natrium-Kind antwortet eigentlich in einer psychologisch gesunden Weise auf den »Mißbrauch«, den es erdulden muß. Sein Leben lang wurde ihm die Liebe vorenthalten, die es braucht, und da Eltern und Kind gleichermaßen emotional verschlossen sind, versteht keiner den anderen. Wenn die Kommunikation zwischen Eltern und Kindern mangelhaft ist, neigen die Eltern dazu, ihre Kinder Bedingungen auszusetzen, von denen sie gar nicht wissen, ob sie dem Temperament des Kindes entsprechen und wie das Kind sich dabei fühlt. Ein typisches Beispiel dafür ist es, die Kinder ins Internat zu schicken. Solange das Leben zu Hause nicht extrem unglücklich ist, könnte nichts bedrohlicher und unnatürlicher für ein Kind sein, als ins Internat geschickt zu werden. Und doch haben Eltern oft nicht die geringste Vorstellung, was sie ihren Kindern, die sich im Inneren sowieso schon ungeliebt fühlen, es aber nicht zu sagen wagen, damit antun. Ein Kind, dem mehrmals unerwünschte Lebensbedingungen aufgezwungen werden, wird allmählich wütend, es sei denn, die Eltern wirken so bedrohlich, daß das Kind nichts weiter als Angst empfindet. Für die meisten Natrium-Typen ist Wut der erste Schritt, um die Angst zu überwinden, und das rebellische Natrium-Kind tritt im Grunde nur für seine eigenen Rechte und Bedürfnisse ein. Es sagt: »Mir reicht's, und mehr lasse ich mir nicht bieten.« Die Rebellion mag geringfügig sein und besteht vielleicht nur darin, daß das Kind den Eltern nicht aufs erste Wort gehorcht, sie kann aber auch dramatischer ausfallen, indem das Kind von zu Hause wegläuft oder seine Eltern mit obszönen Ausdrücken beschimpft. In den meisten Fällen wird die Rebellion einfach bestraft, und die Eltern machen sich niemals klar, daß ihr Kind sich nur deshalb schlecht benimmt, weil es wütend ist, und daß es wütend ist, weil sie, die Eltern, es (unwissentlich) mißbraucht haben.

Natürlich verstärkt die Strafe nur die Wut des Kindes, und das Ergebnis ist entweder eine noch heftigere Rebellion (Kent: »Wut«) oder eine Pattsituation, in der das Kind weitere Strafen vermeidet, indem es seine Wut unterdrückt und sich noch weiter in sich selbst zurückzieht. Ein solcher Mensch wird jedoch irgendwann explodieren, und es wird alles aus ihm herausbrechen, vielleicht Jahre später, wenn irgend jemand ihn mißbraucht, und selbst dann ärgert er sich wahrscheinlich eher über seine Familie als über den Mißbraucher, weil das ungefährlicher ist.

Ich habe in meiner eigenen Praxis festgestellt, daß wütende Kinder (und die meisten sind Natrium) sehr gut darauf reagieren, wenn man ihnen mit Sympathie zuhört. Sie sind entzückt, wenn man ihnen Gelegenheit gibt, ihren Kummer und ihr Leid auszudrücken (vorausgesetzt, die Eltern sind nicht dabei), und gewöhnlich wird der Grund für ihre Wut sehr schnell deutlich. Ein wütendes Natrium-Mädchen von etwa 14 Jahren sagte, ihre Mutter beschuldige sie ständig, aggressiv zu sein. Sie war darüber sehr gekränkt, denn sie wollte nicht aggressiv sein und fühlte sich nur gegenüber ihrer Mutter so. Es stellte sich heraus, daß die Mutter nie auf die Wünsche der Tochter Rücksicht nahm und bei ihrem Kind großen Wert auf Äußerlichkeiten, gute Schulleistungen und Freundlichkeit legte. Nachdem sie mir ihren Kummer erzählt hatte, brach sie schluchzend zusammen. Ich versuchte, der Mutter zu erklären, warum ihre Tochter so launisch war, aber sie wollte es gar nicht wissen. Die Wahrheit war einfach zu bedrohlich. Die meisten wütenden Natrium-Kinder weinen, wenn sie sagen, warum sie wütend sind. Die Wut sitzt ganz oben auf einer Welle des Gefühls, unglücklich zu sein.

Nachsichtige Eltern, anhängliches Kind

Die zweite Variante der Familiendynamik von Natrium ist genauso verbreitet wie die erste. Sie entwickelt sich, wenn der Natrium-Elternteil offener und liebevoller ist. Er mag zwar anderen Menschen gegenüber immer noch verschlossen sein, sogar gegenüber dem eigenen Partner, aber das Verhältnis zum Kind ist offen und liebevoll. Vor allem die Natrium-Mutter hat oft das Bedürfnis, gebraucht zu werden, damit sie sich geliebt fühlen kann, und deshalb ist das Kind furchtbar wichtig für sie. Das Kind wird zum Brennpunkt all ihrer Hoffnungen und all ihrer Liebe. Dabei ist es unwichtig, ob der Vater sich ähnlich verhält oder nicht. Die »besondere« Beziehung zwischen Mutter und Kind kann, aber muß sich nicht auf die anderen Kinder der Familie erstrecken.

Aber auch das Kind, das mit Liebe überschüttet wird, bekommt nicht, was es braucht. Diese erdrückende Liebe ist nur zum Teil echte Liebe, zu einem anderen Teil aber eigene Bedürftigkeit, und diese ungesunde Mischung ist nicht vollkommen befriedigend. Sie ist so, als gebe man dem Kind Vitamine mit Koffein gemischt oder Milch aus einer entzündeten Brust. Das Kind wächst auf mit dem Gefühl, erwünscht zu sein, aber auch mit dem Gefühl, daß irgend etwas nicht stimmt. Es wird mit einem klebrigen Zuckerzeug gefüttert, das zu süß ist, und obwohl es bald von dieser Nahrung abhängig wird, ist es nicht gesund. Bedingungslose Liebe schafft starke, gesunde Kinder. Bedürftige Liebe schafft abhängige Kinder mit Schuldgefühlen.

Wenn das Kind aufwächst, wird es jedesmal belohnt, wenn es positiv auf den abhängigen Elternteil reagiert. Es lernt, die größte Freude daran zu finden, anderen zu gefallen. Die andere Seite der Medaille ist die subtile (und aus der Perspektive der Mutter unbewußte) Bestrafung, die das Kind erfährt, wenn es sich der Mutter gegenüber nicht liebevoll verhält. Das Kind nimmt auf einer unterbewußten Ebene die emotionale Spannung in der Beziehung wahr, eine Spannung, die sich aus dem übersteigerten Liebesbedürfnis der Mutter ergibt und aus der daraus resultierenden Angst, das Kind (und damit seine Liebe) zu verlieren. Wenn das Kind keine Zuneigung zeigt, fühlt sich die Mutter jedesmal bedroht, und diese Spannung wirkt zurück auf das Kind, das sich ebenfalls bedroht fühlt. Später wird sich das Kind auch schuldig fühlen, denn obwohl seine Mutter soviel für es getan hat, ist es nicht immer dankbar und verursacht ihr Schmerz.

Da das Kind keine bedingungslose Liebe empfängt, aber doch vollkommen von seinen Eltern abhängig ist, entwickelt es manchmal eine schreckliche Angst, sie zu verlieren. Das Kind fühlt sich schon halb verlassen und fürchtet, vollends verlassen zu werden. Diese Situation ist sowohl für die Eltern als auch für Außenstehende absolut rätselhaft. Da haben wir liebevolle Eltern und ein offensichtlich gesundes Kind, das sich davor fürchtet, verwaist zu sein. Seine Ängste veranlassen die Eltern, das Kind noch hektischer mit Liebe zu überschütten, aber auch das hilft nichts. Später werden solche anhänglichen Kinder immer Angst davor haben, den Menschen, den sie lieben, zu verlieren, und sie werden ihn mit Zuneigung überschütten, genauso wie ihre Eltern es mit ihnen gemacht haben. Homöopathen, die davon ausgehen, daß Natrium keine Zuneigung zeigt, werden mindestens die Hälfte der Natrium-Fälle nicht erkennen.

Das anhängliche Natrium-Kind kümmert sich gerne um andere. Das hat es von dem abhängigen Elternteil gelernt. Es wird seiner Puppe, seinem Hund oder Erwachsenen, die leiden oder irgendwie abhängig sind, eine gute Mutter sein. Das kleine Mädchen wird seine Lebensaufgabe darin sehen, »anderen zu helfen«, und wenn sie erwachsen ist, wird sie diese Lebensaufgabe erfüllen, oft zu ihrem eigenen Nachteil. So wie ihre Eltern etwas davon haben, sie abhängig zu halten (was Krankheiten und Schwächen aller Art fördert), so genießt sie es, wenn ihr Haustier krank ist und sie sich darum kümmern kann. Der Genuß ist dabei freilich eingeschränkt, denn er ist vermischt mit der Angst, das zu verlieren, was sie liebt.

Im Sprechzimmer verwechselt man das anhängliche Natrium-Kind leicht mit Pulsatilla, besonders wenn es blond ist. Bei jeder Frage wird es sich hilfesuchend nach seiner Mutter umsehen. Anhängliche Natrium-Mädchen tun das noch mit 16 Jahren, und später werden sie sich hilfesuchend nach ihrem Ehemann umsehen. Die nachsichtige Mutter ist meist sehr stolz auf das Kind und verhält sich überbeschützend. Sie macht sich auch große Sorgen, wenn das Kind mit anderen Leuten unterwegs ist, und wenn es schließlich das Haus verläßt, wird sie besorgt sein und sich grämen. Natrium fällt es schwer loszulassen, sowohl Menschen als auch negative Gefühle.

Natürlich ist das anhängliche Natrium-Kind seinen Eltern gegenüber sehr loyal. Sie bedeuten ihm alles, so wie das auch umgekehrt gilt. Um sie zu verteidigen, wird das Kind alles tun, und es neigt dazu, ihren Schwächen gegenüber blind zu sein. Das ist für die Eltern sehr tröstlich, aber es kann später eine Menge Probleme verursachen, wenn der anhängliche Natrium-Junge beispielsweise verheiratet ist und seine Eltern bei ihm immer noch die erste Geige spielen. Oft wird er zwischen seiner eigenen Familie und seinen Eltern hin und her gerissen sein, wobei seine Eltern sich nun vielleicht häufig einmischen und sich besitzergreifend verhalten. So wie früher plagen ihn immer noch Schuldgefühle bei dem Gedanken, er könnte seine Eltern kränken, obwohl sie ihrerseits eine Bedrohung für seine Ehe sind.

Viele anhängliche Natrium-Typen stellen ihre Eltern über den Partner, und wenn sie Kinder haben, werden sie der nachsichtige Elternteil, bei dem das Kind Vorrang vor dem Partner hat. Erst kürzlich konsultierte mich eine Frau, die unter einer ganzen Reihe von Beschwerden litt. Was sie aktuell am meisten bedrückte, war die Unfähigkeit, ihren Sohn loszulassen. Sie war seit langem geschieden, und ihr neunzehnjähriger Sohn lebte bei seinem Vater. In ihrem eigenen Leben gab es mittlerweile eine neue Liebe, einen Mann, der ihr sehr zugetan war. Doch er lebte Hunderte von Kilometern entfernt, und sie sah ihn nur einmal im Monat. Deshalb wollte sie umziehen und mit diesem Mann zusammenleben, aber sie konnte ihren Sohn nicht verlassen. Sie sagte, er brauche sie, denn er sei auf der Suche nach Arbeit, und sie könne ihm dabei helfen. Sobald er eine Stelle gefunden habe, würde sie zu ihrem neuen Partner ziehen. Doch der Sohn war schon seit Monaten auf Arbeitssuche, und noch immer gab es keine Anzeichen, daß er etwas finden würde. Schließlich gab sie zu, daß sie ihn mehr brauchte als er sie und daß sie ihn auch mehr brauchte als ihren neuen Partner. Es ist durchaus wahrscheinlich, daß sie insgeheim gar nicht wollte, daß ihr Sohn Arbeit fände, und sich in dieser Beziehung auch nicht besonders bemühte, ihm zu helfen. Genauso wahrscheinlich ist es, daß ihr Sohn eigentlich keine Arbeit finden wollte, damit seine Mutter in der Nähe blieb. Solche gegenseitigen Abhängigkeiten sind bei Natrium sehr verbreitet. In hoher Potenz kann die Arznei dem Betreffenden helfen loszulassen und den damit verbundenen Schmerz zu ertragen.

Kontrolle

Der Natrium-Erwachsene ist ein kontrollierter Mensch. Je verschlossener er ist, desto kontrollierter ist er, denn man braucht ein hohes Maß an Selbstkontrolle, wenn man seine Gefühle nicht zeigen will und auch Situationen vermeiden will, die Gefühle auslösen können. Selbst der offenere Natrium ist etwas kontrolliert. Bestimmte Themen sind tabu, und man muß die Leute zufriedenstellen, um keine Mißbilligung zu ernten. Natrium neigt dazu, sein Leben wie ein Bühnenstück zu inszenieren. Nichts wird dem Zufall überlassen, und es gibt kein offenes Ende, denn sonst könnte irgend etwas schiefgehen, und das würde zu Unannehmlichkeiten führen. Dafür gibt es verschiedene Gründe. Erstens könnten sich andere Leute gekränkt fühlen. Das würde bei Natrium zu Schuldgefühlen führen, die er nicht ertragen kann. (Das ist eine Folge der Schuldgefühle, die er als Kind hatte, als er nicht bedingungslos geliebt wurde.) Zweitens könnte man emotional werden, was um jeden Preis zu vermeiden ist, denn es reißt die inneren Wunden auf, und drittens könnte man bedürftig oder närrisch wirken, was ebenfalls unerträglich wäre, denn es ist eine Art von Zurückweisung, die sowohl das Gefühl der Verlassenheit als auch das Gefühl der eigenen Wertlosigkeit wieder aktiviert.

Die Natrium-Konstitution ist ein direktes Ergebnis unserer Zivilisation. Ich gehe davon aus, daß es, bevor der weiße Mann auftauchte, in den »unzivilisierten« Lebensgemeinschaften der pazifischen Inseln nur relativ wenige Natrium-Typen gab. In solchen idyllischen, primitiven Paradiesen lieben die

Frauen ihre Kinder noch auf eine natürliche, nichtemotionale Weise. Sie verbringen viel Zeit mit ihnen, ohne erdrückend zu sein, und sie geben ihnen viel Körperkontakt, vor allem solange die Kinder noch klein sind. Der Vater geht jagen oder fischen, aber seine Arbeit ist ihm nicht wichtiger als seine Familie, sondern sie dient der Familie, und diese Sichtweise behält er auch bei. Das unterscheidet ihn von vielen zivilisierten Männern, die mehr und mehr Energie in ihren Job investieren und sogar zu Hause noch an ihre Arbeit denken.

Wenn die Menschen zivilisiert werden, werden sie unnatürlich. Man erwartet von ihnen, daß sie ein bestimmtes Verhalten an den Tag legen, ganz gleich wie sie sich fühlen, und wenn das nicht geschieht, müssen sie mit schweren Strafen rechnen. So lernen sie, ihre Gefühle zu unterdrücken und Äußerlichkeiten immer wichtiger zu nehmen. Sie verlieren die Verbindung zu ihren Angehörigen und investieren mehr und mehr Zeit, um Prestige, Anerkennung und Sicherheit zu gewinnen. Sie lernen, erst andere und dann sich selbst zu belügen, um sich den Zwängen dieser unnatürlichen Welt anzupassen. Auf der globalen Ebene hat die Menschheit eine ähnliche Entwicklung durchgemacht wie das Natrium-Kind. Sie hat allmählich ihr Herz verloren und gelernt, mit einem armseligen Ersatz zurechtzukommen. Die Gesellschaft bringt Natrium-Charakteristika hervor, und Natrium-Menschen sind der Motor der gesellschaftlichen Entwicklung.

Es gibt tausendundeinen Weg, wie Natrium sich selbst und sein Leben kontrollieren kann. Das deutlichste Beispiel einer umfassenden Natrium-Kontrolle, das mir einfällt, ist das Viktorianische England, wo die Menschen eine extrem lange Zeit damit verbrachten, »angemessen« zu erscheinen und alle Unannehmlichkeiten unter den Teppich zu kehren. Freundlichkeit war die höchste Tugend, und Etikette war ein absolutes Muß, wenn man »vorwärts«-kommen wollte. Überall auf der Welt legen die relativ wohlhabenden Mitglieder der herrschenden Klassen großen Wert auf Zeremonien, gute Manieren und eine aufrechte Haltung. Solche Leute sind konstitutionell fast immer Natrium muriaticum, obwohl das soziale System so eingerichtet ist, daß auch manche anderen Typen gut dazu passen, vor allem Kalium und Arsenicum.

Natrium kontrolliert sich selbst, indem er sich nicht erlaubt, irgendwelche Gefühle auszudrücken. Dadurch kann er sehr starr und unnatürlich wirken. Er kontrolliert aber auch andere Menschen in seinem Umfeld, und zwar gewöhnlich ohne es zu merken. Über bestimmte Themen darf nicht gesprochen werden, und dafür kann Natrium auf verschiedene Weise sorgen. Dazu gehört beispielsweise das nonchalante Abtun mit einem Lachen oder einem »Sei nicht albern!« oder ein geschickter Themenwechsel. Dann gibt es das stille, beharrliche Leugnen, das um so beharrlicher wird, je mehr man es ignoriert: »Aber wir wissen doch, daß das nicht stimmt, nicht wahr?« Das kann schließlich in einer verschleierten Drohung enden, gewöhnlich als eine Art von Erpressung, die mit zusammengebissenen Zähnen herausgezischt wird: »Liebling, ich bin sicher, Mrs. Huntsford-Smythe würde liebend gerne etwas über deine neuesten literarischen Interessen erfahren«, sagt sie, wenn sie in seinem Arbeitszimmer gerade einen Stapel *Playboy*-Magazine gefunden hat. (Diese Art von Drohung wirkt als Parodie sehr komisch, so beispielsweise in der beliebten Lustspielserie *Fawlty Towers,* in der Sybil, eine außerordentlich typische Natrium-Frau, ihren Ehemann Basil terrorisiert, damit er den äußeren Schein im gemeinsamen Gästehaus aufrechterhält.)

Wenn man das Haus oder die Wohnung eines sehr stark kontrollierten Natrium-Menschen betritt, empfindet man die Umgebung manchmal als steril. Alles ist so sauber und aufgeräumt, und man kann sich kaum vorstellen, daß hier jemand lebt. Kinder, die in einer solchen Umgebung aufwachsen, lernen bald, daß man sie zwar sehen, aber nicht hören darf, und sie werden streng zur Ordnung gerufen, wenn sie den zerbrechlichen Frieden stören oder Lärm und Unordnung machen. Solche Wohnungen sind wie Ausstellungsstücke, makellos, aber ohne Herz.

Die Tendenz von Natrium, seine Umgebung unter Kontrolle zu halten, macht ihn ziemlich konservativ. Veränderung wird als bedrohlich empfunden, denn zumindest am Anfang fehlt dabei das Gefühl der Kontrolle. Das kann man sehr klar bei den konservativeren politischen und religiösen Organisationen sehen, deren Mitglieder und Sympathisanten überwiegend Natrium-Typen sind. Die britische Konservative Partei ist ein gutes Beispiel. Fast alle ihrer Abgeordneten und Minister haben Privatschulen besucht, wo sie gelernt haben, sehr rational zu sein und ihre Gefühle für sich zu behalten. Sie halten ihre Reden in der Regel auf sehr kontrollierte, würdige Art und berufen sich auf die traditionellen (Natrium-)Werte von Recht und Ordnung, Moral und Stabilität. Die parlamentarische Etikette selbst ist ein Spiegelbild des kontrollierten Natrium-Erbes, das die gegenwärtigen und früheren Parlamentsmitglieder mehrheitlich teilen. Die Abgeordneten werden von Gegnern, die sie hassen, »ehrenwerte Herren« genannt, und es ist eine Beleidigung, jemanden der Lüge zu bezichtigen. Das ist eine ganz ähnliche Konstellation, wie man sie auch in vielen Natrium-Familien findet, wo Respekt gezeigt werden muß, ganz gleich ob der andere ihn verdient oder nicht, und wo jeder die Halbwahrheiten des anderen unterstützen muß. »Du darfst dein Team nicht im Stich lassen« ist eine typische Natrium-Haltung. Und der sicherste Weg, das Team im Stich zu lassen, besteht darin, daß man seine Gefühle zeigt. (Die Art, wie konservative politische Parteien ihre Konventionen inszenieren, ist ein anderes klassisches Beispiel für das Kontrollbedürfnis von Natrium.)

Die englische Hochkirche wird gerne als »die Konservative Partei im Gebet« bezeichnet. Das ist zwar etwas übertrieben, enthält aber eine Menge Wahrheit. Die Kirche hatte in der Vergangenheit die Tendenz, harte Wahrheiten zu vermeiden und statt dessen Dienstleistungen anzubieten, die der Gemeinde ein Gefühl der Sicherheit geben und die Last der Schuld erleichtern konnten. Das ist eine sehr attraktive Kombination für viele Natrium-Typen, die die Kirche als Ersatzeltern benutzen, jemand, der einem vergibt und einen doch immer an frühere Sünden erinnert. Nach dem Kirchgang fühlt sich Natrium von der inneren Dunkelheit gereinigt und hat gleichzeitig wieder das Zugehörigkeitsgefühl erfahren, nach dem er so verlangt. Die englische Hochkirche ist übrigens nicht die einzige Kirche, die aus Natriums Hoffnungen und Ängsten geformt wurde. Für alle anderen Kirchen gilt dasselbe, ganz gleich ob sie katholisch, evangelisch oder presbyterianisch sind.

Nachdem ich nun so gedankenlos einen großen Teil meiner Leser/innen irritiert habe, sollte ich lieber gleich weitermachen. In einer Gesellschaft, die vorwiegend aus Natrium-Menschen besteht, fehlt es nicht an Stoff!

Es gibt viele andere Möglichkeiten, wie Natrium-Menschen die Kontrolle aufrechterhalten und Kontrollverluste fürchten können. Sie können es vermeiden, anderen Menschen zu nahe zu kommen, denn das würde Gefühle auslösen, die sie nicht unter Kontrolle haben. Unabhängigkeit ist für viele Natrium-Typen extrem wichtig, denn sie bedeutet ein gewisses Maß an Kontrolle über das eigene Leben. Vor allem werden Situationen gemieden, in denen man von anderen abhängig ist. Ein Beispiel dafür ist die Natrium-Frau, die kein Flugzeug besteigt oder die im Auto Angst hat, wenn sie nicht selbst am Steuer sitzt. Eine andere Situation, die für Natrium nicht kontrollierbar ist und deshalb bedrohlich wirkt, ist die homöopathische Fallaufnahme. Nichts könnte schlimmer sein als eine Situation, in der man über sich selbst reden muß, während der Homöopath die Kontrolle ausübt.

Geben und Selbstverleugnung

Vor allem viele Natrium-Frauen sind süchtig danach, geben zu können. Natrium neigt stark zu Suchtverhalten, weil er ein so bedürftiger Typ ist, und Geben gehört zu seinen grundlegendsten Süchten. Eine Sucht ist ein Mittel, um emotionale (oder körperliche) Schmerzen zu vermeiden, und aus ebendiesem

Grund ist Natrium süchtig danach zu geben. Das Natrium-Kind lernt, daß es Anerkennung gewinnt, wenn es anderen Menschen eine Freude macht, und diese Angewohnheit wird verstärkt durch den Mangel an Selbstwert, den viele Natrium-Menschen empfinden. Die Strategie verläuft etwa folgendermaßen: »Ich bin ein schlechter Mensch (das muß ich sein, weil ich nicht geliebt worden bin), aber indem ich etwas gebe, kann ich ein besserer Mensch werden und auf diese Weise Anerkennung und vielleicht sogar Liebe gewinnen.« Natürlich läuft diese Überlegung in den meisten Fällen weitgehend unbewußt ab, aber in einer tiefergehenden Psychotherapie taucht dieses Muster bei fast jedem Natrium-Menschen auf und kommt dem Betreffenden zum ersten Mal voll zum Bewußtsein. Wenn das geschieht, wird den Patient/inn/en klar, daß sie nicht gezwungen sind zu geben, sondern ihren eigenen Schmerz ertragen müssen, bis er von ihren Tränen fortgespült worden ist. Anschließend sind sie frei, ihrem Herzen entsprechend zu handeln, das sie manchmal drängt zu geben und manchmal nicht. Die meisten Natrium-Typen fühlen sich schuldig, wenn sie nicht geben, weil sie von anderen Natrium-Typen, die sich im Inneren ebenfalls für schlechte Menschen halten, gelernt haben, daß man nicht selbstsüchtig sein darf. Doch es ist schwer, aus vollem Herzen zu geben, wenn das Herz nicht voll ist. Viele Natrium-Menschen geben deshalb aus Pflichtgefühl und weil sie Angst davor haben, ein schlechter Mensch zu sein.

Selbstsucht ist für Natrium-Typen die schlimmste Sünde. Sie ist das, was sie am stärksten zu meiden versuchen, und gleichzeitig die Beschuldigung, mit der Natrium-Eltern ihre Kinder am erfolgreichsten unter Kontrolle halten.

Während der Psychotherapie tauchen oft Gefühle der Feindseligkeit gegenüber den Eltern auf, was für die meisten Natrium-Menschen sehr belastend ist, weil sie gelernt haben, daß solche Gefühle selbstsüchtig und verboten sind. Es kann eine ganze Weile dauern, bis der Patient sich diese Emotionen gestattet, und sogar noch länger, bis er aufhört, sich dafür als selbstsüchtig zu beschuldigen.

Viele Natrium-Menschen rechtfertigen ihr Vermeiden von Gefühlen, indem sie sagen, sie wollten nicht in Selbstmitleid versinken, denn das sei selbstsüchtig. Sie möchten lieber fröhlich sein und anderen Menschen helfen. Wenn die Sache doch nur so einfach wäre! Seine Gefühle hinter einer Fassade von Fröhlichkeit zu verbergen und ein Leben für andere zu führen ist ein Verleugnen der Wahrheit. Nur indem sie der Wahrheit ins Gesicht sehen, können Natrium-Menschen ihren inneren Schmerz heilen.

Man kann die schweren Fälle von »Gebesucht« leicht ausfindig machen, weil sie nicht nein sagen können. Sie versuchen immer, sich um irgend jemanden zu kümmern, und lassen sich von anderen ausnutzen. Dieses Bedürfnis, sich um andere zu kümmern, nennt man »Ko-Abhängigkeit«, und es ist viel über die ko-abhängige Persönlichkeit, und wie man sie überwinden kann, geschrieben worden. Die große Mehrheit der Ko-Abhängigen sind Natrium-Typen, und wenn die Arznei in hoher Potenz den Tausenden von Menschen verabreicht würde, die sich jetzt in entsprechenden Selbsthilfegruppen treffen, würde ihre Genesung erheblich beschleunigt. (Ich habe festgestellt, daß eine 10M-Potenz meine psychotherapeutische Arbeit mit Natrium-Menschen erheblich erleichtert, weil das Mittel sie emotional öffnet, so daß sie ihre Vergangenheit ansehen und damit umgehen können.)

Es sind hauptsächlich Natrium-Frauen, die süchtig werden zu geben. Die gesellschaftlichen Erwartungen verstärken diese Tendenz in einem erschreckenden Ausmaß. Es ist sehr schwierig, wenn man jemanden überzeugen will, daß seine Art zu geben nicht gesund ist, während die ganze moralische Basis der Gesellschaft auf der christlichen Ethik beruht und auf der Einstellung, daß besonders Frauen für andere Menschen sorgen sollten. Emotional gesunde Frauen sorgen ziemlich spontan für andere, aber sie können auch nein sagen, ohne sich schuldig zu fühlen, und sich selbst etwas gönnen, ohne sich für selbstsüchtig zu halten.

Fragt man eine Natrium-Frau, warum sie gibt, dann wird sie sagen, daß sie es aus Liebe tut. Das stimmt in den meisten Fällen nicht, aber sie selbst glaubt daran. Das zuvor erwähnte Beispiel der Frau, die versuchte, ihrem Sohn bei der Arbeitssuche zu helfen, ist typisch dafür. Erst sagte sie, sie tue es aus Liebe, und sie glaubte selbst daran. Bei näherer Betrachtung wurde ihr jedoch genauso klar wie mir, daß sie ihrem Sohn etwas gab, weil sie ihn brauchte. In diesem Fall spielte zwar auch Liebe eine Rolle, aber das war nicht der Grund für ihr zwanghaftes Geben. Nicht Liebe, sondern Bedürftigkeit läßt einen Menschen zwanghaft handeln.

Genauso wie sie ständig versucht, anderen zu helfen, setzt Natrium sich selbst herab und weist Komplimente zurück. Das tut sie, weil sie tief in ihrem Inneren nicht viel von sich hält (Kent: »setzt sich selbst zurück«, »Scham«), da sie als Kind nicht genug Liebe bekommen hat. Selbst ein relativ offener Natrium-Mensch, der anscheinend liebevolle Eltern hatte, neigt dazu, sich selbst herabzusetzen, und fühlt sich schuldig, wenn er »selbstsüchtig« ist. Das liegt daran, daß seine Eltern genauso bedürftig waren wie ihr Kind und deshalb nicht bedingungslos lieben konnten.

Vor allem Natrium-Frauen setzen sich selbst mit tausend Kleinigkeiten herab. Oft denken sie, sie hätten anderen Menschen schreckliche Dinge angetan, was gar nicht stimmt. Weil sie das aber meinen, entschuldigen sie sich ständig: »Bin ich nicht furchtbar?«, »Bin ich nicht albern?« und »Es tut mir leid, daß ich eine solche Nervensäge bin!« sind typische Aussagen, mit denen sie sich selbst abwerten. Und natürlich gibt es immer Leute, die diese Haltung bestärken. An erster Stelle sind das die Eltern, die das Kind selbstsüchtig nennen, wenn es nicht gehorcht, oder schlimmer noch, die es als unnütz oder dumm abqualifizieren. (Eine sanftere Art besteht darin, das Kind als »albern« zu bezeichnen, aber wenn das oft genug geschieht, hat es denselben Effekt, als würde man das Kind »dumm« nennen.) Dann sind da die Brüder, die selbstsüchtiger sein dürfen als die Schwestern und die die Mädchen ebenfalls herabsetzen. Und schließlich ist da der Ehemann, der irgendwann die Rolle der Eltern übernimmt und die Frau entweder offen und bewußt abwertet oder dasselbe auf eine subtile väterliche oder scherzhafte Weise erreicht. Selbst die Natrium-Frauen, die das Glück haben, von ihren Freunden und der Familie unterstützt zu werden und Widerspruch zu ernten, wenn sie sich selbst heruntermachen, sind nicht davon zu überzeugen, daß sie gute Menschen sind. Auch die schönsten Komplimente können den Schaden nicht wiedergutmachen, der in den frühen Jahren entstanden ist, als das Kind sich der Liebe nicht wert fühlte. Dennoch ist die Macht der Liebe sehr heilsam, wenn Natrium sich dafür erst einmal geöffnet hat. Viele Natrium-Menschen entwickeln dann doch allmählich Selbstachtung und Selbstliebe, teilweise indem sie sich erlauben, den inneren Schmerz zu fühlen, und teilweise, indem sie ihn durch Liebe neutralisieren.

Natrium-Menschen sind oft sehr stoisch. Sie denken, Selbstverleugnung sei gut für ihre Seele, und meinen, dadurch würden sie stark und selbstlos. Die Mutter, die für alle und jeden kocht, sich aber selbst nicht zum Essen mit an den Tisch setzt, ist gewöhnlich Natrium. Der Sozialarbeiter, der sich in seiner Arbeit so engagiert, daß er dafür auf Freizeit verzichtet, ist gewöhnlich Natrium (Sozialarbeit zieht Natrium an wie Licht die Motten). Eigentlich sind Märtyrer aller Art gewöhnlich Natrium muriaticum, gleichgültig was ihre bewußte Motivation ist. (Einige wenige Märtyrer sind Phosphor, Staphisagria oder Natrium carbonicum, aber das kommt vergleichsweise selten vor.)

Wenn die emotionale Pathologie von Natrium schwerwiegend ist, schlägt die Selbstverleugnung in Selbstzerstörung um. Der Mann, der 18 Stunden am Tag arbeitet, sieben Tage in der Woche, ist gewöhnlich Natrium. Er hat nicht das Gefühl, viel wert zu sein, und solange er beschäftigt ist, und zwar vorzugsweise produktiv, fühlt er sich innerlich nicht so unglücklich. Natürlich bringt dieser Selbstmißbrauch ihn schließlich um. Die Alkoholiker und

Drogensüchtigen, die ihren Schmerzen zu entkommen versuchen, bringen sich ebenfalls um, genauso wie Menschen mit Anorexie oder Bulimie. Sie alle sind häufiger Natrium als irgendein anderer Konstitutionstyp. Die Prostituierte, die aus wirtschaftlichen Gründen auf die Straße geht, hat ihre Selbstachtung schon lange vorher verloren, und es ist ihr jetzt schon fast gleichgültig, ob sie weiterlebt oder an Aids stirbt. In diesem Zustand ist der Tod für die meisten Natrium-Menschen nicht sehr bedrohlich, sondern eher eine tröstliche Vorstellung, und so eilen sie ihm auf den verschiedensten Wegen entgegen.

Der geistig gesündere Natrium ist im Sprechzimmer oft schwer zu identifizieren. Viele der pathologischen Natrium-Züge fehlen ihm oder sind nur sehr gering ausgeprägt. In solchen Fällen, besonders bei Frauen, hilft oft die Frage: »Ist es leichter für Sie, zu geben oder etwas anzunehmen?« Viele relativ gesunde Natrium-Frauen werden antworten, es sei leichter zu geben, und wenn man sie fragt, wie sie sich fühlen, wenn sie etwas bekommen, dann werden sie sagen, daß sie verlegen sind oder, wenn sie weniger gesund sind, daß sie sich schuldig fühlen. Lassen Sie sich durch die Verlegenheit nicht in die Irre führen. Sie ist eine leichtere Form von Scham.

Perfektionismus und Arbeitswut

Unsere Gesellschaft ist voll von Perfektionisten. Vielen gibt der Homöopath Arsenicum, weil ihm nicht klar ist, daß der Perfektionismus von Natrium am weitesten verbreitet ist. Aber Natrium steht in den Büchern nicht unter dem Begriff »pedantisch«, und Studenten der Homöopathie lernen diesen Aspekt von Natrium während der Ausbildung nur selten kennen.

Der Perfektionismus von Natrium hat ein anderes Motiv als der von Arsenicum. Arsenicum fühlt sich unsicher, wenn nicht alles seine Ordnung hat, und das macht ihn zum Pedanten. Natrium jedoch hatte als Kind das Gefühl, nicht gut genug zu sein, und eine Möglichkeit, etwas dagegen zu tun, besteht darin, immer sein absolut Bestes zu geben. Dabei spielt es keine Rolle, ob man sich an das Gefühl der Unzulänglichkeit erinnern kann oder ob man als Kind für seine Leistungen gelobt wurde. Natrium hat sich nicht unzulänglich gefühlt, weil seine Leistungen schlecht waren, sondern weil er nicht genug geliebt wurde und sich deshalb auf irgendeine Weise mangelhaft fühlte. (Zwar werden auch andere Konstitutionstypen als Kinder nicht genug geliebt, aber Natrium muriaticum reagiert darauf von Anfang an besonders sensibel und wird dadurch stärker geschädigt.)

Viele perfektionistische Natrium-Typen haben perfektionistische Natrium-Eltern, aber nicht alle. Einige haben Eltern, die sich ganz gerne entspannen oder sogar schlampig sind. Es ist nicht nur das Vorbild der Eltern, das jemanden zum Perfektionisten macht. Vielmehr ist Perfektionismus aufs engste mit einem Mangel an Selbstwertgefühl verknüpft.

Der Perfektionismus von Natrium kann umfassend sein oder sich lediglich auf bestimmte Dinge beziehen. Typischerweise muß bei Natrium die eigene Leistung perfekt sein, sowohl in der Schule als auch bei der Arbeit. Wenn er hinter seinen eigenen hohen Standards zurückbleibt, ist Natrium sehr selbstkritisch und setzt alles daran, es beim nächsten Mal besser zu machen. Extreme Reinlichkeit ist ein Aspekt des Natrium-Perfektionismus, sowohl bei Männern als auch bei Frauen. Das ist nicht überraschend, denn Natrium neigt nicht nur zum Perfektionismus, sondern legt auch großen Wert auf seine äußere Erscheinung. Manch eine Ehe hat unter der zwanghaften Pedanterie von Natrium gelitten oder ist sogar daran zerbrochen.

Das Bemühen um eine perfekte äußere Erscheinung, auf die so viele Natrium-Frauen eine Menge Zeit verwenden, wird natürlich durch den Wahnsinn der Werbung genährt und verschlimmert, denn hier wird unterstellt, daß die Frau, die perfekt aussieht, auch einen perfekten Partner findet und dann für den Rest ihres Lebens glücklich ist. Unglücklicherweise werden die Bemühungen vieler Natrium-Frauen um ein perfektes Aussehen ständig durch Akne zunichte gemacht, vor allem in den frühen Jahren. Diese Akne selbst drückt aus, daß sich die Frau in ihrem Inneren als häßlich empfindet, und genau das bekommt sie nun ständig vor Augen geführt. Viele Natrium-Frauen benutzen eine Menge Make-up, um der Welt ein perfektes Bild zu präsentieren. Frauen, die das Gefühl haben, ungeschminkt seien sie nicht vollständig angezogen, sind fast immer Natrium. Sie haben Angst, die Welt könnte sehen, wie häßlich sie sich fühlen. Natrium-Typen beiderlei Geschlechts kleiden sich meist makellos, es sei denn, ihr Selbstwertgefühl ist so gering, daß sie auch ihre äußere Erscheinung vernachlässigen. Das kommt besonders häufig bei sehr armen und stark übergewichtigen Natrium-Typen vor.

Natrium zwingt anderen Menschen die eigenen hohen Normen nicht so stark auf, wie Arsenicum das tut, aber innerhalb der Familie ist das meist anders. Der traurigste Ausdruck dieser Haltung sind Natrium-Eltern, die ihr Kind zu Glanzleistungen antreiben und sich nie mit weniger als dem Perfekten zufriedengeben. Das Kind wächst angespannt und unnatürlich auf und hat ständig Angst, seinen üblichen hohen Standard nicht zu erreichen.

Bei der homöopathischen Fallaufnahme frage ich immer nach Perfektionismus. Natrium weiß meist, daß er perfektionistisch ist. Wenn ich die Patienten bei der Fallaufnahme frage, ob sie Perfektionisten sind, antworten viele: »Ich versuche, einer zu sein.«

Natrium-Perfektionisten sind oft auch arbeitswütig, aber beide Charakteristika kommen genauso getrennt vor. Der Natrium-Workaholic kann es nicht ertragen, müßig zu sein, und passive Beschäftigungen wie Lesen werden von vielen schon als Müßiggang betrachtet. Wie zahlreiche andere Aspekte der Natrium-Persönlichkeit ist dieser Zug ein Versuch, den eigenen Gefühlen zu entgehen. Die Rastlosigkeit, die der Workaholic empfindet, wenn er nichts tut, läßt auf Dauer Schuldgefühle, Traurigkeit und Verzweiflung in ihm aufsteigen, aber soweit kommt es selten. Der arbeitswütige Natrium haßt Ferien, wenn es sich nicht gerade um einen Aktivurlaub handelt, und der Gedanke an die Pensionierung erschreckt ihn. Wenn er dann schließlich doch Rentner wird, beschäftigt er sich entweder mit einem Projekt nach dem anderen, oder er wird depressiv. Die Natrium-Hausfrau kann genauso süchtig nach Beschäftigung sein, und je mehr ihre Spannung wächst, desto wütender arbeitet sie, um ihre Gefühle weiter zu unterdrücken. Natürlich rechtfertigen viele Natrium-Typen ihre Sucht nach Aktivitäten (vor allem nach produktiven Aktivitäten) mit allen möglichen vernünftigen und löblichen Erklärungen, aber die Wahrheit ist einfach, daß sie ihren Gefühlen entfliehen wollen.

Natrium ist aus zwei Gründen arbeitssüchtig. Erstens ist das eine Möglichkeit, Gefühle zu vermeiden, und zweitens kann man sich auf diese Weise irgendwie »nützlich« fühlen (d. h., man vermeidet das Gefühl der Wertlosigkeit). Wenn Natrium nicht arbeiten kann, neigt er dazu, entweder reizbar oder depressiv zu sein. Das geschieht jedesmal, wenn er krank ist, und genauso, wenn er arbeitslos ist. Beide Situationen sind für viele Natrium-Typen unerträglich. Zahlreiche Natrium-Patienten berichten, daß sie es hassen, krank zu sein, und doch ziehen sie sehr oft unbewußt die Krankheit an, weil das eine Möglichkeit ist, sich selbst emotional zu heilen. Nur wenn er seine unterdrückten Gefühle zuläßt, kann Natrium geheilt werden, und genau dieser Prozeß beginnt, wenn auch zögernd, während der Krankheit. Ich habe sehr viele Patienten mit CMS (Chronisches Müdigkeitssyndrom) behandelt, die fast alle Natrium waren und auf die Arznei angesprochen haben. Diese Krankheit ist merkwürdig, weil sie dem Patienten jede Energie raubt, ohne daß es eine signifikante, meßbare körperliche Pathologie gäbe. Sie führt dazu, daß der Natrium-Mensch nahezu alle Aktivitäten aufgeben muß, wobei sein Körper jedoch »gesund« bleibt und die Auswirkungen vollkommen heilbar sind. Es ist die perfekte Krankheit für einen Arbeitssüchtigen, der eine Pause braucht und seine Gefühle zulassen muß.

Es gibt ganze Gesellschaften, die arbeitssüchtig wirken. Ich denke hier insbesondere an Deutschland, Japan und auch an die Schweiz. In diesen Gesellschaften herrscht eine besondere emotionale Verdrängung, und die große Mehrheit der Menschen sind Natrium-Typen. In diesen Gesellschaften herrscht eine starke soziale Kontrolle, wie auch in vielen weiteren Ländern des Fernen Ostens. Ich bin sicher, daß die meisten dieser Orientalen Natrium muriaticum sind, und meine Erfahrungen mit der Behandlung solcher Patienten bestätigen diese Annahme. Wenn Frauen lernen, daß sie sich zu benehmen und anderen klaglos zu dienen haben, enden sie sehr oft als Natrium, wenn sie es nicht schon von Anfang an waren. Wo diese Art von Chauvinismus und Unterdrückung Tradition hat, entsteht eine ganze Gesellschaft von Menschen, die von Geburt an eine Natrium-Konstitution haben.

Positives Denken

Traditionell gilt Natrium als pessimistisch und auf das Unglück der Vergangenheit fixiert. Das ist sicherlich eine Seite der Natrium-Psyche, aber längst nicht die ganze Geschichte. Die Mehrheit der Natrium-Menschen nimmt Zuflucht zum positiven Denken, um ihren inneren negativen Gefühlen zu entgehen. Manch einer treibt das so auf die Spitze, daß er keinen einzigen negativen Gedanken zulassen will. Ich hatte einige Patienten, die so positiv wirkten, daß ich ihnen zunächst Phosphor gab, was aber nicht half. Bei genauerer Untersuchung entdeckte ich, daß diese positive Haltung nur der Versuch war, frühere unglückliche Erfahrungen und Gefühle der Wertlosigkeit in den Hintergrund zu drängen. Nachdem ich ihnen Natrium muriaticum gegeben hatte, ging es diesen Patienten sehr viel besser.

Zu der oberflächlich positiven Haltung von Natrium gehört es, viel zu lächeln. Jemand, der immer lächelt, ist entweder geisteskrank oder Natrium muriaticum. Sie lächeln, wenn sie unglücklich sind, und wenn sie glücklich sind, übertreiben sie, indem sie noch mehr lächeln und ständig darüber reden, wie glücklich sie sind. Je künstlicher das Lächeln ist, desto größer ist das Unglück, das darunter verborgen liegt, und desto leichter ist es für den Homöopathen, die Luftblase zum Platzen zu bringen, so daß die Tränen fließen. Natrium-Frauen plaudern oft vergnügt über »sichere« Themen und lächeln dabei die ganze Zeit. Es ist sehr charakteristisch für Natrium, am Ende des Satzes zu lächeln, ganz gleich wie ernst der Inhalt dieses Satzes war. Wenn der Homöopath die Frau aber fragt, ob ihre Ehe glücklich ist, hat sie häufig Tränen in den Augen, und ihr Lächeln wirkt weniger überzeugend. Wenn er noch weiter unter die Oberfläche schaut, fließen die Tränen, und das Lächeln verschwindet.

Noch pathologischer ist der Natrium-Typ, der immer lacht (Kent: »lacht hemmungslos«). Er hat den Ruf, ein jovialer Mensch zu sein, den man immer gerne um sich hat. Er weiß, daß er sehr unglücklich ist, aber er zeigt es nicht. Eines Tages begeht er Selbstmord, und niemand kann es glauben. Viele Natrium-Typen lachen, wenn sie über ernsthafte Dinge reden, die sie innerlich aufregen (Kent: »lacht über ernsthafte Angelegenheiten«). Bei der ersten Konsultation lacht etwa die Hälfte meiner Patienten, wenn ich sie bitte, ihre Persönlichkeit zu beschreiben. Sie sind alle Natrium, und sie sind verlegen und fühlen sich bedroht, weil sie etwas von sich selbst preisgeben sollen. Während der Psychotherapie bitte ich sie, mit dem Lachen aufzuhören, was unweigerlich zu einer Flut von Tränen führt.

Die positiven Denker haben oft New-Age-Bücher gelesen, in denen sie ermutigt werden, »Affirmationen« zu benutzen. Einige gehen in dieser Beziehung ziemlich weit, schreiben die Affirmationen auf und hängen sie zu Hause an die Wand. Aber leider können noch so viele Botschaften wie »Ich bin liebenswert«, »Ich ziehe in meinem Leben das an, was ich brauche« und »Ich bin schön« die Natrium-Psyche nicht überzeugen, denn sie empfindet genau das Gegenteil. Der betreffende Mensch mag diese Affirmationen eine Weile glauben, aber dieser Glaube ist zerbrechlich und paßt schlecht zur eigenen inneren Wahrnehmung. Affirmationen sind wie Antidepressiva. Sie decken die unangenehmen Gefühle zu, führen aber nicht immer dazu, daß man sie los wird. Irgendwann muß man sich mit diesen Gefühlen auseinandersetzen, um sie dann loslassen zu können, und wenn Natrium das begreift, verzichtet er auf Affirmationen und Antidepressiva und erlaubt sich zu weinen.

Wenn Natrium positiv denkt, wird sie (gewöhnlich sind es Frauen) meist ziemlich missionarisch in dem Bemühen, ihre Düsternis und Verzagtheit zu vertreiben. Sie hält Predigten und versucht andere zu ihrem System des positiven Denkens zu bekehren. Es genügt ihr nicht, selbst positiv zu denken, sondern andere müssen es genauso machen. Solche Frauen sind meist süchtig danach, zu geben und sich um andere Leute zu kümmern, und beim positiven Denken meinen sie, sie hätten die Perle gefunden, die sie mit der Welt teilen könnten. Wie bei allen Fanatikern ist ihr Eifer ein Zeichen von Unsicherheit, und sie fühlen sich ziemlich betroffen, wenn jemand ihren missionarischen Bemühungen widersteht. Bei solchen Gelegenheiten verfallen sie oft in eine

Art spiritueller Arroganz und sagen Dinge wie »Du sagst das jetzt nur, weil du verletzt bist« oder »Öffne dich für das Gute, wie ich es getan habe. Liebe dich selbst, und du wirst erstaunt sein, was für ein wunderbarer Mensch du bist«. Natürlich bietet sich die Religion als Vehikel für solches Missionieren an, und die große Mehrheit der gläubigen Prediger sind Natrium, vor allem die wiedergeborenen. Auch professionelle Wohltäter mit moralischer Ausrichtung sind fast immer Natrium. Beispiele dafür sind unter anderem Mrs. Mary Whitehouse, die britische Vorkämpferin für Moral und Anstand, und die Aktivisten der Kampagne »Recht auf Leben«, die Abtreibung und Euthanasie abschaffen wollen.

Natrium liebt es, an irgend etwas zu glauben, vor allem die Natrium-Frauen (die Männer sind meist zynischer). Gemessen am Grad der inneren Schmerzen ist Hoffnung für viele Natrium-Menschen sehr wertvoll. Man denke dabei nur an die Spirituals der Farbigen. Diese schrecklich traurigen Lieder entstanden in Jahrhunderten des Leidens, das man nicht ohne Risiko beim Namen nennen durfte, von Widerstand ganz zu schweigen. Das Spiritual ist voller Trauer und gleichzeitig voller Hoffnung, die Hoffnung auf morgen und besonders auf die Heimkehr zum himmlischen Vater. Unterdrückung gebiert Natrium-Menschen, und anders als Aurum gibt Natrium die Hoffnung nicht auf.

Eine andere Variante des positiven Denkers ist der Natrium-Typ, der von der übersinnlichen Welt fasziniert ist. Das ist in Wirklichkeit ein Ersatz dafür, die Tiefen der eigenen Psyche zu erforschen. Er hat den Vorzug, modisch zu sein und viel für die Zukunft zu versprechen, und er ist weniger bedrohlich als die direkte Auseinandersetzung mit dem eigenen inneren Schmerz. Früher gehörten dazu Séancen, in denen die besorgte Natrium-Frau sich versichern konnte, daß sie nach diesem Leben ein besseres erwarten durfte, und in denen sie etwas Positives über diejenigen erfahren konnte, die sie verloren hatte. Dazu gehörten auch Wahrsager und Tarotleser, die nahezu immer mehr Positives als Negatives sagen (und nahezu immer selbst Natrium sind). Das »New Age« hat den Channeller hinzugefügt, der direkt mit der Stimme eines höheren Meisters spricht und die Klientin in Kontakt mit ihren geistigen Führern bringt. (Ich hatte einmal die Ehre zu hören, wie einer meiner geistigen Führer zu mir sprach, dank der Vermittlung einer Natrium-Bekannten, die ein Channelmedium war. Der Führer sagte mir, sein Name sei Dempsey. In diesem Moment hatte ich allerdings Schwierigkeiten, ernst zu bleiben, um meine Bekannte nicht zu beleidigen, aber ich wartete darauf, daß sich nun Makepeace melden würde.)

New-Age-Natrium-Typen haben die Angewohnheit, ihren Kindern Namen wie »Shanti« oder »Gaia« zu geben. Als Teil eines Arbeitsurlaubs habe ich einmal ein paar Wochen in einem New-Age-Zentrum in Kalifornien verbracht. Hier habe ich wirklich das kennengelernt, was ich als die »Brigade der Süße und Leichtigkeit« bezeichne. Im Unterschied zu anderen Zentren, die ich besucht habe, die sich auf die wirklichen inneren Gefühle der Teilnehmer konzentrieren und deshalb die psychische Gesundheit fördern, war dieses Zentrum ein Ort der Verdrängung. Die Therapeuten waren alle Natrium-Typen, die vor sich selbst davonliefen, indem sie versuchten, andere zu heilen. Sie benutzten verschiedene Techniken, zu denen häufig Rituale und auch Visualisierungen gehörten. Letztere sind beim New-Age-Natrium besonders beliebt. Sie ermöglichen es dem Klienten, sich eine wunderschöne Lösung seiner Probleme vorzustellen (und sie mögen vielleicht auch die Wahrscheinlichkeit einer solchen Lösung erhöhen), aber dabei geschieht wenig, um den unterdrückten Schmerz bei seinen Wurzeln zu fassen.

Der Rebell

Im Gegensatz zum positiven Denker sollten wir uns jetzt den Natrium-Rebellen ansehen, der voller Wut ist. Er will gar nicht hören, daß er ein wunderbarer Mensch ist, sondern würde lieber irgend jemandem den Schädel einschlagen. Das würde er für wesentlich heilsamer halten.

Einige Natriums beginnen mit ihrer Rebellion während der Kindheit. Andere sind erwachsen, bevor sie ihre Angst ausreichend überwinden können, um ihre Wut zu spüren. Ein gutes Beispiel für den frühen Natrium-Rebellen ist der schwierige Junge, der ständig irgendwelche Prügeleien anfängt, seine Lehrer herausfordert und seine Eltern beschimpft. Solche Kinder leiden gewöhnlich unter einem ganz offensichtlichen Mangel an Liebe, und sie werden häufig von ihren Eltern mißbraucht. Sie sind stolz darauf, daß sie alles, ohne mit der Wimper zu zucken, wegstecken können, und ihr Lieblingswort (abgesehen von einigen anderen, die nicht druckfähig sind) ist »Haß«. Solche Kinder fühlen sich sehr unwohl, wenn es im Gespräch um die Familie, Liebe und Intimität geht. Sie geben gerne vor, daß ihnen nichts weh tut, und zu diesem Zweck machen sie bei solchen Gesprächen höhnische Bemerkungen. Einige Rebellen, die nicht so tief verwundet sind, sprechen über ihren Schmerz, wenn sie glauben, daß man sie versteht, und dabei können sie manchmal sogar weinen.

Unglücklicherweise sieht die Zukunft für den abgebrühten Natrium-Delinquenten nicht sehr rosig aus. Wahrscheinlich muß er mit immer schärferen

Strafen rechnen und kann schließlich sogar in Untersuchungshaft und dann im Gefängnis enden. Solche Kinder werden weicher, wenn sie die Arznei in hoher Potenz erhalten, aber sie brauchen viel fürsorgliche Unterstützung, wenn diese Veränderung mehr als ein kurzes Zwischenspiel sein soll.

Der Natrium-Rebell leidet von Kindheit an unter Paranoia. Ständig rechnet er mit Beleidigungen und niederen Motiven, und er faßt nur schwer Vertrauen. Das ist angesichts seines schwierigen Lebens nicht überraschend. Statt erst einmal abzuwarten, beginnt er zu kämpfen, wenn er denkt, man könnte ihn beleidigt haben. Dieses Verhaltensproblem ist in New York sehr verbreitet, besonders in den rauheren Gegenden wie der Bronx. (Die New Yorker Taxifahrer sind wegen ihrer Rüpelhaftigkeit verrufen, und ich bin sicher, daß sie in ihrer Mehrheit Natrium sind.) Dem Natrium-Rebellen tut innerlich alles weh, aber man kann ihn immer noch durch unermüdliche Liebe und Fürsorge erreichen, vorausgesetzt, man bietet ihm kein Mitleid an, weil er das nicht ertragen würde.

Erwachsene Natrium-Rebellen konzentrieren ihren Ärger oft auf bestimmte gesellschaftliche Gruppen. Das gilt beispielsweise für junge Natrium-Rebellen, die Punks oder Skinheads werden (erstere rebellieren gegen die Mittelklasse, letztere gegen Ausländer und Juden). In Wirklichkeit handelt es sich nur um eine Projektion der Wut, die die Jugendlichen auf ihre Eltern empfinden, die dem Kind mehr weh getan haben, als sie sich vorstellen können. Feministinnen sind gewöhnlich Natrium-Rebellen (obwohl einige auch Sepia und Ignatia sind). Weil sie von ihren Vätern schlecht behandelt worden sind (und oft auch von anderen Männern, die sie sexuell mißbraucht haben), attackieren sie nun systematisch jeden Mann, der ihnen begegnet (Kent:»Haß auf Menschen, von denen sie verletzt worden sind«). Aufgrund ihrer Vergangenheit sind sie so wütend, daß sie auch an einem netten Mann nichts Gutes finden können. Bei der Suche nach einem sicheren sexuellen und emotionalen Kontakt werden viele lesbisch. Wenn solche Feministinnen sich einer tiefergehenden Psychotherapie unterziehen, dringen sie allmählich zur Quelle ihrer Wut vor. Gewöhnlich ist das der Vater oder irgendein anderer Mann, der sie mißbraucht hat. Wenn der ursprüngliche Mißbrauch (der oft vor vielen Jahren verdrängt wurde) noch einmal durchlebt und durchlitten und die Wut gegenüber dem Urheber ausgedrückt worden ist (eher in der Therapie als im wirklichen Leben), kann die Wut ein für allemal aufgelöst werden, und es ist nicht mehr nötig, sie weiterhin auf Männer im allgemeinen zu projizieren.

Einige Rebellen nutzen ihren Ärger professionell. In diese Kategorie gehören viele Sportler, vor allem Boxer, die oft eine harte Kindheit hatten. Polizisten und Soldaten sind ebenfalls oft Natrium-Rebellen, unglücklicherweise, denn sie neigen dazu, ihren Ärger an unschuldigen Opfern auszulassen. Die Brutalität, mit der Soldaten und Polizisten manchmal um sich schlagen, läßt deutlich den Haß im Inneren des Natrium-Rebellen erkennen (Kent: »Gewalttätigkeit«, »bösartig«), ein Haß, dessen Grundlage der Liebesentzug in der Kindheit ist.

In irgendeiner Form lebt der Natrium-Rebell in vielen Natrium-Menschen, die ihren Kummer jahrelang pflegen und die meiste Zeit voller Wut sind (Kent: »unzufrieden mit allem«). Manchmal weiß Natrium, daß er seine Wut auf unschuldige Sündenböcke projiziert (beispielsweise seine Familie), aber er kann nichts dagegen tun. Zu anderen Zeiten kann er die Projektion jedoch überhaupt nicht erkennen. Je stärker der wütende Natrium verletzt ist, desto gefährlicher ist seine Wut, vor allem wenn sie die meiste Zeit unterdrückt wird. Je länger Natrium seine Wut unterdrückt, desto gewaltsamer explodiert sie. Viele Fälle, in denen Männer ihre Frauen schlagen oder impulsiv jemanden umbringen, könnten durch ein oder zwei Dosen Natrium 10M verhindert werden.

Eine subtile Version des Natrium-Rebellen ist der Zyniker. Viele Natrium-Menschen werden zynisch, und das gilt ganz besonders für die Natrium-Männer, die etwa zur Hälfte einen gewissen Zynismus erkennen lassen. Zynismus ist eine Art von Aggression. Er sieht nur die negativen Seiten einer Situation. Bei Natrium erfüllt er eine gewisse Schutzfunktion und hilft dabei, das Herz verschlossen zu halten. Wenn man sein Herz öffnet, fühlt man entweder Liebe oder Schmerz. Der Zyniker zieht sich aus seinem Herzen zurück in den Kopf, wo er weiterhin alles zerstört, was schön ist, denn wenn er das Schöne zulassen würde, würde sich sein Herz öffnen, und er müßte seinen Schmerz fühlen. Andere stark rationale Typen können auch zynisch werden, insbesondere Nux vomica und Kalium carbonicum, aber auch Sulfur, Ignatia und Tuberculinum. Natrium ist jedoch nicht nur viel weiter verbreitet als diese anderen Typen, sondern neigt auch stärker zum Zynismus, weil er leichter verletzbar ist.

Moral und Sexualität

Verglichen mit Opportunisten wie Lycopodium und Nux haben die meisten Natrium-Menschen ziemlich hohe moralische Normen. Wenn sie in ihrem eigenen Verhalten dahinter zurückfallen, haben sie das Gefühl, sich selbst zu verraten. Folglich kann man sich auf das Wort von Natrium in der Regel verlassen. Das gilt sogar für den harten Natrium-Rebellen mehr, als man erwarten würde, und das ist wahrscheinlich der Ursprung des kriminellen »Ehrenkodex«, dem zufolge man zwar die Polizei belügen darf, aber nicht den eigenen Kumpel. Die Tendenz von Natrium-Typen, zusammenzuhalten und das eigene Team zu unterstützen, die ursprünglich ein Schutzmechanismus war, ist insofern einer der Hintergründe der Natrium-Moral. Ein anderer ist, daß Natrium gelitten hat und deshalb das Leiden anderer nachempfinden kann. Die meisten Natrium-Menschen sind emotional sehr sensibel und mitfühlend (Kent: »mitfühlend«). Ein dritter Faktor, der die Moral fördert, ist das völlig unbegründete Schuldgefühl im Unterbewußtsein der meisten Natrium-Menschen. Die herrschende gesellschaftliche Moral gibt Natrium die Richtschnur für Recht und Unrecht, so daß er weiß, wie er sich verhalten muß, um seine Schuldgefühle nicht wieder zu aktivieren.

Die Moral ist ein seltsames Wesen, teils edel und teils durch Furcht motiviert. Je furchtsamer Natrium ist, desto rigider ist meist seine Moral. Die von Schuldgefühlen getriebene, willfährige Natrium-Frau könnte nie zu irgend jemandem unfreundlich sein, wogegen der gesündere Natrium weitaus flexiblere ethische Regeln hat und sich weniger darum kümmert, was andere Leute denken könnten. Ihr ethischer Kodex ist für die Natrium-Frau eine Rückversicherung in einer Welt voller Unsicherheiten. Wenn andere ihre Prinzipien teilen und besonders wenn sie einen moralischen Sieg erringt, fühlt sie sich bestätigt und anerkannt. Einige Natriums treiben diese Haltung auf die Spitze, wie etwa militante Abtreibungsgegner oder Tierversuchsgegner, die das Gefühl haben, sie müßten ihre eigene Moral anderen Leuten aufzwingen.

Wenn wir davon ausgehen, daß der Moralkodex einen stabilisierenden Einfluß auf die Natrium-Frau hat, so kann sie sich sehr bedroht fühlen, wenn ihre Ethik in Frage gestellt wird. Wenn sie ihre moralischen Prinzipien beispielsweise von einer besonderen religiösen Organisation herleitet und dann feststellen muß, daß deren Führer korrupt sind, kann sie am Boden zerstört sein. Ein ähnlicher Schock, der aber noch fundamentaler ist, trifft sie manchmal während der Psychotherapie, wenn ihr klar wird, daß viele ihrer hohen Prinzipien das Ergebnis ihrer eigenen Furcht und ihrer Schuldgefühle sind. Obwohl solche Erkenntnisse erschütternd sind, wirken sie doch auch erleichternd, denn sie ermöglichen es Natrium, ein bißchen »lockerzulassen« und Wertvorstellungen zurückzuweisen, die aus ihrer eigenen Schwäche resultieren. Die verbleibenden Werte basieren dann auf Liebe und praktischen Erwägungen und sind im allgemeinen meist flexibler und individueller als zuvor.

Rigide Moralisten sind in der Regel Natrium-Typen (können aber auch Arsenicum sein), die – ohne es zu merken – die Absolution für ihre eigene

Schuld suchen. Je rigider sie sind, desto mehr verlieren sie den Kontakt zu anderen Menschen und auch zu ihren eigenen Gefühlen. Sie übernehmen gewöhnlich religiöse Verhaltensregeln, um ihre Prinzipien zu rechtfertigen, aber ihre Moral hat nichts Spirituelles, denn sie basiert nicht auf Liebe, sondern auf Lieblosigkeit. Gute Beispiele dafür sind die Pharisäer im Neuen Testament, die sich darüber aufregten, daß Jesus am Sabbat arbeitete und sich mit Prostituierten und Sündern abgab.

Sexuelle Moralvorstellungen lösen meist die heftigsten Gefühle aus, besonders bei Natrium-Menschen. Da die Natrium-Konstitution so viele unterschiedliche Typen kennt, findet man auch viele verschiedene Einstellungen zur Sexualität, aber es gibt eine oder zwei, die besonders verbreitet sind. Natrium-Männer neigen dazu, ihre Gefühle weitaus stärker zu unterdrücken als Frauen, und deshalb sind sie weniger sensibel. Ihre Sexualmoral ist infolgedessen lockerer und flexibler. Einige haben gegen Promiskuität nichts einzuwenden (obwohl sie dieses Verhalten bei ihrer Freundin vielleicht nicht akzeptieren würden), und sie suchen eigentlich eher Sex als Liebe, weil sie genauso wie viele Natrium-Frauen wissen, daß sie den mit der Liebe verbundenen Schmerz nicht ertragen könnten. Einige haben enge, liebevolle Beziehungen und sind fähig, auch beim Sex zu lieben (damit meine ich, daß sie wirklich Liebe empfinden und nicht nur freundlich sind), während andere sich für die Monogamie entscheiden, weil das sicherer ist, und einige sind aus moralischen Erwägungen gegen Promiskuität und sexuelle Beziehungen vor der Ehe. Bei den sexhungrigsten Natrium-Männern findet man im allgemeinen die stärkste emotionale Unterdrückung. Sie benutzen Sex als Mittel zur emotionalen Spannungsabfuhr und verwechseln Vergnügen mit Liebe.

Die sexuelle Moral der Natrium-Frauen ist meist strenger und konsequenter. Das entspricht den gesellschaftlichen Erwartungen und hat auch damit zu tun, daß Natrium-Frauen emotional erheblich verletzlicher sind als die Männer.

Die meisten Natrium-Frauen wünschen sich eine liebevolle sexuelle Beziehung und mögen keinen Gelegenheitssex. Bei letzterem fühlen sie sich mehr als jeder andere Typ wie ein billiges Flittchen, denn sie leiden ja ohnehin schon unter Schuldgefühlen und mangelndem Selbstwertgefühl, was durch eine lieblose sexuelle Beziehung nur noch schlimmer wird (oder ihnen zu Bewußtsein kommt). Teilweise ist es diese Tendenz, sehr leicht Scham zu empfinden (Kent: »Emotion – Scham«), die dazu führt, daß Natrium-Frauen in bezug auf Sex hohe moralische Normen haben. Natürlich gibt es auch weniger pathologische Gründe bei einer relativ gesunden Natrium-Frau, die so viel Selbstrespekt hat, daß sie sich für eine oberflächliche sexuelle Begegnung zu schade ist, und die sich körperlich nur von einem Mann angezogen fühlt, den sie auch liebt.

Viele Natrium-Frauen sind in der Sexualität ziemlich prüde, besonders wenn sie zur älteren Generation gehören. Sie fühlen sich oft abgestoßen von dem Mangel an Anstand, den sie bei jüngeren Frauen sehen. Ich denke, daß diese Haltung teilweise pathologisch ist, ein Ausdruck des Schamgefühls, das sie mit Nacktheit und Sexualität verbinden, teilweise aber auch eine gesunde Reaktion auf die Sexbesessenheit, die unsere ganze Gesellschaft ergriffen hat und dazu führt, daß sich Frauen wie Vamps aufmachen, um sich lüsterne Männer zu angeln. Die Liebe wird in unserer Gesellschaft durch die Sexbesessenheit regelrecht vergewaltigt. Wenn das Wort Liebe in den Medien fällt, ist meist Sex gemeint, und viele junge Leute verwechseln das eine mit dem anderen. Die meisten emotional gesunden Menschen aller Konstitutionstypen können durchaus erkennen, welchen Schaden diese weltweite Sexbesessenheit anrichtet, und sie fühlen sich meist abgestoßen von den extremeren Darstellungen der Sexualität, sowohl in den Medien als auch in Gesprächen. Da Natrium-Frauen emotional sehr sensibel sind, beklagen viele, daß sie als Sexobjekte betrachtet werden. Leider gibt es aber genauso viele, die sich systemkonform verhalten und versuchen, Männer anzumachen, um ihre Anerkennung zu gewinnen und vielleicht – hoffentlich – ihre Liebe. Im Laufe der Zeit finden sie jedoch heraus, daß Sex in den meisten Fällen nicht zu Liebe führt, und dann fühlen sie sich betrogen und im Stich gelassen.

Heutzutage ist es für Frauen so normal, sich verführerisch aufzumachen, um die Liebe eines Mannes zu gewinnen, daß sich Frauen aller Konstitutionstypen so verhalten, aber Natrium-Frauen sind besonders liebesbedürftig, und deshalb spielen sie häufiger die Verführerin als andere Typen. Einige Natrium-Frauen treiben das auf die Spitze, versuchen Männer mit Sex zu angeln und geben sich auch mit bloßem Sex zufrieden, wenn sie keinen Mann finden, der sie liebt. Die meisten Vamps sind Natrium (aber die meisten anderen Leute auch). Sie haben als Kinder immer unter einem Mangel an Liebe gelitten (mehr als die durchschnittliche Natrium-Frau), und sie benutzen Sex als leicht verfügbaren Ersatz. Das ist natürlich nicht sehr befriedigend und läßt das innere Gefühl der Wertlosigkeit noch stärker werden. Die Natrium-Frau, die in ihrer Kindheit zu wenig Liebe bekommen hat, läßt sich oft leicht von Männern manipulieren, die ihr Anerkennung als Lohn für sexuelle Dienste anbieten. Sie tut so, als würde ihr das nichts ausmachen, denn sie hat Angst, diese Anerkennung zu verlieren. Wenn sie nicht gesund ist, macht es ihr in den meisten Fällen wirklich nichts aus, denn dann hat sie keinen Zugang zu ihren tieferen Gefühlen. Wenn sie launisch wird, bringt sie das nicht in Zusammenhang mit der Mißbrauchssituation, in der sie sich befindet, denn sie merkt ja nicht einmal, daß sie mißbraucht wird. So stark wirkt die Macht der sexuellen Konditionierung bei Menschen, die wenig Selbstachtung haben.

Die meisten Natrium-Frauen genießen Sex als Bestandteil einer liebevollen Beziehung. Einige kommen jedoch auch mit einem liebevollen Partner nicht zum Orgasmus. Das liegt daran, daß sie nicht loslassen und emotional verwundbar sein können, denn sie haben Angst, verletzt zu werden. Einige Natrium-Frauen sind nach der sexuellen Vereinigung traurig, weil sie sich geöffnet und den alten Schmerz in ihrem Inneren entdeckt haben (Kent: »Traurigkeit nach dem Koitus«). Andere haben aufgrund früherer traumatischer sexueller Erfahrungen Schwierigkeiten, sich beim Sex zu entspannen. Das ist eine Reaktion auf sexuellen Mißbrauch, die besonders für Natrium-Frauen sehr charakteristisch ist. Viele werden stark übergewichtig in einem unbewußten (und oft bewußten) Versuch, sich selbst für das andere Geschlecht unattraktiv zu machen, damit sie nicht mehr so leicht zum Mißbrauchsopfer werden. Nach meiner Erfahrung sind die meisten dicken Frauen Natrium, und viele von ihnen benutzen ihr Übergewicht, um Sex zu vermeiden. (Dicke Calcium- und Graphites-Frauen sind gewöhnlich nicht aus diesem Grund übergewichtig.)

Schauspielerei

Alle Natrium-Typen sind bis zu einem gewissen Grad Schauspieler. Sie machen oft ein fröhliches Gesicht, wenn sie unglücklich sind, und für einige wird diese Maske ein Dauerzustand. Für viele von ihnen ist diese Betonung des Positiven an sich schon eine Darstellung, vor allem wenn sie gekünstelt und unpassend ist. Außerdem dramatisieren vor allem einige Natrium-Frauen und homosexuelle Männer ihre Gefühle. Das ist das letzte, das viele Homöopathen von einem nüchternen Natrium-Typ erwarten, aber es ist kennzeichnend für eine bestimmte Unterart des Typs. Reiche Natrium-Frauen neigen besonders dazu, ihre Gefühle auf diese Weise auszuagieren. Wenn eine Dame von Stand auf einer Dinnerparty erklärt: »Liebling, dieser Wein ist einfach gräßlich!«, steht sie fast mit Sicherheit in Resonanz zur Wellenlänge von Natrium. Wenn sie tatsächlich einen Grund zur Traurigkeit hat, wird sie auch das übertreiben. »Liebling, ich fühle mich so schrecklich, du hast keine Ahnung, wie elend mir ist!« Solche Leute benutzen diese Art von emotionaler Dramatisierung, um ihre wirklichen Gefühle zu vermeiden. Sie sind ausnahmslos in ihrem Inneren sehr unglücklich, aber es gelingt ihnen, das die meiste Zeit nicht zu fühlen. Natrium wird ihre körperlichen Symptome lindern und auch dafür sorgen, daß einige echte Gefühle an die Oberfläche kommen, aber die meisten haben zuviel Energie in ihr Vermeidungsverhalten investiert, um es einfach aufzugeben.

Eine dramatische Natrium-Frau redet lieber über Gefühle, als sie wirklich zu empfinden. Selbst eine durchschnittliche Natrium-Frau hat gewisse schauspielerische Qualitäten. Sie wird einen Schock vortäuschen, wenn sie beim Klatsch mit den Freundinnen vom Seitensprung eines Bekannten hört, und sie wird begeistert schildern, wie wunderbar ihr gegenwärtiger Partner ist und wie phantastisch ihr nächster Urlaub sein wird. Natrium-Jugendliche beiderlei Geschlechts benutzen zu viele Superlative und übertreiben im allgemeinen die Gefühle, die sie für gesellschaftlich akzeptabel halten, während sie den Rest verbergen. So wird der Natrium-Teenager seinen Kumpels verkünden: »Meine Güte, wie ich diese blöden Zigaretten hasse!«, aber er wird ihnen nicht erzählen, daß er traurig ist, weil sein Vater ihn nicht wie versprochen zum Angeln mitgenommen hat.

Wenn eine Natrium-Frau jemandem gefallen möchte, dramatisiert sie oft ihre Vorlieben. So sagt sie beim ersten Treffen vielleicht zu ihrem zukünftigen Partner: »Ich liebe Pasta, sie ist so lecker!« und zwei Minuten später: »Jazz liebe ich einfach, weil er so frei ist!« und so weiter. Ohne es zu merken, versucht sie attraktiver zu wirken, indem sie ihre Lebensfreude übertreibt. Und aus irgendeinem Grund denkt sie oft, es sei genauso attraktiv, wenn sie ihre negativen Gefühle übertreibt. So sagt sie beispielsweise: »Findest du es nicht auch entsetzlich, wie die Telefongebühren gestiegen sind?« und »Ich finde es einfach unerträglich, wie dieser Kellner geht!« Sie glaubt wahrscheinlich, der andere würde sie mögen, wenn sie viel Nähe demonstriert, aber statt dem anderen wirklich nahe zu sein, imitiert sie Nähe, indem sie triviale Gefühle übertreibt.

Einige Natrium-Frauen treiben diese Pseudointimität auf die Spitze. Sie krallen sich jemanden, den sie für mitfühlend halten, und erzählen ihm auf hochdramatische Weise intime Einzelheiten aus ihrem Leben: »Mein Mann mag keinen Sex, wissen Sie. All die Jahre, die ich vergeudet habe! Er hat mich überredet, mich sterilisieren zu lassen, weil er zu egoistisch war, den Eingriff bei sich selbst machen zu lassen, und anschließend hat er mich nicht mehr angerührt. Natürlich ist seine Trinkerei daran schuld, er ist ein Sklave des Alkohols!« und so weiter. Die Telefongespräche von Sybil in der Fernsehkomödie *Fawlty Towers* sind typisch für diese schwärmerische Art von Natrium, die versucht, durch Intimität Freunde zu gewinnen, und dabei häufig an eine andere schwärmerische Natrium-Frau gerät, mit der sie ein stillschweigendes Abkommen schließt nach dem Motto: »Du hörst mir zu, und ich höre dir zu.« (Eine lustige Parodie auf die schwärmerische Natrium-Frau ist auch Dame Edna Everage, die fiktive australische Hausfrau, die dramatisch überschwenglich und peinlich intim ist. Gleichzeitig ist sie sehr stolz darauf, wie großzügig sie ihr Leben mit der Öffentlichkeit teilt.)

Bei der emotional überschwenglichen Natrium-Frau ist es wichtig zu erkennen, daß sie sich so benimmt, um ihre wirklichen Gefühle nicht aushalten zu müssen. Wenn solche Frauen sich einer tiefergehenden Psychotherapie unterziehen (was nicht sehr oft geschieht), steht der Therapeut einem ununterbrochenen Strom von Worten gegenüber, bei denen die Patientin aber weder weint noch irgendwelche anderen Anzeichen echter Emotionen zeigt. Indem er der Patientin jedoch während des größten Teils der Sitzung das Sprechen verbietet und sie auffordert, sich auf ihren Körper und ihre Gefühle zu konzentrieren, kann er das oberflächliche Geschnatter schnell umgehen und zu den wirklichen Gefühlen vordringen, die sich dahinter verbergen. Manchmal genügt es, einfach zu sagen: »Sprechen Sie nicht«, um sofort eine Flut von Tränen auszulösen.

Einige Homöopathen sind beim Gedanken an eine emotional überschwengliche und dramatische Natrium-Frau vielleicht verwirrt. Die Verwirrung läßt jedoch nach, wenn man sich daran erinnert, daß dies nur eine weitere Spielart ist, wie Natrium es vermeidet, sich mit ihren wirklichen Gefühlen auseinanderzusetzen. In den alten Arzneimittellehren stehen keine genaueren Einzelheiten über die Geistessymptome der Arzneien. Kent sagt jedoch, Natrium sei »eine Arznei für hysterische Mädchen«. Wenn Natrium aber hysterisch sein kann, dann kann sie auch »prähysterisch« oder emotional überschwenglich sein.

Es ist nicht überraschend, daß viele Natrium-Menschen ihre dramatischen Fähigkeiten nutzen und als Amateure oder Profis Schauspielerinnen und Schauspieler werden. Die meisten Profis sind Natrium (obwohl viele auch zu den ebenso dramatischen Phosphor-, Ignatia- und Sulfur-Typen gehören), genauso wie die meisten Models, deren Beruf viel mit Schauspielerei zu tun hat. Elizabeth Taylor ist ein gutes Beispiel für eine Natrium-Schauspielerin, sowohl auf der Leinwand als auch im Privatleben.

Genauso wie viele Homöopathen erwarten, daß Natrium zurückhaltend ist, erwarten sie auch, daß Natrium das Rampenlicht meidet. Natürlich tun Schauspieler genau das Gegenteil, aber das gilt auch für viele »normale«

Natriums, besonders für manche Frauen. Viele Natrium-Eltern ermutigen ihre Kinder ausdrücklich, zu tanzen, zu singen oder Gedichte vorzutragen. Das ist gesund, solange das Kind es selbst will und nicht zu herausragenden Leistungen getrieben wird, aber oft machen Eltern das Kind zum Stellvertreter für eigene unerfüllte Bedürfnisse und setzen es damit unter Druck. Das kann auch dazu führen, daß das Kind später immer im Mittelpunkt stehen will. Sogar manche Natrium-Typen, die von ihren Eltern nicht ausdrücklich zu darstellerischen Leistungen ermutigt worden sind, zieht es später gelegentlich auf die Bühne, nicht buchstäblich, aber indem sie versuchen, Aufmerksamkeit und Bewunderung zu erlangen. Ohne irgendeine Aufforderung von den Eltern kann das kleine Natrium-Mädchen sich in eine Darbietung von Gesang oder Tanz stürzen und dabei versuchen, Eindruck zu machen, um Anerkennung und Liebe zu ernten. Alle Kinder tun das bis zu einem gewissen Grad, aber einige geben diese Angewohnheit nie auf, und viele davon sind Natrium. Diejenigen, die tatsächlich darstellende Künstler werden, finden andere Mittel und Wege, um Bewunderung zu erlangen. Dazu gehört es, anzugeben oder kleine Fetzen persönlicher Informationen auszustreuen, die Eindruck machen sollen. Viele der dramatischeren Natrium-Frauen tun das, besonders bei Männern, die sie anziehend finden (dasselbe gilt für viele Ignatia-Frauen). Sie haben das Bedürfnis, sich als etwas Besonderes zu fühlen, weil sie sich tief in ihrem Inneren vernachlässigt fühlen. Ein gutes Beispiel ist die reiche adelige Dame in dem Film *The Sound of Music,* die fast Baron von Traps Frau geworden wäre. Sie ist sich seiner Zuneigung nicht sicher, und deshalb lobt sie sich ständig selbst und angelt nach Komplimenten. Je stärker sie versucht, Eindruck zu machen, desto weniger beeindruckend wirkt sie, und desto verzweifelter werden ihre Versuche. Weil sie sich von Maria, der neuen Hauslehrerin ihres Verlobten, bedroht fühlt, überredet sie ihn, ihr zu Ehren ein Bankett zu veranstalten, auf dem sie sich der lokalen Elite glanzvoll präsentiert und ganz allgemein die großzügige Gastgeberin und Ehrendame spielt. Aber auch das hilft nichts, und der Baron verfällt immer mehr dem Charme der phosphorischen Maria.

Der Natrium-Experte

Während viele unsichere Natrium-Frauen zu emotionaler Dramatik flüchten, um sich als etwas Besonderes zu fühlen, entwickeln viele Natrium-Männer (und auch einige Natrium-Frauen) einen außergewöhnlichen Stolz auf ihre intellektuellen Fähigkeiten.

Der Natrium-Mann hat ein genauso großes Bedürfnis, sich als etwas Besonderes zu fühlen, wie die Natrium-Frau. Wie viele Lycopodium-Männer wird er oft zum Spezialisten auf einem bestimmten Wissensgebiet und präsentiert der Welt seine Kenntnisse mit großem Stolz. Der intelligentere Natrium macht das etwas subtiler. Gleichwohl gibt er seinen Ausführungen immer eine gewisse Betonung, so als wolle er sagen: »Seht her, wie gescheit ich bin.« Nicht alle Natrium-Experten sind so, aber wenn sie so sind, können sie recht ermüdend sein. Typischerweise sind sie sehr scharf darauf, ihre eigene Meinung zu sagen, und nicht besonders interessiert daran, die Meinungen der anderen zu hören. Insofern sind sie das genaue Gegenteil des durchschnittlichen Natrium-Typen, der ein guter Zuhörer ist und relativ wenig spricht. Der stolze Natrium-Experte wird jede Gelegenheit ergreifen, sein Wissen zu demonstrieren, und am Ende seiner Ausführungen wartet er gespannt auf Zeichen des Lobs. Darin unterscheidet er sich vom begeisterten Sulfur-Experten, der sein Wissen genauso gerne demonstriert, aber kein Lob erwartet. Er fühlt sich innerlich schon gut genug und gibt seine Kenntnisse nur weiter, weil es ihm Spaß macht. Der Sulfur-Experte wartet nicht gespannt auf Lob, sondern ist glücklich, solange seine Zuhörer ihn verstehen und vor allem wenn sie seine Freude an der Sache teilen.

Es kann sehr schwierig sein, den stolzen Natrium-Experten vom stolzen Lycopodium-Experten zu unterscheiden. Beide wollen ihr Selbstwertgefühl heben, indem sie andere mit ihrem Wissen beeindrucken, und beide hoffen auf Anerkennung von seiten des Publikums. Ich habe festgestellt, daß der echte Natrium-Intellektuelle seinen Stolz nur selten offen zeigt. Es ist der nichtintellektuelle Natrium, der auf einem spezifischen Gebiet einige Kenntnisse erworben hat, der zu Höhenflügen neigt und sich vor Überheblichkeit aufbläst. Es ist schwierig, die Unterschiede zwischen dem Natrium-Pseudoexperten und seinem Lycopodium-Gegenstück zu beschreiben. Im allgemeinen muß man sich dazu auf andere Aspekte der Persönlichkeit verlassen wie beispielsweise Ängste, die Beziehungsfähigkeit und das Maß der Emotionalität. Oft sind die körperlichen und Allgemeinsymptome hilfreicher. Ein Unterschied, den ich festgestellt habe, besteht darin, daß der Lycopodium-Pseudointellektuelle oft ein Alleswisser ist, der in den meisten Fällen zu jedem Thema etwas zu sagen hat, während sein Natrium-Gegenstück dazu neigt, bei seinem Lieblingsthema zu bleiben. Ein anderer Unterschied ist der, daß der Natrium-Pseudoexperte stärker emotional beteiligt wirkt als Lycopodium, was ihn irgendwie »schwerfälliger« erscheinen läßt. Solange der Homöopath weiß, daß diese beiden Typen meist Männer hervorbringen, die außergewöhnlich stolz auf ihr Wissen sind und gerne darüber reden, kann er mit einiger Erfahrung lernen, die subtilen Unterschiede zwischen beiden zu erkennen.

Der Snob

Der Snob ist ein Natrium-Untertyp, der beeindrucken möchte. Vielleicht stammt er aus einer reichen, kultivierten Familie, und in diesem Fall bemüht er sich wahrscheinlich nicht so stark, weil seine Herkunft und sein Geld eindrucksvoll genug sind. Er ist ein Snob, weil er auf andere Menschen, die weniger kultiviert sind, herabsieht und weil er es genießt, zu zeigen, was er hat, und sich auf subtile Weise mit seinen edlen Qualitäten zu brüsten. Natrium ist nicht der einzige Konstitutionstyp, der das tut. Arsenicum ist oft ein Snob, und manchmal auch Nux. Der aristokratische Natrium-Snob fühlt sich von der Vulgarität des gemeinen Volkes abgestoßen. Er stellt sich selbst so dar, als halte er die Fahne von Anstand und Adel hoch, und zu diesem Zweck gibt er sich gerne als Wohltäter. Als Natrium ist er in den meisten Fällen emotional sehr verschlossen und bewahrt die Haltung einer vergangenen Ära. (Nicht alle Natrium-Aristokraten sind Snobs, aber es ist schwer für sie, diese Tendenz zu vermeiden.) Er bewahrt eine herzliche Distanz zur Familie und verbirgt sich hinter der Etikette, seinen Hobbys und seiner Autorität. Er ist sehr stolz auf die Privatschule, die er als Junge besucht hat (obwohl er die halbe Zeit dort zutiefst unglücklich war), und er meldet seinen Sohn gleich nach dessen Geburt in derselben Schule an. Für den Snob ist die äußere Erscheinung wichtiger als alles andere, und er sorgt dafür, daß seine Kinder das nicht vergessen. Der echte aristokratische Natrium-Snob scheint emotional recht stabil zu sein (das heißt verschlossen), besonders die Männer. Der weibliche Snob kann gelegentlich unter Depressionen, dramatischen Ausbrüchen oder Panikanfällen leiden, sorgt jedoch dafür, daß davon nichts an die Öffentlichkeit dringt. Sie kann zeitweise so fordernd sein wie ein verwöhntes Kind, und sie sieht zu, daß sie immer bekommt, was sie will (na ja, fast immer). Solche Menschen führen ein sehr unwirkliches Leben, das oberflächlich ist und dem jedes wirkliche Selbstverständnis fehlt. Leider regierten sie früher einen großen Teil der Welt, und ihr Einfluß ist immer noch stark.

Die andere Variante des Natrium-Snobs ist größenwahnsinnig. Meist sind es Frauen, aber nicht immer (Basil Fawlty ist als Mann ein beachtliches Beispiel, auch wenn es sich um eine fiktive Gestalt handelt). Da diese Frau nicht aus einer adligen Familie stammt, muß sie alles daransetzen, sich mit den

Insignien von Reichtum und Eleganz auszustatten. Wenn es ihr nicht gelingt, in eine reiche Familie einzuheiraten, wird sie zumindest einen Mann heiraten, der sie in ihren Ambitionen nicht einschränkt. Oft ist er ebenfalls ein Natrium, der, wenn er schon kein Snob ist, doch zumindest nach Reichtum und sozialer Anerkennung strebt. Diese »neureichen« Snobs (und auch die »vor-reichen«) sind weit unerträglicher als die aristokratischen, weil sie das Bedürfnis haben, ständig ihre Überlegenheit zu demonstrieren. Zu diesem Zweck legen sie sich einen sehr affektierten Akzent zu (und nehmen dafür sogar oft Sprechunterricht), und wenn sie nicht eine sehr gute Bildung haben, benutzen sie Fremdworte nicht korrekt. Neureiche Snobs sind furchtbar selbstbesessen. Sie investieren viel Zeit und Geld in ihre äußere Erscheinung und lesen die entsprechenden Magazine, um immer auf dem aktuellen Stand der neuesten Mode zu sein. Es ist besonders traurig zu sehen, wie solche Leute ihre Kinder erziehen. Wenn sie es sich leisten können, schicken sie sie ins Internat. Wenn nicht, behandeln sie sie entweder wie gesellschaftliche Ausstellungsstücke oder wie Prügelknaben oder beides. Solche Kinder wachsen zutiefst unglücklich auf und unterwerfen sich entweder der elterlichen Konditionierung, indem sie selber Snobs werden, oder sie rebellieren, was gesünder ist und hoffen läßt.

Interessant ist der Ursprung der Mentalität des neureichen Snobs. In einigen Fällen ist es das Beispiel der Eltern, aber in anderen Fällen ist das Natrium-Kind in einer armen Familie ohne jede Kultur aufgewachsen und war zutiefst beschämt über seine Herkunft. Dann wird es versuchen, die Familienbande so bald wie möglich zu lösen oder mit Glanz und Gloria zurückzukehren, um selbst die Vorherrschaft zu übernehmen. Solche Kinder haben früher wahrscheinlich nicht genug Liebe bekommen, sonst würden sie sich nicht so sehr schämen. Sie haben einen Minderwertigkeitskomplex, der aber nur sekundär das Ergebnis ihrer bescheidenen Herkunft ist und vorrangig aus dem alten Natrium-Gefühl der Verlassenheit resultiert. Es ist sehr wahrscheinlich, daß ihre Eltern nachsichtig waren und das Kind verwöhnt haben, aber Nachsichtigkeit ist nicht dasselbe wie bedingungslose Liebe, und sie verhindert nicht, daß sich die Kinder innerlich verlassen und leer fühlen. Der neureiche Snob hat starke emotionale Abwehrmechanismen und wird nicht einmal auf die Idee kommen, daß er irgendwie nicht gesund sein könnte, es sei denn, er wird durch eine Krise oder schwere Verluste dazu gezwungen. Wenn letztere eintreten, sind sie ein heimlicher Segen, denn sie zwingen den betreffenden Menschen, sich mit der Realität auseinanderzusetzen.

Depression

Natrium muriaticum ist für Depressionen anfälliger als irgendein anderer Typ außer Aurum, aber Aurum-Menschen sind selten. Die weitaus größte Mehrheit der depressiven Patienten braucht Natrium in einer sehr hohen Potenz, sofern der körperliche Zustand nicht dagegen spricht. Die Reaktion eines depressiven Natrium auf die Arznei in einer 10M-Potenz gehört zu den dramatischsten und befriedigendsten Reaktionen aller homöopathischen Behandlungen, vorausgesetzt der Patient nimmt nicht gleichzeitig Antidepressiva, die der Arznei entgegenwirken. Nach einer Erstverschlimmerung von ein oder zwei Tagen beginnt das schwere Gewicht von Trauer und Verzweiflung leichter zu werden, und nach ein paar Wochen fühlt sich der Patient meist so gut wie nie zuvor. (Es wäre an der Zeit, diese Behandlung in kontrollierten Doppelblindstudien zu verifizieren, weil sie so zuverlässig und so wirksam ist.)

Natrium-Menschen werden depressiv, weil sie ihre Traurigkeit unterdrükken. Wenn sie all die Traurigkeit, die sie je empfunden haben, im Moment der Entstehung durch Weinen aufgelöst hätten, gäbe es keine Depression und auch kein Gefühl der Wertlosigkeit und nicht die Myriaden von Abwehrmechanismen, mit denen Natrium versucht, seinen Gefühlen zu entgehen. Deshalb fühlen sich Natrium-Menschen besser, wenn sie weinen. Durch das Weinen löst sich eine Schicht der Traurigkeit, was Erleichterung bringt, bis die nächste Schicht an die Oberfläche kommt. (Jede dieser Schichten kann aufgelöst werden, bis die emotionale Gesundheit erreicht ist, aber das erfordert eine tiefgreifende Psychotherapie, wie sie weltweit nur von wenigen Therapeuten praktiziert wird. Mehr darüber später.)

Der größte Teil der Traurigkeit von Natrium sammelt sich gewöhnlich während der Kindheit, wenn die Psyche am stärksten verwundbar ist. Vieles davon wird unterdrückt, aus dem Bewußtsein verdrängt und als chemische oder energetische Erinnerung im Körper gespeichert. Wenn der Natrium-Mensch später Zeiten erlebt, in denen es ihm schlechtgeht, oder wenn er plötzlich intensiv leidet, wird noch mehr Traurigkeit unterdrückt, bis der unterbewußte Speicher schließlich voll ist und das, was überläuft, wieder ins Bewußtsein gelangt und dort zur kontinuierlichen Traurigkeit der Depression führt. Es ist wichtig zu erkennen, daß die Traurigkeit, die der depressive Mensch fühlt, nur die Spitze des psychischen Eisbergs darstellt. Deshalb sind Depressionen so schwer auszulöschen, und nicht etwa, weil sie das Ergebnis eines chemischen Ungleichgewichts wären. In die Tiefe gehende Psychotherapie beseitigt die Traurigkeit durch Weinen, und damit verschwindet auch das chemische Ungleichgewicht, das entstanden ist, als die Traurigkeit im Körper gespeichert wurde. Das ist ein Prozeß, der Jahre einer regelmäßigen Therapie braucht, aber er wirkt. Die Ursprünge der Depression sind so gut in der Vergangenheit des Patienten verborgen, daß die herrschende medizinische Wissenschaft sie noch nicht entdeckt hat, denn diese Wissenschaft benutzt das medizinische Modell der psychischen Krankheit und geht davon aus, daß psychische Krankheit ihrem Wesen nach ein physisches, biochemisches Problem ist.

Der korrekte Einsatz der Homöopathie bei der Behandlung von Depressionen ist vom medizinischen Modell aus gesehen ein großer Schritt nach vorne, denn die Arznei ist energetisch, und deshalb wirkt sie auf der emotionalen Ebene genauso wie auf der biochemischen. Gleichwohl kann man mit den Arzneimitteln alleine nur eine relativ oberflächliche Depression beenden oder eine tiefe lindern. Die oberste Schicht der Traurigkeit wird aufgelöst, und das bringt Erleichterung. Früher oder später wird jedoch eine neue Schicht von Traurigkeit aktiviert, und der Prozeß muß wiederholt werden.

Viele alltägliche Ereignisse können eine Natrium-Depression auslösen. Am stärksten wirkt alles, was mit Liebesverlust zu tun hat, denn das reaktiviert den frühen Kummer. Der plötzliche Tod, die Trennung oder Entfremdung von einem geliebten Menschen kann der Tropfen sein, der das Faß zum Überlaufen bringt und eine Depression auslöst. Die häufigste Situation ist die, daß die Natrium-Frau eine relativ lieblose Ehe führt. Oft vernachlässigt oder mißbraucht der Mann sie, und die Frau toleriert diesen Mißbrauch, weil sie Angst hat, den Mann zu verlieren. Vielleicht nimmt sie alles schweigend hin und verfällt allmählich der Verzweiflung, oder sie wird aggressiv und läßt ihre Wut an Mann und Kindern aus. Diese Reaktion ist eindeutig gesünder. Die Frauen, die nicht wütend werden, bleiben meist die längste Zeit ihres Lebens in der Mißbrauchssituation und fallen von einer Depression in die nächste. Manchmal reicht eine Hochpotenz der Arznei, um das Selbstvertrauen der Frau zu mobilisieren, so daß sie zum ersten Mal im Leben ihren Ärger ausdrückt.

Ich habe einmal eine Bekannte wegen emotionaler Probleme behandelt. Sie war eine Frau in mittleren Jahren, die immer Schwierigkeiten hatte, sich gegenüber Männern zu behaupten, und sie neigte dazu, ständig unter dem Schatten der Furcht zu leben. Ihr Vater war sehr streng gewesen. Er hatte sie wegen relativ trivialer Vergehen geschlagen und auf diese Weise bei seiner Tochter einen permanenten Zustand der Hilflosigkeit hervorgerufen. Ich gab der Frau

Natrium muriaticum 10M, und einige Tage später hörte ich, sie sei sehr wütend auf mich. Ich nahm Kontakt mit ihr auf, und sie sagte mir, nachdem sie die Arznei genommen habe, sei sie plötzlich außer sich vor Wut darüber gewesen, daß ich sie gelinkt und ihr Geld für ein paar Zuckerperlchen abgeknöpft hätte. Ich wies darauf hin, daß sie sich ziemlich anders benehme als sonst. Sie stimmte mir zu und ergänzte, sie habe heute auch bei der Arbeit einem Kollegen, vor dem sie sich monatelang gefürchtet habe, die Meinung gesagt. Ich erklärte ihr, die Arznei habe ihr Selbstvertrauen gestärkt und bringe nun Gefühle von unterdrückter Wut an die Oberfläche. Da verstand sie, was passierte, und sagte, sie sei erstaunt darüber, daß sie keine Schuldgefühle habe, obwohl sie mit ihrem Kollegen so grob umgegangen sei.

Manchmal reicht die Arznei, um einer Frau die Kraft zu geben, sich gegen einen nachlässigen Ehemann zu behaupten. Dann bringt sie ihn entweder dazu, daß er ihr zuhört, oder sie hat endlich den Mut, ihn zu verlassen. Häufiger jedoch benötigt die Frau zusätzlich eine Psychotherapie, und die Arznei allein hilft ihr bestenfalls, mit der unglücklichen Situation besser zurechtzukommen.

Einige Natrium-Frauen sind so »ko-abhängig«, daß sie depressiv werden, wenn sich ihr alkoholkranker oder leidender Ehemann erholt. Er ist dann nicht mehr länger von ihr abhängig, und deshalb hat sie das Gefühl, nicht mehr nützlich zu sein, und fürchtet, daß er sie verlassen wird. (Die ganze Bewegung der »Ko-Abhängigen« ist entstanden, weil die Ehefrauen von Männern, die zu den Anonymen Alkoholikern gehörten, sich zur gegenseitigen Unterstützung zusammenschlossen, als sie infolge der Genesung ihrer Männer depressiv wurden.)

Für viele Natrium-Frauen taucht die Depression plötzlich aus dem Nichts auf, ohne einen erkennbaren Auslöser. Trotzdem gibt es gewöhnlich einen solchen, der jedoch so subtil ist, daß die Patientin ihn nicht erkennt. Sie kann beispielsweise depressiv werden, nachdem sie einen Mann geheiratet hat, der liebevoll und aufmerksam ist. Bei eingehender Befragung zeigt sich dann, daß sie Schwierigkeiten hat, sich beim Geschlechtsverkehr zu entspannen. Nachdem sie die Arznei genommen hat, kann sie sich plötzlich daran erinnern, daß sie als Kind sexuell mißbraucht worden ist, eine Erinnerung, die sie jahrzehntelang verdrängt hatte. In diesem Fall war die sexuelle Aktivität der auslösende Faktor für die Depression. Ohne die Arznei hätte sie die Ursache vielleicht nie erkannt, und die Depression hätte für den Rest ihres Lebens weiterbestehen können. (Viele Menschen erkennen die Ursache trotz der Arznei nicht.)

Die hartnäckigsten Fälle von Depression findet man bei solchen Natrium-Menschen, die von Geburt an zahlreiche Traumata erlitten haben. (Diese Leute berichten außergewöhnlich häufig über eine schwierige Geburt.) Tragischerweise waren sie ihr Leben lang Opfer und haben einen Mißbrauch nach dem anderen erduldet. Sie haben meist einen absoluten Mangel an Selbstvertrauen und Selbstachtung und reagieren auf jeden Mißbrauch und jede Bedrohung eher mit Furcht und Traurigkeit als mit Wut. Meist hängen sie sich geradezu verzweifelt an Therapeuten, die ihnen Hoffnung geben, und abgesehen von ihrer hartnäckigen Tendenz, sich selbst abzuwerten und jeden Mißbrauch still zu ertragen, sind sie »Musterpatienten«, die jeder Anweisung buchstabengetreu folgen und, wenn es ihnen gutgeht, in der Sprechstunde erscheinen und sich jedesmal bei ihrem Therapeuten begeistert bedanken. Oft lächeln oder lachen sie bei unpassenden Gelegenheiten, oder sie weinen heftig, wenn sie von ihren früheren Leiden sprechen. Solchen Patienten kann man mit der Arznei zwar weiterhelfen, aber nur die tiefste Psychotherapie kann ihren Schmerz auflösen, und auch das nur nach Jahren der Therapie.

Das charakteristischste an der Natrium-Depression ist, daß sie überwiegend stumm verläuft. Die Patienten sprechen mit niemandem über ihre Gefühle der Traurigkeit und Angst, und oft werden auch die Tränen zurückgehalten. Dafür gibt es verschiedene Gründe, aber der wichtigste besteht darin, daß der Patient den Berg von Traurigkeit unter der Oberfläche spürt und nicht bereit ist, sich damit durch Weinen auseinanderzusetzen. Natrium unterdrückt seine Tränen aber auch, weil er sich schuldig fühlt, wenn er andere Menschen in Verlegenheit bringt, und weil er Weinen für ein Zeichen von Schwäche hält. Einige depressive Natrium-Patienten können überhaupt nicht weinen, vor allem einige Männer. Ihre früheren emotionalen Wunden waren so schmerzhaft, daß sie sie mit einem undurchdringlichen Schild bedeckt haben und ihre Gefühle jederzeit fest unter Kontrolle halten. Dieser Schild verhindert eine echte Genesung, aber durch die Arznei bricht er oft zusammen.

Natrium ist ein Mittel zur Behandlung von Stauungen aller Art: Flüssigkeitsstauungen, die Stauung von salzigen Tränen, von Trauer und Ärger und die allzu starke Bindung an geliebte Menschen. Loszulassen ist für Natrium das schwierigste, und das gilt auf den verschiedensten Ebenen.

Während der depressiven Phasen kommt es immer wieder dazu, daß die alten Dämonen, die im Unterbewußtsein des Patienten lauern, an die Oberfläche kommen. Depressionen treten auf, wenn die psychologischen Abwehrmechanismen überflutet werden, und mit dieser Flut steigt das dunkle Wasser aus der Tiefe auf und weckt die schlafenden Monster, die dann voll ins Bewußtsein treten. Dazu gehören Schuldgefühle, Furcht und das Gefühl der Wertlosigkeit, das die Wurzel der Unsicherheiten von Natrium bildet.

Einige Natrium-Depressionen sind aktiver als andere. Die Abwehrmechanismen, die die unterdrückten Gefühle zurückhalten, haben vielleicht nur einige kleine Risse. In diesem Fall tritt eine langdauernde, aber nur leichte Depression auf, die durch Apathie gekennzeichnet ist (Kent: »Stumpfsinn, Trägheit«), verbunden mit leichten Gefühlen von Reizbarkeit, Trauer, Angst oder Schuld. Es kann schwierig sein, diese apathische Depression von einer Sepia-Depression zu unterscheiden. Im allgemeinen weint die depressive Sepia mehr, aber das ist kein zuverlässiges Unterscheidungskriterium. Oft werden einem die Körpersymptome besser weiterhelfen, besonders die typischen Symptome der prämorbiden Persönlichkeit. Von einigen Ausnahmen abgesehen entwickelt sich bei Sepia-Menschen eine Sepia-Depression und bei Natrium-Menschen eine Natrium-Depression.

Die apathische depressive Natrium-Frau schläft meist sehr viel. Dann braucht sie sich nämlich keine Sorgen darüber zu machen, wie sie ihre perfektionistischen Normen aufrechterhalten soll. Sie kann zulassen, daß sich die Hausarbeit allmählich türmt, und sie kümmert sich auch nicht mehr darum, was die Leute denken oder ob sie irgend jemanden in Verlegenheit bringt. Meist ißt sie eine Menge und knabbert ständig irgendwelche kalorienreichen Snacks, um ihre innere Leere zu füllen. Kummerspeck ist besonders charakteristisch für Natrium und Sepia, und deshalb gibt es viele übergewichtige Natrium-Frauen.

Im Unterschied zur tief depressiven Natrium, fühlt sich die apathische Natrium oft in Gesellschaft besser, weil sie dann ihre Gefühle für eine Weile vergessen kann, und sie reagiert möglicherweise auch positiv auf Zuneigung.

Ernsthaftere Schäden im Verteidigungssystem von Natrium führen zu schweren Depressionen, wenn die unterdrückte Traurigkeit ins Bewußtsein tritt. Die stark depressive Natrium zieht sich sehr zurück (Kent: »Abneigung gegen Gesellschaft«) und isoliert sich freiwillig, weil sie das Gefühl hat, daß niemand verstehen kann, was sie empfindet, und sie nicht mehr so tun kann, als sei alles in Ordnung. Sie weint nur, wenn sie alleine ist oder in Gegenwart eines Menschen, der ihr sehr nahesteht, denn wenn sie weint, fühlt sie sich am stärksten verwundbar. Durch Trost geht es ihr noch schlechter, und sie bricht erst recht in Tränen aus, denn dadurch wird ihr Herz berührt, das immer noch bis zu einem gewissen Grad geschützt war und sich durch Trost öffnet.

Die tief depressive Natrium wird von schmerzlichen Erinnerungen überschwemmt, die sie jahrelang unterdrückt hatte. Sie quält sich damit ab, indem sie ein Trauma immer und immer wieder durchlebt, ohne daß sie die ständige Wiederholung in ihrem Gehirn anhalten könnte (Kent: »Gedanken – quälend«). In solchen Phasen kann sie von Gewissensbissen überwältigt werden, weil sie etwas bereut, was sie getan oder unterlassen hat, oder sie fühlt sich vielleicht für viele Probleme anderer Leute verantwortlich, an denen sie eigentlich gar keine Schuld trifft (Kent: »Ängstlichkeit mit Schuldgefühlen«).

Während viele depressive Natrium-Menschen nicht weinen können, fließen bei anderen die Tränen unaufhörlich (Kent: »weinen ohne Grund«), und sie weinen bei jeder Kleinigkeit, vor allem wenn sie mit anderen Menschen zusammen sind. Das passiert sowohl bei leichten als auch bei schweren Natrium-Depressionen. Die damit verbundenen Tränenausbrüche sind jedoch im allgemeinen nur kurz und bringen nicht so viel Erleichterung wie ein Weinen, das aus tiefstem Herzen kommt.

Bei Natrium-Männern verlaufen die Depressionen ähnlich wie bei den Frauen, sind aber zusätzlich oft mit einer enormen Wut verbunden, die der Patient mühsam zu kontrollieren versucht. Ein depressiver Natrium-Mann reagierte all seine Depressionen an seiner Frau ab. Nachts wachte sie entsetzt auf und stellte fest, daß er gleich neben ihrem Kopf auf ihr Kissen einschlug. Gelegentlich schlug er statt des Kissens auch sie. Er hatte eine lieblose Kindheit erlebt, und er wußte genau, daß seine Frau nicht daran schuld war, aber er konnte einfach nicht anders. Nach solchen Gewaltausbrüchen hatte er furchtbare Gewissensbisse, aber das hinderte ihn nicht daran, anschließend wieder die Kontrolle zu verlieren. Er mußte einen sichereren Weg finden, um seine Wut abzureagieren, aber er war nicht bereit, es zu versuchen. Nachdem er Natrium muriaticum 10M genommen hatte, wurden seine nächtlichen Gewaltausbrüche jedoch immer seltener. (Dieser Mann gehörte zu den Natrium-Pseudoexperten, die von einem bestimmten Thema besessen sind und bei jeder Gelegenheit darüber reden. Er hatte eigentlich Pilot werden wollen, aber sein Vater hatte ihm dafür die finanzielle Unterstützung verweigert, und so war er statt dessen Flugzeugmechaniker geworden. Jeden Tag sah er die Flugzeuge starten und quälte sich mit dem Gedanken, daß nicht er es war, der dort flog. Er lernte alles, was es über Flugzeuge zu lernen gab, und machte viele Überstunden, nur um in ihrer Nähe zu sein. Im Sprechzimmer redete er immer wieder von Flugzeugen und erging sich in endlosen technischen Details, an denen ich nicht das geringste Interesse hatte. Natrium-Männer wie er, die ein schlechtes Verhältnis zu ihren Eltern hatten, neigen am stärksten zu Depressionen und Zwangshandlungen. Die Zwangshandlungen werden zum Ersatz für die Zuneigung und Lebensfreude, die sie als Kinder vermißt haben, und helfen dabei, Depressionen zu vermeiden.)

Die Natrium-Frau neigt besonders bei Hormonschwankungen zu Depressionen. Dazu gehören die Zeiten vor der Menstruation, nach der Geburt, während der Schwangerschaft und nach der Menopause (Kent: »Traurigkeit vor den Menses«, »Traurigkeit während der Schwangerschaft«). Die meisten Frauen, die während dieser Zeit emotionale Probleme haben, brauchen Natrium muriaticum. Mit ihren Hormonen ist alles in Ordnung. Aber die schnellen Veränderungen im Hormonspiegel destabilisieren die emotionalen Abwehrmechanismen von Natrium und lassen dadurch die unterdrückten Emotionen an die Oberfläche kommen. Gäbe es keine unterdrückten Emotionen, dann gäbe es auch keine Depression vor der Menstruation oder nach der Geburt.

Selbstmordgedanken kommen häufig vor, wenn Natrium stark depressiv ist. Diejenigen, die durch den Tod Erlösung von ihren Leiden suchen, tun das meist in aller Stille, indem sie eine Überdosis Schlaftabletten nehmen oder sich mit Autoabgasen vergiften. Es gibt jedoch einige Natrium-Typen mit einer stärkeren Wutkomponente, die sich in ihrer Depression die Pulsadern aufschneiden.

Manische Depression ist eine erbliche Erkrankung, die sich durch den Wechsel von Depression und Euphorie auszeichnet. Nach meiner Erfahrung reagieren die meisten manisch Depressiven auf hohe Potenzen von Natrium muriaticum oder Natrium sulfuricum und sind Natrium-Persönlichkeiten zwischen den beiden Extremen (Kent: »Manie«). Das manische Stadium hat meist ähnliche Charakteristika, ganz gleich zu welchem Konstitutionstyp der Patient gehört. Es äußert sich durch eine starke Beschleunigung des Denkens und Handelns, erhöhte Libido, Größenwahn und wilde Kauforgien. Da diese Züge eher für die Krankheit als für den Patienten charakteristisch sind, eignen sie sich nicht zur Unterscheidung von Symptomen. Die Persönlichkeit außerhalb der manischen Episoden ist in diesen Fällen ein besserer Führer zur passenden Arznei. (Aurum und Veratrum album sind hier gelegentlich angezeigt.) Die Behandlung von manischer Depression mit der richtigen Arznei wirkt unabhängig davon, in welcher Phase der Krankheit das Mittel gegeben wird. Das manische Stadium kann genauso effektiv verkürzt werden wie die depressive Phase, vorausgesetzt, der Patient nimmt keine Antidepressiva.

Enttäuschte Liebe

Natrium ist Ignatia darin sehr ähnlich, daß viele Natrium-Menschen sich innerlich verlassen fühlen und extrem empfindlich auf Liebesverlust reagieren. Deshalb leiden beide Typen meist enorm, wenn sie einen nahestehenden Menschen verlieren, sei es durch Tod oder durch Trennung. Solche Situationen wecken schmerzliche Kindheitserinnerungen und bringen die alten Gefühle wieder ins Bewußtsein, die man seit dem Alter von etwa zwei oder drei Jahren unterdrückt hatte. Schwerer Gram ist die Antwort auf ein altes unterdrücktes Gefühl. Das ist nichts Neues. Die meisten Natrium-Patienten erleben in einer tiefgehenden Psychotherapie diesen heftigen Kummer, wenn sie noch einmal fühlen, was sie als kleine Kinder empfunden haben.

Bei Natrium-Menschen sind zwei »unnormale« Reaktionen auf Kummer weit verbreitet. Die erste ist ein völliger Mangel an Reaktion. Der Mensch empfindet nichts, außer vielleicht einem Taubheitsgefühl. Das ist im ersten Moment durchaus üblich, wenn man von einem schmerzlichen Verlust erfährt, aber bei Natrium folgt darauf nicht die sonst ebenfalls übliche Phase von Trauer und Tränen, weil das verletzte Herz fest entschlossen ist, nichts zu fühlen. Eine weitere Schicht von Traurigkeit wird ins Unterbewußtsein verdrängt, und das Herz wird noch stärker von den Gefühlen abgeschnitten. Als Folge davon hat Natrium nach einem solchen stillen Kummer vielleicht ständig ein Gefühl des Verlustes, das aber nicht weiter benannt werden kann. Wenn das Mittel in einer hohen Potenz gegeben wird, kann es die Verdrängung manchmal rückgängig machen und die Tränen auslösen, die vorher nicht vergossen wurden.

Die andere weitverbreitete Reaktion ist eine verlängerte und erheblich vertiefte Version des »normalen« Trauerprozesses. Nachdem er von seinem Verlust erfahren hat, befindet sich der betreffende Mensch erst einmal im Schock, dem bald tiefe Traurigkeit und heftiges Schluchzen folgen. In diesem ersten labilen Stadium wird Ignatia den Patienten gewöhnlich stabilisieren und ihn wieder zur Besinnung bringen. Nach dem Ignatia-Stadium kann er jedoch über Monate oder sogar Jahre in seinem Kummer verharren. Während dieser Zeit taucht das Bild des Verstorbenen immer wieder in seiner Erinnerung auf und reaktiviert den Schmerz, als werde ihm von neuem ein Messer ins Herz gestoßen. Jede Erinnerung treibt ihm die Tränen in die Augen und läßt ihn innerlich die schwere Last seines Kummers fühlen. Wenn solche Natrium-Menschen einen Partner verloren haben, werden sie erklären, sie könnten niemals einen anderen lieben, und in der Tat bleiben sie gewöhnlich allein, bis sich der Schmerz gelegt hat, was viele Jahre dauern kann. Wenn sie wieder heiraten, während sie noch trauern, sind sie oft nicht fähig, dem neuen Partner ihr Herz zu öffnen, sondern bleiben besessen von dem Verstorbenen. Eine Dosis der Arznei in hoher Potenz kann diesen Menschen sehr wirksam helfen, ihre übermäßig lange Trauerphase zu beenden.

Genau dieselben Reaktionen treten auf, wenn die Natrium-Frau von einem geliebten Menschen verlassen wird oder sogar, wenn sie sich selbst zur Trennung entschließt. Ganz gleich ob es durch Tod oder Trennung zum Verlust kommt, der Prozeß ist derselbe, und das Mittel hilft dem Patienten loszulassen.

Sehr häufig kommt es auch vor, daß die Natrium-Frau sich wegen »unerledigter Geschäfte« in bezug auf den Verstorbenen quält. Sie kann von Schuldgefühlen zerrissen werden, weil sie ihm nie gesagt hat, daß sie ihn liebt, oder schlimmer noch, weil sie sich für seinen Tod verantwortlich fühlt. Dabei werden nur ein weiteres Mal die Schuldgefühle des Natrium-Kindes wiederholt, das beschlossen hatte, es müsse seine Schuld sein, daß seine Eltern es nicht lieben.

Es kommt oft vor, daß Natrium seinen Kummer bereitwillig unterdrückt, weil er das Gefühl hat, er müsse stark sein, entweder zum Wohl der Familie oder um nicht selbst in eine Depression zu fallen. Leider bedenkt er dabei nicht, daß solche Taktiken meist zum Bumerang werden, denn sie führen am Ende zu weiterem Leiden. Viele Natrium-Patienten haben mir erzählt, daß sie als Kinder beim Verlust eines geliebten Verwandten (oder Elternteils) nicht trauern durften. Oft wurde ihnen nicht erlaubt, zur Beerdigung zu gehen, oder sie wurden davon ferngehalten, indem man ihnen irgendeine Aufgabe übertrug. Schuld daran ist die Angst der Erwachsenen vor Emotionen. Sie ist enorm schädlich für ein Kind, das seinen normalen Trauerprozeß nie beenden kann, weil er künstlich eingefroren und ins Unterbewußtsein verdrängt wird. Später im Leben wird er wieder auftauchen, und die Trauer muß dann bewältigt werden.

Der Clown

Jedermann weiß, daß der Clown ein gebrochenes Herz hat. Aber kaum jemand weiß, daß eine Dosis Natrium muriaticum dabei helfen kann, es wieder heil zu machen. Ich habe mehrere Amateur- und Proficlowns kennengelernt, und alle waren Natrium. Was der Clown tut, hat einen doppelten Zweck: Es hilft dem Natrium-Menschen zu vergessen, daß sein Herz weh tut, und im weiteren Verlauf bringt es ihm Anerkennung von anderen ein, die er als Liebesersatz benutzt.

Es gibt viele Komödianten, die es genauso machen. Je früher im Leben ein Mensch zum Komödianten wird, desto wahrscheinlicher versteckt er sich vor einem großen emotionalen Schmerz. Kinder, die in der Schule freiwillig den Narren spielen, sind gewöhnlich Natrium, und in der Regel sind sie innerlich sehr unglücklich. Der australische Komödiant und Rundfunkmoderator Clive James beschreibt in seiner Autobiographie sehr klar, wie er in der Schule zum Komödianten wurde, damit die Leute mit ihm und nicht über ihn lachten. Natrium erträgt es nicht, ausgelacht zu werden. Das tut ihm mehr weh als jede andere Art der Zurückweisung. Ich habe einmal den jungen Sohn eines Freundes behandelt, der nicht in der Lage war, auch nur für einige Sekunden ein ernsthaftes Gespräch zu führen. Er war sehr intelligent und benutzte seine rasche Auffassungsgabe, um mit Wortspielen und schlauen Bemerkungen auf das zu antworten, was irgend jemand zu ihm sagte. Seine Mutter erzählte mir, er sei sehr unsicher und mache sich ganz unrealistische Sorgen darüber, daß seine Eltern sterben könnten. Er war ungefähr zehn Jahre alt, wirkte aber oft älter, weil er so einen scharfen Verstand hatte. Ich sagte ihm, seine ständigen Wortspiele seien ungesund, und er schien das zu verstehen. Innerhalb einiger Wochen, nachdem er Natrium muriaticum 10M genommen hatte, war er ein anderer Mensch. Er war wesentlich ruhiger und konnte nun ein vernünftiges Gespräch führen, ohne den Narren zu spielen.

Natrium-Komödianten haben alle Arten von Humor. Bei manchen ist es ein sarkastischer, trockener Witz, der symptomatisch für ihre zynische Lebensphilosophie ist (zum Beispiel Basil Fawlty). Sarkasmus ist kein Vorrecht von Natrium, gehört aber zu seinen am weitesten verbreiteten Abwehrmechanismen. Es kann die niedrigste Form von Witz sein, aber für Natrium ist es oft die einzige Möglichkeit, seine Wut auszudrücken. Manischer Humor ist ebenfalls eine Stärke von Natrium, perfektioniert von Komödianten wie John Cleese und Harry Secombe. Auf diese Weise kann Natrium seine dramatische Neigung ausleben und muß sich nicht mit seinen wirklichen Gefühlen auseinandersetzen. Slapstick und Pantomime sind bei Natrium ebenfalls sehr beliebt. Im Grunde sind die führenden Exponenten aller Arten von Humor Natrium-Typen, ganz gleich wie subtil oder schlicht ihre Darbietung sein mag. Bei einem Natrium-Patienten, der offensichtlich ein sehr negatives Selbstbild hat, frage ich oft: »Und was sind Ihre Qualitäten?« Häufig fällt ihm dazu nur ein: »Ich habe viel Humor.« Viele Natrium-Patienten müssen lachen oder andere zum Lachen bringen, um nicht zu weinen.

Der Süchtige

Jede beliebige Abhängigkeit ist zunächst einmal die Flucht vor emotionalen Schmerzen und die Suche nach einem Liebesersatz. Die Substanz oder Aktivität, nach der man süchtig ist, schafft ein vorübergehendes Gefühl des Wohlbefindens und vertreibt das sonst ständig vorhandene Unwohlsein. Nicht alle Suchtkranken sind Natrium, aber die meisten, denn Natrium ist sehr verbreitet und sehr häufig emotional verletzt. Folglich ist die Mehrheit der Alkoholiker Natrium muriaticum, und die meisten davon sind Männer. Natrium-Männer unterdrücken ihre Gefühle im allgemeinen stärker als Frauen, und deshalb ist ihr psychischer Streß auch größer. Da die meisten Männer sich nicht erlauben zu weinen, flüchten sie in ein Suchtverhalten, um ihre innere Spannung zu verringern. Alkohol, Nikotin, Koffein, Marihuana und Kokain sind einige der Substanzen, die Natrium-Süchtige am häufigsten verwenden. Die Frauen werden oft eßsüchtig und entwickeln eine besondere Abhängigkeit von Schokolade, die mehrere anregende Substanzen enthält. In den USA gibt es sogar eine ernsthafte Organisation, die sich »Anonyme Schokoholiker« nennt und vor allem übergewichtigen Natrium-Frauen hilft, von dieser Angewohnheit loszukommen.

Natriums Tendenz, sich mit Essen zu trösten, geht in einigen Fällen bis zur Bulimie (Eß-Brech-Sucht). Nach meiner Erfahrung sind die meisten Bulimiekranken Natrium, und sie reagieren im allgemeinen sehr gut auf die Arznei. Menschen, die unter Bulimie leiden, versuchen verzweifelt ihr inneres »Nichts« zu füllen, aber da das Gefühl der Leere im Körper nur ein Spiegelbild ihrer emotionalen Unterernährung ist, können auch die üppigsten Mahlzeiten sie nicht befriedigen.

Verwandt mit der Bulimie ist der noch ernstere Zustand der Anorexia nervosa (Magersucht). Fast jede magersüchtige Patientin, die ich behandelt habe, brauchte Natrium muriaticum als Basistherapie oder alleiniges Mittel. Die Magersüchtige hat ernsthafte emotionale Störungen. Sie ist typischerweise ein Mädchen im Teenageralter, bei dem ein Elternteil oder beide stark kontrollierend sind. (Diese Konstellation ist in Natrium-Haushalten weit verbreitet, wo die Eltern sich häufig mehr um die äußere Erscheinung kümmern als darum, wie sich ihr Kind fühlt.) Das magersüchtige Kind kommt zu dem Schluß, daß die Nahrungsaufnahme das einzige ist, was sie in ihrem Leben unter Kontrolle hat. Unbewußt entscheidet sie sich dafür, diese Kontrolle auf die einzige Weise auszuüben, die ihr zur Verfügung steht, indem sie ihre Nahrungsaufnahme einschränkt. Dieses Verhalten wird durch ihre geringe

Selbstachtung verstärkt, die (zweifellos durch die Modeindustrie gefördert) ihr das Gefühl gibt, häßlich zu sein und häßlich mit dick gleichzusetzen. Da sie sich häßlich fühlt, muß sie dick sein, und diese unbewußte Schlußfolgerung verzerrt ihr bewußtes Selbstbild, so daß sie sich selbst dann, wenn sie nur noch ein Strich in der Landschaft ist, als dick und deshalb als häßlich empfindet. Magersüchtige reagieren meist gut auf Natrium muriaticum 10M in Verbindung mit psychologischer Beratung. (Manchmal wird aber auch Ignatia als Konstitutionsmittel benötigt.)

Aktivitäten können ebenfalls zur Sucht werden, doch ist eine solche Sucht sozial eher akzeptiert als die Abhängigkeit von bestimmten Substanzen. Der Workaholic ist genauso süchtig wie der Alkoholiker, auch wenn die verheerenden Folgen bei der Arbeitssucht geringer sind.

Suchtverhalten ist keineswegs auf Natrium-Menschen beschränkt, aber andere Konstitutionstypen, die zur Sucht neigen (namentlich Phosphor, Staphisagria, Tuberculinum und Syphilinum), kommen vergleichsweise selten vor. Natrium muriaticum 10M würde den meisten Süchtigen helfen, ihre Abhängigkeit zu beenden.

Emotionale Intensität

Weil Natrium-Menschen dazu neigen, ihre Gefühle zu unterdrücken, sind sie in ihrem Inneren ständig emotional angespannt. Die Mehrheit der Natrium-Frauen und ungefähr die Hälfte der Männer sind offen genug, um starke Gefühle die meiste Zeit auch empfinden zu können. Bei diesen Menschen dringen die Emotionen aus dem Unterbewußtsein ständig in die bewußte Ebene ein, wobei die Stärke von äußeren Reizen und bei Frauen auch vom Hormonspiegel abhängt. Diese »emotionale Überflutung« führt dazu, daß viele Alltagserfahrungen bei Natrium emotional gefärbt sind. Das wird vielleicht nicht ausgedrückt, aber durchaus so empfunden. Deshalb haben Natrium-Menschen oft feuchte Augen.

Es gibt Tausende verschiedener Stimuli, die dazu führen können, daß die Emotionen hochkommen, Stimuli, die in irgendeiner Weise an alte Erfahrungen erinnern, die irgendwann Gefühle hervorgerufen haben, die so intensiv waren, daß sie nicht wirklich gefühlt werden durften, sondern größtenteils unterdrückt wurden. In der modernen Psychologensprache heißt es, diese Stimuli sind ihre »Auslöser«. Was am häufigsten zum Auslöser wird, sind: Kritik oder Zurückweisung jeder Art, tragische Szenen und Geschichten oder solche mit Happy-End nach großem Leiden, unerwartete Beweise von Liebe und Zuneigung und emotionales Besitzergreifen (speziell bei Männern).

Viele Natrium-Menschen reagieren ständig emotional auf subtile Reize aus der Umgebung, so wie die Wetterfahne sich mit dem Wind dreht. So kann beispielsweise die Natrium-Frau morgens von einem Traum erwachen und sich auf unbestimmte Weise erschöpft fühlen. Das legt sich, aber beim Frühstück hört sie im Radio, daß gestern ein sechzehnjähriges Mädchen in ihrer Stadt entführt worden ist. Sofort empfindet sie eine Mischung aus Furcht und Trauer. Nach dem Frühstück geht sie zu ihrem Auto, und unterwegs begegnet ihr ein Fremder, der ihr so in die Augen sieht, daß sie sich unwohl fühlt. Auf der Fahrt zur Arbeit empfindet sie leichte Panik, weil ein Polizeiwagen ihr etwa einen Kilometer folgt, obwohl sie völlig korrekt fährt. Am Arbeitsplatz wird sie von einem Kollegen begrüßt und fühlt innerlich eine Mischung aus Zuneigung und Sicherheit in der Gesellschaft dieser freundlichen, vertrauten Person. Bald spürt sie jedoch den Druck, etwas zu leisten, und ihre Spannung wächst in dem Maße, wie sie sich darüber sorgt, daß sie den Anforderungen nicht gerecht wird. Ein Kunde wirkt ungeduldig, und sie fühlt sich verantwortlich und lächelt ihm entschuldigend zu, obwohl es die Aufgabe ihres Kollegen ist, sich um ihn zu kümmern. Dann kommt eine Mutter mit ihrem Baby herein, und ihr Herz fliegt dem Kind zu und schlägt mit einer reichen Mischung aus Liebe und Sentimentalität. Und so weiter. Vor allem Natrium-Frauen leben meist in einer ständig wechselnden Flut von Emotionen. Vieles davon empfinden sie nur unbestimmt, besonders den Hintergrund von Ängstlichkeit, den sie nur registrieren, wenn das Gefühl sehr intensiv wird.

Natrium-Männer können ihre Gefühle meist effektiver abspalten, aber trotzdem sind viele von ihnen immer noch Sklaven der Auslösemechanismen des alltäglichen Lebens. Es ist das ständige Auf und Ab der Emotionen, das Natrium das Gefühl gibt, die Dinge nicht unter Kontrolle zu haben, und ihn veranlaßt, fast jeden Bereich seines Lebens zu disziplinieren, besonders seine potentiell emotionsgeladenen Interaktionen mit anderen Menschen. Natrium-Menschen verhalten sich gegenüber Leuten, die sie nicht kennen, sehr kontrolliert und vorsichtig, weil sie nie wissen, mit welchem bedrohlichen Stimulus sie möglicherweise konfrontiert werden. Der gleichermaßen emotional labile Phosphor ist im Gegensatz dazu bei neuen Bekanntschaften sehr spontan und abenteuerlustig, weil er nicht so leicht verletzlich ist, und wenn er doch verletzt wird, überwindet er das sehr schnell, anders als Natrium, der dazu neigt, ständig in einer unangenehmen Brühe alter Emotionen herumzurühren.

Diese stetigen Hintergrundgefühle, die die Erfahrungen vor allem der Natrium-Frau färben, geben ihrer Kommunikation mit anderen eine gewisse emotionale Intensität, besonders wenn sie zu diesen Menschen eine enge Beziehung hat. Bei Fremden gibt sie wenig preis, aber wenn sie jemandem traut, gestattet sie den Gefühlen, sich in der Stimme auszudrücken, was eher unbedeutenden Aussagen einen Hauch von Aggression, Traurigkeit, Ängstlichkeit oder Euphorie verleiht. Manchmal steht die emotionale Flut so hoch, daß alles, was sie sagt, sehr gefühlsbetont klingt. Das wirkt anziehend und beruhigend auf andere Natrium-Frauen, die sich mit ihr identifizieren können, aber Männer schalten dabei emotional oft ab, um zu verhindern, daß sie selbst von Gefühlen »überschwemmt« werden. (Andere emotionale Typen wie Sepia, Ignatia, Pulsatilla und Phosphor haben oft eine ähnliche Wirkung auf Männer.)

Weil Natrium dazu neigt, unangenehme Gefühle zu unterdrücken, können sie sich in aller Stille aufbauen, um dann mit Macht auszubrechen. Die Natrium-Ehefrau wird tage- oder wochenlang schweigen, wenn ihr Mann sie vernachlässigt oder schlecht behandelt, und dann fließt das Faß plötzlich über, und sie schleudert ihm mit dem Ingrimm ihrer lange gespeicherten Wut die schlimmsten Beleidigungen ins Gesicht. In diesem Augenblick wirft sie ihm auch alles an den Kopf, was sie seit ihrer letzten Explosion unterdrückt hat, und überschüttet ihn mit einer Flut von Bitterkeit, die ihn völlig überrascht und verwirrt zurückläßt, weil er keine Ahnung hat, wo das alles herkam. Leider ist diese Art der Kommunikation zwischen Partnern ziemlich kontraproduktiv, denn die Probleme können dabei eine erhebliche Größenordnung erreichen, bevor sie ausgesprochen werden, und die Feindseligkeit, die mit solchen Ausbrüchen verbunden ist, macht eine vernünftige Auseinandersetzung mit dem Problem nur noch schwerer. Es ist diese Kommunikationsschwäche, die bei vielen Natrium-Eltern zur Entfremdung von ihren Kindern führt, was letztere mit dem Gefühl zurückläßt, unerwünscht, einsam und unverstanden zu sein, und so die Saat der jugendlichen Rebellion sät.

Natrium-Männer, die emotional weniger verschlossen sind, leben in derselben emotionalen »Suppe« wie die Frauen, bringen das jedoch nicht so stark zum Ausdruck, weil es gesellschaftlich nicht akzeptabel ist und ihre Kumpel nicht wüßten, wie sie damit umgehen sollen. Die Männer, die ihre Gefühle stärker unterdrücken, schwanken zwischen Perioden der Objektivität, in denen sie sehr wenig fühlen, und gelegentlichen starken Emotionen, die wie Flutwellen ihre Abwehrmechanismen durchbrechen. Dann können sie gewalttätig, depressiv oder sehr ängstlich werden, obwohl sie diese starken Gefühle meist unterdrücken und, ohne sie je ausgesprochen zu haben, dahin zurückschicken, wo sie hergekommen sind, in die dunklen Tiefen des Unterbewußtseins. Der mehr körperlich orientierte Natrium-Mann prahlt genauso wie Lycopodium, um seine Gefühle zu verbergen, und trinkt oft Alkohol, um im sozialen Umgang lockerer zu werden, denn dadurch kann er Gefühl und Verstand trennen und sich mühelos ein ums andere Mal aufspielen. Viele begeisterte Sportler gehören in diese Kategorie, ebenso wie viele Handwerker.

Der mehr intellektuelle Natrium-Mann ist emotional oft genauso ausweichend. Er benutzt seinen Intellekt, um nicht fühlen zu müssen (wie es auch viele Natrium-Frauen und Ignatia-Frauen machen), und er genießt es, hochgradig rational zu sein. Ein gutes Beispiel dafür ist Humphrey Bogart in dem Filmklassiker *Casablanca*. Er verschließt seine Emotionen fest in seiner Brust und gibt sich kühl und logisch, wobei er ironisch wird, um die emotionaleren Ausbrüche einer Frau ein wenig lächerlich zu machen. Es kann schwierig sein, den logischen Natrium von anderen sehr rationalen Typen wie Lycopodium und Kalium zu unterscheiden. Abgesehen von einigen charakteristischen Attributen, die Natrium bestätigen, wie Perfektionismus, hohe moralische Normen und einer Vorliebe dafür, allein zu sein, kann man einen Hinweis auf Natrium auch darin finden, daß der Betreffende emotionaler ist als die anderen rationalen Typen. Beispielsweise gibt er vielleicht zu, daß er gelegentlich depressive Phasen hat oder sich beim Abschiednehmen sehr emotional fühlt. Natrium-Männer sind wirklich emotionaler als Lycopodium und Kalium, aber sie geben es vielleicht nicht zu, und der Homöopath muß sich dann daran orientieren, wie heftig sie Emotionen abstreiten und wie unwohl sie sich beim Sprechen über Emotionen fühlen, um die Bestätigung dafür zu finden, daß sie emotionaler sind, als sie zugeben.

Sentimentalität

Natrium ist ein sentimentaler Typ. Sentimentalität ist ihrem Wesen nach eine Art oberflächlicher Liebe, die man empfinden kann, ohne sich selbst allzu verletzlich zu machen. Sie ist ein sanftes, sicheres Gefühl, das Wärme gibt, ähnlich wie ein Glas Sherry. Es ist diese Kombination von Wärme und Sicherheit, die Sentimentalität für viele Natrium-Typen so attraktiv macht, besonders für Frauen und Kinder. Rosa ist wahrscheinlich die Lieblingsfarbe der Natrium-Frau und mit Sicherheit die Lieblingsfarbe des Natrium-Kindes, vor allem in Form eines stilisierten Herzens. Natrium-Frauen lieben oft die riesigen rosa und rot bemalten Grußkarten, die ihre Natrium-Männer ihnen schicken, wenn auch nicht ohne eine gewisse Verlegenheit. Ein Hollywood-

Rührstück wird bei den meisten Natrium-Frauen und auch bei ziemlich vielen Männern Ströme von Tränen auslösen, Tränen, die sanft fließen (Kent: »Milde«) und die emotionale Stabilität von Natrium nicht bedrohen.

Viele Natriums verwechseln Liebe mit Sentimentalität. Sie werden abhängig davon, daß ihr Partner ihnen mehrmals täglich sagt: »Ich liebe dich«, und sie schätzen Schmuck und andere Geschenke von ihren Lieben, auch wenn ihnen die Dinge normalerweise nicht gefallen würden. Die Tatsache, daß ihr Partner ihnen ein Abendessen bei Kerzenlicht serviert, läßt viele Natrium-Frauen darüber hinwegsehen, daß er emotional unreif und zu einer offenen, erwachsenen Beziehung nicht fähig ist. Solange er zeigt, daß sie ihm »etwas bedeutet«, ist sie glücklich, ohne zu bemerken, daß diese Show nicht tiefer reicht als irgendeine andere, die auf Sentimentalität basiert. Da die Mehrheit der zivilisierten Menschen auf diesem Planeten Natrium sind, ist es kein Wunder, daß Liebe mit rosa Herzchen, bunten Karten und Bunnyhäschen dargestellt wird.

Besonders sentimental reagiert Natrium auf Kinder und Tiere, denn sie sind schutzlos und sehr liebevoll und stellen deshalb keine emotionale Bedrohung dar. Manch ein Natrium-Mädchen hat sich seinem Pferd oder Hund jahrelang näher gefühlt als irgendeinem anderen Lebewesen und ist am Boden zerstört, wenn das Tier stirbt.

Religion bietet ebenfalls sentimentalen Trost für viele Natriums, besonders für Kinder. Das liebe Jesulein, die Geschichte seiner Geburt und die Weihnachtslieder sind beruhigend und tröstlich, auch wenn sie nur wenig mit echter Spiritualität zu tun haben. Viele junge Natrium-Mädchen wollen später Nonne werden, weil sie eine sentimentale Vorstellung vom Klosterleben haben. Viele Eltern bestärken ihr Kind in seiner Sentimentalität, ohne zu merken, daß sie damit auch eine Fluchttendenz stärken und einer Trivialisierung von Liebe Vorschub leisten. Natürlich kennt die emotional gesündere Natrium-Frau den Unterschied zwischen wirklicher Liebe und Sentimentalität, aber sie ist in der Minderheit.

Ängste und Phobien

Natrium ist ängstlicher, als man oft meint. Seine prinzipielle Furcht ist die vor emotionalem Schmerz, die ihm jedoch oft kaum bewußt ist, obwohl sie einen großen Teil seines persönlichen Lebens kontrolliert, indem sie ihn zwingt, bedrohliche Situationen zu meiden. Natrium-Menschen haben eine Vielzahl von Strategien, um zu verhindern, daß der unterdrückte Schmerz wieder reaktiviert wird. Einige lassen sich überhaupt nicht auf eine intime Beziehung ein. Wenn sie ihr Herz nicht öffnen, können sie nicht verletzt werden. Andere sind weniger verschlossen, aber es dauert lange, bis sie jemandem genug vertrauen, um wirklich verwundbar zu sein.

Ich habe schon die verbreitete Natrium-Angst erwähnt, einen geliebten Menschen zu verlieren. Sie kommt besonders häufig bei Natrium-Kindern vor. Eine Natrium-Frau erzählte mir, sie habe als Kind in der Diele auf dem Teppich vor dem Schlafzimmer ihrer Eltern geschlafen, sehr zu deren Mißfallen. Sie wollte damit verhindern, daß ihre Eltern nachts weggingen und sie verließen. Obwohl dieses Verhalten ein extremes Beispiel ist, ist die Angst, Vater und/oder Mutter zu verlieren, bei Natrium-Kindern sehr verbreitet.

Natrium-Erwachsene haben ganz ähnliche Ängste. Einige fürchten immer noch den Tod ihrer Eltern, mit denen sie auf ungesunde Weise verbunden sind, sowohl durch Schuldgefühle als auch durch emotionale Abhängigkeit. Viele Natrium-Menschen spüren unbewußt, daß mit dem Tod der Eltern jede Chance verlorengeht, doch noch deren Liebe zu gewinnen. Auf der bewußten Ebene denken sie zwar, daß ihre Eltern sie geliebt haben, wenn auch mit einer gewissen Distanz, aber sie haben diese Liebe nie wirklich gespürt. Eine sehr attraktive und kultivierte Mutter von zwei Kindern erzählte mir während der Psychotherapie, sie empfinde, daß ihre Mutter sie auf »intellektuelle Weise« liebe, aber nicht mit dem Herzen, und daß es ihr umgekehrt genauso gehe. Ich habe ihr erklärt, daß es so etwas wie »intellektuelle Liebe« nicht gibt, sondern daß das lediglich eine Vorstellung und ein Glaube ist, den (vorwiegend Natrium-)Menschen benutzen, um sich selbst über einen Mangel an Liebe hinwegzutrösten, so wie sich andere Menschen mit dem Versprechen der immerwährenden Freude im Jenseits trösten, wenn ihr gegenwärtiges Leben unglücklich ist. Als Natrium-Frau, die sich sehr gut vor emotionaler Ehrlichkeit zu schützen wußte, weigerte sie sich erst einmal, diese Interpretation zu akzeptieren. Schließlich kam sie jedoch in Kontakt mit den tieferen Schichten ihres inneren Kummers, und sie erkannte, daß ihre Mutter sie nie geliebt hatte. Nach solchen Erkenntnissen und den reinigenden Tränen, die sie begleiten, können manche Natriums ihre Angst, geliebte Menschen zu verlieren, loslassen.

Fast noch weiter verbreitet ist die Natrium-Mutter, die fürchtet, ihrem Kind könnte etwas Schreckliches zustoßen. Das Kind ist die wichtigste Quelle emotionaler Unterstützung für sie, und da sie sich während ihrer eigenen Kindheit von ihren Eltern verlassen fühlte, erträgt sie nun den Gedanken nicht, daß ihr Kind sie verlassen könnte. Auf ähnliche Weise fürchten viele glücklich verheiratete Natrium-Frauen insgeheim, ihrem Partner könne etwas zustoßen, und andere geraten in Panik, gerade wenn in einer neuen Beziehung alles gut läuft, weil sie fürchten zu verlieren, was ihnen so wichtig geworden ist.

Angst vor sozialer Mißbilligung ist bei Natrium-Menschen so extrem verbreitet wie die Angst vor elterlicher Mißbilligung, die der ersteren fast immer vorausging. Deshalb werden viele Natriums sich selbst untreu und erfüllen die Erwartungen anderer, indem sie etwas tun, was sie eigentlich gar nicht wollen. (Das Muster wird so zur Gewohnheit, daß sie oft vergessen, was sie im Leben wollen, und alle »selbstsüchtigen« Erwartungen aufgeben.) Ein Beispiel dafür ist eine meiner Natrium-Patientinnen, die sich kürzlich eine Rückenverletzung zuzog, weil sie beim Tennis für eine Freundin einsprang, die ebenfalls eine Rückenverletzung hatte. Obwohl sie schon starke Rückenschmerzen hatte, konnte sie es nicht ertragen, ihre Tennismannschaft im Stich zu lassen und nicht an dem Wettkampf teilzunehmen. Mit typischer Natrium-Selbstüberwindung spielte sie trotz ihrer starken Schmerzen, und in der Folge verschlimmerte sich ihr Rücken so sehr, daß sie wochenlang nicht spielen konnte. Einige Natriums lernen allmählich aus solchen Erfahrungen, daß sie sich selbst wichtiger nehmen müssen als irgendwelche sozialen Erwartungen, aber vielen gelingt das nie.

Eng verwandt mit der Angst vor sozialer Mißbilligung ist die am weitesten verbreitete Natrium-Angst überhaupt, die Furcht davor, sich in der Öffentlichkeit zum Narren zu machen. Vor allem Natrium-Frauen tun alles, um sich nicht närrisch zu fühlen oder in Verlegenheit zu geraten. Sie sagen nicht, was sie denken, besonders in der Öffentlichkeit, weil sie Angst haben, sich lächerlich zu machen, und sie erröten sehr leicht während der homöopathischen Fallaufnahme, wenn sie etwas sagen, das ihnen selbst albern vorkommt. Diese Angst hat ihre Wurzeln in der Kindheit. Das Natrium-Kind reagiert extrem empfindlich darauf, wenn es ausgelacht wird, besonders von den Eltern (Kent: »Beschwerden durch Verachtung«). Das wird als eine Art von Zurückweisung empfunden und verstärkt das Gefühl, das die meisten Natrium-Kinder bis zu einem gewissen Grad haben, daß mit ihnen etwas nicht stimmt. Die meisten Natrium-Kinder hassen es, wenn man sie lächerlich macht, und sie versuchen das oft zu vermeiden, indem sie selbst den Clown spielen. Viele Natrium-Erwachsene machen Witze darüber, wie närrisch sie klingen oder wirken, um die Verachtung zu mildern, die sie bei anderen Menschen vermuten. Wenn eine solche Frau den Namen ihres Therapeuten vergessen hat, wird sie lachen und sagen: »Wie blöd ich doch bin!« Solche Versuche, etwas zu vertuschen, wirken meist alberner als die »Dummheit«, die sie verbergen wollen.

Ein klassisches Beispiel für Natriums Furcht, sich in der Öffentlichkeit zum Narren zu machen, ist ihre verbreitete Aversion gegen die Benutzung öffentlicher Toiletten. Das hat zwar auch mit ihrer Angst vor Schmutz zu tun, hängt aber hauptsächlich mit der Verlegenheit zusammen, die sie empfindet, wenn andere in den Nebenkabinen hören, was sie tut. Viele Natrium-Typen leiden unter Verstopfung, weil sie sogar zu Hause die Toilette nicht benutzen, wenn irgend jemand in der Nähe ist, der sie hören könnte.

Abgesehen von sozialen Ängsten und der Furcht vor emotionalen Verlusten hat Natrium noch andere Ängste, die zwar nicht so eng mit den zugrundeliegenden emotionalen Verletzungen zu tun haben, aber doch daraus entstanden sind. Ein Beispiel ist Klaustrophobie. Diese Angst läßt Homöopathen an Argentum nitricum und Stramonium denken, aber nicht an Natrium, weil es in den traditionellen Texten unter diesem Stichwort kaum erwähnt wird. (In Kents Repertorium steht Natrium nicht unter »Furcht in einem engen Raum«, sondern unter »Furcht in einer Menschenmenge«.) Dies ist ein Beispiel dafür, wie unvollständig die alten Repertorien und Arzneimittellehren sind, besonders im Hinblick auf die Geistessymptome. Natrium muriaticum gehört zu den Standardmitteln für Patienten mit Klaustrophobie, denn diese Phobie tritt bei Natrium häufig auf, während Argentum- und Stramonium-Patienten vergleichsweise selten sind. Die Klaustrophobie von Natrium kann sehr spezifisch sein und nur in bestimmten Situationen wie in engen Fahrstühlen oder Räumen ohne Fenster auftreten. Sie kann aber auch allgemeiner sein und den betreffenden Menschen in vielen verschiedenen Situationen beunruhigen. Einige Natrium-Menschen empfinden die Klaustrophobie nur, wenn ihnen Wasser über den Kopf geschüttet wird oder wenn die Bettdecke über sie gezogen wird. Andere geraten nur in großen Menschenmengen oder im Auto in Panik. Die Klaustrophobie von Natrium tritt besonders bei emotionalem Streß auf, beispielsweise bei Schwierigkeiten in der Partnerschaft oder nach einem schmerzlichen Verlust, und das ist ein Hinweis auf die zugrundeliegenden Ursprünge. Ich vermute, daß Natrium zu Erstickungsgefühlen neigt, weil er emotional übervoll ist mit unterdrückten Gefühlen. Es ist so, als würden diese Gefühle wie ein Flüssigkeitsspiegel ansteigen, und wenn sie den Hals erreichen, hat Natrium das Gefühl, als könne er nicht mehr atmen, besonders wenn die äußeren Bedingungen ein Spiegelbild seiner inneren Verfassung sind.

Eng verwandt mit Natriums Tendenz zur Klaustrophobie ist seine Neigung zu Panikattacken aller Art (Kent: »Hysterie«). Sehr viele Natrium-Patienten konsultieren den Homöopathen wegen Panikattacken, die anscheinend aus heiterem Himmel auftreten und die Aktivitäten des Patienten oft stark einschränken. Häufig wird dann Argentum verordnet (was nicht hilft), weil dem Homöopathen nicht klar ist, daß Natrium für Panikattacken anfällig ist. Die Symptome sind dabei meist nicht sehr spezifisch. Es kommt zu plötzlichen Schreckgefühlen, die von Atembeschwerden und rasendem Herzklopfen begleitet sind. Ähnliche Anfälle beschreiben Argentum, Sepia, Alumina, Causticum, Phosphor, Ignatia und Syphilinum. Es sind nicht die Charakteristika der Panikattacken, die einem helfen, das richtige Mittel zu identifizieren, sondern die gesamte Geschichte des Patienten und besonders das umfassende Persönlichkeitsbild. Diese Panikattacken sind lediglich ein Ausdruck der inneren Anspannung aufgrund der ständigen Unterdrückung schmerzhafter Gefühle. Wenn diese Gefühle erst einmal empfunden und ausgedrückt worden sind, verschwinden die Panikattacken. Manchmal reicht die Arznei in hoher Potenz, um die Anspannung zu zerstreuen. Manchmal braucht der Patient aber auch zusätzlich eine tiefgreifende Psychotherapie.

Viele Natrium-Frauen haben Angst, von Männern angegriffen zu werden, was sie als Furcht vor Räubern beschreiben oder als Furcht, überfallen und vergewaltigt zu werden. Manchmal hängt das mit Mißbrauchserlebnissen in der Kindheit zusammen, die aus dem Gedächtnis verdrängt worden sind, manchmal auch mit Erlebnissen aus der jüngeren Vergangenheit, an die sich die Patientin noch erinnern kann. Oft hat es aber auch gar keine realen Übergriffe gegeben, und die Angst resultiert aus dem Gefühl der Verletzlichkeit und der Gefahr, die kleine Kinder empfinden, wenn sie sich nicht geliebt fühlen. (Sich nicht geliebt zu fühlen bedeutet für ein kleines Kind, sich in Todesgefahr zu fühlen.) Solche Frauen können sich nicht entspannen, wenn sie nachts alleine sind, und selbst wenn sie nicht alleine sind, überprüfen sie vielleicht immer wieder, ob auch alle Türen und Fenster fest verschlossen sind, bevor sie ins Bett gehen. Die Angst wird oft von Alpträumen begleitet, in denen die Patientin verfolgt oder beraubt wird. (Kent: »Sie träumt von Räubern und kann erst schlafen, wenn das Haus durchsucht worden ist.«) Kinder, die Angst vor nächtlichen Einbrechern haben, werden in den meisten Fällen ebenso auf Natrium muriaticum reagieren.

Zu den verbreiteten Ängsten von Natrium gehört auch die Furcht vor Schlangen (die man bei Natrium viel häufiger findet als bei Lachesis, weil Lachesis-Typen viel seltener sind) und die Furcht vor Insekten, insbesondere vor Spinnen. Diese Ängste sind wahrscheinlich ein Ausdruck der allgemeinen Furcht vor Angriffen, denn sowohl Spinnen als auch Schlangen können giftig sein und greifen ihre Opfer überraschend an. Aus demselben Grund fürchtet sich Natrium oft auch vor Haien.

Eine Angst, die man bei Natrium zunächst nicht erwartet, ist die Furcht vor dem Tod. Zwar würden viele depressive Natrium-Typen den Tod willkommen heißen, aber andere leben in ständiger Furcht vor diesem letzten Unbekannten. Es ist der Aspekt des Unbekannten, den Natrium beim Tod genauso fürchtet wie die unbekannten Tiefen des eigenen Bewußtseins. Eine meiner Natrium-Freundinnen hatte nichts dagegen, über den Tod im allgemeinen zu reden, aber den Gedanken an ihren eigenen Tod empfand sie als sehr bedrohlich, denn er beschwor die Vorstellung einer grenzenlosen Leere herauf, die sie in Panik versetzte.

Die Angst vor Behinderungen ist ebenfalls eine klassische Erscheinung bei Natrium. Viele würden lieber sterben, als behindert und pflegebedürftig zu sein, denn als Behinderte wären sie vollkommen abhängig von anderen Menschen, etwas, das sie immer, so gut es ging, vermieden haben, denn Abhängigkeit bedeutet Verwundbarkeit und die Möglichkeit, verletzt zu werden, gar nicht zu reden von der Schuld, anderen zur Last zu fallen. Auch chronische Krankheiten werden gefürchtet, denn sie schränken die Bewegungsfähigkeit ein, und man kann nicht mehr durch irgendwelche Aktivitäten den eigenen unterdrückten Gefühlen entfliehen.

Wie Klaustrophobie findet man bei Natrium manchmal auch Agoraphobie (Angst vor offenen Plätzen). Ein Beispiel dafür ist ein Natrium-Junge im Teenageralter, den seine Mutter zu mir in die Sprechstunde brachte, weil er Angst hatte, aus dem Haus zu gehen. Wenn er nicht zu Hause war, fühlte er sich immer unwohl oder hatte sogar richtig Angst, so daß er mehr und mehr zum Einsiedler wurde. Seine Angst hing offenbar mit der frühen Kindheit zusammen, als seine Mutter ständig mit ihm unterwegs war, um den Vater zu begleiten, der ein Profisportler war und zu Wettkämpfen durch das Land reiste. Seine Eltern kamen nicht miteinander aus, und er fühlte sich seiner Mutter näher als seinem Vater. Deshalb empfand er es als bedrohlich, nicht zu Hause zu sein, denn dann konnte er seine Mutter nicht für sich haben und wurde jedesmal daran erinnert, daß es mit seinem Familienleben nicht zum besten stand. Alles, was er wollte, war bei seiner Mutter zu Hause zu sein, und dadurch entstand die Abneigung dagegen, das Haus überhaupt zu verlassen, eine Abneigung, die nach einigen Dosen Natrium muriaticum 10M verschwand. Natrium-Kinder wie er, die sich unsicher fühlen, weil ihre Eltern

Beziehungsprobleme haben, sind oft bis zum Teenageralter Bettnässer. (Bettnässen scheint bei Natrium-Kindern häufiger als bei allen anderen aufzutreten, und sie reagieren in den meisten Fällen gut auf eine Dosis Natrium 10M.) Alpträume treten auch sehr häufig bei diesen verunsicherten Kindern auf, die dann oft versuchen, bei den Eltern im Bett zu schlafen, um ihre Angst zu verscheuchen.

Der gesunde Natrium

Ein wirklich gesunder Mensch, der frei von früheren emotionalen Verletzungen und dabei gleichzeitig liebevoll und selbstsicher ist, begegnet einem unabhängig vom Konstitutionstyp nur selten. Es gibt jedoch viele Natrium-Menschen, die emotional relativ gesund sind, weil sie entweder als Kinder von ihren Eltern bedingungslos geliebt wurden oder weil sie nach einer tiefgehenden Psychotherapie die Vergangenheit loslassen konnten. Diese »gesunden« Natrium-Menschen verfehlt der Homöopath leicht, weil die meisten charakteristischen Geistessymptome von Natrium mit einer emotionalen Pathologie verbunden sind. Der Homöopath muß dann sorgfältig nach eventuell verbliebenen subtilen Zeichen von Unsicherheit und Abwehrhaltung suchen, um diese Natrium-Typen zu identifizieren, und dabei muß er sich grundsätzlich auf die körperlichen und Allgemeinsymptome verlassen, um zur richtigen Verordnung zu kommen.

Die gesunde Natrium-Frau ist nicht emotional verschlossen. Sie nimmt ihre Gefühle wahr und hat keine Angst, sie auszudrücken. Gleichwohl ist sie wahrscheinlich immer noch ein relativ zurückgezogener, diskreter Mensch, nicht nur, weil sie noch einige innere Verletzungen pflegt, sondern auch, weil sie sensibel genug ist, um die Gefühle anderer Leute zu respektieren, und weil sie sich selbst genug liebt, um sich und ihre Angehörigen vor der mangelnden Sensibilität anderer zu schützen. Die gesunde Natrium-Frau zeigt ihre Zuneigung, und je gesünder sie ist, desto weniger klammernd ist ihre Liebe. Wirklich gesunde Natrium-Mütter können ihre Kinder gehen lassen, und sie trauern nach einem schmerzlichen Verlust nicht endlos.

Wenn Menschen emotional gesünder werden, verlieren sie ihre charakterlichen Extreme und Mängel, die ein integraler Bestandteil des Konstitutionsbildes sind, aber sie werden trotzdem nicht alle gleich. Beispielsweise wird ein emotional gesunder Lycopodium-Mann sensibel für die Gefühle anderer, aber nicht so sensibel und mitfühlend wie ein emotional gesunder Natrium-Mann. Dagegen wird der Natrium-Mann nicht ganz so objektiv sein wie der Lycopodium-Mann. Gesunde Natrium-Menschen haben emotionale Tiefe, ohne überempfindlich zu sein oder an der Vergangenheit zu hängen. Sie haben Herzenswärme, aber sie können bei Bedarf auch nein sagen, ohne sich schuldig zu fühlen. Der gesunde Natrium behält die Effizienz und die organisatorischen Fähigkeiten seiner weniger gesunden Natrium-Verwandten, aber er verliert nicht den Blick für das Ganze, indem er Kontrolle für wichtiger hält als emotionale Zufriedenheit. (Weniger gesunde Natriums sind oft zwanghafte Organisatoren. Sie führen Komitees, werden Lehrer und versuchen im allgemeinen, das Leben anderer Menschen zu organisieren, ohne ihr eigenes allzu genau anzusehen.) Vorbei ist der extreme Gleichmut des kontrollierten Natrium, und statt dessen kann der Betreffende sich selbst ohne Reue verwöhnen. Der gesunde Natrium geht mutiger neue Beziehungen ein, und weil er mehr zu geben hat und sich vor dem Partner nicht versteckt, sind solche Beziehungen befriedigender. Wenn sie trotzdem zerbrechen, wird der gesunde Natrium trauern, aber nicht am Boden zerstört sein. Seine moralischen Normen sind wahrscheinlich immer noch etwas höher als die von Lycopodium oder Nux, aber sie sind flexibel und werden anderen Menschen nicht aufgezwungen. Genauso wird der gesunde Natrium sich nicht allzusehr darum kümmern, was andere Leute denken. Solange er nach seinen eigenen Maßstäben lebt, ist er mit sich selbst im reinen und braucht nicht um soziale Anerkennung zu buhlen. Vielleicht hat er immer noch mehr Respekt vor traditionellen Werten wie Anstand und Treue als andere Konstitutionstypen, aber er hängt nicht länger an den künstlichen Werten, die von den Eltern, der Kirche oder der Gesellschaft festgelegt wurden. Das ist die große Freiheit von Natrium, der, wenn er gesund ist, das Beste aus beiden Welten hat: tiefe emotionale Zufriedenheit und die Freiheit, er selbst zu sein.

Wenn man einen relativ gesunden, offenen Menschen vor sich hat, der Natrium sein könnte, und ihn fragt, wie er früher war, zeigen sich oft typischere Natrium-Charakteristika, denn viele Natrium-Menschen werden im Laufe der Zeit gesünder. Es kann auch sehr nützlich sein, ihn zu fragen, was er am liebsten an sich selbst ändern würde, wenn das möglich wäre. Viele Menschen, die emotional relativ gesund sind, kennen ihre eigenen blinden Flecken und werden den Homöopathen überraschen, indem sie diese Frage mit einer typischen Natrium-Schwäche beantworten.

Zusammenfassung

Natrium ist heute der weltweit dominierende Konstitutionstyp. (Ich habe festgestellt, daß in unterprivilegierten Gegenden bis zu 80 Prozent aller Menschen Natrium sind, vor allem deshalb, weil ein hartes Leben emotional unterdrückte Menschen hervorbringt.) Natrium ist so verbreitet, daß der Homöopath vielfältigen Ausdrucksformen der charakteristischen Persönlichkeitsmerkmale gegenübersteht, und diese Vielfalt kann im ersten Moment verwirrend und entmutigend wirken. Dennoch müssen wir uns mit all den verschiedenen Ausdrucksformen der Natrium-Konstitution vertraut machen, wenn wir nicht in Kauf nehmen wollen, daß wir vielen Patienten ein falsches Mittel verordnen. Um das Studium der Natrium-Psyche etwas zu vereinfachen, will ich hier die hauptsächlichen Charakteristika, die wir behandelt haben, zusammenfassen.

Natrium-Charakteristika

Unfähigkeit,
- Emotionen loszulassen
- geliebte Menschen gehen zu lassen

Angst,
- Gefühle auszudrücken
- geliebte Menschen zu verlieren
- vor Zurückweisung
- sich zum Narren zu machen
- die Kontrolle zu verlieren
- vor Spinnen und/oder Schlangen
- vor dem Tod

Abneigung dagegen,
- Sympathie zu bekunden
- über Gefühle zu sprechen

Neigung zu Kummer und Depression
Schwierigkeiten zu weinen
kontrolliertes Sprechen und Handeln
Bedürfnis, anderen Leuten zu gefallen
Schuldgefühle
Anorexia nervosa, Bulimie
Tendenz, die Eltern auf ein Podest zu stellen

Vermeiden von Gefühlen durch
- Rückzug auf den Intellekt
- Lächeln und Lachen
- Scherzen und Clownspielen
- Mißbrauch von Nahrungsmitteln, Alkohol und Drogen
- ständige Beschäftigung
- Sorge für andere Menschen
- Perfektionismus
- Dramatisierung von Emotionen
- positives Denken
fasziniert vom Übersinnlichen
Schwierigkeiten, etwas anzunehmen
Rebellion
Zynismus
legt großen Wert auf Äußerlichkeiten
leicht zu Tränen gerührt
Depression/Reizbarkeit
- prämenstruell
- postnatal
- klimakterisch
Klaustrophobie
Sentimentalität
geringes Selbstwertgefühl/Gefühl der Wertlosigkeit
Vernachlässigung eigener Interessen
Neigung, sich zu entschuldigen
Panikattacken
moralisches und religiöses Missionieren
intellektueller Stolz

Positive Eigenschaften
- hohe moralische Normen
- fürsorglich
- liebt Kinder und Tiere
- mitfühlend
- sensibel
- integer
- vernünftig (sozial, ökologisch)
- Organisationstalent und Effizienz

- wohltätig
- kooperativ
- humorvoll
- diplomatisch

Einige Natrium-Typen
- das anhängliche Kind
- der Workaholic
- das zurückhaltende Kind
- der Alkoholiker
- der kalte Vater/die kalte Mutter
- der Berater
- der erdrückende Vater/die erdrückende Mutter
- der Clown
- der Perfektionist
- der Einsiedler
- das Opfer/der Märtyrer
- der Prediger
- der Rebell
- der/die Ko-Abhängige
- der positive Denker
- der Brutalo
- der Schwärmer
- der Vamp
- der Snob und die Gesellschaftsdame
- der starke, schweigsame Typ

Körperliche Erscheinung
Hier gibt es so viele unterschiedliche Natrium-Varianten, wie es Natrium-Untertypen gibt. Einige spezielle Züge sind jedoch weiter verbreitet:
- volles Gesicht mit kleinen Augen
- aufgeschwemmtes Gesicht (der ältere Elvis Presley)
- perfektes Gesicht und perfekter Teint (viele Models)
- kurze, fleischige Nase
- volle Lippen
- sehr dünne Lippen bei emotional verschlossenen Menschen
- starkes Übergewicht
- starkes Untergewicht

- Akne und bei Frauen starke Behaarung im Gesicht und am Körper
- breites, rundes Gesicht
- »brutale« Erscheinung des schweren körperbetonten Natrium (viele Rugbyspieler)
- breite, hohe Stirn des intellektuellen Natrium, oft mit Glatzenbildung (das Gesicht des intellektuellen Lycopodium ist gewöhnlich schmaler)
- eingefrorenes Lächeln
- breite Hüften bei Frauen
- schwerer Knochenbau bei Männern
- der Teint kann jede beliebige Farbe haben, ist aber meist dunkel
- die Natrium-Konstitution trifft man bei Frauen etwas häufiger an als bei Männern (weil so viele Männer Lycopodium sind)

Eine Anmerkung zur Psychotherapie

Im Kapitel über Natrium muriaticum habe ich mich mehrmals auf eine »tiefgehende« oder »tiefgreifende« Psychotherapie bezogen. Viele Natrium-Menschen würden von dieser Art Psychotherapie profitieren, denn sie könnte ihnen helfen, ihre unterdrückten Gefühle wieder wahrzunehmen, neu zu erleben und dann loszulassen. Leider gibt es nur sehr wenige Psychotherapeuten, die tiefgreifend genug arbeiten, damit dieser Prozeß in vollem Umfang stattfinden kann. Die meisten Psychotherapien sind Gesprächstherapien, die zwar bis zu einem gewissen Grad helfen, den Patienten aber eher auf der rationalen und weniger auf der emotionalen Ebene erreichen. Natrium gelingt es meist sehr gut, seinen Gefühlen dadurch auszuweichen, daß er rationalisiert. Ich habe festgestellt, daß die Primärtherapie die am tiefsten wirksame Therapie ist, die es zur Zeit gibt, und sie ist bei Natrium-Menschen besonders wirksam (weil man sie relativ leicht dazu bringen kann, etwas zu fühlen). Andere verhältnismäßig tief wirksame psychotherapeutische Techniken sind beispielsweise die Atemarbeit, Hakomi, Reichsche Therapie, Gestalttherapie und Psychodrama.

Natrium sulfuricum

Natrium sulfuricum ist bei weitem nicht so verbreitet wie seine Muriaticum-Schwester, sondern kommt ungefähr so häufig vor wie Natrium carbonicum. Während letzterer ein bodenständiger Natrium-Typ ist, pragmatisch und phantasielos, besitzt Natrium sulfuricum die feurigen Eigenschaften von Sulfur, aber auf eine ruhigere Weise, denn sie sind verbunden mit der introvertierten Emotionalität von Natrium, und außerdem kommt Natrium sulfuricum überwiegend bei Frauen vor.

Der inspirierte Natrium-Typ

Der Zusatz von Schwefel verleiht Natrium einen feurigen Aspekt, und dieses Feuer drückt sich oft in einer besonderen Leidenschaft aus. Ich habe Natrium-sulfuricum-Menschen gesehen, die eine intellektuelle Leidenschaft für Homöopathie hatten und darin an Sulfur erinnerten, aber es gibt auch stillere Typen, die sich durch einen unerschütterlichen spirituellen Glauben auszeichnen. Sowohl die intellektuelle Inspiration als auch der spirituelle Glaube sind Aspekte des Feuerelements, des Elements der Leidenschaft, und beide findet man bei Sulfuricum häufiger als bei Muriaticum. Es gibt zwar auch leidenschaftliche und inspirierte Muriaticum-Typen, die dann schwer von Sulfuricum zu unterscheiden sind, aber ich habe doch das Gefühl, daß das »Aroma« der Muriaticum-Leidenschaft ein anderes ist als das der Sulfuricum-Leidenschaft. Feuer ist ein unpersönliches Element (deshalb können Sulfur-Männer das Gefühl haben, jeden zu lieben, und doch ihre Familie vernachlässigen), wogegen Wasser das persönlichste aller Elemente ist, denn es hat mit persönlichen Gefühlen zu tun. Eine leidenschaftliche Natrium-muriaticum-Frau ist meist weniger objektiv und emotionaler in ihrer Bindung an das Objekt ihrer Leidenschaft als Sulfuricum. Die Muriaticum-Frau kann sich beispielsweise sehr für die Praxis der Reiki-Heilung begeistern, aber in ihrer Begeisterung drückt sich meist ein persönliches Bedürfnis aus, das der scharfe Beobachter erkennt. Sie hat das Bedürfnis nach Zustimmung. Ihre emotionale Sicherheit ist aufs engste mit ihrer Leidenschaft verbunden. Im Gegensatz dazu hat die Begeisterung von Sulfur keine persönliche Note, und er ist nicht im geringsten verletzt, wenn man ihm nicht zustimmt. Die Natrium-sulfuricum-Frau liegt irgendwo dazwischen, denn sie ist sowohl das sensible, wäßrige Natrium als auch das feurige Sulfuricum. Die Muriaticum, die ein starkes Vertrauen in die Führung des Allmächtigen hat, mußte im allgemeinen härter um ihren Glauben ringen als die Sulfuricum, denn Glaube ist eine feurige Eigenschaft und entwickelt sich deshalb bei Sulfuricum auf eine natürlichere Weise. Außerdem fördert das emotionale Wasserelement Zweifel und Ängste und muß deshalb erst bis zu einem gewissen Grad überwunden werden, ehe sich wahrer Glaube einstellen kann. Natrium muriaticum kompensiert ihre Zweifel oft durch positives Denken, was ihrer Leidenschaft eine größere emotionale Intensität gibt, als Sulfuricum sie hat. Verschiedene Natrium-sulfuricum-Patienten, die ich behandelt habe, hatten einen ziemlich unerschütterlichen Glauben an Gott und ihre spirituelle Bestimmung, der durch seine stille Art um so überzeugender war.

Die Fürsorgliche

Man würde eigentlich erwarten, daß eine feurige Natrium ungeduldiger und auch selbstsüchtiger ist als eine wäßrige. Mir sind relativ selbstbesessene, intellektuell inspirierte Natrium-sulfuricum-Frauen begegnet, aber ich habe auch das genaue Gegenteil erlebt: Sulfuricum-Frauen, die lange schweigend leiden und sich hingebungsvoll um andere kümmern. Hier ist das Feuerelement immer noch vorhanden, aber es drückt sich nicht als Ego aus, sondern als innere Stärke und spirituelle Neigung zum Dienst für andere. Ich erinnere mich an eine solche Dame, die ich wegen Bronchiektasen behandelt habe (eine Erkrankung, die konstitutionell fast immer nach Natrium sulfuricum verlangt). Sie war groß und schlank, mit breiten Schultern und Hüften und einem fast quadratischen Gesicht, das den Eindruck ernsthafter Intelligenz vermittelte. Ihr Verhalten war bescheiden, aber selbstsicher (Wasser und Feuer), und sie hatte einen scharfen Intellekt, den sie aber in ihrem Leben nicht direkt einsetzte. Sie hatte ihre besten Jahre damit verbracht, sich um ihre leidende Mutter zu kümmern, aber ich konnte trotzdem bei ihr keine Spuren von Bedauern oder Schwäche erkennen. Sie wirkte so, als sei sie für diesen Dienst geboren, ausgestattet mit der nötigen Geduld, Liebe und inneren Stärke, um ihre Aufgabe ohne Ärger oder Wut versehen zu können. Auch ihre eigene chronische Krankheit ertrug sie stoisch ohne Klagen. Als ich sie fragte, ob sie unter Depressionen leide, sagte sie: »Es sind keine wirklichen Depressionen, sondern von Zeit zu Zeit überkommt mich eine Art Melancholie, die fast poetisch ist.« In den alten Arzneimittellehren heißt es, Natrium sulfuricum sei anfällig für »Traurigkeit durch Musik«. Ich denke, das ist ein Hinweis auf diese weiche, sanfte Art von Melancholie, von der meine Patientin sprach und die an die wunderliche Traurigkeit erinnert, zu der Sulfur neigt.

Während ich am Royal London Homeopathic Hospital arbeitete, wurde dort gelegentlich eine Dame aufgenommen, die Schübe von Darmentzündung und Bronchiektasen hatte. Beide Krankheiten wurden immer gleichzeitig aktiv. Wegen ihrer Darmbeschwerden war die Frau sehr dünn, und sie ertrug jahrein, jahraus erhebliche Leiden. Es beeindruckte mich, wie fröhlich sie im Krankenhaus immer war. Trotz ihrer schweren Krankheit schien sie den Aufenthalt bei uns zu genießen, und sie hatte für jeden ein freundliches Wort. Ihre gute Laune war stiller als die von Phosphor oder Natrium muriaticum, die versuchen, ein freundliches Gesicht zu machen, aber sie war beständig und überzeugend. Körperlich erholte sie sich immer nach ein oder zwei Wochen Behandlung mit Natrium sulfuricum C30. Es scheint so, als sei dieser fröhliche Stoizismus ein Teil des klinischen Natrium-sulfuricum-Bildes. Man findet ihn manchmal auch bei Natrium muriaticum, aber letztere ist oft auf mürrische Weise stoisch oder sie legt eine falsche Fröhlichkeit an den Tag, um ihr Leiden zu verbergen.

Manische Depression

Ich habe mehrere Patienten erlebt, deren manische Depression auf Natrium sulfuricum reagierte. Es überrascht nicht, daß Sulfuricum für diese mysteriöse Krankheit anfällig ist, denn es ist eine gespaltene Krankheit, charakterisiert durch Depression auf der einen Seite (Natrium, Wasser) und Manie auf der anderen (Sulfur, Feuer). Die depressive Phase kann genauso intensiv sein wie bei jeder Muriaticum-Depression, und deshalb ist sie schwer von Muriaticum zu unterscheiden. In der manischen Phase habe ich bemerkt, daß Natrium sulfuricum einem starken Gedankendruck ausgesetzt ist, wobei diese Gedanken meist mit der Vergangenheit zu tun haben. Es handelt sich also einerseits um einen beschleunigten Gedankenfluß, bei dem die Gedanken sich überschlagen (die Feuerenergie), während andererseits die Gedanken sich inhaltlich auf die Vergangenheit konzentrieren, was für die Wasserenergie charakteristisch ist. Eine Frau konsultierte mich wegen ihrer manischen Depression. Während ihrer manischen Phase war sie besessen von romantischem Verlangen nach einem Arzt, mit dem sie vor zwanzig Jahren zusammengearbeitet hatte. Sie mußte damals ihre Laufbahn als Krankenschwester abbrechen, weil sie – besessen von diesem Mann – emotional labil geworden war und die Illusion nährte, er liebe sie. Ich behandelte sie mit Natrium sulfuricum 10M in monatlichen Abständen, was zu einer sofortigen Erstverschlimmerung der manischen Symptome führte, gefolgt von einem allmählichen Abklingen der depressiven wie auch der manischen Phasen. Das Sulfur-Element scheint der Natrium-Depression eine obsessive Note zu geben, was nicht weiter überrascht, weil Sulfur so ein obsessiver Typ ist.

Ich habe nicht festgestellt, daß Selbstmordgedanken bei Sulfuricum häufiger vorkommen als bei Muriaticum, aber es gibt sie natürlich. George Vithoulkas sagt, daß Natrium sulfuricum dem Drang zum Selbstmord widersteht, weil er ein starkes Pflichtgefühl gegenüber seiner Familie hat, und ich habe das bei einigen meiner Sulfuricum-Patienten bestätigt gefunden. Viele andere hatten eher eine leichte Melancholie ohne irgendwelche Selbstmordgedanken.

Trotz der erwähnten Unterschiede zwischen Sulfuricum und Muriaticum fällt es dem Homöopathen oft schwer, sich für eins der beiden Mittel zu entscheiden, weil sie sowohl körperlich als auch emotional so viele Gemeinsamkeiten haben. Wie Muriaticum ist auch Sulfuricum ein ziemlich sensibler, emotionaler Mensch mit einem starken Sinn für Werte. Sulfuricum ist emotional meist offener und nicht so intensiv wie Muriaticum, weil sie ihre Gefühle weniger unterdrückt. Es gibt viele gemeinsame Züge wie Klaustrophobie, Stoizismus und bei der stärker depressiven Sulfuricum auch Selbstvorwürfe. Ich stelle oft fest, daß in schwierigen Fällen die körperlichen und Allgemeinsymptome eine große Hilfe bei der Unterscheidung sind. In dieser Beziehung scheint Natrium sulfuricum empfindlicher auf Hitze zu reagieren, und bei nassem oder feuchtem Wetter kommt es zu einer stärkeren generellen Verschlechterung des Zustands. Außerdem finden sich in der Patientengeschichte oft wiederholte Ausbrüche von Durchfall.

Körperliche Erscheinung

Gesicht und Körperbau von Natrium sulfuricum sind meist knochiger als bei Natrium muriaticum. Das Gesicht ist häufig ziemlich breit, und die Augen wirken offener als bei Muriaticum. Der Körperbau kann entweder kräftig oder zart sein, aber Sulfuricum ist selten so gerundet wie Muriaticum, sondern oft leicht und dünn.

Nux vomica

Grundzug: der Eroberer

Nux ist ein faszinierender und relativ seltener Typ, dessen Charakter weitaus reicher und interessanter ist, als man nach der Lektüre der alten Arzneimittellehren annehmen könnte, denn diese konzentrieren sich prinzipiell auf Reizbarkeit und Ärger oder Wut. Das ist nicht nur deshalb bedauerlich, weil die Homöopathen dadurch viele Nux-Patienten nicht erkennen, sondern auch, weil man Nux, der ebenso viele positive wie negative Züge hat, dadurch unterschätzt.

Der universellste und fundamentalste Aspekt des Nux-Charakters ist die Liebe zur Macht und die Fähigkeit, Macht zu erlangen und sie selbstsicher auszuüben. Fast alle Nux-Menschen sind mächtig, abgesehen von denen, die durch ernsthafte Schicksalsschläge zu Boden geworfen wurden (aber ehe das geschieht, muß Nux schon hart getroffen werden), und denen, die sich selbst völlig erschöpft haben. Nux ist mit der Macht vertrauter als jeder andere Typ; im Grunde kann er ohne Macht gar nicht glücklich sein. Er ist eine Herrschernatur, und er herrscht mit großer Selbstsicherheit und oft auch mit Großmut.

Ich habe sechs Charaktere oder »Archetypen« ausgewählt, um die verschiedenen Eigenschaften darzustellen, die Nux psychologisch charakterisieren. Die meisten Nux-Menschen sind eine Mischung dieser »Archetypen«, aber einer wird gewöhnlich vorherrschen.

Der Krieger

Der echte Krieger ist Nux vomica, und alle Nux-Menschen haben etwas von einem Krieger im Blut. Bloßer Erfolg bedeutet ihm nichts; es ist der Sieg, der seinem Leben einen Sinn gibt, und im Augenblick des Sieges erlebt er seine süßeste Genugtuung. Nach dem Sieg ruht sich Nux nicht auf seinen Lorbeeren aus; er sammelt seine Kräfte schnell wieder, hält nach neuen Schlachten Ausschau und erobert neue Territorien.

Es gibt heute nur wenige echte Krieger. Der Ausdruck Krieger beinhaltet weit mehr, als nur Kämpfer oder Soldat zu sein, und es sind diese zusätzlichen Eigenschaften, die Nux von allen anderen Menschen unterscheiden. Der

Krieger ist nicht nur geschickt in der Kunst der Kriegsführung, er ist auch furchtlos, körperlich und geistig außerordentlich beweglich und in gewissem Sinne edel. Der Natrium- oder Kalium-Soldat kämpft vielleicht pflichtbewußt für sein Land, aber er ist froh, wenn der Krieg vorbei ist und er in den sicheren Schoß der Familie zurückkehren kann. Der Nux-Krieger genießt dagegen den Kampf und fühlt sich in Friedenszeiten rastlos. Shakespeare zeichnet ein perfektes Porträt des Nux-Kriegers in der Gestalt des Hotspur, des feurigen Adeligen in *Heinrich IV., Teil I*, der am Ende des Stücks den König betrügt. Auch in Friedenszeiten denkt Hotspur an nichts anderes als an die nächste Schlacht, sogar während er schläft. (Lady Percy: »Unter deinem unruhigen Schlummer habe ich an deiner Seite gewacht und dich von Krieg und Schlachten murmeln gehört.«)

Der Nux-Krieger handelt nach seinem eigenen Willen und folgt keinen Anweisungen von außen, es sei denn, sie kämen von einem anderen Nux-Krieger, dessen Können und Erfahrung ihm überlegen sind. Gehört er zu einer militärischen Abteilung, wird er zähneknirschend einem Befehl folgen, mit dem er nicht einverstanden ist, und so schnell wie möglich Karriere machen, damit er niemandem mehr Rechenschaft schuldig ist (Kent: »Abneigung zu antworten« – damit ist nicht nur gemeint, daß Nux sich nicht gerne unterbrechen läßt, sondern auch, daß er sich weigert, Fragen nach dem Sinn seines Handelns zu beantworten). Nux ist extrem pragmatisch und meist sehr gründlich bei dem, was er tut (Kent: »Sorgfalt«), anders als Sulfur, der oft nur theoretisiert. Der Nux-Befehlshaber ist das stärkste und fähigste Mitglied seiner Abteilung. Er steht an vorderster Front (zumindest war das früher so) und würde es auch nicht anders wollen.

Nux hat so viel Selbstvertrauen und ist sich seiner eigenen Kraft so sicher, daß er dazu neigt, Regeln und Anordnungen zu ignorieren (anders als Arsenicum und Natrium, zwei andere sehr gründliche Typen). Nux fühlt sich in fast jeder Situation verantwortlich und betrachtet äußere Regeln deshalb als Affront gegen seine natürliche Autorität. Infolgedessen ist der Nux-Krieger ein Einzelgänger. Er folgt seinen eigenen Gesetzen, und weil er so geschickt und mutig ist, hat er meist auch Erfolg. Der Schauspieler Clint Eastwood verkörpert mit seinen Filmrollen ausgezeichnet den Nux-Einzelgänger. Ob als Vagabund in der Prärie, der eine Ortschaft mit seiner schweigenden Macht beherrscht, oder als Polizist in New York, Eastwood spielt immer eigenwillige Menschen, die stets Erfolg haben. Das hängt zwar teilweise mit dem Drehbuch zusammen, ist aber auch ein getreues Abbild des Nux-Kriegers, der sehr selten verliert. Ein anderes gutes Beispiel für den Nux-Krieger ist

Muhammad Ali, der frühere Schwergewichts-Boxweltmeister. Anders als viele seiner Gegner, die sich schwerfällig bewegten, »schwebte er wie ein Schmetterling und stach wie eine Biene«. Seine Schnelligkeit und Beweglichkeit wirkten anmutig, und er hypnotisierte seine entsetzten Gegner. In echter Nux-Manier versäumte Ali keine Gelegenheit, auf sein gutes Aussehen hinzuweisen, und im Ring glorifizierte er seine eigene Kraft, indem er sagte: »Ich bin der Größte« und seinen Gegner davor warnte, ihn mit seinem früheren Namen Cassius Clay anzusprechen. Anders als die mürrischen Natrium-Schwergewichtler ist der Nux-Krieger wie ein Gepard, ebenso graziös wie schnell und tödlich.

Anders als Natrium kämpft der Nux-Krieger nicht aus Bitterkeit, sondern weil es seine Bestimmung in diesem Leben ist – das, was er am besten kann und am meisten genießt. Wenn er einen Gegner im Visier hat, ist er ausschließlich darauf konzentriert, ihn zu besiegen, aber anschließend hegt er keinen Groll gegen ihn (es sei denn, dieser Groll wäre der Anlaß für den Kampf gewesen). Nux hat größten Respekt vor einem starken Gegner, die Art von Respekt, die gegnerische Spitzenpiloten im zweiten Weltkrieg voreinander hatten oder Generäle gegenüber einem gefangenen feindlichen Offizier zeigten. Wenn jemand Nux in die Quere kommt, wird er ihn entweder ignorieren, weil er ein kleiner Fisch ist (Kent: »geringschätzig«), oder ihn rasch mit seinem messerscharfen Verstand oder sogar handgreiflich besiegen. Wenn der Gegner besiegt ist, vergißt er ihn oder freundet sich sogar mit ihm an, wenn er ihn interessant findet. Es ist der Sieg, den Nux braucht. Er ist gewöhnlich kein Sadist, wenn er seinen Gegner überwunden hat.

Der Nux-Krieger hat wenig Zeit, sich mit zarten Dingen wie Kunst und Romanzen zu beschäftigen. Wie der kriegerische Hotspur es ausdrückt: »Es ist jetzt keine Zeit, mit Puppen zu spielen und mit Lippen zu fechten. Jetzt ist es um blutige Nasen und gespaltene Hirnschädel zu tun.« Er läßt sich durch andere nicht von seinem Weg abbringen und reagiert leicht verärgert, wenn seine ernsten Geschäfte von einem »unbedeutenden Wicht« unterbrochen werden. Hotspur weigert sich, einen wichtigen Kriegsgefangenen an einen Gesandten des Königs zu übergeben. Später erklärt er dem König: »Wie die Aktion zu Ende war, und ich, ganz ausgetrocknet von Hitze und Arbeit, atemlos und abgemattet auf mein Schwert mich lehnte, da kam ein gewisser junger Herr, nett, zierlich aufgeputzt, frisch wie ein Bräutigam … Er war parfümiert wie ein Spezereikrämer und hielt zwischen seinem Finger und seinem Daumen eine Schnupfbüchse, die er alle Augenblicke vor die Nase hielt; immer hatte er was zu lächeln und zu schwatzen; und wie die Soldaten tote Körper vorbeitrugen, hieß er sie ungezogne Flegel, eine so unsaubre und unartige Bürde zwischen den Wind und seine adelige Person zu bringen. Er fragte mich mit einem Strom von Sonntags- und Frauenzimmerredensarten nach hundert Sachen und forderte mir endlich auch zu Händen Eurer Majestät meine Gefangnen ab. Ich, den meine Wunden überall schmerzten, und verdrießlich darüber, daß mich ein solcher Papagei zur Unzeit übertäuben wollte, antwortete ihm im Unmut und in der Ungeduld, ich weiß nicht was« (Kent: »Ärger mit Empörung«).

Der Nux-Krieger ist von erfrischender Schlichtheit, und das gilt weitgehend auch für die meisten anderen Nux-Menschen. Das Leben besteht für ihn aus Eroberungen, und die genießt er. Er hat keinen Bedarf für Komplikationen wie Philosophie und Moral. Solche Zerstreuungen überläßt er Politikern und Intellektuellen, die er verabscheut, weil sie Feiglinge und Lügner sind. Der Nux-Krieger ist in seiner Sprache sehr direkt. Er sagt seine Wahrheit ohne Rücksicht auf die Gefühle anderer Menschen (Kent: »Indiskretion«), was für einige Leute sehr attraktiv ist, während andere es als bedrohlich empfinden, besonders jene, die vorgeben, etwas anderes zu sein, als sie sind. Als der große walisische Kommandeur Owen Glendower sich gegenüber Hotspur in typischer Sulfur-Manier brüstet, er könne ihn lehren, dem Teufel zu gebieten, antwortet Hotspur: »Und ich kann dich den Teufel beschämen lehren; du darfst nur die Wahrheit reden.« Nichts liebt Nux mehr, als die Seifenblasen der Arroganz anderer Menschen platzen zu lassen. Ein besonders arroganter Arzt war mit meinem Nux-Freund zum Abendessen verabredet. Der Arzt machte Witze über den roten Porsche meines Freundes und vermutete, er sei ein Phallussymbol. Mein Nux-Freund antwortete gelassen: »Ich weiß, warum Sie keinen Porsche haben. Sie passen nicht rein, weil Sie zu dick dafür sind.«

Ich bin sicher, daß fast alle großen Generäle Nux vomica sind. Nur wenige andere Typen haben das, was man dazu braucht. Männer wie Dschingis-Khan und Alexander der Große zeigen beispielhaft die Größe des Nux-Kriegers. Sie waren nicht nur brillante militärische Strategen, sondern auch sehr zielstrebig und so machthungrig, daß sie ihre Reiche immer mehr erweiterten, bis sie sie nicht mehr zusammenhalten konnten. Wenn der Nux-Krieger eine Schwäche hat, dann die, daß er sein Machtstreben schließlich übertreibt.

Der durchschnittliche Nux-Mensch («durchschnittlich« paßt nicht gut zur Statur von Nux) hat auch etwas von einem Strategen. Ob er nun hinter einer hübschen Frau her ist oder eine Firma übernehmen will, er wird sein Vorgehen immer mit der größtmöglichen Präzision planen und zur rechten Zeit ohne Zögern zuschlagen. Natrium und Arsenicum können genauso präzise sein wie Nux, und Arsenicum kann genauso schlau sein, aber keiner hat den eisernen Willen, der den Erfolg von Nux garantiert. Wenn Nux erreicht hat, was er will, dann schreit er befriedigt seinen Sieg in die Welt hinaus und reckt voller Trotz und Selbstglorifizierung die Fäuste in die Luft.

Der Nux-Krieger ist nicht nur die Kanonenkugel, die alles durchdringt, sondern auch das Schießpulver, das der Kugel die Kraft verleiht. Nux hat enorme Energiereserven, die ihn befähigen durchzuhalten, bis die Schlacht gewonnen ist. Diese Energie ist teilweise das Ergebnis seiner physischen Stärke und Fitneß, teilweise entsteht sie aber auch immer wieder neu durch seine grenzenlose Entschlossenheit. Die meisten Nux-Menschen führen ein so hektisches Leben, daß sie die Leute in ihrer Umgebung erschöpfen. Es macht ihnen nichts aus, zwölf Stunden zu arbeiten und dann ein oder zwei Gegner beim Squash fertigzumachen, bevor sie zum Essen ausgehen. Dann geht es auf ein paar Drinks in den Nachtclub und anschließend erschöpft, aber zufrieden ins Bett.

Um diesen Lebensstil durchhalten zu können, nehmen sich viele Nux-Menschen regelmäßig Zeit, um sich fit zu halten. Eine große Zahl von ihnen genießt lebhafte körperliche Aktivitäten wie Squash und Skilaufen und betreibt sie mit derselben Entschlossenheit und Begeisterung wie die Karriere. Ich erinnere mich an einen Nux-Arzt, der jeden Tag ein paar Kilometer mit hohem Tempo schwamm, um sich auf seinen Skiurlaub vorzubereiten. Das war nicht der mürrische Stoizismus von Aurum und Natrium, sondern einfach eine praktische Maßnahme. Je besser er vorbereitet war, desto länger und aggressiver konnte er auf den Hängen Ski laufen. In typischer Nux-Manier zog er es vor, sich von einem Hubschrauber auf dem Gipfel unzugänglicher Berge absetzen zu lassen und sich dann durch den jungfräulichen Schnee seinen Weg nach unten zu bahnen. Die gemächlicheren Herausforderungen der Piste waren für schwächere Sterbliche als ihn gedacht. In ebenso typischer Nux-Manier zeigte er in verschiedenen Sportarten hervorragende Leistungen, im Grunde sogar bei allem, was er tat. Sein Frau sagte, es sei so, als habe sie Superman geheiratet.

Selbst in dem sanftesten Nux-Menschen steckt ein Krieger. Nux-Typen, die selbst noch über keine Machtbasis verfügen, haben die Angewohnheit, sich vorzustellen, wie sie glänzende Schlachten schlagen. Ein Nux-Patient hat mir erzählt, er habe sich immer vorgestellt, wie er einen Haufen Schläger ganz alleine fertigmachen würde. Er war körperlich nicht besonders stark, sondern hatte eher geistige Interessen. Doch diese Phantasie war ein Hinweis auf den

Krieger, der in ihm steckte und durch das intellektuelle Äußere hervorschien. Nux bewundert Stärke, und vor allem der jugendliche Nux sucht sich starke Vorbilder wie beispielsweise seinen erfolgreichen Nux-Vater und glänzende Kämpfer wie Clint-Eastwood-Typen und historische Generäle.

Der Ritter

Nicht alle Nux-Krieger sind skrupellos. Viele folgen einem Ehrenkodex und verteidigen gerne die Schwachen. Der legendäre Robin Hood ist ein gutes Beispiel, ebenso die Ritter von König Artus' Tafelrunde. Wie die meisten mächtigen Gestalten sind echte Ritter häufig entweder Sulfur oder Nux. Der Nux-Ritter ist nicht ganz so idealistisch wie sein Sulfur-Gegenstück, aber er wird seine eigene Ehre und die Ehre des Königs und der Königin mit seinem Leben verteidigen. (Hotspur: »… aber laßt euch sagen, Milord Hasenfuß, daß wir aus dieser Nessel-Gefahr die Blume Sicherheit pflücken wollen.«)

Der Ritter repräsentiert den edelsten Teil von Nux. Es gibt zwar heute keine bewaffneten Ritter mehr, aber es gibt immer noch eine ganze Menge Nux-Ritter, die zur Verteidigung der Schwachen kämpfen. Der edle Nux erträgt keine Brutalität, und da er ebenso mächtig wie edel ist, genießt er es, sich gegen Unterdrücker aufzulehnen. Mein Nux-Schulfreund stand immer zwischen dem Klassen-Brutalo (der ein Natrium-Rebell war) und einigen Schwächlingen aus unserer Klasse. Er kämpfte nie mit dem Brutalo, aber sein stahlharter Blick reichte stets aus, um den anderen zum Rückzug zu bewegen.

Jeder Nux-Mann ist der Ritter seiner Partnerin und seiner Kinder. Obwohl er zeitweise von seiner Arbeit besessen sein kann, ist er eine Säule der Stärke für seine Familie und wird sie bis zum letzten Atemzug verteidigen. Er mag die Gleichberechtigung der Frau befürworten, aber er weiß, daß Männer und Frauen unterschiedlich sind und daß es zur Rolle des Mannes gehört, seine Familie zu schützen und für sie zu sorgen. Nux hat immer noch etwas von einem jagenden Höhlenmenschen in sich. Vielleicht zieht er seine Frau an den Haaren in seine Höhle (metaphorisch ausgedrückt), aber er wird sie und seine Kinder gegen alle Gefahren verteidigen. Je größer die Bedrohung für seine Familie, desto mehr Mut findet Nux in seinem Inneren, einen Mut, der sich aus Wut und der üblichen Nux-Entschlossenheit zusammensetzt.

Das erinnert mich an einen entfernten Nux-Verwandten, der mir einmal erzählte, welchen Kampf er in einem Hotel ausgefochten hat. Er hielt sich mit seiner Frau in einem Hotel auf, als sie nachts vom feuchtfröhlichen Lärm einer Gruppe Männer gestört wurden, die im Nebenzimmer feierten. Seine

Frau hatte Kopfschmerzen, und so ging er nach nebenan, um sich über den Lärm zu beschweren. Er hatte sich dazu nur ein Handtuch um die Hüften geschlungen. Es überrascht nicht weiter, daß er von seinen betrunkenen Nachbarn nur Hohn und Spott erntete. Einer von ihnen schlug ihn ins Gesicht. Dann wurde er von mehreren dieser Männer angegriffen und flüchtete durch den Korridor, nicht ohne kurz anzuhalten und seiner Frau zuzurufen, sie solle die Tür fest verschlossen halten. Die Betrunkenen jagten ihn nackt die Treppe hoch, bis er schließlich das höchste Stockwerk erreicht hatte und nicht mehr weiterkam. Hier stellte er sich mit dem Rücken gegen die Wand und verteidigte sich. Etwa fünf Minuten lang kämpfte er mit einem Angreifer nach dem anderen, wobei er jede Attacke mit einem karateähnlichen Schlag seiner Hände oder Füße abwehrte. Schließlich fand und betätigte er den Feueralarmknopf und wurde von der Polizei gerettet. Zuvor hatte er jedoch die Gesichter seiner Angreifer blutig geschlagen, und einige von ihnen lagen leblos auf dem Boden. Als Nux war er sehr stolz auf seinen Sieg und genoß es, mir die Situation zu beschreiben, obwohl er dabei eine gewisse Nonchalance in seiner Stimme behielt, als wollte er sagen: »Eigentlich war das nichts.« Nux gerät eher als jeder andere Typ in solch eine Situation, denn er nimmt es nicht hin, wenn er oder seine Familie schlecht behandelt werden, und oft verteidigt er auch auf der Straße unschuldige Opfer gegen gewaltsame Übergriffe. Er nimmt das Recht lieber selbst in die Hand, als sich auf die lästige und ungewisse offizielle Justiz zu verlassen.

Der Ritter ist im allgemeinen wesentlich höflicher als andere Nux-Krieger. Obwohl er niemals katzbuckelt, behandelt er die Leute mit Respekt und ist Frauen gegenüber besonders höflich. (Es gibt auch einige wenige Nux-Frauen, aber diejenigen, die ich kennengelernt habe, passen nicht in den Ritter-Archetyp.) Es ist schwer zu sagen, wann die Höflichkeit gegenüber dem anderen Geschlecht wirklich ehrenhafte Absichten verfolgt und wann sie der Anmache und Eroberung dienen soll. Die meisten Nux-Männer lieben Frauen im allgemeinen (obwohl sie in ihrer Liebe ziemlich chauvinistisch sein können), und auch wenn der Ritter in seinen Absichten gegenüber Frauen etwas »reiner« ist als die anderen, will er genauso die Gunst einer attraktiven Frau gewinnen, selbst wenn er verheiratet ist und nicht die Absicht hat, mit ihr ins Bett zu gehen. Viele Nux-Männer haben attraktive Gesichtszüge, die wie gemeißelt wirken (Clint Eastwood), und wenn sie mit Charme und einem durchdringenden Blick kombiniert sind, kann das auf viele Frauen unwiderstehlich wirken. Die meisten Nux-Menschen haben Charisma. Ihre persönliche Ausstrahlung beruht sowohl auf ihrer Stärke als auch auf ihrer natürlichen Grazie. Der Ritter wirkt besonders charismatisch, weil er die Härte eines Diamanten hat, jedoch ohne die scharfen Kanten, die Nux sonst oft so rauh erscheinen lassen. Wie die Meister östlicher Kampfkünste hat er einen guten inneren Gleichgewichtssinn. Der Ritter ist der großzügigste und anmutigste unter den Nux-Menschen. Er hat vielleicht keine der Launen, für die Nux so berüchtigt ist, und das kann den Homöopathen so verwirren, daß er ihm möglicherweise ein »sanguinischeres« Mittel wie Sulfur oder Lycopodium verordnet.

Man kann den Ritter sogar mit dem Causticum-Reformer verwechseln. Beide sind sehr offene Typen, die aufrecht und mutig wirken, und beide setzen sich gerne für Menschen ein, die schwächer sind als sie selbst. Aber auch der galanteste Ritter ist immer noch sehr pragmatisch, anders als viele Causticums, die phantastische Träume davon haben, wie man Vorurteile überwinden könnte. Während sich Causticum großangelegten Projekten verschreibt, die Leiden verringern und Unrecht beseitigen sollen, interveniert der Ritter in Einzelfällen, weil er Brutalität und Grausamkeit nicht ertragen kann, aber anschließend geht er wieder seiner Wege, während Causticum meist seiner »Mission« verbunden bleibt. Heldengestalten wie Batman und Superman folgen dem Vorbild des Nux-Ritters. Sie sind praktisch veranlagte Leute, die in Einzelfällen intervenieren, keine Reformer, die das politische und soziale System verändern wollen.

Der Ritter ist der mehr spirituelle Pol der Nux-Persönlichkeit. Viele Homöopathen denken nicht daran, daß Nux ein spirituelles Wesen sein kann, aber ich habe einige spirituell orientierte Nux-Menschen kennengelernt. Nux will immer an der Spitze sein, und für manche Nux-Menschen ist die Spitze eine perfekte Harmonie zwischen Körper und Geist, ein spiritueller Zustand von großer Stille und Integrität. Der spirituelle Nux verfolgt seine höheren Ziele mit derselben Entschlossenheit, mit der andere nach Reichtum und weltlicher Macht streben. Er meditiert viele Stunden und lenkt seine Aufmerksamkeit genauso geschickt nach innen, wie ein General seine Truppen in die Schlacht schickt, und in den ersten Jahren seiner Praxis ist er über Störungen genauso verärgert wie der General. Wenn er sein Ziel der Ausgeglichenheit erreicht hat oder kurz davor steht, wird er lockerer werden und die materielle Welt wieder mehr genießen, aber jetzt aus einer ruhigeren, weiteren Perspektive. Die Tradition, daß der Schüler schließlich zum Meister wird, ist für den spirituellen Nux-Menschen sehr passend, denn er beugt sich bereitwillig vor einem Größeren, aber nur, um selbst diese Größe zu erlangen. Nux ist nicht dafür geschaffen, auf ewig ein Jünger zu bleiben.

Nux ist der geborene Anführer. Genauso wie manche Könige edel sind und andere Tyrannen, verhält es sich auch mit der Führerschaft von Nux. Beide Typen haben die Dinge fest unter Kontrolle und wissen genau, was sie tun.

Ich kannte einmal einen Vater und seinen Sohn (beide Nux), die Positionen mit Autorität erreicht hatten. Der Vater repräsentierte den skrupellosen Tyrannen, während der Sohn seine Firma mit fester Hand, aber fair regierte. Beide kamen bemerkenswert gut miteinander aus. Der Sohn respektierte die Stärke des Vaters und die Tatsache, daß dieser sich aus der Gosse bis zum Millionär hochgearbeitet hatte, doch für sich selbst verzichtete er auf die eher herzlosen Taktiken seines Vaters. Der Vater war infolge seiner harten Kindheit zum skrupellosen Geschäftsmann geworden, wogegen dem Sohn durch seinen Vater ganz andere Möglichkeiten offenstanden. Er hatte es nicht nötig gehabt, zu kämpfen oder seine Position durch Betrug und Erpressung zu erlangen, und deshalb war er ein angenehmer und vernünftiger Chef. Er war immer noch der Sohn seines Vaters und hätte einen Angestellten, der seine Aufgabe nicht erfüllte, ohne Zögern gefeuert, aber er griff die Leute nie von hinten an.

Der Nux-Kaiser, der sich von ganz unten hochgearbeitet hat, ist der schlimmste Despot. (Daß Kent Nux nicht unter der Rubrik »diktatorisch« aufführt, ist sehr befremdlich. Es müßte dort in Fettdruck stehen.) Er muß immer seinen Willen durchsetzen, und den Ausdruck »Kompromiß« übersetzt er als »Schwäche«. Diese Variante von Nux ist tatsächlich mehr ein Kaiser als ein König. Er ist ständig darauf aus, sein Reich zu erweitern, und wendet sowohl Tricks als auch Gewalt an, um sein Ziel zu erreichen. Der erwähnte Nux-Vater baute sein Firmenimperium ganz allein auf, nachdem er als einfacher Angestellter in einem Reisebüro begonnen hatte. Während seines kometenhaften Aufstiegs zu Macht trampelte er ziemlich viele Leute nieder, die ihm im Weg waren. Seine Tochter erzählte mir, ihr Vater habe dafür gesorgt, daß er gegen jeden, den er beeinflussen wollte, etwas »in der Hand« hatte. Mit anderen Worten, er erpreßte die Leute. Das tat er zu Hause genauso skrupellos wie im Geschäftsleben. Wenn seine Tochter sich weigerte zu tun, was er wollte, drohte er damit, ihr Pferd zu verkaufen, oder schlimmer noch, er verglich sie auf unvorteilhafte Weise mit der Tochter seiner Mätresse. Im Geschäftsleben wußte er alles über jeden. Selbst weniger skrupellose Nux-Menschen haben meist gute Verbindungen, die sie benutzen, um Einfluß zu gewinnen und Kritik zu vermeiden, aber der Nux-Tyrann verwendet seine Informationen auch, um Gegner und Untergebene zu erpressen. Solche Leute sind niemals ohne Hintergedanken großzügig, wobei es ihnen in der Regel darum geht, mehr Macht zu gewinnen, mehr Vergnügen zu haben oder sich vor Verfolgung zu schützen.

Ich erinnere mich daran, wie ich das erste Mal den skrupellosen Nux-Vater des vernünftigeren Nux-Sohnes traf. Ich hatte alles über seine Skrupellosigkeit erfahren, war aber auch gewarnt worden, er sei so charmant, daß ich ihn mögen würde. Ich war überzeugt davon, daß ich seinen Charakter durchschauen würde, aber wir waren mit dem Abendessen noch längst nicht fertig, da war ich seinem Charme schon erlegen. Sein Verstand war scharf, sein Wissen umfassend und differenziert, sein Verhalten großzügig. Ich bezweifelte nicht, daß er skrupellos war, aber ich genoß den Abend.

So viele Tyrannen wirken nach außen sanft und charmant. Sie bleiben teilweise an der Macht, weil andere Angst vor ihnen haben, teilweise aber auch, weil es ihnen gelingt, die Massen zu täuschen und den Eindruck zu erwecken, es gehe ihnen um die Interessen des Volkes. (Der große Psychoanalytiker C. G. Jung war von dem italienischen Diktator Mussolini nach der ersten Begegnung sehr beeindruckt. Er schrieb über dessen Schwung und rein körperliche Anziehungskraft, die ganz im Gegensatz zu dem düsteren Eindruck stand, den er von Adolf Hitler hatte, dessen Treffen mit Mussolini er aus der Ferne beobachtete. Ich vermute, dieser Gegensatz spiegelt die Unterschiede zwischen geistig gesunden Nux-Diktatoren wie Mussolini und geisteskranken Stramonium- oder Veratrum-Diktatoren wie Hitler.)

Wie andere Nux-Typen ist der Kaiser ein pragmatischer Mensch. Wenn er ein Geschäftsmann ist, weiß er genau, wann er kaufen und verkaufen muß. Er weiß, welches Luxusauto er sich zulegen muß und welcher Arzt eine Abtreibung ohne lästige Fragen vornimmt. Er hat sein Leben vollständig unter Kontrolle und wird nur kleine Teile seiner Verantwortung delegieren, und auch diese nur an Personen seines Vertrauens (die sehr oft mit ihm verwandt sind – Nux neigt zu einer Sippenmentalität; er kümmert sich um seine Familie und vertraut seinen Angehörigen). Dabei kommen einem viele Beispiele von Nux-Kaisern in den Sinn. Typischerweise gehören dazu Mafiabosse, die nach außen respektabel wirken und ihren Erfolg auf Terror gründen. Regierende Diktatoren sind gewöhnlich Nux, ebenso die Vorsitzenden multinationaler Konzerne. Medienzaren sind oft Nux; ihre Machtgelüste treiben sie dazu, immer mehr Medienbetriebe zu übernehmen, die sie benutzen können, um nicht nur das Wahlvolk zu beeinflussen, sondern auch die Politiker, mit denen sie eine gegenseitige Abhängigkeit verbindet. Nur ein Nux-Magnat schafft es, nicht mehr als 10 Prozent Einkommensteuer zu zahlen.

Der König

Ich bezeichne den gutartigeren Nux-Herrscher als König, im Gegensatz zum machtgierigen Kaiser. Der König genießt seine Macht und regiert sein Reich sehr effizient, aber er ist nicht herzlos und verhält sich als Chef in der Regel fair und sogar freundlich. Der zuvor erwähnte Nux-Sohn war ein solcher Mann. Er wurde von seinen (meist viel älteren) Mitarbeitern respektiert, nicht nur weil er fair war, sondern weil er auch selbst jeden ihrer Jobs hätte übernehmen können. Während der Vater ihn zum Direktor einer großen Fabrik erzog, hatte der Sohn selbst sich mit jeder Arbeit vertraut gemacht, die es an der Basis zu tun gab. So konnte er, als er mit nur 23 Jahren die Firma übernahm, seine Aufgabe so erfüllen wie jemand, der schon wesentlich mehr Erfahrung hat, und er wußte immer, wenn einer seiner Angestellten ihn für dumm verkaufen wollte. Sein Vorarbeiter, ein Mann, der doppelt so alt wie er war und schon für seinen Vater gearbeitet hatte, erzählte mir, der Sohn sei zwar fairer, leite das Unternehmen aber mit genauso fester Hand wie der Vater. Der Nux-König braucht nicht den enormen Reichtum oder Einfluß, ohne den der Kaiser nicht zufrieden ist, aber er hält die Zügel seines Königreichs fest in der Hand.

Der König ist emotional wesentlich gesünder als der Kaiser. Zwar mag auch er noch etwas zu sehr von seiner Arbeit besessen sein, aber er sorgt dafür, daß ihm genügend Zeit für seine Familie bleibt. Bei der Arbeit ist er oft ziemlich streng und übereifrig, aber er hat genug Einsicht, um sich selbst dabei zu ertappen, und wird dann etwas lockerer. Zu Hause ist er in der Regel gutartig und verspielt. Er erinnert dabei an einen Löwen, der sich nach der Jagd mit seinen Jungen entspannt. Nux genießt oft sein Familienleben, das ihm menschliche Wärme und Entspannung bietet. Er ist zu Hause immer noch der König, aber die häuslichen Entscheidungen überläßt er gerne seiner Königin. Sie sagt ihm nicht, wie er seine Arbeit tun soll, und er läßt sie in den meisten Fällen zu Hause schalten und walten. (Er hat selbstverständlich eine Frau geheiratet, die für eine stabile, unterstützende häusliche Atmosphäre sorgt.)

Viele Politiker gehören zum Nux-Untertyp des Königs, besonders die dynamischeren und erfolgreicheren. Sie werden schnell prominent, und während sie sorgfältig darauf achten, sich das Vertrauen ihrer Parteioberen zu bewahren, haben sie oft schon ein Auge auf die Führungsposition geworfen. Nichts ist für die Öffentlichkeit unterhaltsamer als ein Gladiatorenkampf zwischen rivalisierenden Nux-Politikern, besonders wenn beide zur gleichen

Partei gehören. In solchen Zeiten nutzt Nux all seine Druckmittel aus und appelliert an die Loyalität der einen ebenso wie an die Ängste der anderen. Wenn er an die Macht kommt, vergißt er seine Freunde nicht, verzeiht aber auch seinen Feinden nicht. Der König mag gutartiger sein als der Kaiser, aber eigentlich ist der Übergang zwischen beiden fließend, und es kommt selten vor, daß ein Nux-Führer seinen früheren Feinden vergibt, bevor er sie auf ihre Plätze verwiesen hat.

Margaret Thatcher, die ehemalige britische Premierministerin, ist ein ausgezeichnetes Beispiel für den Nux-König (bzw. die Königin), obwohl sie bisweilen auch dem Kaiser gleichen konnte. Nur eine Nux-Frau kann eine Partei führen, die von Männern dominiert wird, und nicht nur führen, sondern sie auch mit einer Mischung aus Furcht, Respekt und Motivation inspirieren. In typischer Nux-Manier hat Mrs. Thatcher autokratisch regiert. Im Grunde war sie der stärkste autokratische Premierminister, den Großbritannien in diesem Jahrhundert hatte. Wer sie unterstützte, wurde belohnt, aber Kritik duldete sie nicht (Kent: »Ärger durch Widerspruch«), und in ihrer dritten Amtsperiode hatte sie nahezu alle ihrer ursprünglichen Minister entlassen und nur die behalten, die ihr stets zustimmten. Trotz ihres kompromißlosen Stils (oder vielleicht gerade deshalb) blieb Mrs. Thatcher ein Jahrzehnt lang bei ihren Wählern äußerst populär. Viele Leute mochten sie nicht, aber sie respektierten sie und erkannten an, daß nur wenige andere Führer den Mut gehabt hätten, sich mit den monolithischen britischen Gewerkschaften anzulegen und ihre Vorherrschaft in der Beschäftigungspolitik zu brechen. Wie die meisten Nux-Herrscher wußte Mrs. Thatcher nicht, was das Wort »Konsens« bedeutet. Sie wußte, daß sie im Recht war, und sah keine Veranlassung, sich andere Meinungen anzuhören. In gewissem Sinne paßt der Nux-Herrscher besser in ein Einparteiensystem, wo er seine Arbeit tun kann, ohne sich über seine Popularität sorgen zu müssen. Traurigerweise gehen aus solchen Systemen meist die skrupellosesten aller Nux-Führer hervor.

Mrs. Thatcher zeigte viele Eigenschaften des Nux-Königs. Sie hatte eine Menge Respekt vor der persönlichen Freiheit und dem Leistungsprinzip. Nux ist ein sehr unabhängiger Typ, und er geht davon aus, daß die anderen eine Einmischung in ihre persönlichen Angelegenheiten genausowenig mögen wie er. Nur wenige Nux-Menschen haben etwas mit dem Wohlfahrtsstaat im Sinn. Sie erkennen vielleicht, daß er notwendig ist, aber sie haben etwas gegen die Abhängigkeit und Passivität, die er hervorbringt, und gegen den Mißbrauch, der damit getrieben wird. (Das erinnert mich an Norman Tebbit, einen der wenigen Minister von Mrs. Thatcher, der stark und »trocken« genug war, um ihren Respekt zu gewinnen. Sein berühmter Ausspruch, Arbeitslose sollten sich auf ihr Fahrrad schwingen und im weiteren Umkreis nach einem Job suchen, klang definitiv nach Nux.)

Eine andere typische Nux-Eigenschaft von Mrs. Thatcher war ihre Tendenz, offen zu sprechen und auf die üblichen diplomatischen Nettigkeiten zu verzichten. Sie nannte das Kind beim Namen, und das machte sie vielen Leuten sympathisch, aber es verlieh ihr ein hartes, rücksichtsloses Image. Sie gab Millionen aus bei dem Versuch, diesen Eindruck zu korrigieren, und beschäftigte die besten Werbe- und PR-Berater, die die harten Kanten aus ihrer Stimme und ihrer Frisur herausbügelten.

Nux-Führer erkennen schnell Talente. Sie pflegen ihre Schützlinge aus verschiedenen Gründen. Erstens macht es ihnen viel Spaß, mit jemandem zu arbeiten, der genausoviel Mut und Fähigkeiten hat wie sie selbst. Es ist einsam an der Spitze, und ein Schützling ist eine gute Gesellschaft (vor allem ein anderer Nux). Zweitens können sie das Ergebnis ihrer Arbeit nur jemandem anvertrauen, der gelernt hat, sich mit demselben Eifer dafür zu engagieren wie sie selbst, und drittens ist solch ein Schützling gewissermaßen die Erweiterung des eigenen Selbst und projiziert die eigene Macht in die Zukunft. Nux findet es unerträglich, keinen Erben zu haben, niemanden, der sich um die Dynastie kümmert.

Nux-Menschen, denen es an öffentlicher Prominenz fehlt, schaffen es gewöhnlich, sich eine Position mit einiger Autorität aufzubauen. Ich kannte einmal einen Heilpraktiker, der auf diesen Beruf umgeschult hatte, nachdem er Marineoffizier gewesen war. Er betrieb seine Klinik, wie ein Kapitän sein Schiff lenkt, gab Anweisungen an seine Sprechstundenhilfen und kritisierte sie wegen jeder Kleinigkeit. Als er mich durch die Räume führte, pries er wortreich seine neue, eindrucksvolle Ausstattung an. Dann hielt er eine kleine Ansprache über den Mangel an Anerkennung, unter dem er und seine Fachkollegen litten, und rühmte die wunderbaren Resultate, die er erzielt hatte. Wie viele Nux-Menschen war er voll des Eigenlobs. Diese Tendenz ist vor allem bei solchen Nux-Typen verbreitet, die gerade erst angefangen haben, sich ihre Machtbasis zu schaffen. Wenn sie ihr Ziel erreicht haben, wird ihre Selbstbeweihräucherung subtiler. Schließlich bat er mich um ein Mittel gegen seine nervöse Spannung, die zu Verdauungsbeschwerden führte, und er reagierte sehr schnell auf Nux vomica.

Der strenge Chef kann zu verschiedenen Konstitutionstypen gehören. Dabei wird Arsenicum am leichtesten mit Nux verwechselt. Beiden Typen ist Effizienz sehr wichtig, und sie neigen dazu, mit Geld zurückhaltend umzugehen. Beide haben das Bedürfnis, die Öffentlichkeit durch ihre äußere Erscheinung zu beeindrucken, obwohl Arsenicum bei seinem öffentlichen Erscheinungsbild mehr auf die Details achtet und, anders als Nux, auch im Privatleben sehr pingelig ist. Der grundsätzliche Unterschied zwischen beiden ist das Ausmaß an Selbstvertrauen, mit dem sie ihr Geschäft betreiben. Arsenicum wirkt zwar oft selbstsicher, macht sich aber mehr Sorgen als Nux, und deshalb erscheint seine Selbstsicherheit ein wenig brüchig. Er kann bei widrigen Umständen leichter sein Gleichgewicht verlieren als Nux, der gewöhnlich ein großes Selbstvertrauen hat. Beide Typen können sehr reizbar reagieren, wenn ihre Mitarbeiter hinter den Ansprüchen zurückbleiben, aber Nux fällt es leichter als Arsenicum, jemanden zu entlassen. (Der Natrium-Chef kann auch ziemlich genau sein. Viele Natriums sind sowohl Perfektionisten als auch Workaholics, und einige übertragen ihre hohen Normen auch auf ihre Angestellten. Andere Natrium-Chefs sind zornige Typen, die ihre Aggressionen an den Mitarbeitern auslassen, wie auch einige zornige Nux- und Arsenicum-Chefs es tun.)

Anders als Arsenicum kann Nux durchaus mit zweierlei Maß messen. Da er sich als König fühlt, sollen die anderen tun, was er sagt, nicht aber, was er selber tut. Er ist von den drei Typen derjenige, der sich am wenigsten durch Prinzipien oder Skrupel aufhalten läßt.

Nux ist für die Führerrolle wie geschaffen, und er wirkt dabei ruhiger und selbstsicherer als andere Typen, mit Ausnahme von Sulfur, der ebenfalls ein geborener Anführer ist. Während Nux kratzbürstig ist, wenn etwas nicht gut läuft, ist er bei weitem schwungvoller und besser gelaunt, als Arsenicum und Natrium es sind, wenn alles glatt läuft. Nux blüht bei Erfolg geradezu auf, und der Nux-Chef summt in guten Zeiten oft vor sich hin oder neckt seine Mitarbeiter. Er ist ein geselliger Typ und hat gerne intelligente, selbstsichere Leute um sich, ebenso wie Menschen, die er für besonders sexy hält. Er kann der angenehmste Chef sein, wenn er glücklich ist, und der unangenehmste, wenn er unglücklich ist.

Der Nux-Herrscher ist oft großmütig, solange er seine Position nicht bedroht sieht. Wenn er Gefahr wittert, kann er jedoch engstirnig und rachsüchtig werden. Außerdem hat Nux durch seine Angst vor Konkurrenz eine Neigung zur Paranoia (Kent: »stellt sich vor, er werde verfolgt«). Auch wenn er Erfolg hat und etabliert ist, kann er nervös werden, wenn ein jüngerer und weniger erfahrener Wettbewerber auftritt, selbst dann wenn seine Position vollkommen sicher ist. Seine irrationalen Ängste können sich bald in Wut verwandeln, wenn er zwanghaft versucht, die Position des Neulings zu untergraben. Nux kann sehr weit gehen, um seinen Konkurrenten schlechtzumachen (Kent: »Eifersucht«, »neigt zur Verleumdung«), während er die ganze Zeit so tut, als sei er nicht beunruhigt. Diese Anfälle von Paranoia stehen in starkem Kontrast zu der ruhigen Selbstsicherheit, mit der Nux normalerweise zu Werke geht, und zeigen den verwundbaren Unterbauch des Königs.

Ich war einmal Zeuge einer solchen Reaktion in einem Krankenhaus, in dem ich gearbeitet habe. Einer meiner Kollegen war ein Sonntagskind, ein junger Nux-Arzt, der nicht nur sehr viel mehr über Medizin wußte als seine Vorgesetzten, sondern auch über Charme und gutes Aussehen verfügte. Seine überlegenen Kenntnisse wandte er diskret an. Bei der Visite vertrat er die klinische Meinung ruhig, aber fest, und der Facharzt übernahm sie ausnahmslos als seine eigene Meinung, indem er ernst mit dem Kopf nickte. Das war alles schön und gut, denn mein Nux-Kollege verfügte wirklich über erstklassige Kenntnisse. Eine andere Seite meines normalerweise leutseligen Kollegen lernte ich jedoch kennen, als er einen neuen Assistenzarzt in sein Team aufgenommen hatte. Letzterer war wahrscheinlich selbst Nux, denn er stellte seinem Vorgesetzten eine Menge Fragen und war entrüstet, wenn er keine oder, schlimmer noch, eine herablassende Antwort bekam. Er fragte so viel, weil er etwas lernen wollte, aber mein Nux-Kollege interpretierte sein Verhalten als Unverschämtheit und verfolgte ihn in den nächsten Wochen systematisch, indem er jede seiner Bemerkungen kritisierte und ihn öffentlich bloßstellte. Als der junge Arzt einen neuen Vertrag brauchte, sprach sich sein Nux-Vorgesetzter gegen ihn aus, und der Vertrag wurde nicht verlängert. Ich war erstaunt über diese Verwandlung meines Nux-Freundes, bis mir klar wurde, daß er Nux war und sich durch die Fragen des intelligenten jungen Kollegen sowohl bedroht fühlte als auch wütend darüber war. Nux genießt den Wettbewerb bei Sport und Spiel, aber bei der Arbeit, wo es um mehr geht, kann er seine übergeordnete Position mit harter Hand verteidigen. (Das erinnert mich an die Gewohnheit von Mafiabossen, jedes kleine Rädchen im Getriebe auszuschalten, das auch nur die geringste Neigung zeigt, selbst zu denken.)

Anders als der Lycopodium-Prahlhans, dessen Stolz eine ziemlich offensichtliche Reaktion auf einen Minderwertigkeitskomplex ist, hat Nux meist eine überzeugendere Aura von Überlegenheit. (Arsenicum liegt irgendwo dazwischen, erinnert manchmal an den Prahlhans und wirkt manchmal echt aristokratisch.) Der erfahrene Beobachter kann Nux an seiner Haltung erkennen. Wie ein wahrer König wirkt er in seinem Stolz eher entspannt als steif (wie Lycopodium und Arsenicum). Sein Gang ist entweder ein selbstsicheres Schreiten mit ziemlich hoch erhobenem Kopf und nach vorne gerichteten

Augen, als würde er gar nicht bemerken, was auf der Straße vorgeht, oder ein entspanntes Schlendern. Das Schlendern ist sehr charakteristisch für Nux (und auch für Sulfur, dessen Stolz auf ähnliche Weise natürlich ist). Es ist ein sehr lässiger, selbstsicherer Gang, den man oft bei hochgewachsenen Nux-Menschen findet. Das beste Beispiel ist Clint Eastwood als Revolverheld, der im Film durch eine unbekannte Stadt geht, als gehöre sie ihm. Achten Sie darauf, wie beide Schultern und Hüften beim Gehen mühelos schwingen und wie der selbstsichere Nux-Revolverheld den Eindruck erweckt, als habe er alle Zeit der Welt. Er ist der Beste, und er weiß es, und deshalb fühlt er sich so, als habe er das Recht, zu tun und zu lassen, was ihm gefällt. Viele Nux-Menschen benehmen sich so, und das bringt ihnen sowohl Bewunderung ein als auch den Ruf, arrogant und unsozial zu sein.

In Übereinstimmung mit seiner königlichen Person meint Nux, nur das Beste sei gut genug für ihn, und wenn er sich aus irgendwelchen Gründen das Beste nicht leisten kann, kennt er gewöhnlich jemanden, der für ihn einspringt, oder er kauft auf Kredit. Schließlich sichern ihm seine zahlreichen Fähigkeiten und seine mühelose Eigenwerbung eine profitable Zukunft, so denkt er zumindest, und gewöhnlich hat er damit recht. (Ein gutes Beispiel ist der Nux-Unternehmer, der mehr Schulden als Einnahmen hat. Dank seines Selbstvertrauens hat er so viel Kredit, daß er weitere Schulden machen kann, um seinen extravaganten Lebensstil zu finanzieren, und es scheint niemandem etwas auszumachen, daß er so tief in der Kreide steht.) Nux findet nichts dabei, die teuersten Luxusartikel zu kaufen, denn sie stehen ihm zu, weil er sich als König fühlt.

Der Experte

Viele Nux-Menschen werden Experten, und das oft in mehr als einem Bereich. Nux hat eine natürliche Liebe zum Hervorragenden, und wenn sich diese mit einem scharfen, durchdringenden Intellekt verbindet, wie es oft der Fall ist, dann kommt dabei ein Mensch heraus, der sehr viel über die Dinge weiß, die ihn interessieren. Viele Nux-Menschen werden Experten in ihrem Arbeitsbereich. Ich habe einmal einen Mann von Anfang Vierzig wegen seines Tinnitus behandelt. Das erste, was mir an ihm auffiel, war der klare und direkte Blick seiner stahlblauen Augen und seine Ähnlichkeit mit dem Schauspieler Clint Eastwood. Während der Fallaufnahme erzählte er mir, er sei in der Schule entschlossen gewesen, bei allem, was er tat, der Beste zu sein, und er habe sich seinen Wunsch erfüllt, ein hervorragender Astrophysiker zu werden, und habe später unter anderem für die NASA gearbeitet. Eines Tages lud er mich in sein Haus ein, was sich als entzückendes Ranchhaus herausstellte, auf der Spitze eines Hügels mit Blick auf das Meer. Zu diesem Zeitpunkt überraschte es mich schon nicht mehr zu hören, daß er das Haus selbst entworfen und gebaut hatte. Er wußte eine ganze Menge über viele andere Dinge, aber anders als Lycopodium- und Natrium-Experten wirkte er nie herablassend oder stolz auf seine Kenntnisse. Sie waren einfach etwas, das Spaß machte. Sein Tinnitus reagierte sehr gut auf Nux vomica 10M. Er verschwand zwar nicht, aber nach der Behandlung störte er ihn nicht mehr bei der Arbeit und beim Spiel.

Der Nux-Experte weiß wirklich eine ganze Menge, aber er ist nicht immer im Recht. Trotzdem handelt er oft so. Er hat ein enormes Vertrauen in seine Kenntnisse, und seine Selbstsicherheit erstreckt sich auch auf Gebiete, in denen sein Verständnis und seine Erfahrungen begrenzt sind. (Ich erhielt einmal einen Vortrag über Homöopathie von einem Nux-Arzt, der von jedem Mittel nur eine vage Vorstellung hatte. Als ich versuchte, ihm klarzumachen, daß es mehr als nur ein Mittel zur Behandlung von Bronchitis gibt, ignorierte er meine Bemerkungen, denn sie paßten nicht in sein Bild.) Das ist ein Beispiel dafür, daß Nux sich oft selbst überschätzt.

Ich habe zwei Nux-Homöopathen kennengelernt, die beide mehr wußten als die meisten. Auch sie waren überzeugt davon, stets recht zu haben, und wurden ziemlich hitzig, wenn ein anderer Homöopath ihre Verordnung anzweifelte.

Es gibt Nux-Experten, die endlos studieren, um sich ein gründliches Wissen anzueignen, und es gibt andere, die ihr Studium leichter nehmen. Die einen sind im großen und ganzen nicht intelligenter als die anderen, aber sie sind von ihrem Thema besessener. Zu dieser Sorte gehört einer der erwähnten Nux-Homöopathen. Er liest sogar im Bett noch die Arzneimittellehre, sehr zum Mißfallen seiner Frau, und er würde am liebsten über nichts anderes als Homöopathie reden. Der zweite ist genauso fähig, aber weniger besessen. Er hat seine Kenntnisse allmählich erworben, ohne allzuviel zu studieren, und er interessiert sich genauso für andere Themen, treibt Sport und hat Spaß am Leben. Viele Nux-Menschen sind so intelligent (Kent: »zahlreiche Ideen, Klarheit des Geistes«), daß sie alles mühelos lernen können. Dann haben sie die Wahl, all ihre Energie aufzuwenden, um eine weltweit anerkannte Autorität zu werden, oder sich damit zufriedenzugeben, daß sie bloß ein Experte sind, und den Rest ihrer Zeit mit anderen Dingen zu verbringen, die ihnen Spaß machen.

Wie Sulfur, der andere intellektuelle Überflieger, teilt Nux sein Wissen im allgemeinen gerne, sogar sehr gerne, mit anderen. Beide Typen sind Angeber, und der Experte hat keine Skrupel, mit seinen Kenntnissen anzugeben. Anders als der Kalium-Experte hat Nux in der Regel ein dankbares Publikum, denn er ist im sozialen Umgang selbstsicher, ein Mann von Welt und nicht nur ein Bücherwurm. Wenn er Ihnen die Mechanik des Flugzeugmotors erklärt hat, wird er Ihnen wahrscheinlich väterlich auf die Schulter klopfen und Sie zum Essen einladen, wo er dann seine umfassenden Kenntnisse der Bordelle in Shanghai enthüllt oder über irgendein anderes faszinierendes Thema spricht. Wie Sulfur ist Nux oft ein guter Unterhalter. Mit seinen umfangreichen Erfahrungen, seinem Selbstvertrauen und seiner Freude daran, im Mittelpunkt zu stehen, fühlt er sich genauso wohl, wenn er eine Geschichte erzählt, wie wenn er einen Vortrag hält. Seine Vorträge klingen manchmal etwas pompös, und er nimmt sich selbst dabei zu wichtig, aber als Geschichtenerzähler ist er entspannt und locker.

Obwohl Nux gelegentliche Wissenslücken durch gezieltes Raten füllt (wobei er gewöhnlich das Richtige trifft), kann man sich auf seine Kenntnisse im allgemeinen verlassen. Nux nimmt Fakten sehr ernst. Er ist intellektuell präzise wie Kalium carbonicum, aber sogar noch pragmatischer. Während Kalium genau wissen will, wie der Motor seines Autos konstruiert ist, geht Nux noch einen Schritt weiter, nimmt den Motor nur so zum Spaß auseinander und baut ihn wieder zusammen. Wenn er eine Autopanne hat, findet er oft genug heraus, wo der Fehler liegt, und in den meisten Fällen hat er auch die Kenntnisse und das Werkzeug, um die Sache wieder in Ordnung zu bringen. Er neigt jedoch nicht dazu, andere mit unerwünschten Informationen zu langweilen. (Das überläßt er Lycopodium, Sulfur und Kalium carbonicum.)

Der Nux-Experte unterscheidet sich von anderen dadurch, daß er sich für ein bestimmtes Wissen wegen der praktischen Anwendungsmöglichkeiten interessiert. Nahezu alles an Nux ist auf konkrete Ergebnisse orientiert, und seine speziellen Kenntnisse bilden dabei keine Ausnahme. Sulfur- und Lycopodium-Experten schätzen Wissen um seiner selbst willen, und deshalb genießen sie es, auch die exakten Details und Randinformationen zu erfahren, die keine praktische Relevanz haben. Kalium-, Arsenicum- und Natrium-Experten sind meist sehr gründlich und sammeln jedes kleine Detail, teilweise aus der Angst heraus, sie könnten etwas Wichtiges übersehen. Nux konzentriert sich in der Regel auf das Wesentliche und kümmert sich nicht um Zusatzinformationen, die keine Bedeutung für das Ergebnis haben, an dem er interessiert ist. So wird beispielsweise der Nux-Homöopath vielleicht ein

System zur Identifizierung der richtigen Arznei entwickeln, indem er eine Checkliste mit einigen wenigen wesentlichen Kriterien für jedes Mittel anlegt. Wenn er das Gefühl hat, daß der Fall zu einer dieser Kombinationen paßt, ignoriert er die zahlreichen anderen Aspekte, weil er sie nicht braucht, um das richtige Mittel zu finden. Der Kalium- oder Natrium-Homöopath dagegen wird eher alle verfügbaren Informationen notieren und bei seiner Mittelwahl berücksichtigen.

Trotz der relativ kurzen Konsultationen hat der Nux-Homöopath meist genauso gute Ergebnisse wie die anderen, wenn nicht sogar bessere. Nux ist Experte darin, Informationen auf ihren wesentlichen Gehalt zu reduzieren. Das bedeutet nicht, daß er oberflächlich an die Dinge herangeht. Im Gegenteil, meist kann er gleich zum Kern der Sache vordringen. Der Homöopath wird sofort die grundlegende Pathologie des Falles erkennen und den Randproblemen wenig Aufmerksamkeit schenken. Indem er das tut, kommt er im allgemeinen in sehr kurzer Zeit zur richtigen Verordnung.

Genau wie der Nux-Krieger einen Blitzangriff direkt auf das Zentrum der feindlichen Streitmacht bevorzugt, zielt der Nux-Intellektuelle mit ungewöhnlicher Präzision auf den Kern des Problems. Er kann sich schnell einen Überblick über die Informationen verschaffen und geht dann in die Tiefe, wo er den wesentlichen Punkt aus einer Fülle von Details herausfindet. In dieser Beziehung ist er wie ein Falke, der über einem Feld kreist, alles überblickt, aber ein extrem scharfes Auge hat, wenn es darum geht, den winzigen Punkt zu identifizieren, den er gesucht hat. Das unterscheidet sich stark von dem mühevollen, reduktionistischen Ansatz, den Kalium und die meisten Lycopodium-Intellektuellen verfolgen. Nux hat nicht die intellektuelle Inspiration und Originalität von Sulfur und auch nicht dessen Liebe zu abstrakten Ideen, aber den Kern einer Sache kann er schneller erfassen als jeder andere.

So wie Sulfur gelegentliche Anfälle von abstrakter, intellektueller Inspiration hat, kann Nux ehrgeizige Pläne verfolgen, seine Kenntnisse praktisch anzuwenden. Voller Erregung liegt er dann nachts wach und entwirft die gedanklichen Grundlagen seiner Zukunftsprojekte (Kent: »ideenreich am Abend«). Diese Pläne können bescheiden sein, wie die Frage, welche Stereoanlage er am nächsten Morgen kaufen soll, oder so hochfliegend wie die Überlegung, eine Raumstation zu konstruieren, die von der Erde unabhängig arbeiten kann. Nux-Experten erreichen meist viel, weil ihre Kenntnisse durch eine Leidenschaft für konkrete Ergebnisse und durch praktische Fähigkeiten ergänzt werden.

Die Geschwindigkeit und Ausschließlichkeit der intellektuellen Ausrichtung von Nux hat aber auch einige Nachteile. Manchmal übersieht der Nux-Experte die übergreifenden Zusammenhänge, in die sein sehr spezielles Interessengebiet eingebettet ist. Der Nux-Chiropraktiker kann beispielsweise extrem professionell darin sein, Wirbelverschiebungen zu erkennen und zu korrigieren, aber in seinem Eifer übersieht er vielleicht, daß der Patient Fieber hat, dessen Ursache vor einem chiropraktischen Eingriff erst abgeklärt werden muß. Ein allgemein bekanntes Beispiel für die Scheuklappen, die Nux haben kann, ist auch der Chirurg, der sich nicht im geringsten um den psychischen Zustand des Patienten kümmert, sondern sich nur auf die Frage konzentriert, ob der Allgemeinzustand eine Operation zuläßt oder nicht. Solche Nux-Chirurgen beherrschen ihr Handwerk im allgemeinen gut, aber ihr Mangel an Sensibilität kann dem Patienten schaden und die anderen medizinischen Kollegen zur Verzweiflung treiben. (Viele Chirurgen sind konstitutionell Nux. Es ist für Nux sehr befriedigend, Macht auszuüben, indem er schnelle Resultate durch den präzisen Gebrauch des Skalpells erzielt.) Durch seine Arroganz neigt Nux doppelt dazu, sich ausschließlich auf seine eigene Einschätzung zu verlassen, wenn eine umfassendere Perspektive erforderlich wäre. Er hat oft das Gefühl, daß er auf Ratschläge von anderen Experten verzichten kann, und das ist eine seiner größten Schwächen.

Der Playboy

Jeder Konstitutionstyp kann ein hedonistischer Playboy werden, aber am häufigsten findet man diese Entwicklung bei Nux, Lachesis, Tuberculinum und Lycopodium. Bei aller Präzision und Entschlossenheit ist Nux ein sinnlicher Mensch, der sich selbst etwas gönnt. Sein Appetit auf Aufregungen, Essen, Alkohol und Sex ist fast ebenso unersättlich wie sein Machtstreben (Kent: »erregbar«, »Trunksucht«, »Ausschweifung«). Arroganz ist eine seiner größten Schwächen. Eine andere ist die Bereitschaft, seinen sinnlichen Bedürfnissen nachzugeben. Die Leute sind oft erstaunt, einem dynamischen Geschäftsmann zu begegnen, der seine Rivalen an der Börse fertigmacht und bei seinen Angestellten auf äußerste Disziplin achtet, sich aber den größten Eisbecher bestellt, den sie je gesehen haben, und ihn hemmungslos vor ihren Augen vertilgt. Nux ist im Hinblick auf seine Gelüste sehr unschuldig. Er befriedigt sie wie ein Kind, ohne viel darüber nachzudenken. Er macht eine Pause, um eine Zigarre zu rauchen oder ein Glas Whisky zu trinken, und dann kehrt er zurück zu seiner größten Liebe: zu praktischen Leistungen und dem Einfluß, der mit ihnen verbunden ist.

Viele Nux-Menschen haben ein hochaktives Nervensystem und einen entsprechend schnellen Stoffwechsel, den sie mit großen Mengen an Nahrung und Getränken versorgen. Einige essen nebenbei und holen sich im Vorübergehen ihr Junk food, während sie sich entweder der Arbeit oder dem Spiel widmen. Andere sind Feinschmecker, die zumindest einmal täglich ihr Festmahl brauchen, manchmal auch häufiger. Letztere können schließlich trotz ihres aktiven Stoffwechsels übergewichtig werden, aber sonst ist Nux eher schlank und drahtig. Könige lieben traditionellerweise große Festessen, ebenso Kaiser. Das Römische Reich scheint sich besonders auf Nux-Ideale gegründet zu haben, und es wurde zweifellos von Nux-Kriegern und -Kaisern geführt. Schließlich versank es, genauso wie manche Nux-Typen, in Dekadenz.

Viele Nux-Menschen sind süchtig nach Stimulation. Sie lieben den Kick des Sieges, den Kick der Gefahr, den Kick von gutem Essen und alkoholischen Getränken und den Nervenkitzel des sexuellen Abenteuers. Sie fahren schnelle Autos, verdienen gutes Geld und geben es für einen luxuriösen und anregenden Lebensstil aus. Einer meiner Nux-Patienten ist ein pensionierter Casinobesitzer. Dreißig Jahre lang ist er die halbe Nacht wach geblieben und hat in seinem Casino teils gearbeitet und teils gespielt. Als er damit aufhörte, war sein Nervensystem so daran gewöhnt, auf hohen Touren zu laufen, daß er nicht abschalten konnte und schnell erschöpft war (Kent: »geistige Erschöpfung«), aber er war auch nicht fähig zu schlafen. Als ich ihn fragte, warum er nie geheiratet habe, antwortete er, im Rahmen seiner beruflichen Tätigkeit habe es immer genügend willfährige Frauen gegeben, und er habe sich nicht durch eine Heirat binden wollen. (Viele Nux-Menschen neigen zu sexuellen Übertreibungen und werden dann impotent – Kent: »sexuell erschöpft«.) Wie viele Nux-Menschen gab er ungern charakterliche Schwächen zu, was mich in Verbindung mit seinem Playboy-Lebensstil veranlaßte, ihm zunächst Lycopodium zu verordnen. Als das nicht wirkte, gab ich ihm Nux 10M, und innerhalb einer Woche konnte er wieder fast normal schlafen.

Nux ist beim Spiel beinahe so verbissen wie bei der Arbeit. Beim Gedanken an einen Abend vor dem Kamin wird er leicht rastlos, es sei denn, damit wären sinnliche Genüsse wie Wein, Musik und Essen verbunden. Nux bleibt nicht gerne für längere Zeit still und untätig, weil ihm dann seine innere Ruhelosigkeit unangenehm bewußt wird. Das gilt auch für Tuberculinum. Beide Typen sind Hedonisten, die ihr Nervensystem ständig mit aufregenden Erfahrungen »anheizen«. Nux mag keine Stille (es sei denn, er wäre einer der seltenen Nux-Menschen, die viel meditieren). Wo er geht und steht, hat er fast immer das Radio an und nimmt wahrscheinlich sogar eins mit auf die Toilette. Genauso knabbert er bei der Arbeit vielleicht ständig irgendwelche Snacks und wird kribbelig, wenn seine Vorräte ausgehen. Die Abneigung, die Nux gegenüber der Stille empfindet, gleicht seiner Abneigung gegenüber Salaten, Trinkwasser und Unbeweglichkeit. Er braucht ständig Anregungen, und so etwas Ursprüngliches und Reines wie Salat kann sein überstimulierter Gaumen kaum schmecken. Unglücklicherweise sind viele Nux-Menschen nach Jahrzehnten der Völlerei »ausgebrannt« und vertragen nur noch eine ganz leichte Diät und eine absolut ruhige Umgebung (Kent: »empfindlich gegen Lärm«). Lesen ist für den durchschnittlichen Nux eine zu ruhige Beschäftigung, und er kann sich wahrscheinlich eher für einen Film als für ein Buch begeistern. Wenn er längere Zeit zu hochtourig gelaufen ist, sind seine Nerven einfach zu angespannt, als daß er sich auf etwas Gedrucktes konzentrieren könnte (Kent:« Abneigung zu lesen«), und er entscheidet sich lieber für eine anspruchslose Ablenkung wie beispielsweise einen Film, wobei er am liebsten noch einen steifen Scotch zum Entspannen hat.

Nux kann sehr verspielt sein, wenn er sich entspannt. Oft ist er von Spielen fasziniert und genauso begeistert davon wie seine Kinder. Seine Lieblingsspielzeuge sind oft elektronische Geräte und Motorfahrzeuge, ganz gleich ob Selbstfahrer oder ferngesteuert. Nux liebt Geschwindigkeit, und elektrische Spielzeugautos begeistern ihn fast genauso wie sein eigener schneller Wagen, der oft sein Lieblingsspielzeug ist. Er gibt ihm Freiheit, Flexibilität und den Nervenkitzel der greifbaren Macht. Die meisten Nux-Menschen fahren gerne, und sie fahren oft, um sich zu entspannen.

Computer stehen bei Nux ebenfalls hoch im Kurs, nicht nur als Datenbank, sondern auch als Spielzeug. Wie Nux selbst sind sie schnell und vielseitig, und er benutzt sie am liebsten als Erweiterung seiner selbst. Besonders anregend findet er Computergraphiken. Vielleicht aufgrund seiner kriegerischen Vorfahren ist Nux sehr visuell orientiert, nicht in dem Sinne, daß er sich im Museum gerne die alten Meister ansehen würde, sondern er genießt eher den raschen Wechsel von Bildern, wie sie bei einem Videospiel auf dem Computerbildschirm oder bei einem Feuerwerk am Himmel erscheinen.

Es überrascht nicht, daß Nux oft eine Vorliebe für Kriegsspiele hat. Ganz gleich ob mit dem Gewehr am Schießstand oder bei dem Versuch, an einem Spielgerät die Weltherrschaft zu übernehmen, er ist in seinem Element und nimmt das Spiel fast so ernst wie einst seine kriegerischen Brüder ihre Schlachten. Nux liebt es, Krieg zu führen, und wenn er eine Schlacht gewinnt, wird er einen Schrei des Triumphes ausstoßen. Ich habe einmal regelmäßig mit einem Nux-Freund Tennis gespielt, der das nach jedem erfolgreichen Schlag tat.

Wie die meisten Hedonisten braucht Nux Gesellschaft, um sich zu vergnügen (Kent: »Verlangen nach Gesellschaft«), und wie die anderen beiden Playboys, Lycopodium und Tuberculinum, bevorzugt er die Gesellschaft des anderen Geschlechts. Ein Grund dafür ist, daß Nux die meisten anderen Männer als Rivalen betrachtet (oder als ihm unterlegen). Wie das männliche Walroß umgibt er sich mit bewundernden Frauen, und er verhält sich gegenüber Vertretern des eigenen Geschlechts meist bemerkenswert kühl. Selbst wenn er verheiratet ist, ist ihm die Gesellschaft anderer Frauen oft lieber als die von Männern, obwohl er durchaus treu sein kann, solange er seine Frau als reizvoll empfindet. Ist das nicht der Fall, bleibt er vielleicht trotzdem mit ihr zusammen, weil sie ein stabilisierender Faktor in seinem Leben ist, und sucht sich seine Anregungen anderswo. Wie der typische Clint-Eastwood-Charakter hat der durchschnittliche Nux-Mann etwas von einem Chauvinisten. Gleichzeitig ist er sehr charmant und intelligent und findet gewöhnlich eine Partnerin, die mehr zu bieten hat als nur ein hübsches Gesicht.

Wie seine nahen Verwandten Phosphor und Tuberculinum wird Nux rastlos und fühlt sich einsam, wenn er längere Zeit keine Gesellschaft hat. Solange er sich auf seine Arbeit konzentriert, haßt er vielleicht jede Unterbrechung, und wenn er eher intellektuell (oder vor allem spirituell) orientiert ist, kann er sich zeitweise stark zurückziehen, aber wenn er sich vergnügen will, hat er gerne entsprechende Gesellschaft. Die meisten Nux-Menschen haben keine Schwierigkeiten, Spielgefährten zu finden. Der skrupellosere, härtere Nux kauft sie vielleicht, aber die meisten anderen sind in ihrer Freizeit angenehme Leute, die solche Anreize nicht brauchen. Wie bei Sulfur ist die gute Laune von Nux ansteckend. Er ist meist der Anführer, wenn es darum geht, Unsinn zu machen, was besonders für den eher materiell orientierten Nux-Typ gilt. Einige Nux-Intellektuelle sind in Gesellschaft zurückhaltender, aber sogar sie geraten manchmal in Spiellaune, und dann singen sie oder spielen irgendwelche Streiche oder unternehmen spontan abenteuerliche Dinge (Kent: »impulsiv«). Sie springen dann beispielsweise voll bekleidet ins Meer oder stehlen das Nummernschild eines Polizeiwagens (Kent: »mutwillig«). Häufiger spielt der Nux-Intellektuelle jedoch mit Worten. Er ist im allgemeinen ein Experte für trockenen Humor, besonders für ironische Einzeiler, und manchmal kommt er dabei so in Schwung, daß er alles und jeden durch den Kakao zieht. Das ist gewöhnlich nicht böse gemeint, kann jedoch ungewollt auch beleidigend wirken.

Nux ist in jeder Beziehung ungeduldig, wenn es um die Befriedigung seiner Bedürfnisse geht. Das gilt bei der Arbeit genauso wie beim Spiel. Wenn er Hunger hat, schickt er seine Sekretärin mitten im morgendlichen Berufsverkehr los, damit sie ihm Teilchen holt, oder er springt selbst an der Ampel aus dem Auto, um sich mal eben einen Schokoriegel zu kaufen. Er gibt das Geld genauso schnell aus, wie er es verdient, und genießt den Luxus, den er erwirbt. Ein erwachsener Nux-Mann ist aufgeregt wie ein Kind, wenn er sich ein neues Auto oder ein neues Mountainbike kauft. Natürlich werden viele Nux-Typen ihrer neuen Spielzeuge schnell überdrüssig, und so sind sie ständig auf der Suche nach weiteren Anregungen. Der schon erwähnte Nux-Astrophysiker erzählte mir, er habe als junger Mann an Experimenten mit hochdosiertem LSD teilgenommen und große Mengen der Droge über einen langen Zeitraum unter streng kontrollierten Bedingungen genommen. Es ist so typisch für den Nux-Intellektuellen, daß er sich ernsthaft für ein Experiment interessiert, das sein Bewußtsein erweitert und gleichzeitig seine Sinne aufs höchste stimuliert. Hier unterscheiden sich Nux und Lycopodium. Während Lycopodium LSD eher nehmen würde, um sich in einen psychedelischen Rausch zu flüchten, läßt sich Nux auf ein ernsthaftes Experiment ein und ist genauso fasziniert von den neuen Erkenntnissen, die sich daraus ergeben, wie er von dem damit verbundenen Vergnügen begeistert ist. Selbst mitten in einer wilden Orgie der Sinnenfreude bleibt Nux aufmerksam und sieht mehr als die anderen Feiernden. Darin gleicht er dem Krieger, der sich nach der Schlacht bei einem Krug Bier und einem Mädchen entspannt, aber jederzeit auf dem Sprung steht, falls der Feind einen überraschenden Gegenangriff startet.

Weil Nux von Anregungen lebt, neigt er mehr als die meisten anderen zu nervöser Erschöpfung. Nach Jahren langer Nächte, ständiger Festessen, Mißbrauch von Alkohol und Nikotin und nächtlicher Sexgymnastik kann er schließlich ausgebrannt sein. Wenn das geschieht, wird er gleichzeitig verkrampft und erschöpft wie ein Alkoholiker auf Entzug. Er kann sich nicht entspannen, weil seine Nerven so überreizt sind, aber er kann auch nicht effektiv handeln, weil sein Geist so verwirrt (Kent: »geistige Erschöpfung«) und sein Körper so geschwächt ist. Eine kürzere Version dieses Zustands ist der Kater, den Generationen von Homöopathen mit Nux vomica behandelt haben. Als ob er verkatert wäre, ist der erschöpfte Nux-Mensch im allgemeinen ziemlich reizbar und möchte alleine sein (Kent: »Abneigung gegen Gesellschaft«). Er reagiert überempfindlich auf Stimuli aller Art (Kent: »Sinne überempfindlich«), besonders auf Lärm, Licht (deshalb tragen so viele Nux-Menschen eine Sonnenbrille) und üppige Mahlzeiten.

Schlaflosigkeit ist für den ausgelaugten Nux fast immer ein Problem. Stundenlang liegt er wach, während sich seine Gedanken überschlagen, die meist mit irgendwelchen Trivialitäten oder den Ereignissen des nächsten Tages beschäftigt sind. Oft ist der schlaflose Nux auch noch im Schlaf rastlos, wirft sich hin und her und befindet sich irgendwo zwischen Schlafen und Wachen in einem Niemandsland voll wirrer Gedanken, die angstvoll, aber unzusammenhängend sind. Am Morgen fühlt er sich gräßlich und schleppt sich im Haus herum. In diesem Zustand greift er gerne zu Kaffee, Tabak oder Alkohol, um sich zu stärken, und manchmal wird seine Laune dadurch auch besser, aber langfristig gerät sein Organismus so noch weiter aus dem Gleichgewicht. Nux hat ein robusteres Nervensystem als Lachesis, aber selbst Nux kann die Strafen, die er sich oft selbst verordnet, auf Dauer nicht aushalten. Am Ende muß er entweder solide werden, oder er zerbricht vollständig.

Beziehungen

Wie von einem Kaiser oder Playboy nicht anders zu erwarten, neigt Nux dazu, in Beziehungen etwas herrschsüchtig zu sein. Der eher ungehobelte und skrupellose, materiell orientierte Nux-Mann benutzt jeden, einschließlich seiner Frau und der Kinder. Er hat sehr wenig Herz und wahrt vielleicht den Schein des Familienlebens, um gesellschaftlich respektabel zu wirken, während er die meisten Nächte mit seiner Geliebten verbringt. Selbst menschlichere Nux-Typen sind in ihren Beziehungen häufig ziemlich selbstsüchtig. Der durchschnittliche Nux-Ehemann wird seine Frau lieben und respektieren, aber oft denkt er erst einmal an seine eigenen Bedürfnisse und dann an ihre. Infolgedessen sind die meisten Nux-Männer vertraut mit den häuslichen »Stunden der Wahrheit«, in denen ihre erzürnte Partnerin ihnen vorhält, wie selbstsüchtig sie sich benehmen. Darüber ist Nux häufig recht schockiert. Er hält sich selbst für einen wunderbaren Familienvater und Liebhaber und merkt in der Regel nicht einmal, wenn er unsensibel ist. Viele Nux-Männer sind in ihrer Unempfindsamkeit ziemlich unschuldig und geben sich echte Mühe, umgänglicher zu sein, wenn sie darauf hingewiesen werden. Doch solche Anstrengungen sind meist nur von kurzer Dauer, weil Nux sich nicht auf zwei Dinge gleichzeitig konzentrieren kann, und sein Streben nach Macht und Stimulation gewinnt in vielen Fällen bald wieder die Oberhand.

Der sensiblere Nux-Mensch (es gibt ihn) übernimmt in seinen Beziehungen die Rolle des Ritters, zumindest zeitweise. Er wählt eine sensible, fürsorgliche Partnerin, die seinem Leben Beständigkeit gibt und dafür sorgt, daß er sich vernünftig ernährt und genug Ruhe bekommt. Die meisten Frauen, die mit Nux-Männern verheiratet sind, werden bis zu einem gewissen Ausmaß die Sekretärinnen ihrer Männer, denn das ist oft der einzige Weg, an seiner größten Liebe teilzuhaben und etwas von ihm zu Gesicht zu bekommen. Im Gegenzug wird der Nux-(Teilzeit-)Ritter, wenn er gute Laune hat, seine Frau wie eine Königin behandeln. Er genießt es dann, ihr die schönsten Kleider zu kaufen, sie in die besten Restaurants einzuladen und sie mit Aufmerksamkeit und Bewunderung zu überhäufen.

Nux empfindet seine Familie als Erweiterung seiner selbst und ist gewöhnlich sehr stolz auf sie (selbst dann wenn er sie gleichzeitig schlecht behandelt). Oft verwöhnt er seine Kinder, behandelt seine Tochter wie eine Prinzessin und seinen Sohn wie den Thronerben. Ein kränklicher oder unmännlicher Sohn ist für den Nux-Vater wahrscheinlich eine große Enttäuschung, und er wird den Jungen möglicherweise ignorieren und all seine Aufmerksamkeit auf ein stärkeres Geschwisterkind oder sogar auf einen Jugendlichen konzentrieren, der gar nicht zur Familie gehört, aber zum Ersatzerben gekürt wird. Nux erwartet und duldet bei einer Frau Schwächen, aber bei einem Mann oder bei seinem eigenen Sohn kann er sie nicht verzeihen.

Weil er wehleidig ist, erwartet Nux von seiner Partnerin in der Regel Trost und Unterstützung. Nach einem harten Tag kann er in ihren Armen zusammenbrechen und sich wie ein Kind benehmen. Wenn er krank ist, neigt er zu Übertreibungen, um noch mehr umsorgt zu werden. Der Nux-Krieger hat vielfach einen weichen Kern. Er mag seine Gegner auf dem Schlachtfeld furchtlos bekämpfen, aber wenn die Schlacht vorbei ist, läßt er sich die Wunden von seiner Frau verbinden und genießt ihre Fürsorge. Wenn es keine Kämpfe auszutragen gibt, wird er noch wehleidiger und läßt sich jeden Kratzer von ihr verpflastern.

Nux respektiert Stärke, und wenn seine Partnerin eine starke Frau ist, wird er bereitwillig den Thron mit ihr teilen. Er überläßt ihr nicht nur die häuslichen Entscheidungen, sondern ermutigt sie auch, ihre Spuren in der Welt zu hinterlassen. Viele Partnerinnen von Nux-Männern sind in der Öffentlichkeit die »Frau an seiner Seite«, aber einige können es mit seiner Energie und seinen Fähigkeiten aufnehmen und schaffen es, ihr Eigenleben nicht aufzugeben. Andere fallen seiner dominierenden Persönlichkeit zum Opfer und enden als bewegliches Inventar in seinem Leben.

Weil Nux starke sinnliche Bedürfnisse hat und sehr besitzergreifend sein kann, neigt er stärker zur Eifersucht als die meisten anderen Typen. Auch wenn er selbst seiner Frau untreu ist, kann er vor Wut explodieren, wenn sie einen anderen hat, und sowohl seine Frau als auch den Nebenbuhler bestrafen. Beim Thema Sexualität gehen Kaiser mit ihren Konkurrenten nicht zimperlich um.

Die Nux-Frau

Nux-Frauen sind selten, aber es gibt sie. In ihrem Temperament sind sie den Nux-Männern sehr ähnlich. Die meisten machen Karriere und leisten auf ihrem Gebiet Hervorragendes (wie Margaret Thatcher). Die Nux-Frau ist deutlich maskuliner als andere und hat wenig Zeit, zu häkeln oder Frauenmagazine zu lesen. Wahrscheinlich findet sie einen starken Mann, den sie heiratet, aber wenn ihr das nicht gelingt, begnügt sie sich auch mit einem reichen oder einflußreichen Partner. Wie der Nux-Mann ist sie gewöhnlich sehr damit beschäftigt, sich eine Machtbasis zu schaffen. Nux-Frauen, die keine Karriere machen, werden oft bitter und frustriert und verlegen sich dann darauf, ihre Angehörigen und ihre Familie zu manipulieren. Nux-Menschen beiderlei Geschlechts sind geborene Anführer, und wenn ihnen die Gelegenheit dazu versagt wird, sei es durch äußere Umstände oder durch eigene Fehler, dann geht es ihnen meist schlecht.

Der Homöopath, dem eine selbstsichere Karrierefrau im Sprechzimmer gegenübersitzt, muß sich im wesentlichen zwischen Nux, Ignatia und Natrium muriaticum entscheiden. Natrium kommt von diesen dreien am häufigsten vor, und Nux ist selten im Vergleich zu Ignatia. Im Gegensatz zu den beiden anderen ist Nux nicht sentimental. Ihre Härte ist keine Reaktion auf emotionalen Schmerz, und deshalb handelt sie meist weniger »reaktiv« als die beiden anderen. Die harte Natrium- oder Ignatia-Karrierefrau ist im allgemeinen beispielsweise sehr defensiv, wenn sie kritisiert wird. Die Nux-Frau kann in derselben Situation ärgerlich werden, aber ihr Ärger ist nicht mit Furcht gemischt, und wie ihr männliches Gegenstück wird sie den Kritiker entweder ignorieren oder fertigmachen. Wenn er zwischen diesen drei Typen zu unterscheiden hat, ist der Homöopath gut beraten, sich nach ihrer Kindheit zu erkundigen. Hier wird die Emotionalität und Verletzlichkeit von Natrium und Ignatia meist offensichtlich, im Gegensatz zur ruhigen Entschlossenheit des Nux-Mädchens.

Körperliche Erscheinung

In Übereinstimmung mit der durchdringenden Art der Nux-Psyche haben die meisten Nux-Menschen ein markantes Äußeres. Das im allgemeinen etwas längliche Gesicht hat scharfe Züge, besonders die Nase, die oft ziemlich spitz ist. Die Gesichtszüge sind eher knochig als rund und spiegeln so den scharfen Intellekt; das Kinn ist fest und bestimmt als Ausdruck der Entschlossenheit. Die Augen haben einen durchdringenden Blick, der meist entwaffnend wirkt.

Der Nux-Körperbau ist in der Regel schlank und drahtig oder muskulös. Viele Nux-Typen sind überdurchschnittlich groß. Ihr glattes Haar ist im allgemeinen dunkel oder rötlich, obwohl auch jede andere Haarfarbe möglich ist. Der Schauspieler Clint Eastwood ist auch in seiner körperlichen Erscheinung ein gutes Beispiel für diesen Typ.

Phosphorsäure
(Acidum phosphoricum)

Grundzug: betäubte Gefühle

Phosphorsäure oder Acidum phosphoricum gilt im allgemeinen als ein akutes oder subakutes Mittel zur Behandlung von Kummer und Erschöpfung. Mir sind aber mehrere Patienten begegnet, die offensichtlich während des größten Teils ihres Lebens zu diesem Mittel in Resonanz standen, und da sie sowohl geistig als auch körperlich eine Reihe gemeinsamer Züge aufwiesen, betrachte ich Phosphorsäure nicht nur als Arznei für akute Beschwerden, sondern auch als seltenen, aber klar umrissenen Konstitutionstyp.

Der charakteristischste Zug der Geistessymptome von Acidum phosphoricum ist eine merkwürdige emotionale Neutralität. Das ist ein grundlegenderes und anormaleres Stadium der emotionalen Starre als die Apathie von Sepia, die vorübergehende Erschöpfung von Phosphor und die emotionslose Rationalität von Kalium. Die Empfindung von Neutralität ist so vollständig und so durchgehend, daß der Patient sagt: »Es ist so, als würde ich gar nicht leben.« Er erlebt überhaupt keine Emotionen (außer gelegentlicher Furcht) und fühlt sich wie ein Geist, der durch ein unwirkliches Leben treibt, dessen Anforderungen er fast wie ein Automat erfüllt (Kent: »wie im Traum«), ohne jede Motivation und ohne jede Befriedigung. Obwohl der Intellekt manchmal mitbetroffen sein kann, liegt die Pathologie von Acidum phosphoricum ursprünglich auf der emotionalen Ebene. Er kann lange Zeit sein Leben äußerlich gut bewältigen und doch innerlich nichts fühlen: kein Glück, keine Liebe, keine Trauer – nur eine Leere, wo die Gefühle sein sollten, und er weiß, daß diese Leere ungesund und anormal ist.

Kummer und enttäuschte Liebe

Bei jedem Fall von Acidum phosphoricum oder Phosphorsäure, den ich erlebt habe, ging dem pathologischen Stadium irgendein schwerwiegender Kummer voraus (Kent: »Beschwerden durch Kummer«). Einige Patienten hatten sich bis zur Trennung von ihrem jeweiligen Partner bzw. ihrer Partnerin ganz normal gefühlt, aber von diesem Moment an wurden ihre Emotionen allmählich »stillgelegt«. (Dasselbe kann Natrium muriaticum passieren, aber nicht in diesem extremen Ausmaß.) Die Patienten konnten sich also an Zeiten erinnern, in denen sie Trauer und Freude empfunden hatten, und folglich waren sie sich der Tatsache bewußt, daß etwas mit ihnen nicht stimmte. Daraus entwickelte sich eine Art von Unbehagen, eine gewisse Angst, deren sie sich während der meisten Zeit vage bewußt waren und die ihrem Zustand der »Apathie« ein unheimliches Gefühl hinzufügte.

Kummer kann viele Formen annehmen. Acidum phosphoricum wird in Kents Repertorium unter der Rubrik »Heimweh« aufgeführt. Ein junger Mensch, der konstitutionell Acidum phosphoricum ist, aber noch nie ein ernsthaftes emotionales Trauma erlitten hat, hat vielleicht keine intensiven Gefühle, ist aber emotional ansprechbar. Wenn die junge Frau ihr Elternhaus verläßt, vor allem wenn sie weiter wegzieht, sehnt sie sich zunächst nach ihren Angehörigen und gerät dann allmählich in den Zustand der emotionalen Starre, der für die Pathologie von Acidum phosphoricum so charakteristisch ist. Das ist im Grunde derselbe Prozeß, der sich auch nach der Trennung von einem Partner, nach dem Tod eines geliebten Angehörigen oder jeder Art von Liebesverlust abspielt.

Ich vermute, daß aus dem Kummer nur dann dieser dauerhafte Zustand von emotionaler Starre entsteht, wenn der betroffene Mensch konstitutionell Acidum phosphoricum oder vielleicht Phosphor ist. (Die weitaus meisten langfristigen Kummerreaktionen brauchen Natrium muriaticum.) So entsteht der Eindruck, daß es ein »vortraumatisches« Stadium von Acidum phosphoricum gibt, das nach meiner Erfahrung mit diesen Patienten sehr stark an Phosphor erinnert, aber gedämpfter und sanfter ist. Nach der Behandlung mit der Arznei änderten meine Acidum-phosphoricum-Patienten nicht ihren Konstitutionstyp, aber ihre Emotionen kamen allmählich zurück. Dann wirkten sie wie Phosphor – sensibel, freundlich, beeindruckbar, aber im allgemeinen stiller und mehr introvertiert. (Ich gab diesen Patienten kein Phosphor, weil keine eindeutig pathologischen Symptome mehr zu behandeln waren, und deshalb kann es sein, daß einige doch konstitutionell zu Phosphor wechselten.)

Eine Patientin, eine junge Frau von ungefähr 25 Jahren, klagte über Apathie, emotionale Starre und Konzentrationsschwierigkeiten. Sie berichtete, sie habe scheinbar »überhaupt keine Persönlichkeit«. Als ich sie fragte, wie lange sie das schon so empfinde, antwortete sie: »Mein ganzes Leben lang.« Sie berichtete mir dann, ihre Mutter sei gestorben, als sie drei Monate alt war, und man habe ihr erzählt, sie sei danach sehr passiv geworden, während sie vorher ein normales, aktives Baby gewesen sei. Es sieht also so aus, als könne der pathologische Zustand von Acidum phosphoricum schon kurz nach der Geburt auftreten und ohne Behandlung unbegrenzt andauern. Wie meine anderen Acidum-phosphoricum-Patienten wurde auch diese Frau allmählich emotional wieder lebendiger, nachdem sie die Arznei in einer 10M-Potenz eingenommen hatte, und ihre geistige Verwirrung verschwand.

Geistige Verwirrung

Kent bemerkt in seiner Arzneimittellehre, die geistige Pathologie von Phosphorsäure oder Acidum phosphoricum gehe der körperlichen gewöhnlich voraus («In jedem Falle finden wir, daß die geistigen Symptome sich zuerst entwickeln»). Dabei unterscheidet er jedoch nicht zwischen emotionalen und intellektuellen Beeinträchtigungen. Nach meiner Erfahrung tritt die emotionale Pathologie von Acidum phosphoricum zuerst auf, gefolgt von der intellektuellen und schließlich von körperlichen Problemen (keiner meiner Acidum-phosphoricum-Patienten hatte nennenswerte körperliche Probleme). Nach einer Phase der emotionalen Starre beginnt der Patient vielleicht, Dinge zu vergessen (Kent: »Vergeßlichkeit«). Allmählich verschlechtert sich das Gedächtnis, und die Denkvorgänge beginnen einzufrieren, so wie vorher schon die Emotionen. Der Patient wird das so beschreiben, daß sein Verstand mitten in einem Gedankengang leer wird. Bei der Konsultation hört er vielleicht aus demselben Grund mitten in einem Satz auf zu sprechen. Die Gedanken sind einfach weg. In dem Maße wie sich immer mehr leere Stellen im Gehirn ausbreiten, fällt es dem Patienten immer schwerer, folgerichtig zu denken. Wenn er etwas gefragt wird, braucht er lange Zeit um zu antworten (Kent: »antwortet langsam«, »Antworten – denkt lange nach«). Das liegt daran, daß er lange braucht, um die Frage zu verstehen und sie dann zu beantworten. Es handelt sich dabei nicht um einen Intelligenzmangel als solchen, sondern eher um ein zufälliges »Einfrieren« von Denkvorgängen. Am Ende wird das Denken für den Patienten so anstrengend, daß er auf die meisten Fragen nur noch mit »ich weiß nicht« antwortet.

Natürlich hat diese Art von geistiger Pathologie für den Betroffenen erhebliche Konsequenzen. Seine äußere Handlungsfähigkeit wird immer geringer. Zunächst wird er sich gesellschaftlich zurückziehen (was er bis zu einem gewissen Grad infolge seiner emotionalen Starre auch schon vorher getan hat), er wird Einladungen ablehnen und in Gesellschaft nur passiv herumsitzen (Kent: »Hang zum Sitzen«). Gleichzeitig verschlechtern sich die praktischen Leistungen, weil die geistige Verwirrung immer stärker wird. Lesen wird unmöglich (Kent: »Konzentration schwierig«, »unfähig, lange zu denken«), und bald ist der Patient nicht mehr arbeitsfähig. Schließlich wird er wie ein Behinderter entweder von Verwandten oder Freunden unterstützt oder endet in einem Heim, höchstwahrscheinlich mit der Diagnose »präsenile Demenz« oder »passive Schizophrenie«. (Keiner der Patienten, die ich behandelt habe, hatte dieses Stadium erreicht, und einige hatten jahrzehntelang ohne Emotionen, aber mit passablen geistigen Fähigkeiten existiert.)

Der intellektuelle Verfall, den man bei manchen Acidum-phosphoricum-Patienten findet, erinnert an Alumina und Argentum. Bei Argentum ist die intellektuelle Pathologie jedoch stärker ausgeprägt als die emotionale, während für Acidum phosphoricum das Gegenteil gilt. Wie Alumina und Argentum können Acidum-phosphoricum-Patienten jedoch zunehmend ängstlich werden, wenn ihr Denken stärker gestört ist, und diese Ängstlichkeit scheint das einzige Gefühl zu sein, das sie empfinden. Es handelt sich gewöhnlich um realistische Ängste, mit einer Situation nicht fertig zu werden, und Sorgen darüber, wie weit der geistige Abbau noch fortschreiten wird (Kent: »Angst vor der Zukunft«).

Obwohl die meisten Acidum-phosphoricum-Patienten, bei denen eine geistige Pathologie auftritt, darüber klagen, daß sich ihre Denkprozesse verlangsamen oder die Gedanken einfach verschwinden, geraten einige auch in Eile, zumindest zeitweise. Das scheint eine universelle Reaktion auf das Nachlassen der Geisteskräfte zu sein, weil dasselbe Phänomen auch bei den geistigen Zusammenbrüchen von Alumina, Argentum und Medorrhinum autritt. Wenn die Patienten nicht mehr zusammenhängend denken können, geraten sie in Panik, und diese Panik treibt die Leute zur Eile, weil sie versuchen zu kompensieren. Doch die Hast macht alles nur noch schlimmer, ähnlich wie bei Nux, Natrium und Lachesis, wo sie auch oft auftritt und meist dazu führt, daß die Leistungen noch schlechter werden.

Weitere typische Verhaltensweisen

Ein Ergebnis der emotionalen Verarmung von Acidum-phosphoricum-Menschen besteht darin, daß sie sich vielleicht auf andere verlassen, die stellvertretend »für sie fühlen«. Ich habe einmal einen jungen Mann wegen Apathie, Entschlußlosigkeit und Psoriasis behandelt. Seine geistigen und emotionalen Probleme hatten sich nach der Trennung von seiner Freundin entwickelt, obwohl es seine Entscheidung gewesen war, die Beziehung zu beenden. Er war ein sehr offener, leicht zu beeindruckender Jugendlicher, der äußerlich wie Phosphor wirkte, aber er klagte über emotionale Verwirrung in dem Sinne, daß seine Emotionen so unbestimmt waren, daß er nicht wußte, was er fühlte. Er hatte auch einige charakteristische körperliche Symptome, die auf Phosphorsäure hinwiesen, einschließlich einer chronischen, starken, schmerzlosen Diarrhoe, die mit seiner Ängstlichkeit zusammenhing. Er sagte mir, seine Emotionen seien auch schon vor der Trennung von seiner Freundin immer sehr vage und schwer zu bestimmen gewesen, und er habe dazu geneigt, ähnlich zu empfinden wie seine Freundin, aber weniger intensiv (Phosphor würde genauso intensiv empfinden). Er selbst interpretierte das so, daß er die Gefühle seiner Freundin benutzte, um überhaupt irgend etwas zu empfinden. Sein Bericht erinnerte mich an die Geschichten über Geister, die keinen Körper haben, so daß sie nichts fühlen können, und sich deshalb von den Emotionen lebendiger Menschen nähren. Er wirkte in mancher Hinsicht wie Phosphor, einschließlich der Tatsache, daß er ein begabter Künstler war und sehr phantasievolle, visionäre Bilder malte. Gleichwohl reagierten seine Psoriasis wie auch seine geistige Verwirrung auf Acidum phosphoricum, und ich habe nie herausgefunden, ob er in der Schicht darunter Phosphor war.

Kent nennt Acidum phosphoricum in seinem Repertorium unter der Rubrik »Gesten – greift nach etwas«. Ich habe etwas Ähnliches in der Geschichte eines meiner Acidum-phosphoricum-Patienten – des oben erwähnten jungen Künstlers – gefunden. Er erzählte mir, wenn er als Kind die Treppe heruntergegangen sei, habe er immer an einem ganz bestimmten Punkt das Treppengeländer angefaßt. Als er älter wurde, versuchte er, damit aufzuhören, aber er konnte diesem Zwang kaum widerstehen. Acidum phosphoricum ist eine syphilitische Arznei mit einer relativ schwerwiegenden geistigen Pathologie. Genau wie bei anderen Arzneien dieses Typs (Argentum, Alumina, Veratrum, Stramonium) gehören zu den Geistessymptomen auch Zwangshandlungen, zu denen der betreffende Mensch automatisch Zuflucht nimmt, um seine geistige Stabilität zu bewahren. Ein anderes Beispiel von Zwangsverhalten, das ich bei einem Acidum-phosphoricum-Patienten erlebt habe, ist Bulimie oder zwanghafte Eß-Brech-Sucht. Man kann sich leicht vorstellen, daß ein Patient mit einer derartigen emotionalen Leere versucht, den inneren Hohlraum mit Essen zu füllen.

Körperliche Erscheinung

Viele der Acidum-phosphoricum-Patienten, die ich erlebt habe, hatten eine »phosphorische« Erscheinung; sie waren dünn und hatten knochige, offene Gesichtszüge. Es gab jedoch einige Unterschiede, die mir bestätigen, daß es sich um einen anderen Typ als Phosphorus handelt. Erstens hatten viele von ihnen einen dunklen Teint, während Phosphor meist eine helle Haut hat. Zweitens sahen die Augen oft sehr charakteristisch und ungewöhnlich aus. Während Phosphor große, attraktive, gesund wirkende Augen hat, haben Acidum-phosphoricum-Patienten meist vorstehende Augen wie Goldfische. Das ist charakteristisch für eine Überaktivität der Schilddrüse, aber bei diesen Patienten trat es auch unabhängig davon auf.

Es gibt viele körperliche Symptome, die helfen können, Acidum phosphoricum oder Phosphorsäure zu bestätigen. Zwei der häufigsten sind eine starke, schmerzlose Diarrhoe (meist in Verbindung mit Ängsten) und die Taubheit der Extremitäten.

Phosphorus

Phosphor wurde bisher immer sehr positiv beschrieben. Homöopathen halten Phosphor im allgemeinen für den nettesten Menschen und den Typ, zu dem jeder gehören möchte. Viele Phosphor-Menschen sind tatsächlich strahlend, liebevoll und spirituell, aber die Wahrheit ist nie so einfach, jedenfalls nicht, wenn es um die psychologischen Typen geht. So wie es ein Kontinuum gibt vom Sulfur-Menschen mit dem geringsten Bewußtsein bis zu jenem mit der höchsten Geistesklarheit, wobei ersterer alle negativen und letzterer alle positiven Charakteristika des Typs ausprägt, so gibt es ein ähnliches Kontinuum auch bei Phosphor-Menschen. Nicht alle Phosphor-Typen sind freigebig und spirituell orientiert. Der weniger entwickelte Phosphor gibt, wenn es ihm paßt oder wenn er gute Laune hat, aber er kann genausogut egozentrisch und rücksichtslos sein.

Die Essenz, die sich bei Phosphor überall zeigt, ist ein Mangel an persönlichen Grenzen, der sowohl die positiven als auch die negativen Charakteristika bestimmt. Die meisten Menschen entwickeln in der Kindheit eine Ego-Identität, die sie vom Rest der Welt unterscheidet. Bevor das geschieht, fühlt sich das Kind eins mit seiner Umgebung, vor allem mit seiner Mutter. Diese Ego-Identität besteht aus Hunderten von Grenzen oder Bedingungen, die festlegen, wie das Kind sich selber sieht und wie es sich zu seiner Umgebung in Beziehung setzt. Sie besteht überwiegend aus Meinungen und Glaubenssätzen und ist deshalb im wesentlichen intellektueller Art, denn es ist der Intellekt, der unterscheidet und analysiert, zurückweist und billigt. Im Laufe der Zeit leben die meisten Kinder mehr und mehr in ihrem Intellekt, und wenn das geschieht, fühlen sie sich immer stärker von ihrer Umwelt getrennt, denn sie erfahren diese Umwelt nicht mehr direkt, sondern nur noch durch den Filter ihres Ego oder Intellekts. Das Ego umfaßt auch Emotionen, die bei dem kleinen Kind zunächst unpersönlich waren, weil es keine Person gab, auf die es diese Gefühle hätte beziehen können. So badete das Kind in Wellen von Zufriedenheit oder Furcht, ohne zu wissen, warum es zufrieden war oder sich fürchtete, ja ohne auch nur zu wissen, daß es so empfand. Es waren einfach Gefühlsnoten, die die ganze Erfahrung durchdrangen. Wenn jedoch der Intellekt erst einmal aufgebaut ist, gibt es eine Person, die ihre Gefühle identifizieren kann und sagt: »Dies ist mein Ärger und meine Angst.« Die Person kann ihren Gefühlen bis zu einem gewissen Grad auch entkommen, indem sie sich von ihnen abspaltet.

Der Prozeß der Identifikation mit dem Intellekt vollzieht sich beim Phosphor-Menschen nur teilweise und unvollständig. Phosphor neigt dazu, die Welt wie ein kleines Kind zu erleben. Die sinnlichen Stimuli sind für Phosphor lebendiger und direkter, weil sie nicht im selben Ausmaß wie bei anderen Menschen durch den Verstand gefiltert werden (Kent: »sensibel für äußere Eindrücke«), infolgedessen wirken sie stärker auf ihn. Das gilt für angenehme und unangenehme Stimuli gleichermaßen. Ein schöner Sonnenuntergang kann Phosphor in Entzücken versetzen, wie nur wenige andere Sterbliche es je erleben, ein Entzücken, das den Verstand nicht mit einbezieht. Auf dieselbe Weise leidet Phosphor direkt unter der Häßlichkeit und Verwahrlosung eines Slums. Dies ist nicht die aufgebrachte Sorge von Causticum und auch nicht nur das Mitgefühl von Natrium, sondern Phosphor nimmt die Schwingungen des Ortes oder des Ereignisses durch eine Art psychischer Osmose auf, die wir alle in einem gewissen Grad erleben, aber durch Schichten der Empfindungslosigkeit und Ego-Verwurzelung abblocken. Phosphor ist wie ein Schwamm, der alle Eindrücke aus der direkten Umgebung aufnimmt und dann sowohl die angenehmen als auch die unangenehmen Wellen der Gefühle erlebt, die diese Eindrücke hervorrufen.

Für Phosphor ist die Welt der Intuition und der Gefühle sehr lebendig und real, und das schließt auch die Gefühle anderer Menschen ein. Phosphor kann die Gefühle anderer übernehmen, manchmal sogar ohne es zu merken. So kann zum Beispiel eine Phosphor-Frau plötzlich ängstlich werden, ohne zu wissen warum, einfach weil sie neben jemandem sitzt, der große Angst hat. Sie kann auch ängstlich werden, weil jemand, den sie liebt, Hunderte von Kilometern entfernt in Gefahr ist (Kent: »Hellsichtigkeit«).

Der romantische Dichter John Keats beschreibt in einem Brief an einen Freund sehr klar, wie beeindruckbar Phosphor ist: »Der Charakter des Dichters hat kein eigenes Selbst; er ist alles und nichts; er hat keinen Charakter; er genießt Licht und Schatten. Ein Dichter … hat keine Identität – er ist ständig auf der Suche nach einem anderen Körper, den er ausfüllt – die Sonne, den Mond, das Meer. Wenn ich mit anderen Menschen in einem Raum bin und dabei ausnahmsweise nicht über die Schöpfungen meines eigenen Gehirns nachdenke, dann gehe ich nicht als ich selbst nach Hause, sondern die Identität eines jeden Menschen im Raum beginnt mich zu prägen, so daß ich in sehr kurzer Zeit ausgelöscht bin.« (Das könnte auch auf Mercurius passen.)

Weil Phosphor psychisch so außergewöhnlich offen ist, erlebt er die Wirklichkeit sehr viel umfassender und reicher als die meisten anderen Sterblichen, aber auch als verwirrender. Obwohl Phosphor über eine bemerkenswerte Intuition oder einen siebten Sinn verfügt, kann es ihm genausogut passieren, daß er seine Gefühle und Wünsche als Intuition mißdeutet und dadurch irregeführt wird. Seine Intuition ist nicht zuverlässig, weil sie in einem Meer von Sinneseindrücken, Gefühlen und Vorstellungen verlorengeht. Der Phosphor-Mensch treibt in einem Ozean ständig wechselnder Ereignisse (Kent: »Chaos«), bewundert dessen Schönheit, fürchtet die Schrecken und kämpft darum, an der Oberfläche zu bleiben und nicht vollständig in den Wellen zu versinken.

Naivität

Kein Typ ist naiver als Phosphor (obwohl Pulsatilla, Barium und China ihm nahekommen). Phosphor ist so offen, daß er beinahe transparent wirkt, und das verleiht ihm die kindlichen Eigenschaften, die viele Menschen so an ihm mögen, während einige wenige dadurch in Wut geraten. Ein perfektes Beispiel für die Naivität von Phosphor findet man in der Gestalt der Maria, die Julie Andrews in dem Film *The Sound of Music* spielt. Alle Nonnen lieben sie, aber sie sind wütend über ihre flatterhaften Späße und ihre Unfähigkeit, erwachsene Konventionen wie Bescheidenheit und Anstand ernst zu nehmen (Kent: »achtlos«). Die Unschuld ist bei Phosphor Stärke und Schwäche zugleich. Wie Kinder bleiben manche Phosphor-Menschen auch in einer korrupten Welt unkorrumpierbar. Sie sind extrem idealistisch, aber sie können die Grausamkeit der Welt viel klarer sehen als die meisten und empfinden sie als sehr fremd. Maria kann die Strenge nicht ertragen, mit der der Nux-Kapitän seine Kinderschar behandelt, und während er nicht da ist, bringt sie den Kindern das Singen bei und läßt sie wieder das Wunder des Lebens erfahren. Als er zurückkommt und sieht, wie undiszipliniert seine Kinder geworden sind, befiehlt er ihr (in echter Nux-Manier), ihre Sachen zu packen. Aber dann schmilzt sein Herz, als er die Kinder zum ersten Mal singen hört. Phosphor kann das Herz des kältesten Tyrannen zum Schmelzen bringen. Ihre Liebe ist so unschuldig und so bedingungslos, daß nur ein Roboter oder ein Teufel ihr widerstehen könnte.

Ihre Naivität kann die Phosphor-Frau in Schwierigkeiten bringen, denn sie macht sie leichtgläubig. Die meisten Phosphor-Menschen sind sehr vertrauensselig, besonders wenn sie jemanden mögen, und obwohl sie meist wie

Kinder sensibel genug sind, um sich von negativen Menschen fernzuhalten, können sie durch vordergründige Freundlichkeit dazu verleitet werden, ihre Intuition zu ignorieren und sich einer Person auszuliefern, die sie manipuliert. Phosphor ist schrecklich optimistisch und sieht in jedem Menschen eher das Gute als das Schlechte. So kann ein Lycopodium-Handelsreisender sie so bezaubern, daß sie ihm etwas abkauft, wofür sie normalerweise nicht im Traum soviel Geld ausgeben würde, oder ein Versicherungsvertreter kann sie so in Angst versetzen, daß sie eine viel zu hohe Versicherung abschließt.

Phosphor ist sehr anfällig für Panikmache. Weil sie leichtgläubig ist und nicht viel von der materiellen Wirklichkeit versteht, kann sie Risiken nicht realistisch einschätzen und neigt zu Überreaktionen auf bedrohliche Eindrücke (Kent: »Angst bei Kleinigkeiten«). Als Orson Welles zum Spaß im amerikanischen Radio die Nachricht verbreiten ließ, daß Außerirdische mit Raumschiffen gelandet seien, flohen Hunderte von Menschen voller Panik in die Berge. Viele von ihnen müssen konstitutionell Phosphor gewesen sein.

Die Phosphor-Frau neigt auch zu übereilten Schlußfolgerungen, was mit ihrer Leichtgläubigkeit zusammenhängt. Ihr Verstand arbeitet oft nicht präzise und ist leicht zu beeindrucken, und sie hat eine lebhafte Phantasie. Deshalb ist es für sie oft schwierig, Illusion und Wirklichkeit auseinanderzuhalten. Vor allem interpretiert sie die Tatsachen oft im Licht ihrer Ängste und Wünsche. Ich war einmal mit einer Phosphor-Freundin in Urlaub. Ihr fiel auf, daß ein Mann in mittleren Jahren sich sehr für ein hübsches junges Mädchen im Badeanzug interessierte. Noch aufmerksamer wurde meine Freundin, als sie feststellte, daß der Mann den Urlaub mit seiner etwa gleichaltrigen Frau verbrachte, die offenbar das Interesse ihres Mannes an dem Mädchen noch nicht bemerkt hatte. Ich schlug vor, meine Freundin solle keine voreiligen Schlüsse ziehen, aber sie war überzeugt, dieser Mann werde bald sein »wahres Gesicht zeigen« und wir würden in Kürze ein Spektakel erleben, wenn die verachtete, wütende Ehefrau ihrem Ärger über den herzlosen Mann Luft mache, eine Aussicht, die meine Phosphor-Freundin mit einer Mischung aus Erregung, Entsetzen und Begeisterung erfüllte. Es stellte sich jedoch heraus, daß das hübsche Mädchen die Tochter des Paares war, eine Entdeckung, die die blühende Phantasie meiner Freundin wie eine Luftblase platzen ließ, sie aber auch erleichterte, denn sie konnte den Gedanken nicht ertragen, daß die Ehefrau unter dem Verhalten ihres Mannes schmerzlich gelitten hätte (Kent: »mitfühlend«).

Die Phosphor-Patientin ist im Sprechzimmer oft eine reine Freude, aber ihr Gesundheitsbewußtsein trübt den positiven Eindruck etwas. Auf der einen

Seite übertreibt sie ihre Symptome, während sie andererseits ernstere Beschwerden ignoriert (besonders wenn sie fürchtet, es könne sich um eine lebensbedrohliche Krankheit handeln, und erst recht, wenn sie unter einer solchen leidet). Weil sie leichtgläubig ist und auch Angst vor Krankheiten hat (Kent: »fürchtet drohende Krankheiten«), probiert sie oft verschiedene traditionelle oder modische Therapien aus, während sie gleichzeitig zum Arzt oder Homöopathen geht. Wenn sich ihr Zustand dann verbessert oder auch nicht, führt sie das auf die verschiedenen Therapien zurück und behandelt ihre homöopathische Arznei genauso wie ihre anderen medizinischen »Krücken«. Das ist ein weiteres Beispiel dafür, wie verworren Phosphor-Menschen oft denken. Die Ursache dafür ist ihre Unfähigkeit zu differenzieren, was zwar einerseits ganz reizvoll sein kann, andererseits aber auch zu erheblichen praktischen Schwierigkeiten führt.

Verantwortungslosigkeit und Realitätsverlust

Verantwortlichkeit gehört nicht gerade zu den Stärken von Phosphor, denn dazu bedarf es der freiwilligen Einschränkung durch Selbstdisziplin. Das geht Phosphor gegen den Strich seiner natürlichen Spontaneität und erfordert eine Art von geistiger Konzentration, die entweder als langweilig oder als anstrengend empfunden wird. Phosphor hat etwas Flatterhaftes und Flüchtiges. Dadurch kann er leicht über die große Bühne des Lebens gleiten, die Dinge nach ihrem äußeren Anschein beurteilen und dann oberflächlich über Angelegenheiten hinweggehen, die mehr Aufmerksamkeit und tieferes Engagement erfordern, wie etwa das Kleingedruckte bei einem Vertrag oder die Rückzahlung von Schulden. Phosphor macht notorisch Schulden, um seine vorübergehenden Leidenschaften zu finanzieren (ganz gleich ob er nun Alkohol oder einen Ferrari kauft oder etwas für Kinder in Not spendet), ohne auch nur im geringsten daran zu denken, ob er das Geld auch zurückzahlen kann. Er denkt dabei weder an frühere Erfahrungen, die ihn vor den Gefahren seines gegenwärtigen Handelns warnen könnten, noch versucht er, sich die wahrscheinlichen Folgen seines impulsiven Verhaltens bewußtzumachen. Er vertraut einfach darauf, daß alles gutgehen wird, und wenn das nicht der Fall ist, reagiert er verwirrt und panisch. Er ist großzügig gegenüber Menschen in Not (sowohl weil er mitfühlend ist als auch weil er den Wert des Geldes nicht kennt), und er erwartet, daß andere ihm helfen, wenn er selbst Probleme hat, auch wenn diese Probleme ausschließlich eine Folge seiner eigenen Kurzsichtigkeit sind. Dabei hat Phosphor so viel Charme und kann in seiner Erregung so verzweifelt und pathetisch wirken, daß er oft tatsächlich jemanden findet, der ihm aus der Patsche hilft. In solchen Situationen kann er echten Streß mit einem guten Schuß Schauspielerei garnieren, um Sympathie und Unterstützung zu gewinnen.

Übertreibung und emotionale Dramatisierung ist ein verbreiteter Zug bei Phosphor-Menschen. Beim Erzählen machen sie ihre Geschichten damit dramatischer und interessanter, aber wenn sie in Schwierigkeiten stecken, neigen sie besonders dazu, die Dinge zu beschönigen, sowohl verbal im Hinblick auf die Einzelheiten der Situation (selbstverständlich zu ihrem eigenen Vorteil) als auch emotional, indem sie ihre Gefühle übertreiben, um die Aufmerksamkeit von den Fakten abzulenken und ihr Bedürfnis nach Unterstützung zu betonen. Diesen großen unschuldigen Augen kann man besonders schwer widerstehen, wenn sie voller Tränen sind. Ungeachtet der zugrundeliegenden Situation lösen sie meist auf der Stelle Mitgefühl aus. Folglich läßt man Phosphor-Menschen vieles durchgehen, besonders in ihrer Jugend. Da sie nicht zurückblicken, leiden sie auch nicht besonders unter Schuldgefühlen, wenn sie andere in Unannehmlichkeiten gebracht haben, obwohl sie vielleicht für einen kurzen Moment geschockt sind und Reue empfinden, wenn sie mit dem Schmerz konfrontiert werden, den sie anderen zugefügt haben. Aber dann ist die Sache vorbei, und ihr merkurischer Geist ist schon wieder irgendwo anders. Da Phosphor für so viele verschiedene Gefühle und Eindrücke offen ist, ist die Fähigkeit zu vergessen, was vorbei ist, eine Art Schutzmechanismus, der hilft, eine Überlastung zu verhindern.

Kürzlich habe ich ein amüsantes Beispiel dafür erlebt, wie Phosphor sich entschuldigt. Vor einigen Jahren hatte ich einer Phosphor-Freundin (sie reagierte bei einer ernsthaften Krankheit gut auf das Mittel) einen größeren Geldbetrag geliehen, den sie schnellstmöglich zurückzahlen wollte. Überflüssig zu sagen, daß sie es nicht tat, und ich gab jede Hoffnung auf, das Geld wiederzubekommen. Jahre später traf ich sie überraschend, nachdem ich sie in der Zwischenzeit nicht mehr gesehen hatte. Sie kam zu mir, und nachdem wir uns umarmt hatten, sah sie mich ernst an und sagte, sie müsse mit mir reden. Dann erklärte sie mir, sie habe nicht vergessen, daß sie mir das Geld schulde. Ich wartete darauf, daß sie mir anbieten würde, es zurückzuzahlen, und als sie davon nichts erwähnte, fragte ich sie, wann sie ihre Schulden begleichen wollte. Sie lächelte verlegen und sagte, sie werde mich irgendwann einmal zum Essen einladen. Ich war zu überrascht und amüsiert, um ärgerlich zu sein.

Flucht ist ein Eckstein der Abwehrmechanismen von Phosphor. Wenn die Realität unangenehm wird, neigt er noch mehr als Sulfur und Lycopodium dazu, entweder physisch oder mental aus der Tür zu schlüpfen und sich eine nettere Umgebung zu suchen. Seine Flucht vor der Realität wird unterstützt durch den Genuß von Alkohol, Marihuana und anderen Suchtmitteln, aber auch dadurch, daß er sich in Fantasy-Filme und -Romane vertieft. Phosphor lebt vielleicht nicht besonders intensiv in der Vergangenheit oder der Zukunft, aber die halbe Zeit ist er auch in der Gegenwart nicht »präsent«, weil er irgendwo in seinen Phantasien schwelgt (Kent: »begeistert von Phantasien«). Er hat wenig Stehvermögen, und selbst wenn er gerade nicht in Schwierigkeiten steckt, wird er leicht unruhig, wenn er sich körperlich oder geistig für längere Zeit mit einer Sache beschäftigen soll. Er ist eher ein Sprinter als ein Langstreckenläufer, und er langweilt sich ebenso leicht, wie er ermüdet. Wie Sulfur und Lycopodium will er viel spielen, und er wird quengelig wie ein Kind, wenn er dazu keine Gelegenheit hat. Dann kann er sogar einen Wutanfall bekommen, der aber im allgemeinen schnell vorübergeht und selten gewalttätig ist (Kent: »Milde«).

Das Glücksspiel ist ein Weg, auf dem Phosphor sowohl Erregung als auch die Lösung seiner finanziellen Probleme sucht. Phosphor neigt zu Suchtverhalten, und er ist besonders anfällig für Spielsucht, ganz gleich ob es nun um Fußballwetten, Pferderennen oder Roulette geht. Wenn er verliert, kann er sich besser als die meisten anderen Typen davon überzeugen, daß er nächstes Mal gewinnen wird, und so führt ihn seine Spielleidenschaft leicht in die Verzweiflung und in einigen Fällen sogar in die Kriminalität. Wie schon angedeutet, sind es vor allem die Phosphor-Männer, die zu Suchtverhalten und Betrügereien neigen. Die Phosphor-Frau findet ihre Fluchtmöglichkeit häufig in Gestalt eines Mannes, wenn nicht in der Realität, dann wenigstens in der Phantasie. Wenn sie in Schwierigkeiten steckt, verliebt sie sich gerne in den nächstbesten Fremden, der ihr Ritter in strahlender Rüstung wird. Gewöhnlich findet er sie sehr attraktiv und teilt vielleicht sogar ihre Opfer-Retter-Wahnidee, aber in den meisten Fällen merkt er schließlich, daß er sich übernommen hat und verläßt sie. Die Phosphor-Frau ist eine echte »Prinzessin in Not« (das hat sie mit Pulsatilla gemeinsam). Sie ist so unschuldig, so hilflos und so schön, daß es nicht an Rittern mangelt, die ihr zu Hilfe eilen. In diesen Situationen ist jedoch nur der verwundete Ritter bereit, längere Zeit zu bleiben, und er ist nicht nur ein Retter, sondern auch ein Klotz am Bein.

Wenn die Phosphor-Prinzessin ihren Ritter findet, kann sie auf zwei verschiedene Arten reagieren. Manchmal ist sie voller Hingabe und widmet ihm ihr Leben. Das ist für Phosphor nicht besonders schwierig, denn sie ist sehr offenherzig und hat ein relativ schwaches Identitätsgefühl. Er wird dann zum

Mittelpunkt ihres ganzen Lebens, und solange er sich ihr gegenüber liebevoll verhält, ist sie in ihrer Abhängigkeit vollkommen zufrieden (Pulsatilla, Natrium, Ignatia und Staphisagria). Da er ihr jedoch alles bedeutet, zerbricht sie oft daran, wenn seine Zuneigung nachläßt. In dieser Situation macht sie ihm entweder Szenen in dem verzweifelten Versuch, ihn zu halten (Kent: »Hysterie, Wut«), oder sie ist in Tränen aufgelöst und tagelang unfähig zu essen, zu sprechen oder sich zu bewegen (Kent: »Beschwerden von enttäuschter Liebe, mit stillem Kummer«).

Die Phosphor-Frau versucht nicht nur, die harten Seiten des Lebens zu vermeiden, sondern hat oft auch eine besondere Vorliebe für alles, was glänzt. Wie eine Elster fühlt sie sich von glänzenden farbigen Gegenständen und charismatischen Menschen angezogen. Sie hat in der Regel einen natürlichen Charme (weshalb so viele führende Ballerinas Phosphor sind), und sie trägt gerne modische Kleidung, die ihre zarte Figur betont. Sie ist oft eine Expertin darin, ihren Charme spielen zu lassen. Wie Natrium muriaticum und Ignatia kann sie sehr verführerisch sein, wenn sie will. Ich werde nie das Foto von meiner Phosphor-Freundin vergessen. In einer der sinnlichsten Posen, die ich je gesehen habe, blickte sie über die Schulter und blies mit halbgeschlossenen Augen Zigarettenrauch in die Kamera.

Viele Phosphor-Menschen führen ein glanzvolles Leben, und sie genießen es meist, davon zu erzählen. Ihre Schönheit und ihr Charme zieht wie bei Ignatia oft noch weiteren Glanz an, in Gestalt von gesellschaftlichen Kontakten mit angesehenen Leuten oder in Form von glänzenden Karrierechancen. Außerdem ist Phosphor oft künstlerisch sehr begabt oder ein/e vielversprechende/r Schauspieler/in oder PR-Manager/in. Ich habe einmal eine junge Phosphor-Frau kennengelernt, die russischer Abstammung war und als Übersetzerin für russische Diplomaten in den USA arbeitete. Ich bin sicher, daß sie diese Stelle nicht nur bekommen hat, weil sie eine gute Übersetzerin war, sondern auch wegen ihres natürlichen Charmes und ihrer bemerkenswerten Schönheit. Sie führte ein Leben, das ihr den Zugang zu den höchsten gesellschaftlichen Kreisen ermöglichte, aber als ich ihren Fall aufnahm, wurde offensichtlich, daß sie innerlich verwirrt war, weil sie wie so viele Phosphor-Menschen nicht genau wußte, wer sie war. Dieses Gefühl der Verwirrung ließ sie ausweichend und verletzbar erscheinen, wenn sich das Gespräch um ihre innersten Gedanken und Gefühle drehte, und deshalb wirkte sie stiller als die meisten Phosphor-Frauen. Sie hatte jedoch den strahlenden Charme, der so charakteristisch für Phosphor ist, ebenso wie die typische Beeindruckbarkeit. Nach einer Dosis Phosphor 10M schien sie weit besser zu wissen, wer sie war

und was sie wollte, und sie sagte, ihr sei klargeworden, wie abhängig sie
immer von der Führung und der Zustimmung anderer gewesen sei, eine Abhängigkeit, die sie jetzt entschlossen war zu überwinden.

Der strahlende Star

Das Wort »Phosphor« bedeutet »Träger des Lichts«, und das ist kein Zufall.
In der Natur stammt die strahlende Leuchtkraft des Glühwürmchens und bestimmter Tiefseekreaturen von einem Phosphor-Anteil, den sie haben, und im
Meer selbst glühen nachts Millionen Funken von Quallen und winzigen
Schalentieren, die Phosphor enthalten und zu bestimmten Jahreszeiten in bestimmten Gegenden in Schwärmen auftreten. Der reine Phosphor ist so un-
beständig, daß er sich beim Kontakt mit Luft selbst entzündet, ein weiterer
Ausdruck der außergewöhnlichen Reaktionsfreudigkeit des Stoffes und seiner lichtgebenden Eigenschaften. Es gibt immer eine bedeutsame Entspre-
chung zwischen der Ursprungssubstanz einer Arznei und den Menschen, die
homöopathisch damit in Resonanz stehen. Wie die Substanz Phosphor, so hat
auch der Phosphor-Mensch einen sehr aktiven Stoffwechsel und neigt dazu,
seine Nahrung schnell zu »verbrennen«. Seine Farbe ist hell oder rötlich, und
er leidet oft unter plötzlichen Entzündungen und brennenden Empfindungen.
Auf ähnliche Weise hat auch die Persönlichkeit von Phosphor viel gemeinsam mit ihrem ätherischen materiellen Simillimum. Der Phosphor-Mensch
ist leicht erregbar und neigt zu strahlender Freude und rückhaltloser Liebe,
wenn er glücklich ist. Kein anderer Typ ist im Hinblick auf das reine Strahlen
seiner Freude mit Phosphor vergleichbar. Man kann dieses Strahlen beinahe
mit den Händen greifen. Ein freudiges Phosphor-Gesicht ist wahrscheinlich
bewegender und erhebender als irgendein anderer Anblick, den ich mir vorstellen kann. Diejenigen von Ihnen, die nicht sicher sind, wie ein glücklicher
Phosphor-Mensch aussieht, sollten an die Schauspielerinnen Julia Roberts
und Geena Davis denken. Wenn sie lächeln, ist die Wirkung ziemlich elektrisierend und unwiderstehlich. (Ich habe festgestellt, daß Schauspieler und
Schauspielerinnen fast immer Charaktere darstellen, die zum gleichen Konstitutionstyp gehören wie sie selbst.) Männliche Phosphor-Schauspieler sind
etwas schwieriger zu finden, aber der Komödiant Martin Short ist ein guter
Kandidat. Sein Lächeln ist fast so bezaubernd wie das der Frauen.
   Die meisten Phosphor-Menschen sind anscheinend mit einem sonnigen
Gemüt gesegnet und finden leicht Zugang zu der Art von Ekstase, um die
Mystiker jahrelang ringen müssen. Nur wenige Phosphor-Menschen bemü-

hen sich zu meditieren, weil sie auf natürliche Weise mit ihrer inneren Freude verbunden sind, zumindest wenn in ihrem Leben alles glatt läuft (sie werden wahrscheinlich auch dadurch abgeschreckt, daß Meditation nach Arbeit klingt). Viele würden jedoch von einer Art Meditation profitieren, die den Geist beruhigt, denn Phosphor ist sehr leicht erregbar, und ihre Freude ist schnell bedroht. Da Phosphor so leicht zu beeindrucken ist, schwanken ihre Stimmungen stärker als normal mit dem Auf und Ab äußerer Ereignisse. In einem Moment ist sie absolut glücklich, im nächsten völlig verzweifelt (Kent: »Lachen wechselt mit Traurigkeit«), weil jemand etwas Verletzendes zu ihr gesagt hat oder weil sie in den Fernsehnachrichten ein tragisches Ereignis gesehen hat. Diesen emotionalen Jo-Jo-Effekt findet man auch bei Ignatia, aber deren Launen sind dramatischer, und vor allem die negativen Gefühle sind meist tiefer und anhaltender. Wenn Phosphor nicht gerade eine lange Zeit voller Schwierigkeiten hinter sich hat, von denen sie erschöpft ist, läßt sie sich von Schicksalsschlägen nicht so leicht unterkriegen und ist nach einer kurzen Phase der Depression oder Angst wieder voller Begeisterung.

Von allen Konstitutionstypen ist Phosphor emotional der leichteste. Andere, wie Lycopodium und Tuberculinum, sind die meiste Zeit entspannt und nicht besonders emotional, aber sie haben nicht den geistigen Schwung von Phosphor. Wie Peter Pan oder Shakespeares Puck ist Phosphor ein Luftgeist. (Nicht zufällig beginnen alle drei mit einem »P«, einem Buchstaben, dessen oberer Teil stark betont ist, wie das dreieckige Gesicht von Phosphor, das sich nach unten hin nur zögernd entfaltet und nach oben hin ausdehnt, als wolle es sich dem Himmel öffnen – Sie sehen, wie das Phosphor-Thema den Autor berührt und ihn lyrisch stimmt!) Sie hat keine Zeit und keinen Sinn für das Schwere, und während man noch denkt, daß sie jetzt aber von einer bedrükkenden Angelegenheit am Boden zerstört ist, fliegt sie schon wieder auf und davon und läßt die Probleme hinter sich, ganz gleich ob sie nun gelöst sind oder nicht.

Phosphor ist ein sehr soziales Wesen. Kein anderer Typ genießt Gesellschaft so sehr und ist in einem solchen Maße von ihr abhängig (Kent: »Verlangen nach Gesellschaft«). Wenn die Phosphor-Frau allein ist, fühlt sie sich schnell rastlos und einsam, aber in Gesellschaft strahlt sie (wenn die Gesellschaft nicht bedrohlich ist), denn sie teilt sich selbst und ihre Gedanken und Gefühle gerne mit anderen. Ihre natürliche Freude ist ansteckend, und ihre Lebensphilosophie des »Hier und Jetzt« wirkt sehr erfrischend auf nüchternere Typen, die in ihrer Gesellschaft etwas aufheitern. Sie ist genauso offen, wenn sie unglücklich ist, aber anders als Natrium oder Ignatia, die eine große

Sache daraus machen, wenn sie ihr Leid mit anderen teilen, bringt der Akt des Teilens für Phosphor rasche Erleichterung. Außerdem ist Phosphor so beeindruckbar, daß sie nur ein bißchen Beruhigung braucht, um ihre Ängste zu zerstreuen, und ein wenig Ermutigung reicht aus, um ihre Düsternis zu vertreiben.

Wenn sie glücklich ist, benimmt sich Phosphor meist sehr verspielt. Selbst bei der Arbeit ist sie schwungvoll und gesprächig, und da sie oft im Dienstleistungsbereich arbeitet, hat sie meist zahlreiche Spielgefährten, mit denen sie scherzen und lachen kann. Eine Phosphor-Krankenschwester wirkt im Krankenhaus wie eine frische Brise. Sie tanzt durch ihre »Bettpfannenpflichten« wie in einer Musicalproduktion und bringt auch den traurigsten Patienten mit ihrem schelmischen Sinn für Humor zum Lachen (Kent : »Heiterkeit, Übermut«). Einige der anderen Schwestern sind vielleicht neidisch auf ihren Frohsinn und ihre Beliebtheit und nutzen ihre Naivität und Offenheit aus. Ich habe eine junge Phosphor-Frau kennengelernt, die darüber klagte, daß ihre Kolleginnen sich ihr gegenüber wie Miststücke benahmen. Das mag teilweise ein Ausdruck der Überempfindlichkeit von Phosphor sein, die manchmal bis zur Paranoia geht, aber zum Teil ist es auch eine Folge von Eifersucht. Sehr oft wirkt Phosphor wie ein Sonntagskind, das der Himmel geschickt hat, um ein wenig Magie in die glanzlose Welt zu bringen. Weil sie soviel Charme hat, ist sie meist sehr beliebt und kann dadurch beispielsweise einen sehr attraktiven Partner finden. Außerdem verfügt sie über eine dramatische Ausdrucksfähigkeit und tut nichts, um ihre Freude über die Segnungen des Lebens zu verbergen. Dadurch fühlen sich einige der weniger glücklichen Sterblichen befremdet, die keine Lust mehr haben, ständig daran erinnert zu werden, was für ein wunderbares Leben Phosphor hat.

Wie Medorrhinum und Lachesis lebt auch Phosphor vorwiegend über die rechte Gehirnhälfte und fühlt sich von Harmonie mehr angezogen als von Logik. Die meisten Phosphor-Menschen sind künstlerisch begabt, und viele werden Dichter, Maler oder Tänzer, entweder in ihrer Freizeit oder sogar professionell. Phosphor drückt ihre geistige Leichtigkeit auch in ihrer Kunst aus und wird von künstlerischen Ausdrucksformen angezogen, die leicht, sanft und freundlich sind. So sind ihr Wasserfarben meist lieber als Öl, und bei den Ölbildern bevorzugt sie einen leichten, verträumten Stil wie den von Monet gegenüber schwereren, realistischeren Bildern. Genauso schätzt sie in der Musik das Romantische wie etwa Balladen und auch leichte, lebendige Musik wie Jazz. Von schwereren Stücken wie Opern oder Beethoven ist sie vielleicht sehr bewegt, aber ihre Stimmung wird dadurch eher gedrückt.

Phosphor meidet alles, was sie belasten könnte. Ihre Kunst ist eine Erweiterung ihrer selbst, die in Resonanz mit der Schönheit ihrer Seele steht und Ehrfurcht und Ekstase in ihr weckt.

Phosphor-Männer haben dieselbe Leichtigkeit und Sensibilität wie Frauen. Sie haben vielleicht wenig Sinn für Routine und Verantwortung, aber solange sie eine Nische im Leben finden, wo sie in all ihrem Glanz sie selbst sein können, sind sie genauso schön wie die Frauen. Phosphor-Männer sind eher schön als hübsch, genauso wie einige der mehr kopforientierten Ignatia-Frauen eher hübsch sind als schön. Nat King Cole war ein gutes Beispiel für einen männlichen Phosphor-Künstler. Seine Schönheit und Naivität beeindruckten eine ganze Nation und ermöglichten es ihm, der erste Farbige zu sein, der in den USA seine eigene Fernsehshow hatte. Wie kein anderer Darsteller seiner Zeit genoß Cole sichtbar seine öffentlichen Auftritte auf eine höchst natürliche und ihm selbst unbewußte Art. Die besten männlichen Ballettänzer sind gewöhnlich Phosphor. Es heißt, daß Nijinski, wenn er in Ekstase war, bei seinen Sprüngen in die Höhe schweben konnte, als sei sein Körper so leicht wie die Luft. Alle Phosphor-Menschen haben etwas Ätherisches, so daß man fast erwartet, daß sie schweben. Gewöhnlich sind sie mit ihrer eigenen Elfenhaftigkeit sehr zufrieden, anders als China, die häufig noch ätherischer ist, aber viel zu wenig Selbstvertrauen hat, um sich entsprechend darzustellen.

Phosphors Eigenliebe ist seiner Schönheit eher förderlich, als daß sie ihm schaden würde, anders als der Stolz von Lycopodium und Nux, der aufdringlicher wirkt. Wie diese anderen Typen ist auch Phosphor meist eitel und nachsichtig mit sich selbst, aber er setzt sich dabei nicht von anderen ab. Obwohl er selbstzufrieden ist, neigt er nicht dazu, über andere zu urteilen (es sei denn, sie gehören zu einer besonderen Kategorie von Leuten, gegen die er Vorurteile hat). Eigentlich verhält er sich im allgemeinen recht akzeptierend und tolerant und lobt gerne die Vorzüge anderer Menschen. Anders als Natrium, der sich innerlich selbst nicht mag, aber nach außen vielleicht jeden anderen ablehnt, liebt und akzeptiert Phosphor sich selbst, so wie er auch die meisten anderen Menschen, die er kennt, liebt und akzeptiert. Wie bei Sulfur ist seine Liebe vielleicht im praktischen Leben nicht zuverlässig, aber sie ist real genug für den Phosphor-Menschen, der sie empfindet.

Zu den erfrischendsten Eigenschaften von Phosphor gehört es, daß er genau das sagt, was er denkt oder fühlt. Wenn er jemanden nicht leiden kann, schweigt er vielleicht, aber er setzt nur selten eine freundliche Maske auf wie die meisten anderen Typen. Genausowenig ist er schüchtern, wenn es darum geht, seine Freundschaft oder Zuneigung auszudrücken. Phosphor ist selbst in den kritischsten Situationen noch wunderbar transparent und verhält sich im allgemeinen zu seinem eigenen Nachteil zu offen. Diskretion ist ein Wort, das ihm selten in den Sinn kommt. Er hat nichts zu verbergen, ob er sich nun seinen Kindern nackt zeigt oder einem Fremden seine Lebensgeschichte erzählt. Wenn er die intimsten Details seines Lebens enthüllt, erwartet er, daß seine Zuhörer interessiert sind, aber wenn das nicht der Fall ist, zuckt er mit den Schultern und denkt bei sich, daß sie die Verlierer sind, anders als Natrium und Ignatia, die sich durch ein solches Desinteresse gedemütigt fühlen.

Verworrenes Denken und unklares Identitätsgefühl

Das schwache Gefühl für sein eigenes Ego, das Phosphor in die Lage versetzt, die Welt mit einer solch kindlichen Intensität zu erleben, vermittelt ihm nur ein ziemlich unbestimmtes, labiles Identitätsgefühl. Die Phosphor-Psyche ist wie ein Schwamm, der die sinnlichen, emotionalen und intellektuellen Eindrücke aus seiner Umgebung stärker als die meisten Menschen ohne jede Unterscheidung aufsaugt und darum kämpft, inmitten dieser sich ständig verändernden Gefühle und Eindrücke ein stabiles seelisches Zentrum zu finden. Daß Phosphor so leicht zu beeindrucken ist, hat sowohl unmittelbare als auch langfristige Konsequenzen. Er kann augenblicklich von einer neuen, überraschenden Idee überwältigt werden (besonders wenn sie entweder sehr schön oder sehr bedrohlich ist) oder auch von einer intensiven, aber vorübergehenden Emotion. In solchen Momenten hat er keine Vergangenheit und keine eigene Identität. Er wird eins mit der Emotion oder der Idee und verliert jedes Gefühl von Perspektive. Vielleicht dauert es nur eine Minute, bis er wieder zur Besinnung kommt, vielleicht aber auch erheblich länger.

Wenn Phosphor sich beispielsweise verliebt, befindet er sich in einem permanenten Rauschzustand, der tendenziell jede konkrete Wahrnehmung auflöst oder alles in ein rosarotes, schimmerndes Licht taucht, sogar die Steuererklärung und den Pickel auf der Nase seiner Geliebten. Ganz ähnlich kann die Bedrohung seiner persönlichen Sicherheit oder eines geliebten Menschen ihn in einen generellen Angstzustand versetzen, in dem ihm sogar ein Kätzchen gefährlich vorkommt. Solche unmittelbaren Überschwemmungen des schwachen Identitätsgefühls von Phosphor dauern im allgemeinen nicht lange. Ihnen folgt entweder eine Phase relativer Stabilität, in der er vernünftig denken kann, oder neue Ereignisse lösen einen anderen, ähnlich intensiven Eindruck aus. Kein Wunder also, daß Phosphor von Zeit zu Zeit unter geistiger und emotionaler Erschöpfung leidet (Kent: »geistige Erschöpfung«) und in eine Art apathischen Zombiezustand gerät, in dem er entweder gar nichts tut oder wie im Traum auf »Autopilot« handelt, bis er sich wieder erholt und gesammelt hat (Kent: »wie im Traum«).

Eine langfristige Folge der Beeindruckbarkeit von Phosphor besteht darin, daß er dazu neigt, sich seine Identität von den Menschen in seiner Umgebung auszuleihen. Wir alle wachsen mit einem beträchtlichen Maß an innerer Konditionierung auf und neigen dazu, sowohl intellektuell als auch sozial viele Verhaltensmuster von unseren Eltern zu übernehmen, aber Phosphor ist leichter formbar als die meisten Menschen. So akzeptiert der Phosphor-Jugendliche beispielsweise die Vorstellungen und Ansichten seiner Eltern auch dann noch fraglos, wenn seinen Altersgenossen bei ihren eigenen Eltern schon längst die Schwächen und Ungereimtheiten aufgefallen sind. Ein gutes Beispiel ist das Phosphor-Kind, das in einer religiösen Familie aufwächst. Ganz gleich um welche Art von Religion es sich handelt, wird Phosphor ihr vertrauensvoll folgen und dabei weniger Fragen stellen als jeder andere Konstitutionstyp (außer vielleicht Pulsatilla).

Auf ähnliche Weise neigt das Phosphor-Kind auch dazu, politische und moralische Ansichten zu entwickeln, die exakt denen der Eltern entsprechen. Wenn die Eltern moralisch sind, wird auch er es sein. Sind die Eltern Kriminelle, wird er kriminelle Handlungen für akzeptabel halten, und da seine Eltern, wie die meisten Eltern, denken und darauf bestehen, daß sie in den meisten Fällen recht haben, denkt das heranwachsende Phosphor-Kind, daß seine Eltern immer recht haben. Die furchtbare Erkenntnis, daß auch die eigenen Eltern fehlbar sind, dämmert dem durchschnittlichen Phosphor erst viel später als den meisten anderen Typen, und diese Erkenntnis kann so beängstigend und beunruhigend sein, daß Phosphor sie nicht voll akzeptiert, denn er neigt dazu, an vertrauten Ansichten so festzuhalten, als würde er sich im Sturm an einen Baum klammern. Das heißt nicht, daß alle Phosphor-Menschen rigide und engstirnig sind. Wenn ihre Eltern flexibel und geistig offen waren, dann werden sie es auch sein. Waren die Eltern jedoch starr und streng, dann kommt Phosphor in Verlegenheit. Er wird viele der strengen Ansichten seiner Eltern übernehmen, aber er wird sich damit unwohl fühlen, weil er von Natur aus ein warmer, spontaner Typ ist, und seine menschliche Wärme wird ständig mit der von ihm übernommenen Strenge im Widerstreit liegen. Am Ende wird er wahrscheinlich viele der rigiden Vorstellungen und Verhaltensweisen seiner Eltern (beispielsweise die Weigerung, Geld zu leihen oder zu verleihen) lockern, während er einige immer noch in der Theorie und andere in der Praxis beibehält.

Ein ausgezeichnetes Porträt eines Phosphor-Mannes, der hin und her gerissen ist zwischen seiner rigiden moralischen Erziehung und seinem natürlichen, spontanen Selbst, findet man in der Gestalt des Oscar Hopkins in Peter Careys tragikomischem Roman *Oscar und Lucinda*. Oskar ist der Sohn eines besonders rigiden christlichen Predigers und wächst im 19. Jahrhundert in Cornwall auf. Der Vater hatte den jungen Oscar einmal dabei erwischt, wie er einen Christmas-Pudding probierte, eine so dekadente Köstlichkeit, daß sie in den Augen des Predigers eine absolute Scheußlichkeit war. Er versetzte seinem Sohn eine gewaltige Ohrfeige und zwang ihn auszuspucken, was er im Mund hatte. Oscar wuchs im puritanischen Geist seines Vaters auf und glaubte, er müsse auf jedes Vergnügen verzichten, um die Billigung seines himmlischen Vaters zu erlangen. Er führte das Leben eines Asketen in Oxford, wo er Theologie studierte, um Priester zu werden, und ganz für sich blieb, weil er die weltlichen Interessen der anderen Studenten nicht teilen konnte.

Trotz seiner einwandfreien Moral wurde Oscar von seinem Vater abgelehnt, weil er dessen Glaubensgemeinschaft der Plymouth-Brüder verlassen und sich der anglikanischen Kirche angeschlossen hatte. Oscar hatte das im zarten Alter von elf Jahren getan, weil er nicht glauben konnte, daß Gott an der ernsten Strenge seines Vaters Gefallen fände. In typischer Phosphor-Manier verließ sich der junge Oscar bei seiner Suche nach dem richtigen Glauben auf ein Zeichen von oben. Dazu warf er einen Stein über seine Schulter auf ein Gitter aus Vierecken in Form eines Kreuzes. Jedes Viereck repräsentierte ein anderes christliches Bekenntnis, und der Stein fiel mehrfach in das anglikanische Quadrat. Nun überzeugt davon, daß sein Vater »im Irrtum« war, litt Oscar unter schrecklichen Visionen der Hölle, die seinen Vater erwartete, und verließ sein Heim, um Zuflucht im Haus eines anglikanischen Priesters zu suchen, eines Mannes, der immer mitleiderregend gewirkt hatte, sogar auf Oscar. Obwohl er die Religion seines Vaters wegen ihre Strenge zurückwies, verlor Oscar nie seine puritanischen Ansichten. Anders als sein Sulfur-Vater versuchte er jedoch nie, diese Ansichten anderen Menschen aufzuzwingen, die er immer im bestmöglichen Licht sah.

In Oxford hatte Oscar kein Geld, um seine Studiengebühren zu bezahlen. Er wartete mehrere Wochen, ob sich vielleicht von selbst eine Lösung ergeben würde (Phosphor hofft oft auf ein Wunder, wenn Schwierigkeiten auftauchen), und schließlich kam die Lösung auch in Gestalt eines Kollegen, der ihn zum Pferderennen mitnahm. Oscar wußte nichts über Wetten, außer daß sie als unmoralisch galten. Ungeachtet dessen war er plötzlich überzeugt, daß

Gott ihn zum Rennen geführt hatte, um ihm zu zeigen, wie er während des Priesterstudiums seinen Lebensunterhalt verdienen könne. Er spürte eine überwältigende Gewißheit, daß ein bestimmtes Pferd gewinnen würde, auf das er sein ganzes Geld setzte, und seine Intuition wurde reich belohnt. Das ist ein gutes Beispiel für das opportunistische Denken von Phosphor. Oscar bewahrte all seine hehren Prinzipien, überlegte sich jedoch, daß es auf den Zweck des Glücksspiels ankomme und daß Wetten als solches nicht unmoralisch sei. Da er immer noch sehr fromm war, gab er seine Gewinne nur für seine Unterkunft und bescheidene Verpflegung sowie seine Studiengebühren aus und spendete den Rest für wohltätige Zwecke. Sein Handeln ist zwar extrem, aber doch ein Ausdruck des großen Vertrauens in das Leben oder in Gott, das viele Phosphor-Menschen haben, die mit ihrem Geld ebenso sorglos wie selbstlos umgehen, weil sie mehr mit emotionalen oder spirituellen Zielen beschäftigt sind oder einfach den Dingen ihren Lauf lassen und darauf vertrauen, daß Gott für den nächsten Tag sorgen wird.

Der Romanautor hat die Gestalt des Oscar Hopkins so wirklichkeitsnah und differenziert gezeichnet, daß sie Hunderte von typischen Phosphor-Eigentümlichkeiten zeigt. Obwohl Oscar ursprünglich nur wettet, um seine Rechnungen bezahlen zu können, verfällt er dem damit verbundenen Nervenkitzel, und das Spiel wird schließlich sein Ruin. Viele Phosphor-Menschen sind suchtgefährdet, nicht weil sie sich von ihrem Schmerz ablenken wollen wie Natrium-Süchtige (obwohl das bei jedem Süchtigen eine Rolle spielt), sondern weil sie der Ekstase nicht widerstehen können, die mit ihrer Sucht verbunden ist. Oscar ist äußerst freundlich und liebenswürdig und auch ziemlich furchtsam. Er ist einer der mehr introvertierten Phosphor-Menschen, in denen die Erziehung viele Ängste ausgelöst hat. Phosphor kann entweder ausgelassen und extrovertiert wirken oder furchtsam und still, je nachdem wieviel Angst er als Kind erlebt hat und wie groß seine momentane Angst ist. Selbst der stillste Phosphor wie Oscar hat gelegentliche Temperamentsausbrüche, Augenblicke, in denen er seine Freude nicht für sich behalten kann und sie ausdrücken muß. Ich war fasziniert festzustellen, daß ein ganzes Kapitel des Buches davon handelt, wie Oscar enthusiastisch das Phänomen des phosphoreszierenden Meeres beschreibt. Kannte der Autor die homöopathischen Aspekte von Phosphor, oder war das nur ein schönes Beispiel von »Synchronizität«? Alle Homöopathie-Studenten müßten dieses Buch lesen, nicht nur wegen seiner detaillierten Beschreibung der Phosphor-Persönlichkeit, sondern auch, weil es die stolze und furchtsame Silicea in Gestalt der Lucinda Leplastrier genauso konsequent beschreibt.

Phosphor-Menschen haben unter anderem deshalb so ein schwach ausgeprägtes Identitätsgefühl, weil sie sich sehr stark mit anderen Menschen identifizieren, besonders mit ihren Eltern und ihren Partnern. Phosphor neigt zu Übertreibungen, und wenn er einen Menschen (oder ein Prinzip) liebt, dann stellt er den Betreffenden gerne auf ein Podest und wehrt sich gegen jeden Versuch von anderen, ihn dort herunterzustoßen. Seine Identifikation mit diesem Menschen führt dazu, daß er aus Bewunderung und Respekt dessen Meinungen, Verhalten und Gewohnheiten übernimmt. Vielleicht identifiziert er sich auch nicht mit einem Menschen, sondern mit einer Organisation oder einer Religion, und dann ist er wahrscheinlich das Gruppenmitglied mit der größten Hingabe und dem größten Vertrauen, und er wird jeden Hinweis ignorieren, der das Dogma seines Glaubens oder der Parteilinie in Frage stellt.

So wie Phosphor diejenigen, die er liebt, zu Idolen macht oder zumindest idealisiert, so übertreibt er auch die negativen Eigenschaften derjenigen, die er nicht leiden kann. Wenn sein Vater beispielsweise streng und grausam ist, wird der junge Phosphor wahrscheinlich zunächst versuchen, ihm alles recht zu machen, und ihn bedingungslos lieben, aber am Ende wird sogar Phosphor, wenn er ständig schlecht behandelt wird, sein Herz verschließen, und wenn das geschieht, kann er seinen Vater als Inbegriff alles Bösen darstellen und seine vielen guten Seiten vergessen. Selbst dann kann er jedoch jahrzehntelang darauf hoffen, daß sein Vater zu seiner Mutter zurückkehrt und sie ihn auf wunderbare Weise in den liebevollen Vater verwandelt, den er nie hatte. Phosphor kann Disharmonie nicht ertragen und spielt oft die Rolle des Friedensstifters. Dabei opfert er im Zweifelsfall sogar seine eigenen Interessen, um den Familienfrieden zu wahren.

Phosphor hat eine starke Tendenz zu verallgemeinern. Er findet es schwierig, die zahllosen Aspekte im Fluß des Lebens zu berücksichtigen, in dem er treibt (manchmal wie ein Boot ohne Steuer), und statt sie Stück für Stück zu betrachten, verallgemeinert er gerne, um sein Weltbild übersichtlicher zu machen. Er beginnt mit seiner eigenen persönlichen Erfahrung und versucht dann, neue Informationen ohne Unterschied in dasselbe Muster zu zwingen. Wenn man ein Phosphor-Mädchen beispielsweise fragt, was sie über die Russen denkt, antwortet sie vielleicht: »Oh, das sind reizende Leute. Ich habe einmal einen getroffen, der so ein nettes Lächeln hatte.« Im Gegensatz dazu wird Natrium realistisch antworten: »Ich weiß nicht, ich habe nur einen kennengelernt«, während Lycopodium dazu neigt, seine persönliche Erfahrung gar nicht zu erwähnen und statt dessen einen intellektuellen Diskurs über den slawischen Charakter zu eröffnen, wobei er Informationen verwendet, die er sich aus Büchern angelesen hat.

Das verworrene Denken, das für Phosphor so charakteristisch ist (im Gegensatz zum sprunghaften, unzusammenhängenden Denken von Argentum), ist eine Folge mangelhafter Konzentration. Wie die russische Phosphor-Übersetzerin kann er genügend Unterscheidungsfähigkeit entwickeln, um in bestimmten Bereichen effektiv zu handeln, aber weite Felder seines Lebens können nach wie vor in einer Art Niemandsland treiben. So kann er beispielsweise seine Gesundheit und seine Finanzen vernachlässigen und den Geburtstag seiner Frau vergessen, aber als Lehrer durchaus vernünftige Arbeit leisten. Wie Sulfur hat er wenig mit Details im Sinn (obwohl Sulfur anders als Phosphor bei Themen, die ihn interessieren, oft über ein enormes Detailwissen verfügt), und er beschäftigt sich auch nicht gerne mit unangenehmen praktischen Notwendigkeiten. Phosphor ist weniger intellektuell als Sulfur und interessiert sich mehr für ein sorgloses und glanzvolles Leben als für intellektuelle Ideen. (Der Unterschied entspricht dem zwischen Einstein und Peter Pan.)

Weil er für so viele Dinge offen ist, leidet Phosphor oft unter geistiger Zerstreuung. Während Sulfur die praktischen Notwendigkeiten zugunsten einer einzigen Sache ignoriert, von der er besessen ist, flattert Phosphor wie ein Schmetterling von einem vorübergehenden Interesse zum nächsten, ohne je mehr als ein oberflächliches Verständnis der Dinge zu entwickeln. Er mag einen scharfen Verstand und Talent haben, beispielsweise für Kopfrechnen, aber er hat nur sehr wenig geistige Disziplin (Kent: »unentschlossen«), und er ist gewöhnlich ein rastloser, ungeduldiger Student (es sei denn, er studiert etwas, das seiner ätherischen Natur entspricht, wie Malerei oder Ballett).

Seine Zerstreutheit läßt Phosphor manchmal unbestimmt und konfus wirken. Obwohl die Phosphor-Krankenschwester gewissenhaft ist, fällt es ihr vielleicht schwer, die ärztlichen Anweisungen buchstabengetreu zu befolgen, oder sie verwechselt die Temperatur des einen Patienten mit dem Puls des anderen, wenn sie die Krankenakten ausfüllt. Im allgemeinen verfügt Phosphor über genügend geistige Klarheit, um bei der Arbeit zurechtzukommen, aber nicht ohne zahlreiche kleine Ausrutscher und Versehen. Ich habe erlebt, wie Phosphor-Menschen ihre Zerstreutheit bereitwillig zugaben, um ihre Fehler zu entschuldigen. Einer meiner Phosphor-Patienten »hudelte« bei den Details, wenn er etwas verbergen wollte, dessen er sich schämte, und meine Phosphor-Freundin hatte eine ähnliche Angewohnheit, indem sie die Sache mit einem Deckmantel unzusammenhängender Beobachtungen umhüllte, wenn sie sich vor unangenehmen Fakten drücken wollte.

Die Phosphor-Frau reagiert überempfindlich auf viele Einflüsse, und wenn sie unter Streß steht, wirkt sie besonders konfus. Dann tut sie vielleicht unsinnige Dinge, steckt die Kleider in die Spülmaschine und das Geschirr in die Waschmaschine, und wenn sie ihren Fehler bemerkt, weiß sie nicht, ob sie lachen oder weinen soll.

Furcht und Ängstlichkeit

Das Ausmaß an Angst, mit der ein Mensch heranwächst, hängt sowohl von seiner Konstitution ab als auch davon, wie sehr er sich von seiner Umgebung bedroht fühlt. Phosphor reagiert empfindlicher als die meisten auf seine Umgebung, und während seiner Kindheit kann jede häusliche Disharmonie Ängste auslösen, die, wenn sie länger anhalten, ein Teil der Persönlichkeit werden.

Es ist Phosphors extreme Offenheit gegenüber äußeren Einflüssen, die ihn in Kombination mit seinem relativ schwachen Identitätsgefühl verletzlich macht. Weil er ständig aus allen Richtungen unter einem Sperrfeuer sinnlicher Eindrücke steht, die eine berauschende Mischung von Gefühlen auslösen, neigt er manchmal zur Panik, wenn ihm alles zuviel wird und er das Kaleidoskop der Gefühle und Gedanken, die ihm durch den Kopf schwirren, nicht mehr verarbeiten kann. So ist Phosphor besonders anfällig für Ängste, wenn er unter Druck steht und auch wenn er aufgeregt ist oder sich in einer ungewohnten Umgebung befindet. Anders als Pulsatilla und Calcium ist er von Natur aus ein Abenteurer und nimmt gerne jede Gelegenheit wahr, etwas Neues zu erleben, doch seiner anfänglichen Begeisterung kann Angst folgen. Das gilt vor allem für Phosphor-Kinder. Wie Ignatia-Kinder sind sie sehr leicht erregbar, und in ihrer Aufregung überschreiten sie manchmal die Grenzen dessen, was sie an Erfahrungen bewältigen können. So trifft ein Phosphor-Kind vielleicht viele ihm bisher unbekannte Kinder auf einer Geburtstagsparty. Zunächst findet der kleine Junge das sehr spannend, und er stürzt sich voller Eifer auf die neuen Spielgefährten. In seiner Aufregung schreit und tanzt er herum und spielt den anderen Kindern Streiche. Wenn die Aufregung ihren Höhepunkt erreicht hat (Kent: »Erregung bis zur Ekstase«), kommt es zu einer plötzlichen Veränderung der Umstände, mit der er nicht mehr fertig wird. Vielleicht tritt ein Clown auf, um die Kinder zu unterhalten, und das Aussehen des Clowns versetzt ihn in Angst, statt ihn zu amüsieren. Wäre er nicht so erregt gewesen, würde er sich jetzt nicht fürchten, aber sein Gehirn kann den neuen Eindruck nicht mehr verarbeiten, und so reagiert er mit Panik und schreit nach seiner Mutter.

Der Phosphor-Erwachsene bekommt leicht Angst, wenn sein Leben zu hektisch wird. In solchen Situationen erfindet er möglicherweise Probleme, die es gar nicht gibt. So kann beispielsweise ein junger Phosphor-Mann am Vorabend seiner Hochzeit plötzlich Angst bekommen, er werde einen Autounfall haben, oder er stellt sich vor, daß seine Braut ihn nicht mehr liebt (Kent: »Angst vor imaginären Dingen«). Am nächsten Tag mag ihm das albern vorkommen und vergessen sein, aber in diesem Moment löst es erhebliche Ängste aus.

Genauso kann Phosphor in Streßzeiten aus einer Mücke einen Elefanten machen. Seine Phantasie spielt verrückt und wird nicht mehr vom gesunden Menschenverstand kontrolliert. Eine Phosphor-Frau, die sich durch Schwierigkeiten am Arbeitsplatz unter Druck fühlt, bekommt vielleicht Angst, daß ihre Verdauungsstörungen ein Krebssymptom sein könnten (Kent: »Angst vor drohenden Krankheiten«). Diese Angst kann sie quälen, bis ihre Probleme am Arbeitsplatz beseitigt sind; dann ist sie plötzlich wieder verschwunden. Ein Phosphor-Mann, der in Beziehungsschwierigkeiten steckt, kann zu der Überzeugung kommen, daß seine Freundin, wenn sie eine Verabredung verschiebt, sich mit einem anderen Mann trifft, und von dieser Angst ist er besessen, bis er sie wiedersieht und sie ihm das Gegenteil versichert. Obwohl er im allgemeinen ein Optimist ist (oft sogar ein unverbesserlicher), neigt Phosphor unter Streß dazu, sich die schlimmsten Dinge vorzustellen, und leidet infolgedessen unter starken Ängsten. Glücklicherweise lassen sich diese Ängste meist durch ein wenig beruhigenden Zuspruch leicht zerstreuen. Da ihm selbst die Grenzen fehlen, braucht Phosphor gelegentlich jemanden, der ihn beschützt und ihm sagt, daß alles in Ordnung ist. Diese Beruhigung wirkt ebenso positiv, wie kleinere Bedrohungen negativ wirken können. So ist seine Naivität und Beeindruckbarkeit Segen und Fluch zugleich.

Phosphor ist furchtsamer, wenn er allein ist. Die Anwesenheit von Menschen (sogar von Unbekannten) hilft ihm, sein Bewußtsein im Hier und Jetzt zu verankern, und verhindert, daß er in imaginäre Schrecken abgleitet. Besonders anfällig für Ängste ist Phosphor, wenn er nachts oder im Dunkeln alleine ist (Kent: »Angst, alleine zu sein«, »Angst vor der Dunkelheit«). Phosphor-Frauen neigen noch mehr zur Ängstlichkeit als die Männer, vor allem in der Nacht. Ihre lebhafte Phantasie treibt in der Dunkelheit wilde Blüten und verwandelt jeden Schatten und jedes Geräusch in einen Spuk (Kent: »sieht Gesichter, wenn er sich umschaut«). Wie Medorrhinum hat die Phosphor-Frau Angst vor Geistern und Gespenstern, an die sie mehr als die meisten anderen Menschen glaubt, aber sie hat auch mehr Grund dazu, weil sie wie Medorrhinum relativ hellsichtig ist.

Phosphor-Menschen sind oft Hypochonder. Jedes geringste Symptom und jede kleinste Verletzung löst Angst vor einer tödlichen Krankheit aus, besonders wenn sich die Phosphor-Frau in einer allgemein ängstlichen Phase befindet. Zu anderen Zeiten ist sie sich auf eine glückliche Weise ihres Körpers oft gar nicht bewußt, oder sie nimmt die Glückseligkeit wahr, die ihn durchströmt (wogegen Arsenicum sogar in guten Zeiten selten frei von Angst vor Krankheit und Tod ist). Aber auch diese Angst kann der Arzt, wenn sie ungerechtfertigt ist, meist leicht zerstreuen, während Arsenicum sich nicht so einfach beruhigen läßt.

Besonders charakteristisch für Phosphor ist die unerklärliche Furcht, daß jeden Moment etwas Schreckliches passieren könnte. Das ist wahrscheinlich eine Folge angstbesetzter Phantasien in Verbindung mit der Erinnerung daran, daß bestimmte Vorahnungen sich in der Vergangenheit als richtig erwiesen haben. Weil sie weiß, daß ihre Intuition oft stimmt, reagiert die Phosphor-Frau um so stärker auf jedes Gefühl von Bedrohung, das sie empfindet. (Dabei fällt ihr gar nicht auf, daß die meisten ihrer Vorahnungen sich nicht als richtig erwiesen haben.) In solchen Zeiten ist sie nur schwer zu beruhigen, weil sie das Gefühl hat, daß sie mehr als andere über die Zukunft weiß, und vielleicht davon überzeugt ist, daß ihre Schreckensvision eintreffen wird. Wenn sie sich jedoch erst einmal entspannt hat und die anderen Streßfaktoren aus ihrem Leben verschwunden sind, wird sich auch ihre Furcht wieder auflösen (wenn es sich nicht um eine wirkliche Intuition handelt, die dann auch meist bestehenbleibt).

Weil sie der Gewalttätigkeit der Welt so verletzlich und offen gegenübersteht, wird eine Phosphor-Frau, die schon viel Leid erlebt hat, manchmal eine argwöhnische und paranoide Einstellung entwickeln. Wenn sie beispielsweise als kleines Kind von ihrer Mutter grausam behandelt wurde, wird sie später von fast jedem Menschen Böses erwarten, besonders von Frauen, die sie an ihre Mutter erinnern (Kent: »argwöhnisch«). Eine Natrium-Frau, die durch ihre Leiden etwas paranoid geworden ist, kann einen »stacheligen«, defensiven Charakter entwickeln. Phosphor dagegen wird furchtsam. Wenn sie sich angegriffen fühlt, wird sie nicht zurückschlagen wie Natrium, sondern sich an einen sicheren Platz zurückziehen oder zumindest schweigen, um der Aggression zu entgehen. Wenn sie dann auch noch das Gefühl hat, daß niemand da ist, der sie unterstützen würde, kann sie ziemlich panisch werden und sich in sich selbst zurückziehen. In ihrer Isolation gibt es dann niemanden, der ihre paranoiden Befürchtungen zerstreuen könnte, so daß die Angst möglicherweise noch zunimmt. Dennoch entwickelt Phosphor selten eine echte Paranoia.

Wenn Phosphor sich bedroht fühlt, neigt sie dazu, sich ähnlich wie ein Kind in magisches Denken zu flüchten, um die Gefahr abzuwenden. Wenn sie religiös ist, wird sie intensiv um Schutz beten, wenn nicht, wird sie ihr eigenes geistiges Schutzritual durchführen. Vielleicht schließt sie angesichts einer Gefahr die Augen und zählt rückwärts von zehn bis eins, als ob die Gefahr am Ende der Zahlenreihe auf magische Weise verschwinden würde, oder sie sammelt Glücksbringer und trägt sie mit gläubiger Zuversicht. Dabei kann es sich um industriell gefertigte Glücksbringer wie kleine Hufeisen handeln oder auch um jedes beliebige Objekt, das Phosphor zum persönlichen Talisman erklärt hat. Möglicherweise sammelt sie farbige Muscheln oder trägt die Haarlocke eines ehemaligen Liebhabers mit sich herum, um sich so vor dem Bösen zu schützen. Phosphor wird in Kents Repertorium nicht unter der Rubrik »abergläubisch« aufgeführt, aber es sollte dort in Fettdruck stehen. In seinem wirklichkeitsgetreuen Porträt des phosphorischen Oscar in seinem Roman *Oscar und Lucinda* schildert Peter Carey, wie Oscar im Boot seine »Glückshaube« (ein Häutchen, das gelegentlich den Kopf eines Kindes bei der Geburt bedeckt und das sein Vater für ihn aufbewahrt hatte) als Schutz gegen den unerbittlichen Tod festhält, um dadurch seine panische Angst vor dem Meer abzuwehren.

Obwohl Phosphor viele Ängste haben kann, wird die äußere Erscheinung oft durch seine Abenteuerlust, seine extrovertierte Haltung und seine Lebensfreude beherrscht, so daß der Eindruck einer sorglosen und unbekümmerten Persönlichkeit entsteht. Dieser Eindruck ist im allgemeinen zutreffend, weil Phosphor emotional so transparent ist. Die meisten Phosphor-Menschen neigen zu häufigen, aber schnell vorübergehenden Angstanfällen, die ihren geistigen Schwung nicht lange überschatten. Einige wenige, die größere Härten als andere ertragen mußten, sind vielleicht die meiste Zeit ängstlich, aber selbst diese stärker geschädigten Phosphor-Seelen reagieren, verglichen mit mehr introvertierten Typen wie Natrium und Ignatia, in der Regel bemerkenswert schnell auf eine sichere, liebevolle Umgebung.

Körperliche Erscheinung

In Übereinstimmung mit dem charismatischen Wesen der Phosphor-Persönlichkeit sind Phosphor-Menschen oft sehr schön. Ihr Körperbau ist im allgemeinen groß, schlank und sehr feingliedrig, biegsamer als die meisten, fast so, als hätten ihre Gelenke einen doppelten Radius. Ihre Gliedmaßen sind meist lang und zierlich wie bei Tänzern, aber nicht so zerbrechlich wie die von Silicea. Ihre Körperhaltung ist in der Regel locker und entspannt, und sie bewegen sich mit müheloser Grazie. (Es gibt jedoch eine Variante von Phosphor, die groß ist und sich schlaksig und unbeholfen bewegt wie ein neugeborenes Fohlen.)

Der Körperbau von Phosphor ist dem von Tuberculinum sehr ähnlich, einem nahe verwandten Typ. Beide sind oft sommersprossig, und beide haben häufig eine Trichterbrust. Phosphor ist jedoch graziöser als Tuberculinum, der drahtiger ist.

Die Gesichtszüge von Phosphor sind gewöhnlich sehr charakteristisch. Besonders auffallend sind die ungewöhnlich großen Augen mit sehr langen Wimpern, deren Blick auf höchst attraktive Weise unschuldig wirkt. Der Teint ist meist sehr weich und glatt, sogar bei Männern, und die Haut fühlt sich seidig an. Das Gesicht ist eher knochig als rund und hat oft eine dreieckige Form mit spitzem Kinn und breiter Stirn.

Phosphor hat im allgemeinen einen großen Mund (der sein offenes Wesen widerspiegelt) mit fein geschwungenen Lippen. Die Zähne sind meist groß und auffallend, und die vorderen Frontzähne stehen manchmal etwas vor.

Die Mehrheit der Phosphor-Menschen hat etwas Spitzbübisches, und die Männer wirken oft ziemlich androgyn.

Das Haar ist in der Regel glatt und seidig, häufig hellbraun oder rötlich, obwohl es gelegentlich auch blond oder sogar schwarz sein kann.

Berühmte Phosphor-Persönlichkeiten sind beispielsweise die Schauspielerinnen Michelle Pfeiffer und Julia Roberts und der Schauspieler Martin Short. Das australische Supermodel Elle McPherson ist wahrscheinlich ebenfalls Phosphor wie auch Lyle Lovett, der Exehemann von Julia Roberts, der den typischen übergroßen Mund hat und den etwas »glotzenden« Blick, der bei Phosphor-Menschen verbreitet ist.

Platina

Grundzug: Hysterie, Stolz, Nymphomanie

Platina ist ein seltener Konstitutionstyp, der in homöopathischen Kreisen vor allem wegen seiner sexuellen Zwänge bekannt ist. Ich habe nur eine Handvoll Platina-Menschen behandelt, deshalb ist die folgende Beschreibung zwangsläufig recht kurz.

Platina-Menschen kann man in die Gruppe der geistig mehr oder weniger gesunden und stabilen und die Gruppe der geisteskranken oder an der Grenze zu Geisteskrankheit stehenden unterteilen. Sie haben psychologisch viele gemeinsame Züge, Charakteristika, die bei der psychisch weniger gesunden Platina verzerrt und überzogen werden. Soviel ich weiß, ist Platina ein ausschließlich weiblicher Arzneimitteltyp.

Die gesunde Platina

Die gesunde Platina ist eine sensible, emotionale Person, die Ignatia in vieler Hinsicht gleicht. Wie Ignatia ist sie leidenschaftlich, nicht nur sexuell, sondern auch in vielen anderen Bereichen. Beim Homöopathen wird sie jedoch wahrscheinlich am meisten über ihr starkes sexuelles Verlangen klagen, das bei Platina intensiver und anhaltender ist als bei jedem anderen Typ. Obwohl es ihr Vergnügen bereitet, wenn sie ihm nachgibt, ist es so fordernd, daß sie es gewöhnlich auch als Belastung empfindet. Diese ansonsten sensible Frau klagt darüber, daß ihre sexuellen Gedanken von Zeit zu Zeit übermächtig werden (Kent: »sexuelle Gedanken drängen sich auf«). Ihr normales Denken wird davon mit plötzlicher Intensität unterbrochen, als ob es sich gar nicht um ihre eigenen Gedanken handelt, und der Zustand ist gleichzeitig durch ein enormes sexuelles Verlangen gekennzeichnet. Als gesunde sensible Frau weiß sie, daß das nicht normal ist, aber vielleicht schämt sie sich zu sehr, um Hilfe zu suchen, oder sie denkt, gegen solche plötzlichen sexuellen Impulse könne man nichts tun. Jedenfalls ist es wahrscheinlich, daß sie ihr Problem vor den meisten Menschen verbirgt.

Um mit ihren sexuellen Bedürfnissen fertig zu werden, flüchten sich einige Platina-Frauen in häufige Masturbation. Andere widerstehen einfach dem Drang, und wieder andere wenden sich schnell wechselnden Partnern zu.

Diejenigen, die ihre sexuellen Zwänge ausleben, sind im allgemeinen psychisch weniger gesund, zum Teil, weil sie ihren unnormalen Impulsen nachgegeben und sich deshalb nicht mehr unter Kontrolle haben, zum Teil aber auch, weil ihre Promiskuität sie der Stabilität einer Zweierbeziehung beraubt und sie den unvorhersagbaren Einflüssen ihrer zahlreichen Partner aussetzt.

Von außen wirkt die relativ gesunde Platina auf den ersten Blick etwas hochmütig. Sie behandelt andere gerne von oben herab, als seien sie es nicht wert, daß sie sich mit ihnen abgibt (Kent: »hochmütig«, »gleichgültig in Gesellschaft«). Ich habe einmal in einer Gemeinde zusammen mit einer jungen Frau gearbeitet, die anscheinend sehr zurückhaltend war und nur einige wenige handverlesene Freunde hatte. Wenn sich unsere Wege kreuzten, schien sie mir sehr reserviert, und anfangs dachte ich, sie könne mich aus irgendeinem Grund nicht leiden. Eines Tages hatte sie eine üble Grippe, und einer ihrer Freunde bat mich, sie homöopathisch zu behandeln. Ich ging in ihr Zimmer und bot an, ihren Fall aufzunehmen. Statt mir zu danken, fing sie sofort an, ihre Symptome zu beschreiben, und am Ende dankte sie mir auf eine knappe, wenig überzeugende Weise, als wollte sie sagen: »Danke, das ist alles. Sie können gehen.« Später erzählte sie mir, das Mittel habe ihr geholfen, und dankte mir wieder auf eine oberflächliche Art, so als müsse sie eine Pflicht erfüllen. Mir fiel auf, daß sie mich nie anlächelte, wenn wir uns begegneten, und ich fragte mich, warum.

Dann kam diese Frau eines Tages und bat mich um etwas Platina. Ich fragte sie nach dem Grund, und sie sagte, sie habe »ein sexuelles Problem«. Sie war anscheinend zu verlegen, um es näher zu beschreiben, sagte aber, ein Homöopath habe ihr Platina C200 gegeben, und es habe eine Weile geholfen. Obwohl sie mir ihr sexuelles Problem nicht näher erläutern wollte, lächelte sie, wenn sie darauf anspielte, als wolle sie entweder mit mir flirten oder sei vergnügt bei dem Gedanken an ihre Sexualität. Dieser Eindruck stand im Widerspruch zu ihrer gleichzeitigen Verlegenheit. Platina-Frauen wie sie empfinden ihre sexuellen Zwänge klar als zwiespältig. Einerseits suchen sie nach Abhilfe, während sie gleichzeitig die damit verbundene Stimulation genießen. Angesichts der hochmütigen Art, mit der sie mich behandelt hatte, war ich geneigt, der Platina-Verordnung des anderen Homöopathen zu vertrauen, und gab ihr eine Dosis Platina 10M. Einige Wochen später sagte sie mir, sie könne mit ihrem sexuellen Problem jetzt deutlich besser umgehen. Obwohl sie nicht wollte, daß ich die komplette Fallgeschichte aufnahm, gab sie doch einige Platina-Charakteristika zu. Sie war geschieden und erzählte mir, während ihrer Ehe habe sie manchmal den plötzlichen Impuls gehabt, ihren Mann mit einem Messer niederzustechen (Kent: »plötzlicher Impuls zu töten«).

Platina ist nicht nur stolz, sondern gleichzeitig auch sehr empfindlich gegen Zurückweisung, ein Widerspruch angesichts ihres eigenen Verhaltens gegenüber anderen Menschen. Wie Natrium und Ignatia fühlt sie sich leicht beleidigt, ignoriert oder verlassen (Kent: »Beschwerden durch Verachtung«, »übersensibel«, »Wahnideen – verlassen«). Wie Natrium hat sie oft eine Abneigung gegen Gespräche und Gesellschaft, fühlt sich schlechter bei Trost und besser, wenn sie weint. Sie gleicht Natrium und Ignatia auch darin, daß sie am Boden zerstört ist, wenn sie einen nahestehenden Menschen verliert (Kent: »Beschwerden durch Kummer«), was zeigt, daß man Platinas emotionale Tiefe nicht nach ihrem sexuellen Verlangen beurteilen sollte.

Wechselnde Stimmungen sind für Platina-Menschen sehr charakteristisch. Selbst die gesunde Platina-Frau hat ihre Launen (Kent: »Stimmung wechselnd«), die bei der weniger gesunden Platina jedoch extrem werden können. Einen Tag ist sie mürrisch, am nächsten euphorisch. Einen Tag ist sie ruhig, am nächsten extrem reizbar und angespannt. Dabei verändert sich nicht nur ihre Stimmung, sondern im Grunde schwankt sie zwischen zwei ganz verschiedenen Stimmungen. Auf ähnliche Weise können sich bei Platina die körperlichen Symptome und die psychischen Zustände ändern. Eine Platina-Patientin klagte über sexuelle Erregung im Wechsel mit Depressionen und eine andere über Kopfschmerzen im Wechsel mit Angst. Die Periodizität des Wechsels kann dabei alles zwischen einem Tag und über einer Woche betragen.

Die geisteskranke Platina

Der Geisteszustand einer gesunden Platina-Frau kann sich infolge eines schwierigen Lebens (besonders wenn sie viel Kummer hatte oder einen Schock erlitten hat) so verschlechtern, daß sie an die Grenze zur Geisteskrankheit gerät. Ich habe eine solche Frau einmal behandelt, bevor sie völlig den Sinn für die Realität verlor, mit dem Ergebnis, daß sie anschließend wieder ein einigermaßen normales Leben führen konnte. Als ich sie kennenlernte, klagte sie grundsätzlich über verschiedene, ziemlich absonderliche körperliche Symptome wie wandernde Taubheit und das Gefühl, ihr Kopf werde von einem Schraubstock zusammengedrückt. Zunächst erkannte ich noch nicht Platina in ihrer Fallgeschichte, aber bei ihrem dritten Besuch vertraute sie mir genug, um mir von ihren ungewöhnlicheren geistigen und körperlichen Symptomen zu berichten. Etwas schüchtern begann sie mir zu erzählen, sie habe ein mächtiges sexuelles Verlangen. Sie war verheiratet und religiös und fühlte sich wegen ihres sexuellen Verlangens, dem sie nicht nachgab, ein bißchen schuldig. Ich fragte sie nach sexuellen Phantasien, die sie ebenfalls hatte. Ihre Phantasien waren eigentlich mehr wie Halluzinationen oder Wahnideen. Sie sagte, sie fühle sich manchmal so, als habe sie den Körper Jesu, und sie war sehr ärgerlich über Jesus, weil er von ihrem Körper Besitz ergriff, denn das löste in ihr die sexuellen Gefühle eines Mannes aus, die sie als »brutal« beschrieb. Sie sagte, in solchen Zeiten wünsche sie sich sexuelle Kontakte zu Frauen (Kent: »liebeskrank nach einem Menschen des eigenen Geschlechts«) oder Sex mit Jesus. Sie wußte, daß diese Gefühle verrückt waren, und sie konnte vernünftig mit mir darüber reden, aber gleichzeitig erschienen ihr diese Wahnideen mehr real als phantastisch, und sie hatte das Gefühl, sie habe tatsächlich sexuellen Kontakt mit Jesus und sei von ihm besessen.

Es ist typisch für die weniger gesunde Platina-Frau, daß sie religiöse Wahnideen hat, ganz gleich ob diese nun mit ihrer sexuellen Phantasie vermischt sind oder nicht (Kent: »religiös – im Wechsel mit sexueller Erregung«). Meine Patientin beschrieb auch die Aufblähung des Ego, die so charakteristisch für Platina ist und die immer extremer wird, je weiter die Pathologie fortschreitet. Sie sagte, sie habe das Gefühl, den Menschen Licht zu bringen, und sie blicke aus großer Höhe auf die leidende Menschheit hinab. Obwohl sie diese Wahnideen ernst nahm, bemerkte sie auch: »Es ist das Ego, nicht wahr?« und zeigte dadurch, daß sie ihre Situation immer noch recht gut einschätzen konnte.

Manchmal erfährt man von der Familie mehr über einen Menschen als von ihm selbst. Eine junge Frau erzählte mir einmal eine quälende Geschichte darüber, wie sie bei ihrer geisteskranken Mutter aufgewachsen war, die höchstwahrscheinlich eine Platina-Konstitution hatte. Ihre Mutter war eine religiöse Fanatikerin und bezeichnete sich selbst manchmal als die »Braut Christi«. Sie sprach über Dämonen im Haus (Kent: »Angst vor dem Bösen«) und redete manchmal mit der Luft, wobei sie ihren Kindern verbot, sie in solchen Situationen zu stören. Eines Tages entfernte sie alle Möbel aus dem Haus, um einen Dämon zu finden, von dem sie behauptete, er schleiche irgendwo im Haus herum. Sie befahl ihren entsetzten Kindern, ihr dabei zu helfen. Meine Patientin erzählte mir, ihre Mutter habe so getan, als sei sie eine Königin, und erwartet, daß alle anderen ihre Pflichten übernehmen würden, während sie ausging und sich amüsierte. Vor allem ihre Töchter behandelte sie wie Sklavinnen, während die Söhne nichts falsch machen konnten, wahrscheinlich weil sie sie attraktiv fand und als Ersatz für ihren Ehemann benutzte (ihr Mann hatte Selbstmord begangen, als meine Patientin vier Jahre alt war). Nichts, was ihre Töchter taten, war gut genug für sie, und sie lebten in permanenter Angst vor Strafe.

Meine Patientin fürchtete auch ständig, ihre Mutter könne sie umbringen. Sie hatte eine vage, sehr frühe Erinnerung daran, daß ihre Mutter ihr ein Kissen über das Gesicht gehalten hatte (Kent: »Impuls zu töten«), und zwei ihrer Schwestern waren als Babys den »plötzlichen Kindstod« gestorben. Sie hatte auch das Gefühl, ihre Mutter habe sie sexuell mißbraucht, als sie noch sehr jung war. Ihre Mutter gab sich in der Öffentlichkeit sehr keusch, nachdem sie Witwe geworden war, aber tatsächlich hatte sie verschiedene Affären mit Männern aus ihrer religiösen Gemeinde. Leider hatte ich nie Gelegenheit, die Mutter meiner Patientin zu behandeln, aber ich war dankbar für diesen eindrucksvollen Bericht über das Leben einer geisteskranken Platina.

Die Launenhaftigkeit bei der gesunden Platina kann bei zunehmender Pathologie zu einem Wechsel zwischen Gesundheit und Geisteskrankheit führen, oder sie kann zwischen zwei deutlich unnormalen geistigen Zuständen wie intensiver sexueller Begierde mit blühenden Phantasien und Religiosität in Verbindung mit Größenwahn oder Angst vor Verdammnis (Kent: »stellt sich vor, verdammt zu sein«) schwanken. Gewalttätige Gedanken können zum Dauerzustand werden, wenn die Krankheit fortschreitet. Besonders häufig ist beim Anblick eines Messers der Gedanke, jemanden zu erstechen. (Alumina hat denselben Impuls, ist aber in den meisten Fällen ziemlich leicht von Platina zu unterscheiden.) Ich habe es zwar noch nicht erlebt, aber möglicherweise besteht die Gefahr, daß sich der Größenwahn und die Idee des göttlichen Auftrags mit dem Impuls zu töten verbinden und so die Wahrscheinlichkeit wächst, daß Platina jemanden verletzt.

Die Tendenz, an unpassenden Stellen zu lachen, ist ein sehr charakteristisches Symptom für die psychisch weniger gesunde Platina (Kent: »lacht über ernste Angelegenheiten«). Hyoscyamus lacht auch an unpassenden Stellen und leidet oft unter sexuellen Zwängen, aber das Lachen von Hyoscyamus ist insofern allgemeiner, als sie über alles und jedes lacht, während Platina vor allem über sehr ernsthafte Dinge lacht, die gesagt werden oder die sie denkt. Beispielsweise nimmt sie vielleicht all ihren Mut zusammen und berichtet dem Homöopathen über ihre sexuellen Phantasien, und gleich nachdem sie alles beschrieben hat, lacht sie. Oder sie lacht während der Fallaufnahme, wenn sie über etwas Ernsthaftes redet, wie beispielsweise ihre Angst, sie könnte wahnsinnig werden (Kent: »Furcht, den Verstand zu verlieren«). Sie findet diese Angelegenheiten gar nicht amüsant, aber kann einfach nicht anders, als zu lachen. Der andere Typ, der über ernsthafte Dinge lacht, ist Natrium muriaticum. Auch hier geht es nicht um Amüsement, sondern es handelt sich einfach um einen Reflex, mit dem die betreffende Person versucht, ihre situationsbedingte Angst unter Kontrolle zu halten.

Platinas Größenwahn wird oft von der Vorstellung begleitet, daß ihr Körper sehr groß ist (Kent: »Wahnideen über die Größe des Körpers«). Der einzige andere Typ, der das gewöhnlich auch so beschreibt, ist Cannabis indica. Andere Menschen empfindet Platina im Gegenzug vielleicht als sehr klein – eine visuelle Halluzination, die auch mit ihrem Stolz übereinstimmt. Zusammen mit diesen Halluzinationen treten merkwürdige und sehr charakteristische körperliche Empfindungen auf, von denen die am weitesten verbreitete das Gefühl ist, der Körper sei tot (Kent: »Tod – Gefühl von«). Auch eine generelle oder auf bestimmte Körperteile beschränkte Taubheit kann auftreten. Ebenso ist das Gefühl verbreitet, daß eine Abschnürung oder ein Ring um einen bestimmten Körperteil liegt (was man auch bei Plumbum findet).

Wie alle ausschließlich weiblichen Arzneimitteltypen leidet Platina oft unter gynäkologischen und hormonellen Beschwerden. Die wechselnden Stimmungen machen sich besonders vor der Menstruation oder nach einer Geburt bemerkbar (Kent: »Manie – puerperal«, »ärgerlich während der Menses«). Eine Platina-Patientin sagte, sie sei hin und her gerissen zwischen ihrer großen Liebe zu ihrem Mann und »wahnsinniger Wut«, besonders vor ihrer Periode. Ihre Liebe war genauso leidenschaftlich wie ihre Wut, und sie fand im Singen ein Ventil für ihre feurigen Emotionen. Sie sang nicht nur viel zu Hause, sondern auch in einem Chor. Als sich ihr Geisteszustand verschlechterte, stellte sie fest, daß sie nicht mehr in der Öffentlichkeit singen konnte, weil sie anfing, panische Angst dabei zu fühlen (Kent: »Angst vor Menschenansammlungen, Erregung«), und dieses Ventil für ihre Gefühle fehlte ihr sehr. Sie hatte auch eine Art Fetisch, was ich bei anderen Platinas nicht festgestellt habe, jedoch nicht überraschend finde angesichts der intensiven Sexualität und der verdrehten Mentalität der ungesunden Platina. Ihr Fetisch hatte mit Stühlen zu tun. Sie fühlte einen Drang, sich dort hinzusetzen, wo jemand anders saß oder gerade gesessen hatte, und wenn sie auf einem Stuhl saß, der gerade frei geworden war, spürte sie einen Nervenkitzel und ein Gefühl der Befriedigung.

Furcht und Panik

Fast alle hysterischen Typen sind anfällig für Gefühle von Angst und Panik, und Platina bildet darin keine Ausnahme. Wie bei Alumina und den stärker psychotischen Typen wie Hyoscyamus wächst die Angst, wenn Platina ihren Realitätssinn zunehmend verliert. Angst vor Menschen, besonders vor großen Menschenmengen, ist eine ebenso verbreitete Klage wie die berechtigte Furcht, wahnsinnig zu werden. Andere Ängste, über die Platina-Menschen berichten, sind die Furcht vor dem drohenden Tod (Kent: »Vorahnung des Todes«), die Furcht vor Gespenstern (vielleicht hervorgerufen durch Halluzinationen von Geistern) und die Furcht davor, jemanden zu töten. Grundlose Ängste sind bei der geistig weniger gesunden Platina ebenfalls verbreitet und wechseln mit Gefühlen von Macht und Überlegenheit.

Platina ist ein sehr empfindsames Geschöpf und kann wie Ignatia leicht durch die Intensität ihrer eigenen Gefühle in Angst geraten. Deshalb empfindet sie häufig Angst, nachdem sie wütend war oder nach einer intensiven sexuellen Erregung. Sie ist sehr reizbar, und das mag ein Grund für ihre Zurückhaltung sein. Sie weiß, daß sie nur ein begrenztes Maß an Stimulation erträgt, bevor sie panisch reagiert und die Kontrolle über sich selbst verliert.

Körperliche Erscheinung

Ich habe zu wenige Platinas behandelt, um viel über ihre äußere Erscheinung sagen zu können. Ein Eindruck, der mir geblieben ist, sind ihre meist vollen Lippen, die ihrer leidenschaftlichen Natur entsprechen. Ich habe sowohl dünne als auch dicke Platinas behandelt, blonde ebenso wie brünette.

Pulsatilla

Homöopathen denken oft, Pulsatilla sei ein weitverbreiteter und leicht zu identifizierender Typ. Nach meiner Erfahrung stimmt beides nicht. Bei Erwachsenen ist Pulsatilla nicht nur ungewöhnlich, sondern wird auch leicht mit anderen Arzneimitteltypen verwechselt, besonders mit Silicea, Phosphor, Staphisagria, Lycopodium, Calcium und Natrium muriaticum. Alle diese Typen können emotional und passiv sein, aber Homöopathiestudenten bekommen meist den Eindruck vermittelt, Pulsatilla sei der emotionale, passive Typ, und deshalb wird das Mittel zu häufig verordnet.

Das Pulsatilla-Kind

Kein Typ ist in einem umfassenderen Sinne feminin als Pulsatilla. Es gibt einige wenige Pulsatilla-Männer, aber die meisten erwachsenen Pulsatillas sind Frauen. Auf die Gefahr hin, von feministischen Leserinnen Entrüstung zu ernten, wage ich zu sagen, daß Pulsatilla der weiblichste aller Typen ist, weil sie fast vollständig durch ihre Emotionen lebt und sie nicht unterdrückt. Sie hat zwar einen Intellekt, aber sie benutzt ihn ausschließlich im Dienst ihrer emotionalen Bedürfnisse und Wünsche. Deshalb können ihre Vorstellungen so schnell wechseln. Emotionen sind sehr veränderlich, besonders wenn sie sich frei entfalten können und nicht unterdrückt werden, und weil sich Pulsatillas Gedanken im allgemeinen um ihre emotionale Befriedigung drehen, sind sie meist flatterhaft und unberechenbar.

Kleine Kinder beiderlei Geschlechts sind konstitutionell oft Pulsatilla. Wenn sie größer werden, wechseln die meisten Pulsatilla-Kinder zu anderen Konstitutionstypen, so daß überraschend wenige erwachsene Pulsatillas übrigbleiben (deshalb bekommen so viele blonde Kinder dunklere Haare, wenn sie älter werden). Im Alter zwischen zwei und fünf Jahren reagieren Kinder fast ausschließlich emotional. (Vorher stehen die körperlichen Bedürfnisse im Mittelpunkt, und danach wird der Intellekt immer beherrschender.) Genau in dieser Altersgruppe von Kindern findet man einen großen Anteil Pulsatilla. Wenn der Intellekt erst das Kommando übernommen hat und das emotionale Leben des Kindes dirigiert, ist das Pulsatilla-Stadium vorbei.

Pulsatilla-Kinder beiderlei Geschlechts sind hoch emotional. Sie sind im allgemeinen voller Hingabe, Zuneigung und Milde, vorausgesetzt, ihre emotionalen Bedürfnisse werden von den Eltern erfüllt, aber sie fordern meist eine sofortige Befriedigung, und wenn sie sich zurückgesetzt fühlen, weinen und quengeln sie, bis sie bekommen, was sie brauchen. Pulsatilla ist ein sehr natürlicher Typ. Wenn dem Pulsatilla-Kind etwas weh tut, weint es, ganz gleich ob der Schmerz emotionaler oder körperlicher Art ist. Das Kind versucht nicht, seinen Schmerz zu verbergen, und wenn er vorbei ist, ist er auch sofort wieder vergessen. Das ist ganz ähnlich wie beim Phosphor-Kind, das oft mit Pulsatilla verwechselt wird. Der Unterschied liegt im Grad der Emotionalität. Pulsatilla ist immer emotional (obwohl ihre Emotionen die meiste Zeit sanft und freundlich sein können) und deshalb sehr persönlich in ihren Interessen und Reaktionen, während Phosphor distanzierter und unpersönlicher ist. Phosphor-Kinder können zwar zeitweilig hochemotional sein, aber ihre Grundhaltung ist aktiver, neugieriger und abenteuerlustiger als bei Pulsatilla, der es weniger um Entdeckungen geht als darum, geliebt zu werden. Diese überwiegende Beschäftigung mit ihrer persönlichen emotionalen Befriedigung ist der Grundstein der Pulsatilla-Persönlichkeit, auf dem alle anderen Eigenschaften basieren.

Kleine Kinder sind oft sehr selbstsüchtig. Das gilt ganz besonders für Pulsatilla. Auf dem Spielplatz hütet sie vielleicht mit Argusaugen ihre Süßigkeiten (Kent: »Habgier«) und gibt höchstens ihrer besten Freundin etwas davon ab (als Belohnung und auch, um nett zu sein), wogegen das Phosphor-Kind seine Süßigkeiten freigebig mit seinen Spielgefährten teilt. Wie Natrium sucht Pulsatilla stets emotionale Sicherheit und fühlt sich sehr leicht zurückgewiesen (Kent: »Gefühl der Verlassenheit«), während andere sensible Kinder wie Silicea und Phosphor im Grunde emotional robuster sind. Auch sie brauchen vielleicht Anregung und Aufmerksamkeit ebenso wie ein vernünftiges Maß an Zuneigung, um glücklich zu sein, aber man muß ihnen nicht wie Pulsatilla und Ignatia ständig versichern, daß sie geliebt werden. Es ist die emotionale Unsicherheit, die Pulsatilla so selbstsüchtig macht. Sie neigt dazu, ihre eigenen emotionalen Bedürfnisse für wichtiger als alles andere zu halten, und sie kann bei Bedarf eine Szene machen, damit man sie zur Kenntnis nimmt und sich um sie kümmert. Wenn sie unglücklich ist, kann sie genausogut permanent jammern und quengeln, um sich auf diese Weise liebevoller Aufmerksamkeit zu versichern (Kent: »stöhnen, ächzen«). Sobald sie die Liebe bekommt, nach der sie verlangt hat, ist sie rundum glücklich, und solange diese Liebe weiterhin gewährt wird und spürbar bleibt, macht sie sich keine Sorgen, jedenfalls nicht für lange. Wie Calcium ist Pulsatilla in ihren Bedürfnissen sehr einfach. Alles, was sie will, ist Liebe, und solange sie die bekommt, ist sie sanft, mild und zufrieden. Sie wird sich dann befriedigt zurücklehnen und das Beste aus ihren angenehmen persönlichen Kontakten und ihren sinnlichen Gelüsten machen.

Erwartungsgemäß ist das Pulsatilla-Kind sehr abhängig von seinen Eltern. Das kleine Mädchen bekommt Angst, wenn die Eltern für länger als ein paar Momente nicht zu sehen sind, und in der Öffentlichkeit bleibt sie in ihrer Nähe. Oft hält sie die Hand der Mutter fest oder hängt sogar an deren Rockzipfel. Solange sie sich geliebt fühlt, geht sie vergnügt auf kleine Spiele ein und genießt die Kommunikation mit ihren Eltern, wobei sie besonderen Wert auf Körperkontakt legt. Alle Pulsatillas haben ein großes Bedürfnis nach körperlicher Wärme und Nähe, sowohl die Kinder als auch die Erwachsenen. Sie schmiegen sich selig in die Arme eines liebevollen Vaters, völlig hingegeben und friedlich, und sie nutzen jede Gelegenheit zum Schmusen. Pulsatilla-Kinder genießen auch die Gegenwart von Lieblingstanten und -onkeln sehr, vor allem wenn diese sie verwöhnen und zärtlich zu ihnen sind. Wenn Pulsatilla sich glücklich und sicher fühlt, zeigt sie eine sehr charakteristische Schüchternheit, die ausgesprochen charmant ist und ihr viel Zuneigung sichert. Ihre großen unschuldigen Augen sind gleichzeitig scheu und verspielt, und sie lächelt verführerisch und zugleich selbstzufrieden, so als wolle sie sagen: »Sei nett zu mir – sieh doch nur, wie niedlich ich bin!« Erwachsene Pulsatillas verlieren nichts von diesem schüchternen Charme und wissen ihn zu ihrem Vorteil einzusetzen.

Außerhalb der eigenen vier Wände ist das Pulsatilla-Kind Fremden gegenüber ängstlich. Wie Silicea verhält sie sich zunächst zurückhaltend, während sie herauszufinden versucht, ob die unbekannten Leute ungefährlich und freundlich sind (Kent: »schüchtern, furchtsam«). Wenn sie feindselig wirken, bekommt Pulsatilla sehr leicht Angst und spricht dann überhaupt nicht mit ihnen, sondern versteckt sich hinter ihren Eltern. Hat sie jedoch festgestellt, daß der Fremde nett ist, gibt sie ihre Zurückhaltung sehr viel schneller auf als Silicea und beginnt bald, mit ihm zu flirten, zeigt ihm ihr Lieblingsspielzeug und erzählt ihm ihre größten Geheimnisse (beispielsweise wie der Junge in der Schule heißt, in den sie verliebt ist).

Obwohl sie gegenüber den Menschen, die sie liebt, sehr vertrauensselig ist, kann Pulsatilla Fremden gegenüber sehr argwöhnisch sein, und sie läßt sich nicht immer durch vordergründige Freundlichkeit gewinnen (Kent: »argwöhnisch«). Der Arzt, der beruhigende Worte murmelt, während er versucht, sein

Otoskop in das Ohr der kleinen Pulsatilla einzuführen, erntet Protestgebrüll, längst bevor er sie berührt hat. Wen Pulsatilla mag und wen sie nicht mag, ist eine äußerst persönliche und sensible Angelegenheit, und wenn sie sich einmal entschieden hat, sind ihre Präferenzen sehr eindeutig, auch wenn sie vielleicht manchmal kurzlebig sein mögen. Obwohl sie den gräßlichen Doktor nicht leiden kann und bei seinem Anblick zurückschreckt, wird sie sich eines Tages plötzlich eines Besseren besinnen und ihm ein gewinnendes Lächeln schenken, ihr Zeichen der Anerkennung.

Abgesehen vom persönlichen Kontakt mit liebevollen Vertrauten gehört Pulsatillas nächste Liebe dem sinnlichen Vergnügen. Sie hat einen ausgeprägten Tastsinn, liebt den Anblick schöner Dinge und auch den Geschmack ihrer Lieblingsspeisen. Einmal mehr ist sie bezüglich ihrer Präferenzen sehr persönlich und pingelig, ganz gleich ob sie nun fünf oder fünfzig Jahre alt ist. Die junge Pulsatilla wird sich standhaft weigern, ein Kleid anzuziehen, dessen Farbe ihr nicht gefällt, und ihr Gaumen ist oft extrem launisch. Es ist dieser Hang zu extrem persönlichen und spezifischen Vorlieben, der dazu geführt hat, daß Pulsatilla in Kents Repertorium unter der Rubrik »penibel« aufgeführt wird. Dabei geht es ihr nicht wie Arsenicum und Natrium um Sauberkeit und Ordnung. Sie ist einfach wählerisch wie ein verwöhntes Kind, das immer seinen Willen bekommt. Und je mehr das Pulsatilla-Kind seine Eltern mit plötzlichen Gefühlsausbrüchen erfolgreich manipuliert, desto mehr wird es verwöhnt. Viele Natrium- und Ignatia-Kinder sind ähnlich heikel und bringen ihre Eltern auch dazu, sie zu verwöhnen. Diese drei Typen haben viel gemeinsam, aber Pulsatilla unterscheidet sich von den beiden anderen grundsätzlich dadurch, daß sie ihre Gefühle nicht unterdrückt. Wie Natrium und Ignatia kann Pulsatilla sehr eifersüchtig reagieren, wenn ihre Eltern ein anderes Kind vorziehen. Im Grunde wird sie eifersüchtig auf jeden, der die Zeit der Eltern oder ihrer besten Freundin in Anspruch nimmt (Kent: »Eifersucht«). In solchen Situationen kann sie sich sehr kindisch verhalten, und sowohl der Konkurrent als auch ihre Angehörigen bekommen dann ihre Bosheit zu spüren. Sie kann beispielsweise das neue Spielzeug ihres Bruders kaputtmachen, wenn sie meint, es sei schöner als ihr eigenes, und vielleicht verweigert sie ihr Mittagessen, wenn er an seinem Geburtstag im Mittelpunkt der Aufmerksamkeit steht.

Pulsatilla gehört zu den furchtsameren Typen. Vor allem Pulsatilla-Kinder neigen zu den verschiedensten Ängsten, besonders wenn sie sich unsicher fühlen, weil die Eltern ihnen nicht genug Aufmerksamkeit schenken oder weil sich die Verhältnisse verändern. Wie Calcium und Natrium fürchtet Pulsatilla Veränderungen und reagiert ängstlich auf relativ geringfügige Bedrohungen ihrer persönlichen Sicherheit. Die meisten Pulsatilla-Kinder haben bis zu einem gewissen Grad Angst vor der Dunkelheit. Gewöhnlich sagen sie, sie hätten Angst vor Gespenstern (Kent: »Angst vor Gespenstern bei Nacht«), wogegen die Hälfte der Natrium-Kinder, die Angst vor der Dunkelheit haben, sich wie die erwachsenen Natriums vor Menschen fürchten. Pulsatilla hat vor allem in der Kindheit Angst davor, allein zu sein. Selbst erwachsene Pulsatillas sind oft sehr abhängig von Gesellschaft.

Aggression empfindet Pulsatilla als besonders bedrohlich. Sie duckt sich und weint beim geringsten Zeichen von Aggressivität, sei sie nun verbal oder körperlich, und als Kind wird sie gewöhnlich schweigend nachgeben, statt sich dem Zorn der verärgerten Eltern zu stellen, während sie als Erwachsene oft die Rolle des Friedensstifters spielt. In dieser Rolle appelliert sie stärker an das Herz als an den Verstand. Disharmonie ist für Pulsatilla unerträglich, vor allem zwischen Menschen, die sie liebt, und sie wird sie bitten, wenigstens ihr zuliebe nett zueinander zu sein.

Die erwachsene Pulsatilla – Häuslichkeit

Pulsatilla ist in ihren Interessen persönlicher als jeder andere Typ. Sie kümmert sich vor allem um die Menschen, die sie liebt, und ihr Leben ist der Suche nach persönlicher Liebe und deren Pflege gewidmet. Pulsatilla hat fast immer jemanden, an dem sie voller Hingabe hängt. Als Kind sind das gewöhnlich ihre Eltern. Später überträgt sie diese Hingabe auf ihren Freund und schließlich auf ihren Mann und ihre Kinder. Solange sie mit diesen Menschen zusammen ist und sich von ihnen geliebt fühlt, ist sie glücklich und hat auch keinen besonderen Ehrgeiz. Feministinnen sehen bei Pulsatilla meist rot. Sie ist glücklich und zufrieden, wenn sie zu Hause bleibt und sich um Mann und Kinder kümmert. Im Grunde lebt sie genau dafür. Sie ist extrem fürsorglich und verwöhnt ihre Familie genauso gerne, wie sie sich selbst verwöhnen läßt. Politik, Philosophie oder Wirtschaftsfragen interessieren sie nicht im geringsten (Kent: »kümmert sich um häusliche Angelegenheiten«). Solange ihr häusliches Leben glatt läuft, begegnet sie den Dramen der Welt mit seliger Ignoranz. Darin gleicht sie Calcium (der sie auch körperlich so ähnlich sieht, daß man die beiden verwechseln kann). Aber selbst die häusliche Calcium-Frau ist meist stärker als Pulsatilla an Dingen interessiert, die nichts mit der Familie zu tun haben, wie beispielsweise eine Karriere oder ein kreatives Hobby. Pulsatilla richtet sich in ihren Freizeitaktivitäten meist nach den Interessen von Mann und Kindern. Wenn ihr Mann Schach spielt, wird sie es ebenfalls lernen. Wenn er einige Wochen verreist ist und die Kinder nicht mehr zu Hause sind, fühlt sie sich verlassen und sieht sich gezwungen, etwas alleine zu unternehmen.

Eine meiner Pulsatilla-Patientinnen, eine attraktive und kultivierte Dame von Ende Vierzig, hatte zu Hause ein zufriedenes Leben geführt, bis ihr Mann starb. Danach fühlte sie sich etwa ein Jahr lang völlig ratlos, denn bis dahin hatte sie alles mit ihm zusammen getan. Sie mußte erst lernen, wie sie ohne den Schutz ihres Mannes und ohne mit ihm beschäftigt zu sein ihr Leben gestalten konnte. Anfangs hatte sie große Angst, alleine neue Leute kennenzulernen, und praktische Aufgaben, wie etwa das Haus zu verkaufen, versetzten sie in Panik. Schließlich lernte sie einen neuen Beruf als Masseurin und Reflexzonentherapeutin und richtete sich auf diesem Gebiet ziemlich professionell ein. Um ihre Interessen und ihre Praxis zu erweitern, machte sie mit großer Ernsthaftigkeit und Hingabe noch eine zusätzliche Ausbildung als Ernährungsberaterin. Ebenso wie sie denken viele Pulsatilla-Frauen gar nicht daran, daß sie ein eigenes Individuum sind, bis sie plötzlich ohne ihre Familie dastehen. Dann fragen sie sich, wer sie sind und wozu sie leben, bis sie einen neuen Partner finden, dem sie sich widmen können, oder sich auf irgendeine Aktivität in der Welt einlassen, die ihrem Leben Richtung und Stabilität gibt.

Die Pubertät kann für Pulsatilla eine schwierige Zeit sein. Ihre üblichen emotionalen Launen werden durch Hormonschwankungen und durch den Druck der sich entwickelnden Sexualität verschärft. Das ist die Zeit, in der Pulsatilla sich von ihren Eltern bis zu einem gewissen Grad lösen muß, häufig bevor sie irgendeine stabile Beziehung hat, die diesen Platz einnehmen könnte. Pulsatilla hängt oft länger an ihren Eltern und verläßt sich mehr auf sie als die meisten anderen Jugendlichen. Wenn sie schließlich aus dem Haus geht, kann damit eine sehr labile und schwierige Lebensphase beginnen, wenn sie nicht schon eine feste Beziehung hat. Ich habe eine solche Pulsatilla-Frau von Anfang Zwanzig kennengelernt. Sie besuchte die Kunstschule und teilte sich die Wohnung mit einer Freundin, die ich ebenfalls kannte. Diese beklagte sich bei mir darüber, daß ihre Pulsatilla-Freundin sie ständig um Rat frage, den sie aber nicht befolge. Wenn dann etwas schiefging, jammerte sie der Freundin die Ohren voll. Insbesondere stolperte die Pulsatilla-Frau von einer romantischen oder sexuellen Beziehung in die nächste und beklagte sich dann bei ihrer Freundin darüber, wie elend sie sich ohne Partner fühle oder wie schlecht es ihr mit diesem oder jenem Freund gehe.

Viele Pulsatillas lassen sich impulsiv auf Beziehungen ein, weil sie verzweifelt versuchen, die emotionale Sicherheit zu finden, nach der sie sich sehnen. Die erwähnte junge Frau (die Bezeichnung »Mädchen« scheint trotz des Alters passender) litt unter einem großen Gefühl der »Verlorenheit«, denn sie hatte keine starke Beziehung, die ihr Rückhalt gegeben hätte. Um Anerkennung zu finden, stürzte sie sich auf verschiedene modische Themen wie zum Beispiel Umweltschutz. Darüber diskutierte sie mit ihren Studienkollegen, ohne sich jedoch selbst wirklich dafür zu interessieren. Sie wirkte gewöhnlich ziemlich ungepflegt und wie ein Punk, was unter Kunststudenten gerade schick war, aber gleichzeitig auch ihre innere Verwirrung widerspiegelte. Pulsatillas, die das Glück haben, aus dem Elternhaus direkt in eine liebevolle, stabile Partnerschaft zu wechseln, werden mit dieser Übergangzeit besser fertig und leiden nicht so sehr unter Verwirrung und Heimweh wie die anderen.

Emotionale Labilität

Ich wollte gerade schreiben, daß Pulsatilla unter allen verbreiteten Konstitutionstypen nach Ignatia die emotional labilste ist, als ich darüber nachdachte, daß Pulsatilla eigentlich nicht sehr verbreitet ist. Ich habe wesentlich mehr Ignatias kennengelernt als erwachsene Pulsatillas, und Ignatia ist ebenfalls kein sehr verbreiteter Typ. Der grundsätzliche Unterschied zwischen Ignatia und Pulsatilla ist der Grad ihrer emotionalen Intensität. Beide sind sehr launisch (Kent: »Stimmung wechselnd«), aber die Gefühle von Ignatia sind wesentlich intensiver, weil sie tiefer sind und sich auf die ätherische Macht der unterdrückten Emotionen stützen.

Wenn für Pulsatilla alles glatt läuft und sie in einer liebevollen und stabilen Partnerschaft lebt, treten ihre negativen Stimmungen nur relativ selten auf. Wenn sie doch kommen, steckt dahinter meist das Gefühl, ihre emotionale Sicherheit könne bedroht sein. Selbst in gesunden Beziehungen gibt es ein Auf und Ab, und Pulsatilla reagiert sehr sensibel darauf, wenn man ihr die Zuneigung entzieht. Wenn ihr Mann sich zurückhaltender als sonst benimmt, weil er nach der Arbeit müde ist, fürchtet sie vielleicht, daß er sie nicht mehr liebt, und in ihrer Sorge übertreibt sie seine Zurückhaltung über alle Maßen und versetzt sich dadurch in einen emotional geladenen Zustand. Wenn er dann beispielsweise sagt, daß ihm ihr neues Parfüm nicht gefällt, bricht sie in Tränen aus und rennt in ihr Schlafzimmer.

Pulsatilla kann in alle möglichen emotionalen Zustände geraten (Kent: »Stimmung – furchtsam, mürrisch, argwöhnisch, weinerlich, traurig, rastlos, obszön« etc.), wobei die meisten dadurch ausgelöst werden, daß sie sich in ihren persönlichen Beziehungen bedroht fühlt oder ihr eine liebevolle Partnerschaft fehlt. Solange sie sich geliebt fühlt, ist sie meist sanft und kooperativ, aber wenn sie sich erst einmal bedroht fühlt, verfügt sie nicht über die disziplinierten, automatischen Abwehrmechanismen von Natrium muriaticum. Statt ihre Traurigkeit zu unterdrücken, weint sie dann; statt ihren Ärger zu unterdrücken, schreit sie oder zerschlägt das Geschirr. Wenn die Sache nicht ganz so schlimm ist, es aber irgendeine Störung in der Beziehung gibt, kann Pulsatilla nervös und ständig gereizt sein (Kent: »unzufrieden mit allem«). In diesem Zustand sagt sie nicht, was mit ihr los ist, und vielleicht weiß sie es selbst nicht so genau, aber sie läßt ihre Frustration und Spannung an der Familie aus, klagt über dieses und weint über jenes (Kent: »grundloses Weinen«). Pulsatilla steht in Kents Repertorium in Fettdruck oder kursiv in nicht weniger als 15 Rubriken, die mit »weinen« beginnen. Tränen sind ihre häufigste Antwort auf emotionalen Schmerz. In den meisten Fällen weint sie eher leise, statt heftig zu schluchzen (Ignatia, Natrium muriaticum), und sie reagiert positiv auf Beruhigung und Zuneigung. Da Pulsatilla jedoch sehr an Menschen (und Haustieren) hängt, kann sie nach einem schmerzlichen Verlust oder einer Trennung in hysterisches Weinen verfallen und sich so fühlen, als müsse sie Selbstmord begehen (Kent: »Gram«, fettgedruckt, »Stimmung – hysterisch«, »untröstlich«).

Pulsatilla ist für positive Gefühle ebenso empfänglich wie für negative. Sie wird leicht aufgeregt, besonders wenn sie verliebt ist oder sich auf etwas freut, das sie zusammen mit einem geliebten Menschen vorhat. Ihre Aufregung kann dann so groß sein, daß sie völlig erschöpft ist und dann weint, ohne zu wissen, warum, oder Kopfschmerzen bekommt (Kent: »Beschwerden durch außergewöhnliche Freude«). Im allgemeinen ist sie für jeden Spaß zu haben und sehr gesellig. Wenn sie nicht gerade »herumalbert« oder mit attraktiven Männern flirtet (Pulsatilla ist eine große Flirterin, besonders wenn sie ungebunden ist), spricht sie in Gesellschaft meist über persönliche Angelegenheiten, oder sie interessiert sich für die persönliche Seite im Leben anderer Menschen, statt über theoretische oder globale Fragen zu diskutieren. Darin gleicht sie Calcium und auch vielen Natrium-Frauen. Sie mag sich zwar an einer intellektuellen Debatte beteiligen, aber sie vertritt dann meist die Ansichten ihres Mannes, und sie argumentiert emotional und ohne die Fakten zu berücksichtigen, es sei denn, sie war schon einmal gezwungen, eine Zeitlang alleine in der Welt zurechtzukommen. Ansonsten hat sie viele ihrer Ansichten wahrscheinlich von ihrem Partner oder ihren Eltern übernommen.

Wenn ihr Mann ein Kommunist ist, wird sie auch eine Kommunistin. Wenn er Katholik ist, wird sie ohne Frage konvertieren, und da sie keine Fragen stellt, wird sie ihrer neuen Religion auch gläubig folgen. Dabei ist sie nicht etwa dumm. Es ist nur so, daß sie in erster Linie ihrem Herzen folgt und der Verstand erst sehr viel später kommt.

Wie andere vorwiegend weibliche Typen ist Pulsatilla sehr anfällig für hormonelle Störungen und die psychischen Probleme, die damit verbunden sind. Sie ist vor Beginn der Periode meist sehr labil, fühlt sich dann leicht beleidigt und weint bei jeder Kleinigkeit (Kent: »weinen vor den Menses«). Ebenso neigt sie in dieser Zeit zu Ärger und Reizbarkeit, obwohl die Neigung zum Weinen überwiegt. Klimakterische und nachgeburtliche Hormon-schwankungen können das empfindliche emotionale Gleichgewicht von Pul-satilla auch durcheinanderbringen. In Kents Repertorium wird sie unter den Rubriken »Geisteskrankheit – menopausal« und »Geisteskrankheit – puerpe-ral« aufgeführt, aber ich bin sicher, daß die emotionale Labilität in diesen Phasen bei Pulsatilla-Frauen verbreiteter ist als Geisteskrankheit.

Passivität, Schlichtheit und Sinnlichkeit

Pulsatilla ist kein sehr dynamischer Typ. Wie Calcium liebt sie ein stabiles, sinnliches, angenehmes Leben, dessen hauptsächliche Befriedigung darin be-steht, daß sie ihre Familie liebt und für sie sorgt. Wie Calcium und Phosphor ist sie natürlich, unberührt von intellektuellen Winkelzügen. Sie fühlt nicht den Drang, ihr Haus peinlich sauberzuhalten oder in ihrer Freizeit etwas »Nützliches« zu tun. Wenn sie es sich leisten kann, ist sie gerne faul (Kent: »Indolenz«), es sei denn, ihr Partner fordert sie auf, produktiv zu sein. Aber selbst dann wird sie meist passiven Widerstand leisten und tun, was sie will, wenn er nicht da ist (es sein denn, er ist aggressiv genug, um sie in Angst zu versetzen, oder droht damit, sie zu verlassen). Wenn sie in ihrem Element ist, wirkt Pulsatilla wie ein Weinstock, gesegnet mit üppigen Trauben, träge, aber angefüllt mit der Vitalität der Erde, der großzügig, aber fast nonchalant die Umstehenden mit Saft versorgt. In ihrer Rolle als Mutter und Ehefrau/Gelieb-te ist sie natürlich und spontan, aber statt wie Calcium eine solide und verläß-liche Glucke zu sein, ist sie die Erdgöttin, leidenschaftlich und sinnlich mit ihrem Gefährten, freigebig und entspannt mit ihrem Nachwuchs. Im häusli-chen Bereich ist der Unterschied zwischen Pulsatilla und Calcium eher gra-duell als prinzipiell. Calcium ist bodenständiger, sachlicher und pragmati-scher, aber dabei immer noch sinnlich und träge. Pulsatilla ist im wesentlichen sinnlich, fürsorglich und zart in ihren Gefühlen, emotionaler als Calcium, weiblicher und weniger pragmatisch.

Es gibt zahllose Ähnlichkeiten zwischen Pulsatilla und Calcium, und ein Vergleich zwischen beiden Typen hilft, die jeweilige Art zu verdeutlichen, denn dabei zeigen sich die subtilen Unterschiede, die die verschiedenen Essenzen widerspiegeln. Die Essenz von Calcium, so könnte man sagen, ist Struktur, Trägheit und »Materialität«. Ihr geht es um das Dauerhafte, das Praktische und den gesunden Menschenverstand. Die Essenz der erwachsenen Pulsatilla ist Fruchtbarkeit, Sinnlichkeit und Fürsorge. Sie ist der Inbegriff all dessen, was rein weiblich ist. Gleichwohl enthält jeder Typ die Essenz des anderen als zweites »Lebensthema«. Calcium ist sinnlich und fürsorglich, und Pulsatilla beschäftigt sich mit häuslichen Angelegenheiten und ist gewöhnlich eine gute Köchin und Hausfrau, ebenso wie eine liebevolle Mutter und eine leidenschaftliche Geliebte.

Ein ausgezeichnetes (wenn auch etwas extremes) Beispiel einer Pulsatilla-Frau in ihrem Element ist die Gestalt der Emma Badgery in Peter Careys vergnüglichem Roman *Illywhacker*. Emma wird zunächst als schüchterne, ordentliche Lehrerin im australischen Hinterland beschrieben. Sie verliebt sich schnell in den jungen Charles Badgery, nachdem er ihr zu Hilfe geeilt ist und einen riesigen Waran (eine große Echse) entfernt hat, der eine Stunde lang auf ihrem Rücken gesessen hatte, während sie sich vor lauter Angst nicht zu rühren wagte. Das Paar zieht nach Sydney, wo sie eine Tierhandlung eröffnen und Emma, in echter Pulsatilla-Manier, ihr Leben ohne jede Frage ganz ihrem Mann widmet, glücklich mit ihm arbeitet, klaglos alle schmutzigen und niedrigen Tätigkeiten verrichtet und ihm abends eine leidenschaftliche Geliebte ist. Die beiden leben auf diese Weise in seliger Unschuld, bis Charles, ein Patriot und völlig unsensibler Sulfur, sich mitten im zweiten Weltkrieg, ohne seiner Frau etwas zu sagen, freiwillig zum Wehrdienst meldet. Erst als er fort ist, hört Emma, wo er ist und warum. In Panik eilt sie zu den Kasernen, aber es ist zu spät – er ist nicht mehr dort. Es stellt sich heraus, daß Charles aus medizinischen Gründen nicht kriegstauglich ist, aber die Tatsache, daß er Emma schweigend verlassen hat, hinterläßt in ihrer Beziehung eine bleibende Narbe. Emma wird zur Karikatur einer Pulsatilla.

Als Charles in die Tierhandlung zurückkommt, findet er sie zusammengekauert auf einem Strohlager in einem großen Käfig, ihr jüngstes Kind im Arm. Sie scheint halb wach zu sein, reagiert jedoch nicht auf Charles' inständige Bitten, aus dem Käfig herauszukommen, und winselt nur leise wie ein verletztes Tier (Kent: »Delirium mit Schläfrigkeit«, »Stöhnen im Schlaf«).

Obwohl sie allmählich wieder zu einer Art normalem Bewußtsein zurückfindet und den Käfig oft verläßt, um mit ihren Kindern zu spielen oder mit ihrer Freundin Tee zu trinken, schläft sie doch jede Nacht darin. Charles stattet ihn mit Seidenkissen, teuren Vorhängen und einer Matratze aus. Er bedient sie wie ein unterwürfiger Sklave, bringt ihr das Essen und den Tee und fleht sie an, ihm zu vergeben. Sie spricht wenig mit ihm (Kent: »will nicht reden«) und straft ihn mit kindischem Schmollen, während sie gleichzeitig nach der Zuwendung schmachtet, die er ihr zeigt, und den Luxus genießt, der sie in ihrem kleinen, sicheren Käfig umgibt, wo sie an ihre zwei jüngsten Kinder gekuschelt schläft. Ich habe nie eine Pulsatilla-Frau erlebt, die sich so hysterisch benimmt, aber Emmas Hysterie paßt sehr gut zu Pulsatilla. Sie ist eine Reaktion auf den plötzlichen Liebesentzug (Kent: »Beschwerden durch Kränkung«), eine sehr passive Reaktion, die an die Art von Hysterie erinnert, die Pulsatilla in Kents Arzneimittellehre zugeschrieben wird («puerperale Manie bei einer Frau von mildem, sanftem, tränenreichem Gehabe, die später traurig und schweigsam wurde und dann in ihrem Stuhl saß, den ganzen Tag nichts sagte oder nur mit Kopfbewegungen ein Ja oder Nein andeutete«).

Pulsatilla-Frauen (und auch -Kinder) strafen ihre Familie oft mit einer Art emotionaler Hysterie, die in der Regel auf magische Weise wieder verschwindet, wenn sie sich der Liebe ihrer Angehörigen sicher fühlen. Emmas Hysterie ist interessant, weil sie nicht nur den Ehemann mit größter Hingabe an sie bindet, sondern ihr auch ein kuscheliges Nest und die Art von sinnlichem Luxus verschafft, den Pulsatilla so genießt. Obwohl sie geistig nicht ganz in Ordnung ist, ist sie doch gesund genug, um sich normal mit ihrer Freundin zu unterhalten (solange ihr ungewöhnliches Verhalten nicht zur Sprache kommt) und ihre Kinder zu versorgen. Diese Art von ausgesprochen selektiver Hysterie ist charakteristisch für Pulsatilla. Wenn sie sich in ihrer Partnerschaft nicht sicher fühlt, kann sie sich zwar anderen gegenüber normal verhalten, verlangt jedoch von ihrem Partner absolute Hingabe und ist ständig in Tränen aufgelöst oder zieht sich schweigend zurück, wenn er zu diesem Opfer nicht bereit ist.

Pulsatilla ist ein launisches Geschöpf, das unter logischen Gesichtspunkten schwer zu ergründen ist, voller Widersprüche (so wie Männer sich eine typische Frau vorstellen). Vor allem ihre Einstellung zur Sexualität ist unberechenbar. Die alten Arzneimittellehren weisen immer wieder darauf hin, daß Pulsatilla eine Abneigung gegen Vertreter des anderen Geschlechts oder gegen Sex als solchen hat. Gleichwohl ist Pulsatilla ein sehr sinnlicher, leidenschaftlicher Typ, und sie hängt gewöhnlich sehr an ihrem Partner. Die Abneigung, auf die sich die alten Texte beziehen, hat wahrscheinlich mit einer Kombination von zwei Faktoren zu tun. Erstens reagiert Pulsatilla kindisch, wenn sie sich unsicher fühlt. Dann behauptet sie, diejenigen zu hassen, die sie eigentlich liebt, und verweigert sich sexuell, um ihren Partner zu strafen. Zweitens ist Pulsatilla leicht zu beeindrucken und nimmt die religiösen Lehren ihrer Erziehung sehr ernst und wörtlich, deshalb die Abneigung gegen Sexualität, die Homöopathen des vergangenen Jahrhunderts beschrieben haben, zu einer Zeit, als die Haltung der Kirchen zur Sexualität noch strenger war und stärker befolgt wurde als heute (Kent: »religiös begründete Abneigung gegen das andere Geschlecht«).

Pulsatilla ist ein sehr sensibler und verletzlicher Typ. Sie ist leidenschaftlich, aber es geht ihr mehr um Liebe als um Sex als solchen. Man kann sich leicht vorstellen, daß sie einen Widerwillen gegen Sexualität im allgemeinen entwickelt, sofern sie in ihrer Jugend unangenehme sexuelle Erfahrungen gemacht hat. Sie ist ein außerordentlich romantischer Mensch und kann durch die lüsternen Annäherungsversuche von sexhungrigen Durchschnittsmännern unsanft aus ihren Phantasien über den Traumprinzen erwachen. Andererseits steht Pulsatilla in Kents Repertorium auch unter den Rubriken »lasziv« und »Nymphomanie«. Emma Badgery gab sich in ihrem Käfig mit fremden Männern ab, während ihr Ehemann bei der Arbeit war, und ihr jüngster Sohn sah seinem Vater nicht ähnlich, sondern hatte orientalische Züge, über die niemand etwas zu sagen wagte. Mir ist die laszive Pulsatilla bisher nicht begegnet (Kent: »erotischer Wahnsinn«), wahrscheinlich weil dies ein Zug der Hysterie von Pulsatilla ist, der in der heutigen Zeit nicht mehr häufig auftritt.

Verwirrung und Voreingenommenheit

Weil Pulsatilla so emotional ist, sind ihre Gedanken häufig etwas verworren, unklar und ungenau. Pulsatilla-Frauen geben leicht auf, wenn eine rationale Analyse gefordert ist, auch wenn es dabei um praktische Aufgaben geht wie beispielsweise das Auswechseln eines elektrischen Steckers. Wenn sie es überhaupt versucht, wird sie die Drähte wahrscheinlich falsch anschließen. (Ein gutes Beispiel dafür ist die Pulsatilla-Gestalt der Eva in der amerikanischen Lustspiel-Serie *Green Acres*.) Daß der Stecker am Ende nicht funktioniert, bestätigt Pulsatilla, daß sie solche Aufgaben nicht bewältigen kann, und deshalb wird sie es in Zukunft gar nicht mehr versuchen. Dabei braucht sie im Grunde nur eine geduldige Anleitung, aber oft überläßt sie solche Sachen dann lieber den Männern, nicht nur, weil sie Angst hat, sie würde es nicht schaffen, sondern auch, weil sie sich für logische, rationale Dinge nicht besonders interessiert, ganz gleich ob sie nun praktischer oder theoretischer Art sind. Dabei ist ihr Verstand eher faul als unintelligent, und oft ist er ziemlich eingerostet, weil sie das Denken anderen überläßt. Wenn sie jedoch gezwungen ist zu lernen, entwickelt sie allmählich auch ihre intellektuellen Fähigkeiten.

Pulsatilla ist oft sehr unentschlossen. Das hängt wahrscheinlich damit zusammen, daß sie auf ihre Gefühle hört, die auf jede Möglichkeit sowohl positiv als auch negativ reagieren. Wenn sie beispielsweise versucht, sich zwischen zwei Männern zu entscheiden, die mit ihr ausgehen wollen, dann können ihre Überlegungen so aussehen: »Harold sieht gut aus *(leichtes Herzklopfen)*, ist aber ziemlich ungehobelt *(sie stellt sich vor, er könnte sie unsanft behandeln)*, während Jimmy süß ist *(das beruhigt sie, aber sie fürchtet, sich zu langweilen)*, aber seine Mutter ist so dominierend *(deshalb fürchtet sie sich vor ihr)*. Andererseits …« Sie denkt fast so wie ein vierjähriges Kind, das sehr voreingenommen ist und dem es an Objektivität mangelt. Genau wie bei diesem Kind dreht sich bei ihr alles um Vorlieben und Abneigungen. Ein deutlicheres Beispiel dafür, wie emotionale Präferenzen Entscheidungen beeinflussen, fand ich bei einer Pulsatilla-Frau, die mich wegen ihrer prämenstruellen Spannungen aufsuchte. Sie war verwitwet und beschäftigte sich gerade intensiv mit Meditationstechniken und esoterischen Philosophien, die sie faszinierend fand, als ihre zwei Schwestern, die beide »wiedergeborene« Christinnen waren, ihr vorwarfen, sie spiele mit dem Teufel, und beide drohten, sie wollten nichts mehr mit ihr zu tun haben, wenn sie auf diesem Weg weitermache. Sie fragte mich, ob ich solche Praktiken für böse halte, nachdem sie sich selbst schon mehr oder weniger davon überzeugt hatte, um so ihren Verzicht zu rechtfertigen und sich damit die Liebe ihrer Schwestern zu bewahren. Ich konnte förmlich spüren, wie ambivalent sie sich fühlte und daß sie gleichzeitig froh und verstört darüber war, als ich sagte, ich könne an ihren Interessen nichts Ungesundes finden. Sie war eine intelligente Frau, befand sich jedoch auf dem besten Weg, sich selbst untreu zu werden, um sich der Liebe zu versichern, die sie brauchte.

Wie andere stark emotionale Typen kann Pulsatilla nervös werden, wenn sie gekränkt ist. Wenn sie Streit mit ihrem Mann hatte, kann sie nicht vernünftig denken und vergißt, was sie einkaufen wollte (Kent: »Gedanken verschwinden«), oder sie steigt in den falschen Bus, gerät in Panik und bricht dann in Tränen aus. Wie Phosphor löst sie in ihrer Aufregung sofort Sympathie aus und findet wahrscheinlich einen freundlichen Menschen, der sie nach Hause fährt, wo ihr Mann voller Zerknirschung wartet und auf Zehenspitzen um sie herumschleicht, bis sie wieder zu sich selbst gefunden hat. Hinter ihrer Verwirrung steckt keine Absicht, aber wenn sie aufgeregt ist, verfällt sie wieder in altvertraute Verhaltensmuster aus der Kindheit, indem sie beispielsweise so lange weint, bis sich jemand um sie kümmert und ihr hilft. Wenn keine Hilfe kommt, weint sie, bis sich ihre Erregung verbraucht hat, und anschließend kann sie ihre Gedanken wieder sammeln und überlegen, was zu tun ist.

Naivität

Gemeinsam mit Barium, Graphites und Phosphor gehört Pulsatilla zu den naivsten Konstitutionstypen. Wie ein Kind sagt sie meist ohne Hintergedanken, was sie fühlt und denkt. Ich habe eine Pulsatilla-Freundin, eine junge Frau, die sich große Sorgen über die Umwelt macht und entsetzt war, als sie hörte, daß die Wälder in ihrer Gegend abgeholzt werden sollten. Sie schrieb sofort an den Umweltminister, und der Brief, der in seiner kindlichen Offenheit rührend war, lautete etwa so: »Lieber Herr Minister, bitte stoppen Sie das Abholzen der Bäume, denn sonst sind bald keine mehr da, und die Tiere wissen nicht mehr, wo sie leben sollen.«

Die Pulsatilla-Ehefrau wird wahrscheinlich so naiv wie immer sein, wenn ihr Mann seinen Chef zum Essen nach Hause einlädt. Sie wird kein affektiertes Getue veranstalten, und wenn sie zur Toilette muß, kann es gut sein, daß sie unbefangen erklärt: »Ich geh mal grade Pipi machen«, so als sei nicht der Chef ihres Mannes, sondern ihre Schwester zu Besuch. Ob der Gast diese Naivität als charmant, albern oder unfreundlich empfindet, hängt von seiner Persönlichkeit ab. So können Ehemann und Chef spontan positiv auf Pulsatillas naives Verhalten reagieren, oder aber sie erntet vom Chef Verachtung, während der Ehemann wütend wird, weil er sich ausrechnen kann, daß seine Aussichten auf Beförderung dahin sind.

Meine Pulsatilla-Freundin, die den Brief an den Umweltminister schrieb, hatte, was nicht überrascht, eine Pulsatilla-Mutter. Diese brachte ihre Tochter in der Öffentlichkeit ständig in Verlegenheit, indem sie stolz allen und jedem (einschließlich Fremden an der Bushaltestelle) erzählte, welche großartigen Leistungen ihre Tochter vollbrachte und daß sie ihre Ausbildung als Krankenschwester erfolgreich abgeschlossen hatte. Sie war so stolz auf ihre Tochter, daß sie deren Verlegenheit angesichts solcher öffentlicher Lobpreisungen gar nicht verstehen konnte. Das ist ein anderes Beispiel für Pulsatillas Naivität und ihr geringes Interesse an den Normen des gesellschaftlichen Verhaltens.

Auch bei der erwachsenen Pulsatilla-Frau findet man jede Form von kindlich-unschuldigem Verhalten. Sie ist begeistert wie ein Kind, wenn ihr Partner sie mit einem Geschenk überrascht. Sie ist aufgeregt wie ein Kind bei der Aussicht auf eine Tagestour aufs Land (besonders wenn das nicht oft vorkommt). Und sie ist verstört wie ein Kind, wenn sie bestraft wird und nicht weiß, was sie falsch gemacht hat. Diese Naivität bei erwachsenen Menschen findet man auch bei Phosphor und Barium carbonicum. Letztere ist gewöhnlich ziemlich leicht von Pulsatilla zu unterscheiden, weil Barium typischerweise geistig zurückgeblieben wirkt, was für Pulsatilla nicht charakteristisch ist. Phosphor ist allein aufgrund der Geistessymptome schwieriger von Pulsatilla zu unterscheiden. Bei jedem dieser Typen hat die Naivität jedoch eine andere »Note«, ähnlich wie sich die Emotionalität von Pulsatilla und Ignatia in ihrer »Note« unterscheidet. Die Naivität von Phosphor hat etwas Lausbübisches, Ätherisches wie der Puck in Shakespeares *Sommernachtstraum*. Sie ist eine androgyne Eigenschaft, die an die Lebensfreude der Jugend erinnert. Die Naivität von Pulsatilla ist weiblicher und verletzlicher und erinnert an die Unschuld eines kleinen Kindes zwischen drei und fünf Jahren. Während die Naivität von Phosphor zu rufen scheint: »Ha, du kriegst mich nicht!«, singt die von Pulsatilla leise von Rosen und Schmetterlingen. Es ist der Unterschied zwischen Peter Pan und Alice im Wunderland. Beide sind liebevoll und sehr offen, aber Pulsatilla ist weicher, persönlicher und emotionaler.

Der Pulsatilla-Mann

Obwohl Pulsatilla als Konstitutionstyp bei kleinen Jungen häufig vorkommt, gibt es nur sehr wenige erwachsene Pulsatilla-Männer. Diejenigen, die ich kennengelernt habe, waren sehr weich, schüchtern gegenüber Fremden und innerhalb der Familie sehr liebevoll. Einer von ihnen klagte über Unentschlossenheit. Er quälte sich mit jeder Entscheidung ab, ganz gleich ob sie wichtig oder trivial war (Kent: »Unentschlossenheit«). Erwartungsgemäß fehlen dem Pulsatilla-Mann sowohl positive als auch negative männliche Eigenschaften. Er hat Schwierigkeiten, sich durchzusetzen, und neigt dazu, wie Lycopodium und Staphisagria um des lieben Friedens willen nachzugeben. Er ist jedoch viel emotionaler und sensibler als Lycopodium und auch fürsorglicher. Er ist emotional nicht so ausweichend wie Staphisagria, sondern weiß, was er fühlt, und kann seine Gefühle auch ausdrücken, wenn er erst einmal Vertrauen gefaßt hat.

Es wäre nicht überraschend, wenn der Pulsatilla-Mann zu Hause bliebe, während seine Frau berufstätig ist. So feminin, wie Pulsatilla-Männer sind, ist ein gewisses Maß an Rollentausch fast unvermeidlich. Die Pulsatilla-Männer, die ich behandelt habe, waren alle verheiratet, und alle waren mehr mit ihrem Familienleben als mit ihrer Karriere beschäftigt (eine erfrischende Abweichung von der Norm). Einer sagte, er sei unsicher, und seine Frau müsse ihm oft sagen, daß sie ihn noch liebe, aber die anderen wirkten in ihrer Beziehung sicherer. Keiner war »verweiblicht« oder homosexuell. Im Grunde wirkten sie alle recht sachlich und männlich, bekannten sich jedoch auf Nachfrage schnell zu ihren zarteren Gefühlen.

Schüchternheit kann für den Pulsatilla-Mann ein größeres Problem sein, besonders gegenüber dem anderen Geschlecht. Da in unserer Gesellschaft im allgemeinen erwartet wird, daß der Mann der Werbende ist, haben Pulsatilla-Männer bei der Partnersuche mehr mit ihrer Schüchternheit zu kämpfen als die Frauen. Einer meiner männlichen Pulsatilla-Patienten hatte, bevor er seine Frau traf, jahrelang keine Freundin, weil er zu schüchtern war, um Mädchen kennenzulernen. Kent führt Pulsatilla in seinem Repertorium unter der Rubrik »Aversion gegen Frauen« auf. Ich vermute, daß diese Aversion in Wirklichkeit Furcht ist, die durch die Schüchternheit entsteht.

Den Pulsatilla-Mann kann man leicht mit Phosphor-Männern verwechseln, von denen es wesentlich mehr gibt. Beide sind sensibel, und Phosphor-Männer sind oft fürsorglich, aber Phosphor ist weniger schüchtern, beherzter und stärker extrovertiert.

Körperliche Erscheinung

Pulsatilla hat in den meisten Fällen ein charakteristisches Aussehen, zumindest unter Europäern. Das Haar ist gewöhnlich blond oder hellbraun, die Augen sind blau oder grün und die Wimpern nach außen gebogen. Das Gesicht ist eher rund (anders als bei Phosphor und Silicea), und die Haut ist blaß und hat, wie bei Calcium, oft einen blonden Flaum. Die Figur ist im allgemeinen voll, mit runden Hüften und gut entwickelten Brüsten; sie erinnert an Aphrodite, die Göttin der Liebe. Die Lippen sind meist voll und schön geschwungen als Ausdruck der Sinnlichkeit und Sensibilität.

Zusammenfassung

Erwachsene Pulsatillas gibt es nach meiner Erfahrung erstaunlich selten, gemessen an der Häufigkeit, mit der man Pulsatilla-Kindern begegnet. Die meisten Pulsatilla-Kinder wechseln später zu anderen Konstitutionstypen (überwiegend Natrium muriaticum). Nur einige wenige Mädchen werden zu Pulsatilla-Frauen, und noch weniger Jungen werden zu Pulsatilla-Männern. Pulsatilla verkörpert das »weibliche Prinzip« in reinerer Form als jeder andere Typ, und die Tatsache, daß erwachsene Pulsatillas relativ selten sind, spiegelt wahrscheinlich unsere patriarchale Gesellschaft, die das Weibliche unterbewertet und systematisch mißbraucht, bis es so unterdrückt und verdreht ist, daß die Frauen entweder versklavt oder vermännlicht werden. Es gibt eine starke Ähnlichkeit zwischen Pulsatilla und Natrium muriaticum, wobei erstere der natürlichere und letzter der künstlichere Typ ist, der meines Erachtens über Tausende von Jahren durch die Unterdrückung von Gefühlen entstanden ist. Homöopathen verordnen relativ offenen, ausdrucksstarken Natrium-Frauen oft Pulsatilla, was jedoch nicht wirkt. Der Unterschied zwischen einer Pulsatilla-Frau und einer relativ offenen Natrium-Frau scheint anfangs subtil, und der Homöopath muß sehr sensibel sein, um ihn zu erkennen. Grundsätzlich ist Pulsatilla immer sie selbst – reine Emotion, während Natrium lernt, sich selbst mit Hüllen von Effizienz, Rationalität und akzeptablen Ersatzgefühlen zu umgeben. Je mehr bei einer Natrium-Frau die künstlichen Verteidigungsmauern fallen, desto stärker erinnert sie an Pulsatilla. (Es ist jedoch wichtig, sich darüber klar zu sein, daß sie sich dadurch nicht in Pulsatilla verwandelt. Nach meiner Erfahrung ist es selten, daß jemand den Konstitutionstyp wechselt, während es häufig vorkommt, daß Menschen innerhalb ihres eigenen Typs gesündere Charakteristika ausprägen.)

S e p i a

Sepia ist ein vorwiegend weiblicher Typ, und wie Ignatia, Pulsatilla und Natrium muriaticum schafft er seinen eigenen, einzigartigen Frauencharakter. Man könnte sagen, jeder dieser Typen repräsentiert einen unterschiedlichen Archetyp des Weiblichen, und wenn man ihre gemeinsamen Essenzen und Eigenschaften kombiniert, entsteht daraus ein Gesamtbild des Weiblichen.

Sepias natürliche Unabhängigkeit unterscheidet sie von anderen Frauen. Sie versucht, sie selbst zu sein, ungeachtet dessen, was andere, und besonders Männer, von ihr erwarten. Darin unterscheidet sie sich von Natrium-Frauen, deren Unabhängigkeitsstreben im allgemeinen eine Reaktion auf den emotionalen Schmerz ist, den sie erlebt haben, eine Art Schutzmechanismus. Sepia ist von Natur aus unabhängig. Sie läuft nicht vor irgend etwas davon wie Natrium – sie ist einfach sie selbst und weigert sich, ihre Persönlichkeit von anderen Menschen manipulieren zu lassen. Diese Unabhängigkeit von Sepia läßt sie nach außen manchmal etwas maskulin wirken, weil wir erwarten, daß Männer unabhängiger sind als Frauen, aber Sepia ist im Grunde nicht vermännlicht. Das verhärtete Äußere einer defensiven Ignatia- oder Natrium-Frau ist maskulin – eine wirkungsvolle, aggressive Fassade als Schutzschild für die innere Empfindsamkeit. Die durchschnittliche Sepia-Frau braucht diese Fassade weniger, und ihre Unabhängigkeit entsteht dadurch, daß sie ihre eigene Einzigartigkeit und das Gefühl der Macht zelebriert, das sie aus ihrer Verbindung mit dem Körper und der Erde gewinnt. Dieses Machtgefühl ist weiblich, denn es hängt davon ab, wie jemand seinen Körper empfindet und darin zentriert ist, und es ist das Resultat einer natürlichen Weisheit, die nichts mit dem Intellekt zu tun hat. Männliche Macht ist im Gegensatz dazu stärker an Aggression, brutale Kraft und den Intellekt gebunden. Der Unterschied ist wie der zwischen Karate, das eine extrem offensive, aggressive Kampfkunst ist und dem Gegner erheblichen Schaden zufügen kann, und Aikido, der »weichen« Kampfkunst, die ganz und gar defensiv ist und nur von der Flexibilität und der Fähigkeit des Übenden abhängt, sich dem Fluß der Bewegungen seines Gegners anzupassen.

Ich habe fünf Untertypen ausgewählt, die verschiedene Eigenschaften der Sepia-Frau repräsentieren. Drei von ihnen sind, historisch gesehen, traditionelle Rollen unabhängiger Frauen. Die anderen beiden, die Abgestumpfte und die Xanthippe, zeigen, was mit Sepia passiert, wenn sie ihre Identität anderen unterordnet, besonders ihrer Familie.

Die Hexe

Die Hexe oder Weise Frau hat es immer gegeben, und normale Sterbliche sind ihr immer mit einer Mischung aus Furcht, Respekt und Faszination begegnet. Ob es die Hexe im Mittelalter war, die Kräutertränke mischte und Zaubersprüche kannte, oder die Priesterin im alten Griechenland oder Indien, die Neophyten in die Mysterien einweihte, die Weisen Frauen haben sich immer ihrem Handwerk und ihrer Weisheit gewidmet und nicht einem Ehemann oder einer Familie. Die meisten Hexen sind Sepia, und die meisten Sepia-Frauen haben etwas von einer Hexe in sich. Sie haben eine gewisse natürliche Hellsichtigkeit, und sie sind gewöhnlich von esoterischen und mystischen Ideen fasziniert. Außerdem haben sie einen gesunden, unabhängigen Verstand, der subtil ist und auch verborgene Mysterien, die sich der Logik nicht erschließen, leicht erfassen kann.

Sepia vertieft sich gerne in verborgene Mysterien, seien sie nun psychologischer oder mehr philosophischer Art (Kent: »theoretisiert«), und wie Phosphor und China hat sie die Sensibilität, in manchen Fällen intuitiv zu erfassen, was sie logisch nicht ableiten kann. Eine Sepia-Frau weiß beispielsweise in der Regel, wenn ihr Mann untreu ist, auch wenn es nicht den kleinsten erkennbaren Hinweis gibt. Sie spürt es einfach. Ganz ähnlich hat sie vielleicht das Gefühl, sie sollte sich von dem netten Kollegen bei der Arbeit fernhalten, und im nachhinein findet sie heraus, daß er ein gefährlicher Psychopath ist, der alle anderen mit seinem angenehmen, normalen Äußeren getäuscht hat. Anders als Phosphor hat sie gewöhnlich genügend innere Klarheit, um ihre Intuition von Ängsten und Wünschen zu trennen, obwohl diese Unterscheidungsfähigkeit nachläßt, wenn Sepia ängstlicher wird.

Sepia ist wie eine Kreuzung zwischen Phosphor und Natrium muriaticum – so intuitiv und natürlich wie erstere und so tiefgründig wie letztere. In der Regel ist sie stärker geerdet als Phosphor, bodenständiger und vernünftiger, und deshalb kann sie mehr aus ihren intuitiven Fähigkeiten machen. Natrium ist manchmal auch sehr intuitiv, aber ihre Intuition vermischt sich leicht mit unbewußten persönlichen Ängsten und auch mit Wunschdenken. Sepia kann in bezug auf ihre Intuition unpersönlicher sein und leidet nicht wie Natrium unter dem Zwang, die Dinge entweder positiv oder dramatisch darstellen zu müssen. Sie ist eine natürliche Seherin, die nicht nur über Intuition verfügt, sondern auch in ihrem Körper verankert ist und die Dinge unpersönlich wahrnehmen kann. Im Gegensatz dazu läßt sich Phosphor oft von ihren Phantasien davontragen, und Natrium verquickt ihre Intuition mit höchst persönlichen Neigungen und benutzt sie, um als etwas Besonderes zu erscheinen. Wie wahre Weise Frauen schweigt Sepia meist über ihre intuitiven Fähigkeiten, nicht nur, um der Verachtung zu entgehen (und in der Vergangenheit auch der Verfolgung), sondern auch, weil sie im Hinblick auf ihre Fähigkeiten nicht selbstgefällig ist und ihre Weisheit ihr sagt, daß diejenigen, die ihre Hilfe brauchen, sie auch finden werden.

Hexen können sich entweder der Schwarzen oder der Weißen Magie verschreiben, und wie die Mehrheit der normalen Leute liegen die meisten irgendwo dazwischen. Die »durchschnittliche« Hexe setzt ihre intuitiven Fähigkeiten sowohl zu ihrem eigenen Nutzen als auch für andere ein. Ganz ähnlich ist die durchschnittliche Sepia-Frau weder eine Heilige noch ein Teufelsweib. Sie bevorzugt meist Leute, die sie mag, und ignoriert oder straft auch manchmal diejenigen, die sie nicht leiden kann.

Ich habe einmal eine Sepia-Frau kennengelernt, die gleich neben mir wohnte. Sie war sehr kultiviert und intelligent und außerordentlich selbstbeherrscht. Sie sprach mit einer natürlichen Autorität, die sowohl entspannt als auch frei von Stolz war. Sie studierte traditionelle chinesische Medizin, arbeitete als Shiatsu-Praktikerin und widmete sich dem kreativen Schreiben. Ihre Texte entstanden spontan, als werde sie von der Muse geküßt, und sie waren druckreif. Wie viele Sepia-Frauen umgab sie ein Hauch von Mysterium, nicht das verführerische Mysterium eines Ignatia- oder Natrium-Vamps, sondern etwas Stilleres, voll selbstbeherrschter Tiefe, das den Eindruck großer Weisheit vermittelte. Wir hatten uns zum Essen bei ihr verabredet, und am nächsten Tag rief ich sie an und sagte ab, weil ich einen anderen Termin am selben Abend vergessen hatte. Wochenlang hörte und sah ich nichts von ihr, und als wir uns schließlich wieder begegneten, erklärte sie mir sehr sachlich, sie sei so verärgert gewesen, weil ich ihr abgesagt hätte, nachdem sie das Essen schon vorbereitet hatte, daß sie mich mit einem Zauberspruch verhext hätte. Sie sagte das sehr ernsthaft, und im weiteren Verlauf des Gesprächs erfuhr ich, daß sie einmal eine Beziehung mit einem Magier (einem echten, nicht einem Bühnenzauberer) hatte und von ihm telepathisch belästigt worden war, nachdem sie ihn verlassen hatte. Wenn man Geschichten wie diese von einer beeindruckbaren Phosphor-Frau hört, nimmt man sie nicht ganz ernst. Dasselbe gilt bei einer emotional überschwenglichen Natrium-Frau, die das Rampenlicht sucht, aber diese Sepia-Frau war hochintelligent, sehr nüchtern und auf eine zurückhaltende Weise kraftvoll, so daß ich ihr ohne weiteres glaubte.

Weil Sepia ein natürliches Verhältnis sowohl zur geistigen als auch zur körperlichen Energie hat, werden viele Sepia-Frauen auf die eine oder andere Art zu Heilerinnen. Meine Hexennachbarin war nicht die einzige Sepia-Frau unter meinen Bekannten, die sich der Heilkunst verschrieben hatte. Ich habe mehrere solcher Sepia-Heilerinnen kennengelernt, und jede von ihnen hatte eine charakteristische Gelassenheit, war körperlich anmutig und völlig frei von Stolz. Die meisten Heilerinnen, die ich kennengelernt habe, waren Natrium-Frauen. Einige von ihnen waren relativ natürlich und unbefangen, aber selbst diese Natriums neigten dazu, ihre Kunst übermäßig zu intellektualisieren und eine Menge New-Age-Jargon zu benutzen, und sie bemühten sich außerdem, einen positiven Eindruck zu machen. Sepia dagegen tut einfach, was sie gut kann, und sie hat im allgemeinen nicht das Bedürfnis, irgendwelche intellektuellen Konstrukte zu errichten, um ihr Handeln zu rechtfertigen oder das Positive ausdrücklich zu betonen.

Sepia verkörpert weibliche Weisheit oder Intuition, während Pulsatilla die fürsorgliche und sinnliche Seite der Frau repräsentiert. Sie hat im allgemeinen einen scharfen Verstand, interessiert sich aber nicht für mechanisches oder trockenes, intellektuelles Wissen, was sie den Männern oder den maskulineren Frauen überläßt. Statt dessen konzentriert sie sich auf das Wissen, das direkt mit dem Leben zu tun hat (wie die gesunde Ignatia-Frau). Sepia-Frauen werden deshalb gerne Gärtnerinnen, Tierärztinnen, Ernährungsberaterinnen, Ärztinnen und Krankenschwestern, aber nicht Geschäftsführer oder Statistiker. Ich habe viele Sepia-Frauen kennengelernt, die Krankenschwestern waren. Wie die Naturheilerinnen lieben sie das Leben und haben Mitgefühl mit den Menschen, aber ihr Intellekt ist im allgemeinen stärker als ihre Intuition, und deshalb wählen sie einen mehr konventionellen und praktischen Beruf.

In den alten Zeiten hatten viele Menschen Angst vor Hexen. Ignoranz und die Lehren der männlich beherrschten Kirche führten dazu, daß Hexen als Ausbund des Bösen galten. Sie wurden verfolgt und auf dem Scheiterhaufen verbrannt. Auch heute fürchten sich die Männer noch vor der Kraft einer unabhängigen Sepia-Frau, deren Weisheit und subtiler Verstand die bloße Logik oft mehr als aufwiegt. Weil sie meist zu sich selbst steht und nicht versucht, sich anzupassen oder anderen zu gefallen (wie Pulsatilla und Natrium), ist Sepia oft ein Rätsel für Männer, die entweder von ihrem Mysterium fasziniert sind oder sich von ihr fernhalten. Gesunde Sepia-Frauen behaupten sich in unserer Gesellschaft gegenüber Männern, aber sie versuchen gewöhnlich nicht, mit ihnen zu konkurrieren wie Natrium- und Ignatia-Frauen, denn sie halten ihre weibliche Weisheit in Ehren und ergründen sie lieber in Ruhe. Sie mögen die Brutalität von Männern fürchten, aber sie lassen sich von ihrer Furcht nur selten dazu bewegen, sich an männliche Erwartungen anzupassen.

Diese Selbstbeherrschung und Unabhängigkeit von Männern, die für Sepia so charakteristisch ist, wird sehr schön in der Gestalt der Jenny dargestellt, der weiblichen Heldin in dem Roman *Garp und wie er die Welt sah*. Jenny hat eine extrem unabhängige Art und lehnt die konventionelle Moral ab, versucht aber nicht, sich als etwas Besseres darzustellen. Da sie sich ein Kind wünscht, aber nicht heiraten will, schläft sie mit einem sterbenden Soldaten, der aufgrund seiner Verletzungen fast bewußtlos ist, aber eine permanente Erektion hat. Sie handelt nicht schlecht oder pervers, sondern kümmert sich in ihrem Pragmatismus einfach nicht um die Konventionen, ohne irgend jemandem weh zu tun (im Buch heißt es, daß der Soldat die Situation sehr genoß).

Ohne große Probleme erzieht Jenny ihren Sohn Garp alleine, denn sie verfügt über alle irdischen Eigenschaften und die Autorität, die der Vater gewöhnlich verkörpert, und ist gleichzeitig ein fürsorglicher Mensch, was ihr auch bei ihrer Arbeit als Krankenschwester zustatten kommt. Als ihr Sohn erwachsen ist, schreibt sie ein Buch über die sexuelle Ausbeutung von Frauen, das zum Bestseller wird und es ihr ermöglicht, ein Rehabilitationszentrum für mißbrauchte Frauen zu gründen. Obwohl dieses Zentrum voll von Frauen ist, die alles Männliche hassen, behält Jenny selbst eine ausgewogene Sicht der Dinge, indem sie die Ausbeutung von Frauen durch Männer verurteilt, aber nichts gegen Männer als Individuen hat. Auch wenn sie mutig für die Rechte der Frauen eintritt, hat sie doch ein weiches Herz und ist durchaus fähig, Zugang zu allen Menschen in allen Lebenslagen zu finden. Wie andere Sepia-Frauen kann sie gegen die patriarchalen Führer der Gesellschaft aufbegehren und dabei weiterhin ihre tiefe Verbindung zur Natur und zum weiblichen Prinzip bewahren.

Die Tänzerin

Jeder Homöopath weiß, daß Sepia-Frauen gerne tanzen und sich durch lebhafte körperliche Bewegung im allgemeinen besser fühlen. Solche Details enthalten auch generellere Informationen über Sepia als Typ, namentlich, daß sie ein gutes Körperbewußtsein hat. Anders als die meisten Menschen heutzutage ist sich die gesunde Sepia-Frau der Energie in ihrem Körper immer noch bewußt, kennt ihren natürlichen Fluß und das Unbehagen, das bei Blockierungen dieser Energie entsteht. Die meisten Menschen haben sich von ihrem Körper in den Intellekt zurückgezogen und nehmen ihre körperliche Energie nicht mehr wahr. Kinder sind sich ihres Körpers bewußt, aber dieses Bewußtsein wird ihnen schnell ausgetrieben von einer überanalytischen Welt, die vergessen hat, wie man fühlt, nicht nur emotional, sondern auch körperlich. Die analytischen Typen wie Lycopodium, Kalium und Natrium haben den Kontakt zu ihrem Körper am stärksten verloren. Spontanere Typen wie Sepia, Phosphor und Medorrhinum behalten ihr Körperbewußtsein bis zu einem gewissen Grad, und das gilt besonders für Sepia, solange sie emotional gesund bleibt. (Den Körper wahrzunehmen, ist nicht gleichbedeutend mit Fitneß, sondern es geht um eine wesentlich subtilere Ebene. Ein Sportler kann eine ausgezeichnete Kondition haben, ohne dabei seine körperliche Energie wahrzunehmen, während eine zarte Silicea-Frau sich völlig im Einklang mit ihrem Körper befinden kann.)

Sepia tanzt nicht nur gerne, sondern fühlt sich auch zu Yoga, Tai Chi und anderen körperlichen Aktivitäten hingezogen, bei denen man physische Harmonie erleben kann. Das hängt damit zusammen, daß sie in solchen Situationen ihre körperliche Energie auf angenehme Weise spürt. Durch diese Aktivitäten behält sie den Kontakt zu ihrer Lebenskraft, und wenn sie sich körperlich nicht bewegt, beginnt sie, sich innerlich abgestorben zu fühlen. Das passiert allen Menschen, die sich wenig bewegen, aber Sepia spürt diese Wirkung am stärksten. Das liegt teilweise daran, daß sie diesen Zustand mit dem Gefühl der körperlichen Vitalität vergleichen kann, aber ich glaube, es hat auch damit zu tun, daß ihr Nervensystem feiner abgestimmt ist als bei den meisten Menschen und deshalb sensibler auf Blockaden reagiert, ganz gleich ob sie körperlicher Art sind oder ob es sich um die abstumpfenden Effekte von Monotonie und Inaktivität handelt. Ein Ackergaul nutzt jede Gelegenheit, faul zu sein, aber ein Rennpferd steht nicht gerne im Stall. Auf ähnliche Weise genießt Calcium es, sich nicht zu bewegen, während Sepia körperliche Aktivität, vor allem rhythmische, harmonische Aktivität, braucht, um sich lebendig zu fühlen.

Manche Leute haben einen natürlichen Rhythmus, und zu ihnen gehört Sepia. Auf dem Tanzboden kann man die Menschen mit natürlichem Rhythmus erkennen. Ihre Bewegungen sind von müheloser Grazie, ganz gleich ob sie einen langsamen Walzer oder einen wilden Beat tanzen. Kalium ist in der Regel der steifste von allen, während Phosphor und Sepia sich im allgemeinen »locker vom Hocker« bewegen. Natrium liegt dazwischen und ist zum

Teil steif und zum Teil locker. Durch ihr natürliches Gefühl für Rhythmus ist Sepia nicht nur eine gute Tänzerin, sondern auch musikalisch (Kent: »sensibel für Musik«). Es gibt viele begabte Sepia-Musikerinnen und auch viele Sepia-Künstlerinnen. Sepia ist vielleicht nicht ganz so visionär wie Phosphor und Lachesis, aber im Hinblick auf ihre fünf Sinne ist sie oft sehr empfindlich (Kent: »sensibel für sinnliche Eindrücke«), was ihr ein natürliches Geschick nicht nur für Musik und Tanz verleiht, sondern auch für bildende Künste und manuelle Heilverfahren wie Massage und Shiatsu. Im allgemeinen ist ihre Kunst stiller und subtiler als die der stärker extrovertierten Typen wie Phosphor und Lachesis, abgesehen von Tanz und Musik, wo sie genauso wild und ausgelassen sein kann wie andere.

Sepia hat nicht nur eine natürliche Beziehung zu ihrem Körper, sondern steht oft auch im Einklang mit der Erde und ihren natürlichen Kreisläufen. In den alten Zeiten war es vermutlich vor allem Sepia, die tanzte, um die Ernte oder den beginnenden Frühling zu feiern, und bevor diese Tänze allmählich zu Ritualen wurden, könnten es spontane Darbietungen gewesen sein, die in den Körpern sensibler Sepia-Frauen aufwallten. Hexen hatten immer eine enge Beziehung zur Mutter Erde und ihren Kreisläufen und nutzten die Früchte der Erde, um Heiltränke, Aphrodisiaka und auch Gifte herzustellen. Die heutige Sepia-Frau übt ihr Handwerk vielleicht nicht aus, aber wie ihre hexenhaften Vorfahren hat sie ein Gespür für die Erde, ihre Schönheit und verborgene Weisheit, und sie verfällt leicht in eine meditative Haltung, wenn sie sich die Zeit nimmt, in die Natur hinauszugehen (es sei denn, sie hätte sich selbst verleugnet wie so viele Sepia-Frauen, wenn sie sich den Anforderungen der Gesellschaft unterwerfen und zur Abgestumpften oder zur Xanthippe werden).

Weil sie ein bodenständiger Mensch ist und Zugang zu ihrem Körper und zur Erde hat, verfügt Sepia meist über viel gesunden Menschenverstand. Solange sie nicht gerade emotionale Umwälzungen erlebt, ist sie meist praktisch veranlagt und auch handwerklich begabt, beispielsweise beim Weben oder Korbflechten. Darin erinnert sie an Arsenicum, die auch sehr stark in der materiellen Welt verankert ist. Zusammen mit ihrem scharfen Verstand verleiht Sepias Bodenständigkeit ihr häufig einen sarkastischen, untertreibenden Humor und die Fähigkeit, die Dinge so zu nehmen, wie sie sind. Obwohl ihr der Wahnsinn unserer Konsumgesellschaft, der Vernichtung von Wäldern, der politischen Korruption und anderer Manifestationen einer außer Kontrolle geratenen patriarchalischen Kultur durchaus bewußt sein kann, neigt sie selten zu Utopien wie Phosphor und Natrium, die in ihrem Idealismus oft blind für die praktische Realität sind. Sepia steht eher auf dem Standpunkt, daß die Art, wie sie es persönlich mit ihrer Gesundheit, der Wahrheit und dem Dienst an anderen hält, für die Menschheit wichtiger ist als irgendwelches Trommelschlagen, für das sie ohnehin nicht geschaffen ist.

Das erinnert mich an eine reizende Sepia-Frau, die ich einmal behandelt habe. Sie war Ballettlehrerin und im Alter von etwa 50 Jahren immer noch zart und graziös. Ihr dunkler Teint, das ergrauende Haar, die hohen Wangenknochen und die dunklen, tiefliegenden Augen ließen sie nicht nur kultiviert, sondern auch subtil, seriös und weise aussehen. Nach dem Tod ihres Mannes hatte sie eine Weile unter Darmkrebs gelitten, ehe sie zu einer neuen Entdeckungsreise ins Leben aufbrach. Sie reiste von Australien nach Kalifornien, wo sie sich in San Francisco in einer Missionskirche engagierte. Sie genoß ihre neue Aufgabe als Koordinatorin für soziale Dienste bei diesen Menschen, nicht nur, weil sie gerne helfen wollte, sondern auch, weil sie in ihrer selbstsicheren, unbürgerlichen Art Freude daran hatte, all die verschiedenen Straßendialekte zu lernen, schwarze Hände zu schütteln und Teil einer Kultur zu werden, die im Vergleich zum Mittelklasseamerika (oder -australien) so rauh und voller Leben war. Wie die Hausfrau in mittleren Jahren beim Tanzen auflebt, so lebte sie auf inmitten der betriebsamen Innenstadt von San Francisco.

Viele Sepia-Frauen haben einen ungezähmten Hang zum Unbürgerlichen, zur Boheme. Ich bin sicher, daß es unter Zigeunerinnen mit ihrer dunklen Haut, ihrer Hellsichtigkeit und ihrer Weigerung, sich anzupassen, viele Sepias gibt. Die Hexe und die Tänzerin verbinden sich zu einem gewissen Grad in dieser Frau. Sie ist absolut feminin, aber weder unterwürfig noch passiv, und wenn sie bedroht oder schlecht behandelt wird, wehrt sie sich wie eine wilde Katze. Die mehr zur Boheme neigenden Sepia-Frauen, die ich kennengelernt habe, waren im allgemeinen emotional gesünder als die anderen, und ich glaube, das hat damit zu tun, daß Sepia von Natur aus ein Freigeist ist und keine angepaßte Hausfrau. Pulsatilla- und Natrium-Frauen können auch als Hausfrauen sie selbst sein, und viele von ihnen können ihre Erfüllung in der Rolle der Hausfrau und Mutter finden. Sepia braucht dagegen ein gewisses Maß an Freiheit und Unabhängigkeit, um glücklich zu sein, und deshalb werden so viele Sepia-Frauen entweder bitter oder deprimiert, wenn sie ihre Individualität im Dienst der Familie opfern.

Jeder Typ kann wie ein Bohemien wirken, aber einige sind das von Natur aus, während andere ihre Fahne nach dem Wind drehen und sie zu imitieren versuchen. Natrium und Phosphor sind gute Imitatoren, und vor allem Natrium spielt manchmal die Rolle der wilden, ungezähmten Frau. Das mag bei einigen bis zu einem gewissen Grad echt sein, ist aber oft nur ein Versuch, »cool« und dadurch begehrenswert zu wirken. Im Gegensatz dazu sind Sepia-Frauen, die als Bohemiens auftreten, gewöhnlich sie selbst und suchen nicht nach Anerkennung. Sie tragen lange Haare und lockere Kleidung, die oft selbstgemacht wirkt, weil das ihrem Freiheitsgefühl entspricht und nicht weil es modern ist.

Andere Typen, die von Natur aus Bohemiens sein können, sind Phosphor, Medorrhinum, Tuberculinum und Ignatia. Sie alle sind meist spontan und künstlerisch veranlagt, Eigenschaften, die integrale Bestandteile des Bohemientyps sind. Sie leben mehr aus der visionären rechten Seite ihres Gehirns als andere Typen und haben deshalb weniger konventionelle Standpunkte. Von all diesen Typen ist Sepia wahrscheinlich die Vernünftigste und diejenige, die am stärksten in ihrer Mitte ruht. Sie sucht nicht oder zumindest nicht vorrangig nach wilden Erlebnissen, sondern ihr geht es eher darum, die Mysterien ihrer eigenen Psyche, ihres Schicksals und der Erde zu erforschen. Sie mag Tänzerin und Künstlerin sein, aber als Bohemien ist sie subtil und bleibt sich selbst treu, während Tuberculinum und Medorrhinum eher wild sind. Weil Sepia nicht viel für Glanz, Nervenkitzel und utopische Ideale übrig hat, kommt sie in konventionellen Familien genauso gut zurecht wie unter gesellschaftlichen Außenseitern. Tuberculinum und Medorrhinum brauchen ihre Anregungen, um glücklich zu sein, und davon bekommen sie als Ehefrau und Mutter meist nicht genug. Sepias Bedürfnisse sind subtiler, und deshalb können sie leicht zugunsten der normalen, vernünftigen Erfordernisse des Hausfrauenalltags vernachlässigt werden.

Sepia muß sich unabhängig und kreativ fühlen, und deshalb wählt sie möglicherweise einen unkonventionellen Lebensstil à la bohème. Weil ihre Bedürfnisse andererseits innerlicher und selbständiger sind als bei anderen spontanen Typen, hat sie vielleicht das Gefühl, daß sie sich auch im Rahmen eines konventionellen Familienlebens den Raum für Meditation, Tanz und Schreiben schaffen kann. Vielen Sepias gelingt das, aber viele andere verlieren allmählich ihr Selbstbild bei dem Versuch, es Ehemann und Kindern recht zu machen.

Während gesunde Phosphor- und Tuberculinum-Typen im wesentlichen extrovertiert sind, ist die gesunde Sepia meist teils introvertiert und teils extrovertiert, wie Medorrhinum. Sie ist im allgemeinen gesellig und kann sich auf die verschiedensten Menschen einstellen, weil sie sie selbst ist. Andererseits braucht sie Zeit, um sich auf sich selbst zurückzuziehen und dann wieder nach außen zu gehen und kreativ zu sein. Sie ist nicht auf eine depressive Art introvertiert und beschäftigt sich nicht mit unangenehmen Gedanken und Gefühlen aus der Vergangenheit (obwohl die weniger gesunde Sepia genau das tun kann), sondern konzentriert sich eher auf ihre meditative Mitte, was durchaus lohnend und keineswegs deprimierend ist.

Die Kurtisane

Einige Leser/innen werden überrascht sein, wenn ich die Kurtisane als Sepia-Untertyp beschreibe, denn Homöopathen denken meist, Sepia habe keine sexuellen Interessen. Das hat damit zu tun, daß die homöopathische Literatur und Lehre sich fast ausschließlich auf die Pathologie von Sepia konzentrieren, die hauptsächlich dadurch entsteht, daß sie sich selbst für einen Mann aufgibt. Die emotional gesunde Sepia-Frau, die ihr eigenes unabhängiges Selbst ist, hat im allgemeinen einen hohen, aber gut kontrollierten Sexualtrieb, und solange sie sich selbst in ihren Beziehungen zu Männern nicht aufgibt und sich der Persönlichkeit des anderen nicht einfach unterordnet, erlebt sie ihre Sexualität als etwas sehr Angenehmes.

Entsprechend ihrer natürlichen Unabhängigkeit behält die gesunde Sepia-Frau gerne die Kontrolle über ihren Körper. Sie kann den Gedanken, der »sexuelle Spucknapf« eines Mannes zu sein, nicht ertragen, und deshalb wird sie entweder auf sexuelle Beziehungen verzichten, bis sie einen Mann findet, der keine Besitzansprüche stellt, oder sie wird sehr kurze, vorübergehende Affären haben. In der Zwischenzeit kann sie ihre sexuellen Bedürfnisse im allgemeinen besser als die meisten Frauen abstellen oder durch andere Aktivitäten wie soziale, künstlerische oder sportliche Betätigungen sublimieren.

Sepia-Frauen, die nicht verheiratet und auch keine Misanthropen sind, erweisen ihrem Körper dadurch Ehre, daß sie sich von Männern fernhalten, bis sie sich von einem besonders angezogen fühlen (dieser Zölibat kann moralisch oder religiös angehaucht sein, aber das kommt nicht häufig vor). Sehr oft fühlt sich Sepia sozusagen magnetisch von einem Mann angezogen. Dieser Magnetismus ist zum Teil sexuell und zum Teil übersinnlich oder spirituell, aber sie verliebt sich nicht so wie viele andere Leute. Sie spürt, daß die Chemie zwischen ihr und diesem Mann stimmt, der oft entweder über eine erhebliche persönliche Stärke verfügt oder ihre subtile Lebensanschauung teilt. Eigentlich wird Sepia häufiger von einer intellektuellen oder spirituellen Übereinstimmung angezogen als vom Gleichklang der Herzen. Sie ist zwar durchaus zur persönlichen Liebe fähig, aber das ist nicht der wichtigste Aspekt ihrer Beziehungsfähigkeit, die entweder körperlich, geistig oder spirituell, aber weniger emotional geprägt ist. Infolgedessen können Sepia-Frauen im Vergleich zu wärmeren Typen ziemlich kalt und reserviert wirken (Kent: »gleichgültig gegenüber Angehörigen«).

Mit Sicherheit ist die emotional kranke Sepia-Xanthippe sehr kalt, und die apathische Sepia-Abgestumpfte hat überhaupt keine Gefühle mehr, aber selbst die gesunde Sepia-Frau hat eine gewisse Distanz zu anderen Menschen. Dabei geht es nicht um Selbstschutz wie bei Natrium, sondern Sepia ist eher wie die Arsenicum-Frau: Sie liebt freundlich, ohne sich zu unterwerfen und ohne ihre Unabhängigkeit aufzugeben, oder sie liebt im Augenblick leidenschaftlich und geht dann wieder ihrer Wege. (Ich kann mir keine Hexe vorstellen, die sich für einen Mann aufopfert, aber ich kann mir sehr wohl eine gleichrangige Partnerschaft zwischen einer Hexe und einem Magier vorstellen, die Zuneigung, Respekt und sexuelle Leidenschaft einschließt.)

Die Kurtisane ist vielleicht der extremste Ausdruck der sexuellen Unabhängigkeit von Sepia, aber sie paßt gleichwohl ins Bild. Anders als gewöhnliche Prostituierte genossen Kurtisanen in der Gesellschaft einen beachtlichen Respekt. Sie waren stolze Frauen, die nur mit den Edlen, den Reichen oder den Männern, die sie attraktiv fanden, schliefen. Ich habe einmal eine Sepia-Frau kennengelernt, die genau das tat. Sie war eine hochintelligente und kultivierte Künstlerin, die Japanisch studiert und eine Weile in Japan gelebt hatte. (Sepia-Frauen fühlen sich oft von japanischer Kunst angezogen, weil sie Gelassenheit, Subtilität und körperliche Harmonie ausdrückt.) Während sie in Japan studierte, ging ihr das Geld aus, und da sie immer schon ihre Sexualität intensiver hatte erforschen wollen, entschied sie sich, eine Prostituierte von Rang zu werden. Sie schlief mit reichen Männern, verlangte viel Geld dafür und genoß das eine Weile. Als die Faszination nachließ, beendete sich die Sache. Sie erzählte mir das alles ohne ein Zeichen von Verlegenheit oder Scham. Sexualität war für sie etwas, das man wie alles andere erforschen konnte, und wenn sich damit auch noch Geld verdienen ließ, um so besser.

Nur wenige Sepia-Frauen werden Kurtisanen, aber viele haben die distanzierte, unmoralische Leidenschaft einer Kurtisane, eine Leidenschaft, die nicht zwanghaft ist wie bei Platina (außer im Moment), die aber in Gegenwart des richtigen Partners sofort aufflammen kann. Zu anderen Zeiten ruht sie eher, als daß sie unterdrückt würde. Viele Sepia-Frauen ertragen den Zölibat so mühelos, daß man annehmen könnte, sie hätten gar keinen Sexualtrieb, aber das stimmt nicht. Wenn sie gesund sind, ist ihr Leben ihre Leidenschaft, und das kann sexuelle Leidenschaft einschließen oder auch nicht, je nachdem mit wem sie zusammen sind.

Es gibt eine historische Verbindung zwischen der Kurtisane und der Weisen Frau. Sexualität wurde in okkulten Traditionen immer benutzt, um subtile Energien zum Fließen zu bringen und zu lenken. Hexen und Magier hatten im Mittelalter den Ruf, sie würden bei der Schwarzen Messe in Orgien schwelgen. Das hat wenig mit der Wirklichkeit zu tun und war vermutlich eine Reaktion auf die damalige Unterdrückung der Sexualität durch die katholische Kirche (und wurde von der Kirche in ihrem eigenen Interesse zweifellos übertrieben). Gleichwohl kann man ein sexuelles Ritual dieser Art durchaus als eine Möglichkeit betrachten, die die Beteiligten ihre Kraft spüren ließ, wenn auch in einer degenerierten Form. Dabei wurde die Frau nicht von einem Mann erobert, sondern es war eher ein Zusammentreffen von Gleichberechtigten, charakterisiert durch Lust und möglicherweise auch durch einen bestimmten mystischen oder dionysischen Bewußtseinszustand, aber nicht durch liebevolle Zuneigung. In diesem Sinne entspricht es der sexuellen Praxis vieler Sepia-Frauen. Aber auch höhere Formen der sexuellen Magie wurden in der Vergangenheit und werden bis heute praktiziert. Im alten Griechenland und im alten Indien war die Priesterin höchstwahrscheinlich eine Sepia-Frau. Sie war eine Seherin, die niemandem außer Gott Rechenschaft schuldete. Zu ihren heiligen Pflichten gehörte die Initiation der Neophyten durch sexuelle Vereinigung. Sofern sie durch eine ausreichende Meditationspraxis vorbereitet waren, wurde diese Einweihung eher als mystisch denn als lustvoll empfunden, und sie eröffnete den Neophyten neue Möglichkeiten der Wahrnehmung. Die Priesterin wußte, wann ein Neophyt für die Initiation bereit war, und traf ihre Wahl nicht aufgrund einer sexuellen Anziehung.

In den spirituellen Traditionen des Ostens wird Tantra auch heute noch praktiziert, und es gewinnt im Westen an Popularität. Wahres Tantra hat nicht das geringste mit Lust zu tun und kann nur von spirituell fortgeschrittenen Menschen erfolgreich praktiziert werden. Durch die sexuelle Vereinigung erhöhen die Tantra-Liebenden die Energie in ihrem Körper, bis sie ihren Geist erleuchtet und ein Zustand der Bewußtseinserweiterung eintritt. Diese und andere Formen der sexuellen Magie sind für Sepia besonders attraktiv, weil sie so ein subtiles Bewußtsein ihrer eigenen Körperenergie hat und dazu neigt, Sex entweder als eine natürliche Funktion wie Essen und Trinken zu betrachten, die weder moralisch noch unmoralisch ist, oder aber als eine heilige Handlung. Mehr als die meisten anderen Typen kann sie durch Tanz und Meditation meist genauso in Ekstase kommen wie durch Sex mit dem richtigen Partner.

Sepias Unabhängigkeit, sowohl sexuell als auch anderweitig, wird oft der männlichen Vorherrschaft geopfert, und wenn das geschieht, ist das Ergebnis die Bitterkeit der Xanthippe und die Apathie der Abgestumpften.

Die Xanthippe

Als meine Sepia-Nachbarin mich »verhexte«, benahm sie sich wie eine Xanthippe. Wenn ihr jemand, und besonders ein Mann, in die Quere kommt, kann Sepia sehr ärgerlich werden, und wenn sie oft genug enttäuscht oder aufs Kreuz gelegt worden ist, kann dieser Ärger chronisch werden und zur Bitterkeit führen. Nur wenige Sepia-Mädchen wachsen emotional wirklich gesund auf. Sie sind von Anfang an benachteiligt, weil die Familie ihr unabhängiges, meditatives Wesen oft nicht erkennt und sie deshalb auch nicht fördert oder sogar gezielt dagegen arbeitet, weil sie ein solches Verhalten bei Mädchen für unpassend hält. Wenn Sepia als Kind sie selbst sein darf, entwickelt sie genügend Selbstsicherheit, um später Lebensbedingungen und Beziehungen zu vermeiden, in denen sie schlecht behandelt wird, und sie hält ihre eigenen Interessen, die künstlerischer und/oder metaphysischer Art sind, in Ehren. Wenn ihr Vater jedoch von ihr erwartet, daß sie ihn respektiert, obwohl er sich respektlos oder albern benimmt, reagiert sie mutig, indem sie zunächst passiven Widerstand leistet und dann heftiger wird, sobald er versucht, ihre Rebellion zu unterdrücken.

Sepia-Jugendliche sind für ihre Launen bekannt, die heftig und explosiv sein können. Im allgemeinen geht man davon aus, daß sie sowohl mutig sind, was stimmt, als auch von Natur aus reizbar oder cholerisch. Sepia-Jugendliche werden jedoch nur reizbar, wenn sie sich unverstanden fühlen und nicht ihr unabhängiges und feinsinniges Selbst sein dürfen. Während andere Typen wie Natrium und Lycopodium sich vielleicht dem Druck der Eltern unterwerfen und »normal«, gehorsam und abhängig werden, leistet Sepia diesem Druck lange Zeit Widerstand mit Temperamentsausbrüchen und Tränenströmen, über die ihre wohlmeinenden Eltern völlig verwirrt sind. Schließlich werden ihr eigener Verstand und ihr Körper zum Schlachtfeld, wenn der Druck der Konditionierung ihr Selbstgefühl zu überwältigen droht und sie nicht mehr weiß, wer sie ist, was richtig ist und warum sie die meiste Zeit so empfindlich und reizbar ist. Von diesem Moment an reagiert sie übersensibel auf Kritik und Widerspruch jeder Art (Kent: »Ärger durch Widerspruch«, »leicht beleidigt«), besonders wenn sie von Männern kommen, die sie zu fürchten und abzuwehren gelernt hat, weil sie oft versuchen, sie zu zähmen. Die Spannung, zu der dieser Kampf zwischen Sepias unabhängiger, empfindsamer Natur und den unsensiblen Versuchen der Gesellschaft, sie zu verbiegen, führt, erreicht oft eine solche Intensität, daß sie am liebsten schreien (Kent: »hat das Gefühl, sie müßte schreien«) oder das Geschirr zerschlagen würde. (Wenn sie das wirklich tut, hilft es, die innere Spannung zu lösen und ihre Gesundheit wiederherzustellen.)

Oft heißt es, Sepia leide unter einem Verlust der Weiblichkeit, was sich durch Abneigung gegen Männer, Gleichgültigkeit gegenüber ihren Kindern und Aggressivität ausdrücke. All dies kommt vor, aber nicht so sehr, weil Sepia ihre Weiblichkeit verloren hätte, sondern eher, weil sie ihre Unabhängigkeit geopfert hat. Sepia ist von Natur aus sehr feminin, aber ihre Weiblichkeit ist von besonderer Art, intuitiv und sensibel für das Leben und den Körper. Sie repräsentiert den einen Pol des Frauseins, während Pulsatilla das andere, mehr fürsorgliche Extrem darstellt. Sepia wird aggressiv und entwickelt schließlich einen Haß auf Männer (Kent: »Abneigung gegen das andere Geschlecht«), wenn sie durch ihre Erziehung und die Gesellschaft gezwungen wird, ihre eigene Art der Weiblichkeit zu verleugnen.

Wie andere überwiegend weibliche Typen neigt Sepia zu hormonabhängigen Stimmungsschwankungen. Als Psychotherapeut habe ich festgestellt, daß solche hormonabhängigen Launen immer eine Folge der Unterdrückung von Ärger und Traurigkeit in der Kindheit sind, aber auch mit den aktuellen Lebensbedingungen zu tun haben, und sie verschwinden, wenn die Patientin lernt, sich ihre unterdrückten Emotionen in ihrem ursprünglichen Zusammenhang (d. h. Ärger auf den Vater und nicht Ärger, der auf den Ehemann projiziert wird) wieder bewußtzumachen und voll zu erleben.

Manchmal kommt es bei Sepia tatsächlich zu pathologischen Hormonwerten, aber diese spiegeln nur die unterdrückten Emotionen, und sie verschwinden, wenn die Emotionen aufgelöst worden sind. (Vgl. Arthur Janov: *Der neue Urschrei,* wo nachgewiesen wird, daß die Auflösung unterdrückter Emotionen zur Normalisierung körperlicher Funktionen führt.) Häufiger sind Sepias Hormonwerte zwar normal, aber der rasche Wechsel im Hormonstatus, der vor der Menstruation, nach einer Geburt und im Klimakterium auftritt, führt zu einer emotionalen Labilität, weil er die normalen Unterdrückungsmechanismen destabilisiert, die unseren unterdrückten Schmerz zurückhalten (bei jedem von uns). Sepia neigt in diesen Zeiten besonders zu Ärger und Reizbarkeit, weil sie von Natur aus ein eigenwilliger, unabhängiger Typ ist. Natrium dagegen tendiert während dieser Phasen eher zu Traurigkeit, weil ihr Bedürfnis nach Liebe und ihre Empfindlichkeit gegenüber Liebesentzug größer sind als ihr Unabhängigkeitsbedürfnis.

Wenn Sepia gekränkt ist, reagiert sie entweder verärgert oder bricht in Tränen aus (Kent: »weinen – unfreiwillig«, »Stimmung – tränenreich«), und ihre Tränen fließen in den meisten Fällen sehr leicht, wenn sie nicht emotional ausgelaugt ist, wobei dann Apathie und emotionaler Stumpfsinn vorherrschen. Ihre Tränen sind gewöhnlich eher ein Ausdruck von Wut und Spannung als von Traurigkeit. Sie können durch jede Kleinigkeit ausgelöst werden, wenn sie vor der Periode oder generell angespannt ist, weil sie irgendwelche Probleme hat. Auch hier leiden wiederum die Sepias, die ihre natürliche Unabhängigkeit geopfert haben, am meisten unter den hormonbedingten Stimmungsschwankungen, denn sie mußten am stärksten ihren Ärger unterdrücken.

Verschiedene Konstitutionstypen neigen vor der Periode zu Ärger und Tränenausbrüchen. Dazu gehören Natrium, Sepia, Lachesis und Alumina. Wenn die Tränen unterdrückt werden, handelt es sich überwiegend um Natrium, während man an Sepia und Lachesis denken sollte, wenn die Tränen frei fließen und die Wutausbrüche plötzlich und heftig sind. Diese beiden Mittel kann man gewöhnlich leicht unterscheiden, weil Sepia frostig und Lachesis warmblütig ist. Es gibt jedoch auch viele Frauen, die irgendwo dazwischen liegen, manchmal weinen, manchmal gereizt sind, gelegentlich auch Wutanfälle haben, wo jedes der erwähnten Mittel oder ein anderes angezeigt sein kann und andere Symptome des Falles für die Arzneiwahl von größerer Bedeutung sind. Sepia wird oft benötigt, wenn die Frau darüber klagt, sie werde vor der Periode etwa eine Woche oder länger »ein anderer Mensch«, und während dieser Zeit sei sie ein wahrer Teufel, fahre jeden Menschen in ihrer Umgebung an, beklage sich über jede Kleinigkeit und zerschlage in der Küche die Gläser. Obwohl ihr Problem eine Folge von unterdrückter Wut ist, kann es durch eine Hochpotenz Sepia oft gelindert oder geheilt werden. (Wahrscheinlich löst das Mittel einen Teil der Spannung im Nervensystem, die durch die unterdrückte Wut entstanden ist, und es verringert auch das durch die Hormonschwankungen bedingte »Durchsickern« von Emotionen durch die Barriere zwischen Unterbewußtsein und Bewußtsein.)

Jeder Konstitutionstyp kann eine gewisse Bitterkeit entwickeln, aber charakteristisch ist sie nur für einige wenige, vor allem Arsenicum, Natrium muriaticum, Sepia und Nux. Sepia ist im Grunde weniger anfällig für Bitterkeit als Natrium, weil sie ihre Wut nicht so stark unterdrückt. Nach dem Wutausbruch ist die Spannung wieder gelöst. Sie ist häufiger einmal vorübergehend verärgert, was sich aber relativ schnell legt, nachdem sie explodiert ist, besonders wenn derjenige, über den sie sich geärgert hat, sich bei ihr entschuldigt. In vielen Fällen ist das ihr Ehemann oder Partner, der sie auf irgendeine Weise für allzu selbstverständlich genommen und so die permanente Spannung aktiviert hat, die damit zusammenhängt, daß sie ihr wahres Wesen verleugnet. Dagegen tendiert Natrium mehr dazu, ihre Wut lange Zeit zu unterdrücken, weil sie Angst hat, die Liebe ihres Partners zu verlieren, und wenn sie schließlich »ausflippt«, wird sie vielleicht monatelang wütend sein, und während dieser Zeit kann keine Entschuldigung sie beschwichtigen.

Im Hinblick auf Sepias Tendenz, gegen die männliche Vorherrschaft zu rebellieren, kann man damit rechnen, viele Sepias in der Frauenbewegung zu finden. Das ist tatsächlich der Fall, obwohl ihre Zahl deutlich von Natrium übertroffen wird, weil es einfach weiter verbreitet ist. Wie die Natrium-Feministin hat auch die Sepia-Feministin gewöhnlich einen scharfen Verstand, mit dem sie die Apologeten des patriarchalischen Systems aufs Korn nimmt. Dabei ist sie leidenschaftsloser als ihre Natrium-Schwestern, die eher zu Haßgefühlen neigen. (Natrium wird in Kents Repertorium kursiv unter der Rubrik »Haß« aufgeführt, während Sepia dort überhaupt nicht steht.) Wie Jenny, die Sepia-Heldin in *Garp und wie er die Welt sah,* konzentriert sich die Sepia-Feministin lieber darauf, die umfassenderen Themen der Frauenpolitik zu klären, während Natrium-Feministinnen mehr auf Rache aus sind. (Trotzdem gibt es auch eine Menge von Natrium-Feministinnen, die mit dem Thema vernünftig und leidenschaftslos umgehen.)

Die Abgestumpfte – Apathie und Unfähigkeit

Wenn Sepia ihr wahres Wesen erst einmal lange genug verleugnet hat, beginnt sie, ihren Mut zu verlieren. Wenn das passiert, stirbt ihr Lebenshunger allmählich ab. Sie handelt dann mehr und mehr wie ein Roboter und geht ihren gewohnten Aktivitäten ohne Begeisterung und ohne jede innere Motivation nach. Weil sie den Kontakt zu ihrer eigenen Lebenskraft verloren hat, fühlt sie sich körperlich und geistig träge (Kent: »Stumpfsinn, Trägheit«), und ihre Emotionen sind ebenfalls abgestumpft, so daß sie allem gegenüber gleichgültig wird. Besonders häufig passiert das der Sepia-Hausfrau, die außerhalb der Familie keine Interessen hat, die ihr Anregungen geben könnten. Als die Kinder kamen, hat sie ihren Sport aufgegeben und hatte auch keine Zeit mehr, Gedichte zu schreiben. Vielleicht hat sie allmählich auch die Inspiration verloren, als sie zunehmend darin aufging, Babys zu füttern, Windeln zu wechseln und das Essen zu kochen. Wenn sie sich selbst verliert, beginnt Sepia sich darüber Sorgen zu machen, daß sie immer weniger für ihren Mann und ihre Kinder empfindet (Kent: »Gleichgültigkeit gegenüber Angehörigen«), ganz abgesehen von ihrer Reizbarkeit. Sie verliert auch ihre frühere Freude an Geselligkeit, Essen, Trinken und Sex (Kent: »Gleichgültig gegenüber Vergnügungen«).

Wenn dieser Zustand weiter fortschreitet, empfindet die Sepia-Frau einen immer stärkeren Verlust an Energie, und es wird für sie immer schwieriger, den Alltag zu bewältigen (Kent: »Abneigung gegen Beschäftigung«). Sie steht morgens auf und denkt mit Schrecken an den vor ihr liegenden Tag, weil sie keine Energie und keine Motivation hat. (In diesem Stadium ist die Verbesserung durch Tanzen oder lebhafte sportliche Aktivitäten am stärksten spürbar.) Vielleicht hat sie auch keine Geduld mehr im Umgang mit den Kindern und brüllt sie wegen jeder Kleinigkeit an. Am Abend versucht sie, ihrem Mann gegenüber ein fröhliches Gesicht zu machen, aber das schafft sie nicht lange, weil sie dafür all ihre Energie braucht. Im Bett hat sie keine Lust auf Sex und schreckt oft zurück, wenn ihr Mann sie berührt (Kent: »fürchtet Berührung, Kontakt«). Wenn sie trotzdem mit ihrem Mann schläft, empfindet sie nichts, oder sie fühlt sich anschließend weinerlich und reizbar. Ihr Denken wird immer langsamer, bis sie schließlich bei den einfachsten Dingen Fehler macht (Kent: »geistige Erschöpfung«). Sie läßt das Essen anbrennen, gibt Bleichmittel statt des Weichspülers in die Wäsche und vergißt Verabredungen. Allmählich gerät sie in Panik, weil es mit ihr abwärtsgeht und sie spürt, daß sie mit der Situation nicht mehr fertig wird. Ohne Grund bricht sie in Tränen aus, und sie weint jedesmal, wenn sie jemandem erzählt, wie sie sich fühlt (Kent: »weint, wenn sie über ihre Symptome berichtet«). Schließlich wird sie immer ängstlicher, weil sie nicht mehr fähig ist, ihr Leben zu bewältigen.

Zunächst sind ihre Ängste realistisch: Im Prinzip fürchtet sie, daß sie nicht mehr fähig ist, ihren Alltag zu meistern. Wenn sie ihre täglichen Aufgaben nicht mehr erfüllen kann, nehmen die Ängste zu. Sie beginnt sich davor zu fürchten, daß etwas Schreckliches passieren könnte, daß sie eine tödliche Krankheit hat oder daß ihr Mann sie verlassen wird. Sie macht sich extreme Sorgen über finanzielle Angelegenheiten, und sie fürchtet, sie könnte geisteskrank werden (Kent: »Angst, wahnsinnig zu werden«). In ihrer Ängstlichkeit kann sie sehr ruhelos werden und hat vielleicht das Gefühl, sie müsse aus dem Haus gehen (wahrscheinlich weil die Hausarbeit und ihre Identität als Hausfrau sie ihrer selbst beraubt haben). Vielleicht entwickelt sie aber auch eine Agoraphobie und gerät in Panik, wenn sie nicht zu Hause ist. Das hat teilweise damit zu tun, daß sie sich vor Menschen fürchtet und nicht fähig ist, die sozialen Erwartungen zu erfüllen. Sogar zu Hause kann sie große Angst vor Besuchern haben, weil sie sich nicht mehr in der Lage fühlt, mit ihnen zu reden. Sie zieht sich mehr und mehr zurück, während gleichzeitig ihre Furcht wächst, wenn sie alleine ist. Sie möchte jemanden um sich haben, der sie beruhigt, aber sie möchte nicht sprechen müssen. Schließlich fühlt sie sich so hoffnungslos, daß sie an Selbstmord denkt, obwohl ihre Angst und ihre Depression in der Regel schon vorher mit Antidepressiva und Beruhigungsmitteln gedämpft werden. Diese helfen ihr zwar, den Alltag zu bewältigen, aber was sie eigentlich braucht, ist eine Möglichkeit, die Uhr zurückzudrehen und sich selbst wiederzufinden, um ihr Leben dann so zu organisieren, daß sie Zeit für sich findet.

Der geschilderte Ablauf kann von Fall zu Fall etwas variieren. Manchmal ist die Angst stärker als die Apathie, manchmal ist Weinen der hervorstechendste Zug, manchmal wird hauptsächlich über Stumpfsinn und Gleichgültigkeit geklagt. Es kann ziemlich schwierig sein, die depressive Sepia-Frau von einer depressiven Natrium zu unterscheiden. Im allgemeinen fließen die Tränen bei Sepia leicht, aber manchmal werden sie auch unterdrückt, und manchmal weint eine depressive Natrium sehr leicht. Außerdem sind manche depressiven Natriums sehr apathisch. Einige Sepia-Frauen verfallen in tiefe Depressionen, die von einer tiefen Natrium-Depression kaum zu unterscheiden sind: Sie ziehen sich zurück und brüten vor sich hin, klagen sich selbst an, sind voller Verzweiflung und neigen dazu, sich mit unangenehmen Ereignissen aus der Vergangenheit zu beschäftigen. In diesen Fällen helfen die Allgemein- und Körpersymptome und die Kenntnis der früheren Persönlichkeit bei der Unterscheidung. Man kann sich im allgemeinen darauf verlassen, daß Natrium-Menschen auch Natrium-Depressionen entwickeln und Sepias Sepia-Depressionen (d. h. Depressionen, die auf Sepia reagieren), obwohl es von dieser Regel gelegentlich Ausnahmen gibt. So kann eine Sepia-Frau beispielsweise nach einem schmerzlichen Verlust in einen Natrium-Zustand geraten, oder eine Natrium-Frau gerät während der Schwangerschaft in einen Sepia-Zustand (obwohl es wahrscheinlicher ist, daß sie während der Schwangerschaft Natrium-Symptome entwickelt). Auch in diesen Fällen helfen die allgemeinen und körperlichen Symptome bei der Auswahl der richtigen Arznei.

Furcht findet man bei Sepia-Frauen häufig, aber sie tritt überwiegend bei den Sepias auf, die ihre wirkliche Identität verloren haben. (Das kann schon in den ersten Lebensjahren geschehen.) Sepia-Frauen, die sich ihre Unabhängigkeit und Kreativität bewahren, seien sie nun verheiratet oder nicht, sind meist relativ furchtlos. Mir sind aber oft Sepia-Frauen begegnet, die irgendwo dazwischen lagen. Sie versuchten, ihre verlorene Unabhängigkeit wiederzufinden, und waren oft hin und her gerissen zwischen dem Bedürfnis, sie selbst zu sein, und dem Wunsch, sich auf eine Beziehung einzulassen. Sepia kann beides miteinander vereinbaren, aber nur mit einem Mann, der nicht versucht, sie zu beherrschen. Er braucht weder ihre Interessen zu verstehen noch ihre subtile Sensibilität teilen, aber wenn er ihr nicht erlaubt, sie selbst zu sein, wird Sepia entweder untergehen oder ihn verlassen.

Viele Sepia-Frauen machen sich der emotionalen Sicherheit wegen von Männern abhängig, aber auch um praktische Hilfe und Unterstützung bei Entscheidungen zu bekommen. Diejenigen, denen klar wird, daß sie ihre verlorene Identität wiederfinden müssen, erleben meist Phasen großer Verwirrung, in denen sie nicht wissen, wer sie sind und was sie wollen, und in diesen Phasen können sie ziemlich ängstlich sein, weil sie versuchen, sich aus Abhängigkeiten zu befreien, die sie sowohl eingeschränkt als auch unterstützt haben. Insbesondere haben solche Frauen oft Angst vor Männern, speziell vor aggressiven Männern, weil sie versuchen, sich selbst ohne die gewohnte Unterstützung zu behaupten, bevor sie wieder ein Gespür für ihre eigene Kraft entwickelt haben.

Diese »Weder-noch-Sepias«, die weder unabhängig sind und Selbstvertrauen haben noch sich dem Konformitätsdruck völlig unterwerfen, wirken manchmal auf eine gewisse Art »zerstreut«. Sie sind emotional hin und her gerissen zwischen der Sicherheit, die es bedeutet, sich als Frau an die gesellschaftlichen Erwartungen anzupassen, und der Frustration, die damit verbunden ist. Dieser innere Kampf ist für viele Sepia-Frauen (und -Mädchen) so verwirrend, daß sie von Zeit zu Zeit etwas verstört wirken. Da sie oft sehr unbekümmerte Menschen sind, lachen sie vielleicht einfach, wenn sie etwas Falsches sagen oder etwas Unsinniges tun und beispielsweise ihrem Mann das Katzenfutter hinstellen, während Mieze die Pastete bekommt. Die Rollen, die die Schauspielerin Shirley MacLaine im Film spielt, demonstrieren oft diese Art von Zerstreutheit ebenso wie einen starken Zug zur Unabhängigkeit und häufig auch einen sarkastischen Humor. Phosphor ist ebenfalls oft zerstreut, und vielen Sepia-Frauen, besonders den mehr extrovertierten, temperamentvollen, wird fälschlicherweise Phosphor verordnet. Aber selbst eine zerstreute Sepia-Frau ist im allgemeinen geistig besser konzentriert als Phosphor, jedenfalls die meiste Zeit. Außerdem ist Sepia bei weitem nicht so verträumt wie Phosphor. Sie kann sich zwar manchmal sehr darüber aufregen, wie andere leiden, aber sie ist selten für lange Zeit von den Gefühlen anderer überwältigt oder betroffen, während Phosphor so mitfühlend sein kann, daß sie sich selbst völlig an einen anderen Menschen verliert.

Um die Situation für den Studenten und den unerfahrenen Homöopathen noch weiter zu verwirren, haben viele der »unentschiedenen« Sepias auch die Unschuld von Phosphor. Sie sind in bezug auf die Dinge der Welt oft ziemlich naiv, weil sie sich einerseits sehr stark auf den Schutz von Männern verlassen und sich andererseits nur wenig für Politik, finanzielle Angelegenheiten oder soziale Verhaltensregeln interessieren. Am liebsten würden sie nur ihren eigenen kreativen Beschäftigungen nachgehen, ihre Freundschaften pflegen und die Dinge der Welt den Männern überlassen. Das kann auch für die unabhängigere Sepia-Frau gelten, nicht weil sie unfähig wäre, politische und wirtschaftliche Probleme zu verstehen, sondern eher, weil sie weiß, daß sie ihre Seele verlieren wird, wenn sie versucht, sich in diese irgendwie unmenschliche Welt zu begeben.

Sepia-Frauen, die den Weg der Selbstentdeckung (oder Selbsterinnerung) bis ans Ende gehen, finden als Belohnung den Frieden und das Verständnis der Weisen Frau, die Freude der Tänzerin und die Befriedigung einer liebevollen Beziehung, in der die Partner nicht gebunden oder geschwächt sind. Sepia kann eine liebevolle Ehefrau und Mutter sein, ohne ihre Identität aufzugeben. Die gesunde Sepia-Mutter ist ihren Kindern gegenüber weniger sentimental und weniger besitzergreifend als die meisten anderen Mütter, aber sie ist nicht kalt. Ihre eigene geistige Stärke färbt oft auf die Kinder ab und macht diese unabhängiger und individualistischer als andere Kinder. Sie ist in ihrer Ehe eine gleichwertige Partnerin und übernimmt genauso viel Entscheidungen und Verantwortung wie ihr Mann, aber das bedeutet nicht, daß sie unweiblich wäre. Im Gegenteil, ihre Weisheit, ihre natürliche Verbindung mit ihrem Körper und ihre unterschätzte, etwas mysteriöse Sexualität sind in höchstem Maße weiblich, auf eine starke, kompromißlose Weise.

Der Sepia-Mann

Über Sepia-Männer kann ich nur sehr wenig sagen, weil ich nur zwei behandelt habe und deshalb glaube, daß sie sehr selten sind. Einer dieser Männer sah ähnlich aus wie Sepia-Frauen, schmal gebaut, knochig und mit einem sehr dunklen Teint. Er war ruhig und ziemlich introvertiert, dabei sensibel und nervös. Ich weiß nicht mehr, über welche Beschwerden er klagte, aber ich kann mich erinnern, daß er nur sehr wenig Interesse an Sex hatte und angab, seine Libido sei immer nur schwach gewesen. Grundsätzlich glich er körperlich und psychisch anderen Sepias (die zufällig Frauen waren), und ich hatte keine Schwierigkeiten, das passende Mittel zu finden, das auch wirkte, obwohl ich vorher noch nie einen Sepia-Mann gesehen hatte.

Der andere Sepia-Mann, den ich behandelt habe, war jung und litt an chronischer Hepatitis. Er hatte mattbraunes Haar und viele Muttermale im Gesicht und am Körper. Er war still und schüchtern. Er fürchtete sich eindeutig vor seinem ziemlich unsensiblen Vater, der Metzger war, und sah den Vater häufig an, wenn er Fragen beantwortete. Soweit würde die Beschreibung auf Pulsatilla passen, und in der Tat weinte er auch leicht, wenn er sich nicht wohl fühlte. Dennoch war er nicht so emotional wie die anderen Pulsatilla-Männer, die ich behandelt habe. Er wirkte auf eine passive Weise schwul, was mich an die mehr weiblichen Typen denken ließ, und seine körperlichen Symptome paßten sehr gut zu Sepia. Seine Gesundheit verbesserte sich bemerkenswert schnell nach ein paar Dosen Sepia C200, und dasselbe galt für das passive Gefühl der Depression, das er häufig empfand. Er brauchte einige Monate lang jede Woche eine Dosis Sepia C200, um seine Hepatitis zu überwinden, woraus ich schloß, daß Sepia sein Konstitutionsmittel sein müsse und nicht nur die passende Arznei für eine akute Erkrankung.

Kent stellt fest, daß Sepias beiderlei Geschlechts eine Abneigung gegen das jeweils andere Geschlecht entwickeln. Ich habe das nicht oft beobachtet, aber ich vermute, daß sowohl männliche als auch weibliche Sepias infolge dieser Abneigung häufiger zur Homosexualität tendieren als die meisten anderen Typen.

Körperliche Erscheinung

Die meisten Sepia-Frauen haben ein sehr charakteristisches Aussehen. Wie Hexen in der traditionellen Darstellung sind sie häufig sehr mager und knochig mit dünnen Gliedmaßen, Fingern und Zehen und einem langen Hals. Das Gesicht ist hager und eckig, die Nase gewöhnlich lang und dünn und oft eine Art Hakennase. Der Teint ist charakteristischerweise gelblich und das Haar gewöhnlich glatt und schwarz (manchmal auch rötlich oder mattbraun) und wird in der Regel lang getragen. Häufig findet man Muttermale sowohl im Gesicht als auch am Körper, und die Frauen sind dort auch meist stark behaart. Die tiefen Augenhöhlen geben dem Gesicht einen starken, mysteriösen Ausdruck. Taille und Hüften sind oft sehr schlank, obwohl es auch viele Sepia-Frauen gibt, die an die biblische Eva erinnern (oder zumindest an mittelalterliche Bilder von ihr) mit kleinen Brüsten, einer schmalen Taille, vollen Hüften und einem rundlichen, weichen Bauch. Viele Sepia-Frauen, die ihre wahre Identität nicht gefunden haben, werden mit der Zeit übergewichtig, weil sie sich zu wenig bewegen und Essen als Ersatzbefriedigung mißbrauchen.

Silicea

Grundzug: zart und entschlossen

Silicea ist ein relativ seltener Konstitutionstyp. Wie alle hochkultivierten Typen findet man ihn nur bei einem kleinen Teil der Bevölkerung, vielleicht bei
ein oder zwei Prozent, und weil Silicea so selten ist, wird das Mittel einerseits
leicht verfehlt und andererseits zu häufig verordnet. Silicea hat einige Charakteristika mit Pulsatilla, Calcium, Nux vomica, Graphites und Arsenicum
gemeinsam und kann mit jedem dieser Mittel verwechselt werden, aber die
Gesamtheit der Silicea-Persönlichkeit ist ziemlich ausgeprägt und einzigartig
(ebenso wie die körperliche Erscheinung). Alle Siliceas, die ich kennengelernt habe, waren Frauen.

Intellektuelle Kultiviertheit und Tiefe

Silicea ist wahrscheinlich der kultivierteste aller Konstitutionstypen. Fast alles an ihr ist kultiviert, ihr Intellekt, ihr Geschmack, ihre moralische Sensibilität und ihre Erscheinung. Nur Ignatia und Arsenicum kommen ihr in dieser
Beziehung nahe, und beide sind ziemlich deutlich von ihr unterscheidbar.

Silicea ist in den meisten Fällen eine Intellektuelle. Das allein reicht schon
aus, um sie von Pulsatilla zu unterscheiden, mit der sie manchmal wegen ihrer
Furchtsamkeit verwechselt wird. Siliceas Intellekt ist kultiviert und subtil,
mehr noch als der von Sepia und Arsenicum. Solange sie einen klaren Kopf
hat, kann Silicea sehr genau differenzieren, ganz gleich ob es sich um ein
mathematisches Problem handelt, um die Persönlichkeit eines neuen Bekannten oder um komplexe moralische oder philosophische Fragen. Anders als
Arsenicum, die oft überwiegend materiell orientiert ist, denkt Silicea gewöhnlich tiefgründiger, ebenso wie viele Sepias und Ignatias. Beispielsweise
kann sie sich für metaphysische Gedichte interessieren, für spirituelle oder
religiöse Themen oder auch für soziale Fragen. Kent bezieht sich auf diese
Tiefe, wenn er über Silicea (im Unterschied zu Pulsatilla) sagt: »Es ist ein
tiefer wirkendes, bis auf den Grund gehendes Mittel.«

Das gilt nicht nur auf der körperlichen Ebene, sondern auch in bezug auf die
Persönlichkeit von Silicea. Sie nimmt das Leben ziemlich ernst, nicht etwa,
weil sie depressiv wäre, sondern eher, weil sie – vor allem intellektuell – seine

Tiefen ausloten möchte. Weit davon entfernt, frivol zu sein, ist sie still und bedächtig und begibt sich oft in die Rolle der Beobachterin. Silicea hält sich aus der Betriebsamkeit des Lebens heraus und beobachtet das Geschehen mit einem Blick, der mehr sieht, als sie zugibt. Ihre Zurückhaltung beruht teilweise auf der Furcht, daß sie nicht robust genug sein könnte, um mit eventuellen Schicksalsschlägen fertig zu werden, hängt aber auch damit zusammen, daß sie sich von allem Vulgären fernhalten will. In ihrer zarten Empfindsamkeit fühlt sie sich abgestoßen von der Brutalität, dem Mangel an Bewußtsein und der Unehrlichkeit, die sie in der Welt sieht, und deshalb hält sie sich etwas abseits von allen Menschen, die nicht ausgeprägt freundlich und aufrichtig sind (ähnlich wie China).

Alle Silicea-Frauen, die ich kennengelernt habe, waren intelligente Menschen, die differenzieren konnten und mehr an den subtilen Fragen des Lebens, beispielsweise an Psychologie, Medizin (in einem Fall auch Fußpflege) oder an Kunst, interessiert sind als am Hauen und Stechen des Geschäftslebens. Kent bemerkt dazu: »Silicea paßt nicht für die Reizbarkeit und nervöse Erschöpfung der Geschäftsleute, sondern mehr für jene Formen der Hirnmüdigkeit, wie wir sie bei geistigen Berufen, Studenten, Rechtsanwälten und Geistlichen beobachten.« Mit anderen Worten, sie hat meist kein Interesse daran, ihren subtilen, gründlichen Verstand nur zum Geldverdienen einzusetzen, sondern ihr geht es eher um Wissen und Erkenntnis, deren Anwendung sowohl Silicea selbst als auch der Gesellschaft dienen soll.

Silicea ist nicht nur zu zart für die Geschäftswelt, sie hat auch zu viele Prinzipien und ein zu starkes Interesse an den geistigen und mehr spirituellen Aspekten des Lebens. Alle Silicea-Frauen, die ich behandelt oder persönlich kennengelernt habe, waren idealistische Menschen, aber wie viele Sepia-Frauen sind sie gewöhnlich auch praktisch veranlagt und keine Träumer, wie viele Sulfur- und Phosphor-Typen und manche Natriums. Silicea konzentriert sich meist auf eine oder zwei Fertigkeiten, die entweder künstlerischer Art sind oder der Menschheit auf irgendeine Weise dienen, und daran hält sie sich gewissenhaft, statt sich für verschiedene idealistische Bewegungen zu begeistern. Sie ist grundsätzlich von Natur aus vorsichtig (Silicea sollte in Kents Repertorium in den Rubriken »vorsichtig« und »sorgfältig« ergänzt werden), und obwohl sie leicht erregbar ist und eine angenehme Überraschung oder eine neue Idee sie zunächst aus der Fassung bringen kann, kommt sie bald wieder auf den Boden zurück und orientiert sich an den praktischen Realitäten.

Siliceas Verstand ist höchst präzise wie der von Arsenicum. Auch bei ihr haben gewöhnlich alle i's einen Punkt und alle t's einen Strich, und im allgemeinen arbeitet und forscht sie sehr exakt. Sie ist meist gewissenhaft (Kent: »gewissenhaft bei Kleinigkeiten«) und gründlich, aber weniger zwanghaft als Arsenicum, und sie zwingt ihre Standards anderen nicht so stark auf wie letztere. Das hat damit zu tun, daß sie gewöhnlich mehr am Inhalt als an der äußeren Form des Wissens interessiert ist. Die Silicea-Musiklehrerin kann beispielsweise ein sehr differenziertes Musikverständnis haben, aber im Unterricht geht es ihr mehr darum, den Geist der Musik, die Liebe zur Musik und die Fertigkeit, ein Instrument zu spielen, zu vermitteln, als sicherzustellen, daß jeder Schüler Noten lesen und jeden Akkord korrekt identifizieren kann, was für den Arsenicum-Musiklehrer das wichtigste Anliegen sein dürfte. Siliceas Kenntnisse werden oft unterschätzt, weil sie selten damit hausieren geht wie Kalium, Arsenicum, Sulfur und Lycopodium. Sie stellt ihr Licht lieber unter den Scheffel und zeigt nicht, was sie weiß oder kann. Sie gibt gerade so viel preis, wie in der jeweiligen Situation angemessen ist, und behält alles andere für sich, bis sie jemanden findet, der es zu schätzen weiß. Und selbst dann äußert sie ihre Kenntnisse und Meinungen vorsichtig und zurückhaltend. Sie möchte viele Dinge verstehen, und sie genießt es, mit Gleichgesinnten zu diskutieren, aber sie hat kein besonderes Geltungsbedürfnis. Eher wirkt sie ernsthaft, und genau das ist sie auch.

Furchtsamkeit, Entschlossenheit und Hartnäckigkeit

Es gibt einen auffälligen und sehr charakteristischen Widerspruch in der Silicea-Persönlichkeit. Obwohl sie der furchtsamste aller Konstitutionstypen ist, ist sie gleichzeitig der hartnäckigste und entschlossenste. Sie ist furchtsam, weil es ihr an Selbstvertrauen fehlt und weil sie Angst vor Aggressionen und den unberechenbaren Ereignissen des Lebens hat. Deshalb äußert sie sich nur zurückhaltend und ist bei neuen Unternehmungen vorsichtig, weil sie Angst hat, sie könnte versagen oder mit irgendwelchen Schwierigkeiten nicht fertig werden. Alles, was sehr kultiviert ist, wird zugleich zart, und Silicea ist so zart, daß sie versucht sich zu schützen, indem sie sich zurückzieht, still ist und Abstand hält. Ihre Zartheit besteht sowohl auf der körperlichen als auch auf der geistigen Ebene. Körperlich reagiert sie sehr empfindlich auf widrige Umstände wie schlechte Ernährung und Streß bei der Arbeit, und sie ermüdet sehr leicht, wenn sie sich übernimmt. Weil es ihr an Stehvermögen fehlt und sie stark auf ungünstige äußere Bedingungen reagiert, bekommt sie leicht Kopfschmerzen oder Magenbeschwerden, wenn sie sich zuviel zumutet. Silicea wächst häufig bei überbesorgten Eltern sehr behütet auf, und schon das kann sie noch ängstlicher machen.

Psychisch ist Silicea oft stärker, als sie selbst glaubt. Sie unterschätzt ihre Fähigkeiten und fürchtet, bei neuen Aufgaben zu versagen. Deshalb zögert sie vielleicht lange, bevor sie überhaupt einen Versuch macht. Ich kannte einmal eine junge Silicea-Frau, die eine Massageschule besuchte. Am Ende ihrer Ausbildung bestand sie die Prüfung und beschloß dann, die gesamte Ausbildung noch einmal zu wiederholen, um sich ihrer Fähigkeiten sicherer zu fühlen, bevor sie eine professionelle Praxis eröffnete. Eine andere Silicea-Frau, die ich kannte, besuchte einen Therapiekurs nach dem anderen und machte zusätzlich eine Ausbildung als Musiklehrerin, weil sie das Gefühl hatte, ihre Zeugnisse seien nicht gut genug, um Klienten zu werben, obwohl sie eine sehr begabte Heilerin und Musiklehrerin war. Die Ergebnisse, die sie bei ihrer Arbeit erzielte, befriedigten sie, aber sie hatte immer Angst vor einem geschäftlichen Ruin oder daß sie nach einer Weile keine guten Resultate mehr bekommen würde, weil sie nicht genügend qualifiziert sei.

Silicea hat auch deshalb Bedenken, sich mit allzuviel Energie in irgendwelche Aktivitäten zu stürzen, weil sie weiß, daß ihre Standfestigkeit nicht besonders groß ist. Das gilt besonders bei der geistigen Arbeit. Nachdem sie eine Weile ihre Aufgaben gemacht hat, wird ihr Denken verschwommen, und sie kann sich nicht mehr konzentrieren (Kent: »Stumpfsinn durch geistige Überanstrengung«). Hier beginnt dann ein Teufelskreis, bei dem Verwirrung zu Angst führt und diese wiederum noch mehr Verwirrung auslöst. Silicea neigt zu Erwartungsängsten und gerät besonders vor Prüfungen und öffentlichen Auftritten leicht in Panik. Weil sie sich sorgfältig vorbereitet, beherrscht sie ihr Thema gewöhnlich gut und ist im allgemeinen trotz ihrer Nervosität erfolgreich, aber es kann sein, daß sie bestimmte Aufgaben nicht übernimmt oder sich Gelegenheiten entgehen läßt, weil sie Angst hat, sie könnte es nicht schaffen. Mit zunehmendem Alter wird sie meist selbstsicherer und wagemutiger, weil sie jahrelang die Erfahrung gemacht hat, daß sie erfolgreich ist, wenn sie erst einmal den Mut gefunden hat, sich auf ein Projekt einzulassen.

Siliceas Furchtsamkeit ist größer als ihr Glaube an die eigenen Fähigkeiten und beeinträchtigt sie auch im sozialen Bereich. Meist ist sie schüchtern, bis sie Menschen gut kennt und weiß, daß sie harmlos sind. Selbst dann ist sie gewöhnlich etwas stiller als ihre Freunde, obwohl es ihr nicht an Humor fehlt. Ihre Angst ist am größten, wenn sie es mit Autoritätspersonen oder mit aggressiven Menschen zu tun hat. Ich kenne eine Silicea-Frau, die immer so undeutlich sprach, daß die Leute dauernd nachfragen mußten. Der Hang dazu wurde noch stärker, wenn sie nervös war, besonders bei Bewerbungsgesprächen, und deshalb verkaufte sie sich ständig unter Wert, weil die Leute sie für unfähig hielten. Tatsächlich war sie bei ihrer Arbeit durchaus selbstsicher und fähig, konnte das jedoch im Bewerbungsgespräch nicht vermitteln.

Trotz ihrer Furchtsamkeit weiß Silicea im allgemeinen, was sie denkt und was sie will. Vielleicht hat sie nicht den Mut, zu sagen, was sie denkt, oder zu tun, was sie will, aber sie ändert ihre Meinung nicht leicht. Im Grunde ist sie sogar bemerkenswert störrisch. Um das zu verstehen, muß man berücksichtigen, daß Silicea ein intellektueller Typ ist, der einen besonders subtilen Verstand hat. Wenn sie etwas begriffen hat, vertraut sie auf ihre eigene Meinung, und sie hält auch bei Widerspruch daran fest. Wenn es zu einer intellektuellen Debatte kommt, kann Silicea manchmal sogar lebhaft werden und mit einer Bestimmtheit in die Diskussion eingreifen, von der andere überrascht sind, weil sie zunächst nur still und etwas nervös dem Gespräch gefolgt ist, solange es sie nicht besonders interessierte. Silicea liebt die Wahrheit, und sie vergißt ihre Angst, um die Wahrheit vehement zu verteidigen, wenn sie das Gefühl hat, daß diese angegriffen wird. Dann spricht sie so leidenschaftlich und entschlossen, als hänge ihr Leben davon ab (Kent: »Furchtlosigkeit«), und sie wird sich standhaft gegen jeden Widerspruch zur Wehr setzen (Kent: »duldet keinen Widerspruch«).

Ein Beispiel für den offensichtlichen Widerspruch zwischen Siliceas Furchtsamkeit und ihrer Entschlossenheit ist ihre Neigung, gleichzeitig unentschlossen und fest in ihren Ansichten zu sein. Ihre Unentschlossenheit tritt am stärksten in Erscheinung, wenn sie nervös bzw. geistig oder emotional erschöpft ist. Dann fehlt ihr das Selbstvertrauen, um eigene Entscheidungen zu treffen, und sie wird sich diesbezüglich auf andere Leute verlassen. Dabei kann es sich um ganz triviale Dinge handeln, wie die Frage, welchen Film man sich im Kino ansieht, oder um so wichtige Angelegenheiten wie die Frage der Berufswahl. Je furchtsamer sie im allgemeinen ist, desto unentschlossener wird sie sein (Kent: »Unentschlossenheit«). Beides hängt von vielen verschiedenen Faktoren ab, beispielsweise von ihrer Erziehung (und besonders davon, in welchem Ausmaß ihre Eltern ihre Ansichten respektiert haben) und von ihrer aktuellen emotionalen und finanziellen Sicherheit. Jeder dieser Faktoren kann Siliceas Entscheidungsfähigkeit negativ beeinflussen, und die Situation kann sich jeden Tag ändern. Wenn sie jemanden um Entscheidungshilfe bittet und der Betreffende das ablehnt, gerät sie leicht in Angst, oder sie quält sich lange Zeit damit ab, vor allem weil sie Angst vor den Konsequenzen einer falschen Entscheidung hat. Das ist nur ein anderer Aspekt ihres allgemeinen Mangels an Selbstvertrauen.

Die andere Seite der Medaille ist Siliceas Neigung zu festen Überzeugungen. Obwohl sie in vielen Dingen unsicher sein kann, fühlt sie sich bei einigen Fragen sicher. Wenn sie beispielsweise Christin ist, wird sie absolutes Vertrauen in ihre religiösen Überzeugungen haben, obwohl diese nicht unbedingt mit den orthodoxen Glaubenssätzen übereinstimmen müssen, die sie als Kind gelernt hat. Sie wird das alles für sich selbst überdenken, zurückweisen, was der Prüfung nicht standhält, und an den restlichen Überzeugungen unbeirrt festhalten. Ich erinnere mich an ein Gespräch über Religion mit einer solchen Silicea-Frau, einer Freundin von mir, deren Arthritis positiv auf eine Behandlung mit Silicea ansprach. Sie hatte ziemlich radikale christliche Ansichten, die sich stark von der üblichen christlichen Lehre unterschieden und viel zeitgenössisches, fortschrittliches Denken enthielten, aber sie war nicht bereit, einige wenige traditionelle Überzeugungen, an denen sie weiter festhielt, in Frage zu stellen. Es war so, als habe sie das Territorium ihres Glaubens eingezäunt und abgesichert, indem sie zu sich selbst sagte: »Bis hierhin und nicht weiter.«

Man kann den intellektuellen Eigensinn von Silicea verschieden interpretieren. Er könnte eine Folge ihrer Angst vor Unsicherheit sein und eine konsequente Reaktion zur Verteidigung der Sicherheit. Andererseits könnte er mit Siliceas Wahrheitsliebe zusammenhängen und wäre dann eine Weigerung, etwas zu akzeptieren, was im Widerspruch zur Wahrheit steht. Schließlich könnte er auch durch das extreme Festhalten an bestimmten Ideen zustande kommen, so wie Arsenicum oft an der Vorstellung festhält, jeder sei seines Glückes Schmied, oder Kalium carbonicum darauf fixiert ist, man müsse rational sein. Ich vermute, daß alle drei Aspekte eine gewisse Rolle spielen. Mit Sicherheit hält Silicea manchmal an bestimmten Vorstellungen fest, seien sie nun religiös, politisch, moralisch oder wissenschaftlich. Genauso hängt sie oft an bestimmten vertrauten Dingen oder bevorzugten Angewohnheiten.

Ich erinnere mich an ein Treffen von Therapeuten, an dem ich einmal teilgenommen habe, als ich eine Zeitlang in einem Krankenhaus in England arbeitete. Eine Teilnehmerin war Phytotherapeutin, eine junge Frau mit sehr charakteristischen Silicea-Zügen, schlank mit leichtem Knochenbau, sehr blasser Haut, knochigen Gesichtszügen und einem zarten gelben Flaum auf der Oberlippe. Sie schwieg die meiste Zeit, und wenn sie sprach, dann äußerte sie sich vorsichtig und fast entschuldigend. Ihre Haltung veränderte sich plötzlich, als wir darüber diskutierten, ob Zeitungen für die Patienten im

Wartezimmer ausliegen sollten. Einige der Therapeuten waren der Ansicht, sie sollten entfernt werden, weil sie voll von negativen Berichten seien, die niemandem etwas nützten. An diesem Punkt meldete sich meine Silicea-Kollegin zu Wort und hielt ein beherztes Plädoyer für die Zeitungen. Ihr Gesicht bekam durch die Erregung Farbe, als sie darauf bestand, daß die Zeitungen weiterhin im Wartezimmer liegen sollten. Als wir nach dem Grund fragten, antwortete sie, sie habe oft freie Zeit in der Klinik und lese die Zeitungen dann gerne. Solche überempfindlichen Reaktionen überraschen bei einer normalerweise sanftmütigen und nüchternen Silicea. Sie erinnern an die Leidenschaft, mit der Silicea ihre Vorlieben verteidigt, und die Entrüstung, die sie empfindet, wenn sie sich darin bedroht sieht.

Ebendiese Silicea-Phytotherapeutin, die ihr Recht auf die Zeitungen so vehement verteidigt hatte, kam eines Tages in meine Sprechstunde. Ihre hauptsächliche Beschwerde war Unentschlossenheit (ja, die Fälle sind wirklich manchmal so einfach und folgerichtig!), unter der sie zeit ihres Lebens gelitten hatte. Sie sagte, sie wisse nie, was sie tun solle, und zögere deshalb jede Handlung und jede Entscheidung hinaus. Ich gab ihr Silicea 10M und war sicher, daß es ihr helfen würde. Eine Woche später fand ich heraus, daß sie es nicht genommen hatte. Als ich sie nach dem Grund fragte, sagte sie, sie könne sich nicht entscheiden, ob es richtig sei oder nicht. Ich erklärte ihr, der einzige Weg, zu einer Entscheidung zu kommen, bestehe darin, das Mittel zu nehmen.

Siliceas Eigensinn ist oft die Weigerung, eine vertraute oder geliebte Angewohnheit oder Überzeugung aufzugeben. Diese starre Haltung ist oft zu ihrem eigenen Nachteil, wie das folgende Beispiel zeigt. Ich habe einmal eine junge Silicea-Frau wegen einer leichten Form von rheumatoider Arthritis behandelt. Sie hatte mäßige Schmerzen in den Händen, weigert sich aber, irgendwelche konventionellen Medikamente zu nehmen. Sie erzählte mir, ihre Großmutter sei allmählich durch Arthritis zum Krüppel geworden, und sie hatte Angst, es könne ihr am Ende genauso gehen. Ich verordnete ihr regelmäßige Dosen Silicea C30, die deutlich halfen, und später gelegentliche Gaben von C200, wiederum mit guter Wirkung. Nach einer Weile stellte ich fest, daß das Mittel nicht mehr sehr lange wirkte, und ich entdeckte, daß sie gegen meinen Rat Marihuana nahm. Ich sagte ihr, die Droge vertrage sich nicht mit der Behandlung, aber sie erklärte, das sei ihr einziges Laster und das werde sie nicht aufgeben. Das überraschte mich angesichts der Tatsache, daß sie hochintelligent war, die Droge nur gelegentlich nahm, emotional stabil wirkte und Angst davor hatte, ein Krüppel zu werden. Mir wurde klar, daß dies nur ein weiteres Beispiel dafür war, wie Silicea an bestimmten Dingen hängt, in diesem Fall an einer Angewohnheit, die ihr mehr Schaden zufügte als die meisten anderen.

Es ist diese Art von Bindung, die Kent wahrscheinlich veranlaßte, Silicea in seinem Repertorium unter der Rubrik »Monomanie« aufzuführen, was ein altmodischer Ausdruck für Zwangsverhalten ist. Ich habe nicht festgestellt, daß Silicea ein zwanghafter Typ ist, abgesehen von ihrem Festhalten an bestimmten Ideen und Gewohnheiten, die sie zwar anderen Leuten nicht aufzuzwingen versucht, selbst aber auch nicht aufgeben will.

Ein weiteres Beispiel für Siliceas Entschlossenheit ist die Art, wie sie manchmal auf dominierende Persönlichkeiten reagiert. Obwohl sie furchtsam ist, wehrt sie sich oft gegen den Übereifer anderer Leute und leistet ihnen bewußt Widerstand, selbst wenn sie dabei innerlich zittert. Es ist für Silicea durchaus nichts Ungewöhnliches, gleichzeitig Wut und Angst zu empfinden. Sie ist wütend, wenn jemand versucht, sie zu unterdrücken, und empfindet im selben Moment Angst vor der Konfrontation. Während andere wie Lycopodium und Staphisagria sich in solchen Situationen eher ducken, bleibt Silicea trotz ihrer inneren Angst oft standhaft.

Lucinda Leplastrier, die reiche, aber unerfahrene Eigentümerin einer Glasfabrik in Peter Careys Roman *Oscar und Lucinda* ist das perfekte Beispiel einer Silicea-Frau. Eine ihrer hauptsächlichen Leidenschaften ist das Glücksspiel, und eines Abends findet eines der frömmsten Gemeindemitglieder (in Sydney um die Jahrhundertwende) sie und Oscar, den neuen Vikar, beim Poker. Das Gemeindemitglied ist außer sich über das unwürdige Verhalten der beiden, und während Oscar versucht, den Mann freundlich zu beruhigen, wird Lucinda sehr förmlich und beschimpft den Eindringling, weil er stört, und fordert ihn auf, zusammen mit seiner dicken Frau sofort durch das gleiche Fenster zu verschwinden, durch das er hereingeklettert war, als er die beiden beim Kartenspiel beobachtet hatte.

Silicea kann sich erstaunlich gut wehren, wenn sie sich angegriffen fühlt. Plötzlich schießt ihr das Blut in die Wangen, und sie verwahrt sich nachdrücklich gegen diese Art der Behandlung. Im allgemeinen ist sie nicht aufgeblasen oder geltungsbedürftig, aber sie duldet keine Mißachtung, denn sie hat ein hohes Maß an Selbstrespekt, auch wenn es ihr manchmal an Selbstvertrauen fehlt. Genauso setzt sie sich bisweilen für Opfer ein, die schlecht oder ungerecht behandelt worden sind, auch wenn sie die Leute kaum kennt. Ihr eigenes Gespür für Gerechtigkeit und Anstand ist nicht beliebig oder konventionell, sondern tiefgründig und sehr persönlich, und wenn sie unschuldige Opfer verteidigt, ist das nur ein natürlicher Ausdruck ihrer starken Überzeugungen.

Wegen ihrer Furchtsamkeit kann Silicea manchmal zu defensiv sein, besonders wenn sie starken Persönlichkeiten gegenübersteht. Sie hat Angst, daß ihre zerbrechliche Unabhängigkeit bedroht sein könnte, und reagiert dann manchmal übereilt und unangemessen. Ich erinnere mich, daß ich meiner Phytotherapeuten-Kollegin ziemlich selbstsicher erklärt habe, Silicea werde ihre Unentschlossenheit bessern, und dann feststellen mußte, daß meine selbstsichere, fast nonchalante Art dazu führte, daß sie das Mittel nicht nehmen wollte. Es war so, als habe sie das Gefühl, ich dränge sie in die Ecke und lasse ihr keine Wahl, so daß sie sich behaupten mußte, um ihre Freiheit zu verteidigen.

Diese Tendenz wirkt bei Silicea-Kindern oft wie Eigensinn (Kent: »halsstarrig«). Sie verhalten sich ihren Eltern gegenüber gerne kooperativ, solange sie sich respektiert fühlen, aber sobald sie den Eindruck haben, daß man ihnen etwas befiehlt, stellen sie sich auf die Hinterfüße und leisten Widerstand, gleichgültig ob sie das, was ihnen befohlen wurde, tun wollen oder nicht. Das Silicea-Kind bekommt wahrscheinlich keinen Anfall wie Sulfur oder Tuberculinum, zwei andere eigensinnige Typen, aber es geht genauso oft seinen eigenen Weg, indem es passiven Widerstand leistet. Wird dieser Widerstand gewaltsam gebrochen, verzeiht das Kind den Eltern nur schwer und entzieht ihnen wahrscheinlich die Zuneigung, um sie zu strafen. Wie die Silicea-Frau ist auch das Silicea-Kind stolz und störrisch, ohne dabei arrogant oder aggressiv zu sein. Das kleine Mädchen erwartet, daß seine Ansichten und Vorlieben respektiert werden, und solange das geschieht, wird es gerne zu Kompromissen und zur Kooperation bereit sein. Wird ihm der Respekt verweigert, entzieht das Kind den Erwachsenen sein Vertrauen, und es erfordert eine Menge Überredungskunst, bis Silicea wieder zur Kooperation bereit ist.

Ein Aspekt der Halsstarrigkeit, die Silicea unter Druck entwickelt, ist ihre Weigerung, sich zur Eile treiben zu lassen. Sie nimmt sich gerne viel Zeit, um über etwas nachzudenken, und das kann für entscheidungsfreudigere Typen wie Nux oder Sulfur nervenaufreibend sein. In einer Ehe wird Silicea oft die Begeisterung ihres Mannes bremsen, nicht weil sie ein Spielverderber wäre, sondern weil sie, bevor sie sich auf etwas einläßt, erst alles durchdenken und sicherstellen will, daß die Pläne kein Risiko beinhalten und finanzierbar sind. Diese Weigerung, übereilt zu handeln, zeigt sich sogar in Siliceas Bewegungen. Sie geht nicht nur gelassen, wobei sie sich im allgemeinen aufrecht, aber entspannt hält, sondern sie hat manchmal auch einen Hang zum Trödeln. Ich spiele Tennis mit einer Silicea-Freundin, die bereit ist zu rennen, um einen Ball kurz hinter der Linie zu bekommen, aber zwischendurch bewegt sie sich so langsam, daß man denken könnte, sie sei erschöpft, und sie weigert sich, den

Aufschlag in der üblichen gespannten Aufmerksamkeit zu erwarten, sondern steht lieber nonchalant da und hält den Schläger zur Seite. Dies ist wahrscheinlich ein weiteres Beispiel für Siliceas Neigung, Energie zu sparen, für den Fall, daß sie sie später braucht. Niemand wird sie dazu bringen, ihre Selbstbeherrschung zu verlieren, wenn die Situation nicht wirklich furchtbar ist, und selbst dann gerät sie wahrscheinlich eher in Panik, als daß sie schneller wird.

Integrität

Integrität ist eine Eigenschaft, die schwer zu definieren ist, über die aber fast alle Silicea-Menschen in hohem Maße verfügen. Siliceas Integrität hat nicht so sehr damit zu tun, daß sie sich an einen ethischen Kodex halten würde, was eher für Natrium, Arsenicum und Kalium typisch ist, sondern es handelt sich um ein angeborenes Gespür dafür, was sie selbst für richtig und falsch hält. Lucinda Leplastrier bricht ein Tabu nach dem anderen, weil sie keine Zeit für die spießige, heuchlerische Moral der viktorianischen Oberklasse hat, aber ihr Moralbewußtsein ist außerordentlich sensibel und läßt ihr keine Ruhe, wenn sie das Gefühl hat, sie hätte jemanden unfreundlich behandelt (es sei denn, er hätte es verdient). Silicea-Menschen haben strenge Grundsätze, ohne rigide oder moralistisch zu sein. Sie wenden ihre Prinzipien mehr auf sich selbst als auf andere an und üben wenig Kritik am Verhalten anderer, sofern dadurch nicht jemand eindeutig verletzt wird. Sie leben und lassen leben, und obwohl sie sich vielleicht von der Masse fernhalten, geschieht das mehr aus Respekt vor ihrer eigenen Zerbrechlichkeit und Empfindsamkeit als aus Arroganz.

Silicea weiß, daß sie sehr kultiviert ist, aber sie verhält sich selten, wenn überhaupt, geringschätzig. Häufiger ist sie bescheiden und neigt dazu, ihre Begabungen und Leistungen zu unterschätzen. Sie hält Eigenlob für vulgär (obwohl sie sich einen kurzen Moment des aufgeregten Schwelgens erlaubt) und versucht selten, sich selbst in den Mittelpunkt zu stellen, aber sie neigt auch nicht zur Selbstverleugnung. Meist ist sie in ihren Aktivitäten und Ansichten maßvoll und vernünftig und verfügt über eine gewisse Gelassenheit und Selbstkontrolle, die eher angemessen als rigide wirkt. Ich denke, daß die Prinzessin auf der Erbse eine Silicea war. Sie spürte die Erbse, weil sie ungewöhnlich sensibel war (Kent: »Sinne überempfindlich«), und ihre Sensibilität bewies, daß sie eine Prinzessin war. Wie Arsenicum umgibt Silicea oft ein Hauch von Würde, so als sei sie adeliger oder königlicher Abstammung, aber anders als bei Arsenicum ist ihre Würde still und bescheiden und nicht aufdringlich.

Loyalität ist ein Aspekt von Integrität, und ich habe festgestellt, daß meine Silicea-Freundinnen und -Patientinnen gegenüber Freunden und Menschen, denen sie sich verpflichtet fühlen, sehr loyal sind. Das mag gelegentlich zu ihrem eigenen Schaden sein, weil sie vielleicht von weniger vorsichtigen und skrupelloseren Freunden in Schwierigkeiten gebracht werden, aber das ist der Preis, den Silicea für ihren eigenen Selbstrespekt zu zahlen bereit ist. Ich kannte einmal eine sehr kultivierte Silicea-Frau, die einen Drogenabhängigen zum Freund hatte. Sie tat alles, um ihm zu helfen, war immer für ihn da, wenn er sie brauchte, und ließ ihn auch nicht im Stich, als sich sein körperlicher und geistiger Gesundheitszustand verschlechterte. In dieser Beziehung war sie die Fürsorgliche und er ihr Schützling, ohne daß Sexualität oder Verliebtheit eine Rolle gespielt hätten. Die Würde und das Selbstbewußtsein der Silicea-Frau standen in starkem Kontrast zu der rauhen Art ihres Freundes, aber das machte ihr nichts aus. Sie reagierte auch nicht besonders emotional auf sein Leiden.

Silicea hat gewöhnlich ein fürsorgliches Herz, aber wie den anderen intellektuellen Typen auch gelingt es ihr oft, Sentimentalität und eine übermäßige Bindung an ihre Schützlinge zu vermeiden, ohne daß sie dadurch kalt wirken würde. Diese unabhängige und doch sensible Art erinnert sehr daran, wie Sepia-Krankenschwestern sich um ihre Patienten kümmern. Silicea hat viel mit Sepia gemeinsam. Beide Typen sind von Natur aus sensibel, unabhängig und haben einen relativ subtilen Intellekt. Abgesehen von dem im allgemeinen offensichtlichen Unterschied in der Hautfarbe (der dunkelste und der hellste aller Konstitutionstypen) unterscheiden sie sich dadurch, daß Silicea sehr zart – Sepia ist in der Regel robuster und weniger ängstlich –, starrsinnig und milde ist.

Obwohl Silicea-Frauen hohe Prinzipien haben, konnte ich bisher nicht feststellen, daß sie übertrieben gewissenhaft sind wie manche Arsenicum- und Kalium-Menschen. Alle Silicea-Frauen, die ich kenne und behandelt habe, waren präzise, wenn es um ihre Arbeit oder ihre Kunst ging, aber keine von ihnen quälte sich mit unwichtigen Kleinigkeiten ab.

Wärme und Spontaneität

Gerade weil Silicea einen so subtilen Verstand und eine so würdevolle, sensible Natur hat, sollten wir nicht unterstellen, sie sei eine langweilige oder übermäßig ernsthafte Person. Die meisten Silicea-Menschen haben eine gewisse Leichtigkeit, denn sie sind fröhlich und neigen nicht zu einer starken Unterdrückung von Gefühlen. Wenn Natrium, Sepia und Ignatia emotional nicht gesund sind, unterdrücken sie negative Gefühle, was zu einer Art brütender Schwerfälligkeit führt. Da sie intellektueller und weniger emotional ist als diese Typen, wirkt Silicea meist heller und leichter, nicht nur im Hinblick auf ihre Hautfarbe und ihren Körperbau, sondern auch bezüglich ihrer Stimmungen. Andere intellektuelle (oder zumindest »mentale«) Typen wie Lycopodium und Argentum haben auch eine gewisse Leichtigkeit, aber ihnen fehlt die Freundlichkeit und Gründlichkeit von Silicea. Nur Silicea hat diese Kombination von Subtilität, Leichtigkeit und Tiefe, obwohl ihr die meisten gesunden Mercurius-, Sepia- und Ignatia-Menschen nahe kommen. Im Gegensatz dazu ist Arsenicum subtil und oft auch »tief«, aber ihm fehlt die Leichtigkeit (weil er sich über zu viele materielle Dinge Sorgen macht), während Phosphor subtil und leicht ist, aber weder die emotionale noch die intellektuelle Tiefe hat.

Die Leichtigkeit in der Stimmung, die man häufig bei Lycopodium, Phosphor und einigen Staphisagrias findet, ist oft Ausdruck einer Flucht vor unangenehmen Wahrheiten. Siliceas Leichtigkeit hat selten etwas mit Flucht zu tun. Wenn sie in ihrem Leben Probleme hat, macht sie sich eine Menge Sorgen, stellt sich diesen Problemen aber schließlich, wenn sie den nötigen Mut dazu gefunden hat. Wenn aber alles in Ordnung ist, entspannt sich Silicea und genießt das Leben. Sie versucht den Schwierigkeiten weder auszuweichen, noch ist sie opportunistisch, aber wenn die drückenden Probleme gelöst sind, genießt sie das Leben mit einer stillen Freude, die nicht weniger köstlich ist als die aufgeregte Ekstase von Phosphor oder Tuberculinum. Die meisten Siliceas haben genausoviel Freude daran, sich alleine oder mit meditativen Dingen wie Kunst, Lesen oder schönen Spaziergängen zu beschäftigen wie an gemeinschaftlichen Aktivitäten. Obwohl Silicea zunächst schüchtern ist, wird sie einem angenehmen Fremden gegenüber schnell aufgeschlossen, und sie hat meist mehrere Freunde und Freundinnen und ist keine Einzelgängerin. Zu den attraktiveren Aspekten der Persönlichkeit von Silicea gehört es, daß sie mit allen Arten von Menschen umgehen kann. Das hat teilweise mit ihrem Mangel an Geltungsbedürfnis zu tun. Obwohl sie sehr genau unterscheiden kann, tendiert sie nicht dazu, andere zu verurteilen, sondern handelt gewöhnlich nach dem Motto »im Zweifel für den Angeklagten«. In größeren Gruppen verhält sie sich meist still, aber in einer kleinen Gruppe oder zu zweit plaudert sie gerne und ist verspielt.

Obwohl sie oft eine Intellektuelle ist, bleibt Silicea selten im analytischen Denken stecken wie viele Sulfur-, Kalium-, Lycopodium- und Natrium-Menschen. (Vor allem Sulfur und Lycopodium haben oft Schwierigkeiten, ihr Ego von ihrem Intellekt zu trennen, den sie benutzen, um andere Menschen zu beeindrucken. Natrium und Kalium verstecken sich gerne hinter ihrem Intellekt, weil sie sich oft vor menschlicher Nähe fürchten.) Wenn Silicea sich sicher fühlt, kann sie in Gesellschaft gewöhnlich sie selbst sein und sich entspannen, ohne daß der Verstand ihr dabei im Weg steht. Sie hält nicht übermäßig viel von Heimlichkeiten, aber es entspricht ihrer natürlichen Würde, über ihr Privatleben nur mit engen Freunden zu sprechen, denen sie vertrauen kann, und das Privatleben anderer selbstverständlich zu respektieren. Infolgedessen schließt sie meist feste und loyale Freundschaften. Wegen ihrer natürlichen Würde und Gelassenheit ist Silicea bei vielen Menschen beliebt und genießt großen Respekt. Selbst wenn sie sich amüsiert, bewahrt sie meist ihre Gelassenheit, so wie Phosphor in der Regel ihren Charme bewahrt, selbst wenn sie versucht, anderen Angst einzuflößen. (Sogar bei einer Kissenschlacht behält Silicea eine gewisse Würde und zieht es vor, ein paarmal gezielt zu werfen, statt einen wüsten Generalangriff zu starten.)

Silicea verzeiht zwar leichter als die meisten anderen Menschen, aber wenn sie jemanden nicht mag, kann sie in ihrer Feindseligkeit genauso starrsinnig sein wie in anderen Angelegenheiten. Es ist zwar unwahrscheinlich, daß sie aggressiv reagiert, aber sie wird ihr Mißfallen deutlich machen, indem sie den anderen meidet und sich ihm gegenüber unkooperativ verhält, genauso wie das Silicea-Kind den Eltern gegenüber seinen Mißfallen ausdrückt. Die sensible Silicea schützt sich auf diese Weise vor Unannehmlichkeiten, weil sie weiß, daß sie nicht dafür geschaffen ist, mit ernsthaften Aggressionen umzugehen oder ihnen etwas entgegenzusetzen.

Körperliche Erscheinung

Körperlich hat Silicea ein charakteristisches Aussehen. In Übereinstimmung mit ihrer Psyche ist sie körperlich kultiviert und zart wie Phosphor, aber sogar noch schlanker und leichter gebaut. Ihre Gliedmaßen sind oft so dünn, daß man den Eindruck hat, sie müßten wie Streichhölzer durchbrechen. Bei Europäerinnen ist das Haar blond (oft hellblond) oder hellbraun, und es ist glatt und außerordentlich fein. Die Haut ist im allgemeinen sehr blaß und so zart, daß sie manchmal fast transparent wirkt. Feine blaue Venen schimmern hindurch, und die Haut ist oft von einem feinen blonden Flaum bedeckt. Die Gesichtszüge sind länglich, dünn, zart und hager und spiegeln den kultivierten Intellekt. Die Augen sind im allgemeinen blau, grau oder grün.

Staphisagria

Staphisagria wird oft als Akutmittel eingesetzt, um die körperlichen Folgen von unterdrücktem Ärger zu behandeln. In diesen Fällen spürt der Patient seinen Ärger und seine Wut deutlich, drückt sie jedoch nicht aus. Seine Energie bleibt im Körper gebunden und verursacht entsprechende Symptome. Der Homöopath muß sich darüber klar sein, daß akute Staphisagria-Beschwerden bei jedem Konstitutionstyp auftreten können, daß aber die Wut bei einem Menschen, der konstitutionell Staphisagria ist, viel weniger offensichtlich in Erscheinung tritt als bei akuten Fällen. Staphisagria verdrängt seine Wut oft so gut, daß er nicht nur unfähig ist, sie auszudrücken, sondern sie nicht einmal empfindet. (Das ist ähnlich wie bei vielen Natriums, die ihre Trauer die meiste Zeit vollständig verdrängen.) Das gibt den meisten Staphisagrias eine gewisse Sanftheit oder Nettigkeit, die die Zeitbombe der Wut, die unter der Oberfläche des Bewußtseins tickt, Lügen straft.

Die Quelle von Staphisagrias unterdrückter Wut findet man gewöhnlich in seiner Kindheit. (Nach meiner Erfahrung gibt es drei- bis viermal mehr männliche als weibliche Staphisagrias). Die Eltern waren oft restriktiv und autoritär, und das Kind lernte, daß es sein Mißvergnügen nicht ausdrücken durfte, weil das nur zu noch härteren Strafen führte. Manchmal waren die Eltern zwar nicht besonders streng, aber sie werteten das Kind verbal ab und sagten ihm, es »tauge nichts«. Staphisagria kann auf diese Unterdrückung verschieden reagieren, wobei vier verschiedene Untertypen entstehen, die ich als den zarten, den wilden, den unterdrückten und den sanften Staphisagria bezeichne. Alle haben Probleme, ihre Wut oder ihren Ärger auszudrücken, und infolge ihres schwelenden Ärgers haben viele generelle Schwierigkeiten mit ihrem Selbstausdruck.

Manchmal war auch ein Elternteil des Kindes selbst Staphisagria, und das Kind hat von ihm ohne eine repressive Erziehung die Gewohnheit übernommen, seine Wut zu unterdrücken. Das Kind spürt unbewußt die Angst der Eltern vor Aggression, und diese Angst ist ansteckend.

Jeder der vier Untertypen kann den klassischen schwelenden Ärger von Staphisagria zeigen, aber der zarte Typ muß extrem provoziert werden, um seine unterdrückte Wut zu mobilisieren.

Wenn Staphisagria wütend wird, ist das Bild bei allen Untertypen ähnlich. Das Hauptproblem besteht darin, daß die Wut zwanghaft ist. Sie beherrscht die Persönlichkeit und schafft eine enorme Spannung in Körper und Geist, die sich anfühlen, als ob sie gleich explodieren würden. Die am weitesten verbreitete Ursache für diese Wut ist die Zurückweisung durch einen geliebten Menschen, gewöhnlich den Partner oder die Partnerin, vor allem wenn diese Zurückweisung aggressiv und schmerzhaft war.

Wenn die alte, unbewußte Wut von Staphisagria erst einmal an die Oberfläche gekommen ist, verbindet sie sich mit der aktuellen Situation, und dadurch entsteht ein scheinbar grenzenloser Zorn auf die Person, von der Staphisagria sich zurückgewiesen fühlt. Unabhängig von dem ursprünglichen Anlaß sind jetzt mehrere heftige Entladungen notwendig, um die Wut aufzulösen, die aus einem riesigen Reservoir der Vergangenheit immer wieder neue Nahrung bekommt.

Der gekränkte Staphisagria-Typ lebt, ißt und träumt von Verletzung und Rache. Der Homöopath, der im Sprechzimmer einem solchen Patienten gegenübersitzt, stellt fest, daß er von nichts anderem als seiner Wut spricht. Auf andere Themen kann er sich nicht lange konzentrieren. Vielleicht ist sein Magen vor lauter Anspannung völlig verkrampft, aber ihm ist es wichtiger, seine Wut auszudrücken, wobei er sich ständig wiederholt und völlig unkonstruktiv ist. Ich habe festgestellt, daß Psychotherapie bei solchen Patienten im allgemeinen wenig nützt. Selbst wenn man sie überreden kann, ihren aufgestauten Ärger abzulassen (was einem meist nicht gelingt), bringt das nur eine vorübergehende Erleichterung. Nur ganz selten ist Staphisagria bereit, Woche für Woche wiederzukommen und den eigentlichen Ursachen seines unterdrückten Ärgers so auf den Grund zu gehen, daß ein echter Fortschritt möglich wird. Wenn man nur den akuten Ärger behandelt, ist das so, als steche man in einem vollkommen septischen Körper nur eine einzige Eiterbeule auf. Kaum hat sich ein Wutausbruch entladen, kommt auch schon der nächste. Glücklicherweise gelingt es Staphisagria 10M in der Regel, die Spannung in den meisten Fällen erstaunlich schnell und wirksam aufzulösen. Nach der Einnahme des Mittels kommt es häufig zu einer kurzen Explosion, wenn der Ärger, der bisher unter Kontrolle war, herausbricht (es empfiehlt sich, den Patienten darauf vorzubereiten, damit er sich in einer Umgebung aufhalten kann, in der eine solche Explosion ungefährlich ist), gefolgt von einer echten Ruhe, die unbegrenzt dauern kann. Ein großer Teil der unterdrückten Wut kann durch einige Dosen Staphisagria 10M neutralisiert werden, so daß der Patient seine negativen Gefühle loslassen und sein Leben unbehelligt weiterführen kann.

Die folgende Analyse der Staphisagria-Untertypen basiert ausschließlich auf meiner eigenen Erfahrung. Obwohl die meisten Staphisagria-Menschen im wesentlichen einem dieser Untertypen zugeordnet werden können, zeigen sich bei jedem auch Elemente der anderen Untertypen. So kann jemand eine Mischung aus dem zarten und dem wilden Typ sein oder aus dem unterdrückten und dem sanften Typ. Ziemlich oft findet man bei einer einzigen Person sogar alle vier Untertypen bis zu einem gewissen Grad vereinigt.

Der zarte Staphisagria

Diesen Typ findet man am häufigsten bei Frauen, aber er kommt auch ziemlich oft bei Männern vor. Die zarte Staphisagria ist das völlige Gegenteil des populären Staphisagria-Bildes aus den alten Arzneimittellehren, das von einem akuten, kochenden und schwelenden Ärger ausgeht. Die zarte Staphisagria ist der am stärksten unterdrückte Untertyp. Als Kind lernt sie, Schmerzen zu vermeiden, indem sie brav ist, so brav, daß sie alles mit sich machen läßt und unfähig ist, sich gegen irgend etwas zu wehren. Staphisagria ist ein sehr sensibler Typ. Vor allem reagiert sie empfindlich auf elterliche Aggression oder Mißbilligung (Kent: »übersensibel«, »Beschwerden durch Zurückweisung«). Wie Natrium und Aurum fühlt sie sich durch den Zorn und die Kritik der Eltern gedemütigt, aber ihre Reaktion unterscheidet sich etwas von den beiden anderen Typen. Natrium- und Aurum-Kinder ziehen sich in sich selbst zurück, verbergen ihre Gefühle vor den Eltern, aber empfinden innerlich meist noch ein erhebliches Maß an Ärger. Die zarte Staphisagria hat mehr Angst, und ihre Reaktion ist extremer. Sie unterdrückt ihren Ärger so vollständig, daß sie ihn nicht mehr fühlt und an seine Stelle die Furcht davor tritt, das Mißfallen der Eltern oder später irgendeines anderen Menschen zu erregen. Das macht sie mild und friedfertig. Sie ist die mildeste, freundlichste Seele, die man sich vorstellen kann, aber ihre Milde ist nicht gesund wie die von Silicea und Pulsatilla, die durchaus nein sagen können. Bei Staphisagria ist sie das direkte Ergebnis ihrer verzweifelten Versuche, Aggression zu vermeiden, und sie verhindert jeden echten Selbstausdruck.

Die zarte Staphisagria findet man häufig als hingebungsvolle Frau eines etwas dominanten Mannes (oder als hingebungsvollen Mann einer etwas dominanten Frau). Bei ihrem Versuch, Anerkennung zu gewinnen, wird sie oft von einem Partner dominiert, dem sie sich voller Hingabe widmet. Wie Natrium muriaticum wählt sie häufig einen Partner, der irgendeine Schwäche hat, beispielsweise körperlich behindert oder emotional labil ist, und indem sie voll auf seine Bedürfnisse eingeht, versucht sie sich unentbehrlich zu machen. In solchen Situationen läßt sie sich natürlich leicht mißbrauchen, und wenn der Partner ihre Hingabe für allzu selbstverständlich hält oder sie sogar schlecht behandelt, beklagt sie sich nicht, sondern sucht eher die Schuld bei sich. Als sie ihre eigenen Erwartungen aufgab, in der Hoffnung, damit Aggressionen zu vermeiden, verlor sie die Fähigkeit, für sich selbst zu sorgen, und auch die Möglichkeit zu erkennen, wann sie mißbraucht wurde. Weil die zarte Staphisagria jede Konfrontation fürchtet, wird sie blind für das unangemessene Verhalten ihres Partners und gibt sich selbst die Schuld, um nicht Verantwortung zu übernehmen und die Situation ändern zu müssen, denn das würde sie in Angst versetzen. So steckt sie den Kopf in den Sand, um nicht sehen zu müssen, wie es wirklich um sie bestellt ist. Diese Weigerung, unangenehmen Wahrheiten ins Gesicht zu sehen, ist für alle Staphisagria-Typen charakteristisch und führt zu einem ausweichenden Verhalten, das bei einigen subtil und bei anderen ganz offensichtlich ist.

Prinzipiell versucht die zarte Staphisagria, unangenehme Wahrheiten dadurch zu ignorieren, daß sie sich zufriedengibt, zustimmt oder einfach den Mund hält und sich selbst die Schuld gibt, wenn etwas schiefläuft. Sie ist von ihren Kindheitserfahrungen so geprägt, daß sie unterwürfig ist bis zu dem Punkt, wo sie keine eigene Persönlichkeit mehr hat. Diese Unterwürfigkeit ist im allgemeinen so umfassend, daß sie sich auf jeden Aspekt des Lebens erstreckt. Wenn ein Fremder ihr in einer Warteschlange auf den Fuß tritt, wird sie sich entschuldigen. Wenn ein manipulativer Freund sie zum tausendsten Mal um einen Gefallen bittet, wird sie ja sagen, auch wenn es für sie mit erheblichen Unannehmlichkeiten verbunden ist. Auf diese Weise ist die zarte Staphisagria eine echte Gefangene ihrer Furcht und verbringt ihr Leben als Sklavin der Bedürfnisse und Erwartungen anderer Menschen.

Wie viele Natrium- und Lycopodium-Typen ist die zarte Staphisagria in der Regel sehr höflich. Selbst wenn sie einen bestimmten Mann nicht leiden kann (weil sie Angst vor ihm hat), wird sie niemals unfreundlich zu ihm sein, sondern lächeln, wenn er einen Witz auf ihre Kosten macht. Sie wirkt ausgesprochen nett, weil sie freundlich und bescheiden ist, und nur wenige ihrer Freunde und Bekannten bemerken, in welchem Ausmaß sie ihre wirklichen Gefühle unterdrückt. Oft funktioniert sie auf der sozialen Ebene relativ gut, weil sie sich um Anpassung bemüht. In der Öffentlichkeit gibt sie sich gerne sanftmütig und weiß das rechte Wort zur rechten Zeit zu sagen. Außerdem ist sie emotional relativ stabil. Sie unterdrückt ihren Ärger so vollständig, daß er kaum je zum Vorschein kommt, und ihre Angst hält sie meist dadurch unter

Kontrolle, daß sie in einer sicheren Beziehung bleibt. Im allgemeinen ist sie mild und fröhlich gestimmt, sofern sie sich nicht gerade mitten in einer bedrohlichen Auseinandersetzung mit jemandem befindet oder eine solche befürchtet. Alles in allem wirkt die zarte Staphisagria, die eine relativ stabile Ehe führt, durchaus zufrieden, und das kann sie auf der bewußten Ebene auch durchaus sein.

Wie andere Staphisagrias ist auch die zarte Staphisagria oft romantisch. Auf der Flucht vor ihrer Angst und ihrer Wut stellt sie sich den Mann ihrer Träume vor und bemüht sich, ihren gegenwärtigen Partner so zu verändern, daß er diesem Idealbild näherkommt. Um die Flamme ihrer romantischen Hoffnungen zu nähren, liest sie vielleicht gerne Herz-und-Schmerz-Romane oder die Liebesgeschichten in Frauenmagazinen. Wenn sie einen liebevollen und aufmerksamen Partner findet, wird sie dessen Liebe und Hingabe tausendfach erwidern und sich selbst für die glücklichste Frau der Welt halten. Nach wie vor ist sie unfähig, für sich selbst einzustehen, aber das hat sie ja auch nicht mehr nötig, denn sie bekommt, was sie will, und ihr Partner wird seinen Teil dazu beitragen, sie vor den Grausamkeiten des Lebens zu schützen. Diejenigen, deren Partnerschaft nicht ganz so glücklich ist, werden immer noch alles tun, um es ihrem Mann recht zu machen, aber über ihrem Seelenfrieden hängt eine dunkle Wolke, weil sie sich ständig vor Zurückweisung fürchten.

Da die zarte Staphisagria in vielen Fällen so abhängig von ihrem Partner ist, leidet sie beträchtlich unter einer Trennung von ihm. Ich kannte einmal einen jungen Arzt, der ein zarter Staphisagria-Typ war. Er lebte mit seiner sehr labilen Ignatia-Verlobten zusammen, die ebenfalls Ärztin war. Mein Staphisagria-Freund sprach so sanft, daß man ihn kaum hören konnte, wenn im Hintergrund der Lärm des Straßenverkehrs ertönte oder der Fernseher lief. Er bemühte sich voller Hingabe, jeder Laune seiner ziemlich aufgeregten Verlobten gerecht zu werden, und wenn sie in schlechter Stimmung war, bat er seine Freunde still und entschuldigend, das Haus zu verlassen. Eines Tages nahm ich seinen Fall auf, und er erzählte mir, er sei immer mürrisch und rastlos, wenn seine Verlobte ein paar Tage nicht da sei. Er vermisse sie dann furchtbar und wisse nicht, was er je ohne sie tun solle (Kent: »Beschwerden durch Liebeskummer«). Wie alle zarten Staphisagrias war er eine empfindsame Seele, und wie viele von ihnen hatte er bestimmte spirituelle Praktiken und Überzeugungen übernommen. Diese erlaubten ihm nicht nur, die spirituelle Seite der Existenz zu erkunden, sondern rechtfertigten auch seine bereitwillige, zarte Art. Viele zarte Staphisagrias fühlen sich von Religionen und Philosophien angezogen, die bedingungslose Liebe und Pazifismus predigen und dazu auffordern, die andere Wange hinzuhalten. Es fällt ihnen leicht, solche Ansichten zu vertreten, aber leider ist das meist eine Folge ihrer Angst vor Aggression und weniger ein Zeichen spiritueller Entwicklung. (Letztere hat nichts mit der Flucht vor Aggression zu tun und stärkt eher die Persönlichkeit, statt einfach beruhigend zu wirken.)

Mein Staphisagria-Arztfreund war sehr idealistisch. Er zuckte bei Geschichten über Grausamkeit zusammen und hatte beschlossen, als Missionsarzt in Afrika zu arbeiten. Während seines Medizinstudiums hatte er sich von den anderen Studenten ferngehalten, weil er für ihren vulgären Humor zu zartbesaitet war und sich nicht für ihre eher materialistischen und hedonistischen Unternehmungen interessierte. Seine hauptsächlichen Interessen waren spiritueller Art, und er verbrachte viel Zeit damit, komplizierte esoterische Bücher zu lesen und Violine zu spielen. Stets war er bereit, jemandem zu helfen, der in Not war, oder sich den Standpunkt eines anderen anzuhören, und die meisten Leute hätten ihn wohl für einen perfekten Christen gehalten. Das könnte stimmen, wenn man der Ansicht ist, daß Christi Kinder alle ebenso mild, gehorsam und gütig wie Christus selbst sein sollten, aber es heißt nicht, daß dieser Mann psychisch gesund war. Unter der Staphisagria-Zartheit liegt eine Schicht erheblicher Ängste, und darunter liegt eine Schicht Ärger und Wut. Dieser Ärger kann jedoch nur durch die tiefste Form der Psychotherapie erreicht werden. Der zarte Staphisagria-Typ bewundert vielleicht die Kraft der Entrüstung, mit der Jesus die Geldverleiher aus dem Tempel vertrieb, aber er findet kaum genügend Mut, um es ihm gleichzutun. Angesichts eines aggressiven Widerstands weicht er entweder zurück oder argumentiert freundlich, und wenn er damit nichts ausrichten kann, zittert er wahrscheinlich vor Angst und verspürt nach der Auseinandersetzung körperliche Übelkeit. Nur wenige von uns sind entspannt und voller Selbstvertrauen, wenn sie von einem Fremden bedroht werden, aber der zarte Staphisagria verliert bei einer direkten Aggression stärker als andere die Fassung und wird sich noch Stunden oder Tage danach nervös fühlen (Kent: »furchtsam«).

Ohne das Gefühl der eigenen Stärke empfindet man einen gewissen Mangel an geistiger Klarheit. Nichts beeinträchtigt das Denken stärker als Furcht, und die Angst davor, andere Menschen zu kränken, bringt den zarten Staphisagria oft in Entscheidungsnöte, besonders wenn er versucht, es mehreren Leuten gleichzeitig recht zu machen. Soll er nun auf seine Mutter oder auf seine Freundin hören, und wenn er auf seine Freundin hört, wird seine gekränkte Mutter ihm dann jemals vergeben? Solche ausweglosen Situationen kommen häufig vor, wenn man versucht, andere Menschen wichtiger zu nehmen als sich selbst, was beim zarten Staphisagria in der Regel der Fall ist.

Staphisagria hat oft einen scharfen Verstand, und das gilt auch für den zarten Typ. Vor allem viele Männer sind auf die eine oder andere Art sehr professionell und mit ihrer Arbeit genauso verheiratet wie mit ihren Frauen, aber während andere Workaholics durch Gier motiviert werden oder durch das Bedürfnis, ihren Wert zu beweisen, arbeitet der zarte Staphisagria-Workaholic aus Pflichtgefühl, um seinem Nächsten zu dienen. Ich habe einmal einen Kinderchirurgen wegen chronischer Verdauungsstörungen behandelt. Er war auf seinem Gebiet hervorragend, hatte viele Auszeichnungen gewonnen und war selbstsicher, wenn er über seine Arbeit sprach (ohne eine Spur von Stolz). Bei einem solchen Mann würde man vermuten, daß er Nux vomica oder Arsenicum ist, vielleicht auch ein perfektionistischer Natrium, aber mir wurde bald klar, daß er ein extrem zurückhaltender Mensch war (Kent: »schüchtern«), dem seine kleinen Patienten sehr viel bedeuteten und der es genoß, wie sie zu ihm als liebevoller Vaterfigur aufsahen.

Wie alle zarten Staphisagrias sprach er sehr leise und wirkte selbst dann noch bescheiden, wenn er seine größten beruflichen Leistungen beschrieb (wozu gehörte, daß er eine Abteilung für Kinderchirurgie in einer Stadt eingerichtet hatte, wo es etwas derartiges bisher noch nicht gab). Ich fragte ihn, was er jetzt nach der Pensionierung in seiner Freizeit am liebsten tue, und er sagte, er spiele gerne Kricket und sei in diesem Spiel eine Art Autorität. Leider habe er jedoch sehr wenig Zeit zu spielen, weil er ständig gebeten werde, bei Kricketturnieren im ganzen Land die Aufgabe des Schiedsrichters zu übernehmen. Als ich ihn fragte, warum er denn nicht sage, daß er lieber selbst Kricket spiele, statt Schiedsrichter zu sein, seufzte er und meinte: »Ich konnte nie nein sagen.« Genauso wie als Schiedsrichter bei Kricketspielen hatte er viel Zeit damit verbracht, für verschiedene Wohltätigkeitsorganisationen und medizinische Komitees zu arbeiten, auch hier wieder, weil man ihm das Gefühl gab, er werde gebraucht, und weil er nicht nein sagen konnte. Natürlich wollte er sich unterbewußt gebraucht fühlen, genauso wie die zarte Staphisagria-Hausfrau für ihren Mann unentbehrlich sein möchte, aber er war auch frustriert, weil er sich nicht entspannen und in seiner Freizeit spielen konnte. Wie die meisten zarten Staphisagrias war er ein sanfter Mann, der selten starke Emotionen zeigte, der die Welt durch die Brille seines kultivierten Verstandes sah und der durchdrungen war von dem emotionalen Bedürfnis nach Harmonie und Anerkennung.

Der wilde Staphisagria

Dieser Typ kommt der traditionellen, wütenden Version von Staphisagria etwas näher, ist aber sogar noch komplexer als seine zarten Brüder und Schwestern. Die überwiegende Mehrheit der wilden Staphisagrias ist männlich (mir ist noch keine Frau dieses Typs begegnet). Anders als der zarte Staphisagria-Mann, der seine Wut vollständig unterdrückt (Kent: »unterdrückter Ärger«), erlebt der wilde Staphisagria die Kraft seiner Wut andeutungsweise durch den Nervenkitzel gefährlicher Abenteuer und wilder sexueller Exzesse. Er ist der rücksichtsloseste Konstitutionstyp, der nur so zum Spaß Risiken eingeht, die selbst den abenteuerlustigsten Nux oder Sulfur in Angst und Schrecken versetzen würden. Im Grunde ist er rücksichtslos, weil seine Vorliebe für wilde und gefährliche Abenteuer eigentlich eine Sucht ist. Wenn sein Leben beginnt, sich sicher und normal anzufühlen, wird er sehr erregt, weil die Spannung seines unterdrückten Ärgers an die Oberfläche kommt und nur durch ein neues wildes Abenteuer abgebaut werden kann. Tuberculinum wird ebenfalls rastlos, wenn er sich lange an einem Ort aufhält, aber er ist eher süchtig nach Abwechslung und Aufregung als nach Gefahr. Es ist Aurum, der eine ähnliche Lust auf lebensgefährliche Aktivitäten hat wie der wilde Staphisagria, aber aus einem etwas anderen Grund. Für Aurum ist es ein Trost, dem Tod nahe zu kommen, weil er sich dann von der Last des Lebens befreit fühlt. Der wilde Staphisagria ist nicht depressiv wie Aurum. Er braucht den Nervenkitzel rücksichtsloser und gefährlicher Unternehmungen, um seine Spannung abzubauen, die eine Folge des unterdrückten Ärgers ist, dessen Ursachen in seiner Kindheit liegen. Wenn er sich nicht auf diese Weise Erleichterung verschaffen kann, rastet er leicht aus, vor allem wenn er sich beleidigt fühlt.

Ich habe einmal in Kalifornien einen jungen Mann behandelt, dessen Leidenschaft das Bergsteigen war. Er klagte über ein ziemlich unspezifisches Unwohlsein im Magen nach dem Essen und über eine sehr wechselhafte Verdauung, und er bat auch um Hilfe bei der Drogenentwöhnung. Er wirkte sehr erregt und begeistert, wenn er über seine Bergtouren berichtete, und brüstete sich mit Situationen, in denen das Sicherheitsseil gerissen war, und mit dem Nervenkitzel, den er bei der Bewältigung tödlicher Felsüberhänge empfand. Als ich versuchte, mehr über seine Persönlichkeit herauszufinden, wurde er immer unbestimmter, sein Gesicht bekam einen verwirrten Ausdruck, und er begann auf seinem Stuhl hin und her zu rutschen. Anscheinend wußte er nicht viel über seine inneren Gefühle, beschrieb sie als eine vage, verwirrende Mischung von Emotionen, abgesehen von den Momenten höchster Erregung, die er beim Bergsteigen, unter Drogen und beim Sex empfand. Sein ganzes Leben schien eine Flucht vor den verwirrenden Emotionen zu sein, die er immer empfand, wenn er nicht durch Erregung abgelenkt war.

Er hatte die verschiedensten Jobs überall im Land gehabt, aber abgesehen von seiner Tätigkeit als Bergführer hatte es ihm am besten gefallen, sich um ein paar Hektar Wildnis in den Bergen an der kalifornischen Küste zu kümmern. Er liebte die damit verbundene Freiheit und die Tatsache, daß er niemandem Rechenschaft schuldig war und nur dann mit Menschen zu tun hatte, wenn er selbst es wollte. Wie der unterdrückte Staphisagria muß auch der wilde Typ sich frei bewegen und reisen können, um den Einschränkungen des normalen Alltags zu entgehen. Er ist gewöhnlich ein Nomade, der nach Seelenfrieden sucht, aber ihn selten findet, weil er ihn in der äußeren Welt sucht, und wenn er in sich hineinblickt, dann findet er lediglich ein heftiges Chaos, das ihm angst macht. Nur indem er (im Rahmen einer tiefgehenden Psychotherapie) seine Kindheit noch einmal erlebt, die er ausgeblendet hat, und den unterdrückten Ärger auflöst, kann der wilde Staphisagria-Mann innerlich zur Ruhe kommen. Aber statt dessen geht er nach außen und verliert sich buchstäblich im Nervenkitzel gefährlicher Abenteuer.

Der wilde Staphisagria achtet wenig auf die Gefahren, die er bei seinen Unternehmungen eingeht. Der Bergsteiger verlor seine Freundin bei einer Expedition, als ihr Sicherheitsseil riß und sie in den Tod stürzte, aber auch das verringerte seine Risikobereitschaft nicht. Während er bei mir in Behandlung war, führte er eine Stegreifexpedition in die Berge an der Küste. Das Wetter war schlecht, die Sicht eingeschränkt, und man hatte ihn gewarnt, es sei besser, auf die Tour zu verzichten, aber er zuckte nur mit den Schultern und redete vier unerfahrenen Bergsteigern ein, alles sei in bester Ordnung. Es zeigte sich, daß die Gruppe von Anfang an Schwierigkeiten hatte, und ein Neuling wurde leicht verletzt. Glücklicherweise kam niemand ums Leben. Mein Patient sprach später über diese Ereignisse, als befinde er sich in einem Traum. Er versuchte, die mit der Tour verbundenen Gefahren und das Trauma, das seine Schutzbefohlenen erlebt hatten, zu beschönigen, und er schien wirklich nicht zu wissen, was falsch gelaufen war. Er wollte die Scharte unbedingt durch eine andere Expedition »unter sichereren Bedingungen« auswetzen. Der wilde Staphisagria gerät leicht in Verwirrung, wobei er verträumt und geistesabwesend wirkt (Kent: »Konzentrationsschwierigkeiten«, »Gefühl der Leere«). Seine Emotionen sind bedeutend aktiver als die des zarten Typs, und er kann sie nur teilweise unterdrücken. Das Ergebnis ist eine Art Pattsituation, in der sein Verstand aussetzt, um sich nicht mit der Verwirrung und der darunterliegenden Wut beschäftigen zu müssen. Nach einer Dosis Staphisagria 10M wurde der wilde Bergsteiger deutlich stabiler, weniger erregbar, und er entwickelte sogar das Bedürfnis, sich mit seiner neuen Freundin irgendwo niederzulassen.

Auf seiner Suche nach Ablenkung gerät der wilde Staphisagria oft an bewußtseinsverändernde Drogen. Die beiden Patienten, die ich am besten kannte, nahmen reichlich Drogen, und einer von ihnen nahm nicht nur selbst eine Mischung von Aufputsch- und Beruhigungsmitteln, sondern verdiente auch mit ihrem Verkauf etwas Geld. Wie die meisten Staphisagrias war er eine empfindsame Seele, und er rechtfertigte seinen Drogenhandel, indem er die bewußtseinserweiternden (und deshalb befreienden) Effekte seiner Ware hervorhob. Der zynische, harte Drogendealer, der weiß, daß er seine Kunden mit dem Stoff umbringt, und sich nicht darum schert, ist wahrscheinlich kein wilder Staphisagria. Es ist der gewohnheitsmäßige Drogenbenutzer, der gelegentlich auch ein bißchen Hasch verkauft, der am wahrscheinlichsten Staphisagria ist.

Ich habe viele dieser Menschen behandelt, und alle wirkten irgendwie »verloren« und neigten dazu, einfache Lösungen für ihre Probleme zu suchen, beispielsweise einfach abzuhauen und irgendwo anders ein neues Abenteuer zu erleben, statt mit den Drogen aufzuhören, zur Einsicht zu kommen und eine regelmäßige Arbeit zu finden. (Ein hervorragendes Porträt des wilden Staphisagria findet man im Film *Gefährliche Brandung* in der Gestalt von Bodhi, gespielt von Patrick Swayze. Bodhi ist ein fanatischer Surfer, dem keine Welle hoch genug ist, der auf Partys Kokain schnupft, eine Frau nach der anderen verführt und dann wieder fallenläßt und die Philosophie der sechziger Jahre mit Bewußtseinserweiterung, Freiheit und Zen vertritt. Sein Charisma zieht eine Gruppe von Gefolgsleuten an, die bereit sind, sich auf Risiken einzulassen und seine absolute Verantwortungslosigkeit als persönliche Freiheit zu interpretieren. Bodhi vereint seinen Idealismus mit seiner Abenteuerlust, indem er eine Serie von Banküberfällen inszeniert. Dabei geht es ihm weniger um das Geld, als vielmehr darum, die Obrigkeit in Verlegenheit zu bringen, und vor allem um den Nervenkitzel, der damit verbunden ist. Wenn etwas schiefläuft, ist er entschlossen genug, über Leichen zu gehen, und verrückt genug, nur wenig Reue zu empfinden, aber er hat im allgemeinen ein weiches Herz und ist immer bereit, einem Freund zu helfen. Wie alle wilden Staphisagrias ist er voller Widersprüche, zu denen nicht zuletzt seine Sensibilität und seine Verantwortungslosigkeit gehören.)

Der wilde Staphisagria wird gelegentlich auf seinen Idealismus verweisen, um seine gefährlichen Aktivitäten zu rechtfertigen. Ich habe einmal einen

Mann von Ende Dreißig wegen seiner Verdauungsstörungen behandelt. Er wirkte jungenhaft und hatte eine sanfte, freundliche Art. Er war sehr gesellig und sprach auf eine entspannte und humorvolle Art, die auf andere angenehm wirkte. Als ich ihn kennenlernte, hatte er gerade ein Pause zwischen zwei Aufträgen als Pressefotograf. Er hatte ein abwechslungsreiches, unruhiges Leben hinter sich und schien nicht besonders daran interessiert zu sein, sich irgendwo niederzulassen. Er erzählte mir, er fühle sich am lebendigsten, wenn er Fotos für Kriegsberichte mache und mittendrin sei, so daß ihm die Kugeln und Raketen um die Ohren flogen. Als ich ihn das nächste Mal sah, war er in Tränen aufgelöst. Es war wieder ein Konflikt irgendwo ausgebrochen, aber er hatte nicht das Geld, dorthin zu fliegen und seine Fotos zu machen. Ich fragte ihn, warum er sich darüber so aufrege, und er sagte, er wolle einfach da sein, wo etwas los sei. Außerdem wolle er den Bauern helfen, die mitten in diesem Konflikt lebten und am meisten zu leiden hätten. Er schien tatsächlich vor lauter Frust und Bedauern außer sich zu sein, aber ich hatte den Eindruck, daß es ihm in Wirklichkeit nicht so sehr darum ging, den Bedürftigen zu helfen, sondern mehr um das aufregende Gefühl, da zu sein, wo etwas passierte. Ich gab ihm Staphisagria 10M, und seine Verdauung besserte sich sehr schnell, aber ich habe ihn danach nicht mehr oft gesehen, so daß ich nicht weiß, ob er fähig oder bereit war, lange genug auf Kaffee und Drogen zu verzichten, damit die Arznei seine Persönlichkeit besser ins Gleichgewicht bringen konnte.

Staphisagria ist ein sehr sexueller Typ (Kent: »lasziv«, »Ausschweifung«, »Nymphomanie«), und das gilt besonders für den wilden Typen. Es gibt eine sehr enge Verbindung zwischen Lust und Aggression (das männliche Hormon Testosteron fördert nachweislich beides), und die schlecht unterdrückte Wut des wilden Staphisagria nährt oft seine Libido. Wenn man davon ausgeht, daß jemand Aufregungen mag und danach süchtig ist, ist es nicht schwer zu verstehen, warum der wilde Staphisagria eine Tendenz zur Promiskuität hat und sich impulsiv und leidenschaftlich in sexuelle Affären verstrickt. Als ich in Kalifornien war, hatte ich in zwei Gemeinschaften Gelegenheit, meine Patienten näher zu beobachten, als das gewöhnlich der Fall ist. Eines Abends legte sich beim Tanz ein Mann mit mir an, von dem ich wußte, daß er ein wilder Staphisagria war. Er war betrunken und hatte schon einigen Frauen eindeutige Angebote gemacht. Als sie ihn zurückwiesen, forderte er mich zum Ringkampf auf und begann, halb im Scherz und halb im Ernst mit mir zu ringen. Ich konnte fühlen, daß er enorme Kraft in seinen Armen hatte, und spürte auch eine gewisse sexuelle Erregung, die er durch den Kampf mit mir loswerden wollte. Wenn der wilde Staphisagria alkoholisiert ist, neigt er zu aggressivem Verhalten und sexuellen Handlungen. Dasselbe kann man von Natrium-Männern und einigen anderen Typen sagen, aber der wilde Staphisagria ist dann besonders sexbesessen, wogegen er in nüchternem Zustand vergleichsweise sanft und freundlich ist.

Staphisagria reagiert im allgemeinen sehr empfindlich darauf, wenn man ihn abweist, und der wilde Staphisagria ist besonders sensibel im Hinblick auf eine sexuelle Zurückweisung. Ich war einmal Zeuge, wie ein zurückgewiesener wilder Staphisagria in Zorn geriet. Ich kannte ihn als rücksichtslosen, aber milden und freundlichen Mann. Eines Tages sah ich, wie er auf eine junge Frau losging, die von seinen Annäherungsversuchen nichts wissen wollte, und sie in wilder Empörung so wüst beschimpftc, daß sie in Tränen ausbrach. Ich habe seitdem ähnliche Reaktionen bei anderen wilden Staphisagrias beobachtet und bin zu der Ansicht gelangt, daß sie für diesen Typ charakteristisch sind (Kent: »Eifersucht«, »Ärger mit Entrüstung«).

Wie andere Staphisagrias neigt auch der wilde Typ zu lebhaften und intensiven sexuellen Phantasien (Kent: »sexuelle Gedanken überfallen ihn«). Diese Phantasien treiben ihn häufig zur Masturbation (Kent: »Masturbation, Disposition zur«, fettgedruckt) oder zur Beteiligung an wilden Sexspielen, auch homosexueller Art. Andererseits ist der wilde Staphisagria auch romantisch. Gewöhnlich sehnt er sich nach der Intimität und Zärtlichkeit einer engen Beziehung, aber sein ausweichendes Verhalten und seine Wildheit stehen ihm dabei meist im Weg. Einer meiner Staphisagria-Patienten hatte Tränen in den Augen, als er mir von einer unglücklichen Liebesaffäre berichtete. Ein anderer machte Schluß mit den Drogen, nachdem er die Arznei genommen hatte, wollte geregelter leben und eine stabile Beziehung aufbauen. In fast jedem Fall wird der Homöopath feststellen, daß Staphisagria trotz seiner Wut und Verantwortungslosigkeit ein sensibler, romantischer Typ ist. Der wilde Staphisagria wirkt oft wie ein hilfloses Kind, verwirrt, aufgeregt, impulsiv und sehr traurig, wenn er innehält und seine Einsamkeit spürt. Sein Charme und sein Draufgängertum ziehen viele lebenslustige Frauen an und auch andere, die ihn bemuttern wollen, aber er ist gewöhnlich nicht in der Lage, eine Beziehung lange aufrechtzuerhalten, weil er den schmerzlichen Wahrheiten seiner Kindheit nicht ins Gesicht sehen kann. Deshalb vergißt er seine Probleme lieber, indem er »high« wird und sich davonmacht, wenn die Situation unangenehm wird.

Anders als der unterdrückte Staphisagria ist der wilde Typ emotional meist offen. In der Regel ist er bereit, frei über seine Gefühle zu sprechen, und tut das, besonders wenn er traurig ist, auf eine Weise, die Sympathie weckt, denn sie offenbart seine Verletzlichkeit. Wenn er gekränkt ist, weint er leicht, ohne sich deshalb zu schämen, und im allgemeinen zeigt er Menschen, die er liebt, seine Zuneigung. Sein ausweichendes Verhalten hat weniger damit zu tun, daß er nicht bereit wäre, über seine Gefühle zu sprechen, sondern eher damit, daß er diese Gefühle selbst nicht ertragen kann. Oft ist er über seine verschiedenen Emotionen sehr verwirrt und versucht, ihnen durch Abenteuer und Aufregungen zu entfliehen. Wenn er versucht, seine Gefühle zu beschreiben, hält er oft verlegen inne und sagt dann: »Es ist irgendwie schwer zu erklären.«

Wie der Pressefotograf, der sich mit den Bauern im Kriegsgebiet identifizierte, hat der wilde Staphisagria gewöhnlich eine Abneigung gegen die Obrigkeit. In den meisten Fällen sind strenge Eltern, die ihn als Kind bestraft haben, die hauptsächliche Ursache seiner Wut, deshalb ist es ganz natürlich, wenn er es gerne sieht, daß Autoritätsfiguren in Unannehmlichkeiten geraten, denn auf diese Weise rebelliert er indirekt gegen seine Eltern. Bodhi, der wilde Staphisagria-Typ in dem Film *Gefährliche Brandung,* überfiel vor allem deshalb Banken, weil er das »Establishment« damit in Verlegenheit bringen wollte, weniger des Geldes wegen. Seine Bande trug Masken, die an frühere Präsidenten der Vereinigten Staaten erinnerten, um damit klarzumachen, daß sie für den Staat nichts als Verachtung übrig hatten. Diese Verachtung ist ein Grund, warum der wilde Staphisagria ein Wanderleben führt. Er weiß, daß er, wenn er zu lange an einem Ort oder an einem Arbeitsplatz bleibt, mit der Obrigkeit in Konflikt geraten wird. Es ist für ihn leichter, woanders hinzugehen und damit Verpflichtungen und Verantwortlichkeiten zu vermeiden. Am Ende können manche wilden Staphisagrias zu »ausgebrannten« und argwöhnischen Einzelgängern werden, die, ohne es selbst zu merken, jede Liebe und Stabilität, die ihnen angeboten wurde, abgelehnt haben. Dann gleichen sie schließlich dem unterdrückten Staphisagria.

Der unterdrückte Staphisagria

Während der zarte Staphisagria-Typ lernt, Konflikte durch friedfertiges Verhalten zu vermeiden, erreicht der unterdrückte Typ dasselbe Ziel, indem er sozialen Kontakten aus dem Weg geht. Er ist sehr introvertiert und zurückgezogen und weicht Menschen aus, um Vergangenes nicht wiederholen zu müssen, eine Kindheit, in der er sich hilflos und wertlos fühlte, mit einem Ärger, den er nicht ausdrücken konnte, weil seine Angst vor Strafe zu groß war. Wenn man mit dem unterdrückten Staphisagria spricht, bekommt man das Gefühl, man spräche mit dem Schatten eines Mannes. Er drückt nur wenig

Lebendigkeit aus und zeigt kaum Interesse oder Emotionen. Seine Stimme ist trocken und monoton, und er spricht so wenig wie möglich. Seine Augen sind verschlossen und argwöhnisch und lassen nur schwer einen Blickkontakt zu. Er wirkt im Gespräch angespannt und rastlos, und sein Gesicht ist nie entspannt. Man hat den Eindruck, ein Lächeln würde sein Gesicht in Stücke zerbrechen lassen, so sehr zwingt er seine Muskeln zu einem schützenden neutralen Ausdruck. Diese starre Neutralität oder Ausdruckslosigkeit erinnert an Kalium und Aurum, aber es gibt deutliche Unterschiede zwischen diesen dreien. Aurum neigt viel stärker zu Depressionen und Selbstmordgedanken als der unterdrückte Staphisagria und verhält sich in der Regel nach außen hin anmaßend. Kalium benimmt sich im Beruf auch oft anmaßend, aber er ist nichts weniger als ein Nomade und zeigt im allgemeinen ein weitaus aktiveres Sozialverhalten als der unterdrückte Staphisagria.

Der unterdrückte Staphisagria hat in seiner Kindheit gelernt, Strafen dadurch zu vermeiden, daß er sich duckte und unsichtbar machte. Dieses Verhalten setzt er als Erwachsener fort, und dadurch schränkt er seine emotionale Befriedigung stark ein. Als Kind hatte er wahrscheinlich nur wenige Freunde und war außergewöhnlich ernst, wenn er sich mit jemandem einließ. Er kann auf seinen Selbstschutz nicht verzichten, weil er Angst hat, wieder verletzt zu werden. Anders als Natrium, der gewöhnlich ein guter Schauspieler wird, entwickelt der unterdrückte Staphisagria nie ein selbstsicheres Sozialverhalten. Er sieht fast immer düster aus, und wenn er ein Lächeln versucht, wirkt es meist nervös und angespannt. Vermutlich ist der unterdrückte Staphisagria zu ängstlich und zu verbittert, um ein gefälliges Sozialverhalten wie Natrium zu entwickeln. Natrium geht es vor allem darum, emotionalen Schmerz zu vermeiden. Ich habe den Eindruck, daß es Staphisagria (besonders dem unterdrückten Staphisagria) wie Arsenicum mehr darum geht, zu überleben und körperliche Mißhandlungen zu vermeiden. Die meisten unterdrückten Staphisagrias, die ich behandelt habe, wurden als Kinder von ihren Vätern oft geschlagen. Infolgedessen fürchteten sie fast jeden menschlichen Kontakt und wurden bei dem Versuch, sich unsichtbar zu machen, gewöhnlich Nomaden.

Die beliebte Westerngestalt des ziellos herumziehenden Cowboys ist eine ausgezeichnete Karikatur des unterdrückten Staphisagria. Er wird meist als Einzelgänger dargestellt, der vor einem schrecklichen Geheimnis davonläuft, das oft damit zu tun hat, daß er gewaltsam und gezielt fast zu Tode gequält wurde. Er verbirgt seine Augen unter dem Schatten seiner Hutkrempe, spricht nur das Notwendigste, um Whisky zu bestellen oder ein Zimmer zu mieten, und zieht weiter, bevor sich irgend jemand für ihn interessiert. Im typischen

Fall rächt sich unser Antiheld auf dem Höhepunkt des Films an seinen Unterdrückern und erlangt auf diese Weise wieder ein gewisses Maß an Seelenfrieden. Der unterdrückte Staphisagria muß seinen Ärger spüren und ausdrücken, aber nur wenn ihm die innere Konfrontation mit seinem ursprünglichen Unterdrücker (gewöhnlich ist das sein Vater) gelingt und er seine Wut auf den eigentlichen Verursacher richtet, kann er sich sowohl von der Wut als auch von der Furcht befreien, die ihn so verkrüppeln. Seine Wut auf andere zu projizieren mag ihm zwar mehr Selbstvertrauen geben, aber dadurch werden Wut und Angst nicht dauerhaft beseitigt.

Es überrascht nicht, daß der unterdrückte Staphisagria meist sehr mißtrauisch ist (Kent: »argwöhnisch«). Er zögert, dem Homöopathen allzuviel von sich selbst preiszugeben, und er neigt dazu, seine Furcht zu verschleiern, indem er sehr rational spricht. Staphisagria ist ein relativ mentaler oder intellektueller Typ, und viele unterdrückte Staphisagrias ziehen es vor, in ihrer Freizeit zu lesen oder zu lernen, als sich mit anderen Leuten zu treffen. Einige entwickeln auch besondere praktische Fertigkeiten, weil sie viel herumziehen und vor menschlichen Kontakten in die Wildnis flüchten, wo sie lernen, für sich selbst zu sorgen. Natrium muriaticum kann sich auf ähnliche Weise in die Isolation zurückziehen und argwöhnisch jeden menschlichen Kontakt meiden, so daß die Unterscheidung zwischen Natrium und einem unterdrückten Staphisagria manchmal sehr schwierig ist. Im allgemeinen kann Natrium sich besser ausdrücken, und seine Gefühle sind klarer, selbst wenn er selten darüber spricht. Alle Staphisagrias wirken meist verwirrt, wenn sie über ihre Gefühle sprechen, und sie leiden mehr unter intellektueller Beeinträchtigung als unter Depressionen. Innerlich führen sie ständig einen unterbewußten Kampf zwischen Furcht und Wut, und die geistige Anstrengung, die nötig ist, um sich dessen nicht bewußt zu werden, hinterläßt manchmal eine geistige Leere oder Verwirrung, besonders wenn die aktuellen Umstände alte Gefühle wieder aufleben lassen. Die Gesichtszüge können helfen, zwischen Natrium und dem unterdrückten Staphisagria zu unterscheiden. Bei den meisten Staphisagrias findet man feine Fältchen, die von den Augenwinkeln ausgehen, während das Gesicht ansonsten oft faltenfrei ist und dadurch jungenhaft wirkt, noch stärker als bei Lycopodium.

Wenn man einem unterdrückten Staphisagria eine Hochpotenz der Arznei gibt, kann die Wirkung enorm sein. Ich habe erlebt, wie solche Leute innerhalb etwa einer Woche immer weniger zurückgezogen und gehetzt wirken und statt dessen zunehmend offen und spontan werden. Man kann tatsächlich sehen, wie die Lebenskraft in diese grauen, müden Gesichter zurückkehrt, wie sie weicher werden und vielleicht zum ersten Mal nach Jahrzehnten natürlich lächeln. Im Verlauf dieses Prozesses können sie etwas von der unterdrückten Wut ihrer Kindheit erleben, was sich durch impulsive Wutanfälle oder in der sicheren Umgebung einer therapeutischen Sitzung äußert (ich rate meinen wütenden Patienten, in solchen Situationen auf Kissen einzuschlagen und zu schreien), oder sie können diese Gefühle durch anstrengende körperliche Arbeit auflösen. Vielleicht gelingt es ihnen nie, ihre Wut und Angst vollständig wahrzunehmen und aufzulösen, aber mit Hilfe der Arznei können sie genügend Mut und Selbstbewußtsein aufbauen, um ihr Leben emotional und beruflich weiterzuentwickeln, Wurzeln zu schlagen und auf die alte Taktik des Weglaufens zu verzichten.

Der sanfte Staphisagria

Der sanfte Staphisagria hat viele Charakteristika der anderen drei Typen, aber darüber hinaus noch einige spezifische Züge. Im Hinblick auf die soziale Anpassung ist er der erfolgreichste aller Staphisagrias, und gerade diese »Normalität« macht es schwer, ihn zu erkennen. Außerdem ist keiner der vier Typen sehr verbreitet, deshalb kann der unerfahrene Homöopath sie nicht so leicht durch eigene Erfahrung kennenlernen, sondern ist auf genaue Beschreibungen angewiesen.

Der sanfte Staphisagria erinnert sehr stark an den zarten Typ, kann aber entschiedener sein, wenn es die Situation erfordert. Wie der zarte Typ wirkt er auf eine feminine Weise weich und freundlich, ohne verweiblicht zu sein, was ihn vielen Menschen sympathisch macht (die Weichheit des englischen Komödianten und Sängers Des O'Connor ist ein gutes Beispiel für diese Art). Im Vergleich dazu wirkt Lycopodium, der leicht mit dem sanften Staphisagria verwechselt wird, neutraler oder maskuliner und emotionsloser. Während der zarte Typ Unannehmlichkeiten vermeidet, indem er nachgibt, ist der sanfte Staphisagria subtiler und schlüpfriger. Er ist im allgemeinen sehr diplomatisch und versteht es, Situationen zu vermeiden, in denen er sich unbehaglich fühlen könnte, ganz gleich ob es dabei um die Aggressionen anderer Leute geht oder um ein intimes Gespräch über seine eigenen Gefühle. Er hat in der Regel einen scharfen Intellekt, den er nicht nur anwendet, um die Welt zu erkunden, sondern auch, um die Aufmerksamkeit von seinen eigenen Gefühlen abzulenken. Dabei benutzt er geschickt seinen Humor, um sein persönliches Leben zu beschönigen und das Gespräch aufzulockern. Anders als der zarte Staphisagria wird der sanfte Typ nicht ständig nachgeben, sondern gelegentlich auch ärgerlich werden. Dabei drückt er seinen Ärger selten direkt aus, sondern wird zunehmend wortkarg und versucht, den Gegenstand seines Ärgers so weit wie möglich zu meiden.

Wie der Name schon andeutet, benimmt sich der sanfte Staphisagria friedlich und locker, was den Eindruck erweckt, er sei emotional entspannt und gesund. Er ist sehr flexibel und kann sich an viele Situationen anpassen, ohne nervös zu wirken. Seine prinzipielle Schwäche besteht darin, daß er emotional ausweicht, was für den Homöopathen zunächst schwer festzustellen ist, bis er seinen Patienten eingehender prüft oder dessen Partnerin befragt. Außerdem muß der Homöopath lernen, zwischen dem sanften Staphisagria und anderen glatten, emotional ausweichenden Typen wie Lycopodium und Natrium zu unterscheiden. Im allgemeinen wirkt der sanfte Staphisagria sogar noch sanfter und lockerer als Lycopodium, denn er hat nicht dessen Neigung, alles zu rationalisieren und seine Kenntnisse zur Schau zu stellen. Wie alle Staphisagrias wirkt auch der sanfte Typ bescheiden, obwohl er in Gesellschaft oft selbstsicher ist. Er wirkt lässiger und jungenhafter als Natrium-Männer und fühlt sich bei Intimität nicht so leicht verlegen oder bedroht. (Man vergleiche die Sanftheit des Naturfilmers David Attenborough mit der von Des O'Connor.) Natrium ist insofern tiefgründiger als Staphisagria, als er zu tieferen Gefühlen fähig ist und sich mit bedeutenderen Problemen beschäftigt wie beispielsweise dem Elend der Obdachlosen oder religiösen Fragen. Der sanfte Staphisagria wünscht sich einfach ein angenehmes Leben, und obwohl er im allgemeinen von Natur aus freundlich ist, hat er nicht das Bedürfnis vieler Natriums, das Leben anderer Leute in Ordnung zu bringen.

Konstitutionstypen werden zwar stärker durch Vererbung als durch Umweltfaktoren bestimmt, aber es gibt anscheinend eine bemerkenswerte Resonanz zwischen dem Konstitutionstyp und seinem jeweiligen familiären Hintergrund. So kommt es beispielsweise häufig vor, daß Ignatia als Kind einen geliebten Menschen verliert oder daß Natrium von seinen Eltern zur Leistung angetrieben wird. Bei Staphisagria wird das Kind oft entweder körperlich mißhandelt, oder es bekommt das Gefühl vermittelt, nichtsnutzig zu sein. Diese Konditionierung spielt dann eine wesentliche Rolle bei der Entwicklung späterer Krankheiten.

Ein deutliches Beispiel dafür war der Fall eines sanften Staphisagria-Patienten mit einer lähmenden Arthritis, die sich im Alter von 18 Jahren plötzlich bei ihm entwickelt hatte. (Es ist typisch für Staphisagria, daß sich der Gesundheitszustand als Reaktion auf emotionale Stimuli plötzlich verändert.) Er war nett und höflich, aber dabei gleichzeitig bescheiden. Er wirkte offen und freundlich und hochintelligent. Als ich ihn fragte, was in seinem Leben geschehen war, als sich die Arthritis entwickelt hatte, sagte er, er habe damals gerade seine Abschlußprüfungen an der Schule absolviert und auf die Ergebnisse gewartet. Er hatte mit schlechten Noten gerechnet und sich Sorgen darüber gemacht, was seine Eltern wohl von ihm denken würden, denn sie erwarteten, daß er Jura studieren würde. Auf weiteres Nachfragen bestätigte er, daß seine Eltern stets seine Leistungen und ihn als Person kritisiert hätten. Ich fragte ihn, wie er sich dabei gefühlt hätte, und er sagte: »So, als ob ich völlig unfähig wäre.« Dann fragte ich ihn, welche Auswirkungen seine Arthritis auf sein Leben hatte, und er sagte: »Ich kann nicht tun, was ich will.« Für mich war klar, daß er sich unbewußt dafür entschieden hatte, seine Arthritis zu entwickeln, weil er damit rechnete, das Examen nicht bestanden zu haben, und nach einer Möglichkeit suchte, seine Unfähigkeit den Eltern gegenüber zu rechtfertigen. Als Krüppel durfte er unfähig sein, sonst aber nicht. Paradoxerweise hatte er seine Prüfungen mit guten Ergebnissen bestanden und war ein erfolgreicher Anwalt geworden. Ich verordnete ihm eine regelmäßige Dosis Staphisagria C30, und seine Gelenkschmerzen besserten sich deutlich. Sein Zustand wurde als Reitersche Krankheit diagnostiziert, eine Arthritis, die entweder auf eine Gastroenteritis oder eine sexuell übertragene Urethritis folgt.

Es ist interessant festzustellen, daß zu den körperlichen Schwächen von Staphisagria das Verdauungssystem und das Fortpflanzungssystem gehören, und ich habe verschiedene Fälle von Reiterscher Krankheit erlebt, die gut auf das Mittel reagierten. Genau dieselbe Familiendynamik findet man oft in der Kindheit von Lycopodium, aber das Ergebnis ist etwas anders, weil die angeborene Konstitution anders ist. Lycopodium reagiert auf Entmutigung prinzipiell mit einem Mangel an Vertrauen in die eigenen Fähigkeiten, den damit verbundenen Erwartungsängsten und oft auch mit einer kompensatorischen Angeberei. Dem sanften Staphisagria-Anwalt mit seiner Arthritis fehlte es nicht an Vertrauen in die eigenen Fähigkeiten, und er litt weder unter Erwartungsängsten, noch neigte er zu einer übertriebenen Selbstdarstellung. Die Erwartungen seiner Eltern hatten bei ihm Wut und Angst vor Strafe ausgelöst, und um diese Gefühle zu vermeiden, hatte sein Unterbewußtsein beschlossen, eine lähmende Krankheit zu entwickeln.

Staphisagria neigt viel stärker als Lycopodium dazu, als Reaktion auf emotionalen Streß plötzlich ernsthaft krank zu werden. Während sich bei Lycopodium in Streßzeiten Ekzeme oder Verdauungsstörungen verschlimmern können, wird Staphisagria wahrscheinlich eher schwere Magenschmerzen oder ein starkes Ekzem bekommen. Der sanfte Staphisagria-Anwalt wirkte emotional sehr stabil wie alle sanften Staphisagrias, aber er zahlte dafür einen furchtbar hohen Preis. Alternativ hätte er entweder den Eltern seine Angst und seinen Ärger zeigen oder einen Nervenzusammenbruch erleiden können, und er wählte von diesen drei Möglichkeiten die Arthritis als die am wenigsten bedrohliche.

Sanfte Staphisagrias sind im allgemeinen sehr gesellige Menschen. Ihre emotionale Lockerheit macht sie in Kombination mit ihrem Charme und Witz bei vielen Menschen beiderlei Geschlechts sehr beliebt. Lycopodium-Männer sind in der Regel bei Frauen beliebter als bei Männern, weil ihre Konkurrenzhaltung sie oft dazu verleitet, Männer als Rivalen zu behandeln. Im Gegensatz dazu wirkt der sanfte Staphisagria auf beide Geschlechter bescheiden und charmant, weil er nicht versucht, irgend etwas zu beweisen. Was er jedoch, wie alle Staphisagrias, versucht, ist, seinen tieferen Gefühlen auszuweichen, und gerade die Tatsache, daß ihm dies so gut gelingt, macht ihn so sympathisch.

Einige berühmte Entertainer haben eine Lockerheit, die an den sanften Staphisagria erinnert. Sie sind auch körperlich leicht gebaut, was für Staphisagria im allgemeinen typisch ist. Ich denke dabei nicht nur an den schon erwähnten Des O'Connor, sondern auch an Fred Astaire, Bing Crosby und den englischen Schauspieler Nigel Havers. (Es ist vielleicht kein Zufall, daß die letzten zwei Fernsehfilme, die ich mit Nigel Havers gesehen habe, ihn als Flüchtling zeigten, dessen Nettigkeit und Charme das schreckliche Geheimnis, vor dem er floh, nicht mehr verbergen konnten.) Interessant sind in diesem Zusammenhang auch die etwas schelmischen Züge der genannten Entertainer, die beinahe feminin wirken.

Da der sanfte Staphisagria seine tieferen Gefühle nicht zuläßt, ist er natürlich im Privatleben meist weniger erfolgreich als in der Gesellschaft. Seine Partnerin findet sein ausweichendes Verhalten wahrscheinlich frustrierend, denn man kann einem Mann, der sich vor sich selbst versteckt, nie wirklich nahe sein. Vermutlich wird sie auch ärgerlich, wenn er ernste Probleme praktischer oder emotionaler Art beschönigt. Viele sanfte Staphisagrias schließen Kompromisse, indem sie lernen, die Sorgen ihrer Partnerin ernst zu nehmen und mehr über ihre Gefühle zu sprechen, was die Beziehung dann befriedigender macht, obwohl der Mann immer noch die meisten seiner Gefühle unterdrückt, was für die Stabilität der Partnerschaft immer eine Bedrohung ist. Wenn zukünftige Ereignisse einige der schlafenden Elefanten aufwecken, kann daraus ein wilder Ansturm von unerklärlicher Wut und starker Reizbarkeit werden, wobei irrationale Nervosität zu Alkoholismus oder zu ernsten körperlichen Krankheiten führen kann. Wie alle Staphisagrias sitzt auch der sanfte Typ auf einem Faß gärender Emotionen. Im allgemeinen schafft er es, den Deckel gut geschlossen zu halten, aber gelegentlich bricht er infolge äußerer Umstände doch auf, und dann ist Staphisagria selbst über die Intensität seiner Gefühle erstaunt.

Körperliche Erscheinung

Nach meiner Erfahrung gibt es unter den zarten Staphisagrias etwas mehr Frauen als Männer, aber bei den anderen drei Typen kommen Frauen selten oder gar nicht vor. Die zarten, wilden und sanften Typen sind sich körperlich meist recht ähnlich, und ich will sie zuerst beschreiben. Der Körperbau ist im allgemeinen leicht, und sie sind kleiner und schlanker als der Durchschnitt. Das Gesicht wirkt jünger, als der Mensch an Jahren ist, mit einer weichen Haut, sehr feinen Falten und einem charakteristischen Kranz feiner Falten in den Augenwinkeln. Häufig hat das Gesicht einen schelmischen Ausdruck, ist schmal und dreieckig mit dem Schwerpunkt nach unten zum Kinn. Das Haar ist gewöhnlich fein und kann jede beliebige Farbe haben, obwohl es meist hell- oder mittelbraun ist. Die Augen sind in der Regel hell und glänzend wie die der Cartoonfigur Jimmy Cricket, deren ganze Erscheinung auf Staphisagria hindeutet. Einige Staphisagrias, vor allem solche, die »aussteigen« und süchtig nach Marihuana werden, sind groß und extrem schlank mit hageren, eckigen Gesichtern und einer scharfen, knochigen Nase. Oft wirken sie blaß und kränklich und haben charakteristisch gebeugte Schultern. Dieser Typ hält beim Gehen oft beide Arme seitlich steif am Körper, was unpassend wirkt, weil er gewöhnlich lässig durch die Gegend trottet. Es sieht aus, als gehe ein Orang-Utan daher. Diese »verwaschene«, schwächliche Version von Staphisagria ist psychisch in der Regel eine Kombination des zarten, wilden und unterdrückten Typs.

Der unterdrückte Staphisagria sieht den anderen oft sehr ähnlich, aber seine Züge sind zur Maske geronnen, die starr ist und wenig Emotionen zeigt. Er hat im allgemeinen graue Haare, auch wenn er noch jung ist, und seine Augen sind ausdruckslos. Ich habe einen unterdrückten Staphisagria behandelt, der hochgewachsen war, die anderen waren klein, aber im allgemeinen muskulös, da sie ein körperlich aktives Leben führten. Bei den meisten unterdrückten Staphisagrias sind die Lippen als Folge der extremen Unterdrückung von Gefühlen dünn oder kaum zu sehen.

Stramonium

Stramonium ist vielleicht das auffälligste und berühmteste aller Mittel, die mit Zuständen von Geisteskrankheit in Verbindung stehen. Es ist ein Konstitutionsmittel, das starke Ähnlichkeiten mit Hyoscyamus, Belladonna, Anacardium und Veratrum album hat. Wie diese anderen Typen kommt auch Stramonium selten vor, und seine Geistessymptome sind im allgemeinen so extrem, daß die meisten Stramonium-Menschen wahrscheinlich in psychiatrischen Anstalten leben. Interessant ist, daß die meisten Stramonium-Kinder, die ich gesehen habe, Jungen waren, während alle meine erwachsenen Stramonium-Patienten Frauen waren. Ich schließe daraus, daß Stramonium bei Männern häufiger vorkommt, daß aber Stramonium-Frauen seltener in Anstalten eingewiesen werden.

Die Dunkelheit

Bei der Unterscheidung zwischen Stramonium und seinen Verwandten hilft Stramoniums starke Angst vor der Dunkelheit. Die Patienten leiden unter zahlreichen Ängsten, Wahnvorstellungen und Halluzinationen, und sie fürchten gewöhnlich die Nacht, weil sie dann von Schreckensbildern aus ihrem eigenen Unterbewußtsein gequält werden. Sie sagen, daß sie den Sonnenuntergang hassen, weil er von der beginnenden Dunkelheit kündet. Stramonium-Kinder haben oft extreme Angst vor der Dunkelheit und weigern sich, in einen unbeleuchteten Raum zu gehen. Sie schlafen nur, wenn das Licht an ist, und wenn sie in einem dunklen Zimmer aufwachen, sehen sie Monster in der Dunkelheit (viel lebhafter als die dunklen Schatten, die andere Kinder wahrnehmen), und sie schreien auch noch, lange nachdem die Eltern ins Zimmer gekommen sind, um sie zu beruhigen. Stramonium erlebt nachts entsetzliche Schrecken, Alpträume, die sich noch fortsetzen, wenn das Kind aufgewacht ist und dann manisch in die Dunkelheit starrt und schreit, als ob es um sein Leben ginge.

Erwachsene Stramoniums neigen mehr als jeder andere Konstitutionstyp dazu, Gesichter, Gestalten und Gespenster zu sehen (Kent: »sieht Tiere, Gespenster, Engel und die Geister Verstorbener«). Eine Stramonium-Patientin, die als multiple Persönlichkeit diagnostiziert worden war, sagte, sie habe von jeher kleine Menschen oder fremdartige Gestalten wahrgenommen, die niemand sonst habe sehen können. Wenn es dunkel ist, hat Stramonium diese Halluzinationen häufiger, und sie sind lebhafter. Manchmal hat sie Angst vor ihnen, weil sie dämonisch oder gefährlich wirken, aber es kann auch sein, daß sie ihnen wenig Beachtung schenkt.

Es ist merkwürdig, daß Stramonium die Dunkelheit und das Böse nicht nur fürchtet, sondern auch davon fasziniert ist. Das gilt besonders für Stramonium-Jungen und wahrscheinlich genauso für Stramonium-Männer. Die Jungen bekommen Angst, wenn sie eine Gruselgeschichte für Kinder im Fernsehen gesehen haben, und können dann nicht einschlafen, weil sie schreckliche Visionen haben, die sich aus den Fernsehbildern entwickeln. Gleichwohl geben sie zu, daß sie Gespenster, Monster und Gewalt faszinierend finden. Ein Stramonium-Junge kann sich ohne weiteres mit einer Schreckensgestalt identifizieren, die er gesehen oder von der er gehört hat, und nachdem er seinen Hamster mit dem Küchenmesser enthauptet hat, wird er ganz ruhig erklären, das sei nicht er selbst, sondern der Henker aus dem Videofilm gewesen. Was Stramonium so gefährlich macht und ihm den Ruf des Gewalttäters eingetragen hat, ist dieser plötzliche Wechsel vom Opfer schrecklicher Visionen zum Täter, der von diesen Visionen gelenkt wird.

Wut und Sexualität

Es gibt keinen gewalttätigeren Typ als Stramonium. Das Stramonium-Kind hat Wutanfälle, die sich stark von denen anderer aggressiver Typen wie Tuberculinum und Nux unterscheiden. Letztere schreien und schlagen, aber Stramonium-Kinder beißen und stechen gezielt zu. Wenn Stramonium »ausrastet«, gibt es kein Halten mehr. Seine Wut grenzt an Wahnsinn, und er hat dabei oft das eindeutige Bedürfnis, zu verstümmeln oder zu töten. Diejenigen Stramonium-Patienten, die in homöopathische Behandlung gebracht werden, sind gewöhnlich die meiste Zeit ruhig, aber sie sprechen auf eine seltsam distanzierte Weise über den Wunsch zu töten, wenn sie wütend sind, und geben zu, daß sie sich in solchen Situationen nicht mehr unter Kontrolle haben. Diese distanzierte Art hat etwas Unheimliches, besonders bei kleinen Kindern. Stramonium-Kinder starren einen im Sprechzimmer auf eine Weise an, die entnervend und völlig furchtlos ist. Sie sprechen intelligent und oft zurückhaltend über ihre Ängste und Haßgefühle, als würden sie über Labordaten reden. Obwohl sie zugeben, daß sie mit der Schere auf ihre Mutter eingestochen haben, fühlen sie danach offenbar keine Reue. Sie schalten einfach von der Wut zur Normalität zurück, als sei nichts geschehen.

Die erwachsenen Stramonium-Frauen, die ich behandelt habe, neigten alle zu intensiven Wutgefühlen, hatten sich aber meist so weit unter Kontrolle, daß sie sie nicht ausagierten. Ihre Wutgefühle waren der Grund, warum sie einen Homöopathen konsultierten. Diese Frauen liegen wahrscheinlich am geistig gesünderen Ende des Stramonium-Spektrums, während die meisten anderen weniger Kontrolle über sich haben und ihr Leben in Institutionen verbringen. Es stimmt im allgemeinen, daß die männlichen Vertreter eines potentiell geisteskranken Konstitutionstyps mehr Wut und Sexualität ausdrücken als ihre weiblichen Entsprechungen, und das ist wahrscheinlich der Grund, warum mir keine erwachsenen Stramonium-Männer begegnet sind. Wer eine psychiatrische Anstalt besucht, wird dort zweifellos viele Stramonium-Patienten finden, und wahrscheinlich sind sie noch häufiger in den psychiatrischen Hochsicherheitstrakten von Gefängnissen.

Die Wut, die Stramonium empfindet, richtet sich oft nicht gegen einen bestimmten Menschen. Es wirkt eher so, als sei er von einer völlig unpersönlichen Macht besessen. Dasselbe gilt für die Angst, die oft nichts mit einer spezifischen Furcht zu tun hat, und für das sexuelle Verlangen, das sich gewöhnlich auch nicht auf eine bestimmte Person richtet.

Die Stramonium-Patienten, die ich behandelt habe, waren die meiste Zeit nicht ärgerlich. Eher neigten sie zu plötzlichen Wutanfällen, mit denen sie ein paar Stunden zu kämpfen hatten, und dann wurden sie wieder ruhig oder gerieten in einen anderen emotionalen Zustand wie Lust oder Angst. Oft suchten sie therapeutische Hilfe, wenn diese Wellen von Emotionen zu stark wurden, und gewöhnlich verringerten einige Dosen Stramonium 10M umgehend die Stärke dieser Attacken, und wiederholte Dosen reduzierten allmählich die Intensität und Häufigkeit aller psychotischen Phänomene. Während eines akuten Anfalls von Wut oder Angst muß das Mittel vielleicht stündlich oder alle zwei Stunden wiederholt werden. Dann kann man die Abstände allmählich vergrößern, aber es wird oft in einer Erhaltungsdosis von etwa einmal wöchentlich benötigt, weil es sich um ein Konstitutionsmittel für eine sehr labile Persönlichkeit handelt.

Die meisten psychotischen Arzneimitteltypen neigen zu einem intensiven sexuellen Verlangen, das gilt besonders für Stramonium. Die Intensität des Verlangens ist genauso groß oder noch größer als bei Hyoscyamus, aber während Hyoscyamus zu »perversen« sexuellen Impulsen mit exhibitionistischen Elementen neigt, hat Stramonium entweder das Gefühl, einfach von sexueller

Lust überwältigt zu werden, oder es handelt sich um eine Mischung von Lust und Wut, die sexuelle Gewaltphantasien auslösen kann. Eine hochintelligente Stramonium-Patientin wurde von einem so intensiven sexuellen Verlangen gequält, daß sie als Prostituierte in ein Bordell ging. Nach der Behandlung konnte sie darauf verzichten, aber nur, wenn sie in Krisenzeiten häufige Dosen von Stramonium 10M einnahm. Eine andere bekam in ihrer Beziehung nicht genügend Sex und war stark versucht, sich mit wahllosen Bekanntschaften einzulassen, doch sie widerstand dieser Versuchung aufgrund ihrer religiösen Überzeugungen. Religiosität ist unter psychotischen Typen fast genauso verbreitet wie intensive sexuelle Lust, und häufig findet man beides zusammen.

Man darf nicht vergessen, daß psychotische Patienten oft einen psychotischen Elternteil haben und deshalb keine normale Kindheit hatten. Dazu gehört, daß viele von ihnen wahrscheinlich als Kinder sexuell mißbraucht wurden. Zwei meiner Stramonium-Patientinnen haben sexuellen Mißbrauch in der Kindheit erlebt, und bei beiden kam es häufig vor, daß ein potentieller oder tatsächlicher sexueller Kontakt der Auslöser dafür war, daß sie in einen psychotischen Zustand gerieten.

Die gespaltene Persönlichkeit

Stramonium ist sehr anfällig dafür, Stimmen zu hören, und diese Stimmen sind oft sehr beständig und haben eine eigene Persönlichkeit. Alle psychotischen Typen können Stimmen hören, aber daß es sich dabei um mehrere Stimmen handelt, habe ich nur bei Belladonna- und Stramonium-Fällen erlebt. Die Stimmen sprechen gewöhnlich mit dem Stramonium-Menschen, geben ihm Befehle oder Ratschläge, aber manchmal halten sie ihn auch zum Narren oder beschimpfen ihn. Der Betreffende glaubt vielleicht, er sei von mehreren Wesenheiten besessen, und hat meist wenig Kontrolle über die Stimmen, aber er kann durchaus fähig sein, ihren Weisungen Widerstand zu leisten. Meine Stramonium-Patientin mit ihrer multiplen Persönlichkeit lernte mit Hilfe eines Therapeuten, die Stimmen als unterschiedliche Aspekte ihres Selbst zu sehen und sie in ihre »normale« Persönlichkeit zu integrieren. Dieser Prozeß verlief langsam, war aber doch insofern erfolgreich, als die Stimmen der Patientin weniger Sorgen machten. Ein anderer Aspekt ihrer instabilen Selbstwahrnehmung waren ihre schwachen Grenzen. Sie glaubte, daß sich die Gefühle und Beschwerden der Menschen um sie herum auf sie übertrugen, und dieser Glaube hielt auch noch an, nachdem die meisten psychotischen Symptome durch die Behandlung verschwunden waren.

Wahnideen und Halluzinationen

Wahnideen sind bei Stramonium-Typen weit verbreitet. Oft hat der Betreffende eine gewisse Einsicht und weiß, daß seine Vorstellungen »albern« oder unwahrscheinlich sind, aber er hält trotzdem, zumindest bis zu einem gewissen Ausmaß, daran fest. Ein Beispiel dafür ist die Frau, die als Kind ihren Vater heiraten wollte. Ein Teil von ihr wußte, daß das nicht möglich war, aber der Gedanke gab ihr ein Gefühl der Sicherheit. Als sie heranwuchs und diesen Gedanken aufgab, ersetzte sie ihn durch die Wahnidee, mit ihrem Bruder verheiratet zu sein. Diese Wahnideen waren offenbar der Versuch der Patientin, ein entsetzliches Gefühl der Verlassenheit zu kompensieren (Kent: »Gefühl der Verlassenheit«). Eine andere Stramonium-Patientin erzählte mir, als Kind habe sie in der Badewanne das Gefühl gehabt, ihre Gedanken würden durch den Abfluß in die Kanalisation gelangen, wo irgend jemand sie greifen und analysieren könnte. Viele von Stramoniums Wahnideen haben damit zu tun, daß der Betreffende sich irgendwie angegriffen fühlt.

Stramoniums Halluzinationen sind so vielfältig und bizarr wie ihre Wahnideen. Eine Patientin sagte, als Kind habe sie Würmer in ihrem Kopf gesehen, nachdem ein anderes Kind, das sie für schmutzig hielt, sie berührt hatte. Dieselbe Patientin nahm häufig imaginäre Gerüche wahr oder sah Katzen und Insekten, die es nicht gab. Oft verschwanden sie, während sie sie beobachtete. Solche Geschichten bestätigen, daß der Stramonium-Zustand nicht nur vorübergehend ist, sondern dauerhaft und konstitutionell.

Ängste und Phobien

Wir haben schon Stramoniums Furcht vor der Dunkelheit erwähnt. Eine andere verbreitete Phobie sind Tunnel. Viele Stramonium-Menschen haben Angst, durch Tunnel zu gehen oder zu fahren, und geraten dann in Panik. Diese Furcht ist anscheinend eng verwandt mit der Furcht vor Dunkelheit. Ebenfalls sehr charakteristisch für Stramonium ist die Angst vor glänzenden Dingen und flackerndem Licht. Stramonium-Patienten berichten, daß sie beim Autofahren Panik empfinden, wenn das Sonnenlicht durch eine Reihe von Bäumen oder durch einen Zaun flackert. Eine Frau sagte, sie hasse es, auf das Sonnenlicht zu sehen, das vom Wasser reflektiert werde. Als ich nach dem Grund fragte, sagte sie, es sei »eins dieser schrecklich glänzenden Dinge«. Eine andere verbreitete Furcht ist die vor den Farben Rot und Schwarz. Diese symbolisieren offensichtlich Blut und Gewalt, ebenso wie Dunkelheit und das Böse, Dinge, die Stramonium sowohl in Schrecken versetzen als auch faszinieren. Ich habe einmal eine Patientin, von der ich vermutete, daß sie Stramonium sein könnte, gefragt, ob sie irgendwelche Farben nicht leiden könne. Sofort sagte sie: »Schwarz und Rot«, und ich wies darauf hin, daß dies genau die Farben waren, die sie trug. Sie konnte den Widerspruch nicht erklären. Anscheinend wurde sie unwiderstehlich von den Farben angezogen, die sie haßte.

Viele Stramonium-Patienten haben große Angst davor, allein zu sein. Das gilt besonders, wenn sie ohnehin schon ängstlich sind. Eine attraktive junge Patientin, die später auf das Mittel reagierte, war so abhängig von der Gesellschaft ihres Freundes, daß sie das Haus nicht ohne ihn verließ. Sie wirkte im wesentlichen geistig gesund und sprach vernünftig, aber sie hatte oft schreckliche Impulse, ihren Freund zu töten, und ihr sexuelles Verlangen war überwältigend.

Das Licht

Ebenso wie Stramonium-Menschen die Nacht und alles Böse fürchten und gleichzeitig davon fasziniert sind, hassen sie helles Licht und fühlen sich am Tag doch besser, und sie empfinden spirituelle und religiöse Gedanken als beruhigend. Viele Stramonium-Menschen bewahren ihre geistige Gesundheit und halten den Schrecken in Schach, indem sie inbrünstig beten. Ein anderer Aspekt der Licht/Dunkelheit-Dichotomie ist die Tendenz zu euphorischen Gefühlen. Manchmal fühlt sich der Stramonium-Patient sehr »high« mit einem Schub von Energie und dem Gefühl, Gott nahe zu sein. Eine Stramonium-Patientin rannte dann herum und tanzte, während eine andere wütend all ihre Aufgaben in einer unglaublichen Geschwindigkeit erledigte. Leider sind solche Höhepunkte meist seltener als die Tiefen.

Manche Leser/innen sind vielleicht erstaunt, wie sehr die Licht/Dunkelheit-Dichotomie von Stramonium der von Anacardium gleicht. Der hauptsächliche Unterschied besteht darin, daß Anacardium beides gleichzeitig erlebt und zwischen diesen beiden Seiten hin und her gerissen ist, während Stramonium sie nacheinander erlebt und deshalb die Dunkelheit entweder fürchtet oder selbst die Dunkelheit ist, ohne den schrecklichen Kampf zwischen beiden zu erleben.

Zwanghaftigkeit/Impulsivität

Wie die anderen psychotischen Typen neigt Stramonium zu zwanghaftem, impulsivem Verhalten. Stramonium-Kinder haben oft Rituale, an die sie sich halten müssen, um keine Angst zu bekommen, beispielsweise indem sie ihre Schnürsenkel auf eine bestimmte Art binden oder ihre Spielsachen auf eine besondere Weise anordnen. Eine Stramonium-Patientin erzählte mir, als Kind habe sie ihr Bett immer so gemacht, daß die Streifen auf den Laken parallel zum Bett verliefen, sonst habe sie sich bedroht gefühlt. (Streifen scheinen auf Stramonium-Menschen generell bedrohlich zu wirken.) Sie sagte auch, sie habe nach dem Bad ein extra Handtuch gebraucht, um ihre Füße abzutrocknen, sonst habe sie sich schmutzig gefühlt. Das erinnert an Syphilinum, aber es kamen sehr viele klassische Stramonium-Züge hinzu, und Stramonium hat in ihrem Fall sehr gut gewirkt.

Hyperaktivität

Stramonium-Kinder sind gewöhnlich hyperaktiv. Sie können nicht lange still sitzen, und im Sprechzimmer gehen sie von einem Gegenstand zum anderen, heben ihn auf, legen ihn zurück und gehen zum nächsten. Im allgemeinen wirkt ihr Verhalten zielloser als das von geistig gesunden hyperaktiven Kindern wie Tuberculinum und Natrium muriaticum. Dasselbe kann man von hyperaktiven Anacardium- und Hyoscyamus-Kindern sagen. Diese Kinder merken nicht, daß ihre Eltern und der Homöopath miteinander sprechen, unterbrechen sie nach Belieben und ignorieren alle Ermahnungen und Drohungen. Andererseits unterbrechen sie das Gespräch oft, um etwas zu kommentieren, das über sie gesagt wurde, indem sie es entweder leugnen oder näher darauf eingehen, was zeigt, daß sie mehr wahrnehmen, als man auf den ersten Blick meint. In der Schule lenken sie andere Kinder oft ab, und sie können sich meist nur kurze Zeit konzentrieren.

Der Stramonium-Erwachsene ist nur hyperaktiv, wenn er sich in einer manischen Phase befindet, was bei den Menschen, die außerhalb von Institutionen leben, nur selten der Fall ist.

Sulfur

Elementarer Schwefel ist immer mit Feuer assoziiert worden. Sulfur ist entzündlich und verbrennt mit einem Gestank, den man in der Nähe von Vulkanausbrüchen riechen kann, und Schwefel in seiner natürlich vorkommenden mineralischen Form ist angeblich der Stoff, der das Höllenfeuer nährt. Wenn Schwefelpulver auf die Haut kommt, führt es zu einer brennenden Reizung, deshalb wird Sulfur homöopathisch zur Behandlung von Hautkrankheiten eingesetzt. Sogar die gelbe Farbe von Schwefel erinnert uns an seinen Bezug zum Feuer. Der Sulfur-Mensch ist feurig in jedem Sinne des Wortes. Feuer war immer ein Synonym für den göttlichen Geist im Menschen, der den Lehm des materiellen Körpers belebt. Die meisten Sulfur-Menschen haben eindeutig ein spirituelles Element, das über den bloßen Intellekt hinausgeht.

Feuer ist auch ein Sinnbild für Leidenschaften, und es gibt keinen leidenschaftlicheren Typen als Sulfur, sei es nun in bezug auf die fleischlichen Gelüste, auf intellektuelle Inspiration oder romantische Liebe, oder sei es im Hinblick auf die grenzenlose Begeisterung für nahezu alles unter der Sonne. Was Sulfur interessiert, damit beschäftigt er sich leidenschaftlich. Feuer symbolisiert gleichzeitig den Zorn, und Sulfurs Lebhaftigkeit kann leicht in Reizbarkeit und Wutausbrüche umschlagen, wenn man sich seinem entschiedenen Willen widersetzt oder wenn er sich falsch verstanden fühlt. Schließlich ist Feuer auch ein Ausdruck für den Funken der Kreativität und des Genies. Sulfur-Menschen sind im allgemeinen sehr kreativ, besonders intellektuell. Ich glaube, daß echte Genies fast immer eine Sulfur-Konstitution haben und daß fast alle großen Geister aus der Geschichte der Wissenschaft und Philosophie Sulfur waren, von Sokrates bis Einstein, ebenso die größten der großen Komponisten. Die Welt wäre ein langweiliger Ort ohne die Inspiration, die Kreativität und die Exzentrizität von Sulfur.

Intellektuelle Inspiration

Die Gabe der Inspiration ist wahrscheinlich die charakteristischste Eigenschaft von Sulfur-Menschen. (Die einzigen Sulfur-Menschen, die nicht inspiriert sind, sind diejenigen, die einmal inspiriert waren, aber dann durch Enttäuschung und widrige Umstände zynisch geworden sind.) Wenn man einen Sulfur-Mann trifft, kann man ihn für eine inspirierte Seele halten oder auch nicht, je nachdem in welcher Stimmung er ist und was er von einem hält. Hat man jedoch die Gelegenheit, ihn näher kennenzulernen, erlebt man bald die ansteckende Begeisterung, mit der er seine Leidenschaften mit anderen teilt. Wenn er, wie viele Sulfur-Menschen, ein Intellektueller ist, erfährt man schon bald etwas von seinen Theorien und Meinungen. Kalium und Lycopodium sprechen auch gerne über ihr Wissen, aber sie tun es weitaus trockener und nüchterner als Sulfur, der es sichtbar genießt, seine Begeisterung mit jedem zu teilen, der bereit ist, ihm zuzuhören. Für den intellektuellen Sulfur haben Ideen etwas Inspirierendes, auf ganz ähnliche Weise wie für ein Kind, das zum ersten Mal damit in Berührung kommt. Inhaltlich kann es dabei um alles mögliche gehen, von der Struktur des Universums bis zu der Frage, wie man einem Tennisball den richtigen »Dreh« versetzt. Gleich welche Idee dem Sulfur-Menschen gefällt, sie wird seinen Geist beflügeln, und er wird sie schätzen und versuchen, sie anderen schmackhaft zu machen. Diese können jedoch häufig Sulfurs Begeisterung nicht teilen und wundern sich, wovon er so fasziniert ist.

Der Sulfur-Verstand neigt dazu, sich intensiv in das zu vertiefen, was ihn interessiert, und zwar mit einer Leidenschaft, die den betreffenden Menschen immer weiter zum Verständnis der Gesamtheit des Themas mit all seinen Verzweigungen und Unklarheiten treibt. Infolgedessen zeigt Sulfur im Hinblick auf seine Lieblingsthemen oft ein erstaunlich detailliertes Wissen, das vor allem bei solchen Sulfur-Typen überrascht, die nur eine geringe Ausbildung genossen haben und, wie so viele, Autodidakten sind.

Kent gibt in seinen Vorlesungen zur homöopathischen Arzneimittellehre eine schöne Beschreibung von Sulfurs fast fanatischer Methode, den Dingen auf den Grund zu gehen. Er schreibt: »Sulfur bewährt sich bei Menschen, die ständig auf der Suche nach der letzten Ursache aller Dinge sind. Es hat einen Patienten geheilt, der nichts tat, als darüber nachzudenken, was die Ursache für dieses und jenes sei, schließlich alles bis zur göttlichen Schöpfung zurückverfolgte und dann fragte: ›Und wer schuf Gott?‹«

Im allgemeinen interessiert sich Sulfur mehr für das große Ganze als für die Details (was typischer für Kalium carbonicum und Arsenicum ist). Der Genius Einsteins ist ein gutes Beispiel. Einstein war als Schüler eine Niete in Mathematik, wahrscheinlich weil er keine Lust dazu hatte, Rechenaufgaben um ihrer selbst willen zu lösen. Als er später jedoch über die Zeit, den Raum und die Struktur des Universums nachdachte, widmete er sich seinen Berechnungen mit großer Entschlossenheit und Genauigkeit. Das weist auf einen anderen sehr charakteristischen Zug von Sulfur hin, der seine persönlichen Interessen leidenschaftlich verfolgt, aber was ihn nicht interessiert, einfach links liegenläßt. Es ist fast unmöglich und nicht der Mühe wert, Sulfur dazu zu bewegen, daß er etwas tut, wozu er keine Lust hat, und wenn er sich doch dazu aufrafft, dann tut er es so halbherzig, daß er besser gar nicht damit angefangen hätte. (Ehefrauen und Eltern von Sulfur-Menschen wissen das nur zu gut.)

Sulfur-Menschen sind weit mehr als andere Typen geistige Visionäre. Ihnen geht es um die umfassendere Bedeutung neuer Kenntnisse, und gewöhnlich tun sie ihr Bestes, um ihre Vision zu verbreiten und zu realisieren. Der amerikanische Dichter Walt Whitman war ein gutes Beispiel für den visionären Sulfur. Er schrieb über das gemeine Volk, die Arbeiter, ihre Frauen und Kinder und ihren Alltag, und doch glorifizierte er sie gleichzeitig. In echter Sulfur-Manier ließ sich sein expansiver und optimistischer Geist inspirieren von den Wellen des Fortschritts, die den amerikanischen Kontinent in der Mitte des 19. Jahrhunderts überrollten. Daraus entstand *Ich singe den Leib, den elektrischen,* eine erhebende und leidenschaftliche Hymne auf das gemeine Volk, seine unerschöpfliche Energie und die glorreiche Zukunft, die es durch die industrielle Entwicklung und neue Technologien gestalten würde. Whitman glaubte, die Menschheit könne durch neue Technologien und wissenschaftlichen Fortschritt von Armut und Knechtschaft befreit werden, aber er sah nicht voraus, welche entsetzliche Langeweile und geistige Armut ein industrialisierter, materialistischer Lebensstil mit sich bringen würde. Wie die meisten Sulfurs war er von seiner wunderbaren Vision völlig eingenommen und dachte nicht an die Kehrseite.

Ich glaube, es ist symptomatisch für unsere Zeit, daß wir nicht mehr so viele Sulfur-Anführer haben wie im letzten Jahrhundert. Visionäre und inspirierte Anführer wie Abraham Lincoln oder der intellektuelle Liberalismus der Whigs in Großbritannien stimmten mit den Erwartungen der Menschen überein, die zu Beginn der Industrialisierung mit einer großen Zukunft rechneten, dabei aber immer noch die traditionellen Werte wie Ehrlichkeit, harte Arbeit und Loyalität gegenüber der Familie respektierten. Heute leben wir in einer weitaus zynischeren, materialistischeren Zeit, und die wenigen Sulfur-Visionäre, die an die Spitze des Staates aufsteigen, wie Winston Churchill und Jimmy Carter, werden meist sehr schnell von der Bürokratie kaltgestellt, die einer Gesellschaft dient, in der das finanzielle Wohlergehen wichtiger als alles andere ist. Eine Ausnahme ist Ronald Reagan, ein klassischer Sulfur-

Typ, dem es mit seiner dramatischen Rhetorik gelungen ist, nach dem beschämenden Vietnamkrieg den Nationalstolz der Amerikaner wiederherzustellen. Daß er ohne Scham und aus tiefstem Herzen die traditionellen amerikanischen Werte wie Fleiß, Unternehmergeist und Unabhängigkeit wieder zu Leitbildern erklärte, hat ihm eine außerordentliche Popularität eingetragen, die es ihm ermöglichte, einen Skandal nach dem anderen zu überstehen, ohne daß etwas davon an ihm hängenblieb, was zu dem Spitznamen »the non-stick president« (der Präsident mit Antihaftbeschichtung) führte. Er hatte vielleicht seine Schwachstellen, wenn es um politische Details ging, aber das wurde in den Augen der Wähler durch sein Charisma und seine idealistische Vision aufgewogen.

Der inspirierte Sulfur-Verstand kann ebenso originell wie unerschöpflich sein (Kent: »Ideen im Überfluß, Klarheit des Geistes«). Weil sie offen für die übergreifenden Zusammenhänge einzelner Beobachtungen waren, haben viele große Sulfur-Denker umfassende gedankliche Systeme entwickelt und ihren jeweiligen Disziplinen zu einem besseren Verständnis verholfen. Ich bin sicher, daß beispielsweise die meisten großen europäischen Philosophen der letzten drei Jahrhunderte Sulfur-Menschen waren. Abstraktes Denken fällt Sulfur leicht (Kent: »philosophische Manie«), und sogar der Sulfur-Bauer oder -Arzt hat wahrscheinlich eine Vorliebe für Philosophie, die dann gewöhnlich hausgemacht ist. Ich habe einmal einen Koch behandelt, der entlassen worden war, weil er mehr Zeit damit zubrachte, mit anderen über den Sinn des Lebens zu reden, als zu kochen. Er nahm sein Mißgeschick sehr philosophisch und erklärte mir, seine Kollegen seien nicht daran schuld, daß sie unfähig seien, die tiefere Bedeutung des Lebens zu erkennen. Während der Fallaufnahme wirkte er angeregt und fand besonderen Gefallen daran, mir seine Einsichten über die menschliche Natur, Spiritualität und dergleichen mehr mitzuteilen. Ich konnte zwar mühelos nachvollziehen, warum er entlassen worden war, aber ich genoß es in vollen Zügen, an seiner Begeisterung teilzuhaben. Seine geringfügigen körperlichen Beschwerden waren nach einigen Dosen Sulfur vollkommen beseitigt, aber ich behandelte ihn nicht lange genug, um herauszufinden, ob das Mittel ihm auch geholfen hat, einen Arbeitsplatz längerfristig zu behalten.

Die Faszination des Sulfur-Intellektuellen für ein bestimmtes Thema führt dazu, daß er sich immer intensiver damit beschäftigt, und im Laufe der Zeit entdeckt und sammelt er dabei wahrscheinlich einen Berg von Informationen, deren überwiegender Teil nur ihm bekannt ist. Ein gutes Beispiel dafür ist der Pionier der Psychiatrie, C. G. Jung, der eine völlig neue Schule der analytischen Psychologie entwickelte. Jungs Einsichten in das menschliche Unterbewußtsein waren ebenso revolutionär und nützlich wie die seines ursprünglichen Mentors Sigmund Freud, aber sie waren wesentlich abstrakter und spiritueller als die Erkenntnisse Freuds. Freud könnte gut ein Arsenicum gewesen sein, wenn man bedenkt, wie leidenschaftslos er das Bewußtsein seiner Patienten analysierte und dabei zu einer sehr starren und begrenzten Sichtweise der Menschheit kam, bei der sich das menschliche Bewußtsein nicht wesentlich von dem eines Tieres unterscheidet, das von der Gesellschaft gezwungen worden ist, seine ursprünglicheren Instinkte zu unterdrücken und in ein sozialeres Verhalten umzuwandeln. Im Gegensatz dazu sah der mehr spirituell orientierte Jung den Menschen als Erben eines göttlichen Kerns, den er das »kollektive Unbewußte« nannte, welches sowohl tierische Instinkte als auch weitaus subtilere Triebe zur »Ganzheit« enthält.

Jung hatte einen phantastischen Intellekt, und in echter Sulfur-Manier war er nicht nur in der Welt der objektiven Wissenschaft zu Hause, sondern auch in den höheren Reichen der Philosophie, der Mythen und Legenden. Nichts könnte den Unterschied zwischen dem reduktionistischen Verstand von Arsenicum (oder Kalium) und dem synthetisierenden Geist von Sulfur besser verdeutlichen als die Theorien von Freud und Jung über Mythen und Legenden. Freud glaubte, daß alte Legenden, die Jahrtausende überdauert hatten, der Versuch des Menschen sind, seine animalischen Instinkte darzustellen und ihnen einen Sinn zu verleihen, besonders seiner Aggression und seinen sexuellen Impulsen. Im Gegensatz dazu meinte Jung, der sein Leben lang die Mythologie studierte, Legenden seien die spontanen Produkte des kollektiven Unbewußten und enthielten verborgene Weisheit, die darauf warte, von sensiblen Geistern entdeckt zu werden. Jungs Ziel war ein System der Psychotherapie, aus dem »selbstverwirklichte« Individuen hervorgehen sollten, das heißt Menschen, die sowohl zur kosmischen Ebene als auch zur mythischen Ebene der Dichter und der Heiligen Zugang haben. Im Vergleich dazu hatte Freud ein bescheideneres Ziel: Er strebte eine Therapie an, die »volle Genitalität« herstellen sollte, so daß der betreffende Mensch die sexuelle Beziehung zu seinem Partner oder seiner Partnerin uneingeschränkt genießen konnte.

Ebenso bezeichnend sind die Meinungen, die diese beiden großen Denker im Hinblick auf die psychologischen Abwehrmechanismen vertraten. Freud sah die Neurose als Schwächung der erwünschten Abwehrmechanismen und versuchte, mit seiner Therapie die Abwehr des Patienten gegen seine unterbewußten Triebe zu stärken. (Diese Abwehr ist bei niemandem stärker als bei

Arsenicum.) Im Gegensatz dazu sah Jung psychologische Abwehrmechanismen als Blockaden gegen die erleuchtenden Erfahrungen des kollektiven Unbewußten. Er versuchte, seine Patienten in das unbekannte Terrain jenseits ihrer Verteidigungswälle zu führen. Wie die meisten Sulfurs war Jung ein Forscher und Visionär, und er war bestrebt, seine Patienten auf eine phantastische Entdeckungsreise mitzunehmen.

Jungs gesammelte Werke zu lesen ist eine hervorragende Einführung in die Art, wie ein Sulfur-Genie denkt. Jung verbindet einzelne Informationsfäden aus verschiedenen Quellen und webt daraus ein schwindelerregend kompliziertes Bild der Psyche. Seine erschöpfende und subtile Analyse der Symbole reicht aus, um den engagierten Studenten jahrelang schwitzen zu lassen bei dem Versuch, das alles in seiner vollen Bedeutung zu verstehen, ohne daß er dabei je bis zu Jungs Abhandlungen über die »Komplexe«, Persönlichkeitstypen und eine Fülle anderer, ähnlich detaillierter und abstrakter Themen kommen würde. Genauso schwierig ist es für den gewöhnlichen Sterblichen (oder sogar den gewöhnlichen Intellektuellen), die enorme Bedeutung der Theorien eines anderen Sulfur, Albert Einstein, zu erfassen, und sogar die Mysterien des *Organon* und anderer Werke des Begründers der Homöopathie, Samuel Hahnemann, machen dem Leser Mühe, wenn seine grauen Zellen all diese abstrakten Theorien aufnehmen sollen.

Keine Abhandlung über Sulfur wäre vollständig, ohne Hahnemann selbst zu berücksichtigen. Der Begründer der Homöopathie war zweifellos ein intellektuelles Genie, und er zeigte eine Menge von klassischen Sulfur-Persönlichkeitszügen. Es ist wahrscheinlich kein Zufall, daß Sulfur der Grundstein des therapeutischen Arsenals von Hahnemann war. Homöopathen haben schon seit langem erkannt, daß sie ihren eigenen Konstitutionstyp meist ungewöhnlich oft unter ihren Patienten finden.

Hahnemann hatte ein umfassendes Wissen über viele Gebiete jenseits der konventionellen Medizin seiner Zeit. Er hatte die Schriften der alten Ärzte wie Hippokrates und Paracelsus studiert, und er interessierte sich sehr für die philosophischeren Aspekte der Krankheit, was man feststellen kann, wenn man das *Organon* und *Die chronischen Krankheiten* liest. Hahnemanns nachdrücklicher Hinweis darauf, man müsse die »Lebenskraft« des Patienten stärken, ist ein Beispiel für Sulfurs Fähigkeit, abstrakte und konkrete Informationen zu einem Ganzen zu verschmelzen. Weil er einen Blick für das Ganze hatte, wenn er die Gesundheit eines Patienten betrachtete, konnte Hahnemann eine so mächtige therapeutische Methode entwickeln, die das psychische und allgemeine Wohbefinden des Patienten höher bewertet als die meisten anderen Therapien. Wenn Homöopathen Hahnemanns konstitutionellen Ansatz aufgeben, haben sie bei ihren Patienten wahrscheinlich weniger Erfolg.

Viele Sulfur-Intellektuelle haben die Gabe, die Zuhörer mit ihrer eigenen Begeisterung für ihr Lieblingsthema anzustecken. Ein gutes Beispiel dafür ist der exzentrische Astronom Patrick Moore, der seit vielen Jahren auf den britischen Bildschirmen erscheint. Das eine Auge geschlossen, während das andere mit fast manischer Intensität blickt, beginnt er eine Geschichte über einen neuentdeckten Asteroiden mit dem Eifer eines auf die Bibel schlagenden Predigers, gestikuliert dabei mit seinen Händen und hebt seine buschigen Augenbrauen zum Himmel, der ihn so fasziniert. Wie viele Sulfurs spricht Patrick Moore sehr schnell, wenn er erregt ist (Kent: »Beredsamkeit«), weil er der Welt soviel mitzuteilen hat. Sein widerspenstiges Haar und seine Fliege ergänzen die typische Sulfur-Erscheinung des exzentrischen Professors und machen ihn beliebt beim Publikum, das seine komische Person mindestens genauso schätzt wie seine Informationen. Ein anderer, etwas komisch wirkender Sulfur-Wissenschaftler, der wissenschaftliche Themen in der britischen Öffentlichkeit populär gemacht hat, ist Magnus Pyke. Sein wildes Gestikulieren und seine dramatischen Beschreibungen physikalischer Phänomene haben ihn zu einem festen Begriff werden lassen. Selbst sein Name scheint überlebensgroß (»Magnus«), eine Eigenschaft, die Sulfur-Menschen so unterhaltsam macht und dafür sorgt, daß sie häufig in der Öffentlichkeit wahrgenommen werden.

Überlebensgroß

Ob sie nun im öffentlichen Blickpunkt stehen oder nicht, die meisten Sulfur-Menschen haben eine Tendenz, dramatisch und enthusiastisch zu sein und in einem größeren Rahmen zu handeln als die meisten anderen Leute. Einige von ihnen sind tatsächlich körperlich groß – Visionäre wie William Blake und William Wordsworth, Denker wie Albert Einstein und C. G. Jung, politische Führer wie Winston Churchill und Abraham Lincoln. Andere werden von wahrer Größe inspiriert, und weil ihre geistige Einstellung mit der ihrer Helden in Resonanz steht, können sie ihrerseits andere Menschen, zumindest bis zu einem gewissen Grad, inspirieren. Die geistige Einstellung ist eine Eigenschaft, die sich schwer definieren läßt; man muß sie fühlen und an ihren Früchten erkennen. Sulfurs geistige Einstellung ist expansiv und mündet in grenzenlose Begeisterung, Dramatik und Exzentrizität.

Die meisten Sulfurs sind extrovertiert und in ihrem Selbstausdruck keineswegs schüchtern. Im Grunde genießt der durchschnittliche Sulfur nichts mehr als ein Publikum. Die besten Erzähler sind beispielsweise immer Sulfur. Während andere Typen wie Lycopodium und Natrium einen dramatischen Tonfall annehmen, um ihre Geschichte interessanter zu machen, braucht Sulfur nur er selbst zu sein, um seine Geschichte zum Leben zu erwecken. Er muß nicht lernen, wie man dramatisch oder leidenschaftlich ist; er ist einfach dramatisch und leidenschaftlich. Deshalb sind viele Entertainer Sulfur. Außerdem hat Sulfur im allgemeinen so viele Interessen, und seine Lebenserfahrungen sind dank seiner furchtlosen, abenteuerlustigen Natur so vielfältig, daß er in der Regel viele Geschichten zu erzählen hat. Sir Peter Ustinov ist ein gutes Beispiel. Wie viele Sulfurs ist er ein Weltbürger, nicht nur, weil er weit gereist ist, sondern auch, weil er den für Sulfur typischen Weitblick hat. Die meisten Sulfur-Menschen haben mehr Gemeinsamkeiten mit anderen fortschrittlichen, zukunftsorientierten Menschen in der ganzen Welt als mit ihren eigenen Nachbarn. Ustinov scheint überall gewesen zu sein, jeden getroffen zu haben (wenn man seinen Geschichten glaubt), und doch klingt er, wenn er über seine Abenteuer berichtet, weder arrogant noch wie jemand, der am Rockzipfel der Reichen und Berühmten hängt. Wie viele Sulfurs hat er eine natürliche, würdevolle Ausstrahlung und bleibt er selbst, ob er nun in einer Bar in Brooklyn sitzt oder beim Dinner mit Angehörigen der königlichen Familie. Der Ritterschlag paßt gut auf Sulfurs breite Schultern, ohne lächerlich oder pompös zu wirken, wie das bei anderen oft der Fall ist.

Die meisten Sulfur-Menschen haben eine große Begabung, sich mit allen möglichen anderen Leuten zu identifizieren oder mit ihnen Beziehungen einzugehen. Ihre expansive Geisteshaltung schließt die Liebe zu Männern und Frauen aller Klassen und Konfessionen ein und erlaubt ihnen, mit jedem, der ihnen über den Weg läuft, jovial umzugehen und ins Gespräch zu kommen. Hier muß man zwischen Sulfur und dem Lycopodium-Alleswisser unterscheiden, der auch mit jedem spricht, weil er mit seinen Kenntnissen angeben will. Letzterer ist viel gehemmter und eher beleidigt, wenn er Ablehnung oder Widerspruch erfährt. Sulfur nimmt das philosophischer, genießt die Auseinandersetzung, wenn das Publikum nicht seiner Meinung ist, und geht gelassen seiner Wege, wenn die Zuhörer das Interesse verlieren. Er kann jedoch genauso ermüdend sein wie der Lycopodium-Alleswisser, weil er sich von seinem Lieblingsthema davontragen läßt und endlos redet, wobei er die Höflichkeit der Zuhörer als Interesse mißdeutet.

Ein anderer geselliger Typ, den man mit Sulfur verwechseln kann, ist der Natrium-Mann, der ziemlich viel Selbstvertrauen hat, aber Wert darauf legt, daß ihn jeder mag. Er ist extrem höflich, redet aber selbst völlig Fremde unaufgefordert mit ihrem Vornamen an, auch seinen Arzt und den Bankdirektor. Er redet geschliffen über fast alles, aber hinter dem, was er sagt, steckt kein echtes Gefühl. Es ist alles nur Schau, um die Leute zu beeindrucken. Im Gegensatz dazu kümmern sich die meisten Sulfurs nicht darum, ob sie andere Leute beeindrucken oder nicht. Sie sind zu sehr am Gesprächsthema interessiert und genießen es viel zu sehr, ihre Wärme und Begeisterung mit anderen zu teilen. Es gibt natürlich Ausnahmen – gemeine oder asoziale Sulfurs, arrogante oder sogar furchtsame Sulfurs, aber solche Ausnahmen bestätigen nur die Regel.

Shakespeares Falstaff ist ein klassisches Beispiel für einen in jeder Hinsicht überlebensgroßen Sulfur. Obwohl er nur eine phantastische Fiktion ist, fällt es einem nicht schwer, eine Beziehung zu ihm zu finden, weil er der wirklichen Essenz von Sulfur so genau entspricht. Falstaff ist voller Widersprüche, deren er sich überwiegend auch bewußt ist, und das macht ihn noch amüsanter. Er ist ein Ritter – Sir John Falstaff –, aber er hat kein Geld und verbringt seine Zeit mit gemeinen Dieben in der Kneipe. Er ist ein unverbesserlicher Lügner, aber die Ehre bedeutet ihm viel, und er glaubt echt daran, zumindest manchmal. Er ist intelligent, belesen und witzig, läßt sich aber mit Narren ein und verbringt die meiste Zeit damit, zu essen, zu trinken und den Frauen nachzustellen. Trotz seines frivolen Verhaltens bewahrt sich Falstaff eine gewisse Würde. Wie viele Sulfurs ist er zu verantwortungslos und zu verspielt, um ein akzeptables, »produktives« Mitglied der Gesellschaft zu sein, aber sein Witz, seine hervorragende Erzählkunst und seine naive Selbstakzeptanz sorgen dafür, daß er nicht nur geduldet, sondern geliebt wird. Die meisten seiner Lügen sollen die Leute eher unterhalten als täuschen, und in echter Sulfur-Manier sind sie ebenso sorgfältig durchdacht wie unglaublich. Sulfur neigt zu Übertreibungen, weil er viele Dinge aufregend findet und gerne die dramatischeren Aspekte eines Themas betont, manchmal bis zu dem Punkt, wo er den Kontakt mit der Realität verliert.

Sulfur lügt auch, wenn er in die Enge getrieben wird oder um sein Gesicht zu wahren. Wie Lycopodium und Phosphor ist er ein Opportunist und biegt oder bricht die Regeln des akzeptierten Verhaltens, damit niemand seine Schwächen bemerkt oder um ein bestimmtes Ziel zu erreichen. Dabei beruft er sich oft auf ziemlich großartige Motive, um seine wahren Beweggründe zu verschleiern, was sowohl seinem Stolz als auch seiner Neigung, ein bestimmtes Thema »aufzuwerten«, entspricht. Als Falstaff von Prinz Hal gefragt wird, warum er geflohen sei, als der verkleidete Prinz ihn während eines nächtlichen Streichs angegriffen habe, erklärt er, er habe den Prinzen erkannt und ihn deshalb seinerseits nicht angreifen können, denn »der Löwe greift niemals den Kronprinzen an«. Auf diese Weise stellt er seine Feigheit als Tapferkeit dar. Auf einer prosaischeren Ebene rechtfertigt Sulfur oft Faulheit und Pflichtvergessenheit, indem er behauptet, er sei mit wichtigeren Dingen beschäftigt, was in der Regel bedeutet, daß er seinen Lieblingsinteressen nachgeht.

Die meisten Sulfurs reden gerne. Einige sind hochintellektuell und sprechen nur mit wenigen Leuten, von denen sie annehmen, daß sie ihre Theorien und Beobachtungen verstehen, aber viele reden auch mit jedem über alles. Sulfur hat im allgemeinen wesentlich umfassendere Interessen als die meisten Leute und weiß gewöhnlich genug, um sich über viele Themen intelligent zu unterhalten. Das gilt sogar für den provinziellen Sulfur, der keine formale Ausbildung hat. Viele von ihnen verachten jede formale Ausbildung, weil sie sehen, welche begrenzten Perspektiven daraus oft hervorgehen, und auch weil sie ärgerlich darüber sind, daß man ihnen weniger Respekt zollt als Menschen mit einem Titel, obwohl letztere vielleicht weniger vom Leben verstehen und oft weitaus weniger Persönlichkeit und Geistesgröße haben als Sulfur. (Kent: »Er verachtet Bildung, Gelehrte und Wissenschaft und glaubt, jedermann müsse einsehen, daß er mit Recht darüber erhaben sei.«)

Ich habe einmal einen Schildermacher wegen seiner Ekzeme behandelt. Es war für mich fast sofort offensichtlich, daß er konstitutionell Sulfur war, weil er auf eine typische Art gerne redete, nicht nervös, sondern mit Genuß, Humor und echter Freundlichkeit. Irgendwie begann er über Bankdarlehen zu sprechen und erzählte, wie der Bankangestellte ihn aufgefordert habe, haufenweise Formulare auszufüllen, bei denen es im wesentlichen um Sicherheiten für das Darlehen ging. Zunächst wollte er sie ausfüllen und nach einem Bürgen suchen, aber dann wurde er ärgerlich und verlangte, den Direktor zu sprechen, dem er sagte: »Ich lebe auf dem Land, und wo ich herkomme, ist mein Name Sicherheit genug. Wenn er für Sie nicht gut genug ist, dann stecken Sie sich Ihr Geld in den Hintern.« Der Direktor fand das zwar nicht sehr fein, wollte aber keinen Kunden verlieren und ließ sich darauf ein, ihm das Darlehen ohne die üblichen Formalitäten zu geben. Mein Patient berichtete die Geschichte voller Stolz und sagte am Ende, früher habe er einmal Angst gehabt, sich gegen Autoritätsfiguren wie Ärzte und Bankdirektoren aufzulehnen, aber diese Zeit sei vorbei. Er habe seinen Beruf gelernt und sie ihren, und sie seien auch nichts Besseres als er. Sulfur ist wie Nux ein natürlicher Anführer und erträgt es nicht, von Bürokraten mit irgendwelchen Titeln, aber ohne Geist herumkommandiert zu werden.

Der moderne Traditionalist

Sulfurs natürliche und optimistische, expansive Geisteshaltung macht ihn im allgemeinen zu einem ziemlich liberalen Menschen. Freiheit ist etwas, das er hochschätzt: die Freiheit zu tun, was er will, und jedem nach Belieben zu sagen, was ihm gefällt. Er ist ein Individualist und gewöhnlich glücklicher, wenn er seinen eigenen Weg gehen kann, und er ist lieber selbständig, als für andere zu arbeiten. Oft verteidigt er seine Freiheit, zumindest verbal, gegenüber jedem Angriff, und er sympathisiert immer mit Menschen, die Schwierigkeiten mit irgendwelchen Autoritäten haben, besonders mit staatlichen.

Man sollte meinen, daß so ein schwungvoller und liberal eingestellter Typ zukunftsorientiert und fortschrittlich ist, und das stimmt im allgemeinen auch, aber gleichzeitig hat Sulfur meist viel Respekt vor traditionellen Werten. Dafür gibt es verschiedene Gründe. Erstens lieben die meisten Sulfur-Menschen die Weisheit im Gegensatz zum bloßen Lernen, und deshalb werden sie von den religiösen und philosophischen Lehren der Vergangenheit angezogen, seien sie nun orthodox, mystisch oder radikal. Zweitens ist Sulfur bei all seiner Schwäche ein stolzer Typ, der meist über eine natürliche Würde verfügt, die er in Werten wie Ehre, Tapferkeit und Barmherzigkeit wiedererkennt. Dem modernen amoralischen, materialistischen Lebensstil fehlt für die meisten Sulfurs das Seelische, denn sie träumen von einer besseren Zukunft, die viele traditionelle Werte mit einschließt. Drittens hat Sulfur bei all seiner intellektuellen Gewandtheit eine schlichte und ziemlich kindliche Mentalität. Statt im Sumpf subtiler ethischer Unterscheidungen steckenzubleiben oder sich den Kopf über das richtige moralische Handeln zu zerbrechen, übernimmt Sulfur lieber einfache Grundwerte wie Ehrlichkeit und Nichteinmischung in die Angelegenheiten anderer und führt sein Leben, ohne allzuviel über Moral nachzudenken. Oft benutzt er die traditionellen Werte als Prüfstein oder Handlungsempfehlung, aber anders als Arsenicum und manche Natriums, die starr an diesen Werten hängen, ändert Sulfur sie bei Bedarf ab oder ignoriert sie sogar. Wie Falstaff kann er in einem Moment an unser Ehrgefühl appellieren, während er im nächsten lügt, um sein Gesicht zu wahren.

Obwohl die meisten Sulfurs die Größe vergangener Zivilisationen bewundern, einschließlich ihres Edelmuts und ihrer Weisheit, sind nur wenige konservativ in dem Sinne, daß sie die Uhr gerne zurückdrehen würden. Sie lesen vielleicht alle Klassiker und kleiden sich möglicherweise ziemlich traditionell, aber im allgemeinen ist ihnen klar, welche positiven Fortschritte sowohl wissenschaftlich als auch sozial sich in den letzten 200 Jahren vollzogen haben, und sie rechnen für die Zukunft mit noch größeren Ereignissen.

Bodenständigkeit

Beim Sulfur-Typ kann man zwei Pole unterscheiden, die man als den bodenständigen und den luftigen bezeichnen könnte. Mit bodenständig meine ich, daß der betreffende Mensch sich im wesentlichen auf die Befriedigung seiner materiellen Bedürfnisse konzentriert, was gleichzeitig einen gewissen Mangel an Kultiviertheit beinhaltet. Einige Sulfurs sind sehr bodenständig und überhaupt nicht intellektuell oder idealistisch. Im allgemeinen sind sie die selbstsüchtigsten und starrsinnigsten aller Sulfurs, aber das muß nicht immer so sein. Der bodenständige Sulfur ist eine schlichte Seele, der lebt, um zu essen, zu trinken, Sex zu haben und zu spielen, ganz gleich ob es sich dabei um sportliche oder einfach gesellschaftliche Spiele handelt. Er ist körperlich robust, entweder drahtig oder übergewichtig, abhängig vom Ausmaß seiner körperlichen Aktivitäten. Er ist nicht unbedingt dumm, aber sein Intellekt rangiert hinter seinen sinnlichen Empfindungen und seinem Ego. Die bodenständigsten Sulfurs erinnern etwas an Barium carbonicum, indem sie schlicht, robust und ziemlich ungehobelt wirken. (Kent: »Jedes feinere Gefühl scheint ihm verlorengegangen zu sein.«)

Die Frau eines solchen Sulfur-Patienten von mir klagte einmal darüber, ihr Mann bringe sie in der Öffentlichkeit in Verlegenheit, indem er ungeniert in der Nase bohre oder laut im Theater furze. Er ignorierte es, wenn sie sich darüber beschwerte, und das ist typisch für die ungehobelte Sturheit, die man bei dem bodenständigeren Sulfur oft findet. Anders als der stärker materiell orientierte Barium hat der bodenständige Sulfur im allgemeinen viel Selbstvertrauen und brüstet sich oft mit seinen Leistungen. Er ist in den meisten Fällen wesentlich geselliger als Barium und kann innerhalb seines eigenen Kreises eine Art Anführer sein. Oft ist er ziemlich herrisch und wird leicht wütend, wenn er frustriert oder verärgert ist.

Selbst unter den bodenständigen Sulfurs gibt es viele verschiedene Charaktervarianten. Einige sind sehr materiell orientiert, dabei aber gelassen und freundlich, während andere sich selbstsüchtig, dominierend und aggressiv verhalten. Erstere haben wie ihre intellektuelleren Sulfur-Brüder im allgemeinen eine schwungvolle, positive Lebenseinstellung und leuchtende Augen, während letztere engstirnig und verbittert werden können. Diese eher

negativen bodenständigen Sulfurs sind schwer von etwas negativen bodenständigen Vertretern anderer Typen wie Natrium und Tuberculinum zu unterscheiden. Zusammen mit anderen Sulfurs neigen sie zu einem aufgebläh-
ten Ego und zur Gleichgültigkeit gegenüber den Meinungen anderer, während sie ihrerseits von anderen Respekt erwarten. Sie sind in der Regel relativ
furchtlos, besonders wenn es zu handgreiflichen Auseinandersetzungen
kommt, und anders als der bodenständige Natrium tendieren sie nicht dazu,
sich Sorgen zu machen. Einige sind Weltenbummler, Soldaten oder Seeleute,
die eine Liebste in jedem Hafen haben, tausend Geschichten kennen und sich
oft ihr Abendessen als Geschichtenerzähler verdienen können. Andere sind
handfeste Arbeiter, die ihren Feierabend in der Kneipe verbringen, Frauen
anmachen und schließlich nach Hause gehen, wo die eigene Frau schon längst
schlafend im Bett liegt.

Aber selbst der rauhbeinigste Sulfur hat eine weiche Seite, und bei romantischen oder tragischen Begebenheiten hat er oft Tränen in den Augen. Falstaff ist ein gutes Beispiel für diesen Typ, obwohl er wie viele andere auch
einen scharfen Intellekt hatte, den er jedoch nur selten benutzte, weil er zu
faul dazu war. Er war leicht gerührt, sowohl von seinen eigenen Geschichten
als auch vom Unglück anderer, und obwohl er ein Gauner war, war er doch
nicht herzlos. Im allgemeinen ist Sulfur ein warmer und leidenschaftlicher
Typ, und sogar der selbstsüchtigste Sulfur hat irgendwo seine weiche Seite,
im Gegensatz zu den härteren Arsenicum-, Kalium- und Nux-Typen, die eis-
kalt bleiben können.

Das Gegenteil des bodenständigen Sulfur ist der luftige oder ätherische
Sulfur, der seinen Kopf in den Wolken hat und über philosophische und
spirituelle Fragen meditiert. Dazwischen liegt der Denker, der Wissenschaftler und Erfinder, der intellektuelle Sulfur. Sie alle sind unterschiedliche Sulfur-Typen, die jedoch ein gemeinsames Kontinuum bilden. Die meisten Sulfur-Intellektuellen und -Philosophen haben auch ihre bodenständige Seite.
Oft ist es bloß ein großer Appetit, oder sie fühlen sich unwiderstehlich zu
Frauen hingezogen, aber je weiter sie sich vom Philosophen weg auf der
Skala nach unten bewegen, desto bodenständiger werden sie.

Auf einer Stufe mit Männern wie Falstaff steht der Sulfur-Mann des Handelns, der sehr geschickt und praktisch veranlagt ist. Dazu gehören Handwerker ebenso wie Abenteurer, aber auch Soldaten und Seeleute, von denen viele
in hohe Ränge aufsteigen. Der handlungsorientierte Sulfur-Mann ist einfach
und direkt wie der handlungsorientierte Nux-Mann. Gewöhnlich geht ihm
seine Arbeit leicht von der Hand, und er macht klaglos Überstunden, wenn es

sein muß, um anschließend seine Freizeit zu genießen. Die meisten Sulfurs sind begabt und unternehmungslustig genug, um eine Arbeit zu finden, die ihnen Spaß macht, und der handlungsorientierte Sulfur-Mann beschäftigt sich oft genauso gerne mit seiner Arbeit wie mit seiner Familie und seinen Hobbys. Solche Männer stärken das Selbstvertrauen anderer Menschen, und es macht Spaß, sie um sich zu haben. Sie sind auch sehr einfallsreich, und es ist wunderbar, sie zu kennen, wenn man praktische Hilfe braucht, die sie im allgemeinen gerne leisten, solange sie sich nicht ausgenutzt fühlen. Der Sulfur-Schildermaler, den ich behandelt habe, war ein Australier, und wie viele Australier anwortete er, wenn man ihn um etwas bat oder sich bedankte, mit der Phrase »No worries«, was grob übersetzt soviel bedeutet wie »aber sicher«, »kein Problem« und »aber gerne«. Anders als die meisten anderen Australier legte er soviel Begeisterung in diese Worte, daß ich wußte, er meinte es wirklich so, und ich mußte jedesmal lächeln, wenn er es sagte.

Während ich über den handlungsorientierten Sulfur-Mann schreibe, erinnert mich das an die alten Pioniere im Wilden Westen. Viele von ihnen waren nicht nur einfallsreiche Handwerker, die ihre eigenen Häuser, Wagen und Pflüge bauen konnten, sondern sie hatten auch die positive Geisteshaltung und das Selbstvertrauen, das sie beflügelte, den neuen Kontinent zu überqueren. In diesen wettergegerbten, barschen Gesichtern glänzten klare blaue Augen mit einer Mischung aus Abenteuerlust und Übermut. Ihre großen weißen Schnurrbärte erhöhten nur ihre (leicht komische) Würde, ebenso wie die stolzen Posen, die sie auf jenen frühen Fotos einnahmen. Zweifellos waren viele der frühen Pioniere Sulfurs, deren Mut und natürliche Führerschaft andere inspirierte, ihnen zu folgen, und deren Loyalität gegenüber den traditionellen Werten ihre Gefolgsleute beruhigte und eine gewisse Identität und Stabilität der neuen Gemeinschaften sicherstellte.

Ego, Selbstsucht und der liebenswerte Gauner

Sulfur ist nicht der selbstgefälligste Typ (diesen Preis gewinnt wahrscheinlich Platina), aber er ist nicht weit davon entfernt. Mit Typen wie Lycopodium und Nux liegt er im Wettstreit um das größte Ego und übertrifft mit seiner Geltungssucht im allgemeinen Tuberculinum und Phosphor und mit Sicherheit Natrium muriaticum. Ein aufgeblähtes Ego hat viele Facetten, und man findet sie alle bei Sulfur. Vor allen Dingen glaubt er noch an sich selbst, wenn alle anderen schon nicht mehr an ihn glauben. Das kann einerseits ein großer Vorzug sein, denn es ermöglicht ihm, schwierige Zeiten ohne Unterstützung zu überstehen, besonders wenn er eine Aktivität oder ein Projekt verfolgt, an dem ihm viel liegt. Erfinder sind oft Sulfur-Menschen, und sie müssen ihre Arbeit häufig ohne Beachtung oder finanzielle Unterstützung leisten. Genauso sind viele Schauspieler Sulfur, und sie müssen an sich selbst glauben, bevor sie die Anerkennung ihres Publikums gewinnen.

Selbst bei einer Niederlage tendiert Sulfur dazu, sein Versagen eher der Kurzsichtigkeit oder Gemeinheit anderer Leute anzulasten, als einen Blick auf seine eigenen Mängel zu werfen. In solchen Situationen kann Sulfurs Selbstvertrauen eher ein Nachteil als ein Vorteil sein. Einige Sulfurs verfolgen Projekte, die nicht praktikabel sind, weil sie entweder den Leuten, auf deren Unterstützung Sulfur angewiesen ist, nicht gefallen oder weil sie an sich schon Schwachstellen haben oder unrealistisch sind. In diesen Fällen kann Sulfur verbissen bis zum bitteren Ende daran festhalten und sich weigern anzuerkennen, daß seine Einschätzung falsch war (Kent: »starrsinnig«). Das hat teilweise mit seinem unerschütterlichen Selbstvertrauen und teilweise mit seiner zwanghaften Leidenschaft für das fragliche Projekt zu tun.

Ein anderer Aspekt von Sulfurs Stolz ist seine Neigung, sich zu brüsten. Er tut das im allgemeinen subtiler als der Lycopodium-Angeber, der ein zerbrechliches Ego hat, das er aufzublasen versucht. Sulfurs Ego ist nichts weniger als zerbrechlich, und es kann viele Schläge einstecken, ohne auch nur eine Beule zu bekommen. Ein Sulfur-Vater kann einem das Foto seiner Tochter zeigen und dann vor Stolz strahlen, wenn er erzählt, daß sie an einem örtlichen Schönheitswettbewerb teilnimmt. Wie Nux und Ignatia kann der Sulfur-Geschäftsmann und der Sulfur-Künstler für sich selbst eine aktive Öffentlichkeitsarbeit betreiben. Im allgemeinen geschieht das stilvoll und ohne sich selbst ausgesprochen zu brüsten, was die Leute abstoßen würde. Die Sulfurs, die glauben, sie hätten das Monopol auf Wahrheit und Weisheit (und davon gibt es viele), können ihre überlegene Sicht der Dinge ziemlich diktatorisch ausdrücken. Hahnemann ist ein klassischer Fall. Es stimmt zwar, daß er eine wunderbare neue Therapie entwickelt hat, aber die arrogante Art, mit der er seine neuen Erkenntnisse verkündete und die »alte Schule« angriff, hat die Popularität der Homöopathie nicht gerade gefördert.

Moderne spirituelle Führer und Gurus sind ziemlich oft Sulfur, und es sind vor allem die Sulfur-Typen, die außergewöhnliche Behauptungen über ihre einzigartigen Qualifikationen als spirituelle Führer der Menschheit aufstellen. Sie tun das in allem Ernst und glauben, was sie sagen, aber ihre spirituelle Arroganz kann abstoßend sein, besonders wenn sie gleichzeitig andere spirituelle Führer diffamieren. Vor allem »Feuer-und-Schwefel«-Prediger sind meist Sulfur. Sie folgen mit Leib und Seele ihrer Berufung, verlorene Seelen zu retten, und setzen zu diesem Zweck ihre ganze feurige Leidenschaft ein. Ihre Predigten werden durch einen dramatischen Tonfall und phantastische Beschreibungen himmlischer Freuden und höllischer Qualen belebt, ganz ähnlich wie die Ansprachen von Ronald Reagan, dessen phantasievolle (aber unpraktikable?) Vision einer Technologie für den »Krieg der Sterne« die gottesfürchtigen Bürger der Vereinigten Staaten vor dem »Reich des Bösen« schützen sollte.

Ein amüsantes Beispiel eines besonders arroganten Sulfur aus Shakespeares Werken ist der walisische Kommandeur Owen Glendower in *Heinrich IV.*, Teil 1. Als Glendower den genauso feurigen Soldaten Hotspur trifft, der ein Verbündeter sein soll, erleben wir eine Konfrontation zwischen dem »walisischen Windbeutel«, der sich gerne auf übernatürliche Kräfte beruft, und dem trockenen Humor seines Nux-Gastes. Wiederholt versucht Glendower Hotspur zu erklären, bei seiner Geburt habe der Erdball gezittert, und der Himmel sei von feurigen Gestalten und brennenden Meteoren erfüllt gewesen, worauf Hotspur antwortet: »Das würd' er getan haben, wenn in der nämlichen Stunde eurer Mutter Katze Junge gehabt hätte und ihr nie geboren worden wäret.« Der mächtige und von seiner eigenen Bedeutung überzeugte Sulfur Glendower weist darauf hin, daß er sich eine solche Unverschämtheit von keinem anderen würde bieten lassen, und in der Tat kann das Format eines Sulfur-Führers nur von einem Nux-Führer oder einem anderen Sulfur-Führer erreicht werden. Sulfur wirkt deshalb arrogant, weil er ein Gespür für seine eigene innere Größe hat. Leider spüren manche Sulfurs mehr innere Größe, als tatsächlich vorhanden ist (Kent: »alberner Stolz«).

Chauvinismus ist ein Beispiel für Arroganz, das man bei Sulfur- und Lycopodium-Männern häufiger findet als bei jedem anderen Typ. Beide haben die Tendenz, Frauen als etwas Selbstverständliches hinzunehmen und davon auszugehen, daß sie einer Frau einen großen Gefallen tun, wenn sie sie mit ihrer Gesellschaft beehren. Die meisten Sulfur-Männer glauben, sie seien anderen Männern überlegen (Kent: »überheblich«) und Männer seien Frauen überlegen, obwohl nur wenige das heutzutage so unverblümt ausdrücken würden. Bei all seiner Arroganz ist Sulfur jedoch im allgemeinen eine freundliche Seele, und deshalb nimmt er Frauen gegenüber eine väterliche Haltung ein, beschützt sie und macht ihnen Komplimente über ihr Aussehen, erwartet aber im Gegenzug, daß sie ihn bedienen, und geht davon aus, daß sie keinen Verstand haben. Sulfur-Ehemänner sind oft sehr faul und denken, ihre Aufgabe sei allein der Broterwerb, während die Frau für alle anderen

Arbeiten im Haus zuständig ist einschließlich der Kinderbetreuung, sogar in den Ferien.

Zu Hause kommt Sulfurs Selbstsucht oft am stärksten zum Vorschein. Er betrachtet seine Frau vielleicht als völlig selbstverständlich, denkt, daß er Wichtigeres zu tun hat, als die Kinder abzuholen (beispielsweise mit seinem Kumpel zu reden oder ein Fußballspiel anzusehen), und wenn seine Partnerin schließlich einen Wutanfall bekommt, ist er völlig verblüfft und nennt sie eine alberne, hysterische Frau. Ich habe dieses Szenario zwischen einem Sulfur-Ehemann und seiner seit langem leidenden Frau oft genug beobachtet und erwarte es mittlerweile fast. (Kent: »Er pflegt herumzusitzen und nichts zu tun, während seine Frau sich abschuftet und sich um ihn sorgt; er denkt, das sei alles, wofür sie taugt.«) Der schon erwähnte Sulfur-Koch vertraute mir an, seine Frau sei ein wenig schlicht, weil ihr Gehirn während einer emotionalen Krise unter Sauerstoffmangel gelitten habe. Er betonte, sie sei eine wunderbare Frau, und er liebe sie innig, aber sie sei nun mal ein wenig einfältig und könne viele Dinge nicht verstehen. Schließlich lernte ich seine Frau kennen und fand sie überdurchschnittlich intelligent, aber sie war der kindischen Träume ihres Mannes von Weltfrieden und Bewußtseinserweiterung ein wenig müde.

Wie man sich vorstellen kann, steht das Ausmaß, in dem Sulfur seine Frau (und seine Kinder) vernachlässigt, oft in einem direkten Verhältnis zu dem Charme, mit dem er hübsche Frauen umwirbt. Wie Lycopodium sind viele Sulfurs Schürzenjäger, und wegen ihres größeren Selbstwertgefühls sind sie bei ihren Seitensprüngen weniger vorsichtig. Der Sulfur-Koch erzählte mir, er glaube, verheiratete Partner sollten einander gelegentlich die Freiheit zugestehen, auch mit anderen zu schlafen. Er sagte, er habe darüber auch mit seiner Frau gesprochen, aber seltsamerweise sei sie von der Idee nicht sonderlich begeistert gewesen. (Sulfur kann von dieser Art »weiblicher Logik« echt überrascht sein.) Die Frau eines anderen Sulfur-Patienten erzählte mir, ihr Mann flirte offen mit ihren Freundinnen und versuche sogar, sie ins Bett zu bekommen. In echter Sulfur-Manier rechtfertigte er sein Verhalten, indem er großartige Motive vorgab und erklärte, er habe so viel Liebe in seinem Herzen, daß er vielen anderen etwas davon abgeben müsse. Aber der Charme des durchschnittlichen Sulfur-Mannes ist so stark, und seine Herzenswärme und Großzügigkeit sind so echt, daß seine Partnerin ihm solche Eskapaden immer wieder vergibt. Wenn sie ihn jedoch verläßt, stellt er gewöhnlich sehr schnell fest, wie hoffnungslos abhängig er emotional und praktisch von ihr war.

Sulfur ist emotional oft ein echtes Kind, das glaubt, es könne haben, was es will, ohne Verantwortung dafür zu übernehmen. Wenn er plötzlich seine

Liebste oder seinen Job verliert, weil er zu nachlässig war, dann reagiert er meist völlig verblüfft und verständnislos. Ich erinnere mich an ein Paar, das ich wegen ehelicher Probleme beraten habe. Die Frau klagte darüber, daß ihr Mann ein leidenschaftlicher Fußballspieler und -trainer sei, was seine ganze Freizeit in Anspruch nahm, so daß für sie und die Kinder nichts übrigblieb (wenn sie nicht zum Fußballplatz gingen). Er saß während des ganzen Gesprächs ungerührt da, und als ich ihn fragte, was er denn zu den Klagen seiner Frau zu sagen habe, erklärte er, sie sei geisteskrank und übertreibe deshalb enorm. Ich sagte, ich könne verstehen, was für ein Mann er sei und daß er es eigentlich gut meine, aber mir sei auch klar, daß seine Frau einen echten Grund zur Klage habe. Darauf erwiderte er einfach: »Ich bin wie ich bin, und ich werde mich nicht ändern.« Er legte Wert darauf, daß seine Frau sich einer Psychotherapie unterzog, »um ihr ein bißchen Verstand einzutrichtern«, aber als die Therapie ihr Selbstwertgefühl stärkte und sie ihn verließ, brach er körperlich und geistig zusammen. Seine Haltung wechselte dann zwischen pathetischem Flehen, sie möge zurückkommen, und Beschuldigungen, sie sei die Ursache all seiner Lebensprobleme. Er nahm sogar an einem Wochenendkurs in »Selbsterfahrung« teil, worauf er seiner Frau erklärte, er habe sich nun von seinen Komplexen befreit und könne sehen, wie sehr sie immer noch emotional krank sei.

Solche Sulfur-Männer müssen durch die eigene Not lernen, daß Selbsterfahrung mehr bedeutet, als an einem Wochenendkurs teilzunehmen. Wenn sie auf die Nase fallen, reagieren sie meist wie Kinder, weinen und suchen Zuwendung oder irgend jemanden, dem sie die Schuld geben können. Die Neigung zum Selbstmitleid ist bei einem Sulfur-Mann in Not größer als bei jedem anderen Typ. In solchen Zeiten kann er jeden Lebensmut verlieren und das genaue Gegenteil des leidenschaftlichen Sulfur werden. Dann wird er sich vernachlässigen, sich schlecht ernähren, zu spät oder gar nicht am Arbeitsplatz erscheinen und langsam wie durch eine Nebelwand sprechen (Kent: »zu faul, um sich aufzurichten, und zu unglücklich, um zu leben«). In solch einem Zustand ist Sulfur oft davon abhängig, daß eine Freundin ihn motiviert und wieder in Form bringt. (In manchen Fällen schafft es niemand, Sulfur wieder auf die Füße zu helfen, und er bleibt ein verwirrter und völlig erschöpfter Schatten seines alten Selbst.)

Vermutlich ist Ihnen inzwischen klar, daß viele Sulfur-Männer nur ihren eigenen Gesetzen folgen. Sie mögen zwar einsehen, daß Gesetze und Regeln notwendig sind, aber wenn es ihnen paßt, brechen sie die Regeln, ohne sich irgendwelche Gedanken darüber zu machen. Wenn diese Eigenschaft in Verbindung mit der Liebe zum Abenteuer und zum Alkohol auftritt, was oft der Fall ist, dann haben wir die Bedingungen, unter denen sich ein Sulfur-Gauner entwickelt. Sulfur hat eine überschwengliche Natur und das Bedürfnis zu spielen, und weil er sich gelegentlich von seiner Begeisterung davontragen läßt, kann er manchmal wild werden und verrückte Dinge tun, von denen die einen schockiert sind, während sich die anderen darüber amüsieren.

Zwei bemerkenswerte Beispiele für diese Haltung sind beide klassische Bühnenschauspieler, beide Iren, und beide haben den Ruf, ausgesprochen trinkfest zu sein. Ich denke an Peter O'Toole und Richard Harris. Beide sind überlebensgroße Charaktere, auf der Bühne ebenso wie in Wirklichkeit, und sie sind wegen ihres wilden Lebens und ihrer Trunksucht verrufen. Auf der Bühne und im Film haben sie liebenswerte Gauner gespielt, was nicht überrascht, denn genau das sind sie ja. Ebenso wie Falstaff werden diese beiden Hitzköpfe von der Öffentlichkeit toleriert und geliebt, denn ihr Charme ist genauso groß wie ihre Verantwortungslosigkeit. Dieser Charme ist nicht nur eine Frage der Frechheit und des Selbstvertrauens. In echter Sulfur-Manier ist ihr Verhalten oft genauso edel und inspiriert, wie es wild und ausschweifend ist.

Die meisten Sulfur-Gauner haben ein weiches Herz, und wenn ihre Eskapaden vorbei sind, können sie echte Reue über den Schaden empfinden, den sie angerichtet haben, sowohl materiell als auch und besonders emotional. Die Frau eines Sulfur-Gauners muß Masochistin sein, aber gerade in dem Moment, in dem sie es nicht mehr aushält und ihre Koffer packt, ist er zurück und fleht sie tränenüberströmt an zu bleiben, leistet Liebesschwüre und verspricht, sich zu ändern. Bei Sulfur sind solche Gefühlsausbrüche wahrscheinlich echt, und er hat oft Erfolg damit. Danach wird er freilich aufs neue seine Versprechen nicht einhalten, sich schlecht benehmen und untreu sein.

Der Sulfur-Gauner ist genauso großzügig wie jeder andere Sulfur und wird häufig kriminelle Partner finden, die ihn bei seinen Abenteuern begleiten. Einige von ihnen sind weniger selbstsichere Zeitgenossen, die durch Sulfurs Beispiel ermutigt werden, das Leben etwas lockerer zu nehmen, während andere Zyniker sind, die Sulfurs Großzügigkeit und Leichtgläubigkeit ausnutzen. Ein ausgezeichnetes Beispiel eines Sulfur-Gauners, der ausgenutzt wird, kann man in dem Film *Arizona Junior* sehen, einer schwarzen Komödie über ein kinderloses Paar im tiefen Süden der USA, die ein Kind aus einer Fünflingsschar entführen, deren Vater ein reicher Geschäftsmann ist. Herb, gespielt von Nicholas Cage (der gewöhnlich Sulfur-Typen spielt und höchstwahrscheinlich selbst Sulfur ist), ist anfangs ein kleiner Sulfur-Krimineller, der sich jedesmal, wenn er wieder ins Gefängnis muß, ein bißchen mehr in die Polizistin Edwina verliebt, die ihn für die Akten fotografiert. Schließlich steckt er ihr einen Ring an den Finger, bevor er in die Zelle abgeführt wird, und behauptet dann bei der Entlassung, sie sei seine Braut.

Kurz nachdem sie das Kind gekidnappt haben, bekommt das glückliche Paar Besuch von zwei Knastbrüdern, die gerade aus dem Gefängnis entlassen worden sind und nun im Haus ihres alten Kumpels Herbert auftauchen. In typischer Sulfur-Manier freut sich Herb, seine zwielichtigen Freunde wiederzusehen, und gewährt ihnen jede Gastfreundschaft, worüber Edwina sehr besorgt ist, denn sie weiß, daß sie einen schlechten Einfluß auf Herb haben, und sie weiß auch, wie leicht er zu beeinflussen ist. Herb versucht sauber zu bleiben, weil er nun ein Familienvater ist, aber je länger er mit seinen alten Kumpels zusammen trinkt, desto attraktiver erscheint ihm sein altes Leben, und als sie ihn auffordern, bei einem Banküberfall mitzumachen, kann er nicht widerstehen (weil er gerade seinen Job verloren hat, nachdem er seinem Chef, der eine Runde Frauentausch vorgeschlagen hatte, einen Kinnhaken versetzt hat). Bevor er in der Nacht aufbricht, schreibt Herb in Tränen aufgelöst einen Abschiedsbrief an seine Frau, in dem er ihr mitteilt, er werde nie der Mann sein, den sie verdiene. Er ist ein ausgezeichnetes Beispiel für den Sulfur-Gauner, der ein warmes Herz hat, aber verantwortungslos wie ein Kind ist und die Konsequenzen seines verrückten Handelns nicht übersieht.

Sulfur-Menschen sind oft seltsam blockiert, wenn es darum geht, aus der Vergangenheit zu lernen, und sie gehen immer von neuem den Weg des geringsten Widerstands. Mit zunehmendem Alter werden sie schließlich vielleicht verantwortungsbewußter, trinken weniger, reduzieren oder beenden ihre Seitensprünge und arbeiten regelmäßig. Diese gereiften Sulfur-Gauner sind mit ihrem Schicksal oft sehr zufrieden, besonders wenn sie eine gute Frau und ausreichend Beschäftigung haben.

Kopf in den Wolken

Verantwortungslosigkeit findet man bei allen opportunistischen Typen einschließlich Lycopodium, Phosphor und Mercurius, aber bei keinem anderen Typ ist sie so verbreitet wie bei Sulfur. Sulfur ist so strahlend, warm und inspiriert, daß er einen Pferdefuß haben muß, und sein größter Pferdefuß besteht darin, daß er häufig ein unpraktischer Träumer ist, der seinen Inspirationen folgt und die materiellen und emotionalen Realitäten des Lebens vernachlässigt. Ein verbreitetes Beispiel ist der Sulfur-Familienvater, der den

Geburtstag seiner Frau vergißt, weil er zu sehr mit seiner Lieblingstätigkeit beschäftigt ist, sei es nun seine Arbeit oder irgend etwas anderes. Er verspricht seinen Kindern regelmäßig, mit ihnen zum Angeln oder zum Fußball zu gehen, vergißt es aber genauso regelmäßig und plant statt dessen etwas anderes. Jedesmal tut es ihm ehrlich leid, und er meint es wirklich, wenn er verspricht, daß er nächstes Mal daran denken wird, aber allmählich lernt seine Familie, nicht mehr auf seine Versprechungen zu achten, und erkennt, daß er in vieler Hinsicht einfach ein Kind ist, auf das man sich nicht verlassen kann. Wie ein Kind tut Sulfur, was er will und wann er es will, und es fällt ihm schwer, erwachsen zu werden und Verantwortung zu übernehmen.

Als ich ein Teenager war, war mein bester Freund ein Sulfur-Rebell, der sich leidenschaftlich für den Kommunismus engagierte und glaubte, er enthalte das Versprechen, die Menschheit zu vereinen und Armut und Unrecht zu überwinden. In typischer Sulfur-Manier wußte er alles, was es über den Kommunismus und dessen Erzfeind, den Kapitalismus, zu wissen gab, und er konnte stundenlang über die Geschichte der russischen und der Französischen Revolution reden und ein Detail nach dem anderen über das unmoralische Verhalten früherer und gegenwärtiger Regierungen zitieren. Er war ein Idealist, der wie viele Sulfurs ein Sendungsbewußtsein hatte, und insofern war es aufregend, mit ihm zusammenzusein. Seine Eltern und meine eigenen Eltern waren von ihm etwas weniger begeistert als ich, denn er hatte nicht die geringsten Manieren, war unglaublich faul (Kent: »Indolenz«) und ziemlich unwillig, sich mit den Unterrichtsfächern zu beschäftigen, die ihn nicht interessierten. Schließlich ging er an eine radikale Universität, studierte politische Wissenschaften, flog aber dort raus, weil er überhaupt nicht arbeitete und die meiste Zeit damit verbrachte, politische Protestveranstaltungen zu organisieren. Aber schließlich änderte er sich doch noch und absolvierte mit Fleiß und Begeisterung eine Ausbildung zum Lehrer. Sulfurs sind großartige Lehrer, weil es ihnen wichtiger ist, das Wunderbare ihres jeweiligen Themas zu vermitteln, als bloße Fakten darzustellen.

Die intellektuelleren Sulfurs neigen besonders dazu, praktische Details zu vernachlässigen. Das Stereotyp des zerstreuten Professors hat den Sulfur-Intellektuellen zum Vorbild, der auf seinem Fachgebiet brillant ist, sich aber nicht erinnern kann, wo er seine Autoschlüssel gelassen hat. Sein Vernachlässigen der praktischen und materiellen Aspekte des Lebens (Kent: »Gleichgültigkeit gegenüber äußeren Dingen«) kann manchmal zu der charakteristischen schmuddeligen Erscheinung des Sulfur-Intellektuellen führen, des »Philosophen in Lumpen«. Heutzutage kommt es jedoch selten vor, daß Sulfur so exzentrisch ist, Lumpen zu tragen. Meist ist er ordentlich gekleidet, aber irgendein Aspekt seiner Erscheinung fällt aus dem Rahmen oder ist vernachlässigt. Beispielsweise kann sein Hemd zerknittert und ungebügelt sein, oder seine Krawatte hängt schief, oder seine Frisur ist wild und dramatisch wie die von Einstein, der sich allen Berichten zufolge in jeder Frage seiner materiellen Existenz voll auf seine Frau verließ, angefangen von den Rechnungen, die bezahlt werden mußten, bis zu dem Punkt, an dem sie ihn zwingen mußte, regelmäßig zu essen.

Sulfur ist berühmt für seine Unsauberkeit, und dafür gibt es gute Gründe. Er achtet oft wenig auf materielle Dinge, und dazu gehört der Zustand seines Hauses genauso wie der Zustand seines Körpers und seines Bankkontos. Auf der anderen Seite erspart er sich damit die vielen kleinen Sorgen anderer Leute, die ein makellos sauberes Haus haben müssen oder ständig ihre Pfennige zählen. Relativ unbehelligt von materiellen Sorgen kann er sich nicht nur tief in seine intellektuellen Forschungen versenken, sondern auch den Sonnenuntergang, eine gute Mahlzeit oder anregende Gesellschaft genießen. Sulfurs distanzierte Haltung zu den materiellen Lebensbedingungen ist ein zweischneidiges Schwert, das ihm genausoviel Freiheit gewährt, wie es ihm Probleme einträgt (wenn beispielsweise der Strom abgestellt wird, weil er die Rechnung nicht bezahlt hat, oder wenn sein Auto einen Motorschaden bekommt, weil er nicht daran gedacht hat, Motoröl nachzufüllen). Die Sulfurs, die eine praktisch veranlagte Ehefrau finden, haben meist das Beste aus beiden Welten: die Freiheit, sie selbst zu sein, und den Luxus, daß jemand ihre Welt in Ordnung hält, während sie spielen. Was für die Frau dabei herauskommt, ist unterschiedlich. Schlimmstenfalls ist sie eine vernachlässigte Sklavin, deren Dienste als selbstverständlich angenommen werden, und bestenfalls hat sie einen liebevollen und aufmerksamen Partner, der ihr Leben mit seiner Begeisterung und seinem Humor aufhellt und für den sie ganz gerne die praktischen Dinge des Alltags regelt.

Wie schon gesagt, gibt es bei Sulfur ein Kontinuum vom bodenständigsten und materiellsten bis zum ätherischsten und idealistischsten. Letzterer neigt mehr dazu, den Kontakt mit der Realität zu verlieren und sich ganz in seine Träume zu versenken. Der schon erwähnte Sulfur-Koch ist ein gutes Beispiel dafür. Er war in der Küche so damit beschäftigt, über philosophische Fragen zu reden, daß ihn das seinen Job kostete. Der Grat ist schmal zwischen einem rationalen und praktikablen Idealismus und einem törichten Idealismus, und oft sind Sulfur-Idealisten ihrer Zeit einfach voraus, aber wenn man den gegenwärtigen Zeitgeist nicht einschätzen kann, kann man auch nicht mit den

Menschen kommunizieren und redet dann oft in den Wind. Viele Sulfurs sind so weltfremd, daß sie sich lächerlich machen.

Die sanften, naiven Charaktere, die der Schauspieler James Stewart oft dargestellt hat, sind häufig solche Typen. Sie leben in einer Welt, in der die Leute nur nach edelsten Motiven handeln, und stets vergeben sie denen, die sich selbstsüchtig und grausam verhalten, und entschuldigen sie damit, daß sie es nicht besser wissen. Die meisten Sulfurs sind »Softies« in dem Sinne, daß sie die Bedürftigen unterstützen und Schulden erlassen, bis sie schließlich in vielen Fällen ausgenutzt werden, aber einige sind so idealistisch und so gleichgültig gegenüber materiellen Dingen, daß sie sich selbst die schlimmsten Feinde sind. Obwohl solche Sulfur-Menschen vielleicht glauben, daß sie von einer höheren, mehr spirituellen Warte aus handeln, vermeiden sie in Wirklichkeit oft eine Konfrontation und verstecken sich in einer Phantasiewelt, in der alles eitel Harmonie ist und keine harten Entscheidungen getroffen werden müssen.

Der Unterschied zwischen echter Spiritualität und den Träumereien, denen sich Sulfur manchmal hingibt, ist ausgesprochen subtil. Eine gute Möglichkeit der Unterscheidung besteht darin, daß ein wirklich spiritueller Mensch (sei er nun Sulfur oder ein anderer Konstitutionstyp) anderen Leuten nicht zur Last fällt und sich selbst nicht durch körperliche Vernachlässigung schädigt. Der Sulfur-Träumer ist sehr entspannt und lehnt sich gerne zurück, aber er ist nicht wirklich präsent, sondern irgendwo anders und geistig mit seinen abstrakten Gedanken und Vorstellungen beschäftigt. Im Gegensatz dazu ist ein wirklich gesunder Sulfur stets präsent und glücklich, im Hier und Jetzt zu sein, statt die ganze Zeit nur zu philosophieren.

Der Homöopath muß den Sulfur-Idealisten von anderen Idealisten unterscheiden. Causticum ist wahrscheinlich am schwierigsten allein aufgrund seiner Persönlichkeit zu unterscheiden. Die hilfreichste Eigenschaft ist die gerechte Empörung, die Causticum empfindet, wenn er Ungerechtigkeiten entdeckt. Sulfur ist meist weniger davon besessen, alle Irrtümer dieser Welt zu korrigieren, und er ist auch weniger verärgert darüber, zumal wenn sie nicht ihn selbst und seine Familie betreffen. Ein anderer nützlicher Unterschied besteht darin, daß Sulfur im allgemeinen geltungssüchtiger und stolzer als Causticum ist und weniger Bereitschaft zeigt, seine eigene Freizeit und sein Vergnügen für die Sache zu opfern. Er neigt auch mehr dazu, sich zu seinem eigenen Vorteil zwanghaft mit intellektuellen Fragen zu beschäftigen.

Die anderen weitverbreiteten Idealisten sind Natrium und Phosphor. Der Phosphor-Idealist ist emotionaler, sensibler und weniger geltungssüchtig als

Sulfur. Phosphor ist auch weniger intellektuell und legt mehr Wert auf seine Beziehungen zu anderen Menschen als Sulfur, und er neigt sehr viel mehr dazu, sich von anderen beeinflussen zu lassen. Im Gegensatz dazu sind Sulfur-Idealisten gewöhnlich dogmatisch und lassen sich nicht im geringsten beeinflussen.

In der medizinischen Ausbildung lernen die Studenten, daß Syphilinum der große Nachahmer ist, der eine solche Bandbreite von klinischen Symptomen entwickeln kann, daß die Möglichkeit besteht, ihn mit jedem anderen Typ zu verwechseln. Das gilt meines Erachtens auf ähnliche Weise für Natrium muriaticum. Es gibt so ein weites Spektrum von Natrium-Persönlichkeiten, daß sie oberflächlich betrachtet an fast jeden Konstitutionstyp erinnern können. Es gibt zwei Arten von Natrium-Männern, die man leicht mit Sulfur verwechseln kann. Das ist erstens der robuste, joviale Typ, der ständig lacht und scherzt. Diese Natriums sind gewöhnlich sehr dick. Hinter ihrer Jovialität verbergen sie den inneren Schmerz, und wenn der Homöopath vorsichtig nachfragt, zeigt sich meist, daß sie eine sehr traurige Vergangenheit und auch ein geringes Selbstwertgefühl haben. Im Gegensatz dazu hat der joviale Sulfur ein hohes Selbstwertgefühl, und auch wenn er eine schmerzliche Vergangenheit hat, läßt sich seine Jovialität nicht so leicht erschüttern wie bei Natrium.

Der andere Sulfur-ähnliche Natrium-Mann hat Philosophie und Religion zu seinem hauptsächlichen Lebensinhalt gemacht und spricht kaum über etwas anderes. Wiederum wird vorsichtiges Nachfragen gewöhnlich typische Natrium-Charakteristika enthüllen (die vielleicht auch nur früher bestanden haben). Dazu gehören Selbstkritik, Angst vor Intimität, Klaustrophobie und die Furcht davor, was andere Leute denken. Dagegen interessiert den Sulfur-Idealisten die Meinung der Leute noch weniger als andere Sulfur-Typen, und er ist sich selbst gegenüber sehr tolerant.

Der Romantiker

Eng verbunden mit dem Idealisten ist der Romantiker, wobei der prinzipielle Unterschied darin besteht, daß der Idealist denkt, während der Romantiker fühlt. Sehr oft findet man auch beides in einer Person vereint. Viele Sulfur-Menschen sind romantisch, selbst wenn sie zur Egozentrik neigen und ihren Hochzeitstag vergessen. Für viele Sulfurs ist das Leben eine einzige große Romanze, eine Reise voller Wunder und Aufregungen, deren Sinn die Liebe ist. Wenige Sulfur-Menschen sind ohne eine tiefe, dauerhafte Liebesbeziehung mit ihrem Leben zufrieden, und Sulfurs Herz ist im allgemeinen offen für die Liebe und auch fähig zu lieben. Einer meiner Sulfur-Patienten erzählte mir, er habe geweint, als er ein sterbendes Reh auf der Straße gefunden habe, und er habe es getötet, um es von seinem Elend zu erlösen. Diese Art von Mitgefühl findet man auch bei vielen anderen Typen, aber sie ist besonders charakteristisch für Sulfur, Phosphor, Causticum und Natrium muriaticum. Obwohl oft sehr intellektuell, ist Sulfur selten eine trockene, emotionslose Person wie Kalium carbonicum, Lycopodium und einige Natriums. Gewöhnlich hat er etwas von einem Dichter, und er liebt meist bewegende, emotionale Lieder von menschlichen Tragödien und Triumphen ebenso wie Balladen über die Liebe. Es gibt zwar mit Sicherheit Sulfurs, die so in ihre intellektuellen Leidenschaften verstrickt sind, daß sie Familie und Freunde vernachlässigen, aber es gibt genauso viele, denen ihre persönlichen Beziehungen wichtiger sind als alles andere.

Der sensiblere Sulfur ist ein aufmerksamer und liebevoller Ehemann und Vater. Oft ist er vernarrt in seine Frau und seine Kinder und außergewöhnlich stolz auf sie. Für einen solchen Mann ist seine Frau eine echte Königin, was nur natürlich ist, weil er selbst etwas von einem König hat, dem unabhängig von seiner Herkunft Edelmut und Autorität angeboren sind. Der durchschnittliche Sulfur-Familienvater ist der Beschützer seiner Familie, aber das heißt nicht, daß er sich von anderen Menschen abkapselt. Er neigt im Gegenteil dazu, alle und jeden zu sich nach Hause einzuladen, weil er gerne mit Menschen zusammen ist und es liebt, sich in der menschlichen Wärme zu sonnen, die von Freunden und der Familie ausgeht.

Kent listet Sulfur in der Rubrik »sentimental« auf, und das trifft besonders für diejenigen zu, die schwere Zeiten erleben und deshalb trostsuchend in die Vergangenheit blicken. Häufiger jedoch richtet sich Sulfurs Romantik nach außen und ist zukunftsorientiert. Wie bei einem Dichter schlägt sein Herz höher angesichts von Schönheit und menschlicher Liebe, und in solchen Situationen neigt er charakteristischerweise zu großen Worten über das Entzücken, das er empfindet. Viel früher als andere wird ein Sulfur-Mann seiner neuen Flamme sagen, daß er sie liebt, so früh, daß sie ihm wahrscheinlich nicht glaubt, und doch fühlt er, was er sagt, auch wenn er in einem Monat vielleicht die gleichen starken Gefühle für eine andere Frau empfindet. Ich habe einmal einen alten Sulfur-Seemann behandelt, der stolz erklärte, er habe in jedem Hafen eine Frau. Er hatte sich von vielen Sprachen ein paar Brocken angeeignet, gab jedoch zu, daß er auf Russisch nur zweierlei sagen könne: »Eiscreme« und »Ich liebe dich«.

Im Vergleich zu den sentimentaleren Typen wie Natrium und sogar Lycopodium hat Sulfurs Romantik etwas Unpersönliches. Wie die meisten anderen Sulfur-Eigenschaften ist auch diese von einer größeren und umfassenderen Dimension. Damit meine ich, daß Schönheit und Liebe Sulfur dazu inspirieren, sich als Teil eines größeren Ganzen zu fühlen, zu Hause im Universum zu sein und gewiß, daß alles so ist, wie es sein sollte. Wenn ein Sulfur-Mann beispielsweise erfährt, daß seine Frau schwanger ist, hat er vielleicht das Bedürfnis, in die Nacht hinauszugehen und die Sterne zu betrachten, dabei dem Wunder des Lebens nachzuspüren und aus ganzem Herzen dankbar zu sein. Wie Phosphor fühlt Sulfur sich viel stärker als die meisten anderen Menschen als Kind des Universums und als Weltbürger. Sein Horizont ist weit, und sein Blick ist nicht nur analytisch, sondern auch zutiefst romantisch, nicht in dem Sinne, wie ein Ignatia-Teenager auf die Liebe wartet, sondern eher wie jemand, der vom Mysterium des Lebens gekostet hat und dadurch seinen Sinn erkennt.

Nicht alle Sulfurs sind religiös, aber die meisten, die ich kennengelernt habe, hatten ein Gefühl der Verbundenheit mit einer größeren Macht, aus dem sie Kraft schöpften, auch wenn sie sich nur wenig Gedanken darüber machten. Ich habe einmal im Krankenhaus einen älteren Sulfur-Mann behandelt, der sich bei einem Sturz seine Halswirbel gebrochen hatte und wußte, daß er nicht mehr zu Hause leben konnte. Ich fragte ihn nach seinen religiösen Überzeugungen, und er sagte friedlich: »Ich bin zwar seit Ewigkeiten nicht mehr in der Kirche gewesen, aber Jesus und ich sind Kumpel«, und ich wußte, daß er in vollem Ernst meinte, was er sagte.

Senilität, Introversion und der alte Sulfur

Wenn Sulfur in die Jahre kommt, wird er wahrscheinlich noch individualistischer und kann sogar exzentrisch wirken. Er kümmert sich überhaupt nicht mehr darum, was andere von ihm halten, tut genau das, was er will, und sagt genau das, was er meint. (Das erinnert mich an William Blake, den brillanten und flammenden Sulfur, der einmal eine Gruppe ehrenwerter Herren von Stand zum Essen einlud und sie dann selbst vollkommen nackt bediente.) Sofern Sulfur relativ ausgeglichen und zufrieden ist, wird er ein schrulliger, aber freundlicher alter Herr, der das eine oder andere über das Leben gelernt hat, aber seine Weisheit nicht an diejenigen verschwendet, die nichts davon wissen wollen. Meist kommt er sehr gut mit Kindern aus, weil er ganz er selbst ist und die Kinder spüren, daß er sie respektiert und sie als intelligente

Wesen behandelt. Ein genialer alter Sulfur ist ein wunderbarer Großvater. Er weiß tausend Geschichten zu erzählen, liebt angenehme Gesellschaft (womit er wahrscheinlich alle Leute meint, die sich selbst treu sind und die Dinge beim Namen nennen), und er hat immer noch das Augenzwinkern, das für den glücklichen Sulfur so charakteristisch ist. Seine Liebe zur Dramatik verleitet ihn vielleicht von Zeit zu Zeit dazu, seinen Enkeln einen Schrecken einzujagen, indem er allzu überzeugend das Gespenst mimt, aber auch deshalb macht es großen Spaß, ihn um sich zu haben. Wahrscheinlich sitzt er gerne eine ganze Weile friedlich in einer Ecke, aber dann kommt er wieder hervor, leiht jedem sein mitfühlendes Ohr und versprüht seinen brillanten Witz.

Diejenigen Sulfurs, die in ihren früheren Jahren eine gewisse Unzufriedenheit angesammelt haben, können im Alter sehr kratzbürstig werden. Sie werden meist zunehmend ungesellig (Kent: »Abneigung, angesprochen zu werden«, »will allein gelassen werden«), besonders gegenüber ihrer Frau und der Familie. Ich habe einmal einige Tage mit einem älteren Paar in einer bergigen Region von Kalifornien verbracht. Der alte Herr war groß und hager und für seine etwa 80 Jahre noch sehr aktiv. Als ehemaliger Ingenieur und Erfinder verbrachte er viel Zeit damit, in der Scheune an alten Motorteilen herumzubasteln. Stolz zeigte er mir eine Standuhr, die er entworfen und gebaut hatte, und erklärte mir ihren einzigartigen Mechanismus. Er schleppte auch einige geliebte Notizbücher herbei, in denen er seine Briefe an die Lokalzeitungen ordentlich aufbewahrt hatte. Er hatte die Angewohnheit, über fast jedes Thema unter Gottes Himmel an die Presse zu schreiben, angefangen von den Gefahren chemischer Düngemittel bis zur richtigen Interpretation der Evangelien. Es war klar, daß er begeistert davon war, einen bereitwilligen Zuhörer zu haben, den er mit seinen verschiedenen Leistungen beeindrucken konnte, und er reagierte kaum auf zunehmend unverblümte Hinweise, daß es mir reichte und ich andere Dinge zu tun hatte. Er war schrullig und freundlich, wenn auch etwas ermüdend, nur seine Frau behandelte er absolut respektlos. Er schloß sie völlig aus unserer Unterhaltung aus und sprach nur mit ihr, um mehr Kaffee zu verlangen oder ihr irgendwelche Befehle in bezug auf das Haus zu geben, und sie gehorchte völlig unterwürfig. Später bekannte sie mir gegenüber, ihr Mann sei im Laufe der Jahre zunehmend selbstsüchtig und diktatorisch geworden und nehme wenig Rücksicht auf ihre Wünsche. Dieses grausame und arrogante Verhalten kann man auch bei einigen jungen Sulfurs beobachten, aber im allgemeinen wird es mit zunehmendem Alter schlimmer.

Der ältere Sulfur, der immer reizbarer wird, reagiert damit vielleicht auf die Enttäuschungen eines Lebens, das nicht das wunderbare Abenteuer war, mit dem er gerechnet hatte. Je unrealistischer seine Träume waren, desto wahrscheinlicher ist es, daß er desillusioniert und verärgert reagiert. Mit ihm zu leben kann ziemlich unerträglich sein, denn er erwartet unbedingten Gehorsam von anderen, meckert über jede Kleinigkeit und schmollt wie ein kleines Kind, das seinen Willen nicht bekommt. Viele Menschen werden im Alter kindisch, und das gilt besonders für Sulfur, der immer mehr von einem Kind hatte als die meisten. Jede der negativeren Sulfur-Eigenschaften kann im Alter extremer werden. Die Besessenheit ist ein gutes Beispiel. Einige alte Sulfur-Männer sprechen über nichts anderes als ihr Lieblingsthema, sei es nun Bienenhaltung oder eine religiöse Offenbarung, und mit der Zeit können sie jeden Kontakt zur Umgebung verlieren und senil werden, zunehmend gleichgültig gegenüber ihren Angehörigen, während sie Selbstgespräche über ebendie Leidenschaft führen, die schon seit Jahrzehnten ihr Lebensinhalt ist.

Einige pflegen leidenschaftlich ihren Gram, der genauso bitter und beständig sein kann wie der Gram von Natrium und Nux vomica. Ein älterer, außerordentlich exzentrischer Herr suchte mich einmal auf, weil er mich um Hilfe für seine Frau bitten wollte, die seit Jahren unter Halluzinationen litt. Seine äußere Erscheinung war der klassische Sulfur – schlank, knochig und ungepflegt –, und er schleppte ein altes, zerfleddertes Notizbuch mit sich herum, auf dessen Seiten er Telefonnummern, Adressen und andere lebenswichtige Informationen gekritzelt hatte (Sulfur-Menschen kritzeln oft irgendwelche Ideen auf Zettel, die sie aber in den meisten Fällen verlieren). Während ich mit dem alten Herrn sprach, begann er bitterlich zu weinen, als er den Zustand seiner Frau beschrieb. Dann verwandelten sich seine Tränen plötzlich in Wut, als er mir mit zusammengebissenen Zähnen berichtete, seine Schwiegertochter habe seine Frau verhext, und das sei die Ursache ihrer Halluzinationen. Er nannte sie eine »Tochter des Teufels« und schwor, wenn er könnte, würde er sie zur Hölle schicken. Seine Wut stand in einem bemerkenswerten Kontrast zu der freundlichen Art, mit der er sonst sprach. Wie viele ältere Sulfurs war er ein religiöser Mann, und er weinte, als er über seine Befürchtung sprach, auch er könne als Ehemann einer besessenen Frau verflucht sein. (Kent: »stöhnt vor Verzweiflung. Er denkt, durch seine Sünden habe er den Tag der Gnade verspielt.«)

Der ältere, exzentrische Sulfur redet oft so sprunghaft, daß der unerfahrene Homöopath ihn mit Lachesis verwechseln kann. Wie dieser springt er von einem Thema zum anderen (Kent: »wechselt Themen«), aber er spricht im allgemeinen langsamer als ein geschwätziger Lachesis. Beide Typen springen von einem Thema zu einem anderen, das irgendwie einen Bezug zum ersten hat, aber dieser Bezug kann ziemlich oberflächlich und ohne Bedeutung für das ursprüngliche Thema sein. Der gestreßte Sulfur-Ehemann sagte beispielsweise: »Mein Vater war ein Eisberg, kein Eismann. Er rief nicht ›Eis!‹ oder ›Fisch!‹« (Er stellte kleine dramatische Szenen wie diese dar, indem er mit seinen Händen einen Trichter vor dem Mund bildete und in den Raum hineinrief, so als sei er wirklich ein Eis- oder Fischhändler.)

Viele ältere Sulfurs verbringen viel Zeit mit Selbstmitleid. Wenn man ihnen Gelegenheit dazu gibt, liegen sie einem mit traurigen Geschichten über ihre zahlreichen Mißgeschicke in den Ohren, in denen sich so viel Selbstmitleid ausdrückt, daß es kindisch wirkt. Wie ein Kind ist vor allem der ältere Sulfur unfähig, Unglück zu akzeptieren, und gibt dann meist anderen die Schuld, um seine Frustration abzubauen. Ob der geschwätzige Sulfur nun ärgerlich ist oder nicht, er neigt jedenfalls dazu, immer weiterzureden ohne Rücksicht darauf, ob der Zuhörer Interesse zeigt oder nicht.

Natürlich ist der ältere Sulfur meist vergeßlicher als früher. Vor allem vergißt er die Namen von Leuten. Selbst jüngere Sulfurs haben oft ein schlechtes Namensgedächtnis. Sobald man ihnen jemanden vorgestellt hat, ist der Name schon wieder vergessen. Das müssen sie dann entweder vertuschen oder später noch einmal nachfragen. Vielleicht hängt das damit zusammen, daß Sulfur sich gerne als den Nabel der Welt betrachtet und andere Menschen ihm deshalb unwichtiger erscheinen, etwa so wie Statisten im Vergleich zum Hauptdarsteller.

Einige intellektuelle Sulfurs werden im Laufe der Jahre immer zynischer. Ich habe einmal mit einem Sulfur-Arzt zusammengearbeitet, der ursprünglich enorm idealistisch gewesen war und viel über spirituelle Fragen geschrieben hatte. Nachdem ich eins seiner Bücher gelesen hatte, wollte ich ihn gerne kennenlernen, aber dann mußte ich feststellen, daß er seine spirituellen Interessen völlig aufgegeben hatte und ebenso verlegen wie zynisch reagierte, wenn man ihn darauf ansprach. Früher hatte er als Homöopath praktiziert, aber auch das aufgegeben, und seine ehemalige Begeisterung hatte sich in Unglauben verwandelt. Er war immer noch hochintelligent und diskutierte gerne über neue wissenschaftliche Erkenntnisse, aber ich war überrascht, wie zurückgezogen und einsam er wirkte. In seinen Augen war nichts von der Leidenschaft zu sehen, die man normalerweise bei Sulfur findet, und doch bestätigten mir seine Erscheinung, seine intellektuelle Tiefe und Breite und seine etwas reservierte Art, daß er konstitutionell Sulfur war.

Ich habe seitdem Sulfur-Patienten kennengelernt, die nach einem schweren Leben oder harten Zeiten viel von ihrem Glanz verloren hatten, sich im sozialen Leben vorsichtig verhielten und weit weniger idealistisch waren als der durchschnittliche Sulfur. Man kann sie leicht mit Natrium oder Causticum verwechseln, denn sie neigen zu melancholischen Phasen und vielerlei Ängsten, besonders zur Menschenangst (Kent: »Furcht vor Menschen«). Ihre körperlichen und Allgemeinsymptome passen nicht auf Natrium oder Causticum, was mich dann veranlaßt, etwas genauer hinzusehen, und in diesem Moment fällt mir auf, daß der Patient sehr neugierig und einfallsreich ist und eine Vorliebe für abstrakte und philosophische Gedanken hat. Ein solcher Mann, den ich einmal behandelte, betätigte sich in seiner Freizeit als Erfinder. Er wirkte äußerlich sehr ernst und gab zu, daß er oft unter Selbstzweifeln und Depressionen litt, was er auf einen sexuellen Mißbrauch in seiner Kindheit zurückführte. Er hatte mich wegen chronischer Kopfschmerzen konsultiert, die mit einem chronischen Müdigkeitssyndrom zusammenhingen. Ich war mir nicht sicher, ob ich ihm Natrium oder Sulfur geben sollte, aber dann überzeugte mich die direkte Art, mit der er mich ansah und sprach. Wie Nux ist Sulfur im allgemeinen sehr direkt, und das hilft, ihn von anderen Typen zu unterscheiden. Mein introvertierter Sulfur-Patient reagierte sehr schnell auf Sulfur 1M und bestätigte damit, daß Sulfur nicht immer selbstsicher und extrovertiert sein muß.

Wie andere introvertierte Menschen auch will der introvertierte Sulfur oft alleine sein (Kent: »Abneigung, angesprochen zu werden«) und fühlt sich vielleicht in größeren Gesellschaften unwohl. Er versenkt sich entweder gerne in Bücher und intellektuelle Fragen, oder er sucht die Einsamkeit auf dem Land und bei körperlicher Arbeit. Auch er hat oft den scharfen Sulfur-Verstand, ist aber trockener und boshafter als seine mehr inspirierten Brüder. In seinen extrovertierteren Momenten kann er aber gelegentlich auch ein guter Selbstdarsteller sein. Homöopathen müssen der Versuchung widerstehen, Konstitutionstypen, die eine bestimmte erbliche Veranlagung haben, aber genauso durch Lebenserfahrungen geprägt werden, nach einem bestimmten Stereotyp zu beurteilen. Die Kunst des Homöopathen besteht darin, hinter der Oberfläche der Persönlichkeit des Patienten die innere Essenz zu erkennen. Nur dann kann man die meisten Typen korrekt identifizieren.

Mir ist nie eine Frau begegnet, die konstitutionell Sulfur gewesen wäre. Das hat nichts mit meiner Erwartungshaltung zu tun, denn in den ersten Jahren meiner Praxis habe ich mich darüber gewundert, daß ich nie Sulfur-Frauen sah, obwohl ich nicht gelernt hatte, daß Sulfur ein ausschließlich männlicher Typ sei. Es gibt zwar gelegentlich Frauen, die Sulfur zur Behandlung akuter oder subakuter Krankheiten brauchen oder um eine pathologische Schicht zu entfernen, aber ich rate jedem Homöopathen, sehr vorsichtig zu sein, bevor er davon ausgeht, daß eine Frau konstitutionell Sulfur ist. Ich habe mehrere Frauen kennengelernt, die dachten, sie seien Sulfur, einschließlich einer Homöopathin, aber bei der Fallaufnahme habe ich festgestellt, daß sie alle extrovertierte Natriums waren. (Die Homöopathin nahm Natrium muriaticum und war sehr überrascht davon, wie sich ihr Zustand besserte.)

Es gibt drei verschiedene Arten des Körperbaus, die charakteristisch für Sulfur sind und mit den drei typischen Sulfur-Persönlichkeiten recht gut übereinstimmen. Der erste von ihnen ist der ektomorphe Typ. Er ist groß und hager, hat einen großen Kopf und vor allem eine hohe Stirn. Dieser Typ ist gewöhnlich hochintelligent und oft spirituell interessiert.

Der zweite ist der polymorphe Typ. Er ist dick und kann entweder groß oder klein sein. Er ist gewöhnlich bodenständiger und sinnlicher und ißt sehr viel, obwohl er ebenso praktisch wie intellektuell veranlagt sein kann (z. B. Sir Winston Churchill). Drittens gibt es den mesomorphen Typ, der einen festen muskulösen Körper hat und oft, aber nicht immer, groß ist. Er ist der Sulfur-Mann des Handelns.

Sulfur-Menschen können jeden beliebigen Teint haben, aber die meisten sind blond oder rothaarig mit blauen, grauen oder grünen Augen oder schwarzhaarig mit blauen oder grauen Augen. Die Augen haben oft einen spezifischen Glanz und auch einen verträumten Blick, als sei der Betreffende weit weg. Die Augenbrauen sind vielfach sehr buschig und kräuseln sich entweder an beiden Außenseiten nach oben, oder die eine Seite kräuselt sich nach oben und die andere nach unten, was dann etwas komisch wirkt (wie die buschigen Augenbrauen des britischen Politikers Dennis Healy).

Das Gesicht ist im allgemeinen knochig und gewöhnlich breit mit einer ausgeprägten Nase, die häufig gerade oder auch zur Hakennase gekrümmt ist – was ich eine »Feuernase« nenne, weil sie auf eine Verbindung mit dem Feuerelement hinweist. Sehr oft hat Sulfur einen Kopf, der im Vergleich zum Körper groß wirkt. Das stimmt mit seinem ausgeprägten Ego sowie seinen geistigen und spirituellen Interessen überein. (Das eindrucksvolle Gesicht des Shakespeare-Schauspielers Brian Blessed ist ein gutes Beispiel dafür. Seine Rollen entsprechen ebenfalls dem klassischen »überlebensgroßen« Sulfur.)

Sulfurs Kinn ist gewöhnlich breit und fest, was auf Selbstvertrauen hindeutet. Ausnahmen bilden die ektomorphen Intellektuellen, bei denen das Kinn im Vergleich zur breiten Stirn spitz wirkt.

Ihrer überschwenglichen Persönlichkeit entsprechend tragen Sulfur-Menschen gerne extravagante Farben. Die Kleidung kann modisch oder edel sein, wie beispielsweise die Fliegen und Krawatten, für die Sulfur schwärmt, oder sie kann einfach exzentrisch sein. Mein Sulfur-Schulfreund trug gerne einen Mantel, der an ein Yakfell oder ein pelziges Mammut erinnerte und seine ohnehin kräftige Gestalt in etwas verwandelte, das ziemlich spektakulär aussah.

Syphilinum

Syphilinum ist ein seltsamer und deshalb faszinierender Konstitutionstyp. Er ist nicht weit verbreitet, und seine Geistessymptome werden in den alten Arzneimittellehren kaum berücksichtigt. Vereinfacht kann man die drei Miasmen nach folgenden funktionellen Kriterien unterteilen:

- Psora – Unterfunktion (z. B. Verstopfung, Apathie)
- Sykose – Überfunktion (z. B. Durchfall, Eile)
- Syphilis – gestörte Funktion (z. B. Darmgeschwüre, Geisteskrankheit)

Mittel, die mit geistig gestörten Persönlichkeitsbildern korrespondieren, wie Stramonium, Hyoscyamus und Anacardium, gehören im wesentlichen zum syphilitischen Miasma. Insofern ist es kein Wunder, daß Syphilinum selbst ein merkwürdiges Bild geistiger Störung bietet. Ich möchte jedoch gleich betonen, daß einige Syphilinum-Menschen nur wenige oder gar keine der abnormen Geistessymptome des Mittels zeigen und fast nur auf der Basis ihrer körperlichen Symptome, ihrer Familiengeschichte und der Allgemeinsymptome identifiziert werden können.

Die Tochter des Todes

Der merkwürdigste und faszinierendste Aspekt im Persönlichkeitsprofil von Syphilinum ist die Tendenz, sich von allem angezogen zu fühlen, was mit dem Tod zusammenhängt. Eine Syphilinum-Frau, die mir in jeder Beziehung geistig normal vorkam, erzählte mir, daß sie als Kind vom Tod so fasziniert war, daß sie die Körper toter Tiere in einer Schublade aufhob, um hin und wieder einen Blick darauf werfen zu können. Sie begrub ihre Katze im Garten und grub sie alle paar Monate wieder aus, um die Überreste zu untersuchen. Dabei spürte sie keine Traurigkeit, sondern war lediglich fasziniert von dem fortschreitenden Verfall. Ihre Hauptbeschwerde war eine starke Agoraphobie (Platzangst), die nur in fremder Umgebung auftrat und sehr gut auf Syphilinum 10M reagierte.

Syphilinum-Menschen können sich von allem angezogen fühlen, was mit dem Tod zusammenhängt. Eine meiner Patientinnen, ein auf typische Weise blasses, abgemagertes Mädchen, sagte, ihre Lieblingstiere seien Spinnen und Fledermäuse. Sie hielt sich eine Spinne als Haustier und fütterte sie gelegentlich mit Fliegen. Außerdem liebte sie Friedhöfe, wo sie oft spazierenging und sich die Grabsteine ansah. Das gab ihr ein Gefühl des Friedens. Wie viele Syphilinum-Menschen war sie oberflächlich relativ normal und zeigte ihre ungewöhnlichen Vorlieben und ihre krankhaften Geistessymptome nur bei näherem Hinsehen. Einige Syphilinums haben eine Art sadistischer Ader: Sie beobachten gerne, wie Tiere sterben, und zertreten deshalb Insekten oder werfen sie ins Wasser und beobachten, wie sie ertrinken. Ich habe bisher nicht erlebt, daß sich Syphilinum auch gegenüber Menschen grausam verhält, aber das Potential ist wahrscheinlich vorhanden.

Daß Syphilinum vom Tod und von makabren Dingen fasziniert ist, spiegelt sich manchmal auch in ihren Träumen. (Die meisten Syphilinum-Patienten, die ich kennengelernt habe, waren weiblich.) Eine Patientin erzählte mir, sie träume oft von Skeletten oder Schädeln oder davon, daß sie selbst begraben sei, und sie empfinde diese Träume nicht als Alpträume. Der Homöopath muß sich klarmachen, daß diese Art, vom Tod fasziniert zu sein, echt und tief verwurzelt ist und nicht etwa eine Marotte, die der Patient pflegt, um sich interessant zu machen. Gewöhnlich weiß der Syphilinum-Mensch, daß seine Interessen sonderbar sind, und behält sie deshalb für sich.

Mir sind keine Patienten mit sexuellen Fetischen begegnet, die etwas mit Verstorbenen zu tun gehabt hätten, aber die Porträts von zwei Menschen mit solchen Fetischen in den beiden Filmen *Der Mann, der die Blumen liebte* und *Golden Braid,* die der australische Regisseur Paul Cox kunstvoll inszeniert hat, erinnern sehr stark an Syphilinum. Beide Charaktere beschäftigen sich nicht nur besessen mit dem Tod und Verstorbenen, sondern sammeln auch zwanghaft schöne Dinge. Ich hatte eine Syphilinum-Patientin, deren liebstes Hobby es war, schöne Vasen zu sammeln, und die meisten Syphilinum-Patienten, die ich behandelt habe, liebten alles Schöne und neigten auch dazu, Dinge zu sammeln.

Zwanghaft-besessen

Alle syphilitischen Arzneimitteltypen neigen zu Zwangsverhalten. Die Pedanterie von Arsenicum ist allgemein bekannt, und das am besten bekannte mentale Symptom von Syphilinum ist gewöhnlich der Waschzwang. Davon sind zwar nicht alle Syphilinums betroffen, aber die meisten, die ich kennengelernt habe, hatten diesen Zwang an irgendeinem Punkt ihres Lebens bis zu einem gewissen Grad (Kent: »wäscht immer ihre Hände«). Am häufigsten findet man den Zwang, sich oft die Hände zu waschen. Der Betreffende hat in der Regel das Gefühl, vergiftet zu sein, und fürchtet sich vor Krankheitserregern; deshalb werden die Hände zigmal oder sogar hunderte Male am Tag gewaschen. Wenn eine solche Frau jemandem die Hand gegeben hat, fühlt sie sich verseucht und hat keine Ruhe, bis sie sich die Hände gewaschen hat. Eine Syphilinum-Patientin, die ganz klassisch von Beerdigungen, Spinnen und dergleichen fasziniert war, wusch sich auf eine andere, aber genauso zwanghafte Art. Jeden Morgen und jeden Abend verbrachte sie ungefähr eine Stunde im Badezimmer und schrubbte jeden Zentimeter ihres Körpers sauber. Als Kind hatte sie damit ihre Familie verärgert, die sich an ihr Reinigungsritual hatte anpassen müssen. Sie sagte, sie fühle sich schmutzig und habe auch Angst, wenn sie sich nicht so ausgiebig wasche.

Manchmal ist der Waschzwang von Syphilinum subtiler, oder die Patientin versucht, ihn wegzurationalisieren. Eine Frau, die sehr deutlich Syphilinum war, sagte, sie wasche ihre Hände zwar häufig, aber das habe damit zu tun, daß sie Köchin sei. Es kam mir so vor, als habe sie unbewußt einen Beruf gewählt, in dem sie ihren Waschzwang beibehalten konnte.

Wenn wir vom Ursprung der Nosode ausgehen, dann scheint es irgendwie passend, daß Syphilinum-Menschen sich oft vor Verseuchung fürchten. Eine junge Frau konsultierte mich, um ein sonderbares Syndrom behandeln zu lassen, das seine Ursache angeblich darin hatte, daß sie in ihrem Beruf als Druckerin mit einer Zyanidverbindung in Berührung gekommen war. Obwohl die fragliche Berührung vor etwa 18 Monaten stattgefunden hatte, sagte sie, ihre Haut scheide immer noch Zyanid aus, und alles, was sie anfasse, werde davon verseucht. Wenn sie es dann einen Tag später wieder berühre, bekomme sie dadurch Symptome wie Hautbrennen, Kopfschmerzen und geistige Verwirrung. Deswegen konnte sie keine Bücher lesen, kein Essen in den Kühlschrank stellen, und sie mußte ihre Kleidung nach einmaligem Tragen waschen. Sie war eine intelligente Frau und hatte sich die Mühe gemacht, Laborberichte zu beschaffen, die offenkundig bestätigten, daß sie kurz nach der angeblichen Exposition Spuren von Isozyanaten an ihrer Kleidung hatte. Sie konnte jedoch nicht nachweisen, daß ihre Haut anderthalb Jahre später immer noch das Toxin absonderte, und ich machte ihr klar, daß, selbst wenn es so sein sollte, die Symptome unabhängig davon auftreten würden, ob sie etwas zuvor durch sie »Infiziertes« anfaßte oder nicht. Dafür hatte sie eine ziemlich komplizierte Erklärung, daß nämlich die Toxine, die aus ihrer Haut kämen, sich nach einer Weile an der Luft chemisch veränderten und dann freies Zyanid abgäben, was bei Berührung zu den entsprechenden Symptomen führe.

Ihre Erklärung erschien so überzeugend, daß ich dachte, es könnte möglicherweise doch etwas daran sein, aber um nicht irgendwelchen Hirngespinsten nachzujagen, beschloß ich, sie zunächst konstitutionell zu behandeln. Es gab nur wenige Leitsymptome, aber sie hatte die für Syphilinum typische geisterhafte Blässe und den ausgezehrten Körper. Außerdem hatte sie offenbar die Wahnidee, verseucht zu sein, und so gab ich ihr Syphilinum 10M. Nach einigen Wochen berichtete sie, ihre körperlichen Symptome seien etwas geringer geworden, aber was noch wichtiger war, sie beherrschten ihr Leben nicht mehr, weil sie weniger darauf achtete. Allmählich war sie bereit, die Möglichkeit in Betracht zu ziehen, daß ihre Symptome prinzipiell einen psychischen Ursprung haben könnten, und sie gab mir eine interessante Zusatzinformation. Kurz bevor sie mit der Chemikalie in Berührung gekommen war, war sie vergewaltigt worden. Ich hatte den Eindruck, daß diese Vergewaltigung die konstitutionell in ihr angelegte Neigung, sich verseucht zu fühlen, aktualisiert hatte. Seitdem hatte sie wiederholt gedacht, sie hätte beim Einkaufen das Gesicht des Vergewaltigers in der Menge gesehen, obwohl der Vorfall sich mehrere hundert Meilen entfernt abgespielt hatte. Nach der Einnahme von Syphilinum verschwanden diese störenden Phänomene.

Eine andere verbreitete Besessenheit von Syphilinum ist die Neigung, Dinge zu sammeln und sie dann in einer bestimmten Ordnung aufzustellen. Das ist aber nicht so spezifisch, weil man es bei jedem der syphilitischen Typen finden kann. Ein Beispiel ist die Patientin, die Vasen sammelte, sie dann in Papier wickelte und sehr ordentlich in ihren Schränken aufbewahrte. Diese Eigenart kann sich auch einfach in der Tendenz manifestieren, Blechdosen in der Vorratskammer in Reih und Glied aufzustellen oder Briefmarken zu sammeln und peinlich genau zu ordnen. Wahrscheinlich handelt es sich dabei um einen psychologischen Abwehrmechanismus, der einem Geist, der sich unbewußt (oder bewußt) vor Desintegration fürchtet, das Gefühl von Stabilität vermitteln soll.

Selbstzerstörung und Verzweiflung

Das syphilitische Miasma ist destruktiv. Auf der körperlichen Ebene manifestiert es sich in Form von Geschwüren, Schwäche und angeborenen Mißbildungen. Auf der psychischen Ebene kann es verschiedene Arten von Geistesstörungen hervorrufen. Eine der charakteristischen Eigenschaften von Syphilinum ist der Hang zu einem selbstzerstörerischen Verhalten. Der Syphilinum-Typ ist passiver als Hyoscyamus und Stramonium, und er ist im allgemeinen psychisch »normaler«. Während letztere ein offen selbstzerstörerisches Verhalten wie Selbstverstümmelung zeigen können, tendiert Syphilinum häufiger zu einer Art Stoizismus und zur Vernachlässigung. Eine Patientin berichtete beispielsweise, wenn sie einen Stein im Schuh habe, gehe sie einfach weiter und entferne ihn erst, wenn der Fuß blute, obwohl sie auch vorher schon beträchtliche Schmerzen habe. Es war nicht so, daß sie die Schmerzen genossen hätte, aber sie nahm sie einfach nicht wichtig.

Eine andere Frau, die offensichtlich psychisch normal war, sich aber als Kind vom Tod fasziniert gefühlt hatte, erzählte, sie habe als Anfängerin beim Bergsteigen einen Unfall gehabt, bei dem ihr ein großer Felsbrocken auf den Kopf gefallen sei, was zu einer Gehirnerschütterung geführt habe. Ihre Gruppe war der Meinung, sie solle nicht weiterklettern, sondern lieber umkehren, aber sie weigerte sich, obwohl sie erhebliche Kopfschmerzen hatte. Eine Syphilinum-Frau hielt jahrelang an einer Beziehung fest, in der ihr Partner ihr verbot, das Haus zu verlassen. Er hatte ihr befohlen, dort zu bleiben und auf ihn zu warten, und genau das tat sie. Sie gab seinetwegen sogar eine vielversprechende Karriere als Künstlerin auf. Als ich sie nach dem Grund fragte, konnte sie nur sagen, sie habe ihn geliebt. Dieselbe Frau neigte dazu, sich zu betrinken, wenn sie unglücklich war, und dann nach sehr lauter Musik zu tanzen, nachdem sie vorher ihr Gesicht grell geschminkt hatte. Ihr neuer Partner war bei der Konsultation anwesend und berichtete, seine Freundin sei dann wie wahnsinnig, und sie werde gewalttätig, wenn er versuche, sie zu beruhigen.

Keiner meiner Syphilinum-Patienten war Alkoholiker, aber viele betranken sich anscheinend, wenn sie deprimiert waren, und viele hatten eine Familiengeschichte, in der es entweder Fälle von Alkoholismus oder Selbstmord gab (was von vielen anderen Homöopathen bestätigt wird). Einige Syphilinum-Menschen haben Depressionen, die sehr stark und charakteristisch sind. Sie sprechen von einem Gefühl der Leere, als seien sie in einem Ödland, und von dem Gefühl, ihr Leben werde sich nie zum Besseren ändern (Kent: »zweifelt an der Genesung«, »Gleichgültig, kann sich über nichts freuen«).

Eine Frau erzählte mir, daß sie in solchen Phasen stundenlang Löcher in die Luft starre, in einer Art Selbstvergessenheit, in der sie wenig fühle und gar nichts denke. Wenn Freunde versuchten, sie aus diesem Zustand herauszuholen, hatte sie das Bedürfnis, sich umzubringen. Dieselbe Frau fürchtete sich davor, ins Bett zu gehen. Sie stand dann nachts stundenlang auf einem

Fleck und starrte ins Leere, bis sie schließlich auf dem Fußboden einschlief. Ihre Depressionen und ihr seltsames nächtliches Verhalten verschwanden nach einigen Dosen Syphilinum 10M. Statt dessen fühlte sie nun jedoch eine anscheinend unbegründete Wut auf ihren Ehemann. Als Kind war sie von einem aggressiven Vater, der Alkoholiker war, unterdrückt worden, und ich hatte den Eindruck, daß dies die eigentliche Ursache ihrer Depressionen und Ängste war. Insofern war die Verwandlung der Depressionen in Wut ein gesundes Zeichen, auch wenn sie diese Wut nun auf den Ehemann projizierte. Vor der Einnahme von Syphilinum war diese Patientin auf eine ungesunde Weise passiv. Sie schloß sich jedem an, der einen stärkeren Willen hatte als sie selbst, und hatte das Gefühl, es sei eigentlich egal. Nur unter dem Einfluß von Alkohol und lauter Musik war sie in der Lage, ihre unterdrückte Vitalität und auch ihre Wut zu spüren. Nachdem sie das Mittel genommen hatte, gewann sie anscheinend erheblich mehr Kontrolle über ihr Leben und war nicht länger davon abhängig, daß ihr Mann alle Entscheidungen für sie traf.

Das Gefühl der Leere, über das manche Syphilinum-Menschen berichten, scheint mit ihrer tödlichen Blässe und ihrem oft ausgemergelten Körper übereinzustimmen. Man hat den Eindruck, daß sie nur zaghaft nach dem Leben greifen, und dieser Eindruck wird dadurch verstärkt, daß sie vom Tod so fasziniert sind. Eine Syphilinum-Patientin erzählte mir, sie habe als Kind nicht gewagt, schlafen zu gehen, bevor sie nicht ihr Gesicht im Spiegel gesehen hatte. Es war so, als habe sie Angst gehabt, sie würde im Schlaf einfach aufhören zu existieren, wenn sie sich nicht vorher im Spiegel davon überzeugt hatte,daß es sie gab. Die morbide Todesfaszination der eher klassischen Syphilinum-Persönlichkeit, kombiniert mit dem charakteristischen blassen Teint und den spitzen Zähnen, haben schon zu Vergleichen mit Vampiren und Zombies geführt. Syphilinum-Menschen mögen manchmal so aussehen, als hätten sie schon einen Fuß im Grab, aber zumindest reflektiert der Spiegel noch ihr Bild.

Furcht und mediale Begabung

Wie Stramonium und Hyoscyamus kommt Syphilinum oft mit übersinnlichen Bewußtseinsinhalten in Berührung, die für die meisten von uns unbewußt bleiben. Bei Stramonium brechen diese unbewußten Kräfte auf dramatische Weise an die Oberfläche und verschwinden dann wieder. Bei Syphilinum ist die Verbindung beständiger und weniger dramatisch. Die Aspekte des Lebens (und besonders des Todes), die die meisten Menschen gerne ins Unterbewußtsein verdrängen, sind bei Syphilinum Bestandteil der Persönlichkeit, und daraus erwächst ein relativ stabiles, aber sehr ungewöhnliches Individuum. Ein Aspekt von Syphilinums Zugang zu Informationen, die normalerweise im Unterbewußtsein angesiedelt sind, ist ihre Tendenz, in vielen Fällen mediale Fähigkeiten zu zeigen. Viele Syphilinums neigen zu übersinnlichen Erfahrungen wie Hellsichtigkeit, außerkörperlichen Erlebnissen und Halluzinationen. Eine Syphilinum-Frau, die ich behandelt habe, konnte nicht Auto fahren, weil sie nach einer Weile immer Halluzinationen bekam, bei denen sie sich einbildete, Menschen am Straßenrand oder sogar auf der Straße zu sehen. Eine andere Frau stellte fest, daß die Straßenlampen immer erloschen, wenn sie daran vorbeiging. Ich begleitete sie eines Abends und bestätigte, daß das tatsächlich passierte. Zu ihrer Freude entdeckte sie schließlich, daß sie die Beleuchtung wieder anstellen konnte, indem sie sich darauf konzentrierte. Das war für sie sehr wichtig, weil sie immer das Gefühl gehabt hatte, sie sei verhext und vom Unglück verfolgt. Als sie feststellte, daß sie die Straßenbeleuchtung sowohl anstellen als auch abschalten konnte, begann sie zu denken, sie habe sowohl konstruktive als auch destruktive Fähigkeiten.

Mediale und halluzinatorische Tendenzen destabilisieren oft den Verstand, und das führt dazu, daß einige Syphilinum-Menschen Angst um ihre geistige Gesundheit haben (Kent: »fürchtet, den Verstand zu verlieren«). Daraus kann sich auch eine allgemeine Furchtsamkeit entwickeln, die sich in Form grundloser Ängste oder als Agoraphobie äußert. Eine Syphilinum-Patientin pflegte in Panik zu geraten, wenn sie sich zu lange in der Stadt aufhielt. Als Kind hatte sie geträumt, unsichtbar zu sein, und wenn sie in Hut und Mantel ausging und so ihre Identität verbarg, fühlte sie sich sicherer. Viele Syphilinum-Menschen verhalten sich in Gesellschaft bescheiden und ziemlich passiv, aber sie haben durchaus eine wilde Seite, die unter dem Einfluß von Alkohol und manchmal auch beim Sex herauskommt.

Ich bin sicher, daß Syphilinum als Arznei einige Zustände von Demenz und Geisteskrankheit abdeckt (Kent: »Idiotie«, »lachen und weinen ohne Grund«), aber ich habe sie noch nicht erlebt. Als Homöopathen bekommen wir selten die ausgeprägteren Beispiele geistiger Labilität zu Gesicht, die unsere Vorgänger im vergangenen Jahrhundert wahrscheinlich häufiger in ihrer Praxis gesehen haben.

Ein komplizierter männlicher Syphilinum-Fall

Die meisten Syphilinum-Patienten, die ich kennengelernt habe, waren Frauen, und bei ihnen spielte Wut entweder keine Rolle, oder sie kam nur unter dem Einfluß von Alkohol auf. Ich habe jedoch einen männlichen Syphilinum-Patienten behandelt, der sehr viel Wut ausdrückte und gleichzeitig andere sehr klassische Syphilinum-Züge wie selbstzerstörerisches Verhalten und Angst vor Schmutz aufwies. Sein Fall unterschied sich stark von meinen weiblichen Syphilinum-Patienten und erinnerte mehr an das populäre Bild des aggressiven, selbstzerstörerischen Typs, das viele Homöopathen von Syphilinum haben. Deshalb vermute ich, daß das Geschlecht der Patienten großen Einfluß darauf hat, wie das syphilitische Miasma ausgeprägt wird. Wie bei Stramonium neigen die männlichen Vertreter der Syphilinum-Konstitution offenbar stärker dazu, die aktiven und aggressiven Eigenschaften des Typs auszudrücken, während bei den Frauen die mehr passiven Eigenschaften des Typs stärker zur Geltung kommen. Mein männlicher Syphilinum-Patient, den ich Dave nennen will, war ein begabter Musiker, der fähig war, in einen fast mystischen Strom musikalischer Inspiration einzutauchen, so daß er sehr spontan Lieder komponieren konnte. (Das erinnert mich an den begabten Mercurius-Dichter, der ähnlich inspiriert war. Diese beiden Typen haben viele Gemeinsamkeiten.)

Als ich Dave zum ersten Mal sah, dachte ich sofort an Syphilinum, weil seine beiden Augen zwei völlig unterschiedliche Farben hatten. Er führte das darauf zurück, daß seine Mutter im Hinterland von Australien nuklearer Strahlung ausgesetzt gewesen war. Ob das nun stimmte oder nur ein weiteres Beispiel für Syphilinums Angst vor Verseuchung darstellte, war mir nicht klar. Bei seiner ersten Konsultation war Dave in einem ausgesprochen überaktiven Zustand. Seine Gedanken überschlugen sich, und er sprach schnell und etwas zerstreut. Mit anderen Worten, er war manisch. Er sagte, er habe eine Stoffwechselstörung, die zu diesen dramatischen Stimmungsschwankungen führe. Seine Launen wirkten wie ein Wechsel zwischen selbstmörderischer Verzweiflung, Wut und inspirierter Begeisterung. Dazwischen fühlte er sich eine Zeitlang normal, aber wenn er etwas aß, kamen die Anfälle wieder. Er sagte, er würde oft fasten, um sie zu vermeiden. Während eines Anfalls hatte er das Gefühl, sein Bewußtsein würde auseinanderfallen, und seine Gliedmaßen würden zittern und seien nicht mehr mit dem Körper verbunden (ähnlich wie bei Baptisia und Phosphor im Fieber). Während seiner Anfälle ließ er seinen Ärger an unbelebten Dingen aus. Beispielsweise schlug er bei einer Gelegenheit Blecheimer platt und schnitt sich dabei in die Hand. Seine Wut wurde besonders durch jeden sexuellen Kontakt verschlimmert, und zwar so sehr, daß er nicht mit seiner Frau schlafen konnte. Wenn er es doch tat, wollte er einen harten, gewalttätigen Sex, über den er anschließend beschämt war. Er litt zweifellos große Qualen, und obwohl man ihn nicht als geisteskrank bezeichnen konnte, war er doch nicht weit davon entfernt.

Dave war ein hyperaktives Kind gewesen. Seltsamerweise hatte er bis zum Alter von sechs Jahren nicht gesprochen. Diese Art einer extrem ungewöhnlichen Entwicklung findet man oft in der Geschichte von Syphilinum-Patienten, obwohl es hinsichtlich der jeweiligen Ausprägung erhebliche Unterschiede geben kann. Dave sagte, er habe seitdem nicht mehr aufgehört zu reden. Seine Geburt war sehr schwierig gewesen. Er war im Geburtskanal steckengeblieben und hatte seine Mutter fast »zerrissen« und dem Tod nahegebracht. Er sagte, man habe ihn für tot gehalten und beiseite gelegt, später jedoch bemerkt, daß er atmete. Diese Geschichte finde ich ziemlich symbolisch für Syphilinum. Diese Menschen werden gewöhnlich in eine schwierige Umgebung hineingeboren, oder sie haben einen familiären Hintergrund, der durch Gewalt, Alkoholismus und Selbstmord geprägt ist. Oft sind sie körperlich oder geistig gestört, und häufig führen sie ein Leben voller Qualen. In Daves Fall hatte sexueller Mißbrauch zu seiner lebenslänglichen Wut beigetragen, und das kommt ebenfalls häufiger vor bei dieser Art von schwer gestörter Grundverfassung, in der der Syphilinum-Samen aufgeht.

Dave sagte, er könne sich jeden Tag umbringen, außer wenn er Alkohol trinke. Er fühlte sich nicht auf morbide Weise vom Tod angezogen, wie ich es bei Syphilinum-Frauen mit ihrer Liebe zu Friedhöfen etc. beobachtet habe, sondern er war statt dessen zu Tode verzweifelt. (Ich vermute, daß die morbide Faszination bei manchen Syphilinum-Frauen eine sublimierte Form des selbstmörderischen Impulses ist, eine Art stellvertretender Erkundung des Todes.) Seltsamerweise brauchte Dave nur ein Bier am Tag zu trinken, um seinen geistigen Zerfall unter Kontrolle zu halten. So war er kein Alkoholiker im üblichen Sinne, aber er war abhängig vom Alkohol und sagte, sein Verlangen danach sei enorm. Ein anderer Weg, seine innere Spannung abzubauen, bestand für Dave darin, sich selbst Schmerz zuzufügen. Hier haben wir eine Erklärung für das selbstzerstörerische Verhalten von Syphilinum. Dave sagte, manchmal müsse er sich selbst Schmerz zufügen, um die Energie, die durch ihn hindurchfließe, zu unterdrücken. Erst kürzlich habe er deshalb seine Hände in heiße Kohlen gehalten und auch auf einem Nagelbett geschlafen! Er sagte, der Schmerz verschaffe ihm ein Gefühl der Ruhe.

Dave hatte verschiedene Formen der typischen Syphilinum-Furcht vor Verseuchung. Manchmal konnte er es nicht ertragen, schmutzig zu werden, und mußte sich übergeben, wenn er mit Schmutz in Berührung kam. Zu anderen Zeiten, wenn er entspannter war, genoß er es sogar, schmutzig zu werden. Er achtete sehr auf Hygiene und hatte große Angst vor Virusinfektionen. In seinem Fall schien diese Furcht gerechtfertigt, denn er sagte, er werde jedesmal todkrank, wenn er sich einen Virus fange, verliere Gewicht und höre manchmal sogar auf zu atmen. Vielleicht ist das der Ursprung von Syphilinums Angst vor Verseuchung, ein (normalerweise unbewußtes) Wissen darum, daß eine Infektion für ihren Organismus zu verheerend ist, was wahrscheinlich mit dem ererbten syphilitischen Miasma selbst zusammenhängt, denn Syphilis war in der vorantibiotischen Zeit eine verheerende Krankheit.

Dave hatte zahllose Nahrungsmittelallergien, die so schlimm waren, daß jedes Nahrungsmittel ihn in ernste Gefahr bringen konnte. Dies ist eigentlich nur eine andere Version von Syphilinums Angst vor Verseuchung, ganz gleich ob dahinter eine körperliche Überempfindlichkeit steckt oder nicht. Dave hatte außerdem eine paranoide Furcht vor Strahlung jeder Art, einschließlich Röntgenstrahlen und Mikrowellen. Außerdem war er sehr medial veranlagt und sagte, er reagiere zu sensibel auf die Schwingungen, die von anderen Menschen ausgingen, und könne deren Gedanken gelegentlich telepathisch wahrnehmen. Als Beispiel führte er eine Patientin an, die er getroffen hatte, als er einen Verwandten in einem psychiatrischen Krankenhaus besuchte. Diese Frau hatte seit Jahren nicht mehr gesprochen, sondern nur »sinnlos« ihre Hände bewegt. Dave wußte sofort, was diese Bewegungen bedeuten sollten, und antwortete ihr. Er berichtete, daß dieser Durchbruch in bezug auf die Kommunikation der Frau zu ihrer Genesung und Entlassung aus dem Krankenhaus geführt habe. (Auch wenn diese Geschichte phantastisch klingt, ist sie doch fast genau die gleiche, die C. G. Jung in seinen frühen psychiatrischen Aufzeichnungen notierte. Er hatte auch intuitiv das seltsame Verhalten – in diesem Fall »irres Gerede« – einer »verrückten« Patientin verstanden und sie offensichtlich dadurch geheilt, daß er ihr antwortete.)

Daves mediale Sensibilität führte dazu, daß er abends Angst hatte, ins Bett zu gehen. Nachts reiste er in seinen Träumen in andere Welten und sprach mit den Geistern dort. Manchmal waren es wundervolle Gespräche mit spirituellen Wesen, aber bei anderen Gelegenheiten waren es auch furchterregende Auseinandersetzungen mit Dämonen. Er hatte außerdem hellsichtige Träume und konnte die Zukunft anderer Menschen intuitiv erkennen. Bei einer dieser Gelegenheiten hatte er plötzlich das Gefühl gehabt, nicht mehr atmen zu können, und kurz danach wurde das Baby eines Freundes tot aufgefunden.

Ein Aspekt von Daves Symptomen war eindeutig syphilitisch, aber ich hatte ihn bisher noch bei keinem Syphilinum-Fall festgestellt. Er sagte, er sei so analytisch, daß er manchmal keinen ganzen Satz verstehen könne, weil er so damit beschäftigt sei, jedes einzelne Wort, das gesagt wurde, zu analysieren. Dadurch hatte er in der Schule Schwierigkeiten gehabt, denn er geriet in Verwirrung und beantwortete Fragen, die gar nicht gestellt worden waren. Hyperanalytisches Denken findet man auch bei anderen syphilitischen Typen, besonders bei Arsenicum und Kalium carbonicum, aber ich habe es noch nie in einem solchen Ausmaß wie bei Dave erlebt. Es hat etwas mit der wohlbekannten zwanghaft-besessenen Art von Syphilinum zu tun, zu der auch ein ausgeprägter Blick fürs Detail gehört. Einmal mehr wirkt Syphilinum wie eine extreme Version von Arsenicum.

Obwohl Dave ein sensibler Mensch war, schuf er zu seinem Selbstschutz eine dominierende, aggressive Persönlichkeit. Das war ihm vollkommen klar. Er nannte diese Persönlichkeit den »Diktator«. Als Diktator konnte er sexuell aktiv sein, aber nur auf eine dominierende Weise, und er sagte, der Diktator unterdrücke sowohl seine Verletzlichkeit als auch seine Kreativität als Musiker. So war er hin und her gerissen zwischen der Sicherheit des Diktators und der Kreativität seines ungeschützten Selbst. Daves Schutzmechanismus erklärt auch die diktatorischen Tendenzen anderer syphilitischer Typen einschließlich Veratrum und Mercurius. Letztere neigen ebenfalls zu Gefühlen großer Verletzlichkeit, und das ist wahrscheinlich der Ursprung ihrer diktatorischen Tendenzen.

Nach der Einnahme von Syphilinum 10M fühlte Dave sich einige Stunden lang »aufgedreht« und anschließend sehr ruhig. Das Verlangen nach Alkohol hörte fast umgehend auf, und als ich ihn eine Woche später wiedersah, war er auch mental besser in der Realität verankert. Er war wesentlich ruhiger und sprach klar und normal. Eine Weile brauchte Dave wöchentliche Dosen der Arznei, um ausgeglichen zu bleiben, aber allmählich konnten wir die Einnahmeabstände verlängern. Auch heute nimmt er das Mittel noch gelegentlich, wenn er das Gefühl hat, die geistige Kontrolle zu verlieren. Daves Fall zeigt auf ziemlich dramatische Weise, wie heftig die geistigen Störungen bei einigen Syphilinum-Menschen sein können, die sich hart an der Grenze zur Geisteskrankheit bewegen, aber doch nicht wahnsinnig werden. Er erklärt den Eindruck der Selbstzerstörung, den wir bei den Syphilinum-Frauen gewonnen haben, ebenso die medialen Tendenzen von Syphilinum und die mannigfaltigen Formen, in denen sich die Angst vor Verseuchung ausdrückt. Daves Fall macht deutlich, daß der selbstmörderische Impuls ein starker Zug bei Syphilinum ist, und bestätigt die klassische Einschätzung, daß ein starkes Verlangen nach Alkohol vorliegt (Kent: »Verlangen nach hochprozentigen Getränken«).

Körperliche Erscheinung

Körperlich gibt es viele charakteristische Merkmale, die man oft bei Syphilinum-Menschen findet. Sie sind im allgemeinen sehr dünn, und der Teint ist gewöhnlich sehr blaß. Meist haben sie außergewöhnlich spitze Zähne, die man auch als »Sägezähne« bezeichnet. Diese drei Merkmale findet man alle in der auffallenden Erscheinung des berühmten Rockmusikers und Sängers David Bowie. Zusätzlich ist die Iris in Bowies Augen unterschiedlich groß und verschieden gefärbt. Solche Entwicklungsstörungen findet man bei Syphilinum-Menschen weit häufiger als bei anderen Typen. Ich habe Syphilinum-Kinder gesehen, bei denen nur die Eckzähne wuchsen, und andere, bei denen eine Schicht der Haut fehlte, so daß sie fast transparent wirkten.

Das Gesicht ist im allgemeinen dünn und knochig mit entweder scharfgeschnittenen oder groben Zügen. Einige Syphilinum-Menschen haben eine relativ normale, ausgeglichene Persönlichkeit, aber eine sehr ungewöhnliche körperliche Erscheinung, während andere sowohl körperlich als auch psychisch relativ normal sind. Bei letzteren muß man sich auf die körperlichen Symptome und auf einzelne mentale Symptome verlassen, um das Mittel zu identifizieren.

Thuja

Dunkle Geheimnisse

Die Thuja-Persönlichkeit ist leicht zu verfehlen, zum Teil, weil sie so selten vorkommt, hauptsächlich aber, weil sie so verschlossen und geheimnisvoll ist. Viele Thuja-Patienten, besonders die Männer, geben während der Fallaufnahme so wenig von sich preis, daß einem nur der Eindruck eines mysteriösen Menschen bleibt. Thuja ist von Natur aus zurückhaltend, distanziert und selbstbezogen (Kent: »Abneigung gegen Gesellschaft«, »meidet Menschen«), und er gestattet es nur wenigen Leuten, wenn überhaupt jemandem, ihn näher kennenzulernen. Der hauptsächliche Grund für seine vorsichtige Haltung ist ein tiefes Schuldgefühl und eine Abneigung gegen sich selbst (Kent: »Angst mit Schuldgefühlen«, »lehnt sich selbst ab«), obwohl ihm selbst dies gewöhnlich nicht so klar ist. Die Schuldgefühle von Thuja haben im allgemeinen eine starke sexuelle Komponente, auch wenn es vielleicht nicht möglich ist, ihren Ursprung aus der Lebensgeschichte des Patienten zu analysieren. Was auch immer der Grund gewesen sein mag, der Thuja-Persönlichkeit bleibt das Gefühl, als habe sie ein Verbrechen begangen und müsse nun fürchten, überführt zu werden.

Ich habe festgestellt, daß Thuja bei Männern und Frauen gleich häufig vorkommt, sich aber, abhängig vom Geschlecht, etwas unterschiedlich ausdrückt. Bei Frauen ist das Gefühl der sexuellen Schuld gewöhnlich stärker, und oft fühlen sie sich auch schmutzig. Eine Frau konsultierte mich wegen einer entzündlichen Erkrankung im Beckenraum und berichtete über die üblichen Symptome von chronischem Ausfluß und Schmerzen tief im Becken. Das hervorstechende Merkmal ihrer geistig-emotionalen Geschichte war ein Gefühl von Ekel und Abneigung gegen sich selbst, bis zu dem Punkt, daß sie sich ständig schmutzig fühlte und zu stinken glaubte, obwohl es gar nicht so war. Dieses Gefühl des Ekels war ähnlich, wie es bei Frauen kurze Zeit nach einer Vergewaltigung auftritt, aber diese Frau war nicht vergewaltigt worden, und ihre Selbstablehnung hielt schon mehrere Monate an. Sie war ein sehr klassischer Thuja-Fall, was zusätzlich durch verschiedene andere Eigenschaften bestätigt wurde, wie beispielsweise Warzen, die früher aufgetreten waren, Fälle von Gonorrhoe in der Familiengeschichte und Träume vom Fallen. Aber auch ohne diese Bestätigung hätte die Tatsache, daß ihre Krankheit sich im Becken konzentrierte, zusammen mit dem ausgeprägten Gefühl des Ekels vor sich selbst, genügt, um ihr guten Gewissens Thuja zu verordnen. Ich gab ihr drei Tage lang eine tägliche Dosis von Thuja C200, und ihre Beckenschmerzen und der Ausfluß verschlimmerten sich etwa drei Wochen lang, um dann aufzuhören. Später brauchte sie wegen eines leichten Rückfalls eine Dosis Thuja 1M. Ihre Schuldgefühle verschwanden allmählich zugleich mit den anderen Symptomen.

Eine andere junge Frau kam wegen einer Psychotherapie zu mir. Sie war sehr nervös und litt unter heftigen Schuldgefühlen, nachdem sie beruflich in eine Leitungsposition befördert worden war. Ihre Stellung verlangte, daß sie die Leistungen der ihr unterstellten Arbeiter beurteilte, wo nötig konstruktive Kritik äußerte, aber auch Strafen verhängte und Entlassungen aussprach. Wann immer sie jedoch versuchte, jemanden zu kritisieren, löste das bei ihr so viel Angst und Schuldgefühle aus, daß sie ständig voller Furcht und am Rande eines Tränenausbruchs war. Während der Psychotherapie stellte sich heraus, daß sie immer das Gefühl gehabt hatte, sie sei ein schlechter, selbstsüchtiger Mensch, und ihr starkes sexuelles Verlangen sei unanständig. Infolgedessen hatte sie immer versucht, es allen recht zu machen, damit niemand herausfand, daß sie die schreckliche Person war, für die sie sich hielt.

Kurz bevor sie die Therapie begann, war sie eine neue Beziehung mit einem Mann eingegangen, mit dem sie glücklich war, und sie ärgerte sich über die Schuldgefühle, die auftauchten, wenn sie mit ihm zusammen war. Sie hatte für diese Schuldgefühle keine Erklärung und konnte nur sagen, sie verdiene es vielleicht nicht, glücklich zu sein. Im Verlauf der Therapie stellte sich heraus, daß ihre Schuldgefühle sich im wesentlichen um Sex drehten, und schließlich begann sie sich an eine Episode von sexuellem Mißbrauch in der frühen Kindheit zu erinnern. Das blanke Entsetzen, das sie angesichts dieses Traumas empfand, war noch stärker als normalerweise in solchen Fällen, denn sie war konstitutionell nervöser als die meisten Frauen, die als Kinder mißbraucht worden sind (beispielsweise mißbrauchte Natrium-Frauen). Während der Therapie war mir klargeworden, daß sie konstitutionell wahrscheinlich Thuja war, und ich stellte fest, daß eine Dosis Thuja 10M sie ausgezeichnet stabilisierte und befähigte, sich mit ihrem Trauma auseinanderzusetzen und damit umzugehen.

Ich hatte zwei Thuja-Patientinnen in der Psychotherapie, und beide sind als kleine Kinder sexuell mißbraucht worden, deshalb fällt es mir schwer, ein klares Bild von Thuja ohne die Auswirkungen dieses Mißbrauchs zu entwickeln. Beide Thuja-Patientinnen reagierten jedoch während der Psychotherapie ähnlich auf ihr Martyrium und unterschieden sich dadurch von den meisten anderen Frauen. Beide waren extrem verschlossen und mußten immer wieder gedrängt werden, zu sagen, woran sie sich erinnerten und was sie fühlten, weil sie sich so darüber schämten. Das Entsetzen, das sie beide angesichts des früheren Traumas empfanden, war wesentlich größer als bei den meisten anderen Frauen in der gleichen Situation, und es machte sich auch außerhalb der Therapiesitzungen stärker bemerkbar. Zudem waren beide Frauen offensichtlich medial veranlagt und neigten sowohl während der Therapiesitzungen als auch danach zu Visionen. Sie verstanden schließlich, daß diese im allgemeinen beängstigenden Visionen der Weg waren, auf dem ihr Bewußtsein versuchte, die Erinnerungen an den Mißbrauch in der Kindheit zu verdrängen. Besser ein angstvoller Alptraum als die Wirklichkeit. Ich stellte fest, daß beide über eine ungewöhnliche Wahrnehmungsfähigkeit und Einsicht in ihr eigenes Bewußtsein, aber auch in das Bewußtsein anderer verfügten. Dabei handelte es sich teilweise um eine intuitive oder mediale Fähigkeit, die Gefühle oder Gedanken eines anderen Menschen aufzunehmen, und teilweise war es der Ausdruck eines subtilen Intellekts, der hinter die äußeren Erscheinungen zu blicken vermochte.

Die Selbstablehnung, die während der Therapie zutage trat, war in einem Fall so groß, daß die Frau das Verlangen hatte, sich selbst zu verletzen, und häufig Visionen davon hatte, wie sie ihren Körper in Stücke schnitt oder sich selbst verbrannte. Einige Male schnitt sie sich mit einem Messer in die Handgelenke, aber nur oberflächlich. Sie sagte, sie wolle nicht sterben, sie habe nur das Bedürfnis, sich zu verletzen. Im Verlauf der Therapie erkannte sie, daß sie während ihres Lebens schon häufiger unbewußt versucht hatte, sich zu verletzen, indem sie beispielsweise an Beziehungen festhielt, in denen sie schlecht behandelt wurde, oder indem sie ihre eigenen Bedürfnisse verleugnete. Obwohl sie erkannte, daß ihre Probleme im Leben dadurch verursacht wurden, daß ihre Mutter sie vernachlässigt hatte und sie von einem Freund der Familie sexuell mißbraucht worden war, hatte sie noch lange Zeit das Gefühl, alles sei ihre Schuld, bis sie kurz vor Beendigung der Therapie sich selbst akzeptieren konnte und ihre Wut dahin richtete, wo sie hingehörte.

Die Selbstablehnung vieler Thuja-Frauen gleicht der vieler Natrium-Frauen, aber sie reicht tiefer. Thuja-Frauen haben ein wirklich alptraumhaftes, transpersonales Gefühl von Dunkelheit und Häßlichkeit, während es sich bei Natrium-Frauen oft um ein vages Gefühl der Wertlosigkeit oder Schlechtigkeit handelt. Das hat teilweise damit zu tun, daß Thuja, wie Medorrhinum, ein medial veranlagter Typ ist und deshalb einen direkteren Zugriff auf das eigene Unterbewußtsein hat. Natrium ist manchmal auch medial veranlagt, aber nicht so häufig wie Thuja-Frauen, die anscheinend alle medial sind. Außerdem besteht die Essenz der emotionalen Pathologie von Natrium in dem Gefühl, ungeliebt und verlassen zu sein, während es bei Thuja im wesentlichen um das Gefühl geht, schmutzig und elend zu sein.

Eine meiner Thuja-Patientinnen hatte nur geringfügige emotionale Störungen. Sie war intelligent, sensibel, liebevoll und spirituell orientiert. Ich hielt sie auf den ersten Blick konstitutionell für Thuja, weil sie den beiden emotional weniger gesunden Thuja-Patientinnen, die ich vorher behandelt hatte, so ähnlich sah. Sie hatte sogar dasselbe leichte Lispeln wie meine vorherige Thuja-Patientin. Abgesehen von ihrer äußeren Erscheinung war eine Pilzinfektion der Zehennägel der einzige Hinweis darauf, daß sie Thuja war. Thuja neigt zu solchen Pilzinfektionen, aber erst die Art, wie sie darauf reagierte, ließ mich sicher sein, daß sie Thuja war. Sie fand ihren Zehennagel so häßlich, daß sie ihn mir nicht zeigen wollte. (Das erinnerte mich an eine frühere Thuja-Patientin, die einen Knoten in der Brust hatte, aber nur zögernd bereit war, ihn von mir untersuchen zu lassen, weil sie sich als häßliche Mißgeburt fühlte. Der Grund dafür waren ihre ungewöhnlich langen Brustwarzen.) Sie hatte mich konsultiert, weil sie sich nach einer schwierigen Lebensphase allgemein »ausgelaugt« fühlte. Eine Dosis Thuja 1M ließ sie innerhalb einer Woche wieder ihr altes Selbst werden.

Diese relativ gesunde Thuja-Frau hätte man leicht mit einer Medorrhinum-Frau verwechseln können. Die äußere Erscheinung ist ähnlich, aber Medorrhinum hat nicht so eine gelbliche Haut und neigt auch nicht so stark zu Muttermalen und Sommersprossen im Gesicht und am Körper. Außerdem ist Medorrhinum selten so schlank wie die meisten Thuja-Frauen. Psychologisch gab es einen subtilen Unterschied zwischen dieser Frau und den meisten Medorrhinum-Frauen, die ich kennengelernt habe. Sie wirkte sensibler und zarter als Medorrhinum, die im allgemeinen emotional und körperlich robuster ist als Thuja.

Thuja-Männer sind wie Mauern aus Ziegelsteinen, wenn es darum geht, sich jemandem zu öffnen. Sie sind sogar noch verschlossener als Natrium- und Aurum-Männer, sagen im allgemeinen sehr wenig über das, was in ihnen vorgeht, und halten sich bei der Fallaufnahme fast ausschließlich an die körperlichen Symptome. Deshalb bekommt man sie schwer zu fassen, und ich kann nur vermuten, was hinter den hohen Verteidigungswällen vorgeht.

Wenn der Homöopath sie nach ihrer Persönlichkeit fragt, sagen sie »normal« oder etwas in der Art, und auf spezifische Fragen antworten sie nur mit »Ja« oder »Nein« oder »Vielleicht« (Kent: »einsilbig«). Thuja-Männer sind sehr zurückhaltend, wenn es darum geht, mit anderen Menschen zu sprechen, es sei denn, die Unterhaltung bewegt sich auf einer sicheren, unpersönlichen Ebene, und ich vermute, dahinter steckt die Furcht, andere könnten Verdacht schöpfen, daß sie »eine Leiche im Keller« haben.

Anscheinend reagieren Thuja-Männer ähnlich wie Natrium-Männer auf ihre inneren Ängste. Sie werden äußerlich hart, unnahbar und ausweichend. Auch in dieser Beziehung scheint Thuja wieder defensiver zu sein als Natrium, wahrscheinlich weil seine Schuldgefühle größer sind.

Thuja ist ein Mittel, das Geschlechtskrankheiten stärker als andere abdeckt. Mit diesen sexuell übertragbaren Krankheiten ist im allgemeinen sehr viel Scham und oft auch Täuschung verbunden, und ich glaube, daß sich diese beiden Eigenschaften in der Persönlichkeit von Thuja widerspiegeln. Ein Mann, der mich wegen einer chronischen Prostatitis aufsuchte, gab mir gegenüber zu, er habe nach der Infektion mit einer sexuell übertragenen Urethritis weiterhin Geschlechtsverkehr mit seiner Frau gehabt und ihr nichts gesagt, bis sie sich selbst infiziert hatte, weil er sich zu sehr schämte, ihr zu sagen, er habe mit einer anderen Frau geschlafen. Dieses Szenario dürfte kaum auf Thuja-Männer und ihre Partnerinnen beschränkt sein, aber es erscheint mir als eine natürliche Konsequenz der Geheimniskrämerei, die das Sexualleben von Thuja umgibt. Wo immer es Geheimnisse gibt, können wir damit rechnen, daß etwas »faul« ist, und bei Thuja sitzt die Fäulnis im allgemeinen so tief, daß er sie selbst nicht wahrnimmt und statt dessen nur ein generelles Gefühl der Selbstablehnung bei den Frauen auftritt, während die Männer sich ausweichend verhalten.

Einige Homöopathen haben über eine gewisse Härte bei Thuja-Menschen berichtet. In meiner begrenzten Erfahrung mit Thuja-Männern halte ich diese scheinbare Härte für eine Folge ihrer Verschlossenheit gegenüber anderen Menschen. Ich hatte einmal einen Nachbarn, der an Lungenkrebs litt und schwer krank war. Der Krebs war inoperabel, und auch die Chemotherapie hatte nicht verhindern können, daß er sich weiter ausbreitete. Ich kannte diesen Mann nicht gut, aber meine Frau kannte seine Frau, und nachdem ich von seinem Zustand gehört hatte, besuchte ich ihn und bot an, ihn homöopathisch und mit einer Ernährungsumstellung zu behandeln. Ich sagte ihm, daß solche Maßnahmen manchmal in Fällen helfen, wo die orthodoxe Medizin versagt hat. Er meinte jedoch, er wolle lieber der Chemotherapie eine zweite Chance geben, und seine Frau erzählte mir später, er sei sehr reserviert, wenn es um irgend etwas Unorthodoxes gehe. Sein Verhalten ließ mich an Thuja denken, denn er war ebenso ernst wie zurückhaltend, und seine dunklen Augen zeigten anläßlich meines Besuches weder Interesse noch Dankbarkeit. Ich hatte den Eindruck, mit einem Mann zu sprechen, der gar nicht anwesend war, sondern sich irgendwo versteckte und vom Leben nichts mehr erwartete (Kent: »lehnt das Leben ab«). Äußerlich erinnerte er auch an Thuja, denn sein Teint war sehr dunkel, und er hatte zwei große Muttermale im Gesicht. Außerdem erzählte mir seine Frau, er habe immer unter Asthma gelitten, was für viele Thuja-Menschen zutrifft.

Angst und Paranoia

Mehrere meiner Thuja-Patienten zeigten Anzeichen von leichter Paranoia, was nicht überrascht, wenn man daran denkt, daß Thuja sich oft so fühlt, als habe er ein Verbrechen begangen. Ein Thuja-Patient fühlte sich von der Polizei verfolgt und geriet jedesmal in Panik, wenn er ein Polizeiauto sah, obwohl er nichts verbrochen hatte. Gewöhnlich hatte er irgendeine geringfügige Ordnungswidrigkeit zu verbergen, beispielsweise ein nicht funktionierendes Rücklicht, aber er reagierte so, als werde er wegen Mordes gesucht, hatte Schweißausbrüche und tat alles, damit die Polizei nicht auf ihn aufmerksam wurde (Kent: »Wahnideen – daß er ein Krimineller ist«). Wenn er bei einer Geschwindigkeitsüberschreitung erwischt wurde, hatte er die Vision, er müsse ins Gefängnis, auch wenn er nur den üblichen Strafzettel bekam. Thuja linderte sein Asthma und schien ihn auch etwas weniger paranoid zu machen, aber sogar unter homöopathischer Behandlung dauert es lange, bis solche tiefverwurzelten und chronischen Reaktionen verschwinden, denn dazu muß erst das unbewußte psychologische Trauma aufgelöst werden.

Eine meiner Thuja-Patientinnen hatte eine andere Art von Paranoia. Sie war sehr medial veranlagt und hatte das Gefühl, in ihrem Haus spuke es. Während der Psychotherapie sah sie oft Gesichter im Raum, die böse aussahen und sie in Angst und Schrecken versetzten (Kent: »Wahnideen – Gesichter, Phantombilder«), und sie erzählte mir, das sei ihr auch schon früher passiert, wenn sie unter großem Streß stand. Sie glaubte, diese Geister seien real, und hatte verschiedene mentale Techniken, um sich vor ihnen zu schützen, aber gleichzeitig verstand sie, daß die Geister sie in Ruhe lassen würden, wenn sie erst einmal ihren persönlichen »Hausputz« abgeschlossen und die Traumata der Vergangenheit vertrieben hätte. Manchmal waren sie und auch die andere

Thuja-Patientin in der Psychotherapie in einem Zustand totaler Panik, einer Art von Panik, die charakteristisch für Menschen ist, die am Rande des Wahnsinns stehen. Sie hatten beide Angst vor Menschen, was angesichts ihrer Mißbrauchserfahrungen in der Kindheit nicht überraschend ist, aber diese Angst war größer, als sie normalerweise in solchen Fällen ist.

Eine der Frauen konnte nicht alleine einkaufen gehen, weil sie sich so verwundbar fühlte (Kent: »Furcht vor Fremden«), aber sie konnte entspannt mit Menschen umgehen, die sie kannte. Gleichzeitig hatte sie manchmal während der Therapie das Gefühl, daß keiner ihrer Freunde sie verstand, daß sie niemandem vertrauen konnte und daß einige ihrer »Freunde« aus verschiedenen Gründen etwas gegen sie hatten. In solchen Phasen traute sie nicht einmal mir genug, um mit mir über ihre Gefühle zu sprechen. Durch diese Furcht geriet sie in eine starke Isolation, und das verstärkte die Furcht nur noch mehr. Manchmal zog sie sich ganz in sich selbst zurück, empfand keine Zuneigung für ihren Sohn und ihre Tochter und wollte nichts mit ihnen zu tun haben (Kent: »Abneigung gegen Berührungen«). Dann wieder fühlte sie sich voller Liebe und Frieden und war so »high«, daß sie alles wunderschön fand. Thuja teilt den Hang zur Ekstase mit anderen hellsichtigen Typen wie Medorrhinum und Lachesis, aber für Thuja-Männer habe ich diese Eigenschaft noch nirgendwo beschrieben gefunden.

An der Grenze zum Wahnsinn

Ich habe noch keinen Thuja-Fall erlebt, bei dem eine echte Geisteskrankheit vorgelegen hätte, aber das Potential dafür scheint vorhanden zu sein. Die Arzneimittellehren sind voll von Hinweisen auf die merkwürdigen Wahrnehmungen, für die Thuja anfällig ist, besonders die Wahnidee, ihre Beine seien aus Glas, oder in ihrem Bauch sei ein Fötus. Jahrelang habe ich diese Hinweise nicht besonders ernst genommen, weil ich sie bei meinen Thuja-Patienten nie bestätigt gefunden hatte, aber als ich Thuja-Patienten in der Psychotherapie hatte, begegneten mir diese seltsamen Wahrnehmungen. Besonders als eine Patientin begann, Zugang zu den belastenden Gefühlen zu finden, die sie unterdrückt hatte, spürte sie als erstes merkwürdige körperliche Empfindungen. Sie waren sehr vielfältig, aber am häufigsten spürte sie Bewegungen in ihrem Bauch, manchmal so, als sei ein Whirlpool darin, und manchmal kam es ihr vor wie ein Klumpen, der sich bewegte. Dann wieder hatte sie eine Vision, daß ihr Becken mit Blut gefüllt sei oder daß irgend etwas in ihr verfaule. Solche Erfahrungen wären für viele Thuja-Menschen sicher alarmierend, aber im Rahmen der Psychotherapie konnten wir ihre Symbolik deuten, und dadurch waren sie weit weniger bedrohlich.

Meine Thuja-Patienten waren psychisch mit Sicherheit wesentlich labiler als meine anderen Psychotherapiepatienten. Manchmal »flippten sie aus« und gerieten in einen verträumten, fast komatösen Zustand, wenn sie nicht in der Lage waren, den aufsteigenden Emotionen ins Gesicht zu sehen (Kent: »Benommenheit«). Dann wieder gerieten sie in Wut, und ihr Zorn war dramatischer, als ich es bei Natrium-Patienten erlebt habe. Wie Lachesis kann man sich auch Thuja ungefähr wie eine gespannte Saite oder wie einen Vulkan kurz vor dem Ausbruch vorstellen, aber während Lachesis infolge der unterdrückten Spannung entweder nervös wird oder einen Wutanfall bekommt, neigt Thuja mehr zu selbstzerstörerischem Verhalten.

Ich habe einmal eine Videodokumentation über einen Thuja-Patienten gesehen, der unter Aids litt. Im ersten Teil berichtete er, er habe manchmal in einer Nacht mit bis zu 20 Männern Sex gehabt. Er sagte das seltsam emotionslos, als sei ein solches Verhalten absolut üblich, und wahrscheinlich war es das in seinen Kreisen auch. Der zweite Teil, der, einige Monate nachdem er Thuja 10M eingenommen hatte, aufgezeichnet worden war, zeigte einen völlig anderen Menschen. Er hatte nicht mehr den harten, teilnahmslosen Ausdruck und sprach mehr aus dem Herzen über seine Trauer, seine Reue und die Schuldgefühle, die er in bezug auf seine früheren sexuellen Aktivitäten empfand. Seine Aidssymptome hatten sich in der Zwischenzeit offenbar deutlich gebessert. Das Mittel hatte anscheinend nicht nur seine körperliche Gesundheit stabilisiert, sondern ihn auch offener gemacht und ihm einen besseren Zugang zu seinen Gefühlen vermittelt. Nur indem er sich selbst ins Gesicht sieht, kann Thuja lernen, sich zu akzeptieren und dadurch sein selbstzerstörerisches Verhalten aufzugeben.

Ärger und Sexualität

Thuja ist im allgemeinen ein sehr sexbezogener Mensch. Das kann man bei einem Mittel erwarten, das zu den wichtigsten homöopathischen Arzneien für eine Vielzahl von Geschlechtskrankheiten gehört. Medorrhinum ist ein nahe verwandtes Mittel, das viele Ähnlichkeiten sowohl bei den körperlichen Symptomen als auch hinsichtlich der Persönlichkeit aufweist. Beide haben einen starken Sexualtrieb, aber es kommt mir so vor, als könne Medorrhinum seine Libido im allgemeinen besser in eine normale und befriedigende Beziehung integrieren, weil seine Persönlichkeit insgesamt meist besser integriert

ist. Im Gegensatz dazu ist Thuja oft so sehr damit beschäftigt, seine Schuldgefühle zu unterdrücken (besonders seine sexuellen Schuldgefühle), daß es
ihm schwerfällt, mit irgend jemandem einen intimen Kontakt aufzubauen, so
daß er Sexualität stärker von emotionaler Intimität trennt. Bei Thuja-Frauen
sind die sexuellen Schuldgefühle oft so stark, daß sie Sexualität kaum genießen können, obwohl sie ein starkes sexuelles Verlangen haben, was sie oft
zur Masturbation veranlaßt, wodurch ihre Schuldgefühle dann noch weiter
verschlimmert werden.

Ich habe vorher schon einmal darauf hingewiesen, daß eine starke Libido
meist Hand in Hand mit einem höheren Wutpotential geht, und ich glaube,
Thuja bildet dabei keine Ausnahme. Thuja-Frauen sind oft zu furchtsam, um
ihre Wut in der Öffentlichkeit zu zeigen, aber sie geben häufig an, daß sie zu
Hause immer wieder die Beherrschung verlieren, vor allem im Umgang mit
den Kindern. Wie bei Sepia- und Medorrhinum-Frauen kann ihre emotionale
Labilität zu explosionsartigen Ausbrüchen führen, besonders prämenstruell,
wenn die Spannung so stark werden kann, daß die Frau am liebsten schreien
würde. Obwohl Thuja in der Öffentlichkeit sehr verschlossen sein kann, ist
sie besser als die meisten Natrium-Frauen in der Lage, ihre Emotionen zu
Hause auszudrücken. Das schafft zwar manchmal eine instabile häusliche
Atmosphäre, aber es hilft zumindest den Thuja-Frauen, ihre geistige Gesundheit zu bewahren. (Kent: »Diese Reizbarkeit äußert sich vor allem gegenüber
den Hausgenossen ... In Gegenwart Fremder beherrscht sich die Frau noch.«)

Thuja-Männer sind verschlossener als die Frauen, und Reizbarkeit ist oft
die hauptsächliche Emotion, die sie zeigen. Es ist sehr anstrengend, sich dauernd vor der Welt und vor seinen eigenen Schuldgefühlen zu verbergen, und
durch diese Anstrengung wird der Thuja-Mann reizbar (Kent: »reizbar« in
Fettdruck, »Eifersucht, Bösartigkeit, streitsüchtig«, »Ärger durch Widerspruch«).

Zusammenfassung

Die Thuja-Persönlichkeit ist nicht leicht zu identifizieren. Oft weisen die
körperlichen und Allgemeinsymptome auf das Mittel hin, das dann bei Thuja-Männern durch ihre extreme Verschlossenheit, Ernsthaftigkeit und Sachlichkeit bestätigt werden kann, ebenso wie durch ihren starken Sexualtrieb
und ein gewisses Maß an Paranoia oder ein manipulatives Verhalten. Die
Thuja-Frau ist offener, aber meist immer noch sehr zurückhaltend, und sie
neigt stark zu Schamgefühlen, besonders im Hinblick auf die Sexualität.

Meist gerät sie leicht in Panik, vor allem wenn sie das Gefühl hat, sie hätte jemanden verärgert, und sie wirkt häufig introvertiert und zurückgezogen. Die Thuja-Frau hat eine gewisse mediale Begabung, neigt zu starken intuitiven Gefühlen und auch zu Visionen. Sie ist oft sehr selbstkritisch und gewissenhaft, um die Schuldgefühle und Selbstvorwürfe zu vermeiden, für die sie so anfällig ist.

Thuja-Frauen haben meist eine sensible Wahrnehmung und sind fürsorgliche und mitfühlende Menschen, wozu auch gehört, daß sie die Gefühle anderer übernehmen, ähnlich wie Phosphor das tut. Einige sind emotional gesund, abgesehen von vereinzelten Eigenschaften wie Scham über bestimmte körperliche Merkmale. (Ein gewisses Maß an Mißbildung oder ungewöhnlichen Hauterscheinungen ist bei Thuja üblich. Dabei kann es sich um große Muttermale und Warzen handeln, Fehlbildungen der Nägel oder verlängerte Brustwarzen und eine große Knollennase, wie sie eine meiner Patientinnen hatte.) Die gesunde Thuja-Frau ist sensibel, introspektiv und fürsorglich.

Ein relativ zuverlässiges Thuja-Charakteristikum sind wiederholte Träume vom Fallen. Darin spiegelt sich wahrscheinlich symbolisch Thujas Angst, aus dem Stand der Gnade »herauszufallen«, überführt und für ihre Verbrechen bestraft zu werden.

Körperliche Erscheinung

Thuja hat im allgemeinen einen dunklen Teint und eine gelbliche Hautfarbe. Auf der Haut zeigen sich oft Sommersprossen und Muttermale, und Warzen kommen ebenfalls häufig vor. Thuja-Frauen sind sensibler als die Männer, was sich in ihren Gesichtern spiegelt, deren Züge kultivierter und zarter sind. Das Gesicht ist eher eckig als rund, und aus irgendeinem Grund hatten die Thuja-Frauen, die ich behandelt habe, helle Sommersprossen im Gesicht, die bei den Männern fehlten. Die Männer haben einen durchschnittlichen Körperbau, während die Frauen als Ausdruck ihres raschen, lebhaften Verstandes alle sehr zierlich waren.

Tuberculinum

Einige Homöopathen behandeln Tuberculinum einfach als eine Nosode, die verabreicht wird, wenn es in der Familiengeschichte Fälle von Tuberkulose gibt. Kent warnt in seinen Vorlesungen vor diesem oberflächlichen Ansatz und betont, Tuberculinum sei ein ausgeprägter Konstitutionstyp, und das Mittel dürfe nur bei einem entsprechenden Gesamtbild verordnet werden. Aus den Geistessymptomen von Tuberculinum ergibt sich ein Persönlichkeitsprofil, das genauso präzise und spezifisch wie bei jedem anderen Typ ist, aber leider wird es von den meisten Homöopathen nur schlecht verstanden, und das ist einer der Gründe dafür, daß sie die Arznei mehr als Nosode und weniger als Konstitutionsmittel einsetzen.

Die Arznei wird aus tuberkulösen Lymphknoten hergestellt, und wie gewöhnlich gibt es einen Zusammenhang zwischen dem Ursprung des Mittels und den Persönlichkeitsmerkmalen der Patienten, die es benötigen. Das Bild des schwindsüchtigen, romantischen Dichters, der gegen die Zeit anschreibt, um sein Werk zu vollenden, und dabei nur von Brot, Wein und Tabak lebt, verkörpert sehr prägnant den Geist von Tuberculinum. Tuberculinum-Menschen hungern gewissermaßen danach, möglichst viele Dinge in möglichst kurzer Zeit zu erleben, so als würde ihre Uhr zu schnell ablaufen. Sie ertragen keine permanente Routine, es sei denn, sie wäre vollgestopft mit Aufregungen. Mehr als jeder andere Typ haben sie jedesmal, wenn ihr hektisches Lebenstempo sich verlangsamt und sie keine Anregungen mehr bekommen, das schreckliche Gefühl, etwas zu verpassen.

Früher lebte der tuberkulöse Patient viele Jahre mit seiner Krankheit, verlor allmählich seine Kraft und näherte sich dem vorzeitigen Tod. Dieser schleichende Krankheitsverlauf scheint ein »Miasma« produziert zu haben. Mit anderen Worten, er betraf jeden Aspekt der Gesundheit einer infizierten Person, veränderte den Organismus auf der zellulären Ebene und schuf neue Charakteristika, die dann an die folgenden Generationen weitervererbt wurden. Es ist der langsame Krankheitsverlauf, der zu einem charakteristischen, vererbbaren mentalen Profil führt. Der Tuberculinum-Mensch hat von seinen schwindsüchtigen Vorfahren den rastlosen Lebenshunger geerbt. Ich erinnere mich an einen Mann, der in den Fünfzigern und noch sehr fit war. Er konsultierte mich wegen seines allergischen Asthmas. Er war Zimmermann und hatte festgestellt, daß bestimmte Holzarten seine Anfälle von Atemnot auslösten. Ich war überrascht, als er mir sein Alter sagte, weil er wesentlich jünger aussah. Sein Körper war sehr schlank und fest, und er trug ausgesprochen modische Freizeitkleidung, was noch weiter zu seiner jugendlichen Erscheinung beitrug. Er war eine Art Gesundheitsfanatiker, trieb mehrmals in der Woche Gymnastik, radelte regelmäßig in den Bergen und aß nur die beste Gesundheitskost.

Es zeigte sich, daß er beträchtliche Angst hatte, früh zu sterben, genauer gesagt mit 56 Jahren. Sein Vater war in diesem Alter plötzlich an einem Herzinfarkt gestorben, und er war entschlossen, alles zu tun, um diesem Schicksal zu entgehen. Jeder Konstitutionstyp könnte so auf den vorzeitigen Tod seines Vaters reagieren, aber bei der weiteren Befragung wurde mir klar, warum das tuberkulöse Erbe meines Patienten seine Furcht verstärkte. Er erzählte mir, sein Vater habe sein Leben lang in einer Fabrik gearbeitet, er habe diese Arbeit gehaßt und sei gestorben, bevor er die Gelegenheit hatte, sein Leben zu genießen. Das war es, was meinen Patienten so entsetzte, die Aussicht, in einer langweiligen Existenz steckenzubleiben und dann zu sterben, ohne sich seine größten Wünsche erfüllt zu haben. Auch ihm machte die Arbeit, wie seinem Vater, keinen Spaß, und er versuchte verzweifelt, einen leichteren Weg zu finden, wie er genug Geld verdienen könnte, um sein Leben in Freiheit zu genießen. Er beschäftigte sich mit kreativen Steuertips und verdiente nebenbei Geld, indem er für andere Leute die Steuererklärungen machte. Er plante auch, Seminare darüber zu veranstalten, wie man seine Lebensziele erreichen und finanziell unabhängig sein kann (wahrscheinlich hoffte er, im Verlauf solcher Seminare diese Fertigkeiten selbst zu lernen).

Schließlich versuchte er sich als Kreditvermittler großen Stils, und die drei Male, die ich ihn sah, stand er jedesmal kurz davor, das Geschäft seines Lebens zu machen, das ihm endlich die ersehnte Freiheit verschaffen würde. Der Grund dafür lag wie bei den meisten Tuberculinums darin, daß er die Langeweile eines regelmäßigen Arbeitstages von neun bis fünf nicht ertrug, zumal seine Arbeit auch in keiner Weise aufregend war, und sich nach der Freiheit sehnte, zu gehen, wohin er wollte, und zu tun, was er wollte, wobei er jedoch nicht bereit war, seinen gewohnten Lebensstandard zu opfern. Er spürte sogar noch genauer als die meisten Tuberculinums, daß seine Zeit ablief, und dabei gab es so viel, was er noch nicht erlebt hatte. Er war mit einer Frau verheiratet, die sich nichts als Sicherheit und die Liebe ihres Mannes wünschte, aber er war in seiner Rastlosigkeit auch mit dieser Ehe unzufrieden und sehnte sich nach den Anregungen, die er von jüngeren, abenteuerlustigeren Frauen erwartete. Er sagte mir, sein größtes Bedürfnis im Leben sei zu spielen, und auf dieses Ziel konzentriere er all seine Energien. Tuberculinum 1M linderte seine Asthmaanfälle beträchtlich, aber ich sah ihn nicht wieder, so daß ich nicht herausfinden konnte, ob eine 10M seine Unzufriedenheit mit dem Leben ebenfalls gelindert hätte.

Viele Tuberculinums finden ein Ventil für ihre Rastlosigkeit, indem sie intensiv Sport treiben. Tuberculinums Rastlosigkeit ist nicht ziellos, sondern wird von einem Bedürfnis nach Anregungen begleitet, so daß die betreffenden Menschen immer wieder aktiv nach neuen Erfahrungen suchen. Ihre sportlichen Aktivitäten befriedigen verschiedene Bedürfnisse: das Bedürfnis, fit zu bleiben, damit sie ihr hektisches Leben unbeeinträchtigt weiterführen können, das Bedürfnis nach stimulierenden Herausforderungen und den bei Tuberculinum stets vorhandenen Spieltrieb.

Der wahrscheinlich am besten bekannte Aspekt der Rastlosigkeit von Tuberculinum ist seine Reiselust (Kent: »möchte verreisen, will immer irgendwo hingehen«). Viele Tuberculinums reisen jahrelang durch die Welt und arbeiten, wo sie gerade sind. Die ständige Abwechslung eines solchen unsteten Lebens mildert ihre Rastlosigkeit und sorgt dafür, daß keine Langeweile aufkommt, was fast automatisch geschieht, wenn das Leben zu stark vorhersagbar ist.

Tuberculinum-Menschen eignen sich gut für einen nomadischen Lebensstil, weil sie weder an Orte noch an Menschen starke Bindungen entwickeln. Ihre Distanziertheit erinnert an Sulfur und Lycopodium, aber sie ist im allgemeinen noch größer als bei diesen Typen. Lycopodium ist oft emotional wie praktisch stark von einem Partner oder einer Partnerin abhängig, und dasselbe gilt für Sulfur. Tuberculinum ist unabhängiger und vermittelt sehr oft den Eindruck, daß er niemanden braucht, zumindest nicht emotional oder praktisch. Was er braucht, sind Anregungen, und deshalb umgibt er sich gerne mit interessanten Menschen. Auf seinen Reisen macht er viele anregende Bekanntschaften, aber er vermißt niemanden, wenn er weiterzieht, denn er blickt nicht zurück, und es gibt immer wieder neue Leute kennenzulernen. Tuberculinum ist nicht verschlossen wie Natrium. Ähnlich wie Nux geht er offen mit seinen Gefühlen um, aber entwickelt selten enge persönliche Bindungen. Er lebt heute und liebt heute, und der Teufel hole den nächsten Tag.

Einige wenige glückliche Tuberculinums finden eine Arbeit, die es ihnen erlaubt, zu reisen und mit einer interessanten Tätigkeit ihr Geld zu verdienen. Ich habe viele Tuberculinum-Reiseführer kennengelernt, ebenso Ski- und

Tauchlehrer. Sie wirken leicht und luftig, wie jemand, der mühelos durchs Leben schwebt und nur spielt, statt zu arbeiten. Anders als Natrium-Führer und -Lehrer (der andere Typ, den man häufig in diesem Gewerbe trifft) geben sich die Tuberculinums nicht so große Mühe, ihre Klientel zufriedenzustellen. Sie spielen einfach und zeigen dabei ihre Kenntnisse und Fertigkeiten, aber sie kümmern sich nicht allzusehr darum, was ihre Kunden von ihnen denken. Aus der Fassung zu bringen sind sie nur, wenn ihre Kunden zu spät oder gar nicht kommen oder wenn sie zu langsam sind. Tuberculinum ist kein besonders toleranter Typ und ungeduldiger als die meisten.

Ein anderer idealer Beruf für viele Tuberculinums ist der eines Auslandskorrespondenten. Dazu gehört nicht nur, daß man viel reist, sondern die Arbeit ist auch ein gutes Training für den objektiven und differenzierenden Verstand von Tuberculinum. Sogar der Journalismus mit einem festen Schreibtisch in der Redaktion ist für manche Tuberculinums attraktiv, weil auch damit viele Reisen, Abwechslung und intellektuelle Anregungen verbunden sind.

Die meisten Tuberculinums haben jedoch nicht das Glück, ihren Lebensunterhalt auf Reisen verdienen zu können, und viele von ihnen geben schließlich das Umherziehen auf, wenn sie es leid sind, nahe an der Armutsgrenze zu leben und langweilige Gelegenheitsarbeiten zu verrichten. Dann lassen sie sich eine Weile nieder, suchen sich einen regelmäßigen, gutbezahlten Job und eine feste Beziehung, aber allzuoft dauert es nicht lange, bis sie wieder rastlos werden und von neuen Abenteuern träumen. Ihre Rastlosigkeit kann zur Reizbarkeit werden und ein Gefühl der Unzufriedenheit mit allem auslösen, bis sie die Eintönigkeit ihres Lebens nicht länger ertragen und wieder anfangen, umherzuziehen.

Diesen rastlosen nomadischen Lebensstil findet man auch bei den meisten wilden und unterdrückten Staphisagrias. Es gibt jedoch einen bedeutsamen Unterschied zwischen dem Umherziehen von Tuberculinum und dem von Staphisagria. Tuberculinum sucht dabei Anregungen und langweilt sich, wenn er zu lange an einem Ort bleibt und immer dasselbe tut. (Viele Tuberculinums können sich irgendwo niederlassen, wenn ihre Arbeit und ihre Partner interessant genug sind.) Der Staphisagria-Mann zieht umher, um vor dem emotionalen Aufruhr in seinem Inneren zu fliehen, und im Fall des unterdrückten Staphisagria, um die Beziehungen zu meiden, die er fürchtet. Die meisten Staphisagrias haben etwas Unbestimmtes und Nebulöses an sich, und der unterdrückte Staphisagria neigt in besonderer Weise zum Fluchtverhalten und ist stets auf dem Sprung. Im Gegensatz dazu ist die Persönlichkeit von

Tuberculinum weitaus klarer und weniger kompliziert. Wenn er vor irgend etwas flieht, dann ist es eher Langeweile als Furcht. Er ist ein relativ emotionsloser Typ, der gewöhnlich einen sehr klaren Kopf und genügend Selbstvertrauen hat. Wie Nux nimmt er sich, was er will, aber anders als Nux verliert er meist sehr schnell das Interesse an dem, was er erreicht hat.

Intellektuelle Neugier und Distanziertheit

Tuberculinum ist ein überwiegend mentaler oder intellektueller Typ wie Lycopodium, Kalium und Sulfur, und wie diese findet man Tuberculinum bei Männern häufiger als bei Frauen, etwa im Verhältnis fünf zu eins. Wie bei allen mentalen Typen sind die intellektuellen Interessen und Einstellungen von Tuberculinum sehr charakteristisch. Ein Tuberculinum-Intellektueller unterscheidet sich in seinem Denken erheblich von einem Sulfur- oder Kalium-Intellektuellen. Passend zu seiner Rastlosigkeit und seinem Erfahrungshunger ist Tuberculinum intellektuell sehr neugierig, aber verglichen mit intellektuellen Schwergewichten wie Sulfur und Kalium carbonicum fehlt es ihm an Tiefe. (Für Kalium ist Tiefe vielleicht der falsche Ausdruck; hier würde man besser von Gründlichkeit sprechen.) Tuberculinum wird von Neuigkeiten angezogen, die seine Phantasie beflügeln. Intellektuell ist er oft ein Dilettant, der von einer Theorie oder Schule zur nächsten springt und gleich wieder weg ist, wenn sich etwas Interessanteres anbietet. Wenn er sich mit einem Thema intensiver beschäftigt, dann stecken dahinter meist praktische Erwägungen wie etwa seine Arbeit oder die Möglichkeit, seine ständige Suche nach Freiheit weiterzuverfolgen oder zu rechtfertigen. Sehr oft versucht er, beides zu verbinden.

Der Zimmermann, der sich von den Zwängen seiner täglichen Arbeit befreien wollte, beschäftigte sich nicht nur mit Kursen, wie man finanziell unabhängig werden konnte. Er arbeitete auch als Rebirther (eine New-Age-Therapie, in der die Arbeit mit dem Atem dazu dient, den Klienten emotionale Erleichterung zu verschaffen). Es gibt verschiedene Rebirthing-Schulen mit unterschiedlichen Ansätzen und Zielen. Eine Schule betont die Notwendigkeit emotionaler Befreiung und ermutigt ihre Klienten, die Vergangenheit zu erforschen, während andere mehr Wert auf die Erfahrung von Glückseligkeit während der Therapie legen. Diesem Lager hatte sich mein Tuberculinum-Patient fest angeschlossen. Er hatte kein Interesse an chaotischen Dingen wie der Auseinandersetzung mit den eigenen Emotionen. So etwas machte ihm keinen Spaß. Statt dessen übernahm er die Theorie, man könne alle emotionalen Blockaden aus der Vergangenheit ohne Schmerzen loslassen, wenn man sie in Glückseligkeit auflöse. Als Teil seines theoretischen Hintergrundes über Rebirthing hatte er das Werk eines Lehrers studiert, der behauptete, man könne durch die Arbeit mit dem Atem und durch die Überwindung negativer Denkmuster physische Unsterblichkeit erlangen. Diese Idee fand er sehr reizvoll, weil er schreckliche Angst hatte, früh zu sterben, ohne vorher das Leben ausreichend genossen zu haben. Wie viele Tuberculinums übernahm er die Theorien und Einstellungen, die ihm am stärksten das Gefühl der Freiheit gaben und ihm halfen, die Fesseln der Vergangenheit und des profanen Alltags hinter sich zu lassen.

Die meisten Tuberculinums sind sehr zukunftsorientiert. Die Zukunft enthält das Versprechen phantastischer Entdeckungen, die die Menschheit von der Last ihrer Alltagspflichten befreien und uns die Zeit und die Möglichkeiten geben werden, zu spielen und das innere und äußere Universum zu erforschen (Kent: »hoffnungsvoll«). Tuberculinums fühlen sich oft von fortschrittlichen wissenschaftlichen und psychologischen Ideen angezogen, wie beispielsweise parallelen Universen oder künstlichen Welten, die die Möglichkeiten geistiger und körperlicher Stimulation ins Unermeßliche steigern. Andere entscheiden sich für »tiefere« Themen wie den Sinn des Lebens oder das Phänomen des Bewußtseins, aber selbst hier haben sie seltsam oberflächliche oder distanzierte Ansichten, mit denen sie Einschränkungen vermeiden und ihre ständige Suche nach einer undefinierbaren Freiheit rechtfertigen wollen. Das beste Beispiel, das mir in diesem Zusammenhang einfällt, ist der Existenzialismus und sein wichtigster Vertreter, Jean-Paul Sartre, von dem ich aufgrund seiner Werke annehme, daß er Tuberculinum war. Die existenzialistische Vision fördert alle Eigenschaften, die Tuberculinum schon besitzt oder zumindest anstrebt: intellektuelle Klarheit, Freiheit von den Fesseln der Moral und Freiheit von den Bindungen an die herrschenden Bedingungen. Was ihr fehlt, ist das Herz. Für den Existenzialisten hat das Leben keinen inhärenten Sinn. Unter der Oberfläche permanenter Geistesaktivitäten lauert das Gefühl der Leere, ein absolut unmenschliches Vakuum, das Tuberculinum zu verschlingen droht, wenn er sich länger als nur einen Augenblick still verhält. Während Staphisagria und Natrium ständig vor der brodelnden Masse wilder Gefühle unter der Oberfläche ihres Bewußtseins fliehen, läuft Tuberculinum vor seiner inneren Leere davon. Unter dieser Leere, die Tuberculinum empfindet, wenn er aufhört zu denken oder sich irgendwelchen sinnlichen Genüssen hinzugeben, ist eine Welt des Fühlens. Tuberculinum kennt die vorübergehende Ekstase, die körperliches Wohlbehagen oder angenehme

Phantasien vermitteln können. Aber die tieferen Gefühle der persönlichen Liebe sind ihm fremd, und das führt zu der inneren Stille, die sich so leer anfühlt. Die Tuberculinums, die ihre Angst vor der Stille so weit überwinden, daß sie ihre emotionale Seite intensiver erforschen, werden weniger rastlos und weniger zynisch. Sie entdecken, daß es etwas gibt, wofür es sich am Ende doch lohnt zu leben.

Der kultivierte Bohemien

Tuberculinum-Menschen sind sehr oft ebenso hedonistisch wie intellektuell, und sie sehnen sich nach Freiheit. Aus dieser Kombination entsteht häufig ein Bohemien. Tuberculinum paßt sich selten an althergebrachte Traditionen an, ist aber auch selten ein Revolutionär – dafür ist er zu selbstbezogen. Für ihn ist die Avantgarde attraktiv, weil sie etwas Neues und Aufregendes zu bieten hat, und viele ihrer führenden Köpfe stehen in Resonanz mit dem rastlosen tuberkulinischen Miasma. D. H. Lawrence, der große englische Schriftsteller, dessen leidenschaftliche Romantik althergebrachte soziale Werte genauso ablehnte, wie sie die persönliche Freiheit feierte, war vermutlich konstitutionell Tuberculinum.

Ein anderer berühmter Schriftsteller, der fast mit Sicherheit ein Tuberculinum war, ist Henry Miller. Sein autobiographisches Werk *Wendekreis des Steinbocks* zeigt die wilde Rastlosigkeit des Typs, seine Unmoral, seine Romantik und seine geistige Beweglichkeit. Miller fand eine zweite Heimat in Paris, wo die künstlerischen Bohemiens stets unter sich waren. Die gesamte Essenz der künstlerischen Avantgarde im Paris der Jahrhundertwende stand in Resonanz mit der Essenz der tuberkulinischen Persönlichkeit. Man war kultiviert, hedonistisch, schick, modern und emotional oberflächlich. Der Bohemien ist romantisch (so wie ein Dichter romantisch ist, d. h. inspiriert von Schönheit und Phantasie), aber er geht keine Verpflichtungen ein. Er wartet auf eine schöne neue Welt, in der die Technologie die Menschheit von Arbeit und Leiden und auch von altmodischen moralischen Beschränkungen befreit haben wird, so daß er nun körperlich und intellektuell spielen kann. Wie Sulfur wird er mit zunehmendem Alter vielleicht zynisch, wenn er den Eindruck hat, er sei seiner Vision des Paradieses nicht näher gekommen. Dann nutzt er seine intellektuellen Fähigkeiten, um den Status quo zu attackieren, statt sich darauf zu konzentrieren, eine bessere Welt zu schaffen.

Stil ist für die meisten Tuberculinums sehr wichtig. Die nationalen Charakteristika der Franzosen lassen ein erhebliches Maß an tuberkulinischem Einfluß vermuten. Schließlich sind sie berühmt dafür, daß sie ihr Leben stilvoll genießen. Sie sind sehr oft chic, kultiviert und ziemlich distanziert. Vor allem französische Filme zeigen die tuberkulinischen Eigenschaften der Nation. Ihr Stil ist gewöhnlich künstlerisch und unmoralisch und konzentriert sich oft auf die Suche nach individueller Freiheit, beleuchtet aber genauso das »existenzielle Dilemma« oder das Gefühl der Vergeblichkeit und Sinnlosigkeit, das sich so oft hinter der Rastlosigkeit von Tuberculinum verbirgt. Die Franzosen neigen auch zum Individualismus. Mehr als die meisten anderen Leute tun sie, was ihnen paßt, und gestehen das auch anderen zu. Dank dieser ausgeprägt individualistischen Tendenz trat Frankreich während des kalten Kriegs nicht der Nato bei, obwohl es über Atomwaffen verfügte und ein Teil von Westeuropa war. Tuberculinum-Menschen sind sehr stark sie selbst. Wie Sulfur und Nux gehen sie ihren eigenen Lebensweg und nehmen wenig Rücksicht auf die gesellschaftlichen Erwartungen. Anders als Sulfur und Nux sind sie jedoch keine geborenen Anführer, denn sie lieben ihre Freiheit zu sehr, um die Verantwortung auf sich zu nehmen, die mit Führungsaufgaben verbunden ist, und es fehlt ihnen dazu auch an der nötigen Disziplin.

Ein englischer Schriftsteller, dessen Werk den kultivierten, modernen Stil von Tuberculinum sehr gut darstellt, ist Aldous Huxley. Die Gestalten seiner frühen Romane sind oft sehr clever, aber es fehlt ihnen an Tiefe. Sie treiben in einer hochintelligenten Elite dahin, spielen miteinander, wetteifern um das höchste Maß an Kultiviertheit und finden nur phasenweise die Befriedigung, nach der sie suchen. In seinen späteren Romanen ist Huxley wesentlich spiritueller, nachdem er die Philosophie der mystischen Traditionen übernommen hat. Sein Buch *Schöne neue Welt* kann man als Tuberculinums Vorstellung von der Leere des materiellen Fortschritts ohne emotionale und spirituelle Befriedigung interpretieren. Die Bewohner seiner Zukunftswelt haben alle materiellen Anregungen, die man sich nur wünschen kann, einschließlich wochenlanger übersinnlicher Ferien unter dem Einfluß von Drogen, aber sie haben ihre Seele verloren. Huxley selbst suchte Freiheit durch den experimentellen Gebrauch von halluzinogenen Drogen, und sein Buch *Die Pforten der Wahrnehmung* war eine Art Handbuch für Menschen, die eine drogeninduzierte Bewußtseinserweiterung anstrebten. Selbst in seinen späteren Jahren der spirituellen Suche entschied er sich oft für eine Abkürzung des Weges, indem er chemische Halluzinogene benutzte, um seine Visionen zu intensivieren, genau wie jene Tuberculinum-Menschen, die zu ungeduldig sind, um ihr Bedürfnis nach Stille auf natürliche Weise zu befriedigen.

Das Kätzchen

Der Bohemien hat etwas Katzenartiges, was mir bei Tuberculinum-Menschen sehr oft aufgefallen ist. Wie eine Katze ist Tuberculinum sinnlich, aber distanziert. (Die einzige berühmte Persönlichkeit, die wahrscheinlich Tuberculinum ist und diese Eigenschaft anschaulich illustriert, ist der Schauspieler David Niven.) Er verliert sich sehr leicht in eine sinnliche Ekstase, denn er hat keine der Hemmungen, die für Natrium und Kalium charakteristisch sind, aber während andere ekstatische Typen wie Phosphor und Medorrhinum vollständig in dieser Erfahrung aufgehen, bewahrt sich Tuberculinum sogar in der höchsten Ekstase eine gewisse Distanz. Wie Nux ist er wachsam und kann im Nu auf den Beinen sein, ähnlich wie ein Kätzchen, das schnurrt, wenn es gekrault wird, und eine Sekunde später auf und davon ist, wenn es aus den Augenwinkeln eine Maus sieht. Tuberculinum kann schnell sein wie Nux vomica. Beide sind magere, hungrige Typen, die prinzipiell gut für sich selbst sorgen können und sowohl körperlich als auch geistig schnell reagieren. Es gibt zwar zahllose Unterschiede zwischen ihnen, aber bei oberflächlicher Betrachtung kann man die beiden leicht verwechseln. Nux ist zielstrebig und geht entschlossen seinen Weg, bis er seine Ziele erreicht hat, wozu gewöhnlich gehört, daß er auf die eine oder andere Weise Macht erlangt. Tuberculinum ist in seinen Bemühungen weitaus unbeständiger, verspielter und viel romantischer als Nux. Es gibt viele Tuberculinum-Dichter, aber nur wenige Nux-Dichter. Gleichwohl haben beide ein rasches Auffassungsvermögen, sie sind körperlich meist beweglich, und ihre Lebenseinstellung ist distanziert und relativ selbstbezogen.

Wie viele Katzen sind Tuberculinum-Menschen meist freundlich und gleichzeitig reserviert. Wenn sie jemanden interessant finden (entweder intellektuell oder sexuell), sind sie heiter und angeregt und strahlen eine Selbstsicherheit aus, die nicht leicht zu beeinträchtigen ist. Es kann jedoch verwirrend sein festzustellen, wie schnell Tuberculinums Interesse manchmal nachläßt und wie plötzlich er gleichgültig wird oder bestenfalls noch eine kühle Freundlichkeit an den Tag legt. Man bekommt leicht den Eindruck, daß Tuberculinum jemanden nicht mag, wenn er den Betreffenden eigentlich nur mit derselben Gleichgültigkeit wie die meisten anderen Menschen behandelt.

Ein anderer katzenhafter Charakterzug von Tuberculinum ist seine Anpassungsfähigkeit. In nahezu jeder Situation und Umgebung kann er nicht nur überleben, sondern auch gedeihen. Tuberculinum-Menschen haben nicht nur eine schnelle Auffassungsgabe, sondern sind auch raffiniert und einfallsreich.

Das hat zum Teil damit zu tun, daß sie viel gereist sind und viele unterschiedliche Situationen erlebt haben, aber es ist auch eine angeborene Eigenschaft, die Tuberculinum mit der Wildkatze teilt. Auch Mercurius ist sehr anpassungsfähig, distanziert und intellektuell, im Vergleich zu ihm ist Tuberculinum jedoch wesentlich stärker geerdet. Während Mercurius meist überwiegend aus dem Kopf lebt, ist Tuberculinum stärker körperorientiert, deshalb auch seine Vorliebe für Sport und seine praktischen Fähigkeiten. Seine Interessen sind nicht so zerstreut wie bei Mercurius, und er ist intellektuell nicht ganz so beweglich.

Da wir gerade beim Stichwort »Katzenhaftigkeit« sind, paßt es gut, Tuberculinums Nonchalance zu erwähnen – ein sehr angemessener französischer Ausdruck. (Viele französische Wörter eignen sich besser zur Beschreibung des Tuberculinum-Charakters als ihre englischen Entsprechungen, beispielsweise Wörter wie »chic«, »savoir-faire« und »ennui«.) Es ist selten, daß ein Tuberculinum-Mensch verärgert wirkt. In den meisten Fällen tut er, was er will, und wenn irgend etwas nicht klappt, wendet er sich ohne übermäßigen Frust dem nächsten Projekt zu. Diese Gelassenheit findet man in ähnlicher Weise bei Sulfur sowie bei manchen Phosphor- und Lycopodium-Typen. Sulfur ist zum Teil auch deshalb gelassen, weil es ihm gleichgültig ist, was um ihn herum vorgeht. Das gilt nicht für Tuberculinum, dessen scharfer und subtiler Verstand die Umgebung gewöhnlich sehr wohl wahrnimmt. Seine Nonchalance hat mehr mit seiner intellektuellen Distanziertheit und mit seiner Anpassungsfähigkeit zu tun. Er braucht sich keine Sorgen zu machen, weil er weiß, daß er mit jeder Situation fertig wird, und außerdem machen Sorgen keinen Spaß, und deshalb lohnen sie sich nicht. Diese entspannte Einstellung wirkt auf viele Menschen sehr anziehend, und in Kombination mit Tuberculinums Witz und seiner lustigen Art macht sie Tuberculinum meist beliebt. Tuberculinum-Menschen können im allgemeinen auch Fremden gegenüber sie selbst sein, und sie haben nichts von der Nervosität, die viele Menschen auf einer Party empfinden, wenn sie die meisten anderen Gäste nicht kennen. Wie Sulfur kann Tuberculinum mit jedem eine Unterhaltung anfangen und wird diese meist auch genießen, wenn sie nicht zu lange dauert. Seine kosmopolitische Einstellung macht ihn selbst zum interessanten Gesprächspartner, und bei einer Unterhaltung mit dem anderen Geschlecht versprüht er wahrscheinlich eine Menge natürlichen Charme.

Ein anderer Konstitutionstyp mit ausgesprochen katzenartigen Eigenschaften ist Phosphor. Tuberculinum und Phosphor sind sehr nahe verwandt, was sich sowohl in ihrer körperlichen Erscheinung als auch in ähnlichen Symptomen zeigt. Ich habe viele Beispiele erlebt, wo Tuberculinum mit Phosphor verwechselt wurde, entweder vom Homöopathen oder vom Betreffenden selbst, wenn er ein bißchen von Homöopathie verstand. Ich erinnere mich an einen solchen Menschen, der als Psychotherapeut arbeitete. Er leitete einen Kurs, an dem ich eine Woche lang teilnahm, so daß ich ihn recht gut kennenlernte. Die auffallendste Eigenschaft an ihm war seine Dynamik. Im Kursus war er voller Energie, die er auf die gesamte Gruppe richtete, aber auch auf jeden Teilnehmer, den er ansprach. Das Thema des Kurses hatte mit persönlichem Wachstum zu tun, und unser Leiter achtete darauf, daß sich niemand hinter seinen persönlichen Grenzen und Ängsten versteckte. Er verhielt sich freundlich gegenüber denen, die unter Schmerzen litten, aber er forderte genauso diejenigen heraus, die sich weigerten, ihren Problemen direkt ins Gesicht zu sehen, und oft brüllte er voller Frust und Ärger jemanden an, der seine Zeit verschwendete, indem er sich selbst gegenüber nicht ehrlich war.

Ich fragte mich, welcher Konstitutionstyp dieser Mann sein könnte, und dachte an Phosphor, weil er so jungenhaft wirkte und auch eine Menge Charisma hatte, aber schließlich dämmerte mir, daß er zu aggressiv und zu »hungrig« war, um Phosphor zu sein. Mit »hungrig« meine ich das rastlose Verlangen nach mehr Erfahrungen und die Ungeduld, wenn er warten mußte. Außerdem suchte dieser Mann nicht auf dieselbe Weise wie Phosphor die intime Nähe zu anderen Menschen. Beispielsweise war ihm die Dynamik einer Gruppensituation lieber als die individuelle Arbeit mit einzelnen Teilnehmern. Schließlich sprachen wir über die Homöopathie, und er sagte, er halte sich für Phosphor. Ich sagte, ich sei anderer Meinung, und er ließ mich seinen Fall aufnehmen, wobei sich bestätigte, daß er ein rastloser, hungriger Tuberculinum war, der zu Asthma neigte, und kein verträumter, naiver Phosphor. Ich empfinde Tuberculinum als eine Art Kreuzung zwischen Phosphor und Nux vomica mit der Leichtigkeit und romantischen Sensibilität des ersteren und den scharfen, getriebenen Eigenschaften des letzteren.

Ich kannte einmal einen anderen Tuberculinum-Psychotherapeuten, der sich von dem gerade beschriebenen deutlich unterschied. Er war erheblich älter, etwa um die Fünfzig, aber er wirkte ebenfalls so jungenhaft und spritzig, wie es für Tuberculinum typisch ist. Im Laufe der Jahre gereift, war er entspannter und optimistischer als sein jüngerer Kollege. Er hatte sich eine idyllische Existenz geschaffen, in der fast alles, was er tat, ein Vergnügen war. Er lebte in einem schönen Haus auf einem Hügel mit Blick auf das Meer, in der Nähe der Stadt, wo er arbeitete und Kurse gab. Er war alleinstehend und hatte offenbar eine attraktive Freundin nach der anderen, die bei ihm wohnten und das Bett mit ihm teilten. Bei der Arbeit war er weitaus geduldiger als sein jüngerer Kollege und mehr an Einzelsitzungen interessiert. Sein spezieller Stil war der passivste, den ich je bei einem Therapeuten erlebt habe. Zu seinen grundlegenden Techniken gehörte es, alles zu spiegeln, was der Klient sagte, einschließlich des Tonfalls und der Körperhaltung. Er bestand darauf, die Aufgabe des Therapeuten bestehe allein darin, den Klienten zu spiegeln, und der Klient werde den Rest dann selbst erledigen.

Das erinnert mich an den Tuberculinum-Rebirther, der die Meinung vertrat, seine Klienten müßten ihre emotionalen Probleme nur in Glückseligkeit auflösen, um sie zu überwinden. Beide Therapeuten hatten eine lockere, entspannte Einstellung zu ihrer Arbeit, die es ihnen ermöglichte, viel von dem Schmerz und dem Häßlichen zu vermeiden, die auftreten, wenn man die Klienten herausfordert und sie zwingt, ihren tieferen Gefühlen von Traurigkeit und Verzweiflung ins Gesicht zu sehen. In echter Tuberculinum-Manier wählte der ältere Therapeut einen distanzierteren Ansatz, der ihn befähigte, vielen Menschen zu helfen, ohne sich die Hände allzu schmutzig zu machen. Eines Abends sprach er mit einer Gruppe von Kursteilnehmern und erklärte, er habe alles, was er sich im Leben wünschen könne, und sei immer noch unzufrieden. Er sagte, er sei frustriert, weil er nicht genug Zeit habe, um all das zu tun, was er tun wollte. Das ist das Schicksal sogar des reifsten und zufriedensten Tuberculinum-Menschen.

Das obige Beispiel illustriert Tuberculinums Tendenz, seine angeborene Intelligenz zu nutzen, um das süße Leben zu genießen. Natürlich gibt es bei allen Konstitutionstypen viele Menschen, die sich ein leichteres und anregenderes Leben wünschen, aber nach meiner Erfahrung hat Tuberculinum dabei mehr Erfolg als die meisten, denn er widmet sich diesem Ziel voller Hingabe, hat keine besonderen Skrupel im Hinblick auf die Familie oder andere Verpflichtungen, und er ist im allgemeinen sehr unternehmungslustig.

Die Tuberculinum-Frau

Ich habe die Tuberculinum-Frau bisher nicht ausdrücklich erwähnt, obwohl alles, was ich geschrieben habe, auch auf sie zutrifft. Tuberculinum-Frauen sind relativ selten, und der Homöopath bekommt sie nicht oft zu Gesicht, was teilweise vermutlich damit zu tun hat, daß Tuberculinum wie Sulfur körperlich meist ziemlich robust ist. Die wenigen Tuberculinum-Frauen, die ich behandelt habe, waren relativ anmaßend und maskulin. Eine war Ärztin, interessierte sich aber weitaus mehr für Windsurfing als für Medizin und war deshalb von England nach Australien gezogen. Sie erzählte mir, daß sie es an den meisten Tagen nicht erwarten könne, mit der Arbeit fertig zu werden, damit sie surfen oder auf eine der zahllosen Partys gehen konnte, auf denen sie meist ihre Abende verbrachte. Sie trank reichlich und fluchte ausgiebig, und man sagte ihr nach, daß sie mit ihren Patienten ziemlich schroff und wenig mitfühlend umging. Totzdem war sie äußerlich durchaus feminin und attraktiv und bei Männern sehr beliebt. Ich hielt sie für lebenslustig, aber ziemlich kalt, bezeichnenderweise für kälter als die meisten Tuberculinum-Männer, die ich behandelt hatte, aber vielleicht hätte ich ihre wärmere Seite ja noch gefunden, wenn ich sie persönlich näher kennengelernt hätte.

Eine andere Tuberculinum-Frau, die ich behandelt habe, war ebenfalls relativ maskulin, wirkte aber wesentlich wärmer und persönlicher als die zuvor beschriebene. Sie war eine Lesbe, kleidete sich sehr maskulin, und weil sie so sportlich war, hatte sie für eine Frau einen ausgesprochen muskulösen Körper. Gleichwohl wirkte sie freundlich und keineswegs unnahbar, und während der Fallaufnahme war sie etwas traurig, als sie über ihr emotionales Leben sprach, das zu dieser Zeit ziemlich turbulent war. Anders als viele Homosexuelle und auch viele Tuberculinums hatte sie eine feste Partnerin, die weiblicher und unsicherer war als sie selbst. Wie viele Tuberculinums war sie viel gereist und fühlte sich immer noch sehr rastlos, wenn sie lange Zeit an einem Ort blieb. Sie sagte, sie habe ungeheuer viel körperliche Energie, die sie verrückt mache, wenn sie sie nicht ausagieren könne. Deshalb trieb sie viel Sport einschließlich Kanufahren und Bergsteigen. Ihre hauptsächliche körperliche Beschwerde war ein leichtes Asthma, das im Zusammenhang mit einem Heuschnupfen auftrat. Es legte sich schnell nach einigen Dosen Tuberculinum C200, aber auch in diesem Fall habe ich die Patientin nicht lange genug behandelt, um zu sehen, welche Wirkung eine Hochpotenz auf ihre Rastlosigkeit gehabt hätte.

Ich habe selten Tuberculinum-Frauen behandelt, die Hausfrau oder Mutter gewesen wären. Es gibt sie, aber sie sind so selten wie eine Stecknadel im Heuhaufen. Ich kann mir für die durchschnittliche Tuberculinum-Frau nichts Schrecklicheres vorstellen, als einen Stall voller Kinder zu haben, und nichts Langweiligeres, als zu Hause zu bleiben und sich um das Haus und ihren Ehemann zu kümmern.

Unzufriedenheit, Zerstörungswut und Hyperaktivität

Tuberculinum bleibt keineswegs immer kühl und ruhig. Wenn etwas nicht nach seinen Vorstellungen läuft, kann er nicht nur rastlos, sondern auch reizbar werden. Im allgemeinen beherrscht er sich eine gewisse Zeit, aber dann wird er reizbar und formuliert seine Beschwerden auf eine kalte, autoritäre Art. Je verärgerter er wird, desto mehr flucht er. Als relativ hemmungsloser Typ flucht Tuberculinum sehr leicht (Kent: »Fluchen«), und ich habe erlebt, wie Tuberculinum-Menschen, auch ohne wütend zu sein, Kraftausdrücke einfach deshalb benutzen, weil ihnen deren »Schwung« gefällt.

Tuberculinum hat manchmal den Ruf, zerstörungswütig zu sein, aber ich habe das in der Praxis nur bei Tuberculinum-Kindern erlebt. Ich kann mich nicht daran erinnern, daß ein Tuberculinum-Mensch tatsächlich einen Wutanfall bekommen hätte, aber einige Tuberculinums verfügen tatsächlich über eine Menge aggressiver Energie und geben bei der Fallaufnahme zu, daß sie sehr seltene, aber dann auch gewaltsame Wutausbrüche haben.

Bei Kindern scheinen die Tuberculinum-Wutanfälle häufiger vorzukommen, und hier zeigt sich dann auch die Zerstörungswut. Tuberculinum-Kinder sind oft sehr hyperaktiv. Einige von ihnen reagieren allergisch auf ein oder zwei Nahrungsmittel oder Nahrungsmittelzusätze und werden ruhiger, wenn man diese Substanzen meidet, aber viele sind auch unabhängig von der Ernährung hyperaktiv. Ich habe den Eindruck, daß diese Hyperaktivität bei Tuberculinum-Kindern stärker konzentriert ist als bei Natrium- und vor allem Stramonium-Kindern. Damit meine ich, daß das Kind ständig in Bewegung ist, aber durchaus weiß, was es tut. Es rennt vielleicht den ganzen Tag herum, spielt und nervt seine Eltern, und im Sprechzimmer führt die überschüssige Energie dazu, daß es herumzappelt und seine Füße nicht ruhig halten kann, aber seine Aktivitäten erfüllen zumindest einen gewissen Zweck, im Gegensatz zu den offensichtlich ziellosen Aktivitäten von anderen hyperaktiven Kindern.

Nicht alle Tuberculinum-Kinder sind hyperaktiv, aber die meisten sind sehr willensstark und strapazieren die Geduld ihrer Eltern bis an die Grenzen, indem sie ständig ihren Kopf durchsetzen wollen und einen Anfall bekommen, wenn man keine Rücksicht auf ihre Wünsche nimmt. Diese Wutanfälle von Tuberculinum-Kindern können sehr gewalttätig sein, wobei sie mit Spielzeug oder später mit Geschirr um sich werfen, aber sie sind selten so gewalttätig wie die Anfälle des Stramonium-Kindes, das gezielt einen beliebigen Menschen in seiner Umgebung beißen, kratzen oder mit irgendeinem

Gegenstand verletzen kann. Ich habe Tuberculinum-Kinder kennengelernt, die eine Phase hatten, in der sie ihren Eltern Schimpfworte an den Kopf warfen, aber ich habe nicht erlebt, daß daraus ein dauerhaftes Persönlichkeitsmerkmal geworden wäre. Weil Tuberculinum sich so sehr nach der Freiheit sehnt, tun zu können, was er will, ist es nicht überraschend, daß Tuberculinum-Kinder häufig aggressiv sind, denn sie erleben Einschränkungen wie jedes andere Kind.

Das Tuberculinum-Kind ist im allgemeinen intelligent, langweilt sich aber in der Schule leicht und macht dann Ärger, indem es andere Kinder ablenkt. Wenn es nicht gerade eins der hochintelligenten Tuberculinum-Kinder ist, liebt es wahrscheinlich lebhafte Spiele, tut die meiste Zeit, was ihm Spaß macht, und weigert sich ähnlich wie das Sulfur-Kind, sich mit irgend etwas zu beschäftigen, was es langweilig findet.

Körperliche Erscheinung

Tuberculinum erinnert äußerlich meist an Phosphor, ist aber drahtiger und muskulöser und wirkt nicht so graziös oder ätherisch. Der Körperbau ist im allgemeinen dünn und kompakt, und der Teint ist in der Regel, aber nicht immer, hell. Häufig findet man im Gesicht und am Körper Sommersprossen. Das Tuberculinum-Gesicht ist im allgemeinen schmaler als das von Phosphor, und die Augen sind nicht so groß, obwohl die Wimpern meist ähnlich lang sind wie bei Phosphor. Das Gesicht ist gewöhnlich knochig und wirkt oft »schlank«. Das Haar ist im allgemeinen glatt und ziemlich fein, und die Lippen sind in der Regel dünn, aber noch gut sichtbar.

Ziemlich weit verbreitet ist die eingesunkene oder trichterförmige Brust.

Veratrum album

Veratrum ist ein seltener Konstitutionstyp und gehört zu den wenigen Arzneien, die mit Menschen in Resonanz stehen, die ihr Leben an der Schwelle zum Wahnsinn verbringen. Es ist nahe verwandt mit Stramonium und Syphilinum, hat jedoch seine eigenen, einzigartigen Charakteristika.

Die meisten Veratrum-Menschen, die einen Homöopathen konsultieren, sind geistig relativ gesund. Gleichwohl wirkt Veratrum auch während relativ stabiler Phasen nach außen hin etwas merkwürdig, wie auch viele stabile Anacardium-Patienten. Die auffälligste Abweichung ist zunächst oft die Sprache. Veratrum ist psychisch ein sehr rigider Typ, und das drückt sich in seiner Stimme aus. Ein Veratrum-Patient sprach während der Fallaufnahme unangemessen laut, während ein anderer in einem angespannten Stakkato redete, als sei er ein Roboter. Kalium carbonicum spricht oft ein wenig steif, aber er ist weder in seinem Denken noch in seiner Sprache auch nur annähernd so steif wie Veratrum, der geistig wahrscheinlich der starrste aller Konstitutionstypen ist. Die nächste ungewöhnliche Eigenschaft, die auffällt, ist eine drängende, überzogen selbstsichere Art zu sprechen. Das wirkt insgesamt noch unangemessener als bei anderen selbstsicheren Typen wie Nux und Sulfur, denn die Veratrum-Persönlichkeit ist geistig aus der Balance und interpretiert die Wirklichkeit nicht auf »normale« Weise.

Veratrum-Patienten, die lediglich über körperliche Beschwerden klagen, wirken vielleicht nur ein wenig steif und laut, bis man näher auf die Geistessymptome eingeht. Veratrum erfüllt nur mit Mühe die sozialen Normen, die wir für selbstverständlich halten. Wahrscheinlich lacht er ein bißchen zu laut, oder er beginnt mit der Beschreibung seiner Symptome, kaum daß er sich hingesetzt hat, und wartet nicht, bis der Homöopath ihn anspricht (Kent: »Rüpelhaftigkeit«). Wenn man zur Beurteilung der Geistessymptome kommt, besteht das auffallendste Charakteristikum gewöhnlich in der arroganten Art, mit der Veratrum vielfach auf seinen eigenen Vorstellungen beharrt, und in dem Dogmatismus, mit dem er seine Meinungen vertritt. Zwei Veratrum-Patienten haben mir gesagt, andere Leute hätten sie einen »kleinen Hitler« genannt, und sie gaben zu, daß sie sehr herrisch waren. Einer stritt sich ständig mit seinen Mitbewohnern (Kent: »streitsüchtig«), weil er der

Meinung war, ihre Musik sei zu laut, sie seien zu unsauber, oder weil er die Freunde, die sie mit nach Hause brachten, nicht leiden konnte. Er wußte, daß er etwas diktatorisch war, sagte das jedoch mit einem Lächeln und ohne das geringste Zeichen von Bedauern.

Ein anderer Veratrum-Patient berichtete, ihm sei wegen seiner »Einstellung« gekündigt worden. Er zeigte mir den Briefwechsel zwischen ihm, seinem ehemaligen Chef und den jeweiligen Rechtsanwälten, der eine Menge über seinen Charakter aussagte. Sein ehemaliger Chef, ein Bankdirektor, hatte geschrieben, mein Patient sei »diktatorisch, intolerant und zu keinem vernünftigen Verhältnis mit seinen Kollegen fähig«. Aber das war nicht der einzige Grund für die Kündigung. Er hatte auch manische Phasen gehabt, in denen es ihm egal war, welche Zahlen er ins Hauptbuch schrieb. Aber obwohl es für seine Entlassung triftige Gründe gab, führte er unnachgiebig einen Prozeß um seine Wiedereinstellung, der ihn ein Vermögen gekostet haben muß und schließlich doch nicht zum Erfolg führte. All dies tat er nur, weil er sicher war, im Recht zu sein, ungeachtet der Tatsachen. Als er mit mir über diese Angelegenheit sprach, geriet er zunehmend in Wut, und ich mußte ihn von diesem Thema abbringen, damit er sich wieder beruhigte (Kent: »leicht beleidigt«). Seine hauptsächlichen Beschwerden waren Kopfschmerzen, die sich nach einer Dosis Veratrum 10M schnell besserten. Er hatte jedoch kein Interesse daran, die Behandlung fortzusetzen, so daß ich nicht sagen kann, welchen Einfluß das Mittel auf seine Gesamtpersönlichkeit hatte.

Veratrums Besserwisserei macht es ziemlich schwierig, mit ihm zu leben oder ihn um sich zu haben. Einer meiner Veratrum-Patienten war verheiratet, und er erzählte mir, seine Frau wünsche sich, er würde weniger herrisch sein. Ich fragte ihn, auf welche Weise er herrisch sei, und er erzählte mir, daß fast alles nach seinen Vorstellungen gehen müsse. Beispielsweise entschied er, in welcher Farbe das Wohnzimmer gestrichen werden sollte, ohne dabei die Wünsche seiner Frau zu berücksichtigen. Er berichtete auch, er zeige ziemlich regelmäßig Nachbarn an, die ihr Auto ordnungswidrig auf der Straße parkten (obwohl sie seine Einfahrt nicht versperrten), und er beschwere sich oft bei den Behörden, wenn Leute in Bereichen mit Rauchverbot rauchten.

Die Art, wie der Veratrum-Patient sich dem Homöopathen gegenüber verhält, ist ein gutes Beispiel für seine Arroganz. Ein Patient stellte mir viele Fragen über die Mittel und ihre Wirkung und reagierte dann mit einem Zynismus, der an blanken Unglauben grenzte (Kent: »überheblich«). Ich stellte fest, daß ich dieses Kreuzverhör nur vermeiden und die Fallaufnahme fortsetzen konnte, indem ich mich sehr deutlich ausdrückte. Das schien ihn zu überraschen und ließ ihn kooperativer werden.

Manisch-depressive Psychose und Religiosität

Veratrum-Menschen sind oft anfällig für manisch-depressive Psychosen, wobei die manische Phase im allgemeinen ausgeprägter ist als die Depression. Der Bankangestellte, der seinen Job verloren hatte, beschrieb alle typischen Züge der Manie, als er sein Verhalten während einer manischen Phase schilderte. In solchen Zeiten fühlte er sich extrem rastlos (Kent: »Neigung zu ziellosen Aktivitäten«), gab zuviel Geld aus, unternahm sexuelle Annäherungsversuche bei Fremden (Kent: »erotische Manie«) und aß tagelang nichts (Kent: »weigert sich zu essen«). Veratrum ist auch in seinen besten Zeiten ein sehr unruhiger Typ. Selbst wenn er sich nicht in einer manischen Phase befindet, fällt es ihm wahrscheinlich schwer, lange Zeit still zu sitzen. Ein Patient erzählte mir, er laufe abends zu Hause oft hin und her, und wenn diese Rennerei hektischer werde, wisse seine Frau, daß ein weiterer manischer Anfall bevorstehe (Kent: »Rastlosigkeit – ängstlich«).

Nach der manischen Phase kann Veratrum in eine Depression abgleiten, die durch Vor-sich-hin-Brüten und Verzweiflung charakterisiert ist. Der depressive Veratrum wird stundenlang schweigend darüber nachdenken, wie elend er sich fühlt, und sich vorstellen, daß er sich nie wieder besser fühlen wird (Kent: »verzweifelt an seiner Genesung«). In solchen Zeiten ist er meist noch ängstlicher als gewöhnlich, besonders wenn er alleine ist, und er denkt dann vielleicht darüber nach, daß Selbstmord ein Ausweg aus seiner Misere sein könnte.

Ein sehr charakteristischer Zug der Veratrum-Persönlichkeit ist die Neigung zum religiösen Fanatismus. Von den drei Veratrum-Patienten, die ich in den letzten Jahren behandelt habe, war einer nicht religiös, einer sagte, er sei früher von Religiosität besessen gewesen, und der dritte war im Hinblick auf seine Religion fanatisch. Gewöhnlich gehört zu einem solchen religiösen Fanatismus die Angst vor der Verdammnis und die Hoffnung auf Erlösung. Veratrum kann besessen sein von der Idee, daß er verdammt ist (Kent: »Angst um das Seelenheil«), und sich große Mühe geben, fromm zu sein und für seine Sünden zu büßen (Kent: »beten« – Fettdruck). Er kann aber auch die Rolle des Predigers übernehmen und versuchen, andere zu überzeugen, daß sie Buße tun und sich Gott zuwenden müssen (Kent: »ermahnt zur Reue, predigt«). In manischen Phasen wird diese Religiosität verstärkt, und Veratrum steht vielleicht an einer Straßenecke und predigt erregt vor Passanten. In solchen Zeiten glaubt er möglicherweise, er sei von Christus auserwählt, die Massen zu retten, oder er hält sich sogar selbst für Christus (Kent: »exaltierter religiöser Wahnsinn«). Das ist ähnlich wie die Religiosität von Platina-Frauen, bei denen der Größenwahn jedoch stärker ausgeprägt ist als der Hang zum Predigen.

Die Arzneimittellehren sind voll von Hinweisen auf Veratrums Gewaltpotential (Kent: »beleidigend«, »beißt«, »Delirium – rasend vor Wut«). Einige meiner Veratrum-Patienten haben zugegeben, daß sie zu Gewalttätigkeiten neigen, aber das war selten ein herausragendes Merkmal ihrer Selbstdarstellung. Ich vermute, man müßte in den entsprechenden Situationen dabeisein oder Zeugen befragen, um Veratrums Ausbrüche einschätzen zu können. Mit Sicherheit ist Veratrum dogmatisch, aggressiv und manchmal wie von Sinnen, und es ist leicht nachzuvollziehen, wie diese Eigenschaften vor allem während manischer Phasen zur Gewalttätigkeit führen können. Ich glaube, daß Adolf Hitler wahrscheinlich Veratrum war. (Die Alternative wäre Stramonium.) Er war nicht nur dogmatisch und mußte stets seine eigenen Vorstellungen durchsetzen, sondern er stand auch an der Grenze zur Geisteskrankheit und meinte, er habe einen beinahe göttlichen Auftrag, eine Superrasse zu schaffen und zu führen. Er war tief in okkulte Traditionen verstrickt, von denen er glaubte, daß sie seinen weltweiten Machtanspruch begründeten, und in seinen Reden verwendete er zahlreiche religiöse Vorstellungen.

Furcht und Besessenheit

Wie andere syphilitische Typen kann Veratrum zu Zwangsverhalten und Besessenheit neigen. Je weniger der syphilitische Typ geistig gesund ist, desto größer ist die Wahrscheinlichkeit, daß solche Störungen auftreten. Deshalb zeigt sich bei Arsenicum und Kalium carbonicum oft nur ein geringfügiges Zwangsverhalten, während Syphilinum, Veratrum und Hyoscyamus häufig unter erheblichen Zwängen leiden. Einer meiner Veratrum-Patienten war besessen von Pünktlichkeit. Er war nicht nur selbst immer pünktlich und reagierte extrem ungehalten, wenn andere Leute sich verspäteten, sondern er hatte auch einen sehr strengen Tagesablauf, schloß die Vorhänge jeden Abend exakt zur gleichen Zeit und gestattete sich genau eine halbe Stunde nach dem Abendessen, um die Zeitung zu lesen. Andere Veratrums kümmern sich generell pedantisch um jede Kleinigkeit, sei es nun die Anzahl der Rosinen in ihrem Müsli oder die Frisur ihrer Frau. Während andere zwanghafte Typen ängstlich werden, wenn man ihre starre Routine durchbricht, reagiert Veratrum meist reizbar oder bekommt einen Wutanfall.

Ihre Ängste waren für meine Veratrum-Patienten kein herausragender Aspekt ihrer Krankengeschichte. Gleichwohl habe ich bei Veratrum gelegentlich eine irrationale Angst vor dem Tod und auch ein gewisses Maß an Paranoia festgestellt. Ein Beispiel dafür war der Veratrum-Angestellte, der meinte, er sei ungerechtfertigt entlassen worden.

Mir ist noch keine Veratrum-Frau begegnet, obwohl Kent das Mittel als nützlich für hysterische oder geisteskranke Frauen mit ziemlich intensiven prämenstruellen Symptomen beschreibt (»Veratrum könnte viele Frauen vor der Irrenanstalt retten, besonders jene mit Gebärmutterbeschwerden«).

Körperliche Erscheinung

Veratrum hat als Ausdruck seiner starren Mentalität meist ein sehr knochiges Gesicht. Die Nase ist gewöhnlich kräftig und gerade, was auf Entschlossenheit hinweist, und der Blick ist oft durchdringend oder manisch. Der Körper ist in der Regel straff und drahtig. Ein gutes Beispiel für die äußere Erscheinung von Veratrum ist David Koresh, der fanatische Prediger, der zusammen mit vielen seiner Anhänger in Waco, Texas, starb, nachdem er den Befehl gegeben hatte, ihre belagerten Gebäude anzuzünden.

Anhang

Eine Zuordnung der Konstitutionstypen zu den Elementen

Die vier Elemente – Erde, Luft, Feuer und Wasser – werden seit Jahrtausenden von der Menschheit benutzt, um die verschiedenen Eigenschaften zu beschreiben, die die menschliche Konstitution bestimmen und aus denen sich die materielle Welt zusammensetzt. Sie entsprechen den vier humoralen Konstitutionstypen, die die Ärzte des Mittelalters kannten – phlegmatisch, sanguinisch, cholerisch und melancholisch.

Auch verschiedene Systeme der psychologischen Analyse haben diese vierfache Unterteilung benutzt, um die Unterschiede zwischen bestimmten Persönlichkeitstypen zu beschreiben. C. G. Jung war, soviel ich weiß, der erste, der die vier Elemente auf diese Art benutzte, und seine Arbeit über die vier Charaktertypen, die sich daraus ergeben, wurde im Minnesota Multiple Personality Inventory, das heute noch vielfach benutzt wird, weiterentwickelt.

Jung formulierte seine Analyse wissenschaftlich, indem er die vier Typen funktional beschrieb. Der Erdtyp wird als der Sinnliche oder Empfindungstyp beschrieben, der Lufttyp als der Intellektuelle oder Denktyp, der Feuertyp als der Intuitive und der Wassertyp als der Emotionale oder Fühltyp. Seine Beschreibungen dieser vier Typen stimmen weitgehend mit der mittelalterlichen Vier-Säfte-Theorie und auch mit der psychologischen Astrologie überein.

Jung verfeinerte seine Analyse noch weiter, indem er erklärte, jede Person habe eine dominante und eine am wenigsten entwickelte Funktion. So ist das Wasser das dominante Element für vorwiegend emotional orientierte Menschen, aber eins der drei anderen Elemente ist besonders schwach ausgeprägt. Ich habe auf der Grundlage des Jungschen Systems die Persönlichkeitsprofile der Konstitutionstypen analysiert. Ich glaube, dieser ziemlich neue Ansatz kann dabei helfen, das grundlegende Wesen jedes Arzneimitteltyps zu verdeutlichen und zu zeigen, worin sich die Typen voneinander unterscheiden. Wenn wir beispielsweise Phosphor und Pulsatilla miteinander vergleichen, zwei Arzneimitteltypen, die von unerfahrenen Homöopathen oft verwechselt werden, dann sehen wir, daß bei beiden Wasser oder Emotionen die Beziehung zur Welt bestimmen, aber bei Phosphor ist das am wenigsten entwickelte Element die Erde, was zu einer »Ungebundenheit« und zu einem Mangel an Bodenständigkeit führt, während bei Pulsatilla das am wenigsten entwickelte Element die Luft oder der Intellekt ist, was zu einem Mangel an Objektivität und intellektueller Klarheit führt.

Die folgende Analyse ist keineswegs endgültig, aber ich glaube, daß sie zumindest im Hinblick auf die am stärksten und am wenigsten entwickelten Elemente für die meisten Konstitutionstypen zutreffend ist. Wir wollen zunächst die Eigenschaften jedes Elementes eingehender betrachten, bevor wir auf die Arzneien eingehen.

Erde

Dieses Element hat einen Bezug zu den körperlichen Sinnen. Erdhafte Menschen sind vor allem sinnlich orientiert. Ihre Weltsicht basiert auf sinnlichen Wahrnehmungen, und das führt zu einer praktischen und sachlichen Einstellung. Was sie nicht sehen oder berühren können, existiert für sie nicht. Erdhafte Menschen sind meist praktisch veranlagt und haben am meisten gesunden Menschenverstand. Sie konzentrieren sich auf die materielle Wirklichkeit und nicht auf ihre Emotionen oder irgendwelche Phantasien. Sie sind praktisch und zuverlässig, vorsichtig, stur und oft unflexibel. Ebenso sind sie häufig hedonistisch, weil sie so stark durch ihre Sinne leben. Körperlich wird das Erdelement durch das Knochengerüst repräsentiert, das verbindende Gewebe und durch den Verdauungstrakt, der aus den Nahrungsmitteln die Bausteine des materiellen Körpers aufnimmt. Wie sich zeigt, haben stark erdhafte Typen Schwierigkeiten mit diesen vorwiegend materiellen Elementen.

Positiv	Negativ	Mangel an Erde
realistisch	materialistisch	unrealistisch
praktisch	engstirnig	unpraktisch
zuverlässig	unflexibel	impulsiv
intuitive Beziehung zur Erde		

Luft

Luft repräsentiert den Bereich des Mentalen oder Intellektuellen. Luftmenschen leben im Kopf und denken eher über die Dinge nach, als sie mit ihren Gefühlen und ihren Sinnen zu erfassen. Sie haben eine Tendenz zu rationalisieren, zu unterscheiden und zu analysieren. Luftmenschen können einen Schritt zurücktreten, um einen Überblick zu gewinnen, und sie können gut mit abstrakten Begriffen arbeiten. Das Luftelement bringt meist eine distanzierte, lockere Einstellung zum Leben und eine jugendliche Erscheinung hervor. Körperlich hat es eine Verbindung zu den Lungen und zum Atemtrakt, zum Nervensystem (besonders im Zusammenhang mit dem Sehen) sowie zum Magen und zu den Därmen (die hohl sind und in einem gewissen Maße Luft enthalten).

Positiv	Negativ	Mangel an Luft
intellektuell	überanalytisch	verworrenes Denken
objektiv	unsensibel	subjektiv
distanziert	reserviert	anhänglich
großzügig		

Feuer

Dies ist das Element der persönlichen Ausstrahlung, der Zuversicht, des Mutes und der Inspiration. Es repräsentiert aber auch Geltungsbedürfnis, Verlangen und Ärger. Feurige Menschen sind optimistisch, stolz und oft geltungssüchtig und selbstsüchtig. Wie die Luft hat auch das Feuer einen intellektuellen Aspekt, aber während der luftige Intellekt vorwiegend analytisch ist, ist der feurige Intellekt gleichzeitig inspiriert und intuitiv. Feuer vermittelt kreative Einsichten, die dann Luft zur Analyse der Details und Erde zur praktischen Umsetzung brauchen. Auf der körperlichen Ebene hat Feuer eine Verbindung zum Herzen und zum Kreislaufsystem, zur Muskulatur und zum Stoffwechsel, zu Leber und Gallenblase und zum Nervensystem (zusammen mit Luft).

Positiv	Negativ	Mangel an Feuer
Selbstvertrauen	Arroganz	Furchtsamkeit
Unabhängigkeit	Selbstsucht	Mangel an Selbstwertgefühl
Inspiration	Größenwahn	Apathie
Zielstrebigkeit	Wut	Passivität

Wasser

Dies ist das emotionale Element. Wassermenschen haben starke Emotionen. Im allgemeinen sind sie sensibel, fürsorglich und intuitiv.

Positiv	Negativ	Mangel an Wasser
sensibel	übersensibel	unsensibel
intuitiv	subjektiv	oberflächlich
fürsorglich	abhängig	kalt

Nun wenden wir uns den Zusammenhängen zwischen den Konstitutionstypen und den Elementen zu, wobei wir die verschiedenen Typen entsprechend ihrer dominanten Funktion zuordnen.

Die Erdtypen

	Barium	Calcium	Graphites	Silicea	Nux	Ars. alb.	Kali. carb.
dominant	Erde	Erde	Erde	Erde	Erde	Erde	Erde
zweites	Wasser	Wasser	Wasser	Luft	Feuer	Feuer	Luft
drittes	Luft	Luft	Luft	Wasser	Luft	Luft	Feuer
schwächstes	Feuer	Feuer	Feuer	Feuer	Wasser	Wasser	Wasser

Entsprechend der obigen Klassifizierung lassen sich die Erdtypen unter Berücksichtigung des am zweitstärksten entwickelten Elementes in drei Gruppen unterteilen. (Die meisten Menschen sind in mindestens zwei Funktionen relativ stark.)

Calcium, Barium und Graphites haben alle Wasser oder Emotion als zweite Funktion. Sie sind bodenständig, anspruchslos und zeichnen sich durch eine gewisse Schlichtheit aus. Diese entsteht aus der Kombination der Direktheit, die für das Erdelement typisch ist, und der Naivität des Wasserelements. Außerdem sind diese Typen im Vergleich zu den anderen Erdtypen meist ziemlich emotional und sensibel. Graphites ist unter den dreien am stärksten emotional, und man kann sagen, daß emotionale und materielle Aspekte hier ausgewogen sind.

Die Übersicht zeigt, daß diese drei auch die schwächste Funktion gemeinsam haben – Feuer. Infolgedessen ist jeder dieser Typen tendenziell ziemlich ängstlich. Bei Barium und Graphites drückt sich das in Furchtsamkeit aus, während Calcium eher zögert, seine Möglichkeiten im Leben voll auszuschöpfen.

Die zweite Gruppe, bestehend aus Arsenicum album und Nux vomica, hat Feuer als zweitstärkstes Element. Sie unterscheiden sich sehr stark von der ersten Gruppe. Als Erdtypen sind beide praktisch veranlagt und nennen die Dinge beim Namen. Außerdem konzentrieren sich beide meist auf die materielle Wirklichkeit. Nux tut das, indem er sich eine Machtbasis in der Welt schafft, während Arsenicum eher auf materielle Sicherheit und Komfort bedacht ist und häufig auch praktisches Wissen an andere weitergibt.

Es ist das Feuerelement, das diese beiden Typen von anderen unterscheidet. Es gibt ihnen eine zielstrebige Entschlossenheit, mit der sie viel in der Welt erreichen können. Gleichzeitig gibt es ihnen einen gewissen Ehrgeiz (besonders Nux) und eine Tendenz, ärgerlich zu werden, wenn jemand ihre Pläne durchkreuzt. Niemand kann seine Vorstellungen in der Praxis besser durchsetzen als diese beiden Typen. Sie können sich einer Organisation anschließen und sie von oben bis unten neu strukturieren, bevor irgend jemand gemerkt hat, was passiert, und vor allem Nux hat meist viele kreative Ideen für weitere Projekte.

Die Kombination von sinnlicher Erde und hungrigem Feuer schafft meist auch hedonistische Bedürfnisse, was besonders für Nux gilt.

Diese feurigen Erdtypen haben beide Wasser als schwächstes Element. Deshalb können auch beide unsensibel, grob oder sogar regelrecht grausam sein. Sie haben wenig Zeit für emotionale Beziehungen, die sie entweder langweilig oder verwirrend finden.

Die dritte Gruppe der Erdtypen besteht aus Silicea und Kalium carbonicum. (Kalium bichromicum gehört wahrscheinlich zur ersten Gruppe der wäßrigen Erdtypen.) Beide sind relativ intellektuell, weil sie die Luft als zweitstärkstes Element haben. Im Grunde kann man sagen, daß das Verhältnis zwischen Luft und Erde bei beiden ausgewogen ist, denn sowohl der Intellekt als auch die Bodenständigkeit sind sehr stark ausgeprägt. Silicea ist erdig wie ein Bildhauer oder Maler – mit einem natürlichen Gefühl für die Ästhetik der materiellen Form. Sie hat auch die Sturheit, die man bei manchen Erdtypen findet. Ihr Intellekt ist zu subtilen Unterscheidungen fähig, im Gegensatz zu Kalium carbonicum, der analytisch, aber prosaisch ist. Kalium ist erdhaft in dem Sinne, daß er skeptisch ist und nur das erkennt, was er materiell vor sich sieht. Sein Intellekt ist höchst analytisch, aber eingeschlossen in eine erdige Zwangsjacke, die ihn daran hindert, Gefallen an poetischen oder abstrakten Dingen zu finden.

Bei Silicea ist Feuer das am wenigsten entwickelte Element, woraus eine furchtsame und zögernde Haltung resultiert. Bei Kalium ist Wasser das schwächste Element. Er ist der trockenste aller Konstitutionstypen und der am wenigsten emotionale.

Die Lufttypen

	Arg. nit.	Medor.	Merc.	Lycopod.	Tub. bov.	Acid. phos.
dominant	Luft	Luft	Luft	Luft	Luft	Luft
zweites	Feuer	Feuer	Feuer	Erde	Erde	Wasser
drittes	Wasser	Wasser	Wasser	Wasser	Feuer	Erde
schwächstes	Erde	Erde	Erde	Feuer	Wasser	Feuer

Auch die Lufttypen kann man entsprechend dem zweitstärksten Element in drei Gruppen einteilen. Argentum, Medorrhinum und Mercurius sind relativ feurige Typen. Argentum ist sehr warmblütig und im allgemeinen schwungvoll und optimistisch, sofern ihn die Umstände nicht furchtsam machen. Die Kombination von Luft und Feuer ist unstabil (leicht entzündlich), und alle diese Typen neigen zu mentaler Labilität. Argentum hat eine rasche Auffassungsgabe, wie diese Typen überhaupt die schnellsten sind, aber seine geistige Beweglichkeit kann rasch in Erregung umschlagen, und dann werden seine Gedanken unberechenbar. Das wird dadurch verstärkt, daß sein schwächstes Element die Erde ist, die der Mensch braucht, um eine stabile Lebensbasis zu entwickeln. Weil ihm der gesunde Menschenverstand des Erdelementes fehlt, neigt Argentum zu törichten Impulsen und zu unrealistischen Ängsten. Genau dasselbe kann man von Mercurius sagen.

Medorrhinum ist interessant, weil alle vier Elemente hier gewöhnlich gut entwickelt sind. Medorrhinum hat im allgemeinen einen gesunden Intellekt, weiß, was er will, und ist relativ optimistisch, verfügt aber auch über Intuition und Phantasie. Außerdem ist er meist zu vergleichsweise tiefen Gefühlen fähig.

Zur zweiten Gruppe gehören Lycopodium und Tuberculinum, bei denen die Erde das zweitstärkste Element ist. Sie sind die stabilsten Lufttypen. Zwar sind sie selten so innovativ wie Sulfur oder Argentum, aber mit ihrem scharfen und beständigen Intellekt können sie auf eine distanzierte Art Informationen analysieren und sezieren, wobei sie sich selten von Emotionen und Leidenschaften beeinflussen lassen.

Das Erdelement führt auch dazu, daß Lycopodium oft zu materialistischem Denken neigt und Tuberculinum einen hedonistischen Zug hat. Anders als bei Lycopodium ist bei Tuberculinum auch das Feuerelement relativ gut ausgeprägt, woraus Selbstvertrauen und ein starkes Verlangen resultieren. Tuberculinum hungert viel mehr nach Erfahrung als Lycopodium, der in gewissem Maße ähnlich trocken ist wie Kalium carbonicum (denn beide Typen haben Luft und Erde als dominante Elemente, während das Wasser am schwächsten entwickelt ist).

Lycopodium fehlt es an Feuer, was zu seinem charakteristischen Mangel an Selbstvertrauen führt. Tuberculinum fehlt es an Wasser, und deshalb ist er im allgemeinen emotional distanziert und oft unsensibel. (Auch bei Lycopodium ist die emotionale Sensibilität vielfach unterentwickelt, wenn das dritte Element schwach ausgeprägt ist.) Der reaktive Stolz, den man bei manchen Lycopodium-Menschen findet, ist ein Beispiel für das von C. G. Jung beschriebene Prinzip, daß das unterentwickelte Element oft auf eine negative oder unreife Weise ausgedrückt wird.

Acidum phosphoricum ist im Hinblick auf die Verteilung der Elemente ziemlich schwierig zu analysieren. Ich habe die Luft zum führenden Element erklärt, weil Acidum-phosphoricum-Menschen so distanziert sind. Besonders schwierig war es, das zweite und dritte Element zu bestimmen. Man kann argumentieren, daß Acidum phosphoricum so arm an Gefühlen ist, daß Wasser als das am schwächsten entwickelte Element gelten sollte, aber manchmal sind diese Menschen sehr furchtsam, und ich glaube, das hängt mit einem Mangel an Feuer oder Selbstvertrauen zusammen. Außerdem kommt es ihnen so vor, als hätten sie keine Persönlichkeit und keine Motivation, was auf einen Mangel an (feurigem) Ego hindeutet.

Die Feuertypen

	Sulfur	Veratrum	Caustic.	Lachesis	Hyos.	Platina	Bellad.
dominant	Feuer	Feuer	Feuer	Feuer	Feuer	Feuer	Feuer
zweites	Luft/Erde	Erde	Luft	Wasser	Wasser	Luft	Erde
drittes	Erde/Luft	Luft	Wasser	Luft	Luft	Wasser	Wasser
schwächstes	Wasser	Wasser	Erde	Erde	Erde	Erde	Luft

Alle feurigen Typen neigen zu der einen oder anderen Art von Inspiration. Sulfur ist der feurigste von allen, denn er zeigt jeden Aspekt des Feuerelements. Er ist in den meisten Fällen intellektuell inspiriert, leidenschaftlich, großzügig, mutig, entschlossen, aber auch oft selbstsüchtig, zwanghaft selbstzufrieden, und er neigt zu Wutausbrüchen. Sulfur-Typen kann man unterteilen in den Luftsulfur und den Erdsulfur, wobei ersterer mehr spirituell und intellektuell ist, während letzterer extrem ungehobelt und auch am stärksten praktisch veranlagt ist. Die Kombination von Luft und Feuer ist zwar inspiriert, aber ihr fehlt oft die Basis, und die praktischen Fertigkeiten lassen zu wünschen übrig. Deshalb ist der Luftsulfur so verträumt. Bei Sulfur ist Wasser das schwächste Element, ein Spiegelbild der emotionalen Empfindungslosigkeit und Unreife, die man bei diesem Typ oft feststellt.

Veratrum hat häufig einen manischen Erlöserkomplex. Er fühlt sich auserwählt, die Welt zu retten, oft in einem religiösen Sinne, und steht dann vielleicht auf der Straße und predigt in den Wind. Er hat einen extrem starken Willen (Feuer und Erde) und reagiert leicht verärgert. Außerdem ist er oft sehr selbstsüchtig. Für jemanden, der dem Wahnsinn sehr nahe ist, kann Veratrum erstaunlich praktisch sein (ich kannte einmal einen Veratrum-Farmer, der seine große Farm mit sehr wenig Hilfe erfolgreich bewirtschaftete, obwohl er zu dieser Zeit paranoid und drogensüchtig war), ein Spiegelbild des starken Erdelementes. Diese Kombination von Erde und Feuer findet man auch bei Arsenicum, einem nahe verwandten Typ. Beide sind besessen, vor allem von materiellen Dingen, und beide sind emotional unsensibel, weil Wasser ihr schwächstes Element ist.

Causticum ist einer der am stärksten inspirierten Feuertypen, jedenfalls wenn er extrovertiert ist. Seine Inspiration bezieht sich gewöhnlich auf ein leidenschaftliches Eintreten für individuelle Rechte und Hilfe für die Bedürftigen. Das kann in Gestalt einer revolutionären Zelle offen politische Formen annehmen. Die meisten Causticums sind Intellektuelle, und deshalb können sie ihren Idealismus überzeugend begründen. Oft verfügen sie auch über Intuition, die eine Funktion des Feuerelementes ist. Bei den meisten Causticums sind mindestens drei, manchmal sogar alle vier Funktionen gut entwickelt. Dadurch sind sie häufig emotional sensibel (und weinen, wenn andere leiden) und können gleichzeitig sehr praktisch sein. Der mehr introvertierte Causticum ist im allgemeinen sehr analytisch und weniger inspiriert, deshalb könnte man sagen, daß Feuer und Luft hier die Plätze getauscht haben, wobei letztere dominiert.

Lachesis ist oft künstlerisch inspiriert. Er ist auch in seinen sexuellen und sinnlichen Bedürfnissen feurig, deshalb seine Vorliebe für Alkohol und andere Stimulanzien (wie bei Sulfur und Medorrhinum). Anders als die meisten Feuertypen ist Lachesis emotional meist sensibel, und die Kombination von Wasser und Feuer ist für seine sehr intuitive Natur verantwortlich. Es ist eine labile Kombination, die zu Launenhaftigkeit und starken Emotionen führt, was man auch bei Ignatia und Hyoscyamus beobachten kann. Lachesis hat gewöhnlich einen scharfen Intellekt, und selbst das Erdelement ist oft gut entwickelt. Einige Lachesis-Menschen sind ziemlich exzentrisch, geistig flatterhaft und unzuverlässig. Das deutet auf ein schwaches Erdelement hin.

Hyoscyamus ist wie eine extreme Ausgabe von Lachesis. Die Launen und die sexuellen Zwänge sind stärker, ebenso die Religiosität und die Eifersucht. Die Emotionen sind heftiger, und der Intellekt ist weniger stabil. Man könnte sagen, daß nur die ersten beiden Elemente entwickelt sind, während der Mangel an Luft und Erde einen Menschen hervorbringt, der wesentlich labiler als Lachesis ist.

Platina ist der stolzeste aller Konstitutionstypen und neigt zu extremem Größenwahn als Ausdruck eines übermäßig starken Feuerelementes. Das sexuelle Verlangen ist in den meisten Fällen extrem, und bei fehlender emotionaler Sensibilität führt Ärger zu Grausamkeit und sogar zu Mord. Der Intellekt ist in den meisten Fällen ziemlich stark, was mit dazu beiträgt, daß Platina so reserviert wirkt. Der Mangel an Erde bringt einen sehr labilen Menschen hervor, der für Halluzinationen und Wahnvorstellungen anfällig ist.

Belladonna ist genauso feurig wie Sulfur, aber weniger stabil. Das starke Erdelement gibt körperliche Kraft (wie bei Nux, also Feuer und Erde) und führt gleichzeitig zur Sturheit. Der Mangel an Luft führt zu Leidenschaften, die nicht durch den Verstand kontrolliert werden, und deshalb ist Belladonna voreilig und besessen.

Die Wassertypen

	Nat. mur.	Aurum	Thuja	China	Phos.	Nat. carb.	Puls.	Sepia	Ignatia
dominant	Wasser	Wasser	Wasser	Wasser	Wasser	Wasser	Wasser	Wasser	Wasser
zweites	Luft	Luft	Erde	Feuer	Luft	Erde	Erde	Erde	Feuer
drittes	Erde	Erde	Luft	Luft	Feuer	Luft	Feuer	Feuer	Luft
schwächstes	Feuer	Feuer	Feuer	Erde	Erde	Feuer	Luft	Luft	Erde

Alle diese Typen sind vorwiegend emotionale Menschen. Die Emotionen sind stark und ziemlich tief, außer bei Phosphor, wo sie in den meisten Fällen heftig, aber oberflächlich sind.

Natrium muriaticum ist ein sehr emotionaler Typ, aber in vielen Fällen werden die Emotionen unterdrückt, und man präsentiert der Welt eine distanziert wirkende Maske. Mit anderen Worten, das Luftelement wurde entwickelt, um die Emotionen zu verschleiern. Natrium-Menschen sind oft sehr analytisch, aber unter dieser Oberfläche sind sie immer sensibel. Wie stark Feuer und Erde entwickelt sind, variiert bei Natrium. Oft sind alle vier Elemente recht gut entwickelt, woraus dann ein Mensch hervorgeht, der sowohl praktisch veranlagt ist als auch über ein relativ starkes Selbstvertrauen verfügt. In den meisten Fällen ist das Feuerelement unterentwickelt, was sich in dem für Natrium typischen Mangel an Selbstwertgefühl zeigt. Wie bei Lycopodium entwickelt sich daraus manchmal ein kompensatorischer Stolz.

Aurum ist Natrium sehr ähnlich, aber emotional noch stärker unterdrückt. Weil die Emotionen mehr zurückgehalten werden, explodieren sie gewaltsamer, was zu extremer Wut und Verzweiflung führt. Natrium und Aurum haben fast die gleiche typische Psychodynamik mit lediglich graduellen Unterschieden.

Thuja ist ein anderer sensibler, emotionaler Typ, der gewöhnlich einen starken Intellekt hat. Anders als die Frauen neigen die Männer dazu, ihre Emotionen zu unterdrücken. Grundsätzlich sind sie ähnlich strukturiert wie die nachfolgenden Typen, wobei sich der Mangel an Feuer in Furchtsamkeit und einem geringen Selbstwertgefühl ausdrückt sowie speziell in dem Gefühl, irgendwie schmutzig zu sein. Thujas mediale Neigungen kann man als Beispiel für unkontrolliertes Wasser interpretieren. Das starke Erdelement drückt sich in Form von Sinnlichkeit und einer intuitiven Verbindung zur Natur aus.

Phosphor hat eine einzigartige Struktur der Elemente. Die emotionale Sensibilität des Wassers ist sehr deutlich, aber die Rangordnung der nächsten beiden Elemente, Feuer und Luft, ist nicht so offensichtlich. Phosphor ist ein leichter, luftiger Typ, nicht weil er analytisch ist, sondern weil er sich gerne locker verhält und spielt. Oft ist er inspiriert und visionär, denn das Feuerelement ist auch stark. Nur die Erde ist eindeutig schwach ausgeprägt. Dadurch wirkt Phosphor so flatterhaft und oft »bröcklig«.

China gleicht Phosphor in ihrer mystischen, inspirierten Art. Sie ist jedoch stärker visionär als Phosphor, deshalb ist das Feuerelement besser ausgeprägt. Das Erdelement ist dagegen noch schwächer als bei Phosphor.

Natrium carbonicum und Pulsatilla haben beide ein gut entwickeltes Erdelement, was sich aber unterschiedlich ausdrückt. Natrium carbonicum ist bodenständig, sensibel und vorsichtig, aber auch etwas emotional und ängstlich. Pulsatilla ist sehr emotional, und das Erdelement findet seinen Ausdruck in ihrer Sinnlichkeit und auch in praktischen Fertigkeiten. Natrium carbonicum hat zu wenig Feuer, denn er ist ziemlich furchtsam und wenig abenteuerlustig, während Pulsatilla zu wenig Luft hat und deshalb nicht objektiv genug ist.

Bei Sepia sind die vorherrschenden Elemente ebenfalls Wasser und Erde. Sie ist ein emotionaler Mensch, im allgemeinen sensibel und gut in ihrem Körper verankert, zu dem sie eine intuitive Verbindung hat, deshalb ihre Liebe zum Tanz und zum Yoga. Sie hat außerdem eine intuitive Verbindung zur Erde. Einige Sepias sind auch ziemlich feurig.

Ignatia ist sehr emotional und oft cholerisch, eine Kombination aus Wasser und Feuer. Das Feuerelement zeigt sich in ihrem scharfen, intuitiven Verstand ebenso wie in ihrem leidenschaftlichen Temperament. Ignatias Verstand ist außerdem meist sehr analytisch (das Luftelement ist hier ebenfalls stark). Oft wird sie von spirituellen oder künstlerischen Impulsen inspiriert, die aus den Bereichen von Feuer und Wasser kommen.

Ich habe Staphisagria nicht in die großen Übersichten aufgenommen, weil es anscheinend eine kompliziertere elementare Struktur hat. Dies hängt teilweise damit zusammen, daß es von Staphisagria vier Untertypen gibt, und teilweise damit, daß die Wut von Staphisagria oft sehr mächtig, aber unterdrückt ist. Deshalb kann man das Feu-

erelement entweder als sehr stark oder als sehr schwach einschätzen. Die folgende
Übersicht ist ein erster Versuch, die Staphisagria-Untertypen zu analysieren.

Staphisagria	zart	wild	unterdrückt	sanft	Hippie
dominant	Luft	Feuer	Luft	Luft	Luft
zweites	Wasser	Wasser	Erde	Wasser	Wasser
drittes	Erde	Erde	Feuer	Feuer	Feuer
schwächstes	Feuer	Luft	Wasser	Erde	Erde

Die zarte Staphisagria ist eine sehr milde Person und wird leicht mit Lycopodium
verwechselt. Ihre Leidenschaften sind nicht stark, aber sie ist sensibel und hat gewöhnlich einen feinen Intellekt. Deshalb dominieren Wasser und Luft. Ihre Wut oder
ihr Feuer ist so unterdrückt, daß sie sich sehr passiv und unbestimmt verhält.

Der wilde Staphisagria ist leidenschaftlich und die meiste Zeit außer Kontrolle,
weil seine unterdrückte Wut dichter unter der Oberfläche liegt. Er ist gewöhnlich ein
Abenteurer und kann ein sehr praktischer Mensch sein, deshalb scheint das Erdelement bei ihm gut entwickelt zu sein. Seine größte Schwäche ist ein Mangel an Objektivität, was dazu führt, daß er in alle möglichen Schwierigkeiten gerät und die
Ereignisse von einem sehr persönlichen Standpunkt aus interpretiert.

Der unterdrückte Staphisagria ist ein trockener, zurückgezogener Mensch, der sich
vor seiner Wut versteckt. Er hat in der Regel einen scharfen Intellekt, verfügt über
gute praktische Fertigkeiten und ist emotional stets auf der Hut.

Der sanfte Staphisagria ist ein leichter, luftiger, geselliger Mensch und wirkt auch
äußerlich sehr locker und intelligent (wie Lycopodium). Emotional ist er jedoch empfindsamer als Lycopodium.

Der fünfte Staphisagria-Typ ist der Hippie-Aussteiger, der gewöhnlich drogenab-
hängig ist. Er wirkt weich und passiv und hat sehr wenig Individualität. Im allgemeinen hat er nur wenig Zugang zu seinen Emotionen und ist ziemlich unpraktisch. Sogar
sein Intellekt ist die meiste Zeit vernebelt. Folglich ist er ein Lufttyp, bei dem alle
vier Elemente relativ unterentwickelt sind, und er hat es im allgemeinen nicht leicht
im Leben.

Ich habe bei den vier Übersichten auch auf einige seltenere, psychisch labile Typen
verzichtet, auch hier wieder im Interesse der Klarheit. Sie sind im Hinblick auf die
Elemente schwierig zu analysieren, aber ich will es im folgenden doch versuchen:

	Alumina	Anacardium	Stramonium	Syphilinum
dominant	Wasser	Feuer	Feuer	Erde
zweites	Luft	Luft	Luft	Luft
drittes	Erde	Wasser	Wasser	Wasser
schwächstes	Feuer	Erde	Erde	Feuer

Alumina neigt zu extremen Emotionen und kann deshalb als Wassertyp bezeichnet werden. Der Intellekt ist stark, bis es zu pathologischen Erscheinungen kommt. Alumina neigt dazu, sich von anderen Menschen abzusondern und auf Distanz zu gehen, was dem Luftelement entspricht. Der Mangel an Feuer führt zu Furchtsamkeit und zu dem für Alumina charakteristischen Mangel an Selbstwahrnehmung.

Anacardium und Stramonium sind ähnliche Typen. Beide sind cholerisch mit einer Neigung zu gewalttätigen Wutausbrüchen, worin sich ein starkes Feuerelement zeigt. Während der ruhigen Perioden können diese Typen eine unnatürlich distanzierte Haltung an den Tag legen, die für viele der eher »unnormalen« Konstitutionstypen charakteristisch ist. Darin drückt sich die Stärke des Luftelementes und die relative Schwäche des Wassers aus. Den Mangel an Erde erkennt man in einer Tendenz zu Wahnideen und Halluzinationen.

Syphilinum ist im Hinblick auf die Elemente nicht leicht zu klassifizieren. Die meisten Syphilinum-Menschen sind still und bodenständig und oft zwanghaft ordentlich. Dies ist Ausdruck des dominanten Erdelementes. Sie haben auch einen relativ starken Intellekt, deshalb ist das Luftelement gut entwickelt. Ihr Mangel an Selbstvertrauen deutet auf ein schwaches Feuerelement hin. Daß Syphilinum vom Tod so fasziniert ist, kann man so verstehen, daß hier das kalte, distanzierte Luftelement (der Tod ist die äußerste Form der Distanzierung) auf einen Mangel an lebendigem Feuer trifft.

Erklärung einiger Fachbegriffe

Agoraphobie: Platzangst.

Arzneimittelbild: gesamtes Symptomenbild einer Arznei, das sich aus den einzelnen Symptomen von Arzneimittelprüfung und klinischer Beobachtung zusammensetzt. Die Zuordnung eines bekannten Arzneimittelbildes zur Patientensymptomatik ist die Voraussetzung für eine Verschreibung nach dem Ähnlichkeitsprinzip.

Arzneimittellehre, homöopathische: Sammelwerk der Homöopathie, in dem aus den ursprünglichen Prüfungssymptomen und klinischen Beobachtungen ausgewählte bzw. abstrahierte Arzneimittelbilder enthalten sind; oft auch als Materia medica bezeichnet.

Bronchiektasen: Erweiterungen der Bronchien, meist infolge chronischer Bronchitis.

Clarke, John Henry (1853–1931): britischer Homöopath.

Colitis ulcerosa: entzündliche Darmerkrankung.

Diarrhoe: Durchfall.

Gastroenteritis: entzündliche Erkrankung des Magen-Darm-Traktes.

Grand mal: generalisierter Anfall bei Epilepsie.

Hirsutismus: verstärkte, dem männlichen Behaarungstyp entsprechende Scham-, Körper- und Gesichtsbehaarung bei Frauen.

Kent, James Tyler (1849–1916): amerikanischer Homöopath, von dem das wohl am weitesten verbreitete Repertorium zur Arzneimittelwahl stammt.

Konstitutionsmittel: Arzneimittel, das nach der Ähnlichkeit seines Arzneimittelbildes zu einem länger bestehenden Zustand des Patienten paßt, wozu auch konstitutionelle Merkmale ohne Krankheitswert gehören.

lokales Mittel: Arznei, die gegen lokale Beschwerden verordnet wird, ohne die Konstitution des Patienten zu berücksichtigen.

Miasma: ursprünglich Bezeichnung für eine übertragbare (auch moralische) Verunreinigung oder einen krankmachenden Fluch als Erklärungsversuch für Ansteckung und Epidemien. Hahnemann bezeichnete damit einen hypothetischen Grundtyp von Krankheit, der im Hintergrund jedes Krankheitsgeschehens existiert, sich in einer Vielzahl klinischer Leiden ausdrücken kann und auch im Sinne einer »Krankheitsdisposition« an nachfolgende Generationen vererbbar ist.

Morbus Crohn: entzündliche Darmerkrankung.

Neophyt: jemand, der sich (in den alten Kulturen) auf die spirituelle Einweihung vorbereitet.

Nosode: Arzneimittel, das aus Krankheitsprodukten wie Eiter oder aus erkrankten Organen hergestellt und potenziert zur homöopathischen Behandlung des gleichen Leidens eingesetzt wird. Die klassischen Nosoden der Homöopathie sind Psorinum, Medorrhinum, Syphilinum und Tuberculinum.

Petit mal: partieller Anfall (z. B. kurzfristige Bewußtseinsstörung) bei Epilepsie.

Polychrest: homöopathisches Arzneimittel, das wegen der sehr großen Zahl bekannter Symptome in seinem Arzneimittelbild eine Verschreibung nach dem Ähnlichkeitsprinzip bei einer Vielzahl von Erkrankungen ermöglicht. Deshalb wird ein Polychrest auch als »großes« Arzneimittel bezeichnet, im Gegensatz zum »kleinen Arzneimittel«, das aufgrund seiner geringen Zahl bekannter Symptome nur selten verordnet wird.

Potenzierung: spezielle Herstellungsweise eines homöopathischen Arzneimittels, wobei die Ausgangssubstanz mit einer Trägersubstanz in einem definierten Verhältnis vermischt wird. Feste (z. B. mineralische) Stoffe werden mit Milchzucker verrieben, flüssige oder lösliche Substanzen mit einem Alkoholgemisch verschüttelt. Generell unterscheidet man drei Potenzierungsarten:

1. Dezimalpotenz (D-Potenz): 1 Teil Ausgangssubstanz wird mit 9 Teilen Trägersubstanz durch 10 kräftige Schüttelschläge vermischt (D1). Hiervon wird wiederum 1 Teil mit 9 Teilen Trägersubstanz verschüttelt (D2) und so weiter.

2. Centesimalpotenz (C-Potenz): 1 Teil Ausgangssubstanz wird mit 99 Teilen Trägersubstanz 100mal verschüttelt (C1). Hiervon wird wiederum 1 Teil mit 99 Teilen Trägersubstanz verschüttelt (C2) und so weiter.

3. LM-Potenz (oder Q-Potenz): Die ersten drei Potenzierungsschritte werden als Verreibungen wie C-Potenzen hergestellt. Danach wird mit getränkten Globuli im Mischungsverhältnis 1 : 50000 potenziert.

Die Bezeichnungen 1M, 10M etc., wie sie in diesem Buch benutzt werden, sind im englischsprachigen Raum als Abkürzung für C1000, C10000 etc. üblich. Sie sind in Deutschland ungebräuchlich, weil deutsche Homöopathen selten mit Potenzen über C1000 arbeiten.

puerperal: im Wochenbett auftretend.

Reiki: Bezeichnung für ein japanisches Behandlungsverfahren, durch das die Lebensenergie aktiviert, verstärkt bzw. übertragen werden soll.

Repertorium: Verzeichnis von Symptomen, die bei der homöopathischen Arzneimittelprüfung aufgetreten sind oder am Patienten geheilt werden konnten. Listen von Arzneimitteln sind in Rubriken zusammengefaßt, deren Überschrift jeweils ein Symptom bildet. Die Bedeutung eines Arzneimittels innerhalb der Rubrik wird durch eine Gewichtung (Fettdruck, Kursivdruck) gekennzeichnet.

Urethritis: Entzündung der Harnröhre.

Stichwortverzeichnis

192, 194, 237, 239f., 317, 346, 430, 485
Grobheit 187
Größenwahn 80, 237, 277, 285, 371f.
Großzügigkeit 56, 100, 105, 158, 193, 204, 317, 319, 470
Gründlichkeit 510

Habgier 46, 375
Halluzination 79, 81, 82f., 123, 201, 445f., 449, 479, 490
Halsstarrigkeit 46, 94, 149, 420
Hartnäckigkeit 35, 45f., 414
Haß 65, 129, 266ff., 447
Hellsichtigkeit 199, 345, 364, 392, 398, 490, 502
Herrschsüchtigkeit 134, 334
Heuchelei 227, 239
Hexe 392ff., 398, 401
Hilflosigkeit 280
Hingabe 375, 379, 384
Hochmütigkeit 368
Höflichkeit 23, 316, 441
Homosexualität 198, 389, 411, 518
Hyoscyamus 19, 24, 31, 120ff., 156, 161, 201, 232, 371, 373, 445, 447, 451, 484, 488f., 524
Hyperaktivität 83, 124, 451, 519
Hypochondrie 17, 49, 55, 150, 364
Hysterie 107f., 120, 132, 274, 298, 351, 367, 381
– selektive 384f.

Ichbezogenheit 156
Idealismus 98, 100ff., 144, 197f., 204, 397, 434, 472ff.
Idee, fixe 45, 103, 149, 229, 235
Identitätsgefühl
– schwaches 350, 360, 362
– starkes 137
– unklares 356
Ignatia 16f., 19f., 22f., 55f., 63, 66, 93, 95, 108, 110, 113f., 116, 126ff., 152, 154f., 196, 198f., 230, 267f., 274, 285, 290, 292f., 298, 336, 351, 353, 355f., 362, 365, 369, 373, 375, 377, 380f., 388, 391, 393ff., 399, 412, 422f., 466, 477
Impotenz 179f.
Inaktivität 396
Indiskretion 313
Individualismus 174, 198
Indolenz 382, 472
Insekten, Furcht vor 298, 302
Inspiration 35f., 82f., 154, 211f., 219, 230, 240, 306, 328, 240, 328, 406, 452

Integrität 58, 317, 421, 422
Intellekt 100, 114f., 116, 126f., 134, 138, 155, 163, 206f., 217, 240, 293, 303, 307, 325, 337f., 344f., 374, 391, 394, 396, 412, 422f., 440, 452, 456, 463, 464
Intimität 20, 57, 173, 179, 221
– Angst vor 475
Intoleranz 108f., 522
Introversion 95, 102ff., 108, 155, 192, 204, 244, 339, 365, 399, 437, 477, 481, 505
Intuition 24, 137, 142, 155f., 192, 196, 199, 204, 345ff., 359, 364, 392ff., 404

Kalium 16f., 19f., 24, 51, 53, 59, 148, 174f., 182, 254, 293, 311, 328, 338, 396, 414, 421ff., 438, 453, 456, 464, 514
Kalium arsenicosum 149
Kalium bichromicum 103, 139ff., 149
Kalium bromatum 149f.
Kalium carbonicum 23, 64, 87f., 103, 139, 155, 231, 268, 327, 417, 476, 494, 510, 521, 524
Kalium phosphoricum 149
Kalium sulfuricum 149
Katzenhaftigkeit 514f.
Kind
– anhängliches 250, 304
– dummes 72
– hyperaktives 492
– rebellisches 246, 248f., 266, 292
– verschlossenes 246, 249
– wütendes 250
Klaustrophobie 19, 42, 161, 297ff., 303, 309, 475
Klimakterium 404
Ko-Abhängigkeit 258, 281, 304
Konformismus 174
Konfrontation, Angst vor 419
König 320f., 323ff.
Konkurrenz, Angst vor 323
Konservatismus 140f., 255f.
Kontrolle 19, 289, 318
– Gefühl der 254ff.
– soziale 263
Kontrollverlust, Furcht vor 201, 256, 302
Konzentrationsstörung 42, 71, 82, 202, 217, 339, 341, 361, 433
Krankheit, Furcht vor 43, 51, 347, 363f., 407
Kreativität 18, 151, 155, 158, 210, 408, 453
Krieger 310ff., 328
Kritik 21, 290

Kritiksucht 57, 106, 109f.
Kultiviertheit 21, 53ff., 60, 73, 76f., 90, 105, 109f., 113, 127, 133, 135f., 138, 151, 161f., 277, 295, 379, 393, 398, 401, 412, 414, 421, 424, 463, 512f.
Kummer 247, 250, 280, 286, 338f., 369
Kummer, Neigung zu 302
Kummer, stiller 133, 286, 351
Kummerreaktion, langfristige 339
Kundalinikraft 151
Kurtisane, die 400ff.

Labilität 27, 32, 41, 43, 81, 116, 129, 200, 205, 230, 232, 240, 380, 382, 404
Lachen 264, 303
Lächerlichkeit, Angst vor 296f.
Lachesis 16ff., 22ff., 42, 103, 120, 122, 125, 128, 151ff., 196, 199, 203, 329, 334, 341, 397, 405, 502f.
Langsamkeit 78, 84, 94, 96
Lappalien, Furcht vor 168
Lärm, empfindlich gegen 242, 331, 333
Laszivität 121, 151, 385, 435
Launenhaftigkeit 109, 115, 128ff., 154, 245, 237, 317, 371, 403f., 379
Leere 225, 232, 439, 511
Legasthenie 110
Leichtgläubigkeit 346ff., 470
Leichtigkeit 355, 422f.
Leidenschaftlichkeit 100, 108, 127, 128, 141, 144, 151, 155, 172f., 195f., 306f., 328, 367, 382, 384f., 401, 452, 453, 459, 464
Libido 24, 45, 125, 152, 157, 179, 195, 285, 410, 435
Liebe 62, 126, 172f., 183, 189, 195, 239, 249ff., 258f., 267, 268, 270, 275, 278, 291, 294, 300, 307, 372, 375f., 384
– enttäuschte 286, 338, 351
– intellektuelle 295
– Mangel an 245f., 271, 295
Liebesbedürfnis, übersteigertes 251
Liebesentzug, Reaktion auf 384
Liebeskummer 63, 130, 429
Liebesverlust 280, 339
Lieblosigkeit 270
Lilium tigrinum 132
Lycopodium 10f., 17ff., 22ff., 43, 50, 77, 85, 88, 94, 109, 144f., 155, 159, 163ff., 198, 201, 229f., 276, 293, 300f., 317, 324, 326ff., 332f., 347, 349f.,

Rebell 266f., 266ff., 304
Reiselust 508
Reizbarkeit 20, 57, 108, 132, 134, 151, 153, 157, 160, 223, 242f., 283, 303, 310, 323, 369, 382, 403f., 406f., 413, 443, 452, 479, 504, 509, 525
Religiosität 123f., 155, 294, 448, 477, 523f.
Reserviertheit 514
Respekt 321, 321, 401
Reue 62, 68, 239
Rhus toxicodendron 161
Ritual 233, 235ff., 266, 451
Rücksichtslosigkeit 196, 344
Rüpelhaftigkeit 521

Sachlichkeit 113, 504
Sadismus 312
Sanftheit 114, 175, 418, 425, 375f., 441
Sauberkeitszwang 49, 56, 103, 261
Scham 35, 123, 258, 260, 270f., 455, 500, 505
Schamlosigkeit 120
Scharfsinn 228, 234, 236f.
Schimpfworte, sexuelle 123, 125
Schlangen, Furcht vor 19, 161, 298
Schlichtheit 85f., 90, 113, 313, 382
Schmerz 62, 127, 244ff., 251, 253, 257, 265f., 268, 282, 286, 288, 336, 475, 511
– Furcht vor emotionalem 294
Schüchternheit 18, 20, 24, 44, 71ff., 76, 78, 114, 118, 150, 155, 159, 182, 193, 195, 355, 376, 388f., 415, 423, 431
Schuldgefühl 20, 30, 35, 42f., 47, 59, 167, 238, 246, 251f., 262, 269f., 281, 283f., 287, 302, 349
– sexuelles 496f., 504
Schwäche 62, 318
Schwerfälligkeit 95, 423
Schwierigkeiten, im Umgang mit anderen Menschen 20
Selbstablehnung 496ff., 500
Selbstachtung 238, 259f., 272, 282, 290
Selbstbezogenheit 496, 512, 514
Selbstmord 30, 35, 66ff., 264, 371, 408, 488, 492, 495, 523
Selbstmordgedanken 309, 438
Selbstsicherheit 198, 225, 228, 416, 310, 323, 324, 326f., 403, 441, 514
Selbstsüchtigkeit 55f., 109, 116, 218, 221, 227, 240, 257ff., 307, 334, 375, 463ff., 468, 478

Selbstverleugnung 256, 259, 421
Selbstvertrauen 10f., 18, 20, 28, 37, 50, 51, 72, 75f., 78, 104, 105, 107f., 110, 117f., 141, 148, 150, 163ff., 167, 171, 174, 178, 180, 189, 191, 194f., 230, 241, 280ff., 311, 325, 323, 355, 409, 414, 416f., 419, 430, 439, 459, 463, 465f., 470, 483, 510
Selbstwahrnehmung, instabile 448
Selbstwertgefühl 63ff., 116, 118, 135, 206, 257, 261, 270, 276, 303, 468f., 475
Selbstzerstörung 259, 487f., 491, 494, 503
Senilität 76f., 186, 477
Sensibilität 58, 62, 78, 89, 91, 105, 106f., 109, 114, 117f., 127f., 133, 137, 149, 151, 158, 161, 194, 196, 203, 217f., 269, 271, 300, 303, 309, 329, 334, 339, 345, 355, 367, 380, 385, 388f., 391f., 404, 409, 412f., 421, 427, 434, 476, 493, 499, 505, 516
Sentimentalität 91f., 184f., 239, 291, 293f., 336, 410, 422, 476f.
Sepia 11, 18f., 20ff., 24, 30ff., 39, 91, 113, 116f., 136, 138, 157, 161, 175, 185, 187, 189f., 267, 283, 292, 298, 338, 391ff., 412, 422f., 504
Sexbesessenheit 125, 158, 271
Sexualität 17, 24, 158, 161, 194f., 268, 270f., 336, 368, 372, 379, 384, 401f., 410, 422, 446f.
Sexualtrieb 124, 151, 158, 195, 198, 400, 503f.
Silicea 16ff., 20, 22, 24, 53, 55, 85, 96, 105, 108, 127, 136f., 187, 198, 201, 359, 374ff., 389, 396, 412ff., 427
Sinnlichkeit 85f., 119, 155, 195, 203, 351, 382ff., 384, 389, 394, 482
Skrupellos 210, 315, 318f., 323
Snob 277f., 304
Sorge 18, 76f., 145, 171, 174, 183, 185, 252, 288, 303, 407, 423, 18
– finanzielle 19
– materielle 473
– um die Gesundheit Angehöriger 19
– um die Gesundheit 19
– um die Zukunft 84, 94
Spannung
– prämenstruelle 157, 504

– sexuelle 121, 151
Spannungsabfuhr
– emotionale 270
– sexuelle 152
Spieltrieb 508
Spiritualität 107, 110, 112, 151, 294, 332, 344, 455, 474, 483, 499
Sprunghaftigkeit 111, 208, 479
Standfestigkeit (siehe Stehvermögen)
Staphisagria 20f., 24, 67, 90, 98, 175, 189, 259, 290, 351, 374, 388, 419, 423, 425ff., 509, 511
Starre, emotionale 338ff.
Starrheit 103, 105, 109, 139ff., 143, 147, 149, 357, 418, 521, 525
Starrsinn 422, 424, 463, 466
Stehvermögen 350, 414f.
Steifheit 17, 23, 35, 69, 103, 139, 521
Stille, Abneigung gegen 330f.
Stimmungsschwankung 30, 172, 205, 369
– hormonbedingte 404f.
Stoizismus 309, 488
Stolz 18, 158, 170, 222f., 275, 303, 325f., 335, 355, 367, 393, 420, 460, 466f.
störrisch 72, 77, 416, 420
Stottern 110
Strafe, Angst vor 42, 165, 371
Stramonium 19, 21, 81, 120, 125, 200f., 232, 238, 297, 319, 342, 445ff., 484, 488f., 491, 519, 521, 524
Streß 32, 44, 50f., 91, 103f., 120, 131, 133, 178, 200, 202, 289, 297, 349, 363, 414, 442, 501
Stumpfsinn 94, 283, 405f., 408, 415
Sturheit 71, 96
Sublimieren 151, 400
Sucht 219, 289f., 350, 359
Sulfur 11, 16ff., 20ff., 39, 45, 51, 53f., 56, 72, 76f., 80, 85ff., 96, 98, 100, 102, 105, 144, 152, 167, 170, 174, 178, 182, 186f., 193, 196ff., 219, 240, 268, 274, 276, 306, 308, 311, 315, 317, 323, 325, 327f., 332, 344, 349f., 355, 361, 383, 413f., 420, 423, 452ff., 508, 510, 512f., 515, 517, 520
Sympathie, Abneigung vor dem Bekunden von 302
Symptom, prämenstruelles 525
Syphilinum 14, 19, 21, 47, 49f., 233, 290, 298, 451, 475, 484ff., 521, 524